Ultrasonografía en el primer trimestre

Ultrasonografía en el primer trimestre

Jacques S. Abramowicz

Departamento de Obstetricia y Ginecología,
Wayne State University School of Medicine.
Detroit, Estados Unidos.

EDICIONES journal

Abramowicz, Jacques S.
Ultrasonografía en el primer trimestre / Jacques S. Abramowicz.–
1a ed.- Ciudad Autónoma de Buenos Aires: Journal, 2019.
374 p.; 28 x 22 cm.

ISBN 978-987-4922-06-9
1. Ultrasonografía. I. Título.
CDD 616.07543

Este libro es una traducción de: First-Trimester Ultrasound: A Comprehensive Guide. Jacques S. Abramowicz.
ISBN 978-3-319-20202-0.
Edición original publicada por Springer. Springer no participó en la traducción de esta obra. Por lo tanto, no asume responsabilidad alguna ante eventuales inexactitudes o errores en esta traducción.

Publicado por Ediciones Journal en acuerdo con Springer.

Viamonte 2146 1"A" (C1056ABH) CABA, Argentina
ediciones@journal.com.ar | www.edicionesjournal.com

Producción editorial: Ediciones Journal S.A.
Diagramación: Flavio Maddalena
Diseño de tapa: Le Voyer

Traducción: Lucía Mandiá (caps. 1 y 6); Mariana Degani (caps. 2 y 10); María Pía Gennari (caps. 3, 9 y 13); Giselle Touzet (caps. 4 y 11); Vera Zarebski (caps. 5 y 7); Patricia Galati (caps. 8, 12 y 14); Verónica Vietri (cap. 15); Antonio Terrones Ayán (cap. 16); Dolores Ramos Mejía (cap. 17); Yamila Márquez (cap. 18); Mariana Fernández (caps. 19 y 20); Eliana Ostrovsky (cap. 21).
Revisión científica: Daniel Cafici, Especialista en Obstetricia y Ginecología. Director de Docencia e Investigación de la Sociedad de Ultrasonografía en Medicina y Biología (SAUMB). Director Científico Asociado, MFM Group, Miami, Florida. Relator: International Society of Ultrasound in Obstetrics and Gynecology (ISUOG). Buenos Aires, Argentina.

Libro de edición argentina
Impreso en India – Printed in India, 11/2018.
Replika Press Pvt Ltd, Haryana, 131028
Queda hecho el depósito que establece la Ley 11.723
Se imprimieron 1000 ejemplares

Prefacio

Según nuestro conocimiento, no hay ningún libro de ultrasonido dedicado exclusivamente al primer trimestre del embarazo. Este libro, cuyos autores son probablemente los mejores en su campo, viene a llenar este vacío.

Se trata de una guía detallada, orientada a las primeras etapas del embarazo, normales y anormales, que incluye, entre otros, el período inmediatamente anterior al mismo, nociones de embriología, enfermedades maternas que pueden justificar un estudio temprano, elementos de teratología, guías de examen, anatomía normal y anomalías fetales, el estudio del corazón fetal, gestaciones múltiples, conceptos genéticos, las nuevas reglas en el diagnóstico de gestaciones viables y ectópicas, enfermedad trofoblástica gestacional, procedimientos invasivos y hallazgos incidentales ginecológicos, así como capítulos sobre el uso de Doppler y de ultrasonido tridimensional.

Los autores no recibieron límites estrictos sino, por el contrario, total libertad para el abordaje de los temas. Es por eso que existe una superposición inevitable entre los capítulos. Le pido disculpas al lector, pero, dado que es seguro suponer que la mayoría no leerá este libro de principio a fin en una sola sesión, cada capítulo es independiente y proporcionará información sobre un tema completo y, a veces, ampliado.

El número de profesionales de la salud (médicos, ecografistas, enfermeras) que usan ultrasonido en Obstetricia y Ginecología está en constante crecimiento. Una gran cantidad de especialidades (Obstetricia, Ginecología, Medicina materno-fetal, Radiología, Medicina de emergencia y Medicina familiar) emplean esta tecnología a diario. Se espera que este libro sea una referencia para todos ellos, así como para los estudiantes, residentes y becarios en estos diversos campos.

Estoy profundamente agradecido a todos los autores por aceptar ser parte de este esfuerzo. Gracias a todos los ecografistas con quienes he trabajado a lo largo de los años y a mis pacientes y sus bebés, que me han enseñado tanto.

Ultrasonografía en el primer trimestre está dedicado a mis padres, Sarah y Theo; mis hijos, Shelly y Ory (y sus cónyuges, Garrett y Esther); mis nietos, Sarah y Noah-Theo; y principalmente a mi esposa, Annie, mi mejor amiga, el amor de mi vida.

Jacques S. Abramowicz
Detroit, Estados Unidos

Índice

Colaboradores

Abramowicz, Jacques S.
Department of Obstetrics and Gynecology, Wayne State University School of Medicine. Detroit, Estados Unidos.

Abuhamad, Alfred
Division of Maternal-Fetal Medicine, Department of Obstetrics and Gynecology, Eastern Virginia Medical School. Norfolk, Estados Unidos.

Adekola, Henry
Department of Obstetrics and Gynecology, Detroit Medical Center, Hutzel Women's Hospital. Detroit, Estados Unidos.

Andreotti, Rochelle F.
Department of Radiology and Radiological Sciences, Vanderbilt University Medical Center. Nashville, Estados Unidos.

Andriole, Stephanie
Comprehensive Genetics. New York, Estados Unidos.

Babbar, Shilpa
Department of Obstetrics and Gynecology, Truman Medical Center. Kansas City, Estados Unidos.

Barzilay, Eran
Motherisk Program, Division of Clinical Pharmacology and Toxicology, The Hospital for Sick Children. Toronto, Canadá.

Bennett, Terri-Ann
Department of Obstetrics and Gynecology, New York University Medical Center. New York, Estados Unidos.

Bennett, Timothy L.
Fetal Health Center, Children's Mercy Hospital. Department of Obstetrics and Gynecology, UMKC School of Medicine. Kansas City, Estados Unidos.

Berkowitz, Ross S.
Division of Gynecologic Oncology, Department of Obstetrics and Gynecology, Harvard Medical School. The New England Trophoblastic Disease Center. Dana Farber Cancer Institute, Brigham and Women's Hospital. Boston, Estados Unidos.

Bronshtein, Elena
Division of Maternal Fetal Medicine, Department of Obstetrics and Gynecology, Hutzel Women's Hospital, Wayne State University. Detroit, Estados Unidos.

Canavan, Timothy P.
Division of Ultrasound, Department of Obstetrics, Gynecology and Reproductive Sciences, University of Pittsburgh, School of Medicine. The Center for Advanced Fetal Diagnostics, Magee Women's Hospital, University of Pittsburgh School of Medicine. Pittsburgh, Estados Unidos.

Crino, Jude P.
Department of Gynecology and Obstetrics, Johns Hopkins University School of Medicine. Baltimore, Estados Unidos.

Curtis, Jenifer
Comprehensive Genetics. New York. Boston, Estados Unidos.

Do, Linda
Department of Obstetrics and Gynecology, University of Mississippi Medical Center. Jackson, Estados Unidos.

Dziadosz, Margaret
Department of Obstetrics and Gynecology, NYU School of Medicine. New York, Estados Unidos.

Ehsanipoor, Robert M.
Department of Obstetrics and Gynecology, Sinai Hospital of Baltimore. Baltimore, Estados Unidos.

Esselen, Katharine M.
Division of Gynecologic Oncology, Department of Obstetrics and Gynecology, Brigham and Women's Hospital, Harvard Medical School. Boston, Estados Unidos.

Evans, Mark I.
Comprehensive Genetics. Fetal Medicine Foundation of America. Department of Obstetrics and Gynecology, Mt. Sinai School of Medicine. New York, Estados Unidos.

Evans, Shara M.
Comprehensive Genetics. New York, Estados Unidos.

Fleischer, Arthur C.
Department of Radiology, Vanderbilt University Medical Center. Nashville, Estados Unidos.

Glanc, Phyllis
Department of Medical Imaging, Sunnybrook Health. Sciences Centre. University of Toronto, Toronto. Obstetrical Ultrasound Center. Toronto, Canadá.

Goldstein, Donald P.
Division of Gynecologic Oncology, Department of Obstetrics and Gynecology, Harvard Medical School. The New England Trophoblastic Disease Center. Dana Farber Cancer Institute, Brigham and Women's Hospital. Boston, Estados Unidos.

Gonçalves, Luís F.
Divisions of Fetal Imaging and Pediatric Radiology, Departments of Obstetrics & Gynecology and Radiology, Oakland University. William Beaumont School of Medicine. Royal Oak, Estados Unidos.

Hack, Kalesha
Department of Medical Imaging, Sunnybrook Health Sciences Centre. Toronto, Canadá.

Hernandez-Andrade, Edgar
Division of Maternal Fetal Medicine, Department of Obstetrics and Gynecology, Hutzel Women Hospital. Detroit, Estados Unidos.

Hicks, Melissa A.
Department of Obstetrics and Gynecology, Center for Fetal Diagnosis and Therapy, Wayne State University Physician Group. Detroit, Estados Unidos.

Horowitz, Neil S.
Division of Gynecologic Oncology, Department of Obstetrics and Gynecology, Harvard Medical School. Dana Farber Cancer Institute, Brigham and Women's Hospital. Boston, Estados Unidos.

Jones, Cresta W.
Division of Maternal-Fetal Medicine, Department of Department of Obstetrics and Gynecology, Medical College of Wisconsin. Wauwatosa, Estados Unidos.

Khan, Sana N.
Department of Obstetrics and Gynecology, Wayne State University. Detroit, Estados Unidos.

Koren, Gideon
Motherisk Program, Division of Clinical Pharmacology and Toxicology, The Hospital for Sick Children. Toronto, Canadá.

Kuhlmann, Randall S.
Division of Maternal-Fetal Medicine, Department of Obstetrics and Gynecology, Froedtert Hospital, Medical College of Wisconsin. Milwaukee, Estados Unidos.

Mastrobattista, Joan M.
Division of Maternal-Fetal Medicine, Department of Obstetrics and Gynecology, Baylor College of Medicine, Texas Children's Hospital – Pavilion for Women. Houston, Estados Unidos.

Maulik, Dev
Department of Obstetrics and Gynecology, Truman Medical Center, UMKC School of Medicine. Department of Maternal Fetal Medicine, Children's Mercy Hospital. Women's Health, Department of Biomedical and Health Informatics, TMC Medical Centers. Kansas City, Estados Unidos.

Maulik, Devika
University of Kansas Medical Center. Kansas City, Estados Unidos.

Monteagudo, Ana
Department of Obstetrics and Gynecology, NYU School of Medicine. New York, Estados Unidos.

Patwardhan, Manasi S.
Division of Maternal Fetal Medicine, Department of Obstetrics and Gynecology, Wayne State University. Detroit, Estados Unidos.

Penzkover, Deborah
Department of Obstetrics and Gynecology, Froedtert Hospital. Milwaukee, Estados Unidos.

Pollard, Rachel
Department of Obstetrics and Gynecology, Froedtert Hospital. Milwaukee, Estados Unidos.

Porche, Lea M.
Division of Maternal-Fetal Medicine, Department of Obstetrics and Gynecology, Eastern Virginia Medical School. Norfolk, Estados Unidos.

Porter, Blake
Department of Obstetrics and Gynecology, Truman Medical Center. Kansas City, Estados Unidos.

Puder, Karoline S.
Harper University Hospital/ Hutzel Women's Hospital. Division of Maternal-Fetal Medicine, Department of Obstetrics and Gynecology, Wayne State University School of Medicine. Detroit, Estados Unidos.

Puscheck, Elizabeth E.
Department of Obstetrics and Gynecology, Hutzel Women's Hospital. Detroit, Estados Unidos.

Rauch, Kristen M.
Department of Obstetrics and Gynecology, Center for Fetal Diagnosis and Therapy, Wayne State University Physician Group. Detroit, Estados Unidos.

Sacks, Glynis
Department of Radiology, Center for Women's Imaging, Vanderbilt University Medical Center. Nashville, Estados Unidos.

Samson, Chelsea R.
Vanderbilt University Medical Center, Vanderbilt University School of Medicine. Nashville, Estados Unidos.

Shwayder, James M.
Department of Obstetrics and Gynecology, University of Mississippi Medical Center. Jackson, Estados Unidos.

Timor-Tritsch, Ilan E.
Department of Obstetrics and Gynecology, NYU School of Medicine. New York, Estados Unidos.

Wahab, Rifat A.
Department of Radiology and Radiological Sciences, Vanderbilt University Medical Center. Nashville, Estados Unidos.

Warsof, Steven
Division of Maternal-Fetal Medicine, Department of Obstetrics and Gynecology, Eastern Virginia Medical School. Norfolk, Estados Unidos.

1

Ultrasonido en el primer trimestre y más tempranamente: cómo mantener su seguridad

Jacques S. Abramowicz

"El ultrasonido es seguro. El ultrasonido no es rayos X. Nuestros equipos están aprobados por la FDA". Estas son los argumentos más comúnmente planteados al iniciar una conversación sobre bioseguridad en ultrasonido. Esta es una de las razones citadas para su devenir en una de las herramientas esenciales en medicina (junto con su relativo bajo costo y la posibilidad de obtener resultados inmediatos). El ultrasonido diagnóstico (USD) ha sido usado en ginecología y obstetricia durante más de medio siglo,[1] y los beneficios de esta tecnología son múltiples.[2] La mayoría de las mujeres embarazadas se realizan de dos a tres exámenes ecográficos (y muchos más en ciertos países) durante sus embarazos. En gestaciones tempranas y antes (p. ej. en técnicas de reproducción asistida [TRA]), que incluyen estudios seriados de los folículos en desarrollo durante la inducción de la ovulación[3] y en los estadios más tempranos de la gestación,[4] ultrasonido del primer trimestre para viabilidad o tamizaje de aneuplodías (translucencia nucal, TN) y, aún más, un estudio anatómico temprano.[5] Tal es el entusiasmo y la noción aceptada de su seguridad que su uso se ha desparramado hasta en centros comerciales ofreciendo ultrasonido no-médico o imágenes para llevar "de recuerdo". El registro de seguridad del USD es excelente: no existen estudios epidemiológicos que demuestren efectos nocivos en fetos humanos.[6] La mayoría de los estudios epidemiológicos humanos publicados hasta ahora, sin embargo, están basados en la información obtenida con ecógrafos de los años 1991-1992. En esa época, la Administración Federal de Drogas de Estados Unidos (FDA), permitió que se incrementara la potencia acústica de los equipos de ultrasonido de 94 a 720 mW/cm^2, un factor casi de 8.[7,8] ¿Existe evidencia suficiente para validar el uso de imágenes ecográficas en general y de Doppler, en particular en el primer trimestre, y podría el ultrasonido tener efectos perjudiciales sobre el feto en el primer trimestre,[9] momento de máxima susceptibilidad a factores externos? Si existen indicaciones clínicas para llevar a cabo estos estudios (y si no las hubiera, no tendría razón de ser este libro) la seguridad debiera ser garantizada educando a los usuarios las maneras de limitar los posibles peligros de exposición de los folículos, ovarios y de fetos en estadios tempranos de la gestación.[2]

Bioefectos del ultrasonido

El ultrasonido es una forma de onda con una sucesión de presiones positivas y negativas.[10] Cada vez que un haz de ultrasonido atraviesa tejidos biológicos se producen dos mecanismos mayores: térmicos y no térmicos (también conocidos como mecánicos). Esto sucede *cada vez* que el ultrasonido es utilizado. Como la forma de onda viaja a través del tejido, pierde amplitud por absorción y dispersión. Con la absorción, la energía se convierte en calor, por lo tanto, en un efecto térmico,[11] un efecto indirecto de la forma de onda. Un efecto directo del pasaje de la forma de onda, secundario a la sucesión de presiones positivas y negativas, es el no térmico o mecánico.[12]

Efectos térmicos

Se acepta generalmente que la temperatura interna del cuerpo humano es de 37 °C, con una variación diurna de ± 0,5-1 °C.[12] La temperatura en el feto humano es 0,3 °C-0,5 °C, ligeramente mayor que la temperatura del cuerpo materno durante la gestación temprana (primeros dos trimestres). Durante el tercer trimestre la temperatura fetal es 0,5 °C mayor que la de la madre. El ultrasonido puede causar un aumento en la temperatura de los tejidos insonados.[13] Este aumento sería pequeño y, muy probablemente, clínicamente insignificante, *si se toman en cuenta ciertas precauciones* (como se detalla abajo). ¿Por qué es esto importante ? Porque, en muchos estudios en animales gestantes, así como en algunos estudios controlados en humanos,[14] se ha demostrado que algunas anomalías estructurales específicas pueden ser producidas por el incremento de temperatura *pero no por ultrasonido*. Una elevación de la temperatura materna en gestaciones tempranas, secundaria a infecciones virales, por ejemplo, ha sido asociada con una incidencia mayor a la esperada de anomalías congénitas.[15] Edwards y cols. han demostrado que la hipertermia es teratogénica para miles de especies animales (tales como conejillos de india, ratas, monos y otros), incluso humanos.[14, 16] Las principales anomalías observadas incluyeron microcefalia, encefalocele, microftalmia, anomalías esqueléticas, así como retraso en el crecimiento. Se ha sugerido que un aumento de 1,5 °C de temperatura por encima de la temperatura normal del cuerpo, debería ser considerado un límite universal.[17] La aceptación de un límite sustenta la base del principio "tan bajo como sea posible" (ALARA, *As Low As Reasonably Achievable*): mantén la exposición lo más bajo posible por el menor tiempo posible, pero lo suficiente como para obtener imágenes diagnósticas adecuadas.[18] Algunos investigadores, sin embargo, afirman que *cualquier* incremento de temperatura por *cualquier* período de tiempo tiene *algún* efecto, cuanto mayor la temperatura diferencial o mayor el tiempo de incremento de la temperatura, mayor la probabilidad de producir un efecto; o sea no existe límite térmico para defectos de nacimiento inducidos por hipertermia.[19, 20] Exista o no un límite, no se pueden negar dos hechos: el ultrasonido tiene el potencial de elevar la temperatura de los tejidos que son rastreados,[21-24] y la temperatura materna elevada, ya sea por enfermedad o por exposición al calor, puede producir efectos teratogénicos.[14, 25-27] Como consecuencia, la pregunta obvia que surge es: ¿puede el ultrasonido diagnóstico producir un aumento perjudicial/teratogénico de la temperatura en el feto?[11, 22, 28] Algunos creen que dicho aumento de temperatura es, en efecto, el mecanismo operativo principal que determina los bioefectos en el ultrasonido.[12, 29] Durante exposiciones prolongadas, se han registrado aumentos de temperatura hasta 5 °C.[28] El cambio *in situ* de temperatura en tejidos insonados depende del balance entre la producción y la pérdida de calor. La perfusión local es una condición específica de cada tejido que tiene una fuerte influencia en la cantidad de calor perdido y que, claramente, disminuye el riesgo si está presente. En embarazos tempranos, menores de 6-8 semanas, pareciera haber una mínima circulación feto-materna y una mínima perfusión fetal, que potencialmente reduciría la dispersión de calor.[30] Recién alrededor de las 10-11 semanas, la circulación embrionaria se une con la circulación materna.[31] La falta de perfusión precoz podría llevar a una cierta subestimación de la temperatura inducida por el ultrasonido en gestaciones tempranas. De manera interesante, esta falta de perfusión, que también existe en el ojo, es una razón por la cual el pico de intensidad promedio espacial temporal (I_{SPTA}) para aplicaciones oftálmicas se ha mantenido bajo, de hecho, más bajo que en estudios del sistema vascular periférico, cardiovascular e, incluso, obstétricos, a pesar del aumento general en la potencia acústica luego de 1992 (Tabla 1.1). Se debiera notar que existen algunas similitudes en las características físicas entre la embriología del primer trimestre temprano y el ojo: ninguno está perfundido; pueden ser de similar tamaño; poseen proteína presente (en mayor proporción los fetos). Alrededor de las 4-5 semanas de gestación el saco gestacional es más o menos del tamaño del ojo (2,5 cm de diámetro), y alrededor de la semana 8, mide más o menos 8 cm de diámetro.[32] Las imágenes ecográficas en estos estadios tempranos de la gestación involucran una exploración de "cuerpo entero", ya que el tamaño fetal es menor que la sección transversal del haz de ultrasonido (Figura 1.1). Un factor adicional, virtualmente ignorado clínicamente, son las modificaciones de la temperatura de los tejidos, debido a temperaturas del ambiente materno y fetal. La temperatura materna elevada se traduce inmediatamente en un aumento similar en el feto que puede agravar la carga de calor inducida por ultrasonido.[33] Por otro lado, los movimientos de la mano del operador (incluso muy pequeños), tanto como la respiración de la paciente y sus movimientos (en el caso de la ecografía obstétrica, los de la madre y los del feto), tienden a ampliar la región que se calienta. No obstante, en estudios Doppler espectrales (pulsados), las condiciones pueden ser diferentes (*v.* más adelante). Como fue mencionado

Tabla 1.1 Cambios a través de los años en I_{SPTA} (en mW/cm^2) en varias aplicaciones médicas[a]

Aplicación en ultrasonido	1976	1986	1991
Oftálmico	17	17	50
Diagnóstico por imágenes fetal, neonatal y pediátrica	46	94	720
Cardíacas	430	430	720
Vascular periférico	720	720	720

[a] Adaptado de varias fuentes[8, 12, 59, 166, 170]

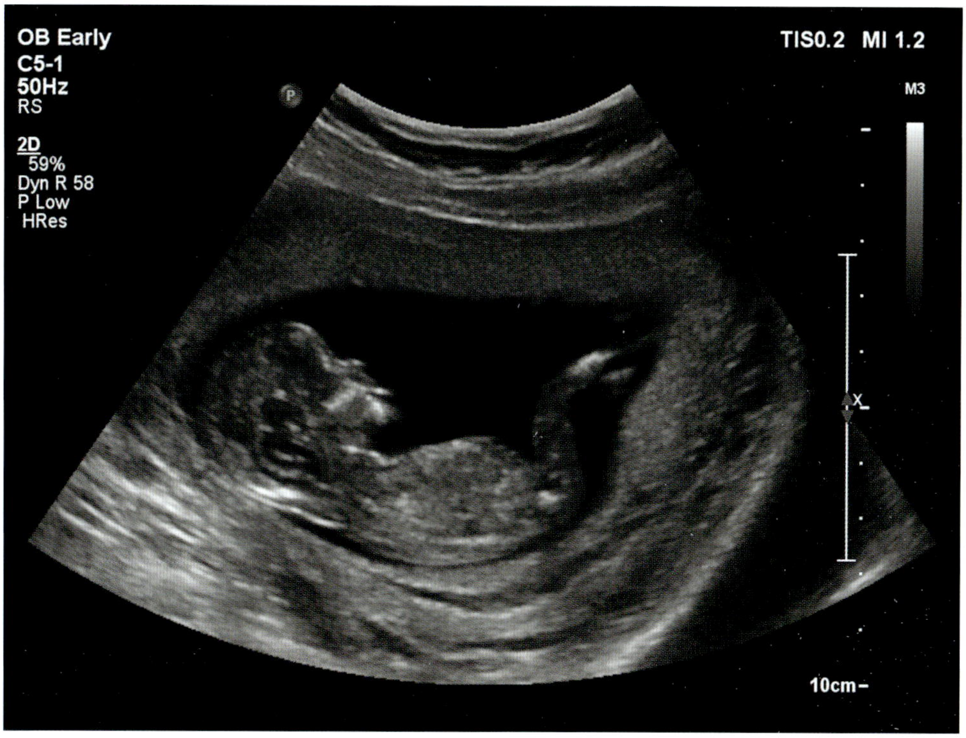

Figura 1.1 En el embarazo temprano todo el feto se encuentra comprendido en el haz de ultrasonido. Edad gestacional 12 semanas.

anteriormente, hay una relación física/matemática entre el incremento de temperatura y algunas características del haz. El incremento es proporcional al producto de la amplitud de onda la longitud del pulso y la frecuencia de repetición de pulsos (FRP). Por lo tanto, manipular alguno de estos a través del panel de control alteraría las condiciones *in situ*. Un aumento de la temperatura de 1 °C es fácilmente alcanzado en exploraciones de rutina.[34] Se ha sugerido un límite de elevación de temperatura de 1,5 2 °C antes de que ocurra evidencia de efectos sobre el desarrollo.[12] El incremento de 2,5 °C o más, posiblemente ocurra durante una hora de exposición al ultrasonido. Cuando se utiliza un transductor abdominal, la superficie de la piel se acerca a la temperatura ambiente y el calor es removido por la convección del aire, pero en el caso de exploraciones endovaginales, los tejidos se encuentran en un promedio de 37 °C —o posiblemente mayor en pacientes febriles— y hay muy poca eliminación de calor.[35] Adicionalmente, la superficie de todos los transductores, incluso los endovaginales, se calientan,[36] y se necesita particular atención durante procedimientos mediante TRA y durante las primeras 10-12 semanas de gestación, cuando la exploración de elección es generalmente por vía endovaginal. Como concluye la Federación Mundial de Ultrasonido en Medicina y Biología (WFUMB), una exposición que produce un aumento máximo de la temperatura de no más de 1,5 °C por encima de los valores fisiológicos, puede ser utilizada sin reservas.[37]

Efectos no térmicos

Los bioefectos del ultrasonido pueden producirse también a través de procesos no térmicos o mecánicos.[38, 39] Estos incluyen cavitación acústica, *si existen burbujas de gas*, como también fuerzas de radiación y corrientes acústicas secundarias a la propagación de las ondas de ultrasonido. En esta categoría, se encuentran los efectos físicos (ondas de choque) o químicos (descarga de radicales libres). La cavitación de burbujas parece ser el principal factor de los efectos mecánicos,[40, 41] ya que ha sido demostrada en tejidos vivientes cuando han sido insonados.[42, 43] Los mecanismos no térmicos han sido implicados en efectos biológicos del ultrasonido en animales, como hemorragias locales en la zona intestinal, la renal y la pulmonar aunque la cavitación no puede ser siempre implicada. Además, como no debiera haber burbujas de gas en la vasculatura o en el parénquima ovárico ni en los pulmones o intestinos fetales (donde han sido descritos efectos en neonatos o adultos animales), el riesgo del efecto mecánico para el óvulo y el feto parece ser mínimo.[47] Sin embargo, el uso de agentes de contraste (incluida la solución salina agitada) para visualizar las trompas de Falopio o la cavidad endometrial, por ejemplo, introducen estos potenciales focos de cavitación.[48] Se pueden encontrar detalles sobre el fenómeno de cavitación en varias publicaciones.[38, 40, 43, 49, 50] Otro efecto descrito de energía mecánica es la hemólisis. Otra vez, es evidente, sin embargo, que la presencias de ciertos núcleos de cavitación son necesarios para que se produzca dicha hemólisis. Ante la presencia de dichos agentes de contraste, los glóbulos rojos son más susceptibles a la lisis por exposición al ultrasonido *in vitro*. Además, se ha descrito la estimulación fetal por insonación ultrasónica (Doppler), sin ninguna aparente relación con cavitación.[53] Este efecto podría ser secundario a fuerzas radioactivas asociadas a la exposición al ultrasonido. Estas fuerzas fueron sospechadas en los estadios más tempranos de la investigación sobre ultrasonido,[54] y se sabe que podrían estimular tejidos auditivos y otros tejidos sensoriales.[56] Los principales efectos del daño no térmico han sido demostrados en tejidos de mamíferos que contienen gas, donde se observó sangrado capilar.[39, 42, 57] Esto puede potencialmente producirse en el pulmón e intestino neonatal y, también, como ya se mencionó anteriormente, ante la presencia de microburbujas de agentes de contraste de ultrasonido. Se han descrito algunos mecanismos no térmicos, no relacionados con la cavitación: fuerza radioactiva, corrientes acústicas, modificación de potenciales eléctricos, efectos en la función cardíaca y estimulación de la reparación ósea.[12] Ninguno de estos han sido demostrados en humanos y tampoco han sido reportados efectos nocivos del efecto no térmico del diagnóstico ultrasonográficos en fetos humanos.

Estándar de visualización de potencia (EVP)

Hasta 1992 las potencias acústicas de las máquinas de ultrasonografía clínica tenían límites específicos. Por ejemplo, el límite superior del pico de intensidad promedio espacial temporal o I_{SPTA} (la intensidad más útil clínicamente para determinar el poder acústico del haz de ultrasonido) para uso adulto fue de 720 mW/cm^2 y para uso fetal, 94 mW/cm^2, que, de hecho, ya se había incrementado desde un valor máximo previo de 46 mW/cm^2. Era asumido que mayores potencias acústicas generarían mejores imágenes y, por lo tanto, mejorarían la eficacia diagnóstica. Por lo tanto, los usuarios le requerían a los fabricantes de ecógrafos aumentar la potencia de sus máquinas. Sin embargo, se expresó alguna preocupación con respecto a la cantidad de energía absorbida por el feto durante el examen ultrasonográfico. Esta cantidad no puede ser medida con precisión. No solo la falta de un dispositivo de registro interno es un problema mayor, sino, además, elementos como la variación en el hábito corporal materno, los cambios en la posición fetal, y la progresión en la edad gestacional, hacen que la tarea sea imposible. Para permitir a los usuarios de ecógrafos usar sus instrumentos a mayores potencias de las originalmente disponibles, y para reflejar las dos mayores posibles consecuencias biológicas del ultrasonido (térmicas y mecánicas), el Instituto Americano de Ultrasonido en Medicina (AIUM), la Asociación Nacional de Fabricantes Eléctricos (NEMA) y la FDA, con representativos del Servicio de Protección de la Salud de Canadá, Consejo Nacional de Protección y Mediciones Radiológicas (NCRP) y otras catorce organizaciones médicas, desarrollaron un estándar relacionado con el potencial para efectos del ultrasonido.[12] El estándar para la visualización en tiempo real de los índices térmico y mecánico en los equipos de ultrasonido diagnóstico, generalmente conocido como el estándar de visualización de potencia o EVP, fue un intento para proporcionar información cuantitativa relacionada con seguridad. Esta información debía aparecer en la pantalla durante el examen, así los usuarios finales podían ver cómo la manipulación de los controles del instrumento durante el estudio causaba alteraciones en la potencia y, por lo tanto, en la exposición, proporcionando, desde un punto de vista clínico, una estimación grosera para comparar varios modos de examen. En consecuencia, la potencia acústica para uso fetal, expresada por la I_{SPTA}, pasó de un valor previo de 94 hasta 720 mW/cm^2 (*v.* Tabla 1.1). Es interesante observar en la tabla que, para imágenes fetales, se permitió incrementar I_{SPTA} por un factor de casi 16 desde 1976 hasta los más recientes valores en 1992 aunque virtualmente toda la información disponible que respecta a efectos fetales data de antes de 1992. Un dato aún más notable es que la intensidad para la examinación oftálmica se incrementó desde 17 a 50 mW/cm^2,un valor doce veces más bajo que el máximo valor presente permitido para el estudio fetal. Además, las categorías clínicas incluidas en el análisis, consistieron en examinaciones oftálmicas, fetales (sin especificar la edad gestacional), cardíacas y del sistema periférico vascular. Las imágenes pelvianas (abdominales o transvaginales), incluyen, naturalmente, el examen de los ovarios en inducciones de la ovulación, no son mencionadas. Los índices que aparecían en pantalla (Figura 1.2) eran el índice térmico (IT), para proporcionar alguna indicación sobre el potencial incremento de temperatura, y el índice mecánico (IM), para proporcionar indicación sobre los posibles efectos no térmicos (por ejemplo, mecánicos).[58, 59] El cálculo de IT se basa en la siguiente fórmula:

$$IT = W/W_{deg}$$

Donde W es la potencia acústica durante el estudio, y W_{deg} es la potencia acústica requerida para obtener un incremento de 1 °C de temperatura bajo condiciones similares.[60] El IT posee tres variantes:[35] IT para tejidos blandos (IT*s*) para ser utilizado en embarazos tempranos cuando la osificación es menor (como también en TFA para estudios de ovulación), para hueso (TI *b*) para ser usado cuando el haz de ultrasonido incide en el hueso, en el foco de haz o cerca del mismo, como en el segundo trimestre tardío o tercer trimestre de gestación, y para estudios transcraneales (IT*c*) cuando el transductor está contra el hueso, mayormente para exploraciones en adultos. Estos índices deben ser mostrados en el monitor si son mayores o iguales a 0,4. Es necesario aclarar que IT *no representa un aumento de la temperatura real o asumido*. Conlleva cierta correlación con el aumento de temperatura en grados Celcius, pero sin permitir una estimación

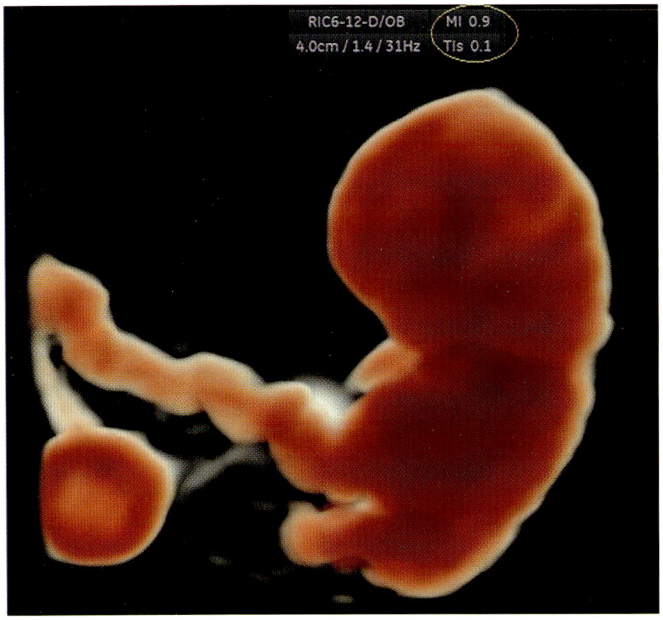

Figura 1.2 El IT e IM se encuentran demostrados en el monitor durante el examen de rutina. En esta imagen el IM es de 0,9 y el ITs, 0,1.

acerca de cuál es el cambio de temperatura en el tejido. El IT representa una estimación de la peor situación del aumento de temperatura que resulta de la exposición. Puede, así, ser utilizado para evaluar el potencial de daño a través de un mecanismo térmico, cuánto más alto el IT mayor el potencial. Los cálculos también se realizan sobre la máxima temperatura alcanzada luego de una exposición prolongada. Este tiempo va a ser corto (menor de 5 min) con un haz estrecho y buena perfusión tisular, como en el caso del examen del primer trimestre tardío. Cuando hay hueso presente, este tiempo es muy corto, aproximadamente 30 s. Un punto importante para recordar es que existen datos experimentales que han demostrado claramente que esta "peor situación" de elevación de la temperatura puede dar como resultado una grosera subestimación, hasta por un factor de 2 o aun 6, así como, más raramente, una sobreestimación.[12] Además, el tiempo de exposición no es parte de la ecuación, así como tampoco en el segundo índice, el IM, que representa el poder de cavitación en tejidos, pero no está basado en mediciones actuales *in situ*. El IM se define de la siguiente manera:

$$IM = p / f$$

Es una formulación teórica de la relación de la presión máxima de rarefacción sobre la raíz cuadrada de la frecuencia del ultrasonido (por lo tanto, a mayor frecuencia, menor el riesgo del efecto mecánico, que es una ventaja en estudios transvaginales). Para el IT, el tiempo de exposición no forma parte del cálculo. Tanto el IT como el IM pueden y deben ser seguidos como indicadores de cambio de potencia durante el examen clínico. Un gran componente de la implementación del EVP se suponía que era la educación del usuario final. Desgraciadamente, este aspecto del EVP no parece haber tenido éxito, ya que los usuarios carecen de conocimientos sobre bioefectos, seguridad e índices de potencia. Tanto en Europa[60] como en Estados Unidos,[61] aproximadamente el 70% de los clínicos (médicos y ecografistas, incluidas enfermeras que practican ecografía), muestran un conocimiento pobre o nulo sobre bioefectos y temas de seguridad, no saben lo que IT e IM representan e, incluso, ni saben que estos aparecen en pantalla durante el estudio clínico ultrasonográfico. Esto es así en ciertos países,[63-65] así como entre residentes/practicantes y ecografistas,[66] más allá de su antigüedad.[67] Además, se hicieron algunas suposiciones al formular los índices, que traen dudas sobre su valor clínico.[68] Se pueden encontrar más detalles en el reporte 140 de la NCRP.[2] Estos índices, sin embargo, son los mejores medios que tenemos, hoy en día, para estimar, en tiempo real, los cambios que se produzcan en la potencia acústica del equipo aunque se han ofrecido algunas modificaciones, en particular en lo que respecta al tiempo de exposición.[69, 70] Hay, de hecho, poca información sobre la producción de energía y la exposición en la ultrasonografía clínica obstétrica. Solo recientemente se ha demostrado que, si uno considera que IT e IM son indicadores de potencia acústica, entonces los niveles son bajos en el primer,[71, 72] segundo y tercer trimestres[73] e, incluso, en los estudios Doppler[74] —aunque se pueden alcanzar mayores niveles de IT con esta modalidad— como también en la evaluaciones 3D/4D.[75] También debe observarse que en algunos países, el número de exámenes prenatales ultrasonográficos ha alcanzado a diez por embarazo, y aún se desconoce si existe un efecto acumulativo a dicha exposición.[76]

El óvulo y el ultrasonido

El ultrasonido ha penetrado en el campo de la infertilidad y la endocrinología reproductiva, desde el diagnóstico de las anomalías uterinas,[77] el desarrollo del folículo,[78] la evaluación de la permeabilidad de las trompas,[79] hasta su uso en la transferencia de embriones.[80] Un estudio que data de 1982 demostró ovulación prematura en mujeres que se sometieron a exámenes ecográficos de los ovarios (modo B) en la fase folicular tardía.[81] Los autores compararon pacientes en ciclos ovulatorios inducidos, seguidas con ecografía (grupo de estudio) o solo por niveles hormonales (grupo control). Investigaron el tiempo de rotura folicular luego del pico de LH o administración de GCh. La rotura jamás se produjo antes de las 37 h en pacientes control (sin ecografía durante la fase folicular). Sin embargo, se apreció una ovulación (prematura) a las 26-36 h en casi el 50% de los casos en pacientes del grupo de estudio (ecografía durante los 3 días previos o en la hora 36 inmediatamente luego del estímulo ovulatorio). Este estudio fue muy interesante pero nunca fue reproducido.

La aspiración de ovocitos guiada por ultrasonido para fertilización *in vitro* y transferencia embrionaria fue reportada al comienzo de 1980[82-83] y, actualmente, se ha convertido en un estudio de rutina.[84] Solo hay unos pocos estudios documentados dirigidos a determinar la interacción entre la exposición ultrasonográfica y una fertilización exitosa. La mayoría se concentran, de hecho, en evaluar el éxito del procedimiento en términos de tasas de embarazo y no de los posibles bioefectos. Algunos investigadores han reportado efectos dañinos del ultrasonido sobre el ciclo menstrual, particularmente una disminución en la tasa de ovulación en ratones[85] y ovulación prematura,[81] así como también una reducción en las tasas de embarazos acumulativos en ratones[86] y en humanos.[87] Otros han demostrado la falta de efecto sobre el proceso de ovulación o calidad del huevo, incluyendo la síntesis de ADN o ARN,[88] o sobre la tasa de fertilización y desarrollo embrionario luego de una fertilización *in vitro* y transferencia embrionaria.[89] En general, la evidencia clínica disponible sobre exposición ultrasonográfica de los ovocitos durante la meiosis es confusa. Algunos investigadores han reportado un efecto deletéreo sobre la fertilidad de pacientes que se someten a inseminación artificial con reducción de la tasa de embarazos acumulativos.[87] Un estudio sobre exposición ultrasonográfica de ovocitos preovulatorios meióticamente activos demostró que no hay diferencias entre ratas expuestas al ultrasonido luego del pico de LH y controles, en términos de tasas de embarazo, número de cuerpos lúteos, implantaciones, recién nacidos, peso promedio de recién nacidos y placentas en autopsias en el día 22 de gestación.[90] Otros han informado un incremento en la tasa de éxito, que permite la monitorización ecográfica del crecimiento folicular[91] aunque, evidentemente, no es un efecto directo del ultrasonido, sino de un avance en el momento de la intervención. Un intento para aclarar esto fue descrito por Manhadevan y cols.[89] Ellos quisieron determinar cómo ovocitos obtenidos bajo guía ecográfica afectaban la tasa de embarazo. Los resultados obtenidos con transductores de 3,5 MHz sugieren que la exposición de ovocitos humanos a las ondas de ultrasonido durante las diferentes fases de la meiosis no tiene influencia significativa sobre el potencial desarrollo de embriones fertilizados *in vitro*. Desgraciadamente, ningún investigador describe ninguno de los parámetros relevantes de exposición discutidos anteriormente, excepto la frecuencia del ultrasonido.

Ultrasonido en la gestación temprana

Existen muchas indicaciones médicas válidas para realizar ecografías durante la gestación temprana.[2, 92] Estas son descritas en varias partes de este libro e incluyen, entre otras, localización del embarazo, cálculo de la edad gestacional, confirmación de la viabilidad, verificación del número de fetos y el estudio temprano de la anatomía fetal. Todos estos exámenes son, en general, realizados en modo B, un modo con relativamente baja potencia acústica. Sin embargo, más recientemente, ha sido descrito en la bibliografía el tamizaje para anormalidades genéticas, como la evaluación de la TN y la búsqueda de anormalidades estructurales, en gestaciones precoces (11-15 semanas).[5, 93, 94] Mientras la mayoría de estos estudios son realizados con modo B, muchas veces el Doppler es utilizado para detectar vasos sanguíneos o para visualizar y analizar válvulas cardíacas,[95] exponiendo al feto a mayores niveles de energía (*v.* más adelante). No se debe olvidar que, incluso con modo B, el tiempo de permanencia es importante, ya que los exámenes prolongados pueden resultar en mayores niveles de exposición.[96] Se ha publicado alguna evidencia interesante, aunque preocupante, sobre un incremento de la incidencia de anomalías fetales en fetos resultantes de TRA.[97, 98] Fueron reportados algunos efectos alarmantes sobre las vellosidades coriónicas en mujeres que se sometieron a ecografías transvaginales durante el primer trimestre.[99] Hubo una relación tiempo-efecto con la activación de una vía enzimática responsable de la apoptosis a través de una vía mitocondrial durante exposiciones de entre 20 y 30 min, pero no entre 0 y 10 min (grupo control).

Susceptibilidad fetal a amenazas externas

El feto en crecimiento es muy sensible a influencias externas. Esto es especialmente cierto durante las primeras 10-12 semanas de gestación.[100-101] Algunos agentes teratogénicos conocidos incluyen medicamentos o drogas tomadas por las embarazadas, exposición a rayos X y a elevadas temperaturas, secundarias a enfermedades infecciosas.[102] La edad gestacional es, por lo tanto, un factor vital cuando se consideran los posibles bioefectos: exposiciones leves durante el período de preimplantación o exposiciones más severas durante el desarrollo embrionario y fetal, pueden tener resultados similares, y pueden tener como resultado la muerte embrionaria/fetal y aborto o un amplio rango de defectos estructurales y funcionales. El mayor riesgo lo posee el sistema nervioso central (SNC), debido a la falta de crecimiento compensatorio de los neuroblastos no dañados. En animales experimentales los defectos más comunes son del tubo neural, así como microftalmia, cataratas y microencefalia, con problemas funcionales y de conducta asociados.[14] Otros defectos prominentes son observados en el desarrollo craneofacial, como hendiduras faciales,[103] el esqueleto,[104] la pared corporal, dientes y corazón.[105] La hipertermia *in utero* (debido a influenza materna, por ejemplo), es conocida hace tiempo como inductora de anormalidades estructurales en el feto,[106-108] pero ha sido también descrita como un factor de riesgo ambiental para disturbios psicológicos/conductuales,[109] particularmente esquizofrenia.[107] Se hace hincapié en que estos no son efectos de hipertermia inducida por ultrasonido. Sin embargo, se ha demostrado que la ecografía induce un aumento de la temperatura *in vivo*[11, 21, 24, 29, 110-112] aunque no en humanos. Pueden producirse efectos sutiles como la migración neuronal anormal con resultados potenciales poco claros.[113] En varias publicaciones ha sido descrito un efecto específico: un suave incremento en la prevalencia de no diestros entre niños masculinos expuestos al ultrasonido sin otra anomalía neurológica, intelectual, conductual o física.[114-116] Se ha implicado al ultrasonido en pichones que han sido insonados *in ovo*, en disturbios del aprendizaje y de la memoria.[117] Un estudio fracasó en demostrar la relación entre la insonación ultrasonográfica *in utero* y una disminución en la performance intelectual.[118] En ratones, se ha atribuido al ultrasonido la etiología de síntomas similares a los observados en el autismo.[119] La extrapolación a humanos no puede ser automática, a pesar del argumento de algunos, que la incidencia aumentada de esta condición en niños durante los últimos 20 años es secundaria al similar incremento del uso de ultrasonido en obstetricia.[120] Un estudio efectúa un reporte al respecto en aproximadamente 750 niños, la mitad con desórdenes relacionados con autismo y la mitad sin estos.[121] La conclusión fue que el ultrasonido en cualquiera de los tres trimestres del embarazo no puede correlacionarse con un incremento del riesgo para desórdenes relacionados con autismo. De hecho, hay una importante falta de evidencia que examine el rol del ultrasonido en la etiología del autismo excluyendo rigurosamente otros factores de confusión.[122] Si se considera, sin embargo, el hecho de que la hipertermia es potencialmente dañina para el feto y que el ultrasonido podría, bajo ciertas circunstancias, elevar la temperatura de los tejidos, entonces debería recomendarse precaución, sobre todo en gestaciones tempranas y, especialmente, en modos que se saben que emiten mayores niveles de energía acústica (como el Doppler pulsado).

¿Es diferente el modo Doppler, y puede tener efectos perjudiciales sobre el feto en el primer trimestre?

Las modalidades de ultrasonido pueden resultar en una exposición de exploración o estática. Las condiciones de exploración se asocian con imágenes en modo B de escala de grises (la aplicación de tiempo real más comúnmente utilizada) y con imágenes Doppler de secciones transversales de tejido. Las condiciones estáticas se usan para los estudios de modo M y Doppler pulsado de tejidos en movimiento (tales como válvulas cardíacas) u ondas de velocidad sanguínea. Esto clínicamente es muy importante, ya que para haces sin rastreo la potencia está limitada al área de la sección transversal del haz, generalmente muy estrecho (1 mm^2) en la región focal. Para haces de rastreo, la potencia acústica no está limitada a un área estrecha, pero puede cubrir amplias áreas en dirección lateral y, por ende, menos riesgo de alta exposición en un punto específico. Además, durante las imágenes en modo B intervienen una variedad de movimientos, como los movimientos corporales fetales, movimientos de la mano del observador y respiración materna. Durante la exploración Doppler, sin embargo, es necesario mantener el transductor lo más firme posible. Esto es porque, en general, los vasos sanguíneos y las válvulas cardíacas son pequeñas en comparación con el tamaño general del cuerpo u órgano que está siendo escaneado e, incluso, pequeños movimientos van a tener más efectos indeseados sobre la imagen resultante. Como se describe abajo, la intensidad más comúnmente usada (pico de intensidad promedio espacial temporal o I_{SPTA}) asociada con ultrasonido Doppler es la más alta de todas estas categorías generales, 1180 mW/cm^2 para Doppler pulsado, opuesto a 34 mW/cm^2 para modo B, una diferencia de 35 veces. El tiempo de permanencia (duración de la exposición) es también de mayor importancia: Ziskin[123] reportó en 15 973 examinaciones Doppler, que el promedio de duración fue de 27 min (¡y la más larga 4 h!). Un estudio en pollos pareció claramente implicar al Doppler.[117] Los huevos de pollos fueron insonados el día 19 de un período de 21 días de incubación. La exposición fue a modo B por 5 min a 10 min o a Doppler pulsado por 1 min a 5 min. Los pollos fueron dejados nacer y se les realizaron pruebas de memoria y aprendizaje en el día 2. No se observó ninguna discapacidad en la habilidad para aprender o en la memoria a corto, mediano o largo plazo luego de la exposición al modo B, pero fue claramente demostrada para aquellos expuestos al Doppler, con una relación dosis-efecto. Además, los pollos fueron incapaces de aprender con una segunda sesión de entrenamiento 5 min luego de completar la primera prueba. Escuchar los latidos del corazón es con seguridad una experiencia muy placentera para los futuros padres. Esto generalmente va acompañado del uso del Doppler pulsado. Esto está tan instalado en la mente del público que cada vez que el ultrasonido es nombrado en series de televisión o películas, uno puede oír los latidos del corazón en el fondo, aunque la imagen en la pantalla sea solo de un examen en modo B. De hecho, usar el Doppler para escuchar el corazón fetal no es una modalidad nueva.[124, 125] Esto debería ser desalentado y reemplazado por la evaluación con modo M. Si se utiliza Doppler, es suficiente con escuchar 3-4 latidos y así limitar la exposición.[126, 127] Uno de los usos más comunes de la ultrasonografía es la detección prenatal de anormalidades fetales. El órgano más frecuentemente afectado por defectos congénitos mayores es el corazón y, por lo tanto, se han realizado grandes investigaciones dirigidas hacia su evaluación funcional y estructural. Mientras el modo B es utilizado para evaluar la estructura, el Doppler (pulsado espectral y color) es la técnica ideal para examinar la función cardíaca. Se ha publicado una gran cantidad de bibliografía sobre el valor del examen ultrasonográfico del corazón fetal, en el que se utilizan varias técnicas que incluyen el análisis mediante Doppler del flujo a través de las válvulas cardíacas y la velocimetría Doppler de varios vasos fetales.[128-130] La mayoría de los reportes publicados fueron, hasta ahora, sobre exámenes en modo B alrededor de las 18-20 semanas. Sin embargo, varios autores han demostrado la factibilidad de examinar el corazón mucho antes en el embarazo, comenzando en la semana 10 u 11.[131-134]. El análisis Doppler ha sido desde hace tiempo una herramienta para estudiar la función cardíaca, aunque mayormente en la placenta, arteria umbilical o arterias uterinas.[135] Se han publicado estudios sobre Doppler del flujo a través de válvulas cardíacas, desde la semana 6.[136, 137] Se debe tener en cuenta que es técnicamente muy difícil obtener este rastreo, y, por lo tanto, se suelen requerir tiempos de exposición muy prolongados. Se ha descrito la medición del diámetro del corazón, frecuencia cardíaca y ondas de los tractos de entrada y salida "después de las 5 semanas".[138] No hay detalles disponibles sobre niveles de exposición. También se debe recordar que, en estos estadios tempranos de la gestación, los fetos miden 1-2 cm de largo y están completamente incluidos en el haz, entonces se genera "un examen corporal total" en modo B, que es necesario para posicionar la ventana del Doppler. El análisis del flujo del *ductus* venoso, así como las características del flujo a través de la válvula tricúspide han demostrado ser útiles en el tamizaje de cromosomopatías en el primer trimestre de gestación, en complemento con la medición de la TN. El análisis de la onda del *ductus* venoso reduce la tasa de falsos positivos de la prueba de tamizaje.[139, 140] Por ejemplo, en fetos con TN aumentada, pero con cariotipo normal, desde la semana 11 a 13,6, la onda a (contracción auricular) reversa o ausente en el *ductus* venoso está asociado a un incremento en la probabilidad de un defecto cardíaco mayor, mientras que el flujo normal es asociado a un 50% de reducción en el riesgo de dichos defectos.[141-143] Está claro que el Doppler es una herramienta importante para el estudio de la salud del durante el embarazo temprano (y tardío),[130] pero se deben tomar precauciones apropiadas para limitar la exposición en términos de indicación clara del estudio, tiempo de exposición y potencia acústica.[144]

Potencia acústica

Basado en varias fuentes, pareciera ser que la potencia acústica (expresada en varias intensidades) es mucho mayor en Doppler que en modo B: por ejemplo, 34 mW/cm^2 para la I_{SPTA} en modo B frente a 1080 mW/cm^2 para Doppler espectral.[35, 145] Además, como se ve en la Tabla 1.2, la potencia ha aumentado en todos los modos a través de los años.[35] Si uno compara potencias (expresadas como IT e IM, una forma sencilla de usar, pero no muy adecuada expresión de potencia) entre el primer, segundo y tercer trimestre, las diferencias no son mayores,[72] pero se obtienen mayores valores de IT cuando se cambia al modo Doppler.[74] El incremento en IT es, generalmente, pequeño, pero con algunos nuevos equipos, se pueden alcanzar valores de IT de hasta 5-6 mediante el modo Doppler (Figura 1.3). Algunas investigaciones han demostrado que se pueden obtener imágenes diagnósticas excelentes con bajas potencias, definidas por valores de TI de 0,5 o, incluso, 0,1.[146] Esto está ilustrado en la Figura 1.4. Por lo tanto, el inicio por defecto del equipo debiera ser establecido de modo tal que se comience cada examen con una baja potencia acústica. Solo si las imágenes no son satisfactorias desde un punto de vista diagnóstico, se debería aumentar la potencia. Ante la presión de algunos comités de seguridad de varias sociedades, varios fabricantes de ecógrafos han implementado esta recomendación. En tres editoriales se ha expresado la preocupación sobre el hecho de que las potencias son más altas en las aplicaciones Doppler.[9, 147, 148] En una de estas, los autores elevaron una pregunta sobre si las investigaciones sobre Doppler en el primer trimestre deberían ser consideradas para publicación.[147] Basado en estas consideraciones, algunos recomiendan extrema cautela cuando se utiliza Doppler en el primer trimestre.[149] Además, según lo publicado por varios fabricantes de equipos de ultrasonografía, las potencias acústicas pueden no ser siempre adecuadas,[150] y una causa adicional de preocupación es el aumento en la potencia de los instrumentos a través de los años.[151] A pesar de esto, como se detalla arriba, en los años recientes ha habido un mayor recrudecimiento en el uso del Doppler en embarazos muy tempranos. Desafortunadamente, una razón es la ignorancia de muchos usuarios sobre los posibles bioefectos, basada en el principio de "nada ha sido demostrado". Por lo tanto, el riesgo es que puede volverse una rutina estándar, secundaria a la presión para utilizar esta modalidad ejercida por ciertos individuos, no necesariamente

Tabla 1.2 Cambios a través de los años en I_{SPTA} (en mW/cm^2) promedio (y rango) en varias modalidades de ultrasonido[a]

Modo de ultrasonido	1991	1995	1998
Modo B	17 (0,3-177)	34 (0,3-991)	94 (4,2-600)
Doppler pulsado	1140 (110-4520)	1659 (173-9080)	1420 (214-7500)
Doppler color	148 (25-511)	344 (21-2050)	470 (27-2030)

[a] Adaptado de la referencia 35 (Shaw A, et al).

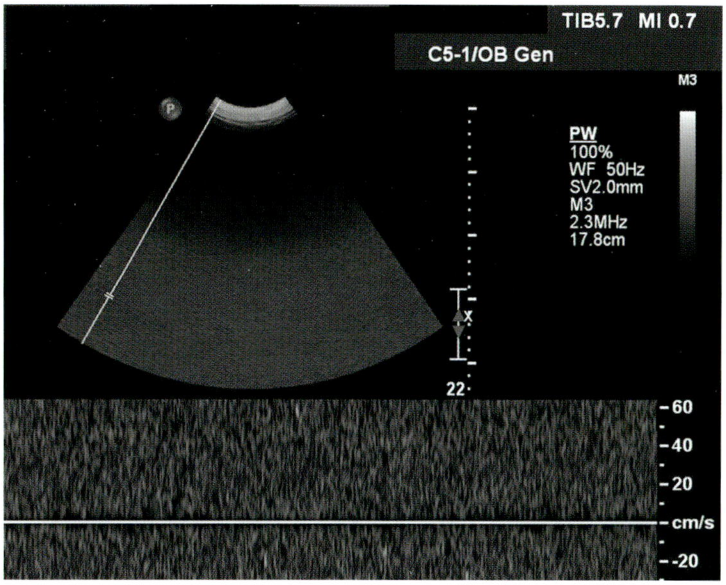

Figura 1.3 Se puede alcanzar un IT muy elevado en modo Doppler (esta imagen no corresponde a un examen). Nótese que se está utilizando en una configuración obstétrica general

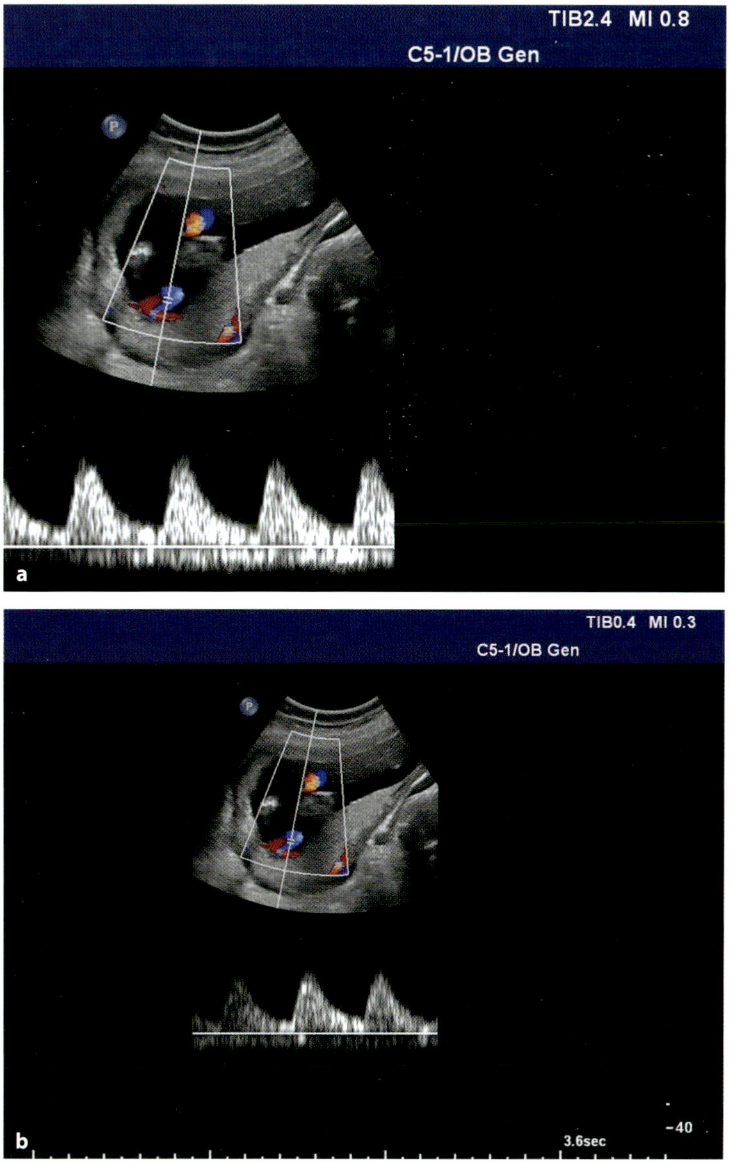

Figura 1.4 Velocimetría Doppler de la arteria umbilical. **a** El IT*b* es 2,4. **b** El TI*b* es 0,4 y la imagen es igualmente diagnóstica.

con conocimientos sobre potenciales temas de seguridad y que, los usuarios sin experiencia, deseando imitar y adular a estos expertos, puedan intentar llevar a cabo estos exámenes por períodos muy prolongados de tiempo en estadios del embarazo que son muy susceptibles a insultos externos (Cristoph Brezinka, comunicación personal). En efecto, como se mencionó anteriormente, un problema mayor es la falta de conocimiento sobre potencia, bioefectos y seguridad por los usuarios clínicos de ultrasonido, tanto en Estados Unidos[62] como en el extranjero.[61, 63, 64]

Ultrasonido 3D/4D

El ultrasonido tridimensional (3D) y el de cuarta dimensión (4D) están ganando reconocimiento en ginecología y obstetricia. En diagnóstico prenatal, suma en un amplio rango de anomalías, como aquellas que comprometen la cara, el esqueleto y las extremidades. Su utilidad en embarazos tempranos es menos evidente.[152] Sus características son el corto tiempo de adquisición y análisis posproceso y, por lo tanto, una menor exposición. La potencia acústica durante exámenes 3D y 4D no parece ser excesiva según se aprecia en el IT e IM.[75] La Figura 1.5 demuestra un bajo IT e IM durante la adquisición 3D. La imagen resultante reconstruida es, obviamente, una tarea posprocesamiento. Sheiner y cols. han demostrado que los IT promedio durante los exámenes 3D (0,27 ± 0,1) y 4D (0,24 ± 0,1) fueron comparables al IT durante el escaneo en modo B (0,28 ± 0,1; $p = 0,343$).[75] Los volúmenes 3D adquiridos sumaron 2,0 ± 1,8 min de tiempo de rastreo ultrasonográfico (p. ej. sin incluir datos sobre proceso y manipulación, ni la demostración de la imagen en la pantalla, que son todos pasos posprocesamiento). La ecografía 4D sumó 2,2 ± 1,2 min al tiempo de examen. No se reportó la cantidad de tiempo necesaria para elegir un plano de examen adecuado y adquirir un volumen 3D. Las vistas atractivas de la cara, por ejemplo, han llevado a la ecografía 3D y 4D a ganar popularidad entre las embarazadas que solicitan una ecografía no indicada médicamente (ultrasonografía "de recuerdo"). Esto es frecuentemente llevado a cabo en facilidades no médicas, no con propósitos diagnósticos, sino para proveer imágenes para el álbum de fotos familiar. El problema fue abordado tiempo atrás[153] y varios autores y profesionales, así como organizaciones científicas,[156-164] se han opuesto a esta práctica, aunque no todos y con diferencia de opiniones sobre si los practicantes involucrados en esta actividad debieran ser sancionados.[166]

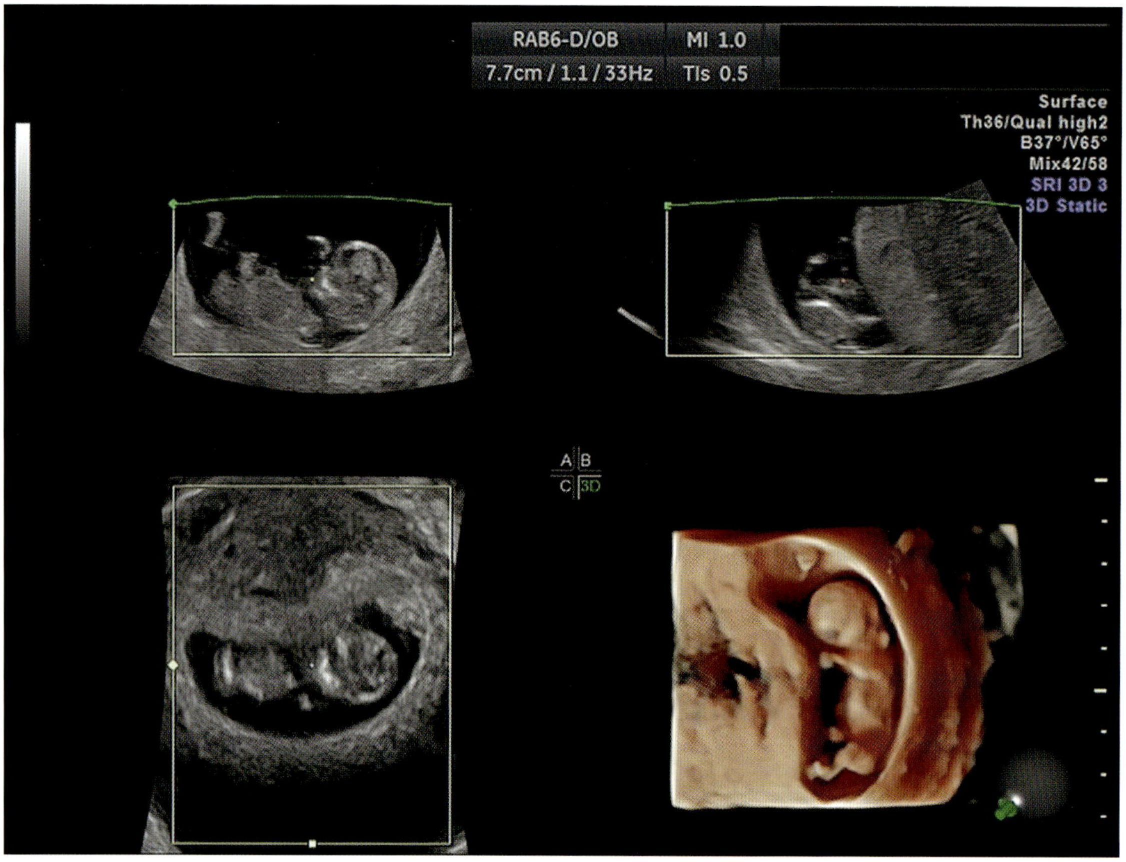

Figura 1.5 Adquisición 3D en tres planos ortogonales y reconstrucción del volumen. La potencia está determinada por el plano de adquisición (habitualmente el plano A), dado que los otros dos planos (B, C) están generados por la computadora. En esta adquisición, el ITs era de 0,5.

Cómo limitar la exposición fetal y declaraciones de seguridad

La respuesta es simple: realizar ecografía solo con una clara indicación, mantener la exposición a una potencia y tiempo mínimo, compatible con un adecuado diagnóstico (aplicación del principio ALARA), observar el IT (y en menos grado) el IM en la pantalla, y no realizar exámenes con nuevas técnicas "solo porque Ud puede" si no han demostrado científicamente ofrecer ventajas diagnósticas.[96, 127, 144, 167] En general, comience su examen con una potencia acústica baja e increméntela si es necesario.[167, 168] Algunos investigadores han afirmado que el Doppler debería ser evitado en el primer trimestre. Algunas organizaciones de ultrasonografía, sin embargo, han publicado declaraciones o guías específicas para el primer trimestre, con un énfasis particular sobre el uso del Doppler en gestación temprana. La siguiente declaración que resume varias guías es copiada del sitio de internet de la AIUM y está disponible para el público.

AIUM:[169] "El uso de la ultrasonografía Doppler durante el primer trimestre está siendo actualmente promovido como una ayuda diagnóstica valiosa para el tamizaje y diagnóstico de algunas anormalidades congénitas. El procedimiento requiere destreza considerable y somete al feto a períodos extensos de exposición a altos niveles ultrasonográficos. Debido al riesgo aumentado de daño, el uso de Doppler espectral con alto IT en el primer trimestre debería ser visto con mucha cautela. El Doppler espectral debería ser solo utilizado cuando existe una clara ventaja entre el beneficio sobre el riesgo y tanto el IT como la duración del examen sean reducidos. Los protocolos que típicamente involucran valores de IT menores de 1,0 reflejan un mínimo riesgo. En acuerdo con la declaración de la WFUMB, recomendamos lo siguiente:

- El Doppler pulsado (espectral, *power* y flujo color) no debería ser usado de rutina.
- El Doppler pulsado puede usarse en indicaciones clínicas, como refinar los riesgos para trisomías.
- Cuando se realiza el Doppler, el índice térmico (IT) debería ser menor o igual a 1,0 y el tiempo de exposición debería mantenerse lo más corto posible (usualmente no mayor de 5-10 min) y no exceder los 60 min.
- Cuando se utiliza el Doppler para investigación, enseñanza y propósitos de entrenamiento, el IT en pantalla debería ser menor o igual a 1,0 y el tiempo de exposición debería mantenerse lo más corto posible (usualmente no mayor de 5-10 min) y no exceder los 60 min. Se debe obtener el consentimiento informado.
- En el contexto educativo, la enseñanza sobre el uso en el primer trimestre de Doppler pulsado o color debería ser acompañado por información sobre seguridad y bioefectos (p. ej. IT, tiempo de exposición, y cómo reducir la potencia acústica).
- Cuando se estudian las arterias uterinas maternas en el primer trimestre es poco probable que haya alguna implicancia sobre seguridad fetal, dado que el embrión/feto yace fuera del haz del ultrasonido Doppler.

Debe notarse que los seis ítems son comunes a la AIUM, a la Federación Europea de Ultrasonido en Medicina y Biología (EFSUMB), a la Sociedad Internacional de Ultrasonido en Obstetricia y Ginecología (ISUOG) y a la Federación Mundial de Ultrasonido en Medicina y Biología (WFUMB).

Resumen

El ultrasonido puede ser, sin duda, la tecnología más importante en los últimos 50 años en la práctica clínica obstétrica. Sus ventajas son numerosas y su uso se ha expandido desde una simple medida de un diámetro biparietal a estudios 3D de la anatomía cerebral o cardíaca o evaluación 3D del comportamiento fetal en tiempo real (4D). No solo el análisis estructural es posible, sino que también el estudio funcional cardíaco es alcanzable con el uso de aplicaciones Doppler. El hecho de que esto pueda realizarse no habilita a efectuarlo sin controles ni límites, particularmente en gestaciones tempranas, un momento en que el feto es muy susceptible a amenazas externas. No se describieron efectos perjudiciales graves en humanos en los que se utilizó USD, pero las indicaciones para llevar a cabo un examen deberían ser claras, y se deberá utilizar la mínima potencia, por el menor tiempo posible, siempre que sea compatible con un preciso diagnóstico clínico.[18] Los clínicos y usuarios finales deberían ser educados sobre bioefectos y sobre de qué maneras mantener al feto seguro.

Puntos de enseñanza

- Se han demostrado efectos biológicos con el uso de ultrasonido en animales, pero no en humanos.
- Los datos epidemiológicos son previos a 1992, cuando las potencias acústicas fueron incrementadas.
- El período fetal temprano es un momento de susceptibilidad aumentada a factores externos, como hipertermia, un reconocido teratógeno; el sistema nervioso central (SNC) es el que presenta mayor riesgo.
- Los bioefectos del ultrasonido pueden ser secundarios a dos mecanismos mayores: térmicos (indirecto, que resulta de la conversión de energía acústica en calor) y no térmicos (también conocidos como mecánicos, efectos directos causados por burbujas de cavitación y otros fenómenos mecánicos).
- El estándar de visualización de potencia (EVP) está diseñado para dar al usuario final una idea de exposición e incluye los índices térmicos y mecánicos (IT e IM).
- Para asegurar seguridad en ultrasonido en embarazos tempranos, debe existir una clara y válida indicación.

- Nuevas indicaciones incluyen tamizaje de desórdenes genéticos, Doppler de *ductus* venoso y válvula tricúspide y análisis de función cardíaca, que poseen potenciales bioefectos, secundarios al uso en la gestación temprana, un momento de susceptibilidad aumentada o a una potencia acústica aumentada.
- Para limitar la exposición y los potenciales efectos dañinos, se debe utilizar ultrasonido solo cuando sea indicado, prolongar el examen lo menos posible, y emplear la menor potencia acústica posible para un preciso diagnóstico (principio ALARA) y mantener el IT e IM por debajo de 1.

Bibliografía

1. Donald I, Macvicar J, Brown TG. Investigation of abdominal masses by pulsed ultrasound. Lancet 1958; 1 (7032): 1188-95.
2. Abramowicz JS. Benefits and risks of ultrasound in pregnancy. Semin Perinatol 2013; 37 (5): 295-300.
3. Baerwald AR, Walker RA, Pierson RA. Growth rates of ovarian follicles during natural menstrual cycles, oral contraception cycles, and ovarian stimulation cycles. Fertil Steril 2009; 91 (2): 440-9.
4. Younis JS, Jadaon JE, Haddad S, Izhaki I, Ben-Ami M. Prospective evaluation of basal stromal Doppler studies in women with good ovarian reserve and infertility undergoing in vitro fertilization-embryo transfer treatment: patients with polycystic ovary syndrome versus ovulatory patients. Fertil Steril 2011; 95 (5): 1754-8.
5. Timor-Tritsch IE, Fuchs KM, Monteagudo A, D'Alton ME. Performing a fetal anatomy scan at the time of first-trimester screening. Obstet Gynecol 2009; 113 (2 Pt 1): 402-7.
6. Abramowicz JS, Fowlkes JB, Stratmeyer ME, Ziskin MC. Bioeffects and safety of fetal ultrasound exposure: why do we need epidemiology? En: Sheiner E (ed). Textbook of epidemiology in perinatology. New York: Nova Science Publishers, Inc; 2010.
7. Abramowicz JS, Fowlkes JB, Skelly AC, Stratmeyer ME, Ziskin MC. Conclusions regarding epidemiology for obstetric ultrasound. J Ultrasound Med 2008; 27 (4): 637-44.
8. FDA. US Food and Drug Administration. 510(k) diagnostic ultrasound guidance update of 1991. Rockville: FDA, 1991.
9. Duck FA. Is it safe to use diagnostic ultrasound during the first trimester? Ultrasound Obstet Gynecol 1999; 13 (6): 385-8.
10. Duck F. The propagation of ultrasound through tissue. En: ter Haar G (ed). The safe use of ultrasound in medical diagnosis. 3ª ed. London: The British Institute of Radiology, 2012; p. 4-18.
11. Abramowicz JS, Barnett SB, Duck FA, Edmonds PD, Hynynen KH, Ziskin MC. Fetal thermal effects of diagnostic ultrasound. J Ultrasound Med 2008; 27 (4): 541-59. quiz 60-3.
12. NCRP (National Council on Radiation Protection and Measurements). Exposure criteria for medical diagnostic ultrasound: II. Criteria based on all known mechanisms. Report no. 140. Contract No.: 140. Bethesda: NCRP, 2002.
13. Duck FA, Starritt HC. A study of the heating capabilities of diagnostic ultrasound beams. Ultrasound Med Biol 1994; 20 (5): 481-92.
14. Edwards MJ, Saunders RD, Shiota K. Effects of heat on embryos and foetuses. Int J Hyperthermia 2003; 19 (3): 295-324.
15. Botto LD, Panichello JD, Browne ML, Krikov S, Feldkamp ML, Lammer E, et al. Congenital heart defects after maternal fever. Am J Obstet Gynecol 2014; 210 (4): 359e1-11.
16. Clarren SK, Smith DW, Harvey MA, Ward RH, Myrianthopoulos NC. Hyperthermia – a prospective evaluation of a possible teratogenic agent in man. J Pediatr 1979; 95 (1): 81-3.
17. Edwards MJ. Hyperthermia as a teratogen: a review of experimental studies and their clinical significance. Teratog Carcinog Mutagen 1986; 6 (6): 563-82.
18. AIUM. AIUM as low as reasonably achievable (ALARA) principle 2014. <http://www.aium.org/publications/viewStatement.aspx?id=39.>
19. Miller MW, Brayman AA, Abramowicz JS. Obstetric ultrasonography: a biophysical consideration of patient safety – the "rules" have changed. Am J Obstet Gynecol 1998; 179 (1): 241-54.
20. Miller MW, Miller HE, Church CC. A new perspective on hyperthermia-induced birth defects: the role of activation energy and its relation to obstetric ultrasound. J Therm Biol 2005; 30: 400-9.
21. Abraham V, Ziskin MC, Heyner S. Temperature elevation in the rat fetus due to ultrasound exposure. Ultrasound Med Biol 1989; 15 (5): 443-9.
22. Barnett SB. Can diagnostic ultrasound heat tissue and cause biological effects. En: Barnett SB, Kossoff G (eds). Safety of diagnostic ultrasound. Canforth: Parthenon Publishing, 1998; p. 30-1.
23. Barnett SB. Routine ultrasound scanning in first trimester: what are the risks? Semin Ultrasound CT MR 2002; 23 (5): 387-91.
24. Nyborg WL, Steele RB. Temperature elevation in a beam of ultrasound. Ultrasound Med Biol 1983; 9 (6): 611-20.
25. Moretti ME, Bar-Oz B, Fried S, Koren G. Maternal hyperthermia and the risk for neural tube defects in offspring: systematic review and meta-analysis. Epidemiology 2005; 16 (2): 216-9.
26. Shaw GM, Todoroff K, Velie EM, Lammer EJ. Maternal illness, including fever and medication use as risk factors for neural tube defects. Teratology 1998; 57 (1): 1-7.
27. Dreier JW, Andersen AM, Berg-Beckhoff G. Systematic review and meta-analyses: fever in pregnancy and health impacts in the offspring. Pediatrics 2014; 133 (3): e674-88.
28. Miller MW, Ziskin MC. Biological consequences of hyperthermia. Ultrasound Med Biol 1989; 15 (8): 707-22.
29. Miller MW, Nyborg WL, Dewey WC, Edwards MJ, Abramowicz JS, Brayman AA. Hyperthermic teratogenicity, thermal dose and diagnostic ultrasound during pregnancy: implications of new standards on tissue heating. Int J Hyperthermia 2002; 18 (5): 361-84.
30. Jauniaux E. Intervillous circulation in the first trimester: the phantom of the color Doppler obstetric opera. Ultrasound Obstet Gynecol 1996; 8 (2): 73-6.
31. Makikallio K, Tekay A, Jouppila P. Uteroplacental hemodynamics during early human pregnancy: a longitudinal study. Gynecol Obstet Invest 2004; 58 (1): 49-54.

32. Bottomley C, Bourne T. Dating and growth in the first trimester. Best Pract Res Clin Obstet Gynaecol 2009; 23 (4): 439-52.
33. Church CC, Barnett SB. Ultrasound-induced heating and its biological consequences. En: ter Haar G, editor. The safe use of ultrasound in medical diagnosis. 3ª ed. London: The British Institute of Radiology, 2012; p. 46-68.
34. O'Brien WD, Siddiqi TA. Obstetric sonography: the output display standard and ultrasound bioeffects. En: Fleischer AC, Manning FA, Jeanty P, Romero R, editors. Sonography in obstetrics and gynecology – principles and practice. 6ª ed. New York: McGraw-Hill, 2001; p. 29-48.
35. Shaw A, Martin K. The acoustic output of diagnostic ultrasound scanners. En: ter Haar G, editor. The safe use of ultrasound in medical diagnosis. 3ª ed. London: The British Institute of Radiology, 2012; p. 18-45.
36. Calvert J, Duck F, Clift S, Azaime H. Surface heating by transvaginal transducers. Ultrasound Obstet Gynecol 2007; 29 (4): 427-32.
37. Barnett SB. WFUMB symposium on safety of ultrasound in medicine. Conclusions and recommendations on thermal and non-thermal mechanisms for biological effects of ultrasound. Ultrasound Med Biol 1998; 24 Suppl 1: 8.
38. Dalecki D. Mechanical bioeffects of ultrasound. Ann Rev Biomed Eng 2004; 6: 229-48.
39. Fowlkes JB, Holland CK. Mechanical bioeffects from diagnostic ultrasound: AIUM consensus statements. American Institute of Ultrasound in Medicine. J Ultrasound Med 2000; 19 (2): 69-72.
40. Carstensen EL. Acoustic cavitation and the safety of diagnostic ultrasound. Ultrasound Med Biol 1987; 13 (10): 597-606.
41. Church CC. Spontaneous homogeneous nucleation, inertial cavitation and the safety of diagnostic ultrasound. Ultrasound Med Biol 2002; 28 (10): 1349-64.
42. Holland CK, Deng CX, Apfel RE, Alderman JL, Fernandez LA, Taylor KJ. Direct evidence of cavitation in vivo from diagnostic ultrasound. Ultrasound Med Biol 1996; 22 (7): 917-25.
43. Kimmel E. Cavitation bioeffects. Crit Rev Biomed Eng 2006; 34 (2): 105-61.
44. Dalecki D, Raeman CH, Child SZ, Carstensen EL. Intestinal hemorrhage from exposure to pulsed ultrasound. Ultrasound Med Biol 1995; 21 (8): 1067-72.
45. Wible Jr JH, Galen KP, Wojdyla JK, Hughes MS, Klibanov AL, Brandenburger GH. Microbubbles induce renal hemorrhage when exposed to diagnostic ultrasound in anesthetized rats. Ultrasound Med Biol 2002; 28 (11-12): 1535-46.
46. Dalecki D, Child SZ, Raeman CH, Cox C, Carstensen EL. Ultrasonically induced lung hemorrhage in young swine. Ultrasound Med Biol 1997; 23 (5): 777-81.
47. Stratmeyer ME, Greenleaf JF, Dalecki D, Salvesen KA. Fetal ultrasound: mechanical effects. J Ultrasound Med 2008; 27 (4): 597-605.
48. Bij de Vaate AJ, Brolmann HA, van der Slikke JW, Emanuel MH, Huirne JA. Gel instillation sonohysterography (GIS) and saline contrast sonohysterography (SCSH): comparison of two diagnostic techniques. Ultrasound Obstet Gynecol 2010; 35 (4): 486-9.
49. Miller MW, Miller DL, Brayman AA. A review of in vitro bioeffects of inertial ultrasonic cavitation from a mechanistic perspective. Ultrasound Med Biol 1996; 22 (9): 1131-54.
50. Wu J, Nyborg WL. Ultrasound, cavitation bubbles and their interaction with cells. Adv Drug Deliv Rev 2008; 60 (10): 1103-16.
51. Dalecki D, Raeman CH, Child SZ, Cox C, Francis CW, Meltzer RS, et al. Hemolysis in vivo from exposure to pulsed ultrasound. Ultrasound Med Biol. 1997;23(2):307–13.
52. Abramowicz JS, Miller MW, Battaglia LF, Mazza S. Comparative hemolytic effectiveness of 1 MHz ultrasound on human and rabbit blood in vitro. Ultrasound Med Biol 2003; 29 (6): 867-73.
53. Fatemi M, Ogburn Jr PL, Greenleaf JF. Fetal stimulation by pulsed diagnostic ultrasound. J Ultrasound Med 2001; 20 (8): 883-9.
54. 54. Harvey EN, Harvey EB, Loomis RW. Further observations on the effect of high frequency sound waves on living matter. Biol Bull 1928; 55: 459-69.
55. 55. Siddiqi TA, Plessinger MA, Meyer RA, Woods Jr JR. Bioeffects of diagnostic ultrasound on auditory function in the neonatal lamb. Ultrasound Med Biol 1990; 16 (6): 621-5.
56. Dalecki D, Child SZ, Raeman CH, Carstensen EL. Tactile perception of ultrasound. J Acoust Soc Am 1995; 97 (5 Pt 1): 3165-70.
57. Church CC, O'Brien Jr WD. Evaluation of the threshold for lung hemorrhage by diagnostic ultrasound and a proposed new safety index. Ultrasound Med Biol 2007; 33 (5): 810-8.
58. Abbott JG. Rationale and derivation of MI and TI – a review. Ultrasound Med Biol 1999; 25 (3): 431-41.
59. AIUM/NEMA. American Institute of Ultrasound in Medicine and the National Electrical Manufacturers' Association. Standard for real-time display of termal and mechanical acoustic output indices on diagnostic ultrasound devices. Laurel, MD: AIUM/ NEMA; 1992.
60. National Council on Radiation Protection & Measurements (NCRP). Exposure criteria for medical diagnostic ultrasound: I. Criteria based on termal mechanisms. Bethesda: NCRP; 1992.
61. Marsal K. The output display standard: has it missed its target? Ultrasound Obstet Gynecol. 2005;25(3): 211–4.
62. Sheiner E, Shoham-Vardi I, Abramowicz JS. What do clinical users know regarding safety of ultrasound during pregnancy? J Ultrasound Med 2007; 26 (3): 319-25. quiz 26-7.
63. Akhtar W, Arain MA, Ali A, Manzar N, Sajjad Z, Memon M, et al. Ultrasound biosafety during pregnancy: what do operators know in the developing world? national survey findings from Pakistan. J Ultrasound Med 2011; 30 (7): 981-5.
64. Meizner I. What do doctors understand regarding ultrasound safety during pregnancy? Harefuah 2012; 151 (4): 234-6.
65. Piscaglia F, Tewelde AG, Righini R, Gianstefani A, Calliada F, Bolondia L. Knowledge of the bio-effects of ultrasound among physicians performing clinical ultrasonography: results of a survey conducted by the Italian Society for Ultrasound in Medicine and Biology (SIUMB). J Ultrasound Med 2009; 12: 6-11.
66. Houston LE, Allsworth J, Macones GA. Ultrasound is safe... right? Resident and maternal-fetal medicine fellow knowledge

regarding obstetric ultrasound safety. J Ultrasound Med 2011; 30 (1): 21-7.
67. Bagley J, Thomas K, DiGiacinto D. Safety practices of sonographers and their knowledge of the biologic effects of sonography. J Diagn Med Sonogr 2011; 27: 252-61.
68. Bigelow TA, Church CC, Sandstrom K, Abbott JG, Ziskin MC, Edmonds PD, et al. The thermal index: its strengths, weaknesses, and proposed improvements. J Ultrasound Med 2011; 30 (5): 714-34.
69. Karagoz I, Kartal MK. A new safety parameter for diagnostic ultrasound thermal bioeffects: safe use time. J Acoust Soc Am 2009; 125 (6): 3601-10.
70. Ziskin MC. The thermal dose index. J Ultrasound Med 2010; 29 (10): 1475-9.
71. Sheiner E, Abramowicz JS. Acoustic output as measured by thermal and mechanical indices during fetal nuchal translucency ultrasound examinations. Fetal Diagn Ther 2008; 25 (1): 8-10.
72. Sheiner E, Shoham-Vardi I, Hussey MJ, Pombar X, Strassner HT, Freeman J, et al. First-trimester sonography: is the fetus exposed to high levels of acoustic energy? J Clin Ultrasound 2007; 35 (5): 245-9.
73. Sheiner E, Freeman J, Abramowicz JS. Acoustic output as measured by mechanical and thermal indices during routine obstetric ultrasound examinations. J Ultrasound Med 2005; 24 (12): 1665-70.
74. Sheiner E, Shoham-Vardi I, Pombar X, Hussey MJ, Strassner HT, Abramowicz JS. An increased thermal index can be achieved when performing Doppler studies in obstetric sonography. J Ultrasound Med 2007; 26 (1): 71-6.
75. Sheiner E, Hackmon R, Shoham-Vardi I, Pombar X, Hussey MJ, Strassner HT, et al. A comparison between acoustic output indices in 2D and 3D/4D ultrasound in obstetrics. Ultrasound Obstet Gynecol 2007; 29 (3): 326-8.
76. Bellieni CV, Buonocore G, Bagnoli F, Cordelli DM, Gasparre O, Calonaci F, et al. Is an excessive number of prenatal echographies a risk for fetal growth? Early Hum Dev 2005; 81 (8): 689-93.
77. Rackow BW. Congenital uterine anomalies. En: Stadtmauer LA, Tur-Kaspa I, editors. Ultrasound imaging in reproductive medicine. Heidelberg: Springer, 2014; p. 101-15.
78. Wiser A, Gonen O, Ghetler Y, Shavit T, Berkovitz A, Shulman A. Monitoring stimulated cycles during in vitro fertilization treatment with ultrasound only – preliminary results. Gynecol Endocrinol 2012; 28 (6): 429-31.
79. Vinayagam D, Ohja K. Evaluation of tubal patency (HyCoSy, Doppler). En: Stadtmauer LA, Tur-Caspa I, editors. Ultrasound imaging in reproductive medicine. Heidelberg: Springer, 2014; p. 179–87.
80. Buckett WM. A meta-analysis of ultrasound-guided versus clinical touch embryo transfer. Fertil Steril 2003; 80 (4): 1037-41.
81. Testart J, Thebault A, Souderes E, Frydman R. Premature ovulation after ovarian ultrasonography. Br J Obstet Gynaecol 1982; 89 (9): 694-700.
82. Lenz S, Lauritsen JG, Kjellow M. Collection of human oocytes for in vitro fertilisation by ultrasonically guided follicular puncture. Lancet 1981; 1 (8230): 1163-4.
83. Gleicher N, Friberg J, Fullan N, Giglia RV, Mayden K, Kesky T, et al. EGG retrieval for in vitro fertilisation by sonographically controlled vaginal culdocentesis. Lancet 1983; 2 (8348): 508-9.
84. Wongtra-Ngan S, Vutyavanich T, Brown J. Follicular flushing during oocyte retrieval in assisted reproductive techniques. Cochrane Database Syst Rev 2010; 2010 (9): CD004634.
85. Heyner S, Abraham V, Wikarczuk ML, Ziskin MC. Effects of ultrasound on ovulation in the mouse. Gamete Res 1989; 22 (3): 333-8.
86. Bologne R, Demoulin A, Schaaps JP, Hustin J, Lambotte R. Influence of ultrasonics on the fecundity of female rats. C R Seances Soc Biol Fil 1983; 177 (3): 381-7.
87. Demoulin A, Bologne R, Hustin J, Lambotte R. Is ultrasound monitoring of follicular growth harmless? Ann N Y Acad Sci 1985; 442: 146-52.
88. Heyner S, Abraham V, Wikarczuk ML, Ziskin MC. Effects of ultrasound on DNA and RNA synthesis in preimplantation mouse embryos. Mol Reprod Dev 1990; 25 (3): 209-14.
89. Mahadevan M, Chalder K, Wiseman D, Leader A, Taylor PJ. Evidence for an absence of deleterious effects of ultrasound on human oocytes. J In Vitro Fert Embryo Transf 1987; 4 (5): 277-80.
90. Williams SR, Rothchild I, Wesolowski D, Austin C, Speroff L. Does exposure of preovulatory oocytes to ultrasonic radiation affect reproductive performance? J In Vitro Fert Embryo Transf 1988; 5 (1): 18-21.
91. Kerin JF. Determination of the optimal timing of insemination in women. En: Richardson D, Joyce D, Symonds M, editors. Frozen human semen. London: Royal College of Obstetrics and Gynaecology, 1979; p. 105-32.
92. AIUM. AIUM practice guideline for the performance of obstetric ultrasound examinations 2007. <http://www.aium.org/publications/guidelines.aspx.> [Consulta: 20 de diciembre de 2014].
93. Ndumbe FM, Navti O, Chilaka VN, Konje JC. Prenatal diagnosis in the first trimester of pregnancy. Obstet Gynecol Surv 2008; 63 (5): 317-28.
94. Nicolaides KH. First-trimester screening for chromosomal abnormalities. Semin Perinatol 2005; 29 (4): 190-4.
95. Carvalho JS. Fetal heart scanning in the first trimester. Prenat Diagn 2004; 24 (13): 1060-7.
96. ter Haar G. Guidelines and recommendations for the safe use of diagnostic ultrasound: the user's responsibilities. En: ter Haar G, editor. The safe use of ultrasound in medical diagnosis. 3ª ed. London: British Institute of Radiology, 2012; p. 142-57.
97. Allen VM, Wilson RD, Cheung A, Genetics Committee of the Society of O, Gynaecologists of C, Reproductive Endocrinology Infertility Committee of the Society of O, et al. Pregnancy outcomes after assisted reproductive technology. J Obstet Gynaecol Can 2006; 28 (3): 220-50.
98. Budziszewska P, Wloch A, Rozmus-Warcholiniska W, Czuba B, Kuka-Panasiuk D, Ilski A, et al. Heart defects and other anomalies in fetuses conceived by assisted reproduction techniques. Ginekol Polska 2007; 78 (11): 865-8.
99. Zhang J, Zhou F, Song Y, Ying W, Zhang Y. Long dwell-time exposure of human chorionic villi to transvaginal ultrasound in the first trimester of pregnancy induces activation of caspase-3 and cytochrome C release. Biol Reprod 2002; 67 (2): 580-3.

100. Brent RL, Beckman DA, Landel CP. Clinical teratology. Curr Opin Pediatr 1993; 5 (2): 201-11.
101. Thorpe PG, Gilboa SM, Hernandez-Diaz S, Lind J, Cragan JD, Briggs G, et al. Medications in the first trimester of pregnancy: most common exposures and critical gaps in understanding fetal risk. Pharmacoepidemiol Drug Saf 2013; 22 (9): 1013-8.
102. Barzilay E, Koren G. Elements of teratology. En: Abramowicz JS (ed). First-trimester ultrasound – a comprehensive guide. Heidelberg: Springer, 2015.
103. Shahrukh Hashmi S, Gallaway MS, Waller DK, Langlois PH, Hecht JT, National Birth Defects Prevention S. Maternal fever during early pregnancy and the risk of oral clefts. Birth Defects Res A Clin Mol Teratol 2010; 88 (3): 186-94.
104. Martinez-Frias ML, Garcia Mazario MJ, Caldas CF, Conejero Gallego MP, Bermejo E, Rodriguez-Pinilla E. High maternal fever during gestation and severe congenital limb disruptions. Am J Med Genet 2001; 98 (2): 201-3.
105. Aoyama N, Yamashina S, Poelmann RE, Gittenberger-De Groot AC, Izumi T, Soma K, et al. Conduction system abnormalities in rat embryos induced by maternal hyperthermia. Anat Rec 2002; 267 (3): 213-9.
106. Acs N, Banhidy F, Puho E, Czeizel AE. Maternal influenza during pregnancy and risk of congenital abnormalities in offspring. Birth Defects Res A Clin Mol Teratol 2005; 73 (12): 989-96.
107. Edwards MJ. Hyperthermia in utero due to maternal influenza is an environmental risk factor for schizophrenia. Congenit Anom 2007; 47 (3): 84-9.
108. Saxen I. The association between maternal influenza, drug consumption and oral clefts. Acta Odontol Scand 1975; 33 (5): 259-67.
109. Dombrowski SC, Martin RP, Huttunen MO. Association between maternal fever and psychological/behavior outcomes: a hypothesis. Birth Defects Res A Clin Mol Teratol 2003; 67 (11): 905-10.
110. Atkins TJ, Duck FA. Heating caused by selected pulsed Doppler and physiotherapy ultrasound beams measured using thermal test objects. Eur J Ultrasound 2003; 16 (3): 243-52.
111. Barnett SB. Intracranial temperature elevation from diagnostic ultrasound. Ultrasound Med Biol 2001; 27 (7): 883-8.
112. Horder MM, Barnett SB, Vella GJ, Edwards MJ, Wood AK. Ultrasound-induced temperature increase in guinea-pig fetal brain in utero: third-trimester gestation. Ultrasound Med Biol 1998; 24 (9): 1501-10.
113. Ang ESBC, Gluncic V, Duque A, Schafer ME, Rakic P. Prenatal exposure to ultrasound waves impacts neuronal migration in mice. Proc N Y Acad Sci 2006; 103: 12903-10.
114. Kieler H, Cnattingius S, Palmgren J, Haglund B, Axelsson O. First trimester ultrasound scans and left-handedness. Epidemiology 2002; 13 (3): 370.
115. Salvesen KA. Ultrasound in pregnancy and non-right handedness: meta-analysis of randomized trials. Ultrasound Obstet Gynecol 2011; 38 (3): 267-71.
116. Salvesen KA, Vatten LJ, Eik-Nes SH, Hugdahl K, Bakketeig LS. Routine ultrasonography in utero and subsequent handedness and neurological development. BMJ 1993; 307 (6897): 159-64.
117. Schneider-Kolsky ME, Ayobi Z, Lombardo P, Brown D, Kedang B, Gibbs ME. Ultrasound exposure of the foetal chick braEn: effects on learning and memory. Int J Dev Neurosci 2009; 27 (7): 677-83.
118. Kieler H, Haglund B, Cnattingius S, Palmgren J, Axelsson O. Does prenatal sonography affect intelectual performance? Epidemiology 2005; 16 (3): 304-10.
119. McClintic AM, King BH, Webb SJ, Mourad PD. Mice exposed to diagnostic ultrasound in utero are less social and more active in social situations relative to controls. Autism Res 2014; 7 (3): 295-304.
120. Rodgers C. Questions about prenatal ultrasound and the alarming increase in autism. Midwifery Today Int Midwife 2006; 80: 16-9.
121. Grether JK, Li SX, Yoshida CK, Croen LA. Antenatal ultrasound and risk of autism spectrum disorders. J Autism Dev Disord 2010; 40 (2): 238-45.
122. Abramowicz JS. Ultrasound and autism: association, link, or coincidence? J Ultrasound Med 2012; 31 (8): 1261-9.
123. Ziskin MC. Intrauterine effects of ultrasound: human epidemiology. Teratology. 1999; 59 (4): 252-60.
124. Jouppila P, Piironinen O. Ultrasonic diagnosis offetal life in early pregnancy. Obstet Gynecol 1975; 46 (5): 616-20.
125. Resch B, Herczeg J, Altmayer P, Sztano P. The efficiency of Doppler-technique in the first trimester of pregnancy. Ann Chir Gynaecol Fenn 1971; 60 (2): 85-8.
126. AIUM. AIUM official statement: measurement of fetal heart rate 2011. http://www.aium.org/publications/statements.aspx. [Consulta: 20 de diciembre de 2014].
127. WFUMB/ISUOG. WFUMB/ISUOG statement on the safe use of Doppler ultrasound during 11–14 week scans (or earlier in pregnancy). Ultrasound Med Biol 2013; 39 (3): 373.
128. Herberg U, Breuer J, Gembruch U, Willruth A. Imaging in fetal cardiology. Minerva Pediatr 2014; 66 (5): 453-71.
129. Turan S, Turan O, Desai A, Harman C, Baschat A. First-trimester fetal cardiac examination using spatiotemporal image correlation, tomographic ultrasound and color Doppler imaging for the diagnosis of complex congenital heart disease in high-risk patients. Ultrasound Obstet Gynecol 2014; 44: 562-7.
130. Maulik D. The use of Doppler in early pregnancy. En: Abramowicz JS (ed). First-trimester ultrasound – a comprehensive guide. Heidelberg: Springer, 2015.
131. Achiron R, Rotstein Z, Lipitz S, Mashiach S, Hegesh J. First-trimester diagnosis of fetal congenital heart disease by transvaginal ultrasonography. Obstet Gynecol 1994; 84 (1): 69-72.
132. Carvalho JS. Screening for heart defects in the first trimester of pregnancy: food for thought. Ultrasound Obstet Gynecol 2010; 36 (6): 658-60.
133. DeVore GR. First-trimester fetal echocardiography: is the future now? Ultrasound Obstet Gynecol 2002; 20 (1): 6-8.
134. Gembruch U, Knopfle G, Chatterjee M, Bald R, Hansmann M. First-trimester diagnosis of fetal congenital heart disease by transvaginal two-dimensional and Doppler echocardiography. Obstet Gynecol 1990; 75 (3 Pt 2): 496-8.
135. Dillon EH, Case CQ, Ramos IM, Holland CK, Taylor KJ. Endovaginal pulsed and color Doppler in first-trimester pregnancy. Ultrasound Med Biol 1993; 19 (7): 517-25.

136. Leiva MC, Tolosa JE, Binotto CN, Weiner S, Huppert L, Denis AL, et al. Fetal cardiac Development and hemodynamics in the first trimester. Ultrasound Obstet Gynecol 1999; 14 (3): 169-74.
137. Makikallio K, Jouppila P, Rasanen J. Human fetal cardiac function during the first trimester of pregnancy. Heart (Br Cardiac Soc) 2005; 91 (3): 334-8.
138. Wloch A, Rozmus-Warcholinska W, Czuba B, Borowski D, Wloch S, Cnota W, et al. Doppler study of the embryonic heart in normal pregnant women. J Matern Fetal Neonatal Med 2007; 20 (7): 533-9.
139. Borrell A, Grande M, Bennasar M, Borobio V, Jimenez JM, Stergiotou I, et al. First-trimester detection of major cardiac defects with the use of ductus venosus blood flow. Ultrasound Obstet Gynecol 2013; 42 (1): 51-7.
140. Matias A, Gomes C, Flack N, Montenegro N, Nicolaides KH. Screening for chromosomal abnormalities at 10–14 weeks: the role of ductus venosus blood flow. Ultrasound Obstet Gynecol 1998; 12 (6): 380-4.
141. Florjanski J, Fuchs T, Zimmer M, Homola W, Pomorski M, Blok D. The role of ductus venosus Doppler flow in the diagnosis of chromosomal abnormalities during the first trimester of pregnancy. Adv Clin Exp Med 2013; 22 (3): 395-401.
142. Maiz N, Valencia C, Kagan KO, Wright D, Nicolaides KH. Ductus venosus Doppler in screening for trisomies 21, 18 and 13 and Turner syndrome at 11–13 weeks of gestation. Ultrasound Obstet Gynecol 2009; 33 (5): 512-7.
143. Papatheodorou SI, Evangelou E, Makrydimas G, Ioannidis JP. First-trimester ductus venosus screening for cardiac defects: a meta-analysis. BJOG 2011; 118 (12): 1438-45.
144. Abramowicz JS. Fetal Doppler: how to keep it safe? Clin Obstet Gynecol 2010; 53 (4): 842-50.
145. Duck FA, Henderson J. Acoustic output of modern instruments: is it increasing? En: Barnett SB, Kossoff G (eds). Safety of diagnostic ultrasound. London: The Parthenon Publishing Group, 1998; p. 15-25.
146. Sande RK, Matre K, Eide GE, Kiserud T. Ultrasound safety in early pregnancy: reduced energy setting does not compromise obstetric Doppler measurements. Ultrasound Obstet Gynecol 2012; 39 (4): 438-43.
147. Campbell S, Platt L. The publishing of papers on first-trimester Doppler. Ultrasound Obstet Gynecol 1999; 14 (3): 159-60.
148. Chervenak FA, McCullough LB. Research on the fetus using Doppler ultrasound in the first trimester: guiding ethical considerations. Ultrasound Obstet Gynecol 1999; 14 (3): 161.
149. ter Haar GR, Abramowicz JS, Akiyama I, Evans DH, Ziskin MC, Marsal K. Do we need to restrict the use of Doppler ultrasound in the first trimester of pregnancy? Ultrasound Med Biol 2013; 39 (3): 374-80.
150. Martin K. The acoustic safety of new ultrasound technologies. Ultrasound 2010; 18: 110-8.
151. Cibull SL, Harris GR, Nell DM. Trends in diagnostic ultrasound acoustic output from data reported to the US Food and Drug Administration for device indications that include fetal applications. J Ultrasound Med 2013; 32 (11): 1921-32.
152. Goncalves L. Three-D ultrasound-a role in early pregnancy? En: Abramowicz JS, editor. First-trimester ultrasound – a comprehensive guide. Heidelberg: Springer, 2015.
153. Furness ME. Fetal ultrasound for entertainment? Med J Aust 1990; 153 (7): 371.
154. Abramowicz JS, Barnett SB. The safe use of non-medical ultrasound: a summary of the proceedings of the joint safety symposium of ISUOG and WFUMB. Ultrasound Obstet Gynecol 2009; 33 (5): 617-20.
155. ACOG. American College of Obstetricians and Gynecologists (ACOG) Committee Opinion. Number 297, August 2004. Nonmedical use of obstetric ultrasonography. Obstet Gynecol 2004; 104 (2): 423-4.
156. AIUM. AIUM official statement: keepsake fetal imaging 2012. <http://www.aium.org/publications/ statements.aspx.> [Consulta: 16 de diciembre de 2014].
157. BMUS. BMUS (British Medical Ultrasound Society) guidelines for the safe use of diagnostic ultrasound equipment 2009. <http://www.bmus.org/ultras-safety/us-safety03.asp.> [Consulta: 16 de diciembre de 2014].
158. Chudleigh T. Scanning for pleasure. Ultrasound Obstet Gynecol 1999; 14 (6): 369-71.
159. Rados C. FDA cautions against ultrasound 'Keepsake' images 2004. <http://www.fda.gov/FDAC/features/2004/104_images.html.> [Consulta: 30 de agosto de 2007].
160. Salvesen K, Lees C, Abramowicz J, Brezinka C, Ter Haar G, Marsal K. ISUOG-WFUMB statement on the non-medical use of ultrasound, 2011. Ultrasound Obstet Gynecol 2011; 38 (5): 608.
161. Westin S, Bakketeig LS. Unnecessary use of ultrasound in pregnancy should be avoided. Probably safe, but new evidence suggests caution. Scand J Prim Health Care 2003; 21 (2): 65-7.
162. WFUMB. WFUMB recommendations on non-medical use of ultrasound. Ultrasound Med Biol 2010; 36 (8): 1210.
163. Greene N, Platt LD. Nonmedical use of ultrasound: greater harm than good? J Ultrasound Med 2005; 24 (1): 123-5.
164. Chervenak FA, McCullough LB. An ethical critique of boutique fetal imaging: a case for the medicalization of fetal imaging. Am J Obstet Gynecol 2005; 192: 31-3.
165. Doubilet PM. Entertainment ultrasound. J Ultrasound Med 2005; 24 (2): 251-3.
166. Wax JR, Cartin A, Pinette MG, Blackstone J. Nonmedical fetal ultrasound: knowledge and opinions of Maine obstetricians and radiologists. J Ultrasound Med 2006; 25 (3): 331-5.
167. Nelson TR, Fowlkes JB, Abramowicz JS, Church CC. Ultrasound biosafety considerations for the practicing sonographer and sonologist. J Ultrasound Med 2009; 28 (2): 139-50.
168. Abramowicz JS, Lewin PA, Goldberg BB. Ultrasound bioeffects for the perinatologist 2008. <http://www.glowm.com/index.html?p=glowm.cml/print&articleid=204#r22.> [Consulta: 12 de abril de 2013].
169. AIUM. AIUM official statement: statement on the safe use of Doppler ultrasound during 11–14 week scans (or earlier in pregnancy) 2011. <http://www.aium.org/publications/statements.aspx.> [Consulta: 20 de diciembre de 2014].
170. Carson PL, Fischella PR, Oughton TV. Ultrasonic power and intensities produced by diagnostic ultrasound equipment. Ultrasound Med Biol 1978; 3 (4): 41-50.

2

Ultrasonido e infertilidad

Sana N. Khan • Elizabeth E. Puscheck

La infertilidad es un problema creciente en Estados Unidos y en el mundo entero. En los países desarrollados, aproximadamente entre el 20% y el 40% de la población padece infertilidad o es subfértil, mientras que una de cuatro parejas en los países en vías de desarrollo lo es.[1-3] En Estados Unidos, desde el año 2006 al 2010, aproximadamente 7 400 000 mujeres, de entre 15 y 44 años, consultaron algún centro de fertilidad.[4] Típicamente, la evaluación de una paciente infértil se lleva a cabo luego de un año de relaciones sexuales sin protección, en mujeres menores de 35 años y, luego de 6 meses, en mujeres mayores de esa edad. La evaluación tradicional incluye un interrogatorio y examen físico, histerosalpingografía (HSG), espermograma, y análisis de laboratorio (TSH, prolactina, FSH, LH y estradiol en fase folicular temprana, y progesterona en fase lútea).

En los últimos 30 años, el ultrasonido ha transformado la práctica de la endocrinología reproductiva y se ha convertido en el eje de cualquier evaluación y tratamiento de la infertilidad. La ecografía endovaginal o transvaginal fue desarrollada a fines de los años ochenta, utilizando transductores con frecuencias más altas que las utilizadas por los transductores transabdominales. El transductor transvaginal colocado en la vagina se encuentra muy próximo a los órganos pelvianos y brinda una mayor resolución de imagen, basada en la relación directa de la frecuencia del transductor con una mayor resolución e inversa con la profundidad de penetración de las ondas. En otras palabras, los transductores de mayor frecuencia (como los de 6-9 MHz recomendados para transductores transvaginales) permiten una mejor resolución de objetos más cercanos (como el útero y los ovarios), pero poseen una menor penetración. En la mayoría de los casos, esto es suficiente para visualizar los ovarios, generalmente ubicados en el fondo de saco vaginal posterior.[5,6] Rara vez los ovarios están ubicados altos y fuera de la pelvis, en cuyo caso probablemente sea necesario el transductor abdominal (2-5 MHz) para localizarlos, así como para evaluar grandes miomas uterinos, por ejemplo. Basados en los fundamentos anteriores, el transductor transvaginal se ha convertido en el método preferido para evaluar los órganos de la pelvis, por sobre todos los otros métodos de imágenes. El ultrasonido tiene sus limitaciones: no puede transmitir sus ondas a través de fibromas densos, y la posición del útero en ciertos planos también puede limitar la visualización. Además, la evaluación por ultrasonido puede estar limitada por el hábito corporal, como, por ejemplo, pacientes obesas en ecografías transabdominales; sin embargo un abordaje transvaginal posee menos limitación en estas pacientes.

El ultrasonido es utilizado frecuentemente en la evaluación, monitoreo y tratamiento de las parejas infértiles. En las pacientes mujeres, el ultrasonido es utilizado para la evaluación inicial, que incluye una ecografía basal para evaluar el útero, ovarios y anatomía general de la pelvis y una histerosalpingografía o una histerosonografía con infusión de solución salina (HSS)/sonosalpingografía (SSS) brindan información de la cavidad uterina y la permeabilidad tubaria. Esta evaluación se lleva a cabo al principio del ciclo menstrual (día 1-3), cuando el endometrio debería estar fino y los ovarios en reposo, de acuerdo con los criterios de Rotterdam.[5]

Evaluación basal

La evaluación ultrasonografica sistemática de la pelvis comienza con un barrido completo de esta desde un lado hacia el otro para visualizar el cuello, útero, ovarios, anexos y el fondo de saco de Douglas, y hay que asegurarse de no omitir ninguna parte del examen. Este comienza cuando se coloca el transductor transvaginal en la vagina y se efectúa la evaluación inicial de la vejiga. La vejiga debería estar idealmente vacía, en caso de no estarlo, debe ser evaluada buscando anormalidades y, luego, solicitarle a la paciente que la vacíe.

Útero

La evaluación inicial del útero comienza con la identificación del cuello al final de la vagina justo debajo de la vejiga. El cuello debe ser examinado buscando patología o alteraciones (p. ej. quistes de Naboth). En las mujeres embarazadas, recomendamos medir la longitud cervical desde el orificio cervical externo hasta el interno (en su unión con el endometrio) (Figura 2.1). La orientación cervical puede ser útil al operador en la evaluación del resto del útero, ya que ayuda a identificar su localización y posición.

La evaluación basal del cuerpo uterino tradicionalmente tiene en cuenta varias características, el tamaño global en sus dimensiones estándar (largo, ancho y alto), posición, ecogenicidad del endometrio, así como cualquier alteración del útero u otra patología. El diámetro longitudinal (largo) y anteroposterior (AP) (alto) del útero se miden típicamente en el plano sagital medio (Figura 2.2 a). El largo se extiende desde el final del cuello (orificio cervical externo) hasta el fondo uterino. La medición transversal del útero es tomada en la zona media del cuerpo en un corte axial (*v.* Figura 2.2 b). Adicionalmente, el ultrasonido transvaginal puede ser utilizado como una extensión de la evaluación pélvica para evaluar la sensibilidad cornual, así como el signo del deslizamiento de los órganos, para evaluar el movimiento de los ovarios en relación con el útero, y establecer áreas fijas o enfermedad adherencial.[7] Por lo tanto, no es solo la imagen capturada durante el ultrasonido, sino gran cantidad de información que puede recabarse durante el proceso activo de este.

El tamaño del útero tiene buena correlación con la cantidad de estrógeno circulante en el cuerpo, con niveles bajos en úteros pequeños y normales/elevados en úteros grandes, respectivamente.

La presunción de que úteros pequeños se asocian con eventos adversos en el embarazo es errónea; de hecho, los úteros grandes se asocian más frecuentemente con embarazo ectópico en ciclos de FIV/ICSI.[8] La posición del útero es usualmente registrada de manera dinámica. Esta información es importante para procedimientos como la transferencia embrionaria, la cual será evaluada posteriormente; más aún, si el útero impresiona estar inmóvil en los sucesivos exámenes, es mayor la probabilidad de que existan adherencias o un útero fijo (útero atrapado).[9]

La evaluación del útero puede revelar factores que contribuyan a la infertilidad o tengan como resultado abortos tempranos. La alteraciones uterinas más frecuentes

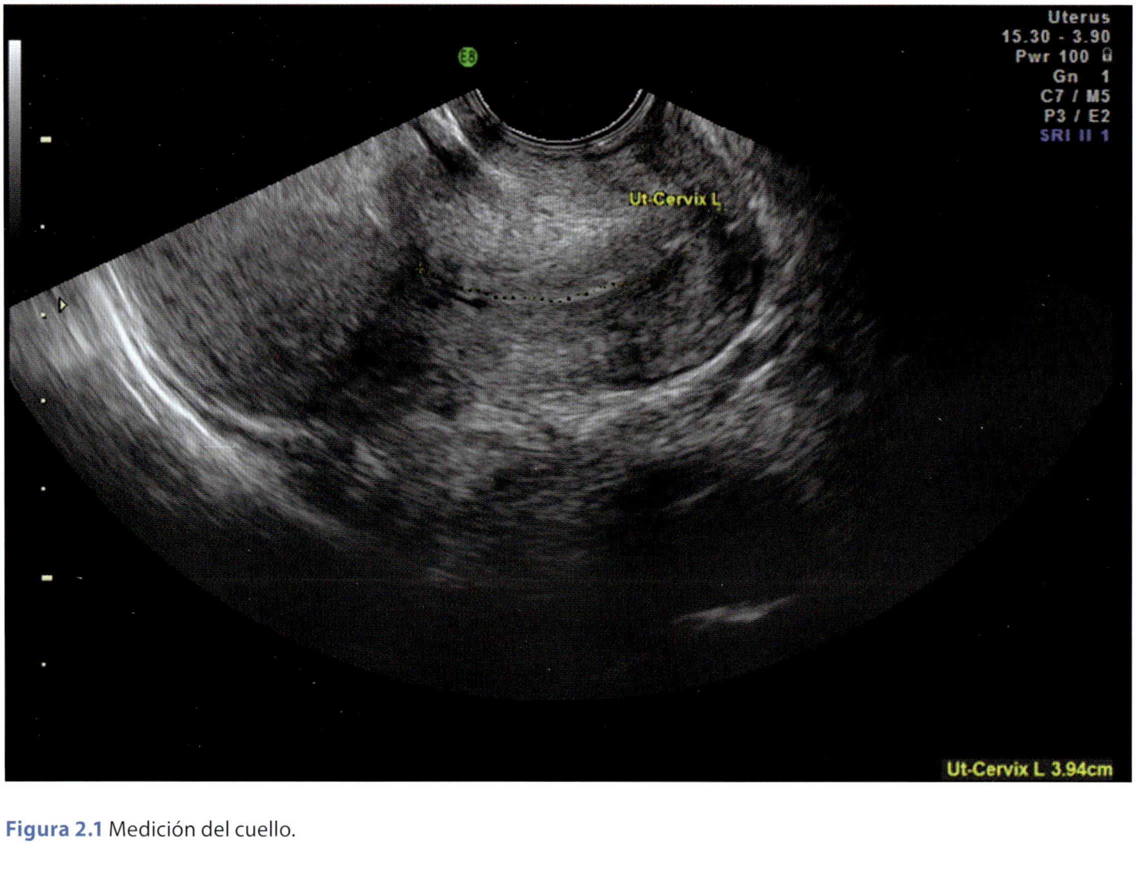

Figura 2.1 Medición del cuello.

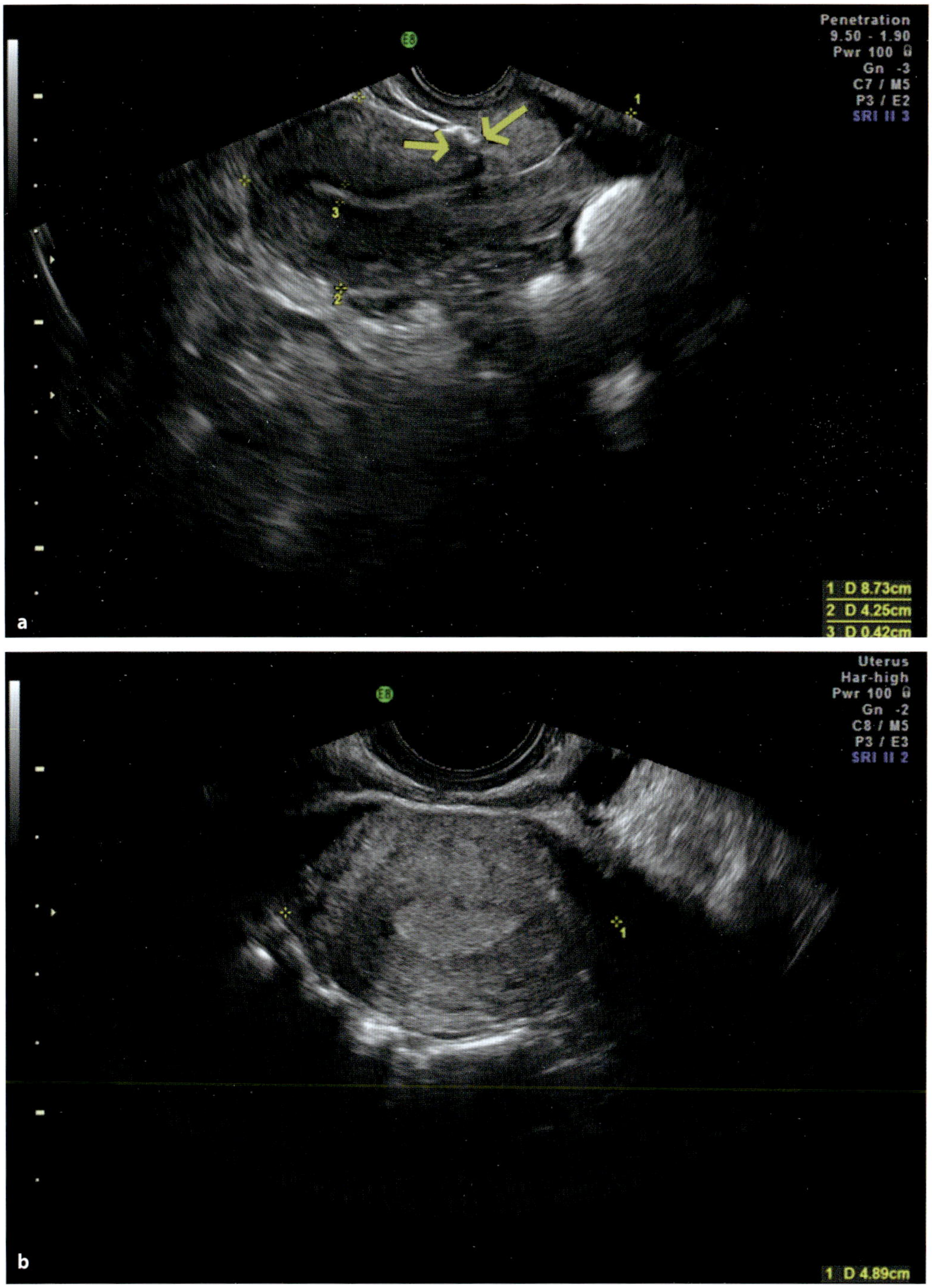

Figura 2.2 Medidas del útero. **a** Longitudinal (1) y anterior-posterior (2) para el alto y el largo. **b** Corte trasversal, 1 = ancho. El endometrio es grueso, acorde con la fase lútea. Las *flechas* indican la presencia de una cicatriz de cesárea.

incluyen pólipos, miomas, adherencias, cicatrices de cesáreas y anomalías congénitas. Los miomas submucosos (Figura 2.3 a) pueden afectar los resultados reproductivos, porque alteran el flujo sanguíneo hacia el endometrio/miometrio y provocan fallas de implantación o pérdida de embarazo. Se ha propuesto la corrección quirúrgica de estos defectos para mejorar las tasas de embarazo. En contraste, los miomas intramurales (*v.* Figura 2.3 b) también podrían favorecer las pérdidas de embarazo, pero su corrección quirúrgica no mejora los resultados.[10] Algunos miomas pueden crecer lo suficiente como para impactar sobre el *ostium* tubario, lo que hace más dificultoso el pasaje de las gametas fuera y dentro de la trompa.[11]

El endometrio es conocido como un órgano endocrino dinámico, que se prepara para recibir el embrión en desarrollo. En consecuencia, el endometrio es un factor importante

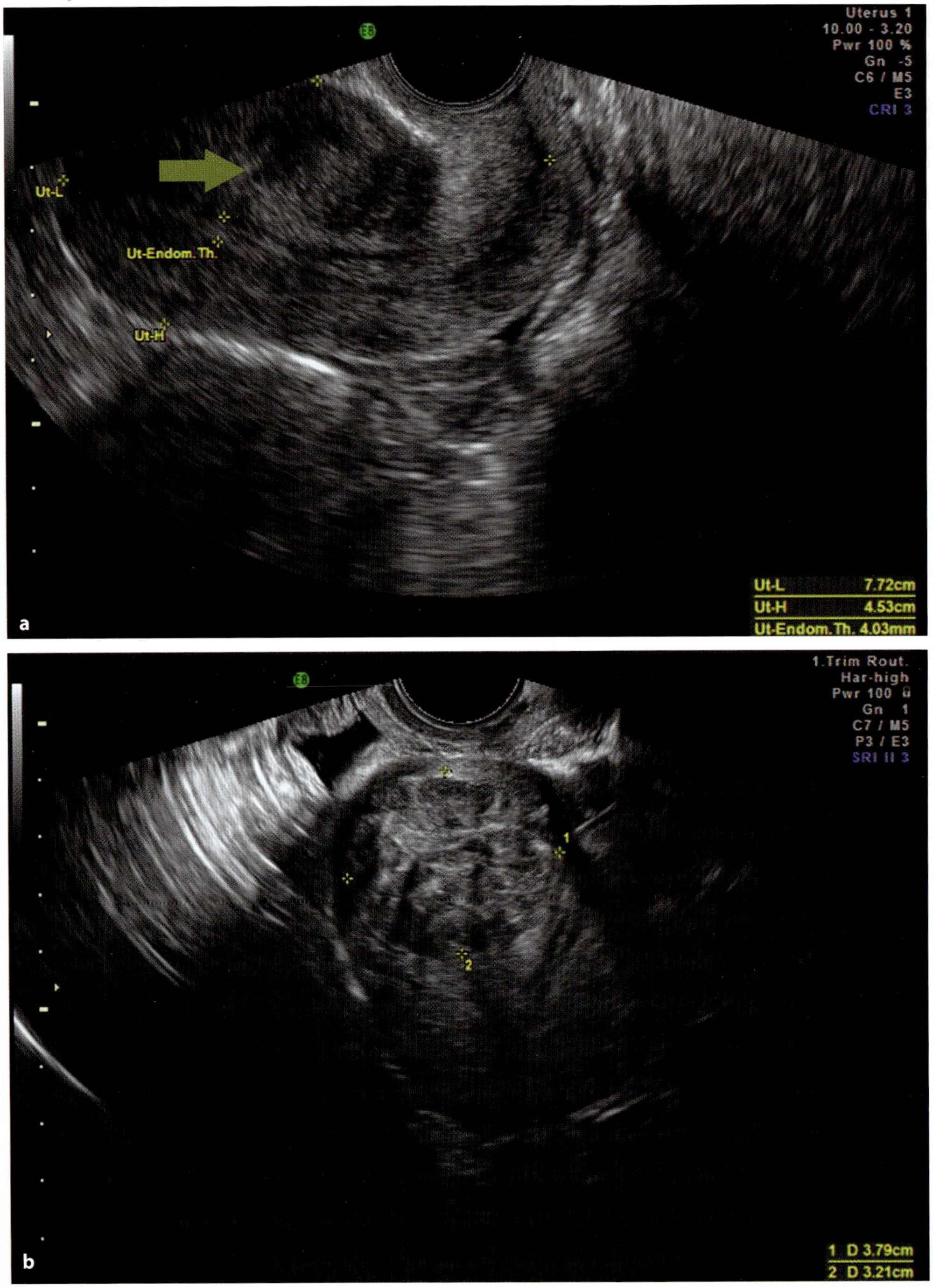

Figura 2.3 Miomas. **a** Intramural. **b** Subseroso.

de estudio y tratamiento en la mujer infértil. El grosor endometrial medido en su diámetro AP, se correlaciona con los niveles de estrógeno de los órganos pélvicos. La línea endometrial debería ser fina durante la primera parte el ciclo menstrual, cuando los niveles de estrógeno están bajos, y se espera que aumente su grosor alrededor de la ovulación y en la fase lútea, cuando se prepara para la implantación (*v.* Figura 2.2 b). Las patologías del endometrio afectan los resultados reproductivos y son estudiadas durante la evaluación ultrasonográfica basal. Las adherencias intracavitarias pueden evidenciarse por un endometrio irregular o delgado. Por el contrario, la presencia de una línea endometrial gruesa en el ultrasonido basal podría indicar un pólipo u otro defecto en la cavidad endometrial que, tal vez, necesite una evaluación adicional para descubrir su impacto en la fertilidad.

El grosor del endometrio podría ser un signo indirecto de anovulación y posible hiperplasia endometrial.

El patrón de ecogenicidad endometrial es típicamente evaluado durante un ciclo de tratamiento. En la fase folicular, el endometrio aumenta su grosor y tiene una apariencia trilaminar (Figura 2.4). Luego de la ovulación, se vuelve ecogénico y homogéneo en esta fase lútea del ciclo menstrual. Estos patrones, si bien no tienen correlación con las tasas de embarazo, son utilizados como parte del asesoramiento clínico.

La presencia de glándulas y estroma endometrial dentro del miometrio se denomina adenomiosis. La adenomiosis está asociada clínicamente con dismenorrea, sangrado uterino anormal y dolor pelviano.[12] El diagnóstico de adenomiosis es histológico; de todas formas, múltiples

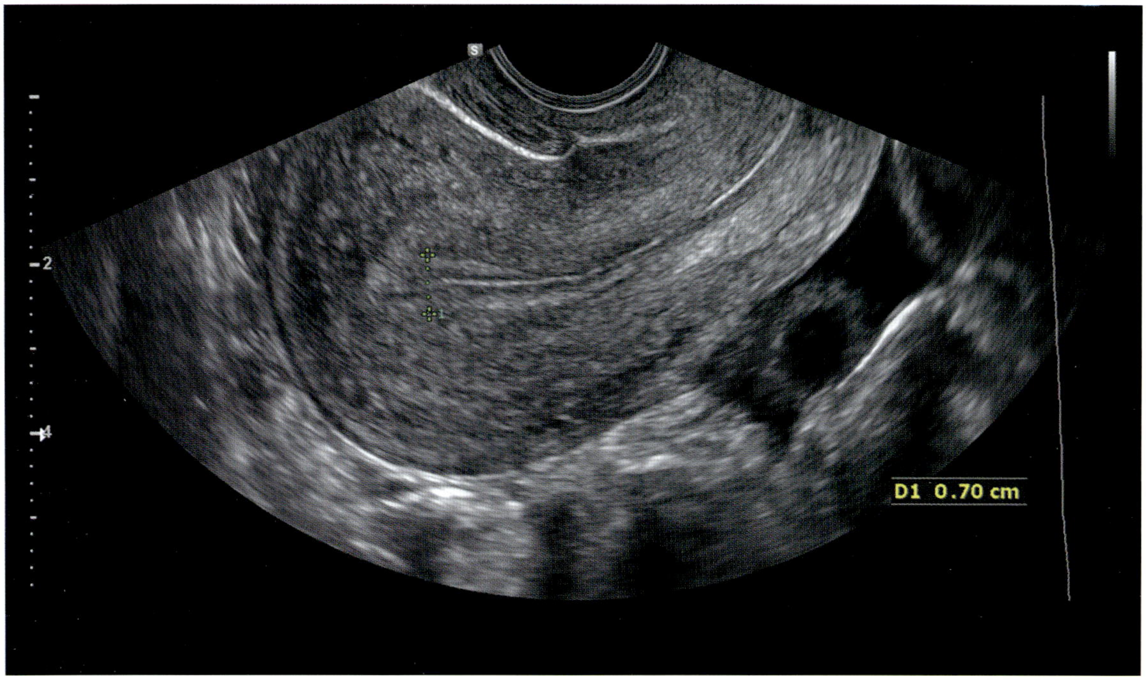

Figura 2.4 Endometrio proliferativo con apariencia trilaminar.

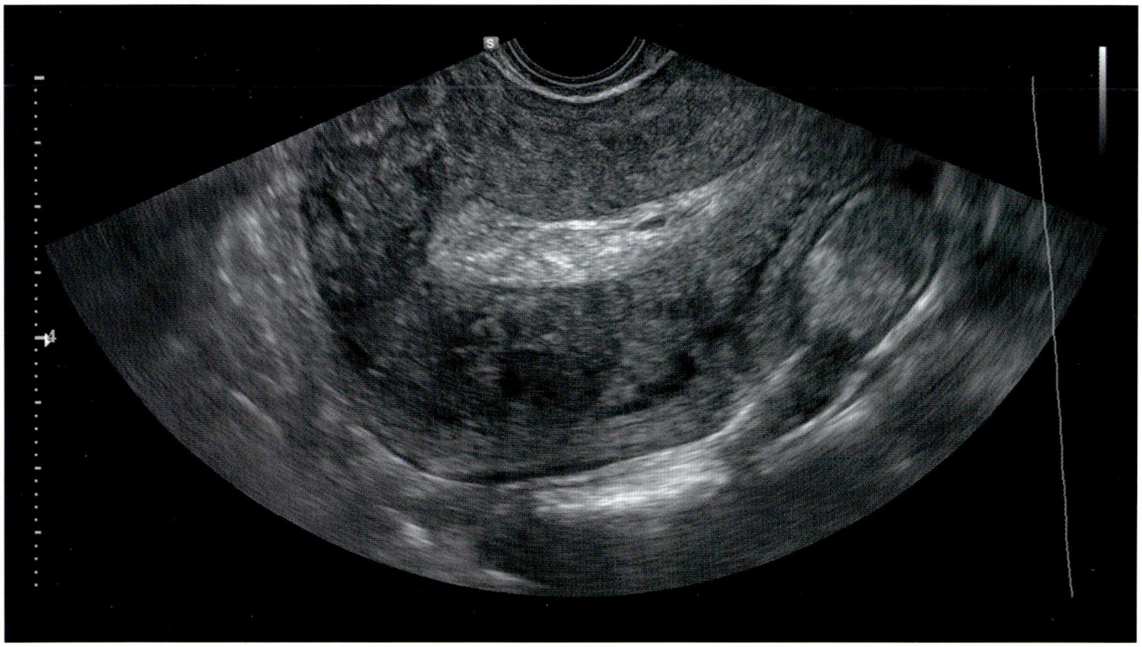

Figura 2.5 Adenomiosis.

signos ultrasonograficos indican su presencia (Figura 2.5). Estos incluyen áreas quísticas en el miometrio, así como vascularización aumentada a lo largo de la periferia del cuerpo uterino.[13] Estos hallazgos han sido descritos como "persiana veneciana", secundario a las sombras producidas en las estructuras lejanas al transductor.[14] Adicionalmente, es posible demostrar asimetría de la pared anterior y posterior del miometrio (en relación al endometrio). Existe nueva evidencia que demuestra que la aparición de adenomiosis empeora los resultados reproductivos en tratamientos de reproducción como fertilización *in vitro* (FIV). Por lo tanto, algunos expertos recomiendan el tamizaje para adenomiosis en la población subfértil.[15]

El ultrasonido es utilizado para descartar cualquier sospecha de anomalía congénita en el útero. Las anomalías congénitas uterinas requieren evaluación por ecografía 3D o RM para confirmar el diagnóstico, ya que debe ser evaluado el plano coronal junto con la cavidad endometrial para realizar diagnóstico diferencial entre útero arcuato, tabicado o tabicado incompleto (Figura 2.6), y útero bicorne.[16] La fase lútea es el mejor momento para realizar una ecografía 3D para evaluar anomalías uterinas, de manera que el endometrio esté hiperecogénico y grueso, para que actúe como su propio material de contraste.[16]

Ovarios

Como parte de la evaluación ultrasonográfica basal, deben identificarse ambos ovarios, medirlos en tres dimensiones, documentar su posición (especialmente si están ubicados altos, fuera de la pelvis o detrás del útero) y contar el número de folículos (entre 2-9 mm) en cada ovario (Figura 2.7 a, b). Cualquier quiste o tumoración ovárica debe ser descrita, evaluada con Doppler color o de energía.

Los vasos ilíacos son utilizados como guía para identificar los ovarios y determinar sus medidas. El largo del ovario es paralelo al largo del vaso ilíaco y el alto perpendicular a esta medida (*v.* Figura 2.7). Luego, se realiza una vista ortogonal del mismo órgano, que da como resultado un corte transversal del vaso ilíaco (circular) con el ovario por encima de este. El ancho del ovario es medido en este corte transversal. El volumen del ovario puede ser determinado utilizando una fórmula de elipse modificada o un volumen 3D. El tamaño del ovario puede verse disminuido por ingesta de anticonceptivos hormonales, tabaquismo, menopausia (incluida

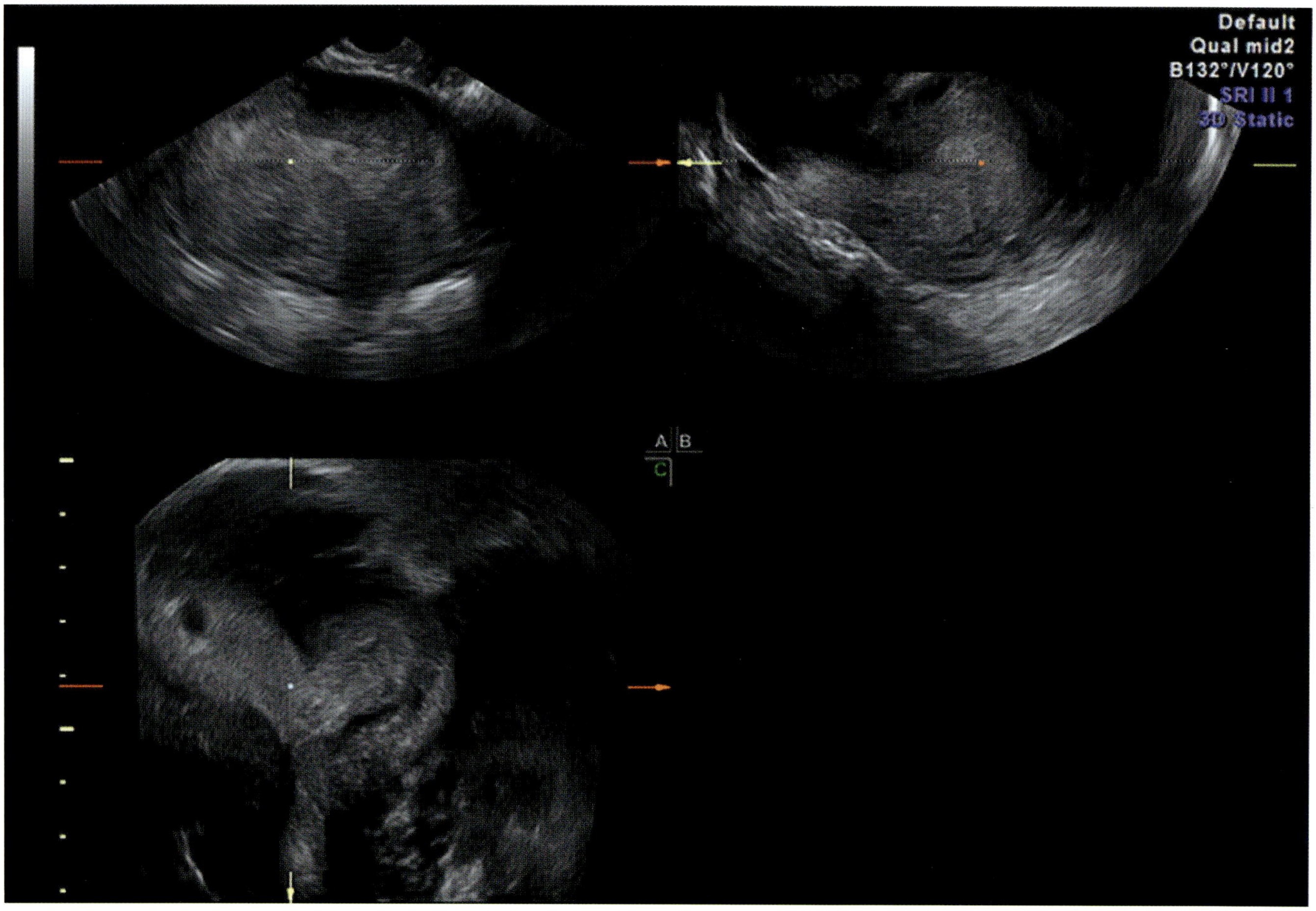

Figura 2.6 Anomalía uterina congénita: útero septado con embarazo en un cuerno.

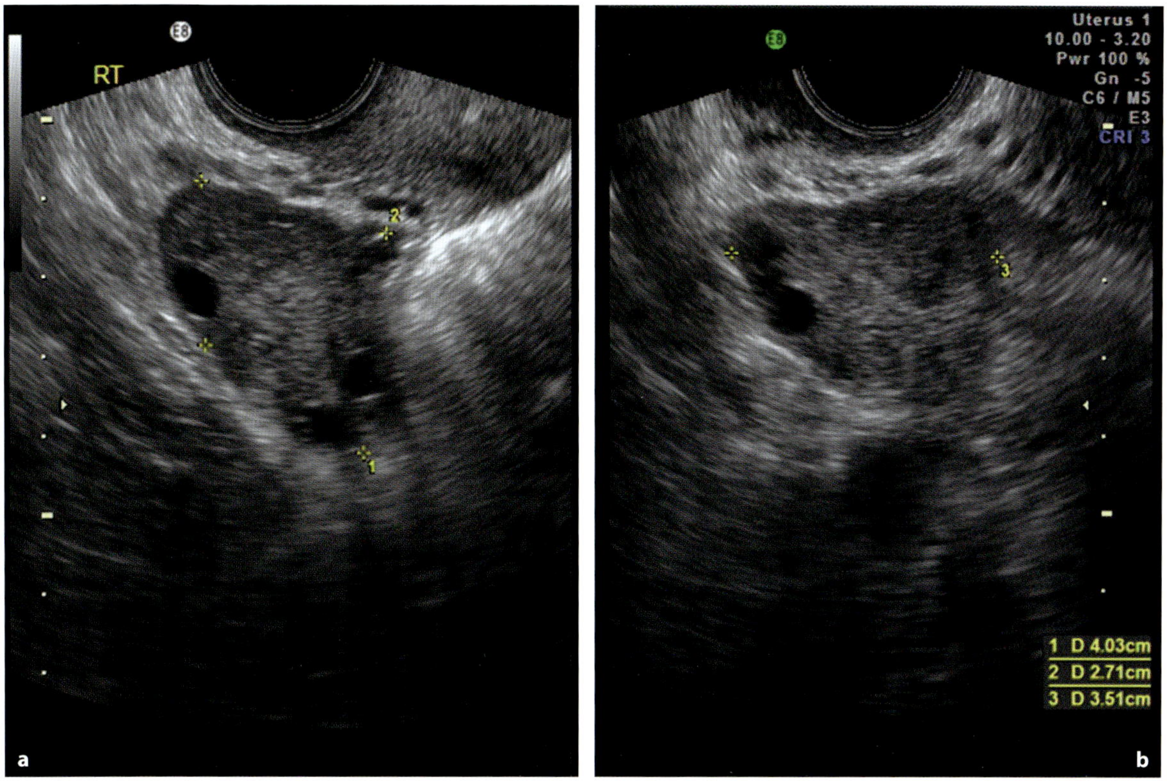

Figura 2.7 Ovarios. **a** Corte longitudinal paralelo a los vasos ilíacos. 1: largo; 2: alto. **b** Corte transversal con vasos ilíacos en corte transversal (círculo) con el ancho del ovario (3).

menopausia temprana), radiación y otras alteraciones. Un gran volumen ovárico (mayor de 10 cm^3) es una de las medidas asociadas con ovario poliquístico (Figura 2.8).[6] Según lo esperado, los ovarios que presentan quistes o tumoraciones van a arrojar medidas más grandes que lo normal.

En la población de pacientes infértiles, como en todas las mujeres en edad reproductiva, la mayoría de las patologías diagnosticadas por ultrasonido, frente a una tumoración ovárica, corresponden situaciones benignas. Los quistes simples o fisiológicos pueden ser visualizados comúnmente como quistes foliculares, que son anecoicos sin tabiques internos y usualmente redondos o potencialmente colapsados luego de la ovulación (Figura 2.9). Estos son de paredes finas con refuerzo posterior, y sin señal vascular en su interior mediante Doppler.[17]

Otros quistes comúnmente observados incluyen cuerpos lúteos hemorrágicos, endometriomas y teratomas maduros. Los cuerpos lúteos hemorrágicos pueden tener múltiples apariencias, desde un quiste simple cuando la sangre todavía es líquida hasta masas quísticas más complejas, cuando la sangre se organiza en coágulos, los que brindan la apariencia de un patrón reticulado de ecos internos (apariencia reticulada generalmente dada por los filamentos de fibrina) o, al final, una apariencia mixta (quística y sólida), con un área sólida con márgenes cóncavos, sin señal vascular interna al Doppler color, y un área líquida (Figura 2.10 a). Usualmente la pared ovárica alrededor del quiste tiene señal vascular periférica con Doppler color (*v.* Figura 2.10 b).[17]

Los endometriomas típicos tienen ecos internos de bajo nivel, homogéneos, algunas veces descritos como apariencia de vidrio esmerilado, y no poseen flujo vascular interno mediante Doppler color, nódulos en las paredes ni otras características de neoplasia. En dichas tumoraciones, puede producirse una característica adicional de multilocularidad o pequeños focos ecogénicos en la pared (Figura 2.11 a, b).[17] Los endometriomas pequeños generalmente no necesitan intervención quirúrgica y está demostrado que no afectan los resultados reproductivos.[18-20]

Los dermoides o quistes dermoides, como se conocen comúnmente los teratomas maduros del ovario, contienen material sebáceo, pelos y dientes. La apariencia ultrasonografica de los quistes dermoides consiste en componentes hiperecogénicos focales y difusos, líneas y puntos hiperecogénicos, y zonas de sombra acústica, sin señal vascular interna con Doppler color (Figura 2.12). Algunos presentan nódulos con sombra llamados nódulos de Rokitansky. El Doppler color y el Doppler de energía se deben usar para evaluar las tumoraciones anexiales. No debe existir flujo Doppler ingresando en el dermoide o en el nódulo

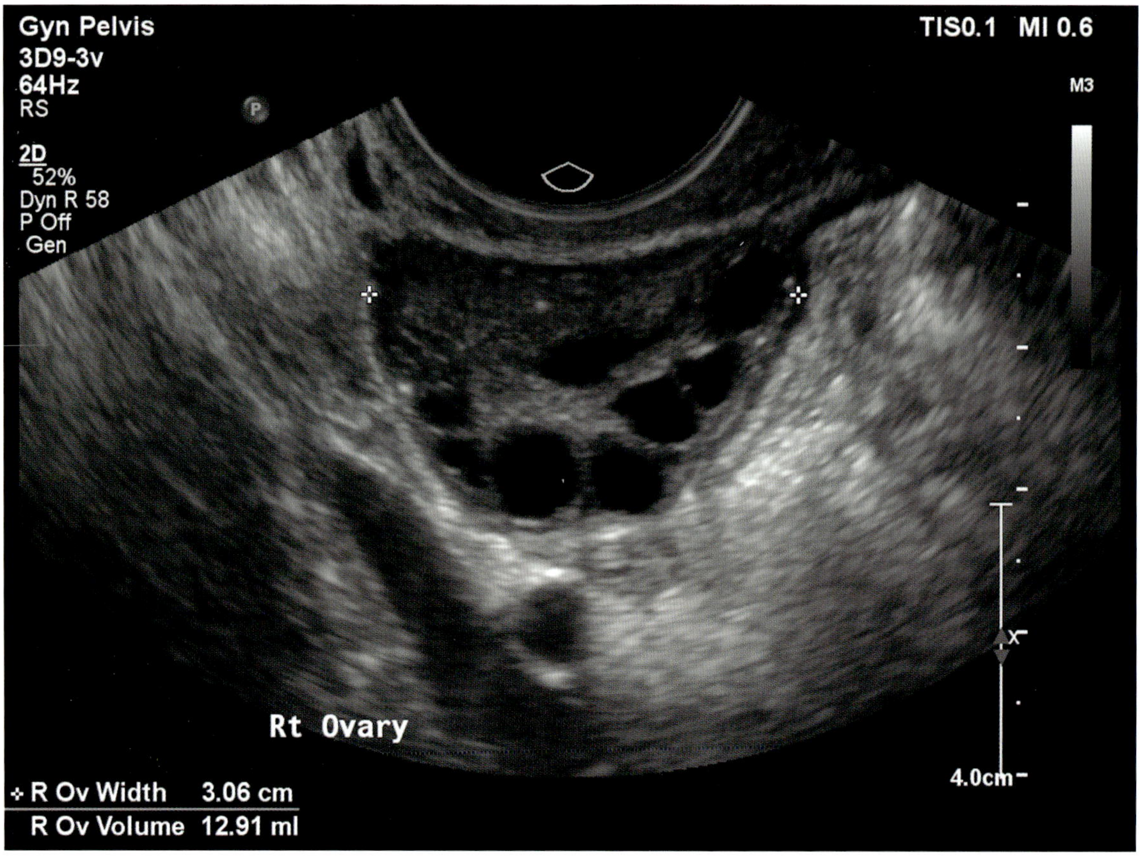

Figura 2.8 Ovario poliquístico (OPQ). Se observan muchos folículos en el órgano. El volumen total del ovario está aumentado y es mayor de 10 cm^3.

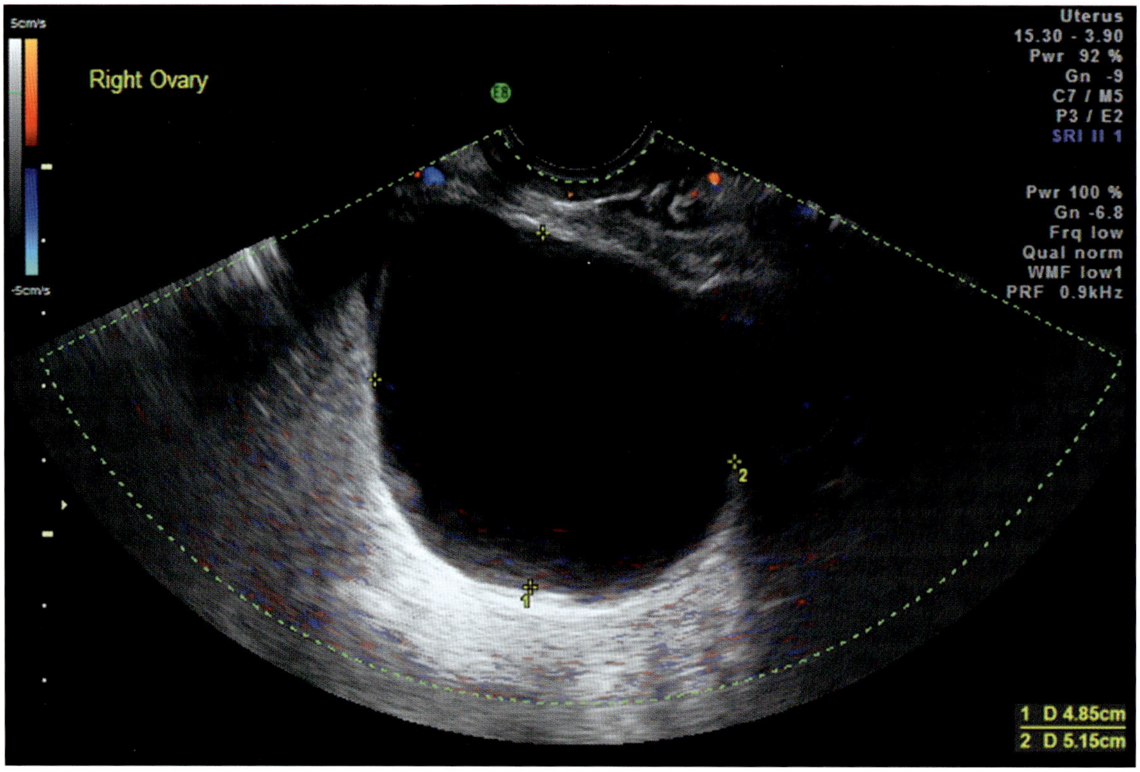

Figura 2.9 Quiste simple de ovario. No hay flujo Doppler dentro del quiste.

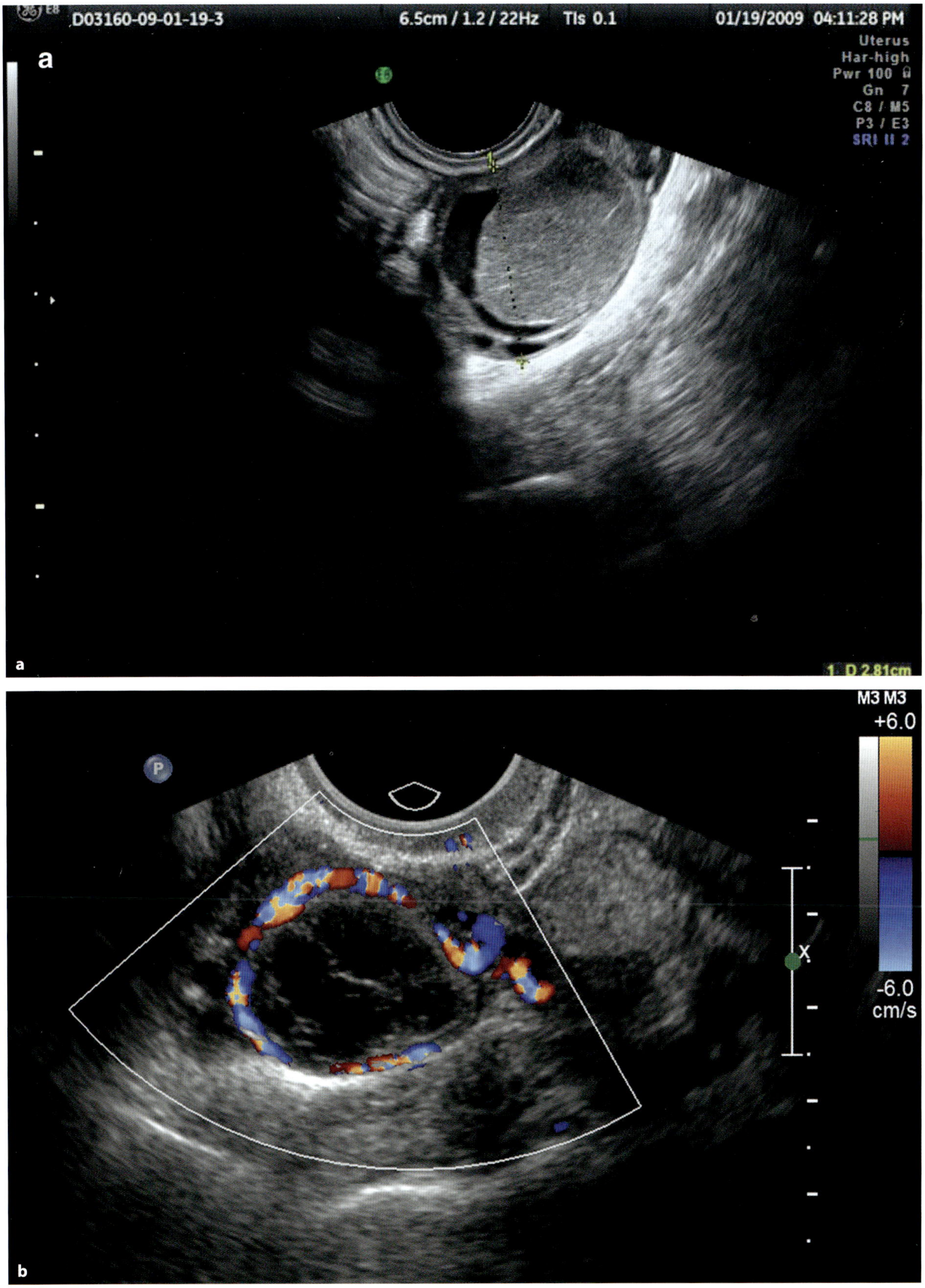

Figura 2.10 a Cuerpo lúteo hemorrágico con componentes sólidos y líquidos. **b** Cuerpo lúteo quístico hemorrágico. Se pueden ver ecos internos (coágulos organizados con patrón reticular, debido a las hebras de fibrina). No se observa flujo vascular interno con Doppler color, pero el flujo periférico es claramente evidente ("anillo de fuego").

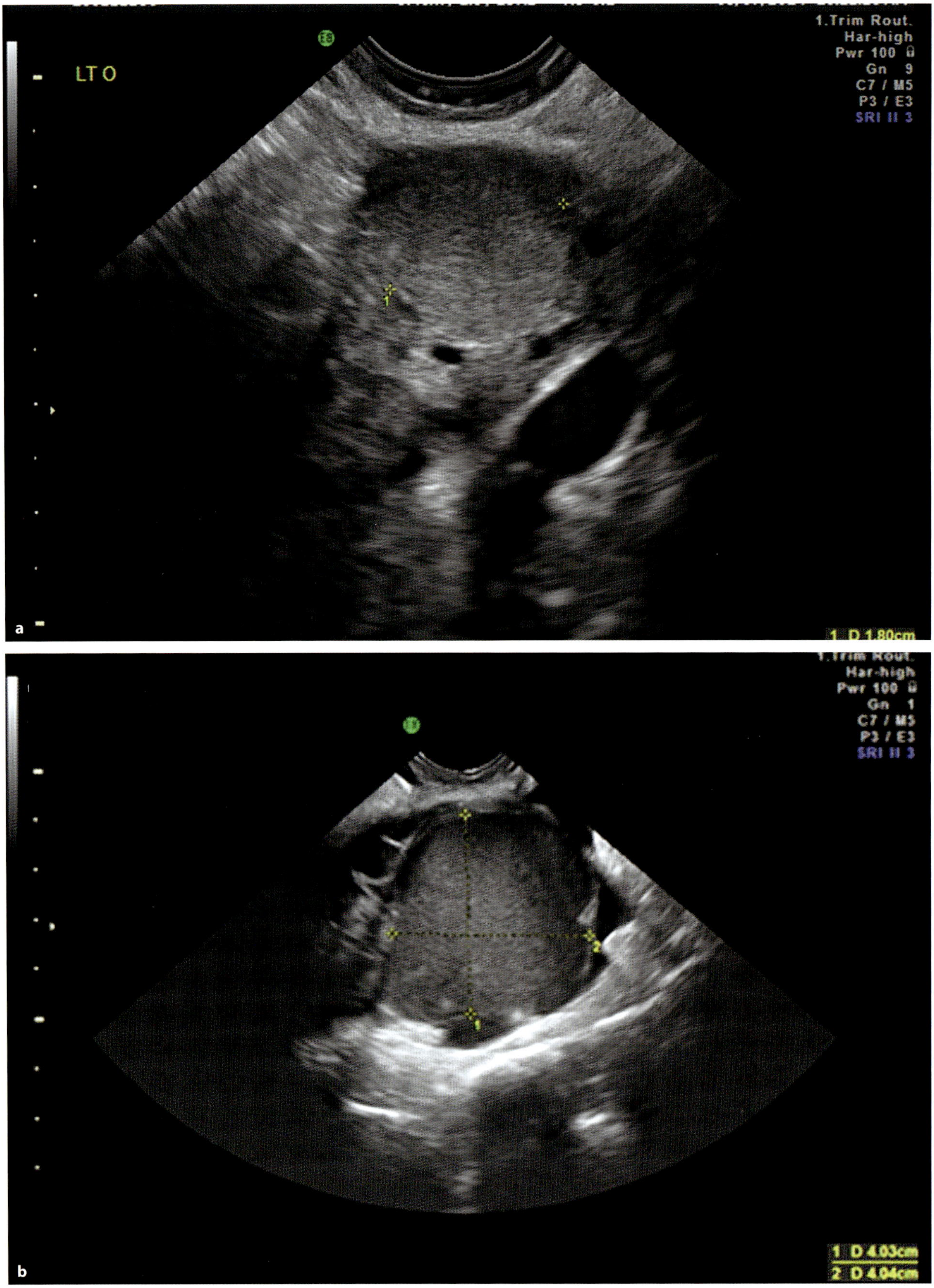

Figura 2.11 a Endometrioma. **b** Endometrioma con hallazgos atípicos. La imagen muestra los ecos de bajo nivel compatibles con endometrioma. Los hallazgos atípicos incluyen los bordes irregulares y los pequeños nódulos hiperecogénicos.

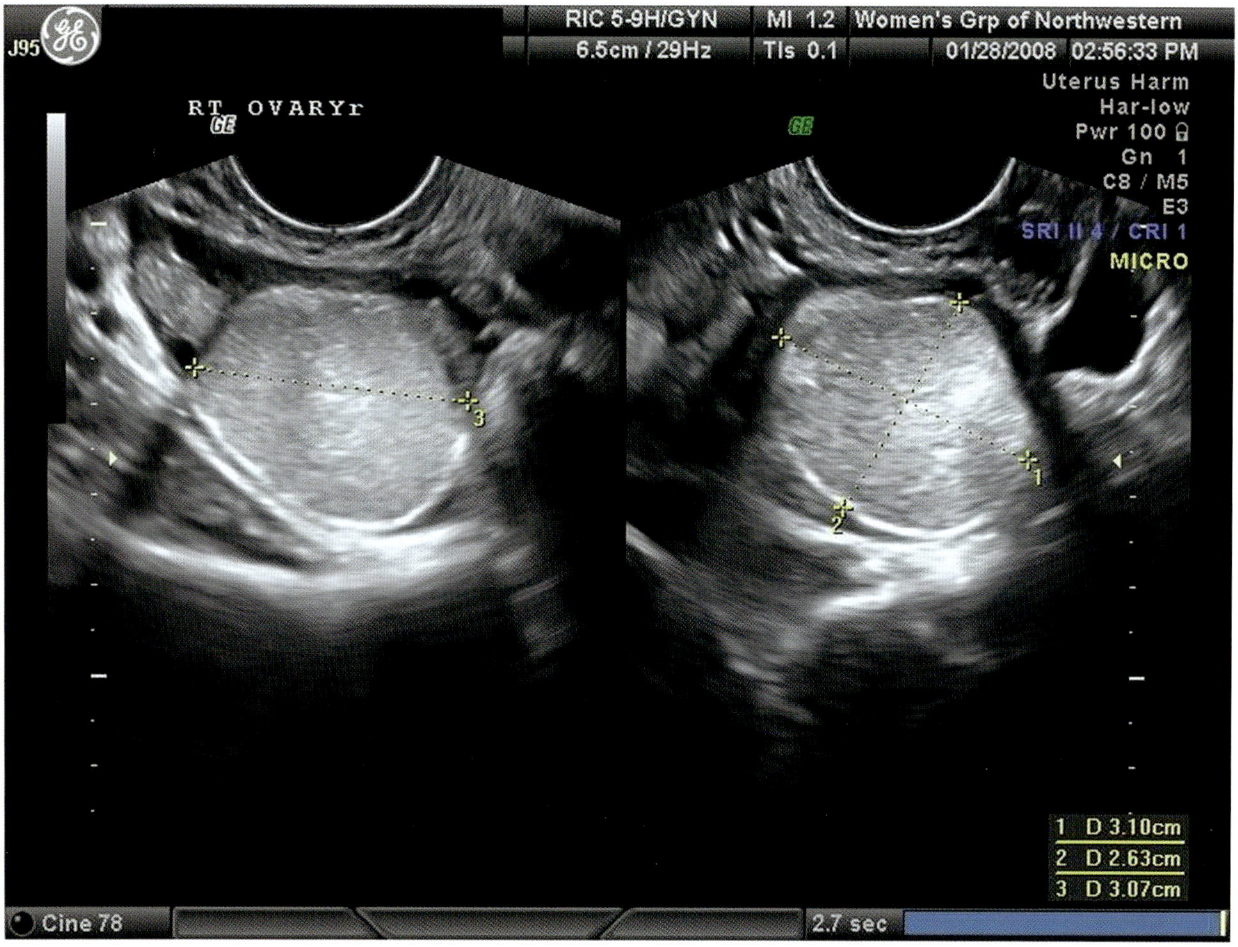

Figura 2.12 Dermoide o teratoma maduro. (Cortesía del Dr. Leeber Cohen).

de Rokitansky. Todos los hallazgos anormales deben ser controlados con monitoreos seriados.[17]

Otro punto que debe tenerse en cuenta es que en las pacientes con falla ovárica precoz, en las cuales los ovarios van a ser mucho más pequeños, acordes con los de una paciente menopáusica, se identificarán muy pocos o ningún folículo antral. Este hallazgo ayuda a realizar el diagnóstico, en una paciente que presenta amenorrea inexplicada, y podría ayudar al consejo reproductivo.

Anexos

Otro punto crítico del ultrasonido basal es la evaluación de una posible patología anexial. Los hallazgos más comunes en las trompas son el hidrosálpinx y los quistes paratubarios o quistes de Morgagni. Estos dos hallazgos pueden confundirse con folículos dominantes, en vez de una enfermedad tubaria, y es importante que la persona que realice el ultrasonido identifique la localización de la patología (dentro frente a adyacente al ovario) y evalúe la patología en tres dimensiones para asegurar que se recopiló la mayor cantidad de información durante el estudio (Figura 2.13 b).

Misceláneas

También se pueden encontrar otros hallazgos en el ultrasonido basal de una paciente con infertilidad. Estos pueden incluir líquido libre alrededor del ovario o en el fondo de saco vaginal posterior, así como anormalidades en el intestino o estructuras vecinas. Todas las anomalías deben ser reportadas en el informe del estudio.

Histerosonografía con infusión salina

Durante la fase inicial del estudio de la paciente infértil, además del ultrasonido basal, es necesario realizar una evaluación de la cavidad uterina y de la permeabilidad tubaria. Esta información es crítica en la decisión y el tipo de tratamiento ofrecido a la paciente.

El mejor momento para evaluar la cavidad uterina es lo más pronto posible luego de la menstruación y antes de la ovulación (días 6-12 del ciclo). Esta evaluación tradicionalmente se hace mediante un procedimiento radiográfico, llamado histerosalpingografía (HSG) en el cual se instila contraste a través de una cánula dentro de la cavidad uterina y se toman placas radiográficas. El ultrasonido

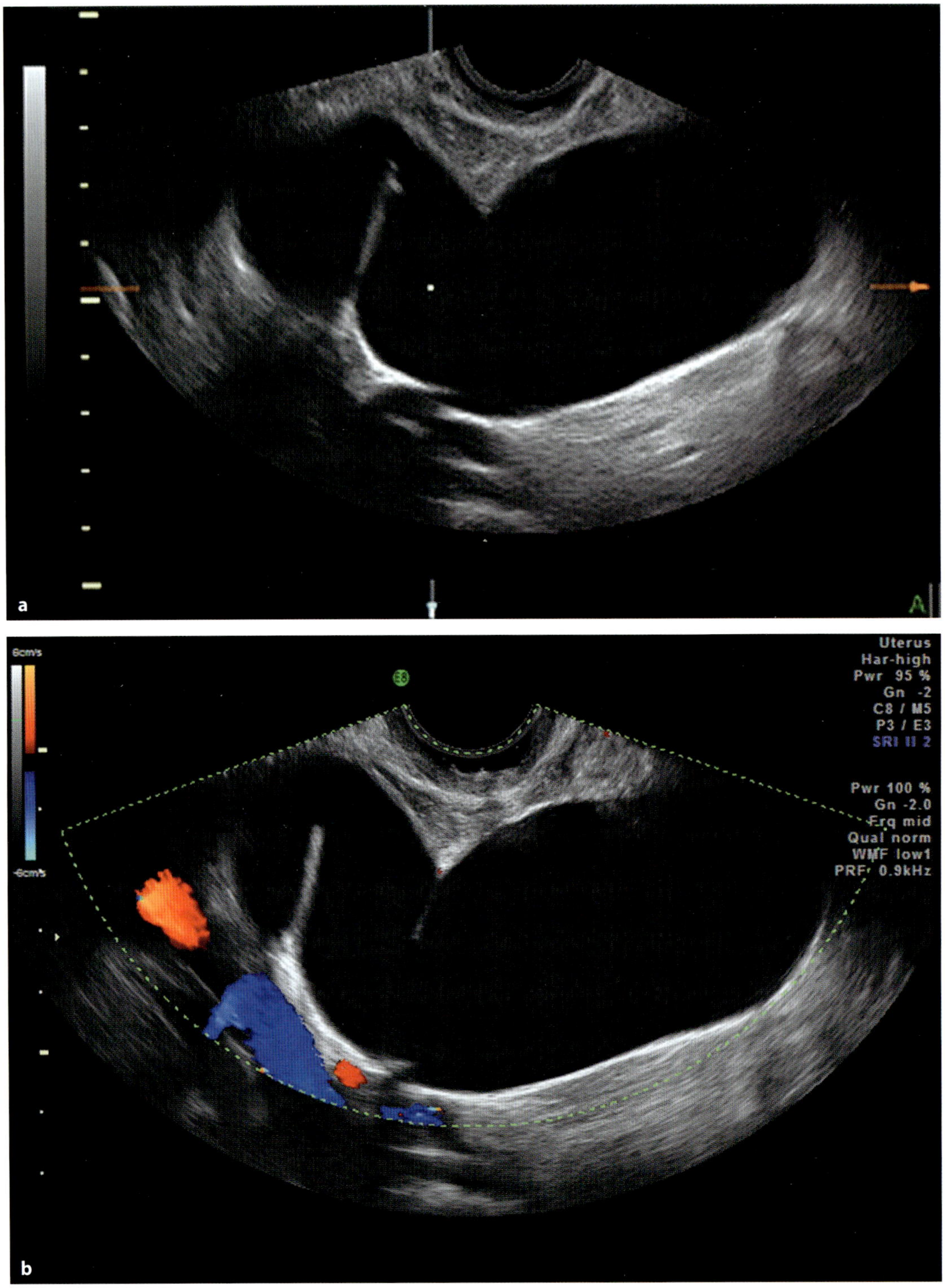

Figura 2.13 Hidrosálpinx. **a** Gran hidrosálpinx. **b** El hidrosálpinx puede ser confundido con un vaso sanguíneo.

puede ser utilizado con perfusión de solución salina para realizar un procedimiento similar, llamado histerosonografía (HSS).

La HSS en muchos trabajos fue reportada como superior a la HSG en la evaluación de la cavidad uterina.[21] A pesar de que la información aportada es similar, no hay exposición a la radiación en la HSS. La posibilidad de realizar e interpretar el estudio en tiempo real, constituye un beneficio de la HSS, y, hecho improbable en la HSG, este estudio permite realizar diagnóstico de defectos de relleno (p. ej. pólipos, miomas, adherencias). Lo ideal es realizar la HSS en la fase folicular temprana luego del cese de la menstruación, y después de haber realizado el ultrasonido basal.

Durante la HSS, la paciente se coloca en posición de litotomía, se prepara la vagina y el cuello, y, luego, se introduce una sonda con balón o sin este dentro del cuello o la cavidad uterina. Si se utiliza un balón, debe inflarse para crear un sello y prevenir que el líquido escape del útero por el cuello. Luego se inyecta solución salina estéril y la cavidad uterina es examinada en múltiples planos para detectar defectos de relleno (Figura 2.14 a, b), como pólipos (Figura 2.15) o miomas submucosos (Figura 2.16).[22] La HSS con Doppler color o de energía puede identificar, además del defecto de relleno, la naturaleza del mismo (p. ej. pólipos, miomas, adherencias, etc.).

Otra patología que puede ser detectada son las adherencias endometriales, conocidas como síndrome de Asherman

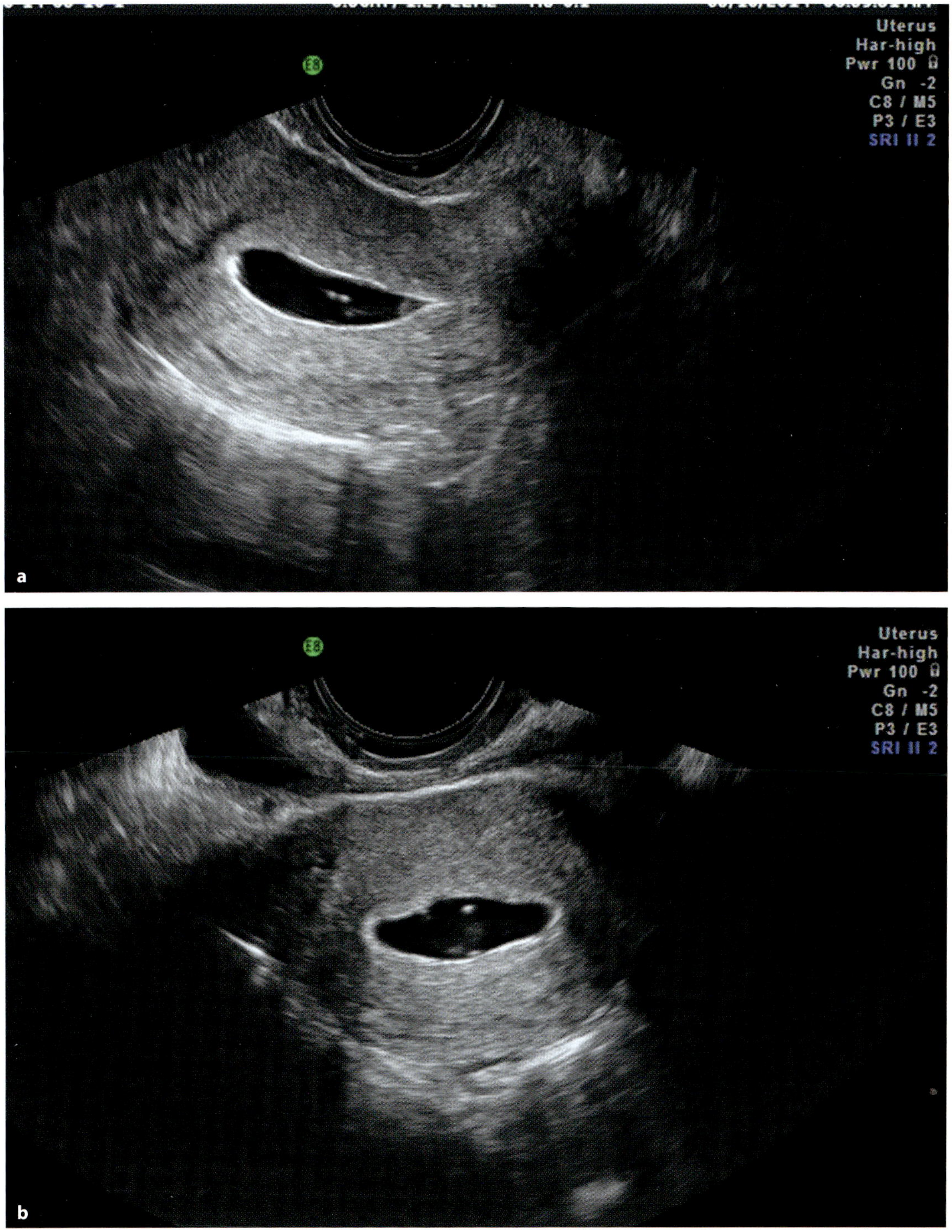

Figura 2.14 Histerosonografía (SIS). **a** Vista sagital que muestra el corte longitudinal del útero con fluido, se observa negro en la cavidad uterina. No se observan defectos de relleno. **b** Vista transversal del útero con fluido en la cavidad uterina en la mitad del útero.

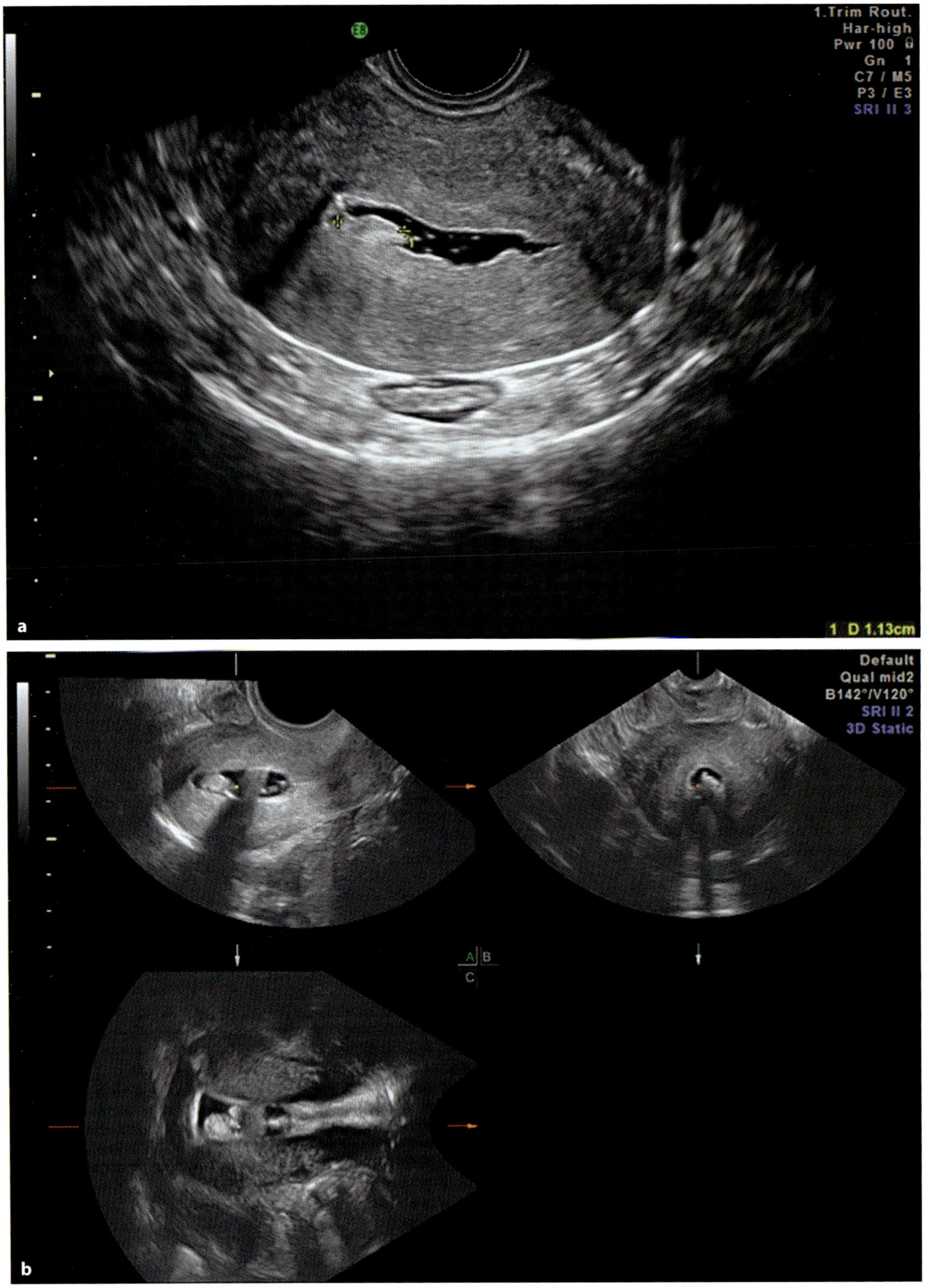

Figura 2.15 a HSS del útero que demuestra un pólipo sésil de aproximadamente 1 cm. **b** HSS 3D con un pólipo.

(Figura 2.17). En la población de mujeres subfértiles, la HSS ha demostrado ser una herramienta altamente sensible, comparable al método de referencia del estudio de la cavidad uterina, que es la histeroscopia.[23] El estudio de la cavidad uterina ha sido realizado tradicionalmente por ultrasonido 2D, con el operador recorriendo la cavidad en planos sagital y coronal para evaluar su totalidad. Sin embargo, la evidencia sostiene una posible superioridad del ultrasonido 3D para la evaluación de la cavidad uterina, la cual será discutida más adelante en este capítulo.

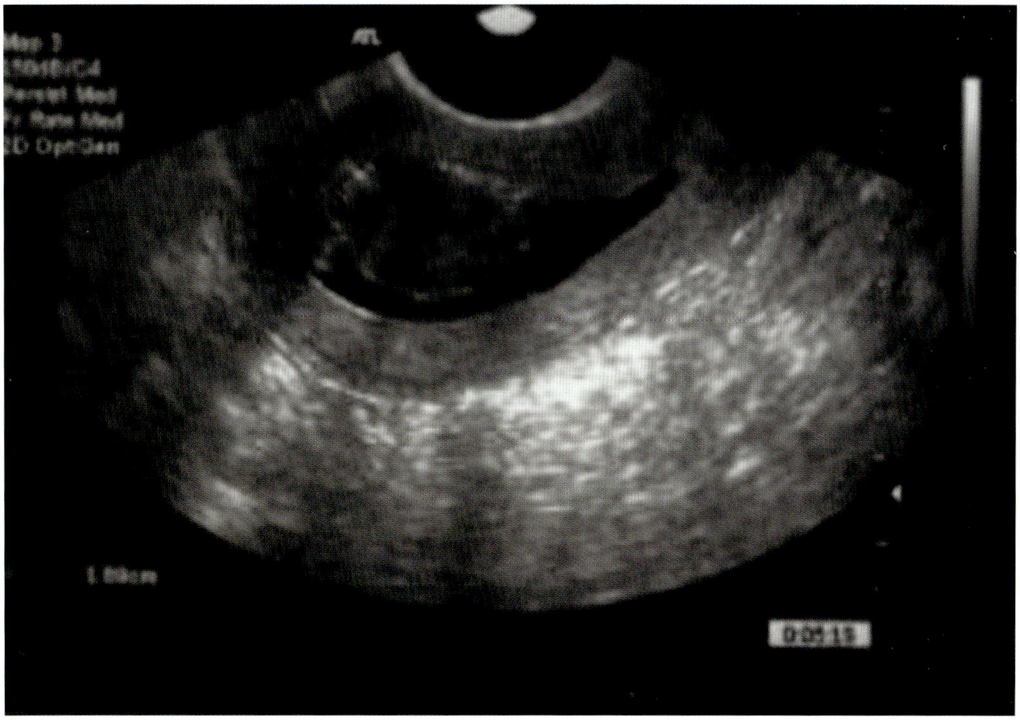

Figura 2.16 HSS con mioma submucoso.

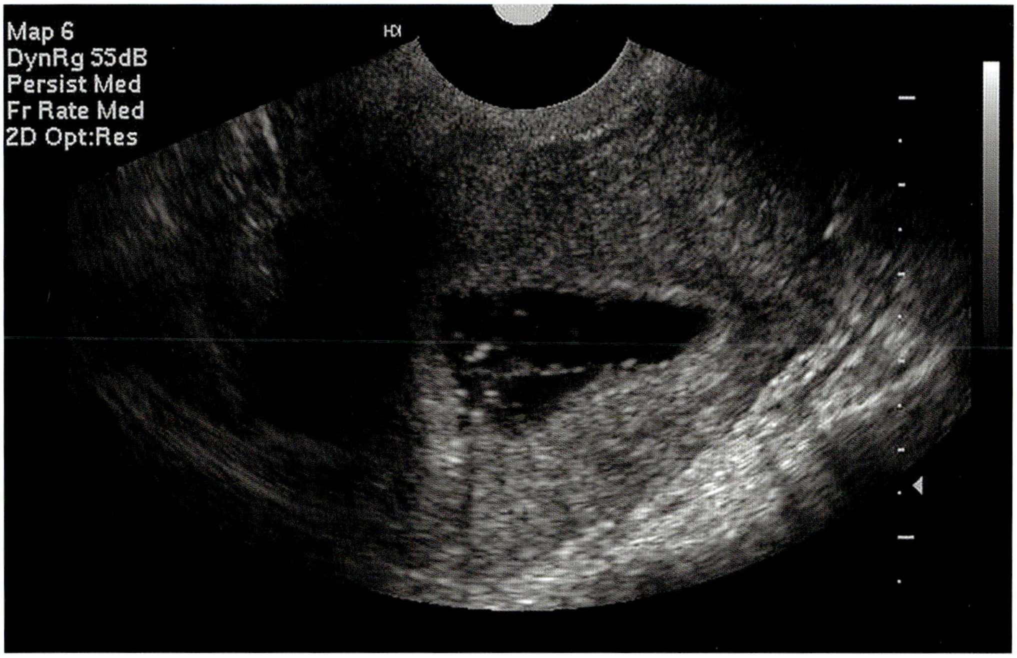

Figura 2.17 HSS con adherencias intrauterinas (síndrome de Asherman).

Si se sospecha una anomalía uterina, muchas veces es necesario realizar una ecografía 3D para confirmar el diagnóstico. El ultrasonido 3D es útil también para identificar la localización de patologías intrauterinas o de un dispositivo intrauterino.

Un tópico más controversial es el uso del ultrasonido con solución salina y burbujas, en una salpingosonografía con solución salina (SSS), para estudiar la permeabilidad de las trompas. Este nuevo término diferencia la evaluación de la cavidad uterina (HSS) de las trompas (SSS). La SSS requiere de mayores habilidades para su realización.

Antes o después de evaluar la cavidad uterina se puede realizar la evaluación de las trompas. Esto es llevado a cabo mediante la instilación de solución salina agitada en la cavidad uterina. La solución salina puede agitarse manualmente o mediante el uso de dispositivos comerciales disponibles. Se puede utilizar un producto nuevo aprobado por la FDA, Femvue, para estudiar la permeabilidad tubaria mediante la instilación mecánica de solución salina y burbujas en la cavidad uterina y las trompas de Falopio. Realizando un corte trasversal del útero al nivel del fondo y los cuernos uterinos, se puede ver la solución salina agitada con sus burbujas pasando a través de los cuernos y las trompas. Más específicamente, la porción cornual del útero puede identificarse como una vista transversal con aspecto de limón. A menudo, es evidente ver una delgada línea de lápiz que va del endometrio a la porción tubaria proximal; sin embargo, si esto no se observa, se puede visualizar el paso de las burbujas ecogénicas atravesando los cuernos.

Luego de que ambos lados fueron examinados, sigue una inspección minuciosa de la pelvis, tanto para detectar un hidrosálpinx como para detectar fluido libre alrededor de uno o los dos ovarios, o en el fondo de saco posterior. Si la solución salina agitada no se ve claramente pasando a través de los cuernos uterinos, pero se visualiza líquido libre, por lo menos una de las trompas esta permeable. Una vez que fueron examinados la cavidad uterina y las trompas de Falopio, el balón es desinflado y el examen termina.[22]

Además de la evaluación inicial de la paciente infértil, el ultrasonido es parte integral de los tratamientos de fertilidad: monitoreo folicular, aspiración de ovocitos y transferencia de embriones.

Monitoreo folicular ultrasonográfico

El ultrasonido es fundamental en el monitoreo folicular de las pacientes infértiles durante su tratamiento. Los tratamientos de baja complejidad, con medicación oral, no requieren monitoreo ultrasonográfico regular. De todas formas puede realizarse la confirmación de la presencia de un folículo dominante hacia la mitad del ciclo menstrual. Todos los tratamientos en los que se empleen gonadotrofinas inyectables para la inducción ovulatoria o cualquier forma de fertilización *in vitro* (FIV) requieren monitoreos diarios o cada dos días.

Hacia la mitad del ciclo menstrual, el ovario produce un folículo dominante por ciclo, normalmente entre los días 10-20. Lo ideal para el especialista de infertilidad es coordinar la inseminación intrauterina con el momento de la ovulación, coordinar el momento de la descarga ovulatoria cuando los folículos están maduros o coordinar la aspiración ovocitaria para que los ovocitos puedan ser captados antes de la ovulación. Este proceso de tiempos críticos depende de ecografías seriadas realizando el monitoreo del crecimiento ovulatorio en la fase folicular media y tardía. La mayoría de los centros utilizan ecografías 2D. Un *software* desarrollado recientemente, sin embargo, permite capturar el ovario en 3D y automáticamente calcular el volumen folicular a través de un mapeo ovárico, su nombre es SonoAVC (Figura 2.18).[24, 25] El monitoreo folicular gira en torno a que una vez reclutado, un folículo ovárico crece 2 mm por día, según lo detectado por ultrasonido, hasta la ovulación; por lo tanto, la frecuencia, el tiempo, y lo fidedigno de la medidas tomadas es extremadamente importante. El ultrasonido, adicionalmente, ofrece una ventaja sobre el monitoreo hormonal aislado, ya que muchas situaciones clínicas producen variaciones en los niveles hormonales, incluidas pacientes perimenopáusicas y pacientes con síndrome de ovario poliquístico con niveles elevados de LH, que podrían confundir a los kits predictores de la ovulación.[26]

El ultrasonido en las técnicas de reproducción asistida (TRA)

Aspiración ovocitaria

Los procedimientos invasivos relacionados a FIV incluyen la aspiración ovocitaria y la transferencia embrionaria; ambos se realizan de rutina bajo guía ultrasonografica.

La aspiración ovocitaria se basa el principio de que los ovarios estimulados serán más grandes y pesados y caerán en el fondo de saco de Douglas, donde pueden ser fácilmente visualizados y alcanzados con la ayuda de un transductor transvaginal. Históricamente, se utilizaban otras vías para intentar obtener los ovocitos, incluida la laparoscópica, transuretral y transvesical; sin embargo, la vía endovaginal ha demostrado ser superior.[27-29]

El transductor transvaginal está equipado con una guía de punción, que es proyectada en la pantalla, para que el trayecto de la aguja pueda ser fácilmente visualizado y planificado. El transductor puede ser entonces ubicado en la vagina cerca del ovario, la aguja insertada a través de una guía en el ovario, donde cada folículo es aspirado en forma seriada (Figura 2.19). Este procedimiento depende de la experiencia técnica del operador. Debe tenerse cuidado, ya que existe una gran cantidad de vasos cercanos al ovario, y estos pueden confundirse con folículos cuando se ven en el extremo.[26-30] Algunos estudios sugieren que el uso de Doppler color puede mejorar la seguridad de este procedimiento.[31]

Finalmente múltiples estudios demostraron que en pacientes en las que los ovarios están ubicados altos o fuera de la pelvis, estos ovocitos podrían ser aspirados por vía transabdominal utilizando el transductor transvaginal para su visualización.[32, 33]

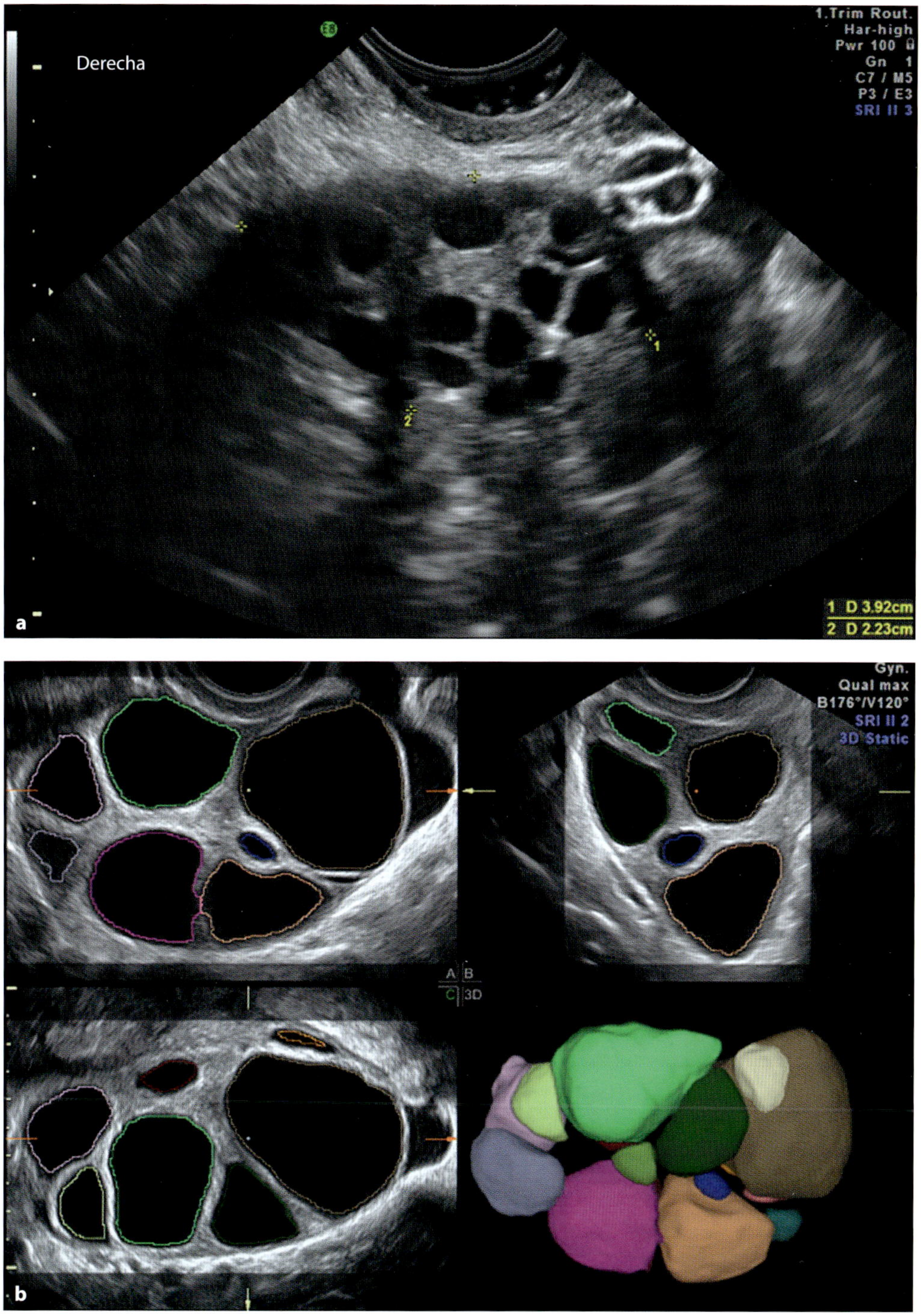

Figura 2.18 a Imagen 2D de un ovario estimulado con múltiples folículos. **b** SonoAVC. El volumen de cada folículo se calcula automáticamente y el código en color corresponde a una tabla con medidas.

Transferencia embrionaria

La transferencia embrionaria se efectuaba originalmente sin guía ultrasonográfica. Sin embargo, múltiples estudios, demostraron una mejora en los resultados cuando se comenzó a utilizar sistemáticamente el ultrasonido para asegurarse de que el embrión sea depositado en el útero.[34-36] Desde esa época el ultrasonido ha sido utilizado de rutina para guiar las transferencias embrionarias. Es probable que las diferencias en las tasas de embarazo hayan sido secundarias a aquellos casos en los que había anomalías cervicales o malas posiciones uterinas, que aumentan el riesgo de depositar el embrión en un lugar diferente al endometrio.[37] De tal manera, resulta importante que el operador del ultrasonido sea habilidoso en casos de anatomía dificultosa,

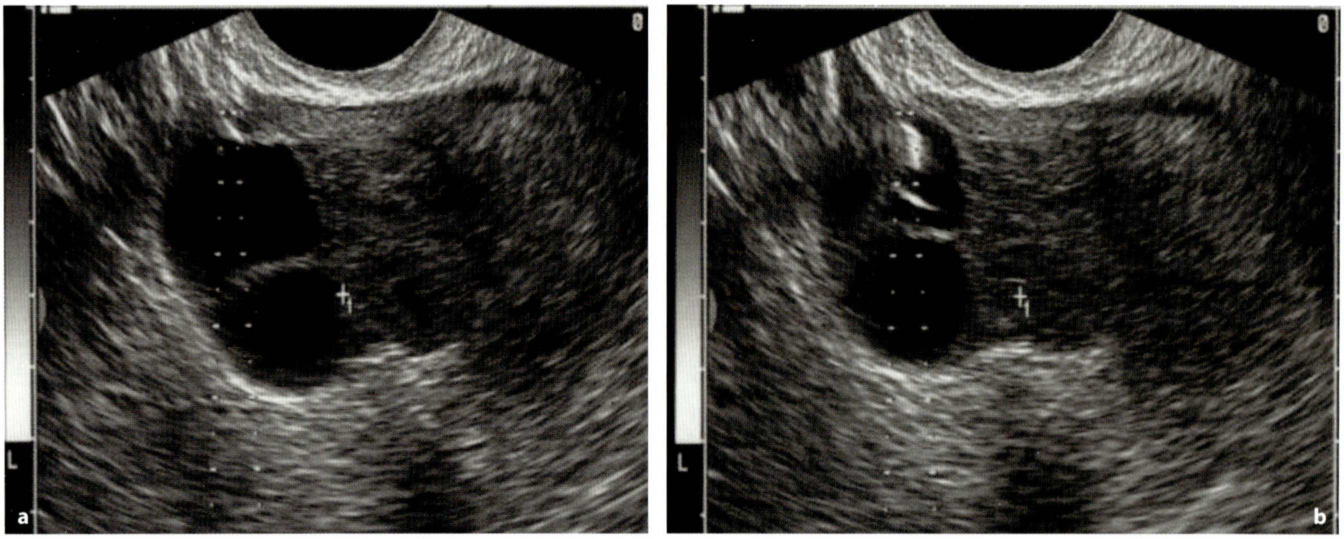

Figura 2.19 Imagen ultrasonográfica de una aspiración folicular. **a** Folículos ováricos estimulados con la guía de la aguja. **b** La aguja se ve hiperecogénica y es fácilmente visible entrando al folículo maduro.

para asegurarnos que el embrión sea correctamente ubicado en la cavidad endometrial con el mínimo dolor sangrado o incomodidad posible, ya que todo lo anterior ha sido asociado a aumento de contractilidad uterina y menores tasas de embarazo (Figura 2.20 a, b).[38]

Nosotros pensamos que, en un futuro cercano, la transferencia embrionaria será llevada a cabo bajo guía ultrasonográfica 3D en tiempo real (*v.* Figura 2.20 c) (ultrasonografía 4D). El uso de ecografía 3D en tiempo real nos va a permitir una mejor definición y ubicación del catéter de transferencia embrionaria, comparado con la ecografía 2D, lo que potencialmente mejoraría la técnica.[39, 40] Es discutible si la estimación 3D del volumen de la cavidad endometrial es un marcador de receptividad endometrial.[41, 42]

Algunos estudios sugieren que el ultrasonido 3D podría desempeñar un papel más importante en la evaluación y el manejo de la paciente infértiles.[43, 44]

Misceláneas

Se debe mencionar también que el ultrasonido constituye un pilar en la evaluación y monitoreo de las complicaciones por tratamientos de fertilidad, sobre todo el síndrome de hiperestimulación ovárica (SHEO).

El SHEO es una alteración hormonal de la permeabilidad vascular (relacionada con el factor de crecimiento del endotelio vascular [VEGF] y a la subunidad b gonadotrofina coriónica humana [GCH]), que es causada por la hiperestimulación ovárica controlada de los tratamientos de fertilidad.[45] Los aspectos clínicos de la patología incluyen potencialmente la formación masiva de terceros espacios en la cavidad peritoneal, pleural e, incluso, pericárdica. La ultrasonografía abdominal, pélvica y hasta torácica es utilizada para evaluar la cantidad de fluido en la cavidad abdominal o pleural, así como el tamaño de los ovarios, que tienden a estar muy agrandados a pesar de la aspiración folicular (Figura 2.21).[45, 46] En ocasiones, son necesarios procedimientos de drenaje, que generalmente se efectúan bajo guía ultrasonografica, como una paracentesis o culdocentesis.

Ultrasonografía tridimensional

Existen múltiples aplicaciones emergentes de la ecografía 3D, incluida la evaluación de la cavidad uterina, el estudio de anomalías uterinas, programas para calcular el volumen de los folículos y para optimizar la transferencia embrionaria. Un estudio reciente demostró que la HSS 3D se correlaciona mejor con la histeroscopia, que es conocida como el método de referencia para la evaluación de la cavidad uterina.[47] La HSS 3D demostró mejor desempeño que la ecografía 2D para la detección de anomalías uterinas; sin embargo, deberían realizarse aún más estudios de investigación a gran escala para confirmar este hallazgo.[47] Adicionalmente, el uso de ultrasonografía 3D muestra grandes ventajas en el diagnóstico de malformaciones mullerianas. Existen estudios recientes que demuestran que el diagnóstico realizado por ecografía 3D tiene una gran correlación con los hallazgos endoscópicos.[48-51] Además, la concordancia entre la ecografía 3D y los hallazgos por RM fue muy alta, lo que indica que la ecografía 3D podría reemplazar a la RM para ciertos estudios (como, por ejemplo, diagnóstico de malformaciones congénitas o la localización de dispositivos intrauterinos), ya que disminuye el costo y el riesgo de la exposición a la radiación.[52]

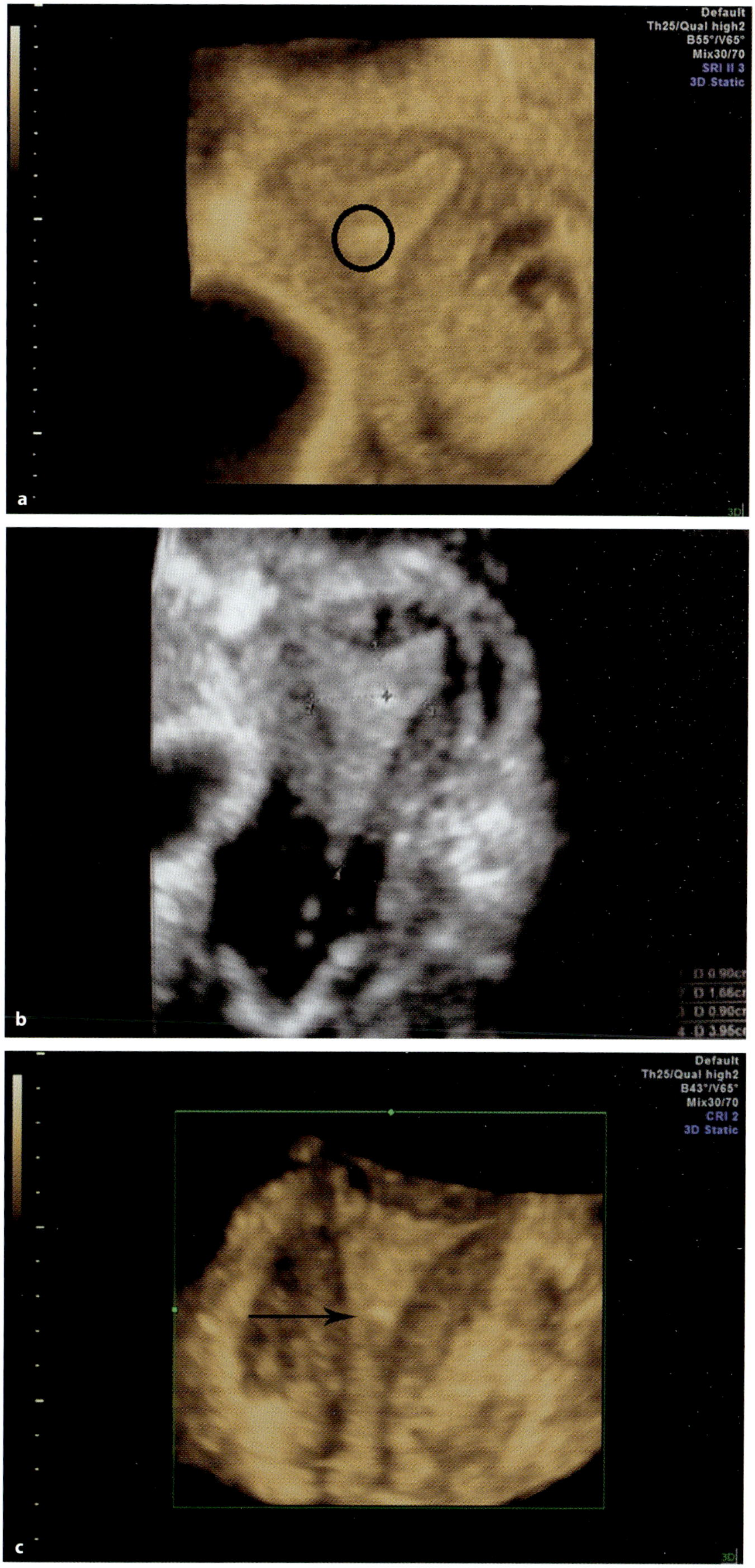

Figura 2.20 a Transferencia embrionaria guiada por ultrasonido, la mancha blanca corresponde a la burbuja de aire que acompaña al embrión y al líquido en la transferencia. **b** Catéter externo transvaginal, mediciones de la parte superior del útero para anticipar la colocación. **c** Vista 3D que muestra la mancha blanca (*flecha*), que corresponde a la burbuja de aire que fue dejada en el momento de la transferencia embrionaria.

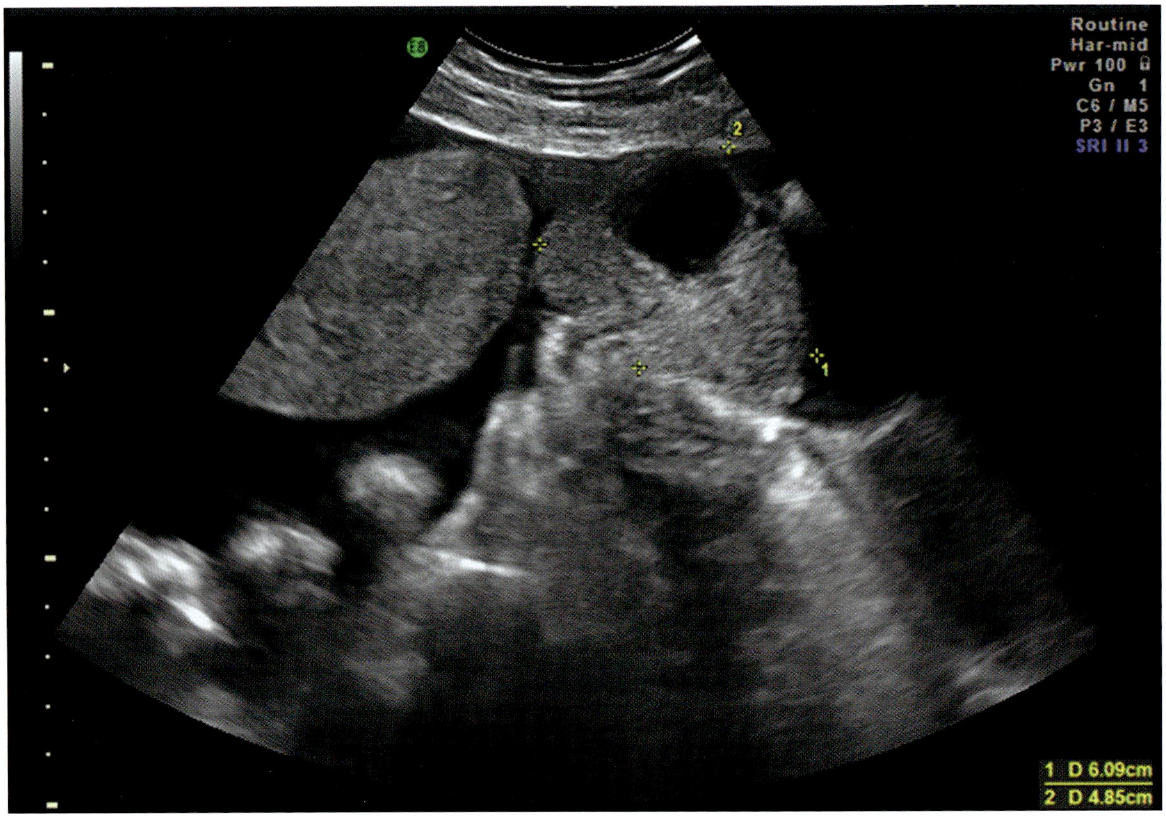

Figura 2.21 Síndrome de hiperestimulación ovárica. La cavidad abdominal tiene una gran cantidad de fluido, se observan el útero y los ovarios flotando en la ascitis.

Embarazo y aborto recurrente

La determinación del embarazo se hace típicamente 12 días después de la transferencia embrionaria. Cuando hay una prueba de embarazo positivo, la mayoría de los especialistas en infertilidad, van a realizar un segundo análisis de niveles de GCH 2 días después. Si hubo un aumento apropiado, se realiza una ecografía entre la semana 5,5-6,5 de embarazo, para confirmar el embarazo intrauterino (Figura 2.22 a, b).

Acorde con el Colegio Estadounidense de Obstetricia y Ginecología (ACOG), el cálculo de la fecha probable de parto (FPP) debe hacerse basado en la transferencia. Si se realizó la transferencia de un embrión de día 3, la FPP será 263 días después.[53] Si se realizó la transferencia de un embrión de día 5, la FPP será 261 días después. Esta es la forma más acertada de cálculo disponible. La ecografía no debe volver a datar estos embarazos.

Otros capítulos discuten los hallazgos tempranos del embarazo. Estas pacientes tienden a ser muy ansiosas, por consiguiente, existe un código de procedimiento (CPT) (V23.0) para embarazo con historia de infertilidad, que permite más ecografías que las usuales y merma la ansiedad. La bibliografía sobre aborto recurrente muestra que el "cuidado cariñoso" puede mejorar los resultados y estas ecografías tempranas son ciertamente reconfortantes. Existen nuevos términos y criterios con relación al aborto recurrente y la determinación de embarazos no viables.[54, 55] Las pacientes infértiles tienen alrededor de un 40% de incidencia de amenaza de aborto y presentan sangrado vaginal. Por lo tanto, estas pacientes pueden presentarse en el consultorio o en la guardia médica. Es crítico que el embarazo no sea terminado inapropiadamente, ya que a estas pacientes les costó mucho embarazarse. Doubilet y cols.[55] recomiendan esperar hasta que la longitud embrionaria máxima sea de 7 mm o más sin latidos cardíacos embrionarios, para declararlos no viables. A estas pacientes les urge ver el saco gestacional, el saco vitelino y, lo más importante, ¡el latido cardíaco del embrión en el útero! Cuando se identifica el latido cardíaco la probabilidad de aborto disminuye significativamente y, típicamente, la paciente es derivada al médico obstetra para que continúe sus controles de rutina.

El aborto recurrente es también relegado al especialista en infertilidad para su evaluación y tratamiento. El aborto espontáneo se produce en el 15%-25% de los embarazos, aumenta con la edad y llega al 50% en pacientes mayores de 40 años. El aborto recurrente es definido como la manifestación de dos o más abortos. Menos del 5% de las pacientes van a tener más de dos abortos consecutivos, y menos del

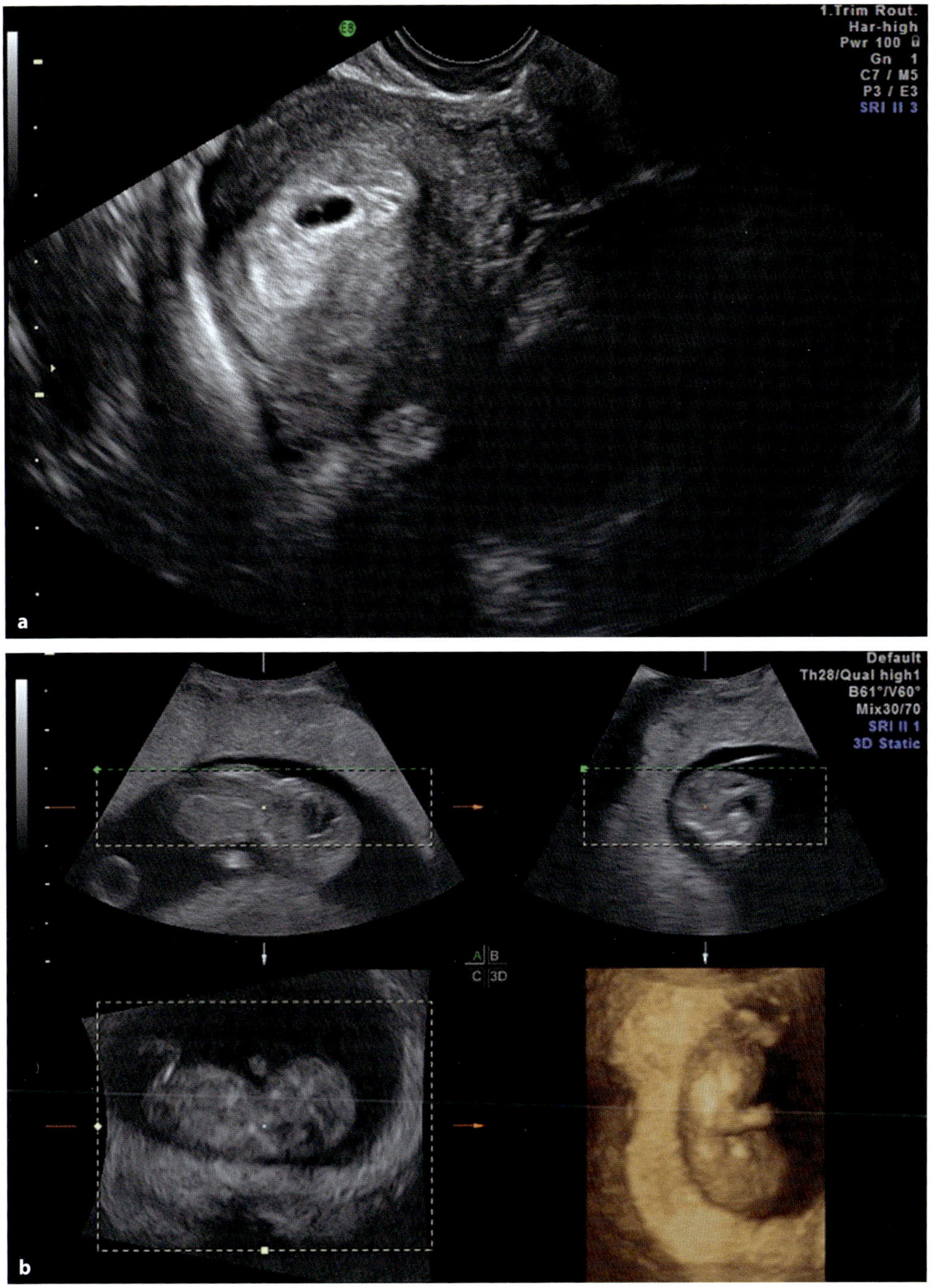

Figura 2.22 a Embarazo temprano con saco vitelino. **b** Rendimiento 3D multiplanar de un embarazo temprano.

1% van a tener más de tres. La Sociedad Estadounidense de Medicina Reproductiva (ASRM) formó un comité de opinión, revisó la evidencia y recomendó la realización de una evaluación genética de los padres y el producto de la concepción (las anomalías cromosómicas son la causa más común, 60%), una evaluación anatómica del útero (HSG o HSS), una evaluación endocrinológica para alteraciones de tiroides y prolactina, anticuerpos antifosfolipídicos (anticoagulante lúpico, antibeta dos glicoproteína, anticuerpos anticardiolipinas), y asesoramiento psicológico.[56] Un estudio al que hace referencia el documento de la ASRM reportó importantes mejoras en los resultados con el "cuidado cariñoso" en la forma de apoyo psicológico, ecografías semanales, evitar el trabajo pesado, los viajes y la actividad sexual. Habiendo comparado ambos grupos, llegó a un 85% de tasa de embarazo para el grupo de estudio frente al 35% para el grupo control.[57] La ASRM remarca que no fue un estudio aleatorizado. En los pacientes que completen la evaluación para aborto recurrente, aproximadamente el 50% no va a tener una causa identificada para sus abortos, que son, por lo tanto, inexplicables. Es importante destacar que las pacientes que tienen una etiología desconocida para aborto recurrente todavía tienen el 50%-60% de chances de lograr un embarazo exitoso.

Puntos de enseñanza

- El ultrasonido constituye una etapa fundamental de la evaluación de la paciente infértil y su tratamiento.
- El ultrasonido 2D tradicional es utilizado para la evaluación basal del útero y sus dimensiones (3D si se sospechan anomalías uterinas), las dimensiones y el volumen ovárico, recuento de folículos antrales (RFA) y patología pélvica.
- La histerosonografía (HSS) es una herramienta importante para la evaluación de la cavidad endometrial, ya que su tasa de detección y diagnóstico para alteraciones intracavitarias es comparable a la histeroscopia, cuando de la combina con ultrasonido 3D.
- La salpingohisterosonografía con solución salina agitada (SSS) puede utilizarse para la evaluación de la permeabilidad tubaria.
- La ultrasonografía 3D es una modalidad requerida para el diagnóstico de anomalías uterinas o de la localización de dispositivos intrauterinos. También es utilizado en infertilidad para una mejor evaluación de la cavidad endometrial y localización de patología intrauterina durante la HSS.
- Tanto el ultrasonido 2D como el 3D, puede ser utilizado para el monitoreo del crecimiento folicular y el crecimiento endometrial durante la estimulación ovárica.
- La ultrasonografía transvaginal es una herramienta crítica para las técnicas de reproducción asistida (p. ej., aspiración de ovocitos o transferencia de embriones).

Bibliografía

1. Page H. Estimation of the prevalence and incidence of infertility in a population: a pilot study. Fertil Steril 1989; 51 (4): 571-7.
2. Himmel W, Ittner E, Kochen MM, Michelmann HW, Hinney B, Reuter M, et al. Management of involuntary childlessness. Br J Gen Pract 1997; 47 (415): 111-8.
3. Mascarenhas MN, Flaxman SR, Boerma T, Vanderpoel S, Stevens GA. National, regional, and global trends in infertility prevalence since 1990: a systematic analysis of 277 health surveys. PLoS Med 2012; 9 (12): e1001356.
4. Chandra A, Copen CE, Stephen EH. Infertility and impaired fecundity in the United States, 1982–2010: data from the National Survey of Family Growth. Natl Health Stat Report 2013; 67: 1-18.
5. Rotterdam ESHRE/ASRM-Sponsored PCOS consensus workshop group. Revised 2003 consensus on diagnostic criteria and long-term health risks related to polycystic ovary syndrome (PCOS). Hum Reprod 2004; 19 (1): 41-7.
6. Dewailly D, Lujan ME, Carmina E, Cedars MI, Laven J, Norman RJ, et al. Definition and significance of polycystic ovarian morphology: a task force report from the Androgen Excess and Polycystic Ovary Syndrome Society. Hum Reprod Update 2014; 20 (3): 334-52.
7. Lewiss RE, Saul T, Goldflam K. Sonographic cervical motion tenderness: a sign found in a patient A with pelvic inflammatory disease. Crit Ultrasound J 2012; 4 (1): 20.
8. Egbase PE, Al-Sharhan M, Grudzinskas JG. Influence of position and length of uterus on implantation and clinical pregnancy rates in IVF and embryo transfer treatment cycles. Hum Reprod 2000; 15 (9): 1943-6.
9. Gardner CS, Jaffe TA, Hertzberg BS, Javan R, Ho LM. The incarcerated uterus: a review of MRI and ultrasound imaging appearances. AJR Am J Roentgenol 2013; 201 (1): 223-9.
10. Metwally M, Cheong YC, Horne AW. Surgical treatment of fibroids for subfertility. Cochrane Database Syst Rev 2012; 11: CD003857.
11. Kroon B, Johnson N, Chapman M, Yazdani A, Hart R, Australasian CREI Consensus Expert Panel on Trial evidence (ACCEPT) Group. Fibroids in infertility–consensus statement from ACCEPT (Australasian CREI Consensus Expert Panel on Trial evidence). Aust N Z J Obstet Gynaecol 2011; 51 (4): 289-95.
12. Benagiano G, Brosens I, Habiba M. Adenomyosis: a life-cycle approach. Reprod Biomed Online 2014; 30 (3): 220-32.
13. Shwayder J, Sakhel K. Imaging for uterine myomas and adenomyosis. J Minim Invasive Gynecol 2014; 21 (3): 362-76.
14. Van den Bosch T, Dueholm M, Leone FP, Valentin L, Rasmussen CK, Votino A, et al. Terms and definitions for describing myometrial pathology using ultrasonography. Ultrasound Obstet Gynecol 2015; doi: 10.1002/uog.14806.
15. Vercellini P, Consonni D, Dridi D, Bracco B, Frattaruolo MP, Somigliana E. Uterine adenomyosis and in vitro fertilization outcome: a systematic review and meta-analysis. Hum Reprod 2014; 29 (5): 964-77.
16. Graupera B, Pascual MA, Hereter L, Browne JL, Úbeda B, Rodríguez I, et al. Accuracy of three-dimensional ultrasound in the diagnosis of mullerian duct anomalies compared to magnetic resonance imaging using the ESHRE-ESGE consensus on the classification of congenital anomalies of the female genital tract. Ultrasound Obstet Gynecol 2015; doi:10.1002/uog.14825.
17. Levine D, Brown DL, Andreotti RF, Benacerraf B, Benson CB, Brewster WR, et al. Management of asymptomatic ovarian and other adnexal cysts imaged at US Society of Radiologists in Ultrasound consensus conference statement. Ultrasound Q 2010; 26 (3): 121-31.
18. Fadhlaoui A, Bouquet de la Joliniere J, Feki A. Endometriosis and infertility: how and when to treat? Front Surg 2014; 1: 24.
19. Surrey ES. Endometriosis and assisted reproductive technologies: maximizing outcomes. Semin Reprod Med 2013; 31 (2): 154-63.

20. Pop-Trajkovic S, Popović J, Antić V, Radović D, Stavanovic M, Vukomanović P. Stages of endometriosis: does it affect in vitro fertilization outcome. Taiwan J Obstet Gynecol 2014; 53 (2): 224-6.
21. El-Sherbiny W, El-Mazny A, Abou-Salem N, Mostafa WS. The diagnostic accuracy of two- vs three-dimensional sonohysterography for evaluation of the uterine cavity in the reproductive age. J Minim Invasive Gynecol 2015; 22 (1): 127-31.
22. Elsayes KM, Pandya A, Platt JF, Bude RO. Technique and diagnostic utility of saline infusion sonohysterography. Int J Gynaecol Obstet 2009; 105 (1): 5-9.
23. Seshadri S, El-Toukhy T, Douiri A, Jayaprakasan K, Khalaf Y. Diagnostic accuracy of saline infusión sonography in the evaluation of uterine cavity abnormalities prior to assisted reproductive techniques: a systematic review and meta-analyses. Hum Reprod Update 2015; 21 (2): 262-74.
24. Vandekerckhove F, Bracke V, De Sutter P. The value of automated follicle volume measurements in IVF/ ICSI. Front Surg 2014; 1: 18.
25. Vandekerckhove F, Vansteelandt S, Gerris J, De Sutter P. Follicle measurements using sonography-based automated volume count accurately predict the yield of mature oocytes in in vitro fertilization/intracytoplasmic sperm injection cycles. Gynecol Obstet Invest 2013; 76 (2): 107-12.
26. Iyoke CA, Ugwu GO, Ezugwu FO, Ajah LO, Mba SG. The role of ultrasonography in in-vitro fertilization and embryo transfer (IVF-ET). Niger J Med 2013; 22 (3): 162-70.
27. Lenz S, Lauritsen JG, Kjellow M. Collection of human oocytes for in vitro fertilisation by ultrasonically guided follicular puncture. Lancet 1981; 1 (8230): 1163-4.
28. Dellenbach P, Nisand I, Moreau L, Feger B, Plumere C, Gerlinger P. Transvaginal sonographically controlled follicle puncture for oocyte retrieval. Fertil Steril 1985; 44 (5): 656-62.
29. Wiseman DA, Short WB, Pattinson HA, Taylor PJ, Nicholson SF, Elliott PD, et al. Oocyte retrieval in an in vitro fertilization-embryo transfer program: comparison of four methods. Radiology 1989; 173 (1): 99-102.
30. Porter MB. Ultrasound in assisted reproductive technology. Semin Reprod Med 2008; 26 (3): 266-76.
31. Risquez F, Confino E. Can Doppler ultrasound-guided oocyte retrieval improve IVF safety? Reprod Biomed Online 2010; 21 (4): 444-5.
32. Weissbrot ES, Roman-Rodriguez C, Sung L. Transabdominal oocyte retrieval compared with the traditional transvaginal approach. Obstet Gynecol 2014; 123 Suppl 1: 190S.
33. Kemi AI, Olukoya OY, Okeke CC, Ogbeche RO, Iloabachie EC, Adewusi AJ, et al. The use of ultrasound guided transvaginal probe on the anterior abdominal wall for follicular aspiration in a patient with inaccessible ovaries by transvaginal ultrasound. Nig Q J Hosp Med 2013; 23 (2): 139-41.
34. Gambadauro P, Navaratnarajah R. Reporting of embryo transfer methods in IVF research: a cross-sectional study. Reprod Biomed Online 2015; 30 (2): 137-43.
35. Strickler RC, Christianson C, Crane JP, Curato A, Knight AB, Yang V. Ultrasound guidance for human embryo transfer. Fertil Steril 1985; 43 (1): 54-61.
36. Hurley VA, Osborn JC, Leoni MA, Leeton J. Ultrasound-guided embryo transfer: a controlled trial. Fertil Steril 1991; 55 (3): 559-62.
37. Broussin B, Jayot S, Subtil D, Parneix I, Audebert A, Dubecq F, et al. Difficult embryo transfers: contribution of echography. Contracept Fertil Sex 1998; 26 (7-8): 492-7.
38. Zhu L, Che HS, Xiao L, Li YP. Uterine peristalsis before embryo transfer affects the chance of clinical pregnancy in fresh and frozen-thawed embryo transfer cycles. Hum Reprod 2014; 29 (6): 1238-43.
39. Fang L, Sun Y, Su Y, Guo Y. Advantages of 3-dimensional sonography in embryo transfer. J Ultrasound Med 2009; 28 (5): 573-8.
40. Gergely RZ, DeUgarte CM, Danzer H, Surrey M, Hill D, DeCherney AH. Three dimensional/four dimensional ultrasound-guided embryo transfer using the maximal implantation potential point. Fertil Steril 2005; 84 (2): 500-3.
41. Oles DP. Goals of medicine. Arch Intern Med 1992; 152 (7): 1530. author reply 1530, 1532.
42. Zackova T, Järvelä IY, Tapanainen JS, Feyereisl J. Assessment of endometrial and ovarian characteristics using three dimensional power Doppler ultrasound to predict response in frozen embryo transfer cycles. Reprod Biol Endocrinol 2009; 7: 151.
43. Radoncic E, Funduk-Kurjak B. Three-dimensional ultrasound for routine check-up in in vitro fertilization patients. Croat Med J 2000; 41 (3): 262-5.
44. Grigore M, Mare A. Applications of 3-D ultrasound in female infertility. Rev Med Chir Soc Med Nat Iasi 2009; 113 (4): 1113-9.
45. Corbett S, Shmorgun D, Claman P; Reproductive Endocrinology Infertility Committee, Healey S, Gysler M. The prevention of ovarian hyperstimulation syndrome. J Obstet Gynaecol Can 2014; 36 (11): 1024-36.
46. Nouri K, Tempfer CB, Lenart C, Windischbauer L, Walch K, Promberger R, et al. Predictive factors for recovery time in patients suffering from severeOHSS. Reprod Biol Endocrinol 2014; 12: 59.
47. Terry S, Banks E, Harris K, Duvivier R, Dar P. Comparison of 3-dimensional with 2-dimensional saline infusion sonohysterograms for the evaluation of intrauterine abnormalities. J Clin Ultrasound 2009; 37 (5): 258-62.
48. Ghi T, Casadio P, Kuleva M, Perrone AM, Savelli L, Giunchi S, et al. Accuracy of three-dimensional ultrasound in diagnosis and classification of congenital uterine anomalies. Fertil Steril 2009; 92 (2): 808-13.
49. Bocca SM, Oehninger S, Stadtmauer L, Agard J, Duran EH, Sarhan A, et al. A study of the cost, accuracy, and benefits of 3-dimensional sonography compared with hysterosalpingography in women with uterine abnormalities. J Ultrasound Med 2012; 31 (1): 81-5.
50. Ludwin A, Oehninger S, Stadtmauer L, Agard J, Duran EH, Sarhan A, et al. Two- and three-dimensional ultrasonography and sonohysterography versus hysteroscopy with laparoscopy in the differential diagnosis of septate, bicornuate, and arcuate uteri. J Minim Invasive Gynecol 2013; 20 (1): 90-9.
51. Niknejadi M, Akhbari F, Niknejad F, Khalili G, Shiva M. Comparison of two dimensional and live three dimensional ultrasounds for the diagnosis of septated uterus. Iran J Reprod Med 2014; 12 (8): 547-54.
52. Ata B, Nayot D, Nedelchev A, Reinhold C, Tulandi T. Do measurements of uterine septum using three-dimensional ultrasound and magnetic resonance imaging agree? J Obstet Gynaecol Can 2014; 36 (4): 331-8.

53. Committee Opinion No. 611. Method for estimating due date. Obstet Gynecol 2014; 124 (4): 863-6.
54. Kolte AM, Bernardi LA, Christiansen OB, Quenby S, Farquharson RG, Goddijn M, et al. Terminology for pregnancy loss prior to viability: a consensus statement from the ESHRE early pregnancy special interest group. Hum Reprod 2015; 30 (3): 495-8.
55. Doubilet PM, Benson CB, Bourne T, Blaivas M; Society of Radiologists in Ultrasound Multispecialty Panel on Early First Trimester Diagnosis of Miscarriage and Exclusion of a Viable Intrauterine Pregnancy, Barnhart KT, et al. Diagnostic criteria for nonviable pregnancy early in the first trimester. N Engl J Med 2013; 369 (15): 1443-51.
56. Practice Committee of the American Society for Reproductive M. Evaluation and treatment of recurrent pregnancy loss: a committee opinion. Fertil Steril 2012; 98 (5): 1103-11.
57. Lachmi-Epstein A, Mazor M, Bashiri A. Psychological and mental aspects and "tender loving care" among women with recurrent pregnancy losses. Harefuah 2012; 151 (11): 633-7.

3

Patologías maternas y el examen ultrasonográfico del primer trimestre

Elena Bronshtein • Karoline S. Puder

Introducción

La ultrasonografía es una de las herramientas diagnósticas más importante y útil en obstetricia. Es una tecnología no invasiva, portátil, rápida y segura. El ultrasonido realizado en el primer trimestre confirma una gestación intrauterina, establece fechas exactas y es crucial en el diagnóstico del fracaso del embarazo precoz y el embarazo ectópico. Comúnmente es utilizado para evaluar el riesgo de aneuploidías, mediante la medición de la translucencia nucal y la identificación de la presencia o ausencia del hueso nasal. Además, la realización de un ultrasonido para la evaluación del embarazo precoz reduce la falta de detección de los embarazos múltiples antes de las 24 semanas de gestación y también se asocia a la reducción de las inducciones al trabajo de parto por embarazo postérmino.[1] Las indicaciones estándares para la evaluación ultrasonográfica del primer trimestre se muestran en la Tabla 3.1. Estas se detallarán en varios capítulos de este libro. Varias afecciones maternas son conocidas por estar asociadas a un riesgo aumentado de anomalías fetales y pueden justificar una evaluación anatómica fetal precoz o más detallada.

Recientemente, varios estudios alentaron el diagnóstico precoz de anomalías mayores después de demostrar la asociación entre una translucencia nucal (TN) aumentada y defectos estructurales.[2-4] El desarrollo de transductores transvaginales de alta frecuencia y alta resolución, junto con una mejora sustancial de la tecnología, ha dado como resultado la visualización de estructuras anatómicas fetales con mayor detalle en períodos más precoces en la gestación.[5-16] Esto ayuda a desplazar el diagnóstico prenatal del examen anatómico estándar del segundo trimestre al primer trimestre y, además, brinda la oportunidad de la interrupción del embarazo en casos apropiados de anomalías identificadas al inicio de la gestación. Por otra parte, la ausencia de malformaciones fetales estructurales mayores en el primer trimestre puede tranquilizar a los pacientes y reducir la ansiedad.

Si bien algunas anomalías no serán evidentes en la evaluación de la anatomía del primer trimestre, debido a la historia

Tabla 3.1 Indicaciones habituales de ultrasonido del primer trimestre

- Confirmación de la presencia de un embarazo intrauterino.
- Evaluación frente a la sospecha de un embarazo ectópico.
- Establecer la causa de un sangrado vaginal.
- Evaluación del dolor pélvico.
- Estimación de la edad gestacional (menstrual).
- Diagnóstico o evaluación de los embarazos múltiples.
- Confirmación de la actividad cardíaca fetal.
- En conjunto con la realización de una biopsia de vellosidades coriónicas o transferencia embrionaria.
- Localización y remoción de un dispositivo intrauterino.
- Evaluación de ciertas anomalías fetales, como anencefalia, en pacientes de alto riesgo.
- Evaluación de tumoraciones pélvicas y malformaciones uterinas maternas.
- Medición de la TN como parte de un programa de tamizaje de aneuploidías fetales.
- Evaluación frente a la sospecha de mola hidatiforme.

natural de las malformaciones fetales, y a que el estudio anatómico del segundo trimestre sigue siendo el método de referencia, se considerarán algunos pacientes que podrían beneficiarse con la evaluación de la anatomía en el primer trimestre. Se ha reportado un rendimiento diagnóstico del ultrasonido en la detección de anomalías estructurales mayores fetales en el primer trimestre entre un 29%-78,8% , con una tasa de detección global de 50%.[17-19] Se ha informado la tasa de detección más alta, de 88% a 100%, en acrania, holoprosencefalia, síndrome del corazón izquierdo hipoplásico, onfalocele, megavejiga e hidrops.[18] El examen ultrasonográfico en el primer trimestre se puede realizar por vía transabdominal o transvaginal. Se ha demostrado que el abordaje transvaginal es significativamente mejor para visualizar el cráneo, la columna, el estómago, los riñones, la vejiga y los miembros. La evaluación completa de la anatomía fetal se ha logrado en el 64% de los estudios transabdominales y en el 82% de los estudios transvaginales, entre las 13 y 14 semanas de gestación.[20] Utilizando ambas vías (transabdominal y transvaginal), la anatomía extracardíaca fue vista en el 75% de los fetos con una longitud embrionaria máxima entre 45-54 mm y en el 96% de los que presentaban una longitud embrionaria máxima (LEM) mayor de 65 mm (Figuras 3.1-3.4).[21]

Patologías maternas concomitantes

Las anomalías fetales pueden tener diversas etiologías, tales como genéticas, ambientales o multifactoriales. Se sabe que varias afecciones maternas y su tratamiento están asociadas con malformaciones estructurales o restricción de crecimiento. Las mediciones ecográficas de los parámetros ultrasonográficos fetales, son las bases para la exacta determinación de la edad gestacional y la detección de desviaciones del crecimiento fetal. La LEM entre las 7 y 12 semanas es el parámetro más exacto para estimar la edad gestacional en el primer trimestre. Las tablas de crecimiento del primer trimestre y las ecuaciones predictivas basadas en la LEM son más exactas para determinar la edad gestacional, que los cálculos basados en la fecha de última menstruación.[22] La valoración de la edad gestacional es muy importante en el diagnóstico de afecciones fetales que implican alteraciones tempranas del crecimiento debido a condiciones tales como hipertensión materna, enfermedades autoinmunes y preeclampsia. La aplicación clínica de la biometría fetal en el crecimiento anormal también es importante en los casos de fetos pequeños o grandes para la edad gestacional, con anomalías cromosómicas y displasias esqueléticas.

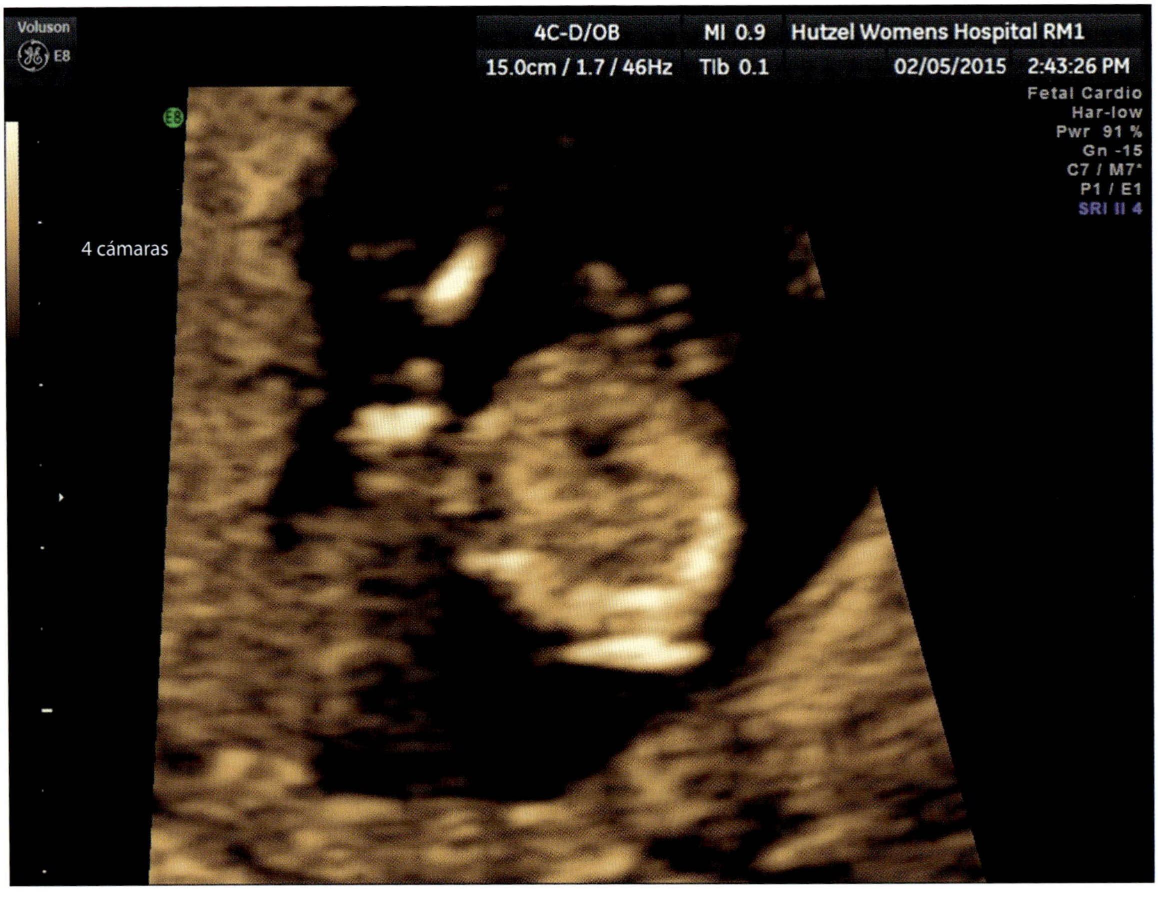

Figura 3.1 Corte de cuatro cámaras del corazón fetal a las 13 semanas de gestación. Vía transabdominal.

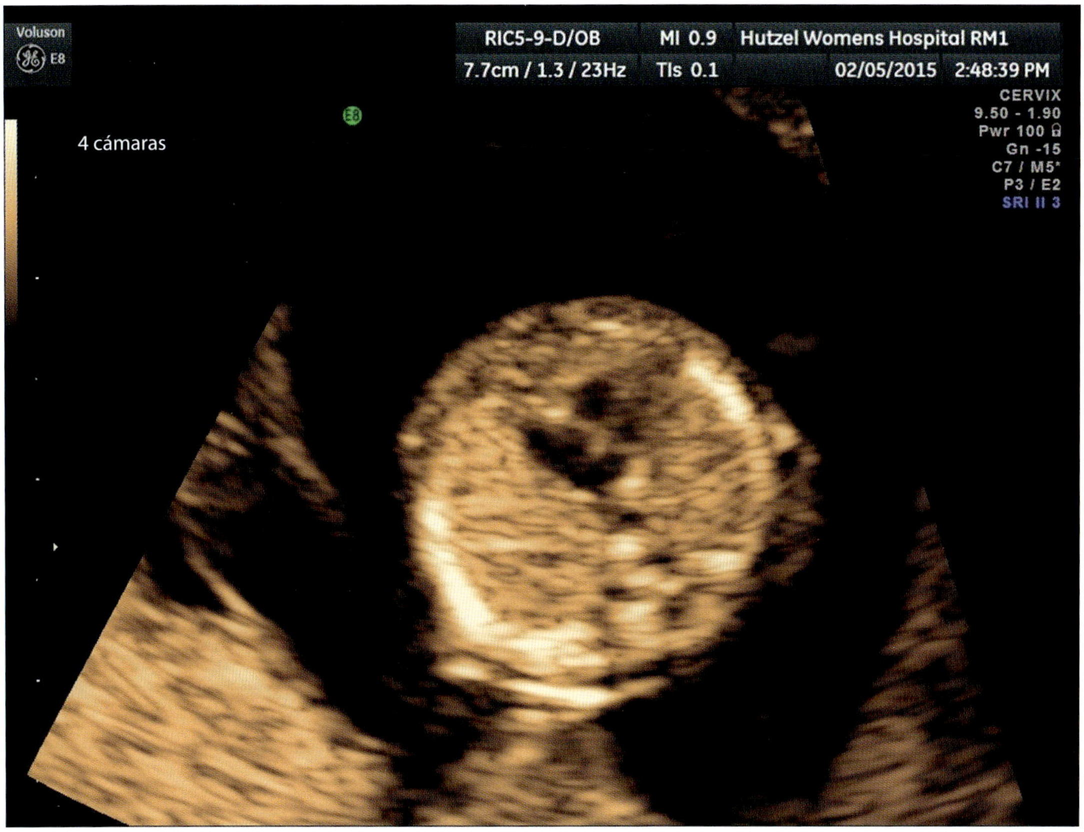

Figura 3.2 Corte de cuatro cámaras del corazón fetal a las 13 semanas de gestación. Vía transvaginal.

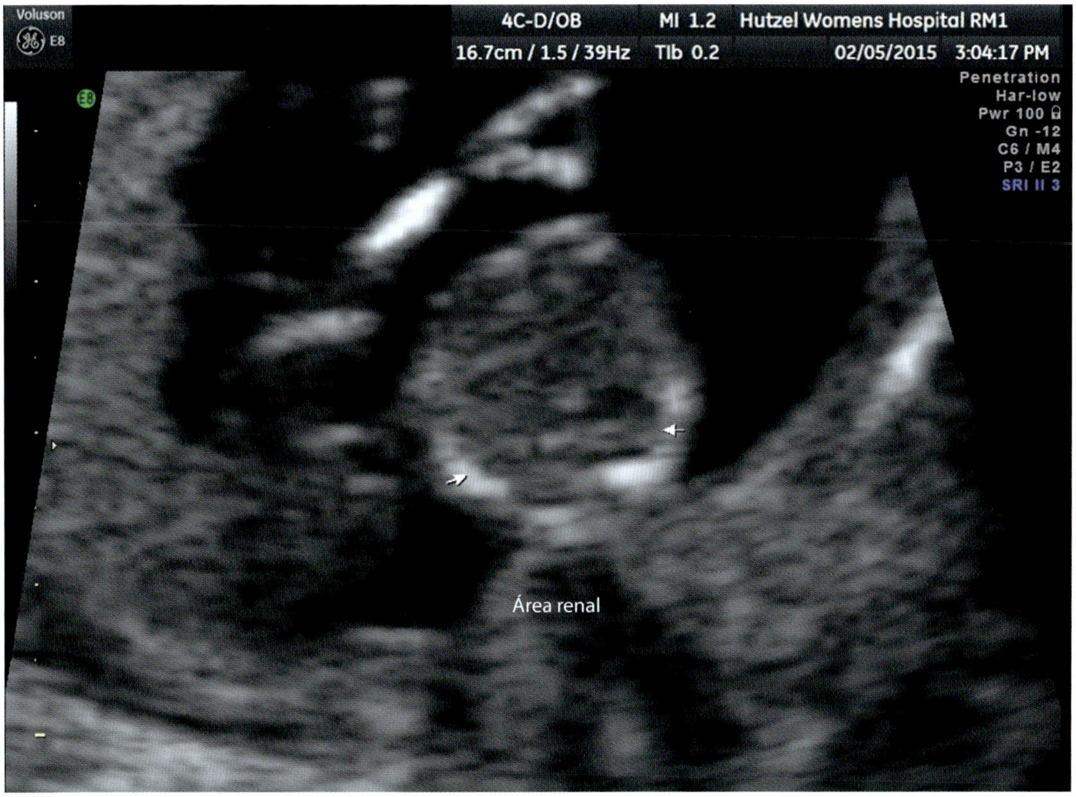

Figura 3.3 Área renal del feto a las 13 semanas de gestación. Vía transabdominal.

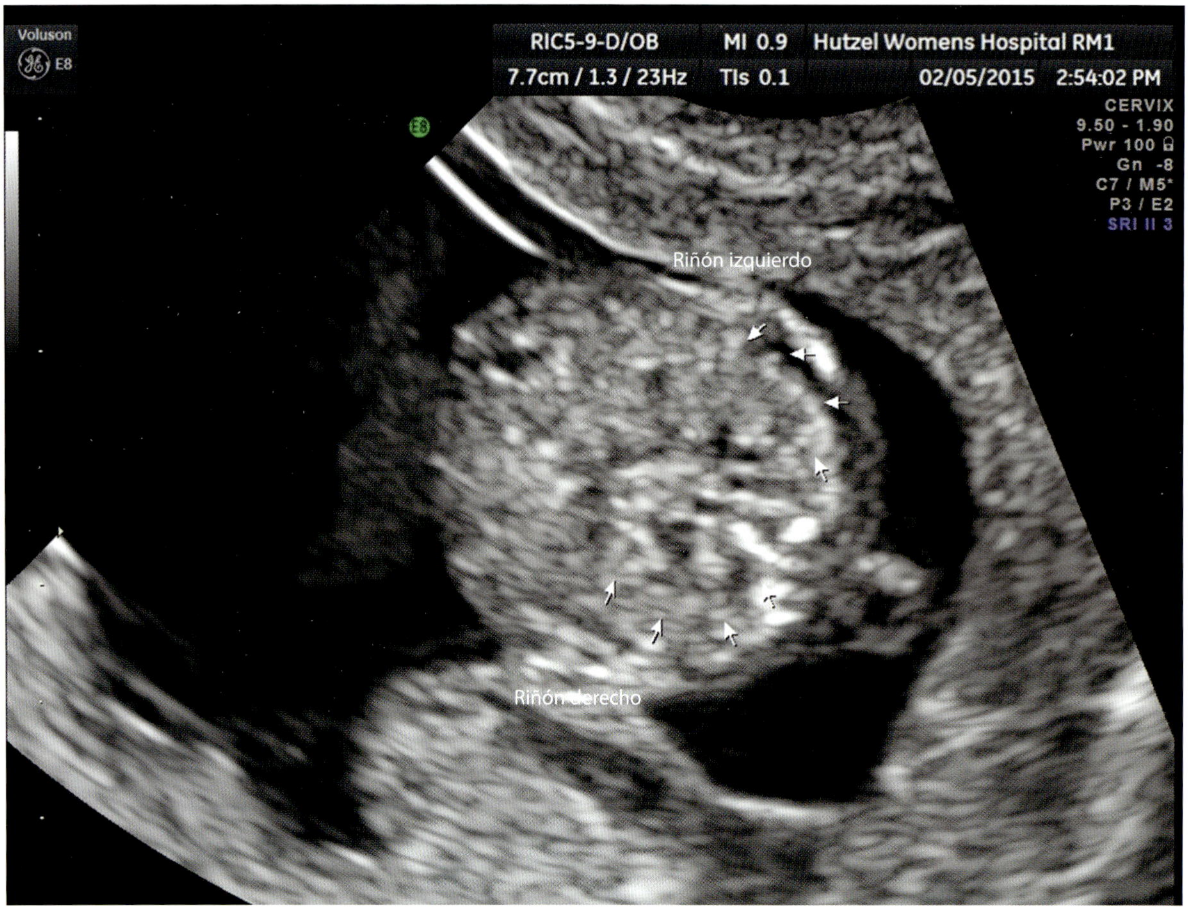

Figura 3.4 Área renal del feto a las 13 semanas de gestación. Vía transvaginal.

Diabetes pregestacional

La diabetes pregestacional materna es un factor de riesgo bien conocido de anomalías congénitas. Los tipos de malformaciones congénitas en embarazos de madres diabéticas difieren de las anomalías que se presentan en las madres no diabéticas.

En los embarazos complicados con diabetes, se ha reportado una incidencia general de malformaciones congénitas de un 6%-13%, dos a cuatro veces mayor que en la población general.[23-25] Una gran parte de las anomalías del sistema nervioso central (SNC) (anencefalia, encefalocele, mielomeningocele, espina bífida y holoprosencefalia), de las malformaciones cardíacas (transposición de los grandes vasos, defectos del tabique interventricular [CIV], ventrículo único e hipoplasia del ventrículo izquierdo) y de las anomalías renales[26-31] se asocian a esta patología. En el primer trimestre, se ha reportado una tasa de detección de anomalías del SNC, elevada, del 100% en casos de anencefalia y encefalocele y de solo el 18% en casos de espina bífida,[18, 32] debido a que los hallazgos típicos del "signo del limón" y del "signo de la banana" no se hacen visibles hasta el final del primer trimestre.[33, 34]

La obesidad es un factor de riesgo y de comorbilidad para diabetes. Además, varios estudios reportaron que una mujer con diabetes pregestacional y un índice de masa corporal (IMC) superior a 28 kg/m^2 tiene un riesgo tres veces mayor de anomalías congénitas y que el riesgo aumenta proporcionalmente con el IMC.[35-37] El rol potencial de la evaluación ultrasonográfica en el primer trimestre en la paciente obesa se discutirá más adelante.

La tasa de malformaciones fetales parece ser similar en la diabetes tipo 1 y en la diabetes tipo 2.[38] Se sabe, que cuanto peor sea el control glucémico periconcepcional o en el embarazo temprano, mayor será el riesgo de anomalías congénitas.[39, 40] La falta de control glucémico adecuado durante el embarazo se asocia con anomalías fetales importantes. La hiperglucemia materna en el momento de la fertilización (definida como hemoglobina glicosilada [HbA1c] > 7,5%), se ha asociado a un riesgo nueve veces mayor de anomalías fetales congénitas y cuatro veces mayor de aborto espontáneo.[41, 42]

En mujeres con diabetes pregestacional, se aconseja planificar el embarazo y optimizar el control glucémico antes de la gestación. La Asociación Canadiense de Diabetes (ACD) y la Asociación Americana de Diabetes (AAD) recomiendan que los niveles de HbA1C sean ≤ 7% antes de la concepción, en un intento de disminuir el riesgo de malformaciones congénitas.[43, 44] También recomiendan a estas mujeres ingerir 4-5 mg diarios de ácido fólico, aunque la evidencia sugiere que tiene un efecto protector mayor para la espina bífida que para la anencefalia y el encefalocele.[45] Sin embargo, el embarazo no estará planificado en el 50% del total de los embarazos y la mayoría de las mujeres no busca atención prenatal hasta después de la embriogénesis (4-8 semanas de gestación). Por lo tanto, se debe considerar la evaluación ultrasonográfica de la anatomía fetal en el primer trimestre en los embarazos complicados por diabetes pregestacional. Si bien ciertas anomalías del sistema nervioso central no se pueden detectar entre las 11 y 14 semanas de gestación, se han reportado casos que demuestran la detección de malformaciones congénitas y anomalías mayores del sistema nervioso central utilizando ecografía transvaginal en el primer trimestre.[46]

Aunque los recién nacidos de madres diabéticas están en riesgo de padecer una amplia variedad de malformaciones, existe un síndrome que está estrechamente asociado con la diabetes. El síndrome de regresión caudal (Figuras 3.5 y 3.6) es una afección asociada con hipoplasia de miembros inferiores, vértebras caudales, sacro, tubo neural y órganos urogenitales.[27, 30, 42] La sirenomelia (el síndrome de la sirena) ha sido descrito como una forma severa y letal de la secuencia de regresión caudal y caracterizado por una sola extremidad inferior, ausencia de sacro, anomalías urogenitales y ano imperforado. Se ha informado que la prevalencia de la sirenomelia es de 1-3/100 000. Estas malformaciones se producen antes de la novena semana de gestación, lo cual tiene implicaciones importantes en la prevención de malformaciones en los embarazos de madres diabéticas. Se ha descrito la detección de sirenomelia ya en la semana 9 de gestación.[47] Se puede considerar una evaluación ultrasonográfica de la anatomía fetal en el primer trimestre en mujeres con diabetes pregestacional con el fin de detectar defectos del tubo neural (DTN) como anencefalia y encefalocele, ciertas anomalías cardíacas y ciertos defectos de los miembros.[11, 19]

Obesidad

La obesidad en la gestación, definida como un índice de masa corporal (IMC) antes del embarazo de 30 kg/m^2, y la

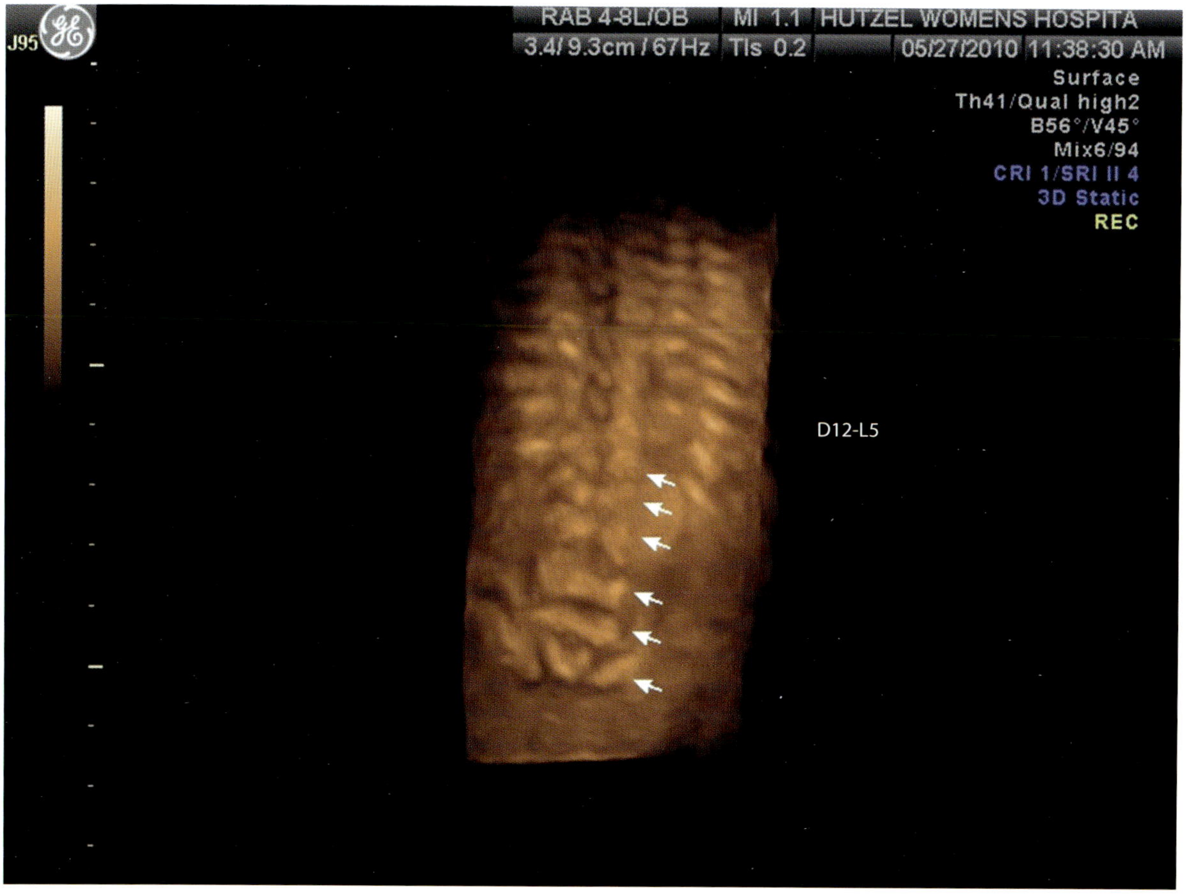

Figura 3.5 Agenesia sacra en una paciente con diabetes pregestacional.

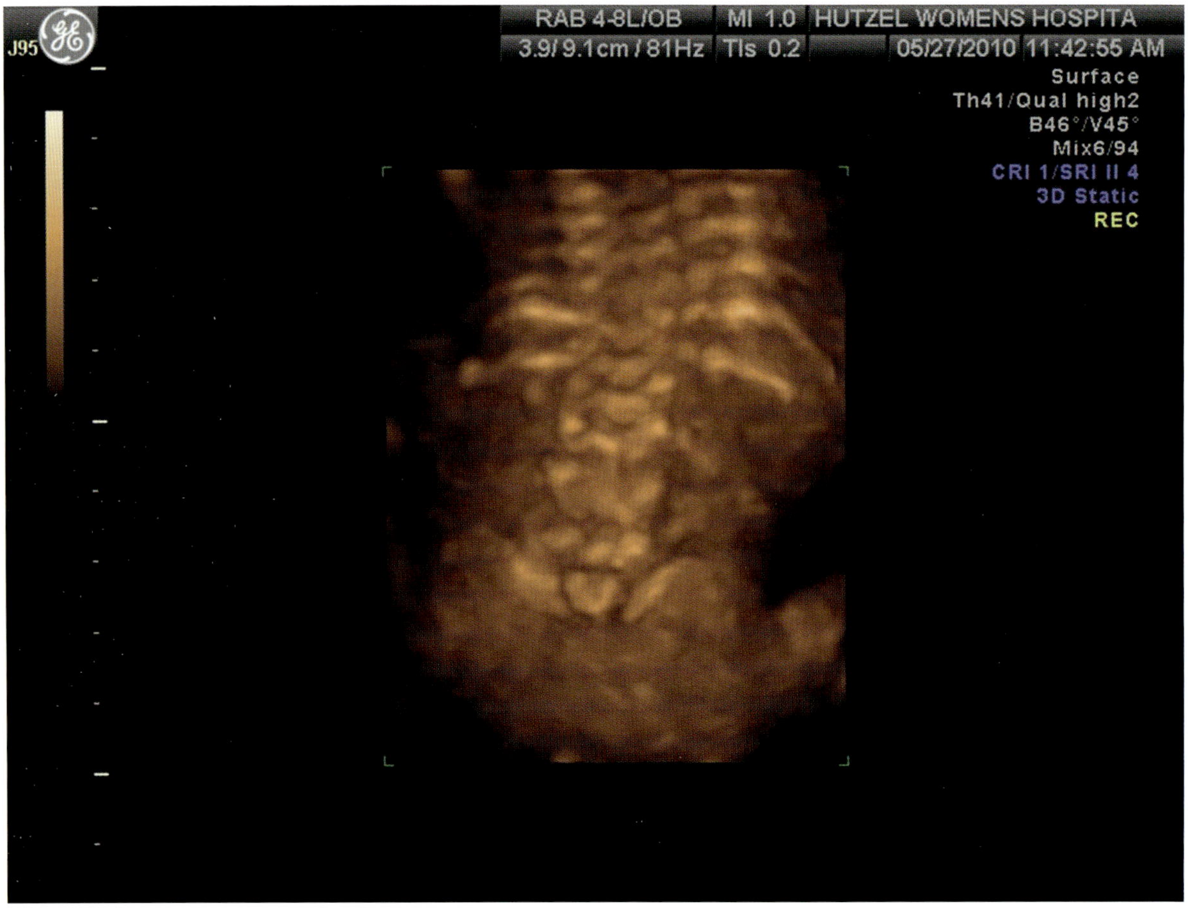

Figura 3.6 Agenesia sacra en una paciente con diabetes pregestacional.

obesidad extrema, con un IMC > 40 kg/m^2, son reconocidas ahora como un síndrome importante en el mundo occidental.[48-50] En Estados Unidos de América, más del 35,8% de las mujeres cumplen con los criterios de obesidad, su prevalencia es cada vez mayor entre las mujeres mayores de 20 años de edad y asume proporciones epidémicas.[51] También se asocia con un riesgo aumentado de anomalías congénitas, tales como paladar hendido, defectos del tubo neural, malformaciones cardíacas, hidrocefalia, atresia anal, hipospadias, riñones quísticos, pie equinovaro, onfalocele y hernia diafragmática.[52-55] En consecuencia, la capacidad de visualizar estas estructuras adecuadamente en la ecografía prenatal del segundo trimestre, tiene implicancias clínicas importantes. La detección ecográfica prenatal de anomalías congénitas en pacientes obesas es difícil. El índice de masa corporal de la paciente afecta significativamente la habilidad del operador de lograr una evaluación anatómica completa. A medida que aumenta el índice de masa corporal materno, disminuye la tasa de evaluaciones anatómicas completas y aumenta el número de exploraciones requeridas.[56] La tasa de detección de un feto con malformaciones en mujeres obesas, disminuye al menos un 20% en comparación con aquellas con IMC normal, ya sea con ecografía estándar o específica.[57]

Timor-Tritsch y cols. propusieron que, actualmente, en una evaluación ultrasonográfica, con un equipo moderno y en manos expertas, se pueden visualizar a las 13-14 semanas el mismo número de estructuras que a las 16 semanas, 5-10 años atrás y que las 20-22 semanas 15-20 años antes.[16] Hendler y cols. informaron que la obesidad aumenta la tasa de visualización ultrasonográfica subóptima de estructuras cardíacas y craneoespinales del feto y reconocieron que en estos casos se puede requerir la visualización de estas estructuras después de las 18-22 semanas, por vía transabdominal.[58] Gupta y cols. sugirieron recientemente la realización de una evaluación anatómica fetal del primer trimestre, además de la evaluación anatómica de rutina del segundo trimestre para mejorar la tasa de detección de anomalías congénitas en pacientes obesas.[59] La ultrasonografía transvaginal evita el tejido adiposo abdominal materno y la exploración transvaginal al final del primer trimestre puede ser la única oportunidad de visualizar adecuadamente la anatomía fetal en pacientes obesas embarazadas.[60]

Condiciones maternas asociadas con malformaciones cardíacas congénitas

Diversos agentes teratogénicos y afecciones maternas han sido implicados como los factores etiológicos de las malformaciones cardíacas congénitas (CC) (*v.* Capítulo 4). La diabetes pregestacional materna aumenta 2-5 veces el riesgo de CC. Malformaciones como la transposición de los grandes vasos, el tronco arterioso, la heterotaxia visceral y el ventrículo único, son más comunes entre los hijos de madres diabéticas que en hijos de mujeres no diabéticas.[28, 61-64] Los defectos del tabique ventricular y la transposición de los grandes vasos son los defectos cardíacos más frecuentes en hijos de madres diabéticas.[61] Establecer el control de glucémico preconcepcional y al inicio del embarazo mejora los resultados maternos y fetales, incluso la reducción de CC.[65-67]

Las CC en general son las anomalías congénitas más frecuentes, con una incidencia del 6%-8% de los nacidos vivos, lo que representa el 30%-45% del total de los defectos congénitos.[68-70] El diagnóstico prenatal de CC sirve para optimizar la atención y potencialmente salvar la vida del recién nacido.[71-73] El ecocardiograma fetal entre las 18-20 semanas de gestación es un método bien establecido para la evaluación de la estructura y la función cardíaca fetal. Con el avance de la tecnología, se ha vuelto factible obtener imágenes del corazón fetal tan temprano como a las 11 semanas de gestación.[14, 74] Además, existe una creciente evidencia que una TN aumentada está asociada a defectos cardíacos mayores en el feto y, por lo tanto, representa una indicación para un ecocardiograma fetal especializado.[75-77] Un metaanálisis reciente demostró que el uso del percentil 99 (es decir 3,5 mm) puede identificar alrededor del 30% de los fetos con CC, lo que sustenta la noción de que la TN es un predictor fuerte de CC en el primer trimestre (75). En el primer trimestre, un *ductus* venoso (DV) con forma de onda de velocidad de flujo anormal (onda A ausente o reversa) también se ha asociado con un riesgo aumentado de resultado perinatal adverso, en particular para anomalías cromosómicas y CC (Figura 3.7 y v. Figuras 3.3-3.6).[78, 79] La forma anormal de onda de velocidad de flujo en el DV en el primer trimestre es un predictor independiente de CC y debe constituir una indicación para un ecocardiograma precoz. Se ha informado de que la evaluación de la forma de onda de velocidad de flujo en el DV aumentó la detección

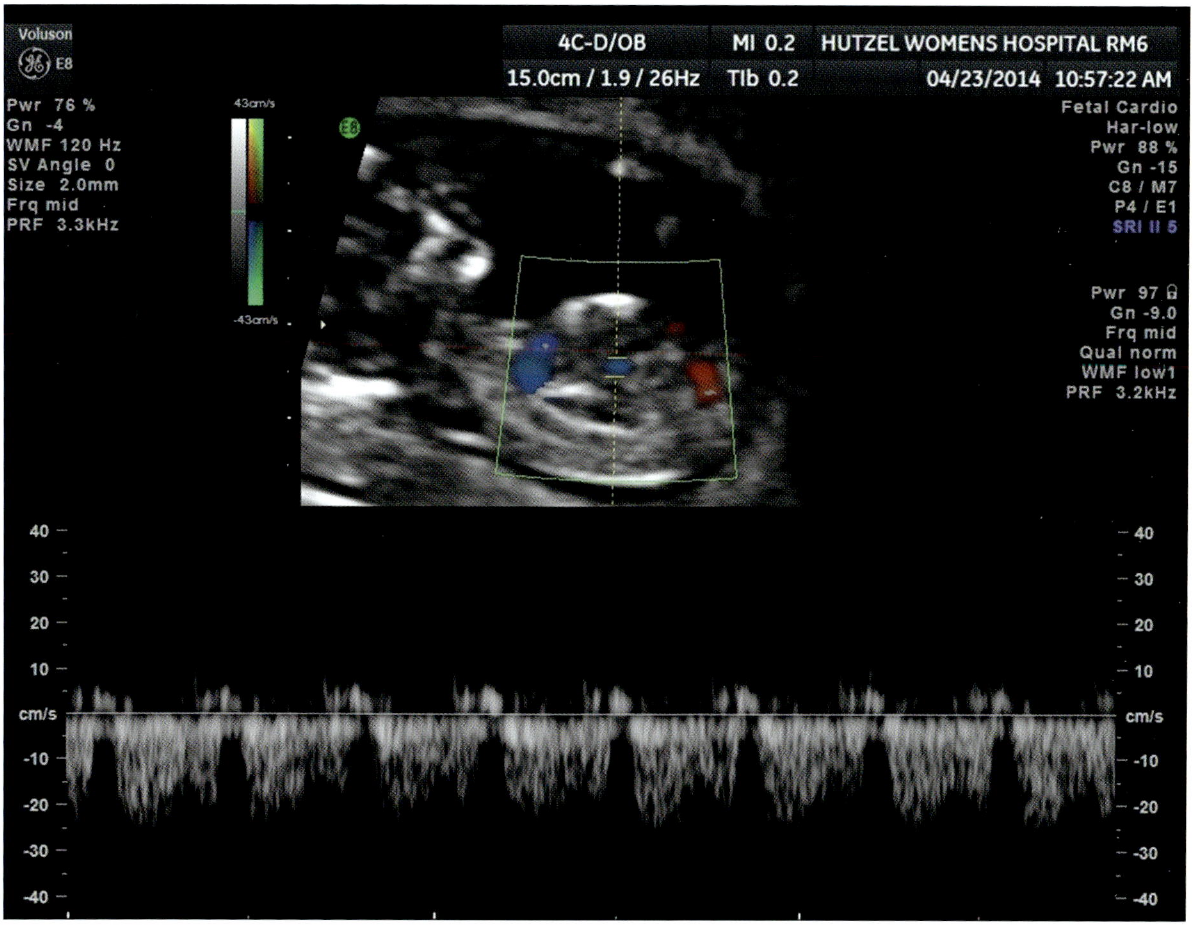

Figura 3.7 *Ductus* venoso (DV) con onda de velocidad de flujo anormal a las 12 semanas de gestación.

temprana de CC en un 11% con respecto al uso de la medición aislada de la TN.[80] Los datos combinados de ocho estudios en fetos euploides con TN aumentada (por arriba del percentilo 95) demostraron un DV con forma de onda de velocidad de flujo anormal en el 87% de los fetos con defectos cardíacos en comparación a un 19% en aquellos sin defectos cardíacos.[81] Por lo tanto, muchos grupos han sugerido el uso del DV como un marcador secundario para ser evaluado selectivamente en fetos con TN aumentada.[82-84]

Varios estudios han demostrado que la tasa de evaluación completa del corazón aumenta del 45%, a las 11 semanas, al 90% entre las 12 y 14 semanas, y alcanza el 100% a las 15 semanas.[12, 13, 85] Se ha reportado la visualización del corte de las cuatro cámaras y del entrecruzamiento de la arteria pulmonar desde el 44% de los casos a las 10 semanas hasta el 100% entre las 13-17 semanas.[12] Se ha reportado que el ecocardiograma por vía transvaginal es superior al abordaje transabdominal entre las 10 y 13 semanas de gestación, que ambos métodos son similares a las 14 semanas y que el ecocardiograma transabdominal es más preciso que el transvaginal a las 15 semanas de gestación.[85] La detección de anomalías cardíacas en el primer trimestre varía según la lesión, como se señala en las Tablas 3.2 y 3.3.

La fenilcetonuria es otro de los trastornos metabólicos que está asociado con las CC. Las mujeres con fenilcetonuria que tienen niveles elevados de fenilalanina tienen un mayor riesgo de descendencia con CC. La CIV y la coartación de aorta son más comunes en esta población.[86] Los niveles superiores a 15 mg/mL están asociados con un riesgo de diez a quince veces mayor de CC.[87] La etiología de las CC no se relaciona solo con los niveles séricos elevados de fenilalanina, sino también con la ingesta pobre de proteínas y vitaminas durante el primer trimestre.[88] El control de la dieta antes de la concepción y durante el embarazo ha demostrado reducir el riesgo de CC.[89, 90]

Los anticonvulsivantes, una clase de fármacos que incluye la fenitoína, la carbamazepina y el valproato de sodio, se usan comúnmente en el tratamiento de la epilepsia. La incidencia de defectos congénitos es 4%-10%, aproximadamente dos a cuatro veces mayor que en la población general.[91-97] La politerapia con drogas antiepilépticas se asocia con una tasa mayor de malformaciones que la monoterapia.[98] El uso de ciertas drogas antiepilépticas durante la gestación aumenta el riesgo de malformaciones congénitas específicas, como defectos del tubo neural, labio y paladar hendido y malformaciones cardiovasculares.[99-102] Entre los distintos esquemas, la monoterapia con ácido valproico, presenta el riesgo más alto de malformaciones congénitas en la descendencia.[94] La utilización de valproato y carbamazepina se asocia fuertemente a defectos del tubo neural,

Tabla 3.2 Malformaciones cardíacas que pueden ser detectadas en el primer trimestre[117]

- Atresia tricuspídea.
- Atresia pulmonar (con defecto del CIV o sin este).
- Atresia mitral.
- Atresia aórtica.
- Síndrome de corazón izquierdo hipoplásico (atresia aórtica y mitral o estenosis severa).
- Transposición completa.
- Transposición corregida.
- Doble entrada ventricular.
- Defectos del tabique atrioventricular (defectos extensos).
- Tronco arterioso.
- Tetralogía de Fallot.
- Defectos extensos de tabique interventricular.
- Lesiones complejas en el contexto de defectos de lateralidad.

Tabla 3.3 Malformaciones cardíacas que pueden no detectarse en el primer trimestre

Lesiones del desarrollo
- Estenosis aórtica/pulmonar leve.
- Anomalías leves de la válvula mitral/tricúspide.
- Coartación de aorta.
- Tumores cardíacos.
- Miocardiopatías.

Defectos septales
- Defectos del tabique interventricular.
- Defectos del tabique interauricular tipo *ostium primum*.
- Defectos del tabique atrioventricular.

Otras
- Tetralogía de Fallot con ramas pulmonares de tamaño normal.
- Anomalías del retorno venoso pulmonar.

especialmente a espina bífida. La prevalencia de espina bífida es aproximadamente 1%-2% con la exposición al ácido valproico y 0,5% con carbamazepina.[103]

La exposición a carbamazepina se asocia con tetralogía de Fallot, atresia esofágica, malformaciones vertebrales y múltiples defectos transversales de reducción de miembros.[97] Las malformaciones cardíacas más comunes reportadas entre los hijos de mujeres expuestas a la carbamazepina son la CIV, la tetralogía de Fallot, el *ductus* arterioso persistente y defectos de tabique interauricular (CIA).[97, 100, 104, 105] A la luz de estos resultados, se debe considerar la evaluación ultrasonográfica de la anatomía fetal en el primer trimestre y el ecocardiograma para las mujeres con epilepsia y terapia con fármacos antiepilépticos.

El abuso de alcohol durante la gestación se asocia con problemas de salud para ambos, la madre y el feto. De los cuatro millones de embarazos en Estados Unidos cada año, 3%-5% de las mujeres beben demasiado durante la gestación.[106] Se considera que el síndrome alcohólico fetal (SAF) es la manifestación más grave de los efectos adversos del alcohol en el feto. El diagnóstico del SAF requiere exposición prenatal al alcohol y las siguientes características: restricción de crecimiento, retardo neurocognitivo o retardo mental y, al menos, dos dismorfismos faciales (fisuras palpebrales cortas, borde bermellón fino del labio superior o surco nasolabial aplanado).[107] El SAF se presenta en el 4%-10% de los chicos nacidos de madres alcohólicas. Se ha reportado la presencia de MCC en 25%-50% de los niños con SAF; las CIA y las CIV son las más frecuentes.[108-110] Estos hallazgos sugieren que la exposición prenatal al alcohol como una etiología potencial de CC, también debe ser considerada como una indicación para la realización de un ecocardiograma fetal en primer trimestre.

Enfermedades vasculares maternas

Las mujeres con hipertensión, enfermedades renales y enfermedades vasculares tiene un mayor riesgo de preeclampsia, restricción de crecimiento y otros resultados adversos durante la gestación. Mientras que la mayoría de estas mujeres puede ser candidata a un tratamiento con dosis baja de aspirina, la identificación de un subgrupo particular de alto riesgo puede permitir una vigilancia más intensiva e intervenciones específicas. El desarrollo vascular anormal de la placenta es una base común a trastornos obstétricos, como la restricción de crecimiento y la preeclampsia. El Doppler de las arterias uterinas ha sido investigado como una herramienta de predicción y diagnóstico.

Se ha informado que los embarazos con riesgo aumentado de desarrollar trastornos hipertensivos y sus complicaciones, tienen un aumento anormal del índice de pulsatilidad de la arteria uterina (IPAUt) en el embarazo temprano.[111] El período comprendido entre las 11 y 14 semanas se caracteriza por un IPAUt elevado e incisura diastólica (*notch*) bilateral. A medida que la gestación progresa, el IPAUt disminuye y la incisura diastólica se torna menos prevalente.[112, 113] Un metaanálisis que incluyó 55 974 mujeres ha demostrado que el Doppler de la arteria uterina en el primer trimestre es una herramienta útil para predecir la preeclampsia de inicio precoz, así como otros resultados obstétricos adversos.[114] El tratamiento con aspirina, iniciado antes de las 16 semanas de gestación puede reducir la incidencia de preeclampsia y sus consecuencias en pacientes con evidencia ultrasonográfica de placentación anómala, diagnosticada mediante el Doppler de la arteria uterina en el primer trimestre.[115]

Resumen

La ultrasonografía del primer trimestre ya es un estudio común dentro del arsenal obstétrico. A medida que se produzcan cambios en las características de nuestros pacientes y sus patologías, así como en la sofisticación del ultrasonido, irá cambiando el enfoque del diagnóstico prenatal. Si bien la información que se presenta en este texto no refleja los estándares actuales de tratamiento, anticipamos una mayor evolución de las recomendaciones basadas en la condición y la exposición que incluyen la evaluación de la anatomía durante el primer trimestre y un ecocardiograma, en población seleccionada.

Puntos de enseñanza

- La evaluación ultrasonográfica realizada en el primer trimestre confirma la presencia de un embarazo ortotópico, determina la edad gestacional, las pérdidas gestacionales, y los embarazos ectópicos.
- También se utiliza para evaluar el riesgo de aneuploidías mediante la medición de la translucencia nucal y la identificación de la presencia o ausencia del hueso nasal.
- La evaluación completa de la anatomía fetal, entre las 13 y 14 semanas, se puede lograr en el 64% de los casos por vía transabdominal y en el 82% por vía transvaginal. Esto ayuda a trasladar el diagnóstico prenatal de la evaluación anatómica del segundo trimestre al primero.
- Se sabe que diversas enfermedades maternas o su tratamiento están asociadas con anomalías estructurales o restricción del crecimiento. La diabetes pregestacional materna es un factor de riesgo, bien conocido, de malformaciones congénitas. La incidencia general de malformaciones congénitas en hijos de madres diabéticas es 6%-13%, es decir dos a cuatro veces mayor que en la población general.
- La obesidad es un factor de riesgo bien conocido y un factor de comorbilidad de la diabetes. Las mujeres con diabetes pregestacional y un IMC mayor de 28 kg/m^2

tienen un riesgo tres veces mayor de malformaciones congénitas y el riesgo aumenta proporcionalmente al IMC.

- Las CC son las malformaciones congénitas más comunes, con una incidencia del 6-8% de los nacidos vivos, lo que representa un 30%-45% del total de los defectos congénitos. Una translucencia nucal aumentada (TN) o un *ductus* venoso (DV) con una forma de onda de velocidad de flujo anormal se asocian a defectos cardíacos mayores en el feto. La tasa de evaluación completa del corazón aumenta de un 45% a las 11 semanas, hasta un 90% entre las 12 y 14 semanas, y alcanza el 100% a las 15 semanas.
- Las enfermedades metabólicas maternas como la fenilcetonuria y la diabetes, y la exposición a ciertas medicaciones como los anticonvulsivantes se asocian a las CC. Estas condiciones pueden considerarse una indicación para realizar un ecocardiograma fetal en el primer trimestre.
- El Doppler de la arteria uterina en el primer trimestre es una herramienta útil para predecir la preeclampsia de inicio precoz, así como otros resultados adversos del embarazo. El tratamiento con aspirina, iniciado antes de las 16 semanas de gestación puede reducir la incidencia de preeclampsia así como sus consecuencias en mujeres con evidencias ultrasonográficas de placentación anormal diagnosticada mediante la evaluación Doppler de las arterias uterinas en el primer trimestre.

Bibliografía

1. Whitworth M, Bricker L, Neilson JP, Dowswell T. Ultrasound for fetal assessment in early pregnancy. Cochrane Database System Rev 2010; (4): CD007058.
2. Ghi T, Huggon IC, Zosmer N, Nicolaides KH. Incidence of major structural cardiac defects associated with increased nuchal translucency but normal karyotype. Ultrasound Obstet Gynecol 2001; 18 (6): 610-4.
3. Hyett JA, Perdu M, Sharland GK, Snijders RS, Nicolaides KH. Increased nuchal translucency at 10-14 weeks of gestation as a marker for major cardiac defects. Ultrasound Obstet Gynecol 1997; 10 (4): 242-6.
4. Souka AP, Krampl E, Bakalis S, Heath V, Nicolaides KH. Outcome of pregnancy in chromosomally normal fetuses with increased nuchal translucency in the first trimester. Ultrasound Obstet Gynecol 2001; 18 (1): 9-17.
5. Timor-Tritsch IE, Farine D, Rosen MG. A close look at early embryonic development with the high-frequency transvaginal transducer. Am J Obstet Gynecol 1988; 159 (3): 676-81.
6. Timor-Tritsch IE, Monteagudo A, Peisner DB. High-frequency transvaginal sonographic examination for the potential malformation assessment of the 9-week to 14-week fetus. J Clin Ultrasound 1992; 20 (4): 231-8.
7. Lasser DM, Peisner DB, Vollebergh J, Timor-Tritsch I. First-trimester fetal biometry using transvaginal sonography. Ultrasound Obstet Gynecol 1993; 3 (2): 104-8.
8. den Hollander NS, Wessels MW, Niermeijer MF, Los FJ, Wladimiroff JW. Early fetal anomaly scanning in a population at increased risk of abnormalities. Ultrasound Obstet Gynecol 2002; 19 (6): 570-4.
9. Michailidis GD, Papageorgiou P, Economides DL. Assessment of fetal anatomy in the first trimester using two- and three-dimensional ultrasound. Br J Radiol 2002; 75 (891): 215-9.
10. Hernadi L, Torocsik M. Screening for fetal anomalies in the 12th week of pregnancy by transvaginal sonography in an unselected population. Prenat Diagn 1997; 17 (8): 753-9.
11. Whitlow BJ, Economides DL. The optimal gestational age to examine fetal anatomy and measure nuchal translucency in the first trimester. Ultrasound Obstet Gynecol 1998; 11 (4): 258-61.
12. Gembruch U, Shi C, Smrcek JM. Biometry of the fetal heart between 10 and 17 weeks of gestation. Fetal Diagn Ther 2000; 15 (1): 20-31.
13. Haak MC, Twisk JW, Van Vugt JM. How successful is fetal echocardiographic examination in the first trimester of pregnancy? Ultrasound Obstet Gynecol 2002; 20 (1): 9-13.
14. Johnson P, Sharland G, Maxwell D, Allan L. The role of transvaginal sonography in the early detection of congenital heart disease. Ultrasound Obstet Gynecol 1992; 2 (4): 248-51.
15. Dolkart LA, Reimers FT. Transvaginal fetal echocardiography in early pregnancy: normative data. Am J Obstet Gynecol 1991; 165 (3): 688-91.
16. Timor-Tritsch IE, Bashiri A, Monteagudo A, Arslan AA. Qualified and trained sonographers in the US can perform early fetal anatomy scans between 11 and 14 weeks. Am J Obstet Gynecol 2004; 191 (4): 1247-52.
17. Borrell A, Robinson JN, Santolaya-Forgas J. Clinical value of the 11- to 13 + 6-week sonogram for detection of congenital malformations: a review. Am J Perinatol 2011; 28 (2): 117-24.
18. Grande M, Arigita M, Borobio V, Jimenez JM, Fernandez S, Borrell A. First-trimester detection of structural abnormalities and the role of aneuploidy markers. Ultrasound Obstet Gynecol 2012; 39 (2): 157-63.
19. Syngelaki A, Chelemen T, Dagklis T, Allan L, Nicolaides KH. Challenges in the diagnosis of fetal non-chromosomal abnormalities at 11-13 weeks. Prenat Diagn 2011; 31 (1): 90-102.
20. Ebrashy A, El Kateb A, Momtaz M, El Sheikhah A, Aboulghar MM, Ibrahim M, et al. 13-14-week fetal anatomy scan: a 5-year prospective study. Ultrasound Obstet Gynecol 2010; 35 (3): 292-6.
21. Souka AP, Pilalis A, Kavalakis Y, Kosmas Y, Antsaklis P, Antsaklis A. Assessment of fetal anatomy at the 11-14-week ultrasound examination. Ultrasound Obstet Gynecol 2004; 24 (7): 730-4.
22. Salomon LJ, Bernard JP, Duyme M, Dorion A, Ville Y. Revisiting first-trimester fetal biometry. Ultrasound Obstet Gynecol 2003; 22 (1): 63-6.
23. Naeye RL. Infants of diabetic mothers: a quantitative, morphologic study. Pediatrics 1965; 35: 980-8.
24. Soler NG, Soler SM, Malins JM. Neonatal morbidity among infants of diabetic mothers. Diabetes Care 1978; 1 (6): 340-50.
25. Mills JL. Malformations in infants of diabetic mothers. Teratology 1982; 25: 385-94. Birth Defects Res A Clin Mol Teratol 2010; 88 (10): 769-78.

26. Ramos-Arroyo MA, Rodriguez-Pinilla E, Cordero JF. Maternal diabetes: the risk for specific birth defects. Eur J Epidemiol 1992; 8 (4): 503-8.
27. Becerra JE, Khoury MJ, Cordero JF, Erickson JD. Diabetes mellitus during pregnancy and the risks for specific birth defects: a population-based case-control study. Pediatrics 1990; 85 (1): 1-9.
28. Lisowski LA, Verheijen PM, Copel JA, Kleinman CS, Wassink S, Visser GH, et al. Congenital heart disease in pregnancies complicated by maternal diabetes mellitus. An international clinical collaboration, literature review, and meta-analysis. Herz 2010; 35 (1): 19-26.
29. Kucera J. Rate and type of congenital anomalies among offspring of diabetic women. J Reprod Med 1971; 7 (2): 73-82.
30. Schwartz R, Teramo KA. Effects of diabetic pregnancy on the fetus and newborn. Semin Perinatol 2000; 24 (2): 120-35.
31. Garne E, Loane M, Dolk H, Barisic I, Addor MC, Arriola L, et al. Spectrum of congenital anomalies in pregnancies with pregestational diabetes. Birth Defects Res A Clin Mol Teratol 2012; 94 (3): 134-40.
32. Taipale P, Ammala M, Salonen R, Hiilesmaa V. Two-stage ultrasonography in screening for fetal anomalies at 13-14 and 18-22 weeks of gestation. Acta Obstet Gynecol Scand 2004; 83 (12): 1141-6.
33. Sebire NJ, Noble PL, Thorpe-Beeston JG, Snijders RJ, Nicolaides KH. Presence of the 'lemon' sign in fetuses with spina bifida at the 10-14-week scan. Ultrasound Obstet Gynecol 1997; 10 (6): 403-5.
34. Nicolaides KH, Campbell S, Gabbe SG, Guidetti R. Ultrasound screening for spina bifida: cranial and cerebellar signs. Lancet 1986; 2 (8498): 72-4.
35. Cedergren MI, Kallen BA. Maternal obesity and infant heart defects. Obes Res 2003; 11 (9): 1065-71.
36. Moore LL, Singer MR, Bradlee ML, Rothman KJ, Milunsky A. A prospective study of the risk of congenital defects associated with maternal obesity and diabetes mellitus. Epidemiology 2000; 11 (6): 689-94.
37. Martinez-Frias ML, Frias JP, Bermejo E, Rodriguez-Pinilla E, Prieto L, Frias JL. Pre-gestational maternal body mass index predicts an increased risk of congenital malformations in infants of mothers with gestational diabetes. Diabet Med 2005; 22 (6): 775-81.
38. Towner D, Kjos SL, Leung B, Montoro MM, Xiang A, Mestman JH, et al. Congenital malformations in pregnancies complicated by NIDDM. Diabetes Care 1995; 18 (11): 1446-51.
39. Aberg A, Westbom L, Kallen B. Congenital malformations among infants whose mothers had gestational diabetes or preexisting diabetes. Early Hum Dev 2001; 61 (2): 85-95.
40. Sheffield JS, Butler-Koster EL, Casey BM, McIntire DD, Leveno KJ. Maternal diabetes mellitus and infant malformations. Obstet Gynecol 2002; 100 (5 Pt 1): 925-30.
41. Rosenn B, Miodovnik M, Combs CA, Khoury J, Siddiqi TA. Glycemic thresholds for spontaneous abortion and congenital malformations in insulin-dependent diabetes mellitus. Obstet Gynecol 1994; 84 (4): 515-20.
42. Greene MF. Spontaneous abortions and major malformations in women with diabetes mellitus. Semin Reprod Endocrinol 1999; 17 (2): 127-36
43. Bhattacharyya OK, Estey EA, Cheng AY. Update on the Canadian Diabetes Association 2008 clinical practice guidelines. Can Fam Physician 2009; 55 (1): 39-43.
44. American Diabetes Association. Standards of medical care in diabetes-2010. Diabetes Care 2010; 33 Suppl 1: S11-61.
45. De Wals P, Tairou F, Van Allen MI, Uh SH, Lowry RB, Sibbald B, et al. Reduction in neural-tube defects after folic acid fortification in Canada. N Engl J Med 2007; 357 (2): 135-42.
46. Timor-Tritsch IE, Monteagudo A, Warren WB. Transvaginal ultrasonographic definition of the central nervous system in the first and early second trimesters. Am J Obstet Gynecol 1991; 164 (2): 497-503.
47. Schiesser M, Holzgreve W, Lapaire O, Willi N, Luthi H, Lopez R, et al. Sirenomelia, the mermaid syndrome–detection in the first trimester. Prenat Diagn. 2003;23(6):493–5.
48. Clinical guidelines on the identification, evaluation, and treatment of overweight and obesity in adults-- the evidence report. National Institutes of Health. Obes Res 1998; 6 (suppl 2): 51S-209S.
49. Mokdad AH, Serdula MK, Dietz WH, Bowman BA, Marks JS, Koplan JP. The spread of the obesity epidemic in the United States, 1991-1998. JAMA 1999; 282 (16): 1519-22.
50. Gross T, Sokol RJ, King KC. Obesity in pregnancy: risks and outcome. Obstet Gynecol 1980; 56 (4): 446-50.
51. Ogden CL, Carroll MD, Kit BK, Flegal KM. Prevalence of obesity in the United States, 2009–2010. NCHS Data Brief 2012; 82: 1-8.
52. Hendricks KA, Nuno OM, Suarez L, Larsen R. Effects of hyperinsulinemia and obesity on risk of neural tube defects among Mexican Americans. Epidemiology 2001; 12 (6): 630-5.
53. Mikhail LN, Walker CK, Mittendorf R. Association between maternal obesity and fetal cardiac malformations in African Americans. J Natl Med Assoc 2002; 94 (8): 695-700.
54. Queisser-Luft A, Kieninger-Baum D, Menger H, Stolz G, Schlaefer K, Merz E. Does maternal obesity increase the risk of fetal abnormalities? Analysis of 20,248 newborn infants of the Mainz Birth Register for detecting congenital abnormalities. Ultraschall Med 1998; 19 (1): 40-4. Erhoht mutterliche Adipositas das Risiko fur kindliche Fehlbildungen? Analyse von 20,248 Neugeborenen des Mainzer Geburtenregisters zur Erfassung angeborener Fehlbildungen.
55. Blomberg MI, Kallen B. Maternal obesity and morbid obesity: the risk for birth defects in the offspring. Birth Defects Res A Clin Mol Teratol 2010; 88 (1): 35-40.
56. Thornburg LL, Miles K, Ho M, Pressman EK. Fetal anatomic evaluation in the overweight and obese gravida. Ultrasound Obstet Gynecol 2009; 33 (6): 670-5.
57. Dashe JS, McIntire DD, Twickler DM. Effect of maternal obesity on the ultrasound detection of anomalous fetuses. Obstet Gynecol 2009; 113 (5): 1001-7.
58. Hendler I, Blackwell SC, Bujold E, Treadwell MC, Wolfe HM, Sokol RJ, et al. The impact of maternal obesity on midtrimester sonographic visualization of fetal cardiac and craniospinal structures. Int J Obes Relat Metab Disord 2004; 28 (12): 1607-11.
59. Gupta S, Timor-Tritsch IE, Oh C, Chervenak J, Monteagudo A. Early second-trimester sonography to improve the fetal

anatomic survey in obese patients. J Ultrasound Med 2014; 33 (9): 1579-83.
60. Timor-Tritsch IE. Transvaginal sonographic evaluation of fetal anatomy at 14 to 16 weeks. Why is this technique not attractive in the United States? J Ultrasound Med 2001; 20 (7): 705-9.
61. Rowland TW, Hubbell Jr JP, Nadas AS. Congenital heart disease in infants of diabetic mothers. J Pediatr 1973; 83 (5): 815-20.
62. Erickson JD. Risk factors for birth defects: data from the Atlanta Birth Defects Case-Control Study. Teratology 1991; 43 (1): 41-51.
63. Correa A, Gilboa SM, Botto LD, Moore CA, Hobbs CA, Cleves MA, et al. Lack of periconceptional vitamins or supplements that contain folic acid and diabetes mellitus-associated birth defects. Am J Obstet Gynecol 2012; 206 (3): 218.e1-13.
64. Correa A, Gilboa SM, Besser LM, Botto LD, Moore CA, Hobbs CA, et al. Diabetes mellitus and birth defects. Am J Obstet Gynecol 2008; 199 (3): 2371-9.
65. Ray JG, O'Brien TE, Chan WS. Preconception care and the risk of congenital anomalies in the offspring of women with diabetes mellitus: a meta-analysis. QJM 2001; 94 (8): 435-44.
66. Wahabi HA, Alzeidan RA, Bawazeer GA, Alansari LA, Esmaeil SA. Preconception care for diabetic women for improving maternal and fetal outcomes: a systematic review and meta-analysis. BMC Pregnancy Childbirth 2010; 10: 63.
67. Balsells M, Garcia-Patterson A, Gich I, Corcoy R. Maternal and fetal outcome in women with type 2 versus type 1 diabetes mellitus: a systematic review and metaanalysis. J Clin Endocrinol Metab 2009; 94 (11): 4284-91.
68. Hoffman JI, Kaplan S. The incidence of congenital heart disease. J Am Coll Cardiol 2002; 39 (12): 1890-900.
69. Garne E, Stoll C, Clementi M. Evaluation of prenatal diagnosis of congenital heart diseases by ultrasound: experience from 20 European registries. Ultrasound Obstet Gynecol 2001; 17 (5): 386-91.
70. Hoffman JI. Congenital heart disease: incidence and inheritance. Pediatr Clin North Am 1990; 37 (1): 25-43.
71. Wan AW, Jevremovic A, Selamet Tierney ES, McCrindle BW, Dunn E, Manlhiot C, et al. Comparison of impact of prenatal versus postnatal diagnosis of congenitally corrected transposition of the great arteries. Am J Cardiol 2009; 104 (9): 1276-9.
72. Tworetzky W, McElhinney DB, Reddy VM, Brook MM, Hanley FL, Silverman NH. Improved surgical outcome after fetal diagnosis of hypoplastic left heart syndrome. Circulation 2001; 103 (9): 1269-73.
73. Lagopoulos ME, Manlhiot C, McCrindle BW, Jaeggi ET, Friedberg MK, Nield LE. Impact of prenatal diagnosis and anatomical subtype on outcome in double outlet right ventricle. Am Heart J 2010; 160 (4): 692-700.
74. Gembruch U, Knopfle G, Chatterjee M, Bald R, Hansmann M. First-trimester diagnosis of fetal congenital heart disease by transvaginal two-dimensional and Doppler echocardiography. Obstet Gynecol 1990; 75 (3 Pt 2): 496-8.
75. Makrydimas G, Sotiriadis A, Ioannidis JP. Screening performance of first-trimester nuchal translucency for major cardiac defects: a meta-analysis. Am J Obstet Gynecol 2003; 189 (5): 1330-5.
76. Muller MA, Clur SA, Timmerman E, Bilardo CM. Nuchal translucency measurement and congenital heart defects: modest association in low-risk pregnancies. Prenat Diagn 2007; 27 (2): 164-9.
77. Clur SA, Ottenkamp J, Bilardo CM. The nuchal translucency and the fetal heart: a literature review. Prenat Diagn 2009; 29 (8): 739-48.
78. Montenegro N, Matias A, Areias JC. Ductus venosus blood flow evaluation: its importance in the screening of chromosomal abnormalities. Am J Obstet Gynecol 1999; 181 (4): 1042-3.
79. Matias A, Gomes C, Flack N, Montenegro N, Nicolaides KH. Screening for chromosomal abnormalities at 10-14 weeks: the role of ductus venosus blood flow. Ultrasound Obstet Gynecol 1998; 12 (6): 380-4.
80. Martinez JM, Comas M, Borrell A, Bennasar M, Gomez O, Puerto B, et al. Abnormal first-trimester ductus venosus blood flow: a marker of cardiac defects in fetuses with normal karyotype and nuchal translucency. Ultrasound Obstet Gynecol 2010; 35 (3): 267-72.
81. Maiz N, Nicolaides KH. Ductus venosus in the first trimester: contribution to screening of chromosomal, cardiac defects and monochorionic twin complications. Fetal Diagn Ther 2010; 28 (2): 65-71.
82. Bilardo CM, Muller MA, Zikulnig L, Schipper M, Hecher K. Ductus venosus studies in fetuses at high risk for chromosomal or heart abnormalities: relationship with nuchal translucency measurement and fetal outcome. Ultrasound Obstet Gynecol 2001; 17 (4): 288-94.
83. Favre R, Cherif Y, Kohler M, Kohler A, Hunsinger MC, Bouffet N, et al. The role of fetal nuchal translucency and ductus venosus Doppler at 11-14 weeks of gestation in the detection of major congenital heart defects. Ultrasound Obstet Gynecol 2003; 21 (3): 239-43.
84. Maiz N, Plasencia W, Dagklis T, Faros E, Nicolaides K. Ductus venosus Doppler in fetuses with cardiac defects and increased nuchal translucency thickness. Ultrasound Obstet Gynecol 2008; 31 (3): 256-60.
85. Smrcek JM, Berg C, Geipel A, Fimmers R, Diedrich K, Gembruch U. Early fetal echocardiography: heart biometry and visualization of cardiac structures between 10 and 15 weeks' gestation. J Ultrasound Med 2006; 25 (2): 173-82; quiz 83-5.
86. Platt LD, Koch R, Hanley WB, Levy HL, Matalon R, Rouse B, et al. The international study of pregnancy outcome in women with maternal phenylketonuria: report of a 12-year study. Am J Obstet Gynecol 2000; 182 (2): 326-33.
87. Lenke RR, Levy HL. Maternal phenylketonuria and hyperphenylalaninemia. An international survey of the outcome of untreated and treated pregnancies. N Engl J Med 1980; 303 (21): 1202-8.
88. Koch R, Friedman E, Azen C, Hanley W, Levy H, Matalon R, et al. The International Collaborative Study of Maternal Phenylketonuria: status report 1998. Eur J Pediatr 2000; 159 Suppl 2: S156-60.
89. Matalon KM, Acosta PB, Azen C. Role of nutrition in pregnancy with phenylketonuria and birth defects. Pediatrics 2003; 112 (6 Pt 2): 1534-6.
90. Michals-Matalon K, Platt LD, Acosta PP, Azen C, Walla CA. Nutrient intake and congenital heart defects in maternal phenylketonuria. Am J Obstet Gynecol 2002; 187 (2): 441-4.

91. Tomson T, Battino D, Bonizzoni E, Craig J, Lindhout D, Sabers A, et al. Dose-dependent risk of malformations with antiepileptic drugs: an analysis of data from the EURAP epilepsy and pregnancy registry. Lancet Neurol 2011; 10 (7): 609-17.
92. Holmes LB, Harvey EA, Coull BA, Huntington KB, Khoshbin S, Hayes AM, et al. The teratogenicity of anticonvulsant drugs. N Engl J Med 2001; 344 (15): 1132-8.
93. Samren EB, van Duijn CM, Koch S, Hiilesmaa VK, Klepel H, Bardy AH, et al. Maternal use of antiepileptic drugs and the risk of major congenital malformations: a joint European prospective study of human teratogenesis associated with maternal epilepsy. Epilepsia 1997; 38 (9): 981-90.
94. Samren EB, van Duijn CM, Christiaens GC, Hofman A, Lindhout D. Antiepileptic drug regimens and major congenital abnormalities in the offspring. Ann Neurol 1999; 46 (5): 739-46.
95. Canger R, Battino D, Canevini MP, Fumarola C, Guidolin L, Vignoli A, et al. Malformations in offspring of women with epilepsy: a prospective study. Epilepsia 1999; 40 (9): 1231-6.
96. Kaneko S, Battino D, Andermann E, Wada K, Kan R, Takeda A, et al. Congenital malformations due to antiepileptic drugs. Epilepsy Res 1999; 33 (2-3): 145-58.
97. Holmes LB. The teratogenicity of anticonvulsant drugs: a progress report. J Med Genet 2002; 39 (4): 245-7.
98. Holmes LB, Mittendorf R, Shen A, Smith CR, Hernandez-Diaz S. Fetal effects of anticonvulsant polytherapies: different risks from different drug combinations. Arch Neurol 2011; 68 (10): 1275-81.
99. Barrett C, Richens A. Epilepsy and pregnancy: report of an Epilepsy Research Foundation Workshop. Epilepsy Res 2003; 52 (3): 147-87.
100. Matalon S, Schechtman S, Goldzweig G, Ornoy A. The teratogenic effect of carbamazepine: a meta-analysis of 1255 exposures. Reprod Toxicol 2002; 16 (1): 9-17.
101. Arpino C, Brescianini S, Robert E, Castilla EE, Cocchi G, Cornel MC, et al. Teratogenic effects of antiepileptic drugs: use of an International Databaseon Malformations and Drug Exposure (MADRE). Epilepsia 2000; 41 (11): 1436-43.
102. Lindhout D, Omtzigt JG. Teratogenic effects of antiepileptic drugs: implications for the management of epilepsy in women of childbearing age. Epilepsia 1994; 35 Suppl 4: S19-28.
103. Jentink J, Dolk H, Loane MA, Morris JK, Wellesley D, Garne E, et al. Intrauterine exposure to carbamazepine and specific congenital malformations: systematic review and case-control study. BMJ 2010; 341: c6581.
104. Janz D. Are antiepileptic drugs harmful when taken during pregnancy? J Perinat Med 1994; 22 (5): 367-77.
105. Thomas SV, Ajaykumar B, Sindhu K, Francis E, Namboodiri N, Sivasankaran S, et al. Cardiac malformations are increased in infants of mothers with epilepsy. Pediatr Cardiol 2008; 29 (3): 604-8.
106. Floyd RL, Sidhu JS. Monitoring prenatal alcohol exposure. Am J Med Genet C Semin Med Genet 2004; 127C (1): 3-9.
107. Hoyme HE, May PA, Kalberg WO, Kodituwakku P, Gossage JP, Trujillo PM, et al. A practical clinical approach to diagnosis of fetal alcohol spectrum disorders: clarification of the 1996 institute of medicinecriteria. Pediatrics 2005; 115 (1): 39-47.
108. Jones KL, Smith DW, Ulleland CN, Streissguth P. Pattern of malformation in offspring of chronic alcoholic mothers. Lancet 1973; 1 (7815): 1267-71.
109. Clarren SK, Smith DW. The fetal alcohol syndrome. N Engl J Med 1978; 298 (19): 1063-7.
110. Burd L, Deal E, Rios R, Adickes E, Wynne J, Klug MG. Congenital heart defects and fetal alcohol spectrum disorders. Congenit Heart Dis 2007; 2 (4): 250-5.
111. Gomez O, Martinez JM, Figueras F, Del Rio M, Borobio V, Puerto B, et al. Uterine artery Doppler at 11-14 weeks of gestation to screen for hypertensive disorders and associated complications in an unselected population. Ultrasound Obstet Gynecol 2005; 26 (5): 490-4.
112. Prefumo F, Guven M, Ganapathy R, Thilaganathan B. The longitudinal variation in uterine artery blood flow pattern in relation to birth weight. Obstet Gynecol 2004; 103 (4): 764-8.
113. Gomez O, Figueras F, Martinez JM, del Rio M, Palacio M, Eixarch E, et al. Sequential changes in uterine artery blood flow pattern between the first and second trimesters of gestation in relation to pregnancy outcome. Ultrasound Obstet Gynecol 2006; 28 (6): 802-8.
114. Velauthar L, Plana MN, Kalidindi M, Zamora J, Thilaganathan B, Illanes SE, et al. First-trimester uterine artery Doppler and adverse pregnancy outcome: a meta-analysis involving 55,974 women. Ultrasound Obstet Gynecol 2014; 43 (5): 500-7.
115. Bujold E, Morency AM, Roberge S, Lacasse Y, Forest JC, Giguere Y. Acetylsalicylic acid for the prevention of preeclampsia and intra-uterine growth restriction in women with abnormal uterine artery Doppler: a systematic review and meta-analysis. J Obstet Gynaecol Can 2009; 31 (9): 818-26.
116. American Institute of Ultrasound in Medicine. AIUM practice guideline for the performance of obstetric ultrasound examinations. J Ultrasound Med 2013; 32 (6): 1083-101.
117. Carvalho JS. Fetal heart scanning in the first trimester. Prenat Diagn 2004; 24 (13): 1060-7.

4

Embriología fetal del primer trimestre: un panorama general

Cresta W. Jones • Deborah Penzkover • Rachel Pollard • Randall S. Kuhlmann

Introducción

El desarrollo humano normal es una constante. En particular, el desarrollo durante el primer trimestre del embarazo es un período de rápida progresión desde un simple huevo fertilizado a un embrión con una forma humana bien identificada. Cualquier alteración en este proceso, puede resultar en un desarrollo anormal y una subsecuente malformación congénita. Estas anormalidades pueden ser el resultado de múltiples factores etiológicos (Tabla 4.1).[1] Aproximadamente un 3% o más de las gestaciones están afectadas de una malformación congénita, y se estima que muchas de estas alteraciones serán identificadas en la ecografía prenatal, frecuentemente en el primer trimestre. El objetivo de este capítulo es ofrecer al médico o técnico ecografista las bases esenciales de la embriología y el desarrollo fetal, para entender mejor los mecanismos del desarrollo humano normal y anormal durante el primer trimestre. Es fundamental la comprensión de estos mecanismos para una evaluación adecuada del feto de primer trimestre en el consultorio de ecografía.

Tabla 4.1 Causas de malformaciones fetales/infantiles[a]

Cromosómicas	10,0%
Monogénicas	3,0%
Familiares	14,5%
Multifactoriales	23,0%
Teratogénicas	3,2%
Malformaciones uterinas	2,5%
Gemelaridad	0,4%
Desconocidas	43,2%

[a]Datos basados en ref. 1 (Nelson K, et al).

Vías de señalización celular para el desarrollo embrionario normal

El desarrollo embrionario durante el primer trimestre es muy extenso, en donde participan un pequeño grupo de células madre totipotenciales (capaces de diferenciarse a cualquier tipo de célula del organismo) ubicadas en el macizo celular interno del blastocisto, responsables de la diferenciación celular y posteriormente la formación de los órganos. Es importante tener en cuenta que este proceso tan complejo está controlado por vías de señalización celular, responsables de guiar el desarrollo normal, y que controlan no solo en dónde se producirá cierta expresión celular, sino también el momento específico en que esta expresión estará activa en el embrión y en los tejidos que lo rodean. El análisis detallado de todas las vías de señalización celular excede los propósitos de este capítulo, pero están muy bien explicados en otros textos.[2-6]

Desarrollo del embrión bilaminar (semana 1-2)

Luego de una fertilización exitosa el huevo o cigoto rápidamente comienza su división hacia los estadios de blástula y mórula. La mórula posteriormente se divide en el macizo celular interno (el embrioblasto o futuro embrión) y el macizo celular externo (componente trofoblástico de la placenta).

El embrioblasto se diferencia a un disco embrionario bilaminar, que consiste en el epiblasto dorsal y el hipoblasto ventral. Este evento se produce típicamente al día 14 posfertilización, que coincide aproximadamente con la finalización del proceso de implantación.[6] Del epiblasto surge una nueva capa celular llamada mesodermo extraembrionario, cuya función es ayudar el desarrollo de los componentes extraembrionarios, como son la cavidad amniótica y la vesícula umbilical.

Período embrionario en semanas 3-4

Durante este período comienza el desarrollo de los sistemas y aparatos más importantes del embrión y el feto. Durante la tercer semana del desarrollo embrionario (5 semanas luego de la fecha de la última menstruación), los eventos más importantes son el desarrollo de la línea primitiva y la notocorda[7] y la formación de las tres líneas germinales del embrión trilaminar (Figura 4.1).

El proceso de gastrulación determina el desarrollo de las tres líneas germinales críticas del embrión humano (endodermo, ectodermo y mesodermo).[8] Desde estas tres simples capas celulares, se desarrollarán todos los órganos y tejidos fetales (Figura 4.2). Además, la gastrulación marca el inicio de la morfogénesis, la determinación de la forma particular de un organismo, mediante la diferenciación de sus células, tejidos, órganos y sistemas, acorde con su potencial genético.[9]

Durante este período, la línea primitiva evoluciona y da origen al nodo primitivo (Figura 4.3). Este momento es fundamental para permitir el desarrollo del mesénquima, que servirá de progenitor de muchos de los tejidos conectivos del feto. Si bien las células totipotenciales de la línea primitiva, típicamente involucionan hacia las 4 semanas de desarrollo, se cree que algunos remanentes celulares son los responsables del desarrollo de un tumor fetal único, el teratoma sacrococcígeo. El recientemente formado mesénquima, va a migrar a través de la línea primitiva y se convertirá en un cordón tisular llamado notocorda. Este determina el eje primitivo del embrión y se convierte en el esqueleto axial del feto para su desarrollo posterior. A través de vías de señalización que incluyen a la proteína *sonic hedgehog* (Shh) y proteínas morfogenéticas óseas (BMP), la notocorda y el tubo neural en desarrollo adyacente se organizan para desarrollar el sistema nervioso central axial y el sistema músculo-esquelético axial, así como también la segmentación del sistema nervioso.[11] Por otro lado, el mesodermo paraxial (mesodermo ubicado a cada lado del tubo neural en desarrollo) se divide en mesodermo intermedio y lateral, que dará origen a los componentes del sistema músculo-esquelético y al tracto urinario.[6]

Formación del tubo neural

Este componente fundamental del desarrollo embrionario comienza durante la cuarta semana del desarrollo embrionario. Conforme progresa la notocorda, a través de vías de señalización, se induce la formación de la placa neural, que dará origen al futuro cerebro y la médula espinal. La placa neural se transforma en un surco que luego se pliega, proceso que se denomina neurulación.[12] Se produce la fusión del surco neural para formar el tubo neural de una manera parecida al cierre de una cremallera, que comienza en la porción central y avanzado en ambos sentidos, caudal y craneal. La falta de fusión en algún punto determina una espina bífida, la cual puede variar desde pequeños defectos que no son importantes desde el punto de vista funcional (espina bífida oculta) a defectos severos incompatibles con la vida como es la anencefalia (Figura 4.4).[13]

Durante el desarrollo del tubo neural, células de la cresta neural se diferencian en columnas celulares a lo largo de ambos lados del tubo neural. Estas células son muy importantes para el normal desarrollo embrionario, ya que migran a través del embrión para dar origen a componentes del corazón, cabeza y cara, como también los ganglios medulares y del sistema nervioso autónomo, células pigmentarias, glándulas suprarrenales y la médula.[14] Se cree que las alteraciones en el desarrollo o migración de las células de la cresta neural, predisponen al desarrollo de la neurofibromatosis y la asociación CHARGE.[15]

Período embrionario en semanas 5-8

Luego de la formación del tubo neural, comienza un período en el cual se van a desarrollar la mayoría de las estructuras externas e internas del embrión. Este período se extiende desde la quinta a la octava semana del período embrionario (7 a 10 semanas posmenstruales).[6] Esta etapa crítica del desarrollo es en el momento en que el embrión es más vulnerable a agentes teratogénicos que, potencialmente, pueden provocar un desarrollo anormal. Lamentablemente, es también un momento en donde muchas mujeres pueden no estar enteradas de que están embarazadas, y, por lo tanto, puede aumentar la exposición a agentes ambientales que puedan alterar el desarrollo embrionario. El desarrollo de cada estructura, órgano y sistema particular durante el primer trimestre, se tratarán a continuación de manera individual.

División de las cavidades embrionarias y formación del diafragma

Durante la cuarta y quinta semana de la gestación, se produce una cavitación del primordio de las cavidades corporales o celoma intraembrionario. Estos incluyen la cavidad pericárdica, dos cavidades pericardio peritoneales y una única cavidad peritoneal. A medida que el feto comienza su plegamiento cefálico, el corazón y la cavidad pericárdica se posicionan cercanos al intestino anterior, que también se está desarrollando, y quedan en comunicación directa con las cavidades pericardio peritoneales.[6] Conforme avanza el desarrollo, la cavidad peritoneal queda aislada, y se produce una fusión y expansión de las cavidades restantes que contribuirá a la separación de las cavidades pleural y peritoneal; y este evento promueve la formación del diafragma. El desarrollo del diafragma definitivo, que también se manifiesta durante este período, depende del desarrollo coordinado de cuatro elementos: las membranas pleuro-peritoneales, el mesenterio del esófago en formación, el crecimiento muscular desde la

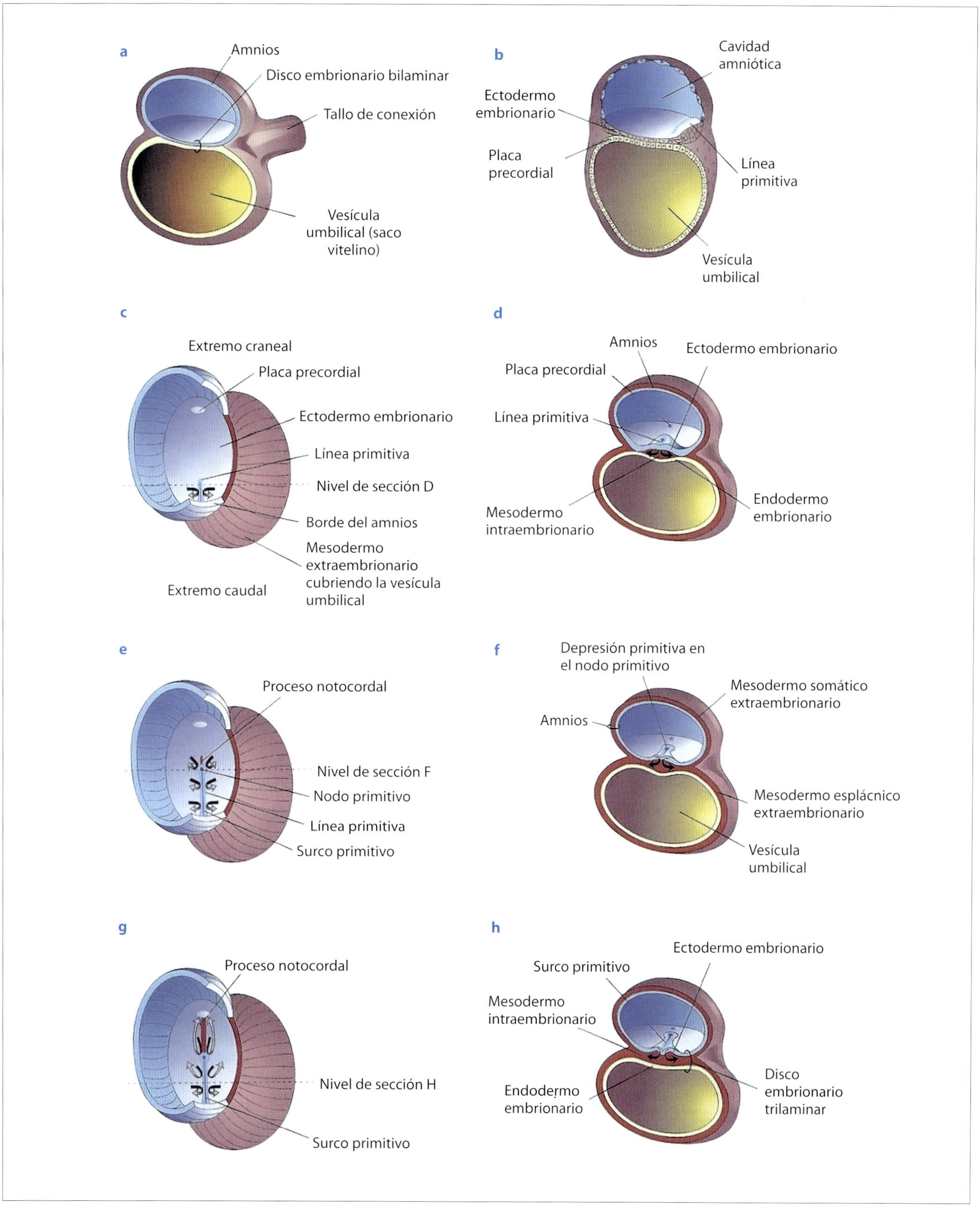

Figura 4.1 Formación del disco embrionario trilaminar. Las *flechas* indican la invaginación y migración de las células mesenquimáticas de la línea primitiva. (**c, e, g**). Vista dorsal del disco trilaminar temprano en semana 3, expuesto tras la remoción del amnios (**a, b, d, f, h**). Secciones transversales del disco embrionario con el nivel de cada sección indicado en (**c, e, g**). Esta figura fue publicada en The Developing Human: Clinically Oriented Embriology. 9ª ed. Moore KL, Persaud TVN, Torchia MG, Copyright Elsevier 2013.

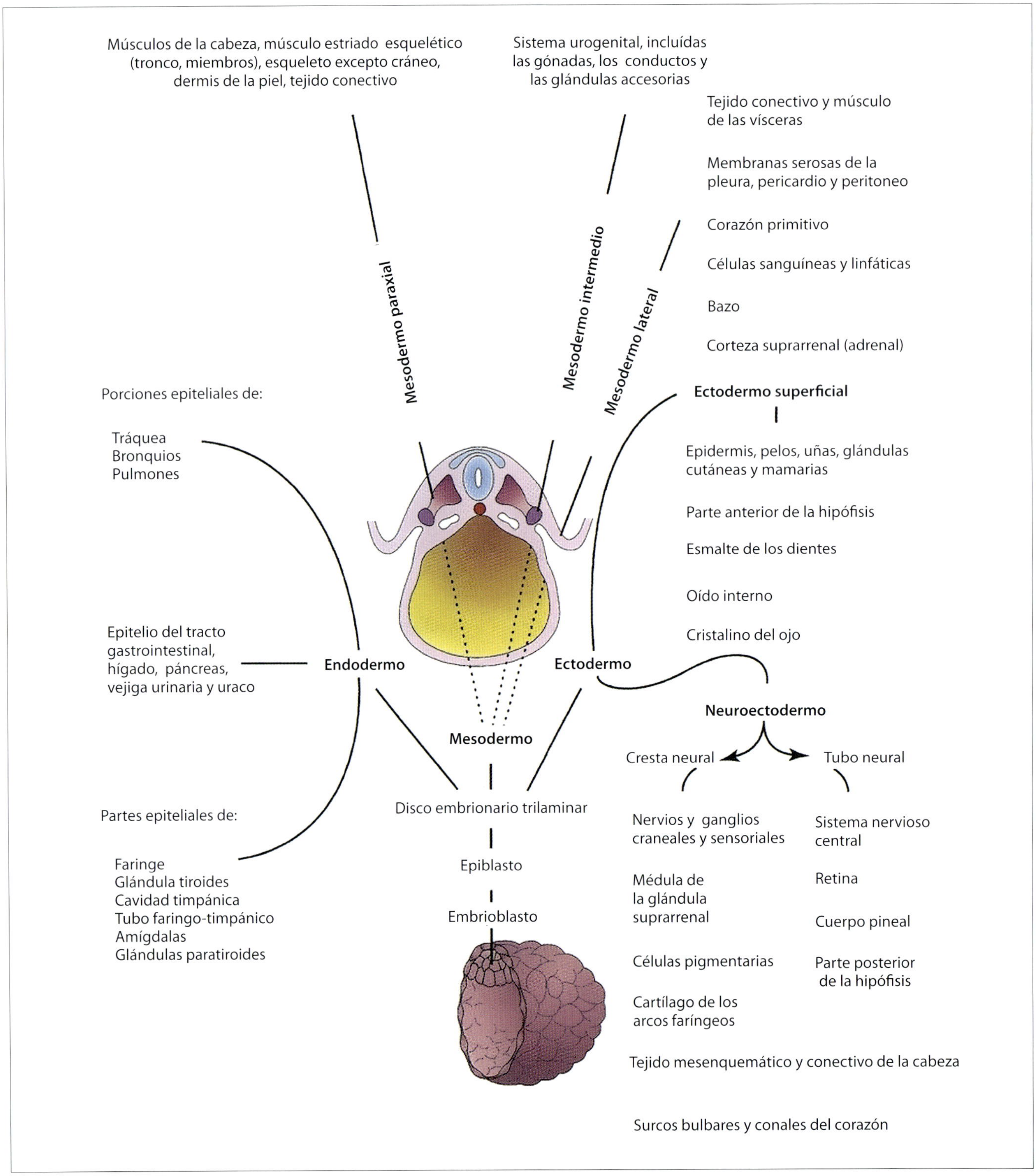

Figura 4.2 Esquema de los derivados de las tres capas germinales del disco embrionario trilaminar: ectodermo, endodermo y mesodermo. Esta figura fue publicada en The Developing Human: Clinically Oriented Embriology. 9.ª ed. Moore KL, Persaud TVN, Torchia MG, Copyright Elsevier 2013.

pared lateral del feto y el *septum* transverso, una expansión muscular desde la pared dorsal del feto (Figura 4.5).[16] Cualquier defecto en alguno de estos componentes, producirá una hernia diafragmática congénita, causada principalmente por un defecto en la formación o fusión de las membranas pleuro-peritoneales con los otros tres elementos del diafragma, y se produce en más del 90% de los casos del lado izquierdo.[17]

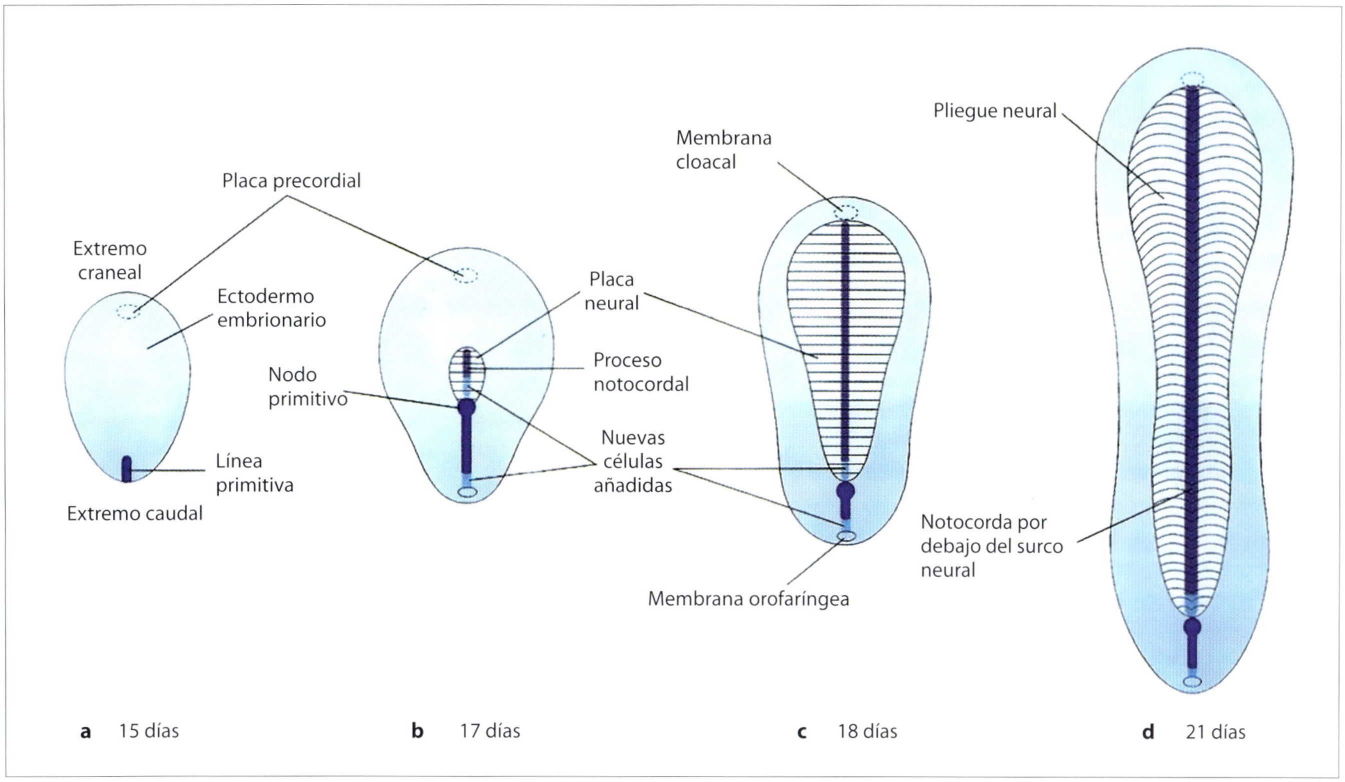

Figura 4.3 Desarrollo de la línea primitiva y la notocorda. Durante la tercera semana del período embrionario, el embrión comienza a elongarse y a cambiar su forma. La línea primitiva se elonga, se agregan células en su extremo caudal, mientras que la notocorda también se elonga por la migración de células desde el nódulo primitivo. El proceso notocordal y el mesodermo adyacente estimulan al ectodermo que los recubre a formar la placa neural, que es la base embrionaria para el desarrollo del sistema nervioso central. Esta figura fue publicada en The Developing Human: Clinically Oriented Embriology. 9ª ed. Moore KL, Persaud TVN, Torchia MG, Copyright Elsevier 2013.

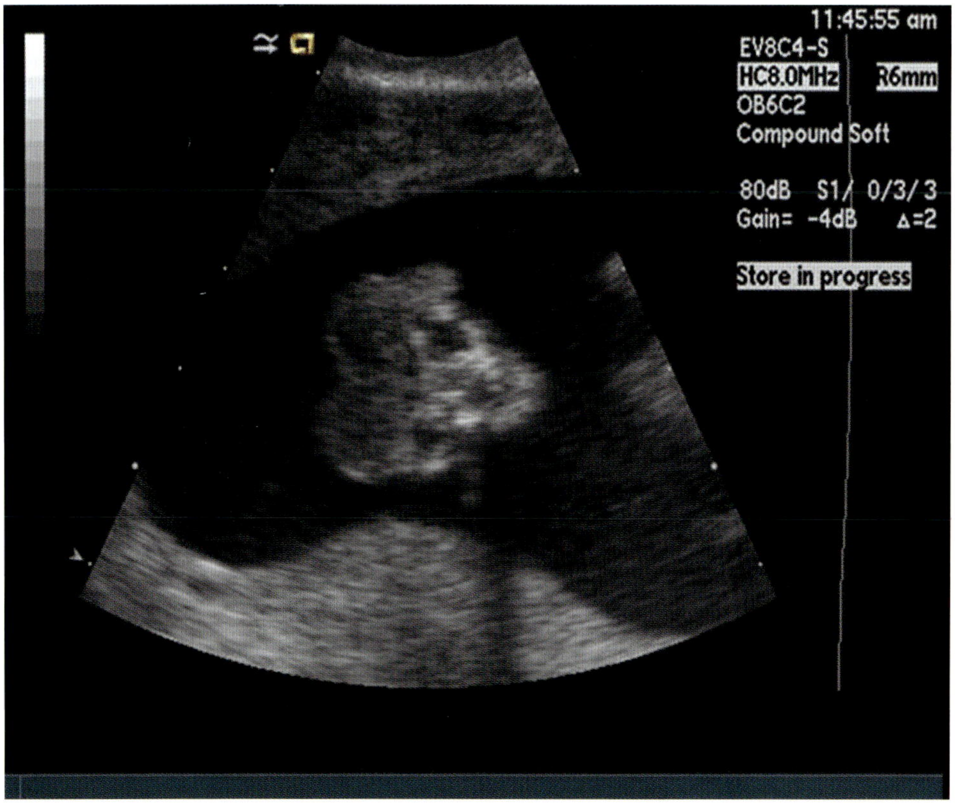

Figura 4.4 Imagen ecográfica de un embarazo de 12 semanas con anencefalia, malformación letal en donde existe ausencia de una gran parte del cerebro y la porción superior de la calota fetal, debido a un cierre incompleto del neuroporo anterior durante el desarrollo de la médula espinal. Cortesía del Dr. Randall Kuhlmann, Division of Maternal Fetal Medicine, Medical College of Wisconsin, Milwaukee, WI.

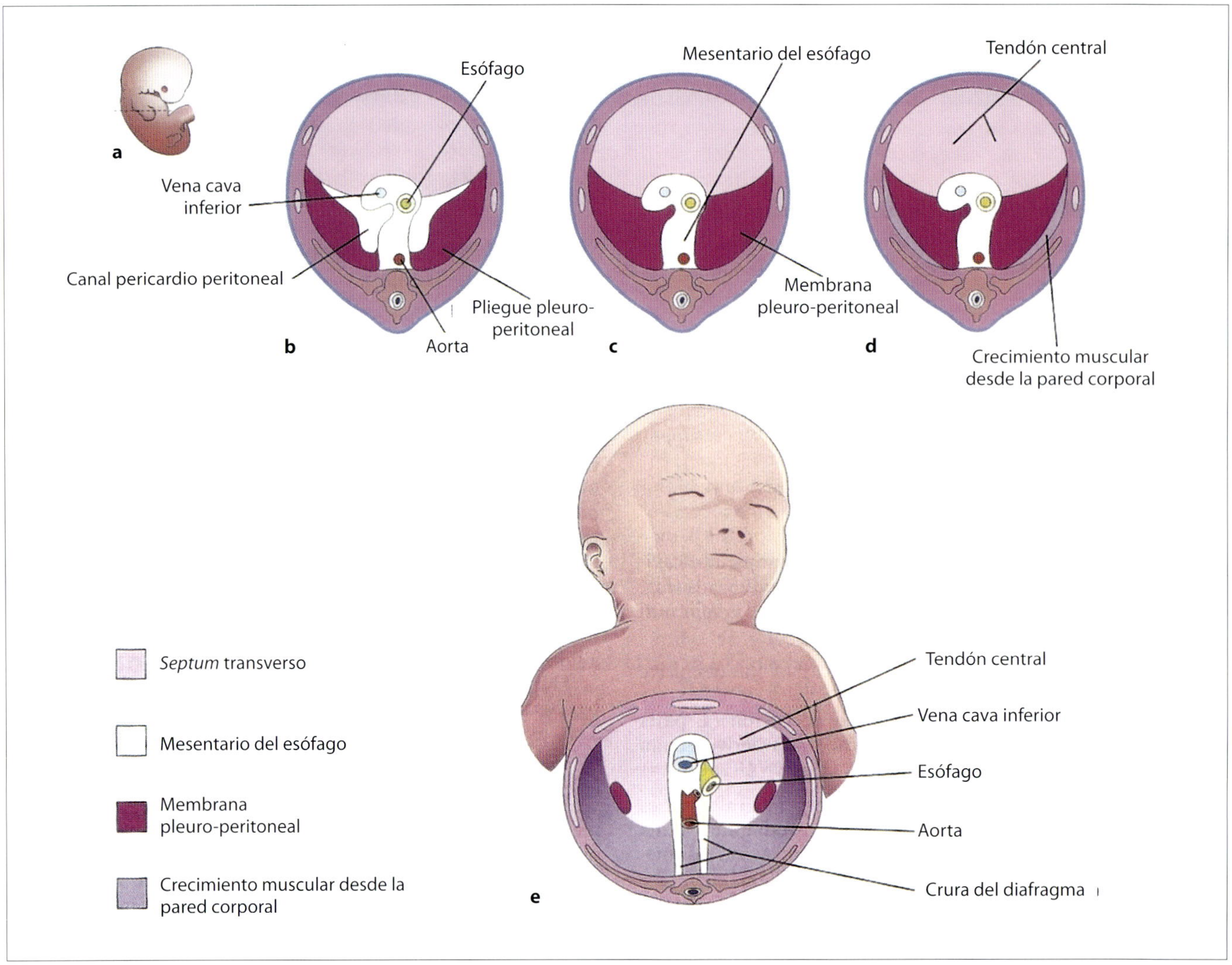

Figura 4.5 Desarrollo del diafragma. **a** Vista lateral del embrión hacia el final de la quinta semana, en la que se indica el nivel de la sección transversal en (**b, c, d**). **b** Sección transversal de las membranas pleuro-pritoneales antes de su fusión. **c** Sección transversal similar a la anterior, al final de la sexta semana de vida embrionaria. **d** Sección transversal en la semana 12 embrionaria. **e** Vista inferior del diafragma en el neonato, en donde se identifica el origen embrionario de sus componentes. Esta figura fue publicada en The Developing Human: Clinically Oriented Embriology. 9ª ed. Moore KL, Persaud TVN, Torchia MG, Copyright Elsevier 2013.

Desarrollo de la cara fetal

El desarrollo de la cara fetal comienza con el primordio embrionario alrededor del estomodeo o cavidad bucal primitiva. El desarrollo facial depende de la formación de cinco estructuras: la prominencia frontonasal, las prominencias maxilares y las prominencias mandibulares. La correcta migración y fusión de estas estructuras es fundamental para permitir el desarrollo normal de la cara y el paladar fetal (Figura 4.6).[18] Cualquier alteración en estos procesos puede resultar en labio leporino y paladar hendido o hasta fisuras faciales mucho más severas. Las fisuras faciales pueden asociarse también con otras anomalías de la línea media como la holoprosencefalia, debido principalmente a una señalización inapropiada que determina una falla en la migración y fusión normal de los componentes. Este tipo de hipoplasia facial se asocia frecuentemente con trisomía 13 (Figura 4.7 a, b).

Desarrollo del sistema respiratorio

El desarrollo del sistema respiratorio comienza también durante la cuarta semana de la gestación, cuando el divertículo respiratorio emerge del intestino anterior primitivo. Posteriormente se produce una migración del mesodermo esplácnico sobre el divertículo que resulta en el desarrollo del brote respiratorio, que luego se dividirá y se diferenciará en el curso de su desarrollo. Existe un evento muy importante en el desarrollo del sistema respiratorio que es la separación del intestino anterior y el esófago de la tráquea, a través de la formación de los pliegues traqueoesofágicos, que se

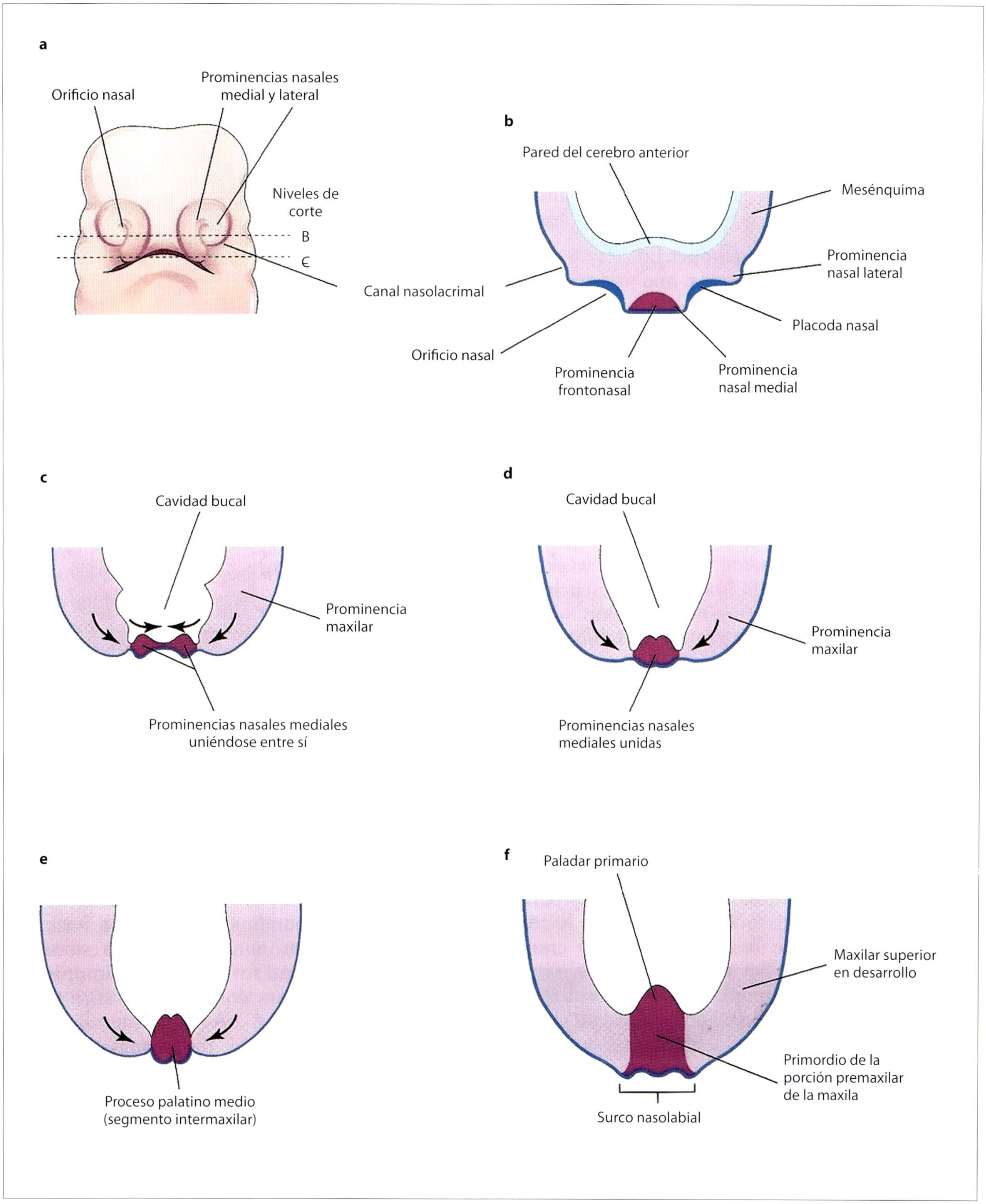

Figura 4.6 Desarrollo temprano del maxilar, paladar y labio superior. **a** Vista de la cara de un embrión de 5 semanas de vida embrionaria. **b**, **c** Sección horizontal del nivel que se muestra en (**a**). Las *flechas* en (**c**) indican el crecimiento del maxilar y las prominencias nasales mediales. **d-f** Secciones similares de embriones de más semanas en donde se muestra la fusión de las prominencias nasales mediales y las prominencias maxilares para formar el labio superior. Esta figura fue publicada en The Developing Human: Clinically Oriented Embriology. 9.ª ed. Moore KL, Persaud TVN, Torchia MG, Copyright Elsevier 2013.

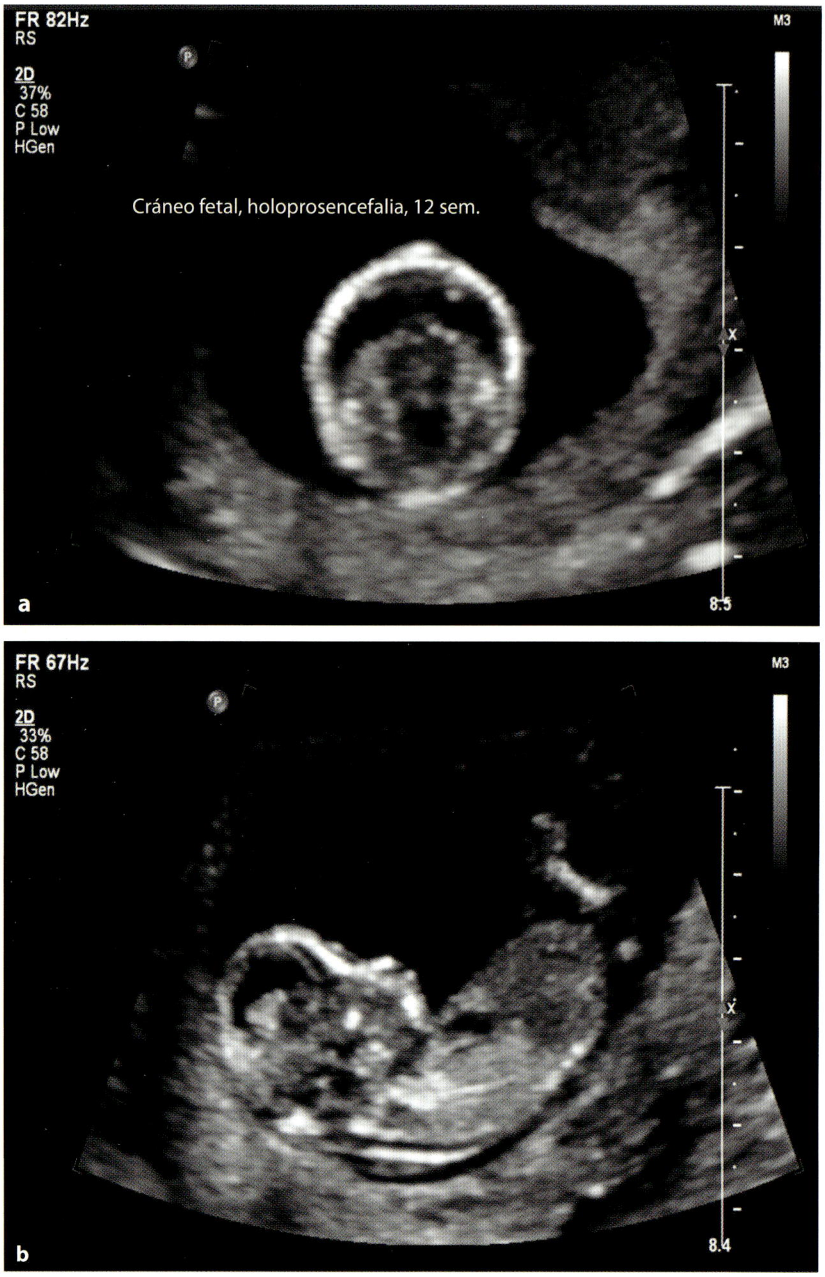

Figura 4.7 Imagen ecográfica de la cara de un feto de 12 semanas con holoprosencefalia (**a**) y perfil fetal aplanado (**b**) sospechoso de una hendidura facial importante, la cual fue identificada en el segundo trimestre. Este feto fue diagnosticado con trisomía 13 y hendidura facial medial. Cortesía del Dr. Randall Kuhlmann, Division of Maternal Fetal Medicine, Medical College of Wisconsin, Milwaukee, WI.

fusionan para formar el tabique tráqueo-esofágico.[6] El desarrollo incompleto o inadecuado de este septo puede producir los diferentes tipos de fístula tráqueo-esofágicas (FTE). Esta comunicación anormal se asocia a un desarrollo incompleto del esófago (atresia esofágica) en un 85% de los casos[6] y puede manifestarse en la exploración ecográfica como polihidramnios, ya que el feto no puede deglutir ni asimilar correctamente durante la gestación.[19]

Desarrollo del tracto gastrointestinal

El intestino primitivo comienza su formación en la cuarta semana del período embrionario como una parte del saco vitelino, que se incorpora dentro del embrión durante su plegamiento. Inicialmente la proliferación celular oblitera la luz del intestino, luego este se recanalizará y se diferenciará en intestino anterior, medio y posterior.[6] La recanalización incompleta resulta en áreas de estenosis o atresia intestinal.[20] El intestino anterior se divide en tráquea y esófago como se explicó en la sección anterior. Los componentes adicionales del intestino anterior incluyen al estómago, que se dilatará y rotará a su posición normal en el cuadrante súpero-izquierdo del abdomen, así como al hígado y al duodeno.[21]

Hacia la sexta semana aproximadamente, el intestino medio realiza un bucle en forma de U, que se herniará dentro del anillo umbilical del embrión, lo que genera la denominada

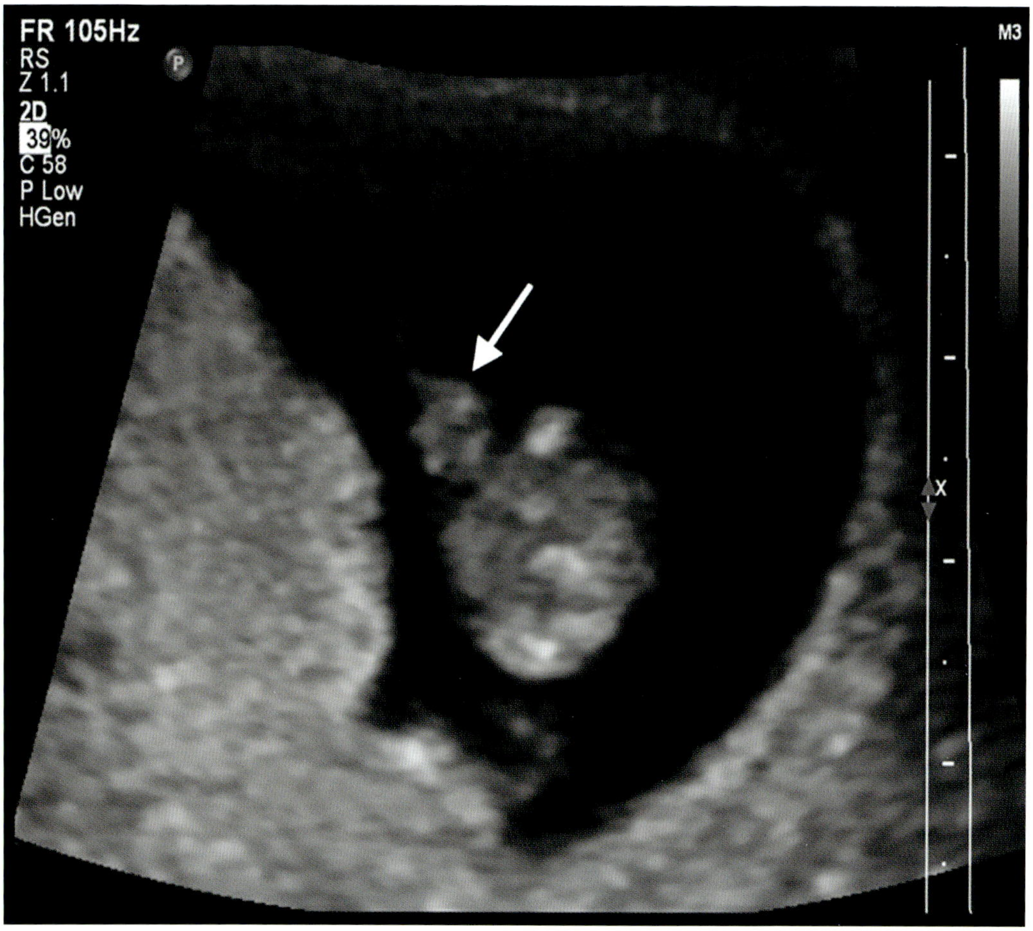

Figura 4.8 Imagen ecográfica de un corte transversal del abdomen fetal a las 10 semanas que demuestra la hernia fisiológica normal. La *flecha* indica el área de herniación. Cortesía del Dr. Randall Kuhlmann, Division of Maternal Fetal Medicine, Medical College of Wisconsin, Milwaukee, WI.

hernia fisiológica, que es un paso normal en el desarrollo del embrión (Figura 4.8). Este bucle rotará unos 270°, lo que permitirá la reducción de la hernia hacia la semana 11 de la gestación. La alteración de la reducción de la hernia, resultará en una persistencia de la herniación intestinal dentro de un saco herniario en el lugar de la inserción del cordón umbilical en el abdomen, conocido como onfalocele (Figura 4.9 a). Los onfaloceles se asocian a un aumento del riesgo de aneuploidías.[22] A diferencia del onfalocele, la gastrosquisis (Figura 4.10 a, b) se define como un defecto ubicado a la derecha del ombligo. Como consecuencia, el intestino y otras estructuras se hernian a través del defecto. Las posibles etiologías incluyen la agenesia de la arteria onfalomesentérica derecha o una regresión temprana de la vena umbilical derecha, lo que resultaría en la falta de fusión de los pliegues laterales del embrión.[6] Algunos autores sostienen que la gastrosquisis podría representar la rotura de un onfalocele. La gastrosquisis típicamente no está asociada con un aumento en el riesgo de anomalías genéticas fetales.[23]

Desarrollo del sistema urogenital

El sistema renal fetal atraviesa durante su desarrollo la formación de tres estructuras renales funcionales independientes.[6] Estas tres estructuras tienen su propio origen primario en el mesodermo intermedio, que se desarrolla dentro del cordón nefrogénico. La estructura renal inicial, llamada pronefros, desaparece en la quinta semana del período embrionario. Es reemplazada luego por el mesonefros y el conducto mesonéfrico (conducto de Wolf), que desempeñará un papel importante en el desarrollo del sistema reproductor masculino. Hacia la décima semana embrionaria, comienza a funcionar la estructura renal permanente llamada metanefros. El metanefros se desarrolla a partir de un brote del mesonefros (brote ureteral) y este brote induce la formación del metanefros (Figura 4.11). La falta de desarrollo del brote ureteral dará como resultado una ausencia del riñón definitivo o agenesia renal. Esta anomalía es letal cuando es bilateral y se identifica por la ausencia de líquido amniótico en el segundo trimestre del embarazo.[24]

Aspectos importantes del desarrollo cardíaco fetal

La explicación detallada del desarrollo del corazón humano excede los propósitos de este capítulo, debido a la gran complejidad de su proceso. Revisaremos en esta sección los aspectos más importantes de su formación.

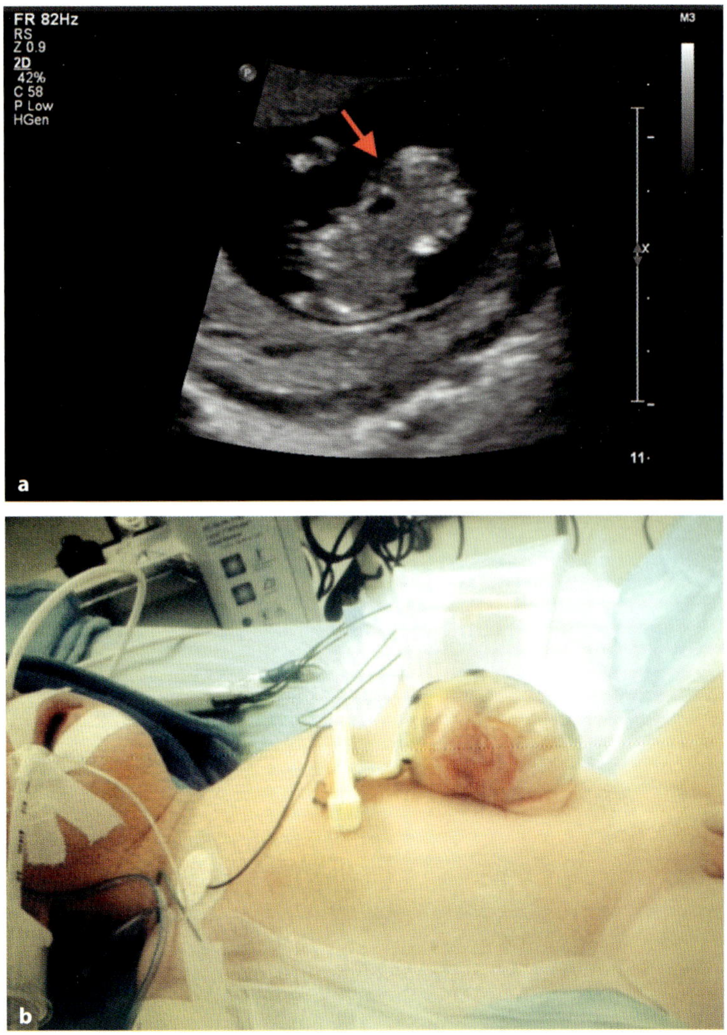

Figura 4.9 a Ecografía a las 13 semanas, corte transversal del abdomen fetal con la *flecha* que señala un gran onfalocele. **b** Neonato con onfalocele. Cortesía del Dr. Randall Kuhlmann, Division of Maternal Fetal Medicine, Medical College of Wisconsin, Milwaukee, WI.

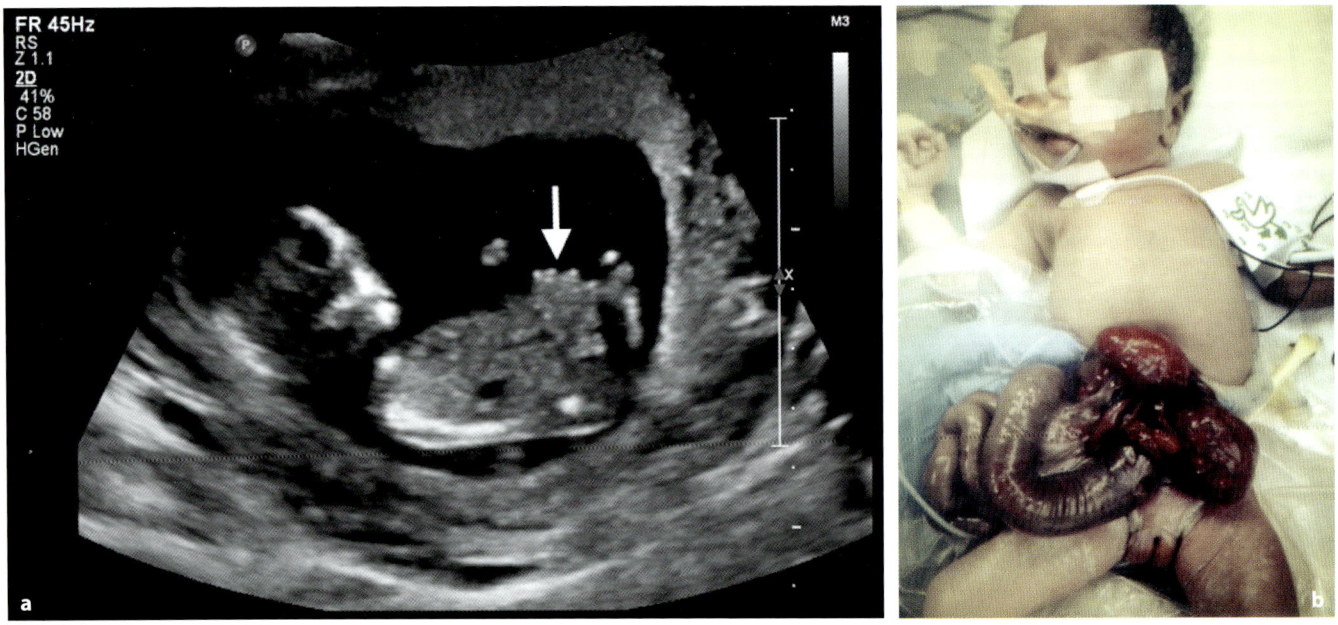

Figura 4.10 a Ecografía de las 12 semanas, corte longitudinal del feto con la *flecha* que indica una gastrosquisis. **b** Neonato con gastrosquisis. Cortesía del Dr. Randall Kuhlmann, Division of Maternal Fetal Medicine, Medical College of Wisconsin, Milwaukee, WI.

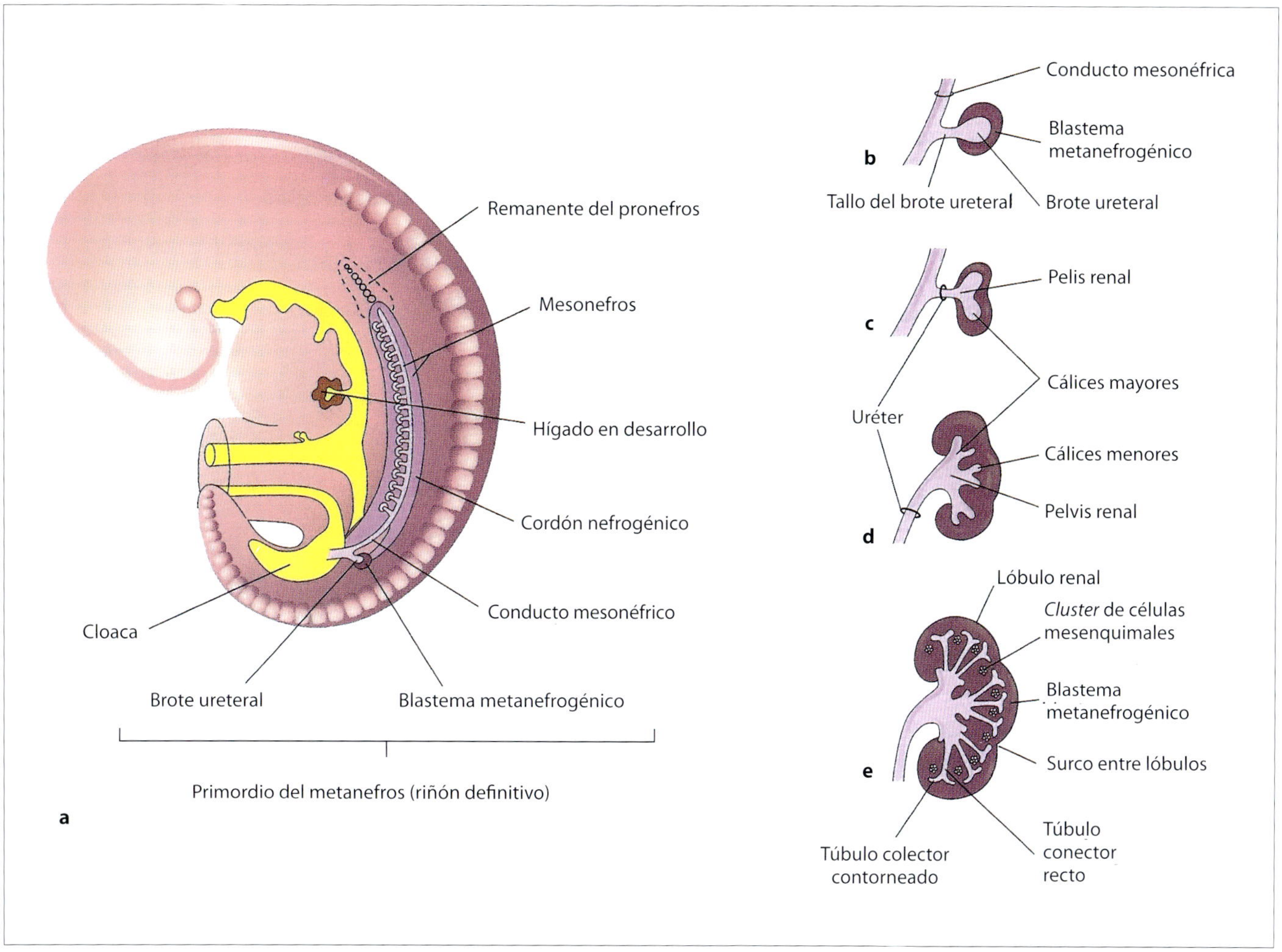

Figura 4.11 Desarrollo del riñón definitivo. **a** Embrión de 5 semanas en donde se muestra el desarrollo del metanefros y el brote ureteral. **b-e** Estadios en el desarrollo del brote ureteral. Esta figura fue publicada en The Developing Human: Clinically Oriented Embriology. 9ª ed. Moore KL, Persaud TVN, Torchia MG, Copyright Elsevier 2013.

Desarrollo cardíaco temprano

El sistema cardiovascular es el primer sistema que comienza a funcionar en la semana 3-4 del período embrionario. El sistema cardiovascular deriva primariamente del mesodermo esplácnico, el mesodermo paraxial y lateral, y el mesodermo faríngeo, pero también incluye la migración de las células de la cresta neural.[6] Un par de cordones angiogénicos, que se forman desde el mesodermo cardiogénico, se fusionan, se canalizan y forman un tubo único, que es la estructura cardíaca inicial. La sangre comienza a fluir a través del tubo cardíaco aproximadamente en la cuarta semana de gestación. La porción externa del tubo se convertirá en el miocardio y la porción interna de este tubo será el endocardio. El epicardio (pericardio visceral) deriva de la proliferación de células mesoteliales de la superficie externa del seno venoso, que es el precursor de las aurículas.[25] El plegamiento de la cabeza del embrión ubica a la estructura cardíaca primitiva en posición ventral al intestino anterior y caudal a la boca fetal en desarrollo.

Luego de la formación del tubo cardíaco único, la división del corazón comienza hacia el final de la cuarta semana embrionaria, y continúa hasta el final de la octava y novena semana.[6] El corazón en desarrollo comienza a plegarse y contraerse, y provoca la formación de cinco dilataciones cardíacas primitivas: el tronco arterioso, el bulbo cardíaco, el ventrículo primitivo, la aurícula primitiva y el seno venoso. El tronco arterioso da origen a los precursores del tronco aórtico y pulmonar, el bulbo cardíaco y el ventrículo primitivo dan origen a los ventrículos y el atrio primitivo y el seno venoso a las aurículas y al seno coronario. El plegamiento hacia la derecha del corazón también se produce durante este período de desarrollo, y se cree que comienza en las semanas 5-7 del período embrionario.[25] Este plegamiento produce un bucle en forma de U y determina el eje cardíaco normal (Figura 4.12).

Cuando el tubo cardíaco se pliega hacia la izquierda, en lugar de hacia la derecha, el corazón se desplaza hacia la

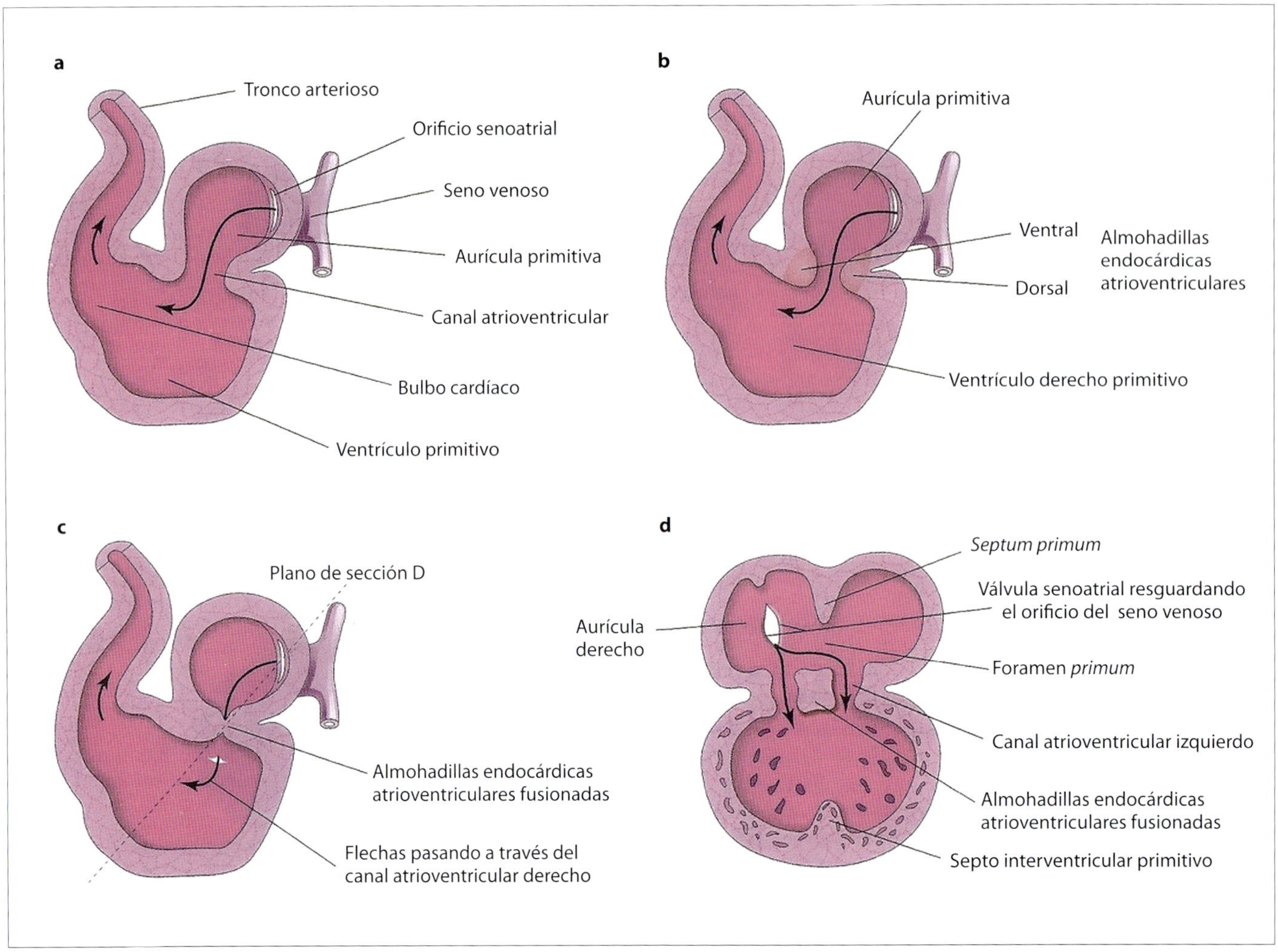

Figura 4.12 Desarrollo del plegamiento cardíaco y del septo atrioventricular (AV). **a, b** Sección sagital del corazón a las 4-5 semanas de vida embrionaria. **c** Fusión de las almohadillas endocárdicas para formar el septo AV. **d** Corte coronal del corazón en el lugar que se muestra en (**c**). Esta figura fue publicada en The Developing Human: Clinically Oriented Embriology. 9.ª ed. Moore KL, Persaud TVN, Torchia MG, Copyright Elsevier 2013.

derecha y los grandes vasos se ubican al revés, lo que crea una imagen en espejo de la estructura cardíaca normal, llamada dextrocardia que puede estar asociada, en algunos casos, con un riesgo elevado de defectos cardíaco mayores.[26]

Tabicación cardíaca y desarrollo valvular

El proceso complejo para una tabicación cardíaca normal, involucra vías de señalización celular como también la migración de múltiples grupos celulares.

Septo atrioventricular (AV)

Las almohadillas endocárdicas aurículo-ventriculares (AV) se desarrollan a partir de la matriz celular especializada (gelatina cardíaca) ubicada entre las paredes del canal aurículo-ventricular. Estas almohadillas se desplazan y se acercan entre sí hasta fusionarse y formar el septo aurículo-ventricular que separa el canal AV común en los canales AV izquierdo y derecho (*v.* Figura 4.12). Estas almohadillas luego funcionan como válvulas AV hasta que se produzca la diferenciación posterior, que resulta en la estructura valvular definitiva. El miocardio del canal AV induce señales que provoca la transformación epitelio-mesenquimal, que transforma las almohadillas endocárdicas y contribuye al desarrollo de las válvulas AV definitivas y la porción membranosa del septo del corazón.[26]

El desarrollo anormal de las almohadillas endocárdicas contribuye a la formación de numerosas anomalías cardíacas. La falta de fusión de las almohadillas provoca la persistencia del canal AV, en donde no hay una tabicación real del corazón y, en lugar de las válvulas mitral y tricúspide, existe una válvula AV común (Figura 4.13). La deficiencia de tejido de las almohadillas, se cree que contribuye al desarrollo anormal de la válvula tricúspide, que incluye una localización anormal (anomalía de Ebstein) o la ausencia congénita de esta, lo que tiene como resultado consecuencias devastadoras para la función cardíaca a largo plazo.[26]

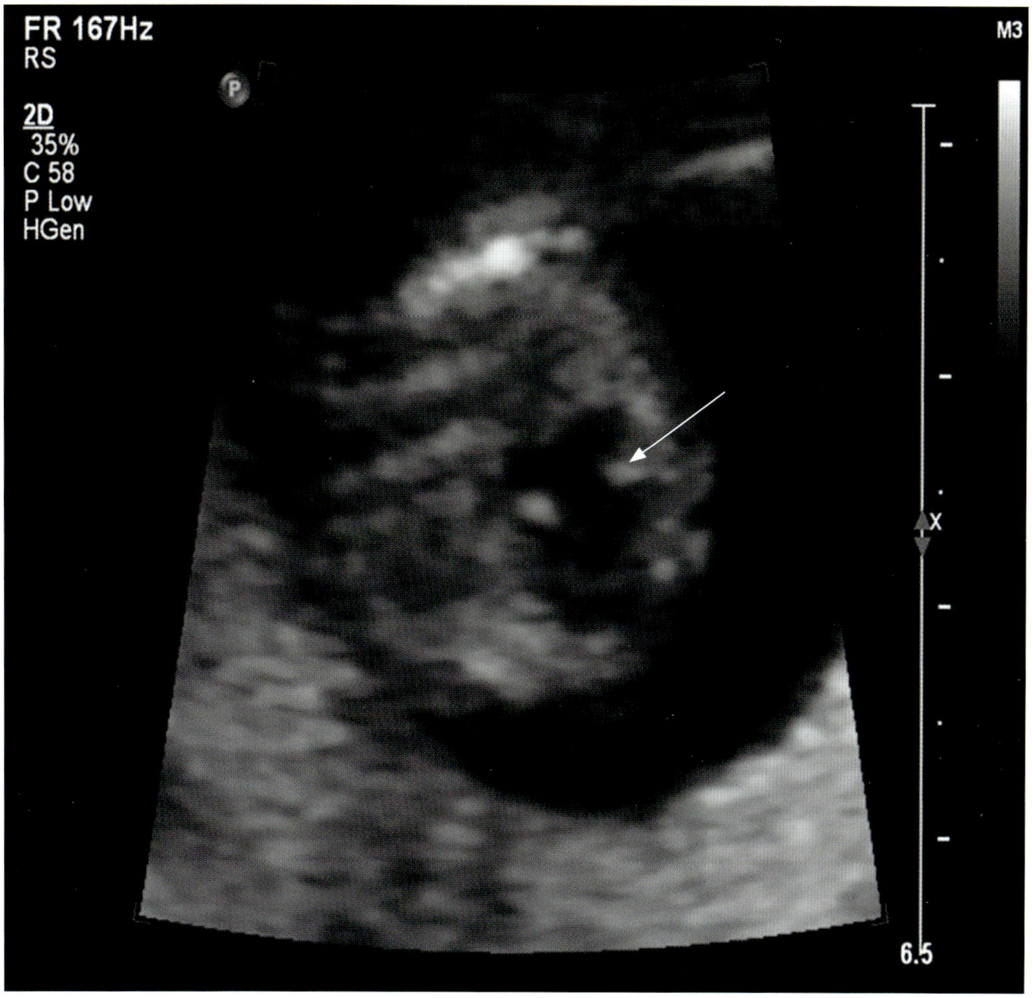

Figura 4.13 Canal atrioventricular (AV) persistente en un feto de 13 semanas, producto de la función o localización anormal de las almohadillas endocárdicas. La *flecha* indica el sitio en donde falta el septo AV, y en su lugar una válvula común para ambas partes del corazón. Cortesía del Dr. Randall Kuhlmann, Division of Maternal Fetal Medicine, Medical College of Wisconsin, Milwaukee, WI.

Tabicación auricular

La división de las aurículas comienza al final de la cuarta semana del período embrionario.[6] La aurícula derecha e izquierda se forman partir de la fusión de dos septos, el *septum primum* y el *septum secundum*. El *septum primum* tiene inicialmente un foramen, llamado foramen *primum* y, posteriormente, se desarrolla el foramen *secundum*. Conforme el *septum secundum* se desarrolla, se produce una tabicación incompleta que conforma el foramen oval.[27] La porción inferior del *septum primum* se transforma en el *flap* (valva) del foramen oval y debe producirse la fusión anatómica inmediatamente luego del nacimiento. La reabsorción excesiva del *septum primum* o *secundum* resulta en un defecto del *septum* auricular o persistencia del foramen oval, que son una de las cardiopatías congénitas más frecuentes. La relación femenino:masculino de los defectos del septo auricular es de 3 : 1.[28]

Septo ventricular

La división de los ventrículos también involucra una tabicación, que se logra tras la fusión de la porción muscular del septo interventricular (IV) con la porción membranosa del septo.[6] Hasta la sexta semana de la gestación existe un defecto en el septo IV entre el extremo libre del componente muscular y la porción inferior de las almohadillas AV. El cierre de este defecto se produce típicamente hacia el final de la séptima semana, e implica la fusión de los componentes membranoso y muscular del tabique IV.[27] Los defectos del tabique IV (CIV) son las cardiopatías congénitas más frecuentes y constituyen aproximadamente un 25% de los casos.[29] Típicamente los defectos se producen por una alteración en el cierre de la porción membranosa del septo IV, si bien pueden producirse otro tipo de defectos. Muchas CIV pequeñas se cierran durante el embrionario y fetal, si bien defectos más extensos pueden provocar la disfunción cardíaca y requerir de una reparación quirúrgica posnatal.

Septo aortopulmonar (AP)

La tabicación del tronco arterioso y el bulbo cardíaco es fundamental para el desarrollo cardíaco normal y de los tractos de salida. Este evento se produce durante la quinta semana del período embrionario.[6] Se cree que el septo AP se desarrolla a partir del mesénquima que deriva de la migración de las células de la cresta neural que invaden el tronco arterioso y el bulbo cardíaco.[27] Conforme las células migran, se desarrollan en forma espiral y se unen para formar el septo AP y separar el tracto de salida de la arteria pulmonar y la arteria aorta (Figura 4.14). La porción membranosa del septo IV también se fusiona con el

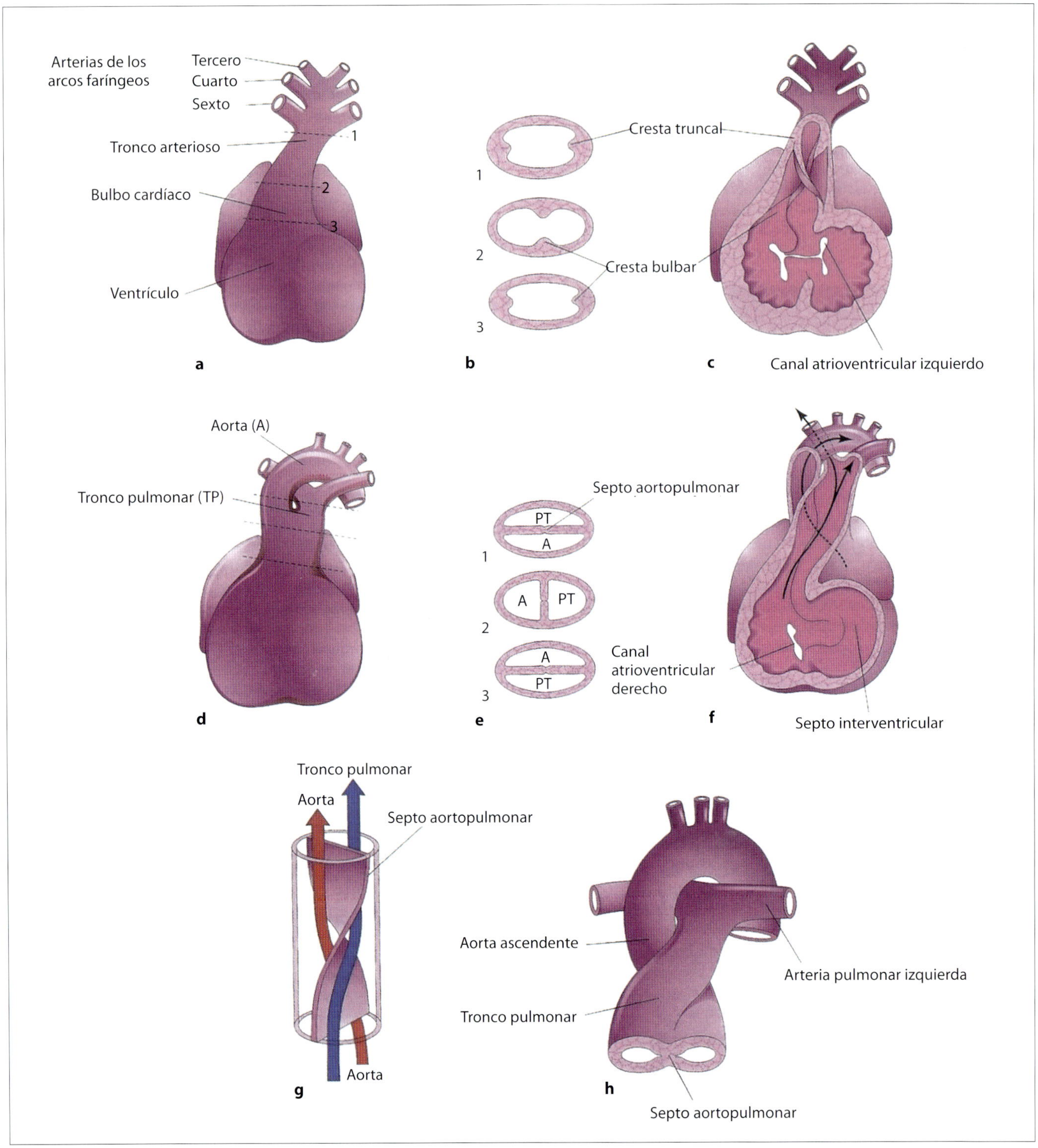

Figura 4.14 División del bulbo cardíaco y tronco arterioso para formar las grandes arterias. **a** Vista anterior del corazón fetal a las 5 semanas. Las *líneas de puntos* indican los niveles de sección que se muestran en (**b**). **b, c** Identificación de las crestas bulbares y troncales que forman el tracto aórtico y pulmonar. **d-f** Vista anterior del corazón fetal a las 6 semanas luego de la formación del tabique aorticopulmonar (AP). **g** Forma espiralada del tabique AP y otra ilustración en (**h**). Esta figura fue publicada en The Developing Human: Clinically Oriented Embriology. 9ª ed. Moore KL, Persaud TVN, Torchia MG, Copyright Elsevier 2013.

septo aortopulmonar, que tiene como resultado una relación anatómica normal en donde la arteria pulmonar nace del ventrículo derecho y la aorta del ventrículo izquierdo (*v.* Figura 4.14). Si las células de la cresta neural no migran de una manera normal, el septo AP no se desarrollará adecuadamente. Esto incluye un desarrollo parcial del septo AP, lo que da como resultado la presencia de un gran vaso que emerge del corazón, llamado tronco arterioso; así como una ausencia o anormalidad en la espiral del septo AP, que causa una inversión del origen de cada gran arteria de su respectivo ventrículo, que se conoce como transposición de los grandes vasos. Se cree que una división inadecuada del tronco arterioso también pueda producir la tetralogía de Fallot, que incluye la estenosis de la arteria pulmonar, comunicación interventricular, cabalgamiento de la arteria aorta e hipertrofia del ventrículo derecho.[26]

Desarrollo del sistema linfático

El desarrollo del sistema linfático comienza al final de la sexta semana de gestación, luego de terminado el desarrollo del sistema cardiovascular.[30] Su formación es similar al proceso de formación de los vasos sanguíneos, en donde pequeñas series de tubos linfáticos se unen para formar la red del sistema linfático (Figura 4.15). El drenaje linfático

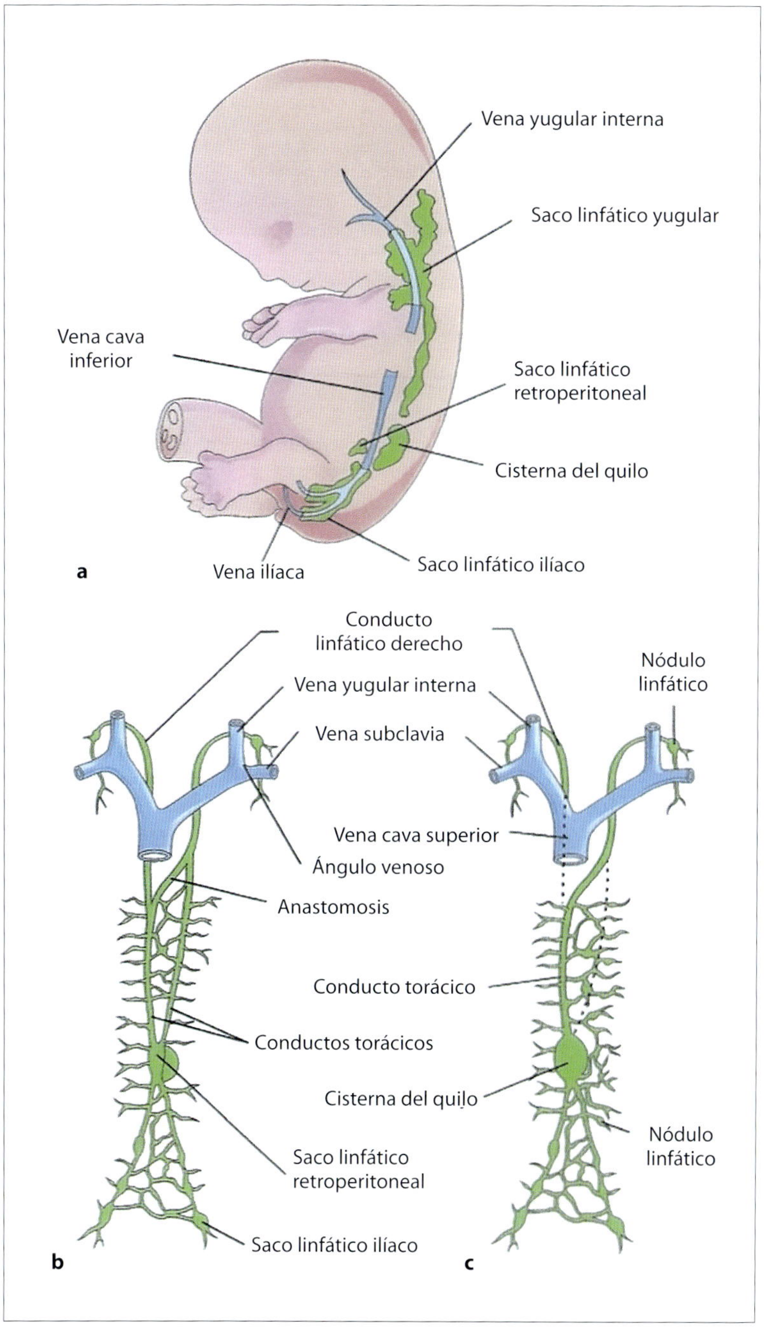

Figura 4.15 Desarrollo del sistema linfático. **a** Embrión de 7 semanas en donde se muestran los sacos linfáticos primarios. **b** Vista anterior del sistema linfático a las 9 semanas. **c** Formación del conducto linfático torácico y conducto torácico derecho más tarde en la gestación. Esta figura fue publicada en The Developing Human: Clinically Oriented Embriology. 9ª ed. Moore KL, Persaud TVN, Torchia MG, Copyright Elsevier 2013.

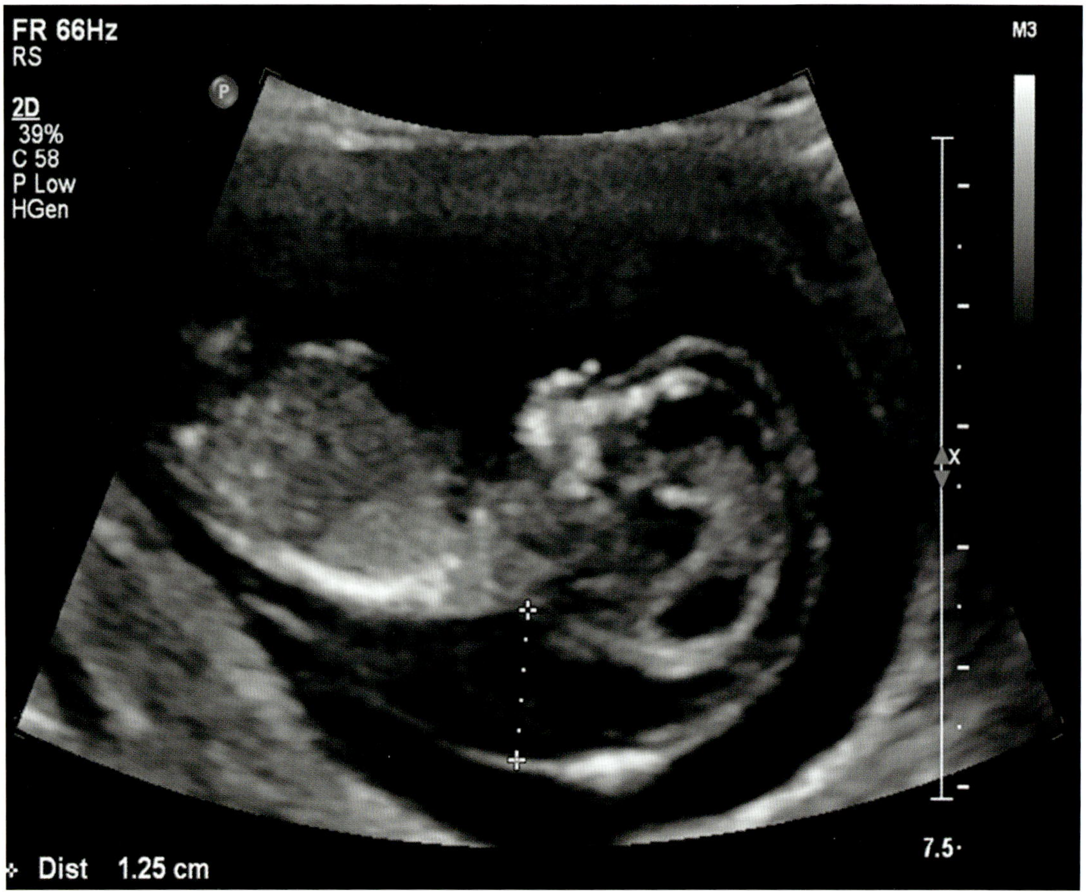

Figura 4.16 Ultrasonido con vista longitudinal de un higroma quístico en un feto de once semanas. Cortesía del Dr. Randall Kuhlmann, Division of Maternal Fetal Medicine, Medical College of Wisconsin, Milwaukee, WI.

engloba seis sacos linfáticos primarios y múltiples nódulos linfáticos. El drenaje linfático se produce primero desde la porción cefálica y caudal del embrión/feto y, luego, principalmente en el conducto linfático derecho. Cualquier alteración en el drenaje linfático, debido a un bloqueo del saco linfático o una falla en el establecimiento adecuado de canales linfáticos, puede causar un gran edema del área del cuello conocido como higroma quístico (Figura 4.16). La presencia del higroma quístico está asociado con un aumento en el riesgo de anomalías genéticas, malformaciones cardíacas y otras alteraciones del desarrollo fetal.[31, 32]

Resumen

El embrión y el feto humano sufren muchas transformaciones durante su desarrollo en el primer trimestre, ya que pasan de ser un cúmulo de células hasta una estructura embrionaria con órganos y sistemas funcionantes bien identificados. Este proceso está influenciado en gran parte por un sistema complejo de vías de señalización celular. Cualquier alteración en la señalización y la migración celular, que puede ser causada por exposición a agentes teratógenos o anormalidades genéticas durante el primer trimestre, pueden provocar complicaciones a largo plazo en el feto y el recién nacido.

Puntos de enseñanza

- Un 3% de todos los embarazos se encuentran afectados por una anomalía congénita.
- Las vías de señalización celular son fundamentales para una morfogénesis normal.
- Las tres líneas germinales son el ectodermo, endodermo y mesodermo, constituyen los pilares esenciales para la morfogénesis,.
- La notocorda es clave para la neurulación normal, la orientación axial y la segmentación durante el desarrollo embrionario temprano.
- El desarrollo diafragmático normal depende de una división normal del embrión y de una adecuada interrelación entre el septo transverso, el mesenterio dorsal del esófago, las membranas pleuro-peritoneales y el crecimiento muscular interno de las paredes laterales del embrión.
- La gastrosquisis sería el resultado de una falta de fusión de los pliegues laterales del embrión.
- La alteración en la fusión de las almohadillas endocárdicas provoca diferentes grados de defectos septales, desde una CIV membranosa hasta una falta completa de fusión que tiene como resultado un canal AV.

Bibliografía

1. Nelson K, Holmes LB. Malformations due to presumed spontaneous mutations in newborn infants. N Engl J Med 1989; 320 (1): 19-23.
2. Hubaud AH, Pourquie O. Signalling dynamics in vertebrate segmentation. Nat Rev Mol Cell Biol 2014; 15: 709-21.
3. Patthey C, Gunhaga L. Signaling pathways regulating ectodermal cell fate choices. Exp Cell Res 2014; 321 (1): 11-6.
4. Dutta D. Signaling pathways dictating pleuropotency in embryonic stem cells. Int J Dev Biol 2013; 57 (9-10): 667-75.
5. Sui L, Bouwens L, Mfopou JK. Signaling pathways during maintenance and definitive endoderm differentiation of embryonic stem cells. Int J Dev Biol 2013; 57 (1): 1-12.
6. Moore KL, Persaud TVN, Torchia MG. The developing human: clinically oriented embryology. 9ª ed. Philadelphia: Elsevier Saunders, 2013.
7. Downs KM. Enigmatic primitive streak: prevailing notions and challenges concerning the body axis of mammals. Bioessays 2009; 31 (8): 892-902.
8. Solnica-Krezel L, Sepich DS. Gastrulation: making and shaping germ layers. Annu Rev Cell Dev Biol 2012; 28: 687-717.
9. Hardin J, Waston T. Models of morphogenesis: the mechanism of and mechanics of cell rearrangement. Curr Opin Genet Dev 2004; 14: 399-406.
10. Flake AM. The fetus with sacrococcygeal teratoma. En: Adzick NS, Holzgrev W, editors. The unborn patient: the art and science of fetal therapy. 3ª ed. Philadelphia: WB Saunders, 2001.
11. Ruiz I, Altaba A. Induction and axial patterning of the neural plate: planar and vertical signals. J Neurobiol 1993; 24 (10): 1276-304.
12. Greene ND, Copp AJ. Development of the vertebrate central nervous system: formation of the neural tube. Prenat Diagn 2009; 29 (4): 303-11.
13. Copp AJ, Greene ND. Genetics and development of neural tube defects. J Pathol 2010; 220 (2): 217-30.
14. Mayor R, Theveneau E. The neural crest. Development 2013; 140 (11): 2247-51.
15. Takahashi Y, Sipp D, Enomoto H. Tissue interactions in neural crest development and disease. Science 2013; 341 (6148): 860-3.
16. Mayer S, Metzger R, Kluth D. The embryology of the diaphragm. Semin Pediatr Surg 2011; 20 (3): 161-9.
17. Clugston RD, Greer JJ. Diaphragmatic Development and congenital diaphragmatic hernia. Semin Pediatr Surg 2007; 16 (2): 94-100.
18. Hinrichsen K. The early development of morphology and patterns of the face of human embryos. Adv Anat Embryol Cell Biol 1985; 98: 1-79.
19. Holinger LD. Congenital anomalies of the larynx. Congenital anomalies of the trachea and bronchi. En: Behrman RE, Kliegman RM, Jenson HB, editors. Nelson's textbook of pediatrics. 17ª ed. Philadelphia: WB Saunders, 2004.
20. Magnuson DK, Parry RL, Chwals WJ. Selected abdominal gastrointestinal anomalies. En: Martin RJ, Fanaroff AA, Walsh MC, editors. Fanaroff and Martin's Neonatal-perinatal medicine: diseases of the fetus and infant. 8ª ed. Philadelphia: Mosby, 2006.
21. Persaud TVN, Hay JC. Normal embryonic and fetal development. En: Reece EA, Hobbins JC, editors. Clinical obstetrics: the fetus and mother. 3ª ed. Oxford: Blackwell Publishing, 2006.
22. Jones KL. Smith's recognizable patterns of human malformation. 7ª ed. Philadelphia: Elsevier/WB Saunders, 2006.
23. Bronschstein M, Blazer S, Zimmer EZ. The fetal gastrointestinal tract and abdominal wall. En: Callen PW, editor. Ultrasonography in obstetrics and gynecology. 5ª ed. Philadelphia: WB Saunders; 2008.
24. Kerecuk L, Schreuder MF, Woolf AS. Renal tract malformations: perspectives for nephrologists. Nat Clin Pract Nephrol 2008; 4 (6): 312-25.
25. Manner J. The anatomy of cardiac looping: a step towards the understanding of the morphogenesis of several forms of cardiac malformations. Clin Anat 2009; 22 (1): 21-35.
26. Bajolle F, Zaffran S, Bonnet C. Genetics and embryological mechanisms of congenital heart disease. Arch Cardiovasc Dis 2009; 102 (1): 59-63.
27. Vincent SD, Buckingham ME. How to make a heart: the origin and regulation of cardiac progenitor cells. Curr Top Dev Biol 2010; 90: 1-41.
28. Moore KL, Persaud TVN, Torchia MG. Before we are born: essentials of embryology and birth defects. 8ª ed. Philadelphia: Elsevier Saunders, 2013.
29. Penny DJ, Vick GW. Ventricular septal defect. Lancet 2011; 377 (9771): 1103-12.
30. Yang Y, Oliver G. Development of the mammalian lymphatic vasculature. J Clin Invest 2014; 124 (3): 888-97.
31. Nadel A, Bromley B, Benacerraf BR. Nuchal thickening or cystic hygroma in first- and early second-trimester fetuses: prognosis and outcome. Obstet Gynecol 1993; 82 (1): 43-8.
32. Brady AF, Pandya PP, Yuksel B, Greenough A, Patton normal livebirths with increased fetal nuchal translucency at 10-14 weeks' gestation. J Med Genet 1998; 35 (3): 222-4.

5

Elementos de la teratología

Eran Barzilay • Gideon Koren

Definición

Un teratógeno se define como cualquier agente capaz de producir un resultado fetal adverso, incluso una anomalía congénita, aborto, restricción de crecimiento intrauterino, muerte intrauterina, prematuridad o retraso del desarrollo a largo plazo.[1, 2] Los factores ambientales con potencial efecto teratogénico incluyen drogas, químicos, infecciones y factores físicos (como las radiaciones).

Percepción del riesgo teratogénico

Los defectos congénitos no son fenómenos raros y, en la mayoría de los casos, no están relacionados con agentes ambientales.[1] Considerar un riesgo basal para las malformaciones entre el 1% y el 3% es un punto de referencia útil para la evaluación del riesgo de exposición ambiental.[3, 4]

Antes que la talidomida fuera reconocida como teratogénica, se creía que la placenta funcionaba como una barrera que protegía al embrión en desarrollo de cualquier exposición materna.[2] De esta manera, se explica que tuvieron que pasar muchos años hasta que la talidomida haya sido reconocida como un teratógeno a pesar de la alta tasa de malformaciones y del patrón característico de dichas malformaciones.[5, 6] El desastre de la talidomida ha cambiado la percepción del riesgo teratogénico hacia el otro extremo, hasta el punto que tanto los médicos como los pacientes consideran que cualquier droga es potencialmente perjudicial para el embrión.[7] Estudios recientes han demostrado que las mujeres expuestas a agentes no conocidos como teratogénicos se asignaron a sí mismas un riesgo más alto de malformaciones mayores y tuvieron mayores tasas de finalización electiva del embarazo.[7, 8] La sobreestimación del riesgo teratogénico, así como su efecto en la decisión de finalizar el embarazo puede, incluso, llevar a la mujer a tomar la decisión de discontinuar tratamientos farmacológicos vitales y poner en peligro tanto su propia salud como la de su descendencia.

Un ejemplo de cómo la percepción errónea del riesgo puede afectar una práctica médica es el retiro de la bendectina del mercado mundial. La bendectina (una combinación de vitamina B_6 y doxilamina) fue removida del mercado voluntariamente por su fabricante en 1983, debido a múltiples acciones legales y al aumento de las primas de seguros. Esto ha ocurrido a pesar de que investigaciones de la FDA no han encontrado una asociación entre la bendectina y defectos congénitos. Luego de discontinuar la bendectina, en 1984 la tasa de internación por vómitos excesivos en el embarazo fue cercana al 50% por cada mil nacidos vivos.[9] Otro ejemplo que demuestra los posibles efectos de la sobreestimación del riesgo teratogénico es el pánico que siguió al accidente nuclear en Chernobyl, en 1984. Un estudio griego demostró que 2500 embarazos deseados fueron finalizados voluntariamente por la percepción del riesgo de la radiación, a pesar de que los niveles de radiación en Atenas se encontraban dentro de los límites normales.[10] Además, según estimó la Agencia Internacional de Energía Atómica, entre 100 000 y 200 000 embarazos deseados fueron abortados en Europa del Este por consejo médico, debido al riesgo sobre la salud de los niños no nacidos causado por la radiación de Chernobyl.[11]

Teratógenos

El riesgo basal de malformaciones fetales mayores se estima entre el 1%-3%.[3, 4] En la mayoría de los casos, la causa de la malformación es desconocida. El 20%-25% de las malformaciones son de causa genética y en el 8%-11% de los casos son atribuibles a factores ambientales.[4] Los factores ambientales que han sido asociados con malformaciones congénitas incluyen a la exposición a químicos, drogas, enfermedades maternas, infecciones y la exposición a la radiación.

Drogas en el embarazo

Las drogas de prescripción son utilizadas en más del 50% de los embarazos.[12, 13] Si se consideran las drogas no prescriptas y las drogas de abuso, la prevalencia del uso de drogas en el embarazo es probablemente mucho mayor. Sin embargo, solamente se ha demostrado que en un pequeño porcentaje son teratogénicas en humanos.[2] En la mayoría de los casos, el período de susceptibilidad para el desarrollo fetal es el primer trimestre. Sin embargo, algunas drogas han demostrado que pueden afectar al feto en el embarazo más avanzado (Tabla 5.1). Por ejemplo, la exposición a las tetraciclinas luego de las 25 semanas puede generar problemas en los dientes y posibles alteraciones del crecimiento de los huesos,[14] la exposición a los antiinflamatorios no esteroideos en el tercer trimestre puede estar asociado al cierre prematuro del *ductus* arterioso y oligohidramnios,[15, 16] y la exposición tardía a inhibidores de la enzima convertidora de la angiotensina (ECA) ha sido asociada con muerte fetal y neonatal, anomalías renales, oligohidramnios, defectos de la osificación de la calota y *ductus* arterioso persistente.[17] Más aún, debido a que el cerebro fetal se desarrolla durante todo el embarazo, han sido descriptos efectos tardíos de químicos, como el alcohol y el tabaco.

Alcohol

El consumo de etanol (alcohol etílico) durante el embarazo ha sido asociado con una gran variedad de anomalías, muchas de las cuales pueden ser demostradas por ultrasonido, así como alteraciones neurocognitivas.

El diagnóstico del trastorno del espectro alcohólico fetal (TEAF) requiere lo siguiente:

- Restricción prenatal o posnatal del crecimiento (peso, talla o una circunferencia cefálica por debajo del percentilo 10).
- Compromiso del sistema nervioso central (signos de anomalías neurológicas, retardo en el desarrollo, efectos en la conducta o compromiso intelectual).
- Dismorfología facial característica con, al menos, dos de estos tres signos:
  - Microcefalia.
  - Microftalmia o pequeñas fisuras palpebrales.
  - Desarrollo pobre del surco nasolabial, labio superior delgado, o aplastamiento del área maxilar.

Además de estas malformaciones estructurales de la cara, existen otras que se asocian con TEAF, como defectos cardíacos congénitos, defectos del tubo neural, anormalidades renales, paladar hendido y otras malformaciones menores, como estrabismo, pliegues palmares inusuales y malformaciones de las orejas. La expresión completa del síndrome se produce cuando la ingesta de alcohol es, por lo menos, de 2 g/kg/día. En mujeres que consumen mayores cantidades durante el primer trimestre, se estima que se dupliquen o tripliquen los riesgos. Es posible que otros efectos de menor importancia puedan ser causados por cantidades menores de alcohol; sin embargo, no se ha determinado cuál es la dosis para un consumo seguro durante el embarazo.[18-22]

Aminopterina

La aminopterina es un antagonista del ácido fólico estrechamente relacionado con el metotrexato. Fue usado en los años cincuenta como droga anticancerígena y para inducir abortos.

La exposición a la aminopterina en el primer trimestre se ha asociado con cráneo de "hoja de trébol" y macrocefalia, cabello barrido, implantación baja de las orejas, ojos prominentes y puente nasal ancho, así como meningoencefalocele, anencefalia, braquicefalia, hidrocefalia, baja estatura, osificación tardía del cráneo, craneosinostosis, hipertelorismo, micrognatia, hendiduras faciales, anomalías de los miembros y defectos del tubo neural. El período crítico de la exposición parece ser entre la sexta y la octava semana de gestación.[23-27] La mayoría de estas malformaciones, como la anencefalia o la micrognatia, son reconocibles por ultrasonido, a menudo, en el embarazo temprano.

Benzodiazepinas

Basándose en metaanálisis de estudios de casos y controles, las benzodiazepinas pueden aumentar el riesgo de hendidura facial. Sin embargo, los datos de la bibliografía muestran resultados contradictorios. Los datos recolectados de estudios de cohorte no mostraron asociación entre la exposición fetal a las benzodiazepinas y el riesgo de malformaciones mayores o de hendidura facial.

Sin embargo, sobre la base de los datos recolectados de estudios de casos y controles, sí hubo aumento significativo del riesgo de malformaciones mayores o de hendidura facial aislada. El aumento absoluto en el riesgo de las hendiduras faciales, si existe, parece ser muy bajo (la incidencia de hendiduras faciales en la población general es de alrededor de 1 en 1000).[28, 29] Las hendiduras faciales deben ser diagnosticadas mediante la evaluación ultrasonográfica de la cara fetal.

Carbamazepina

La exposición intrauterina a la monoterapia con carbamazepina aumenta el riesgo de defectos del tubo neural (DTN) a una proporción más alta que la población en general, pero menor que el riesgo asociado con el consumo de ácido valproico.

Se ha estimado que el riesgo de DTN aumenta desde un basal de aproximadamente 0,1% a un 0,2-1%.[30-35] El examen

Tabla 5.1 Drogas consideradas teratogénicas y principales efectos teratogénicos asociados con la exposición de estas drogas durante el primer trimestre

Droga	Efecto teratogénico
Alcohol	Síndrome de alcoholismo fetal, retardo en el crecimiento, anormalidad neurológica, retardo en el desarrollo, discapacidad intelectual, microcefalia, microftalmia, pequeñas fisuras palpebrales, desarrollo anormal del surco nasolabial, labio superior muy delgado o aplastamiento del área maxilar, defectos cardíacos congénitos, defectos del tubo neural, anormalidades renales, paladar hendido.
Aminopterina	Cráneo de "hoja de trébol", macrocefalia, cabello barrido, orejas de implantación baja, ojos prominentes, puente nasal ancho, meningoencefalocele, anencefalia, braquicefalia, hidrocefalia, osificación tardía del cráneo, craneosinostosis, hipertelorismo, micrognatia, hendiduras faciales, anomalías de las extremidades, defectos del tubo neural.
Benzodiazepinas	Hendiduras faciales (resultados contradictorios).
Carbamazepina	Defectos del tubo neural.
Monóxido de carbono	Muerte intrauterina, retraso del crecimiento y secuelas neurológicas graves. Posiblemente también CIV y estenosis pulmonar.
Cocaína	Muerte intrauterina, desprendimiento placentario, prematuridad, bajo peso al nacer, microcefalia, hemorragia intraventricular y dificultades de desarrollo. Se ha sugerido una asociación con anomalías del tracto urinario.
Corticosteroides	Paladar hendido (resultados contradictorios), deterioro del crecimiento fetal.
Dietiletilbestrol	Anomalías del tracto urogenital, aumento del riesgo de carcinoma vaginal de células claras.
Litio	Anomalía de Ebstein y otras malformaciones cardíacas.
Metotrexato	Restricción de crecimiento intrauterino, rasgos faciales dismórficos, anomalías digitales, de los miembros, orejas, esqueleto, genitales, cráneo, mentón, sistema nervioso central, espinal, cardíacos, defectos gastrointestinales y hendiduras faciales.
Metilmercurio, sulfuro de mercurio	Enfermedad fetal de minamata (microcefalia, convulsiones, ataxia, deterioro cognitivo y parálisis cerebral).
Misoprostol	Secuencia de Moebius (parálisis de los sexto y séptimo nervios craneales).
Micofenolato mofetil	Microtia, atresia del conducto auditivo, labio y paladar hendido, micrognatia, hipertelorismo, coloboma ocular, dedos cortos y uñas hipoplásicas.
BPC	Pigmentación marrón oscuro de la piel y las membranas mucosas, hiperplasia gingival, exoftalmos edematoso, dentición al nacer, calcificación anormal del cráneo, pies en balancín y bajo peso al nacer.
Penicilamina	Cutis laxa y hernia inguinal (resultados contradictorios).
Fenobarbital	Defectos cardíacos y paladar hendido.
Fenitoína	Puente nasal ancho, cabalgamiento de la sutura metópica, microcefalia, labio leporino/paladar hendido, ptosis, grados variables de hipoplasia de las falanges distales.
Retinoides	Microtia/anotia, micrognatia, hipoplasia, aplasia o localización ectópica del timo, defectos cardíacos y del SNC.
Talidomida	Defectos de reducción de miembros, defectos cardíacos, hemangiomas faciales, atresia esofágica y duodenal, defectos renales, microtia y anotia.
Ácido valproico	Espina bífida, comunicación interauricular, paladar hendido, hipospadias, polidactilia y craneosinostosis.
Warfarina	Defectos del esqueleto (hipoplasia nasal, epífisis punteada), restricción del crecimiento, daño en el SNC, defectos oculares y pérdida de la audición.

ultrasonográfico de la columna vertebral fetal es parte del estudio anatómico de rutina.

Intoxicación por monóxido de carbono

La intoxicación leve por monóxido de carbono no se asoció con un aumento del riesgo fetal, pero se observaron efectos adversos fetales con toxicidad materna severa, que incluyen un alto riesgo de muerte fetal, restricción del crecimiento y secuelas neurológicas graves (retraso mental, convulsiones y espasticidad). Se ha sugerido que existe asociación con defectos septales ventriculares (CIV) y estenosis pulmonar. Se desconoce el riesgo relativo de los defectos congénitos en casos de intoxicación por monóxido de carbono. La mayoría de los efectos adversos se observaron cuando la toxicidad era lo suficientemente grave como para causar síntomas maternos.[36-38]

Cocaína

Los estudios sobre el efecto de la exposición a la cocaína en el embarazo suelen presentar inconvenientes metodológicos que dificultan la interpretación de los resultados. La mayoría de las mujeres que consumen cocaína abusan de otros tipos de drogas, consumen alcohol, fuman y tienen otros factores de riesgo para el embarazo, como mala nutrición, multiparidad y falta de cuidado prenatal. El consumo de cocaína durante el embarazo se ha asociado con un mayor riesgo de muerte fetal, desprendimiento de placenta, prematuridad, menor peso al nacer y microcefalia, en comparación con los niños no expuestos. También se han sugerido asociaciones con hemorragia intraventricular, trastornos del desarrollo y síndrome de muerte súbita infantil. No hay consenso sobre si el consumo de cocaína aumenta el riesgo de malformaciones estructurales, aunque algunos estudios muestran un aumento de las anomalías del tracto urinario.[39-44]

Corticosteroides

Los corticosteroides han demostrado consistentemente que producen paladar hendido en animales. Los estudios en humanos han mostrado resultados contradictorios. No se puede excluir una posible asociación con hendiduras faciales. Los glucocorticoides se asocian con un deficiente crecimiento fetal. El aumento absoluto en el riesgo de las hendiduras faciales, si existe, parece ser bajo (riesgo basal 0,1%).[45-51] Pueden observarse hendiduras faciales durante el examen de la cara fetal.

Dietilestilbestrol

El dietilestilbestrol (DES) se ha asociado con una anomalía en el desarrollo del tracto urogenital y un mayor riesgo de carcinoma de células claras vaginal. Se reportó adenosis vaginal hasta en el 50% de las descendientes y un 11%-39% de incidencia de partos prematuros.[52, 53]

Litio

El uso de litio se ha asociado con malformaciones cardíacas en general y específicamente con la anomalía de Ebstein. La información histórica sobre el riesgo teratogénico del litio se obtuvo a partir de informes retrospectivos altamente sesgados. Estudios más recientes indican que el riesgo es mucho menor. El riesgo de anomalía de Ebstein después de la exposición en el primer trimestre se ha estimado en 0,05%-0,1%.[54-56] Esta anomalía cardíaca tiene componentes específicos (desplazamiento de las valvas septal y posterior de la válvula tricúspide hacia el ápice del ventrículo derecho del corazón, que da por resultado una aurícula derecha grande y un ventrículo derecho pequeño) que se pueden observar en una simple vista de cuatro cámaras del corazón (*v.* el Capítulo 11).

Metotrexato

El metotrexato es un antagonista del ácido fólico estrechamente relacionado con la aminopterina. Varios informes sobre la exposición a una única dosis alta de metotrexato, en casos de interrupción fallida del embarazo o de diagnóstico erróneo del embarazo ectópico, han demostrado una variedad de anomalías.

Las anomalías observadas en la ecografía prenatal o al nacimiento incluyeron restricción de crecimiento intrauterino, rasgos faciales dismórficos, anomalías de los dedos, defectos en los miembros, orejas, esqueleto, genitales, en el cráneo, el mentón, el sistema nervioso central, en la región espinal, cardíaco, gastrointestinal y hendiduras faciales. Un estudio reciente, prospectivo, sobre los resultados del embarazo en mujeres que tomaron metotrexato (hasta 30 mg/semana) para la enfermedad reumática demostró que, entre las mujeres expuestas al metotrexato después de la concepción (188), el 42,5% tuvo abortos espontáneos y el riesgo de defectos congénitos importantes fue elevado (6,6%, *odds ratio* 3,1, IC del 95%: 1,03-9,5). Las malformaciones observadas incluyeron gastrosquisis, escoliosis, CCAM, malformaciones cardíacas, malformaciones renales, defectos de los miembros, holoprosencefalia y megavejiga. Las mujeres que planeen un embarazo después de la terapia con metotrexato deben ser asesoradas para utilizar anticoncepción y suplementos de folato durante la terapia y por un período de 3 meses después de suspender la droga.[23, 25, 26, 57-63]

Metil mercurio, sulfuro de mercurio

La exposición intraútero a altos niveles de mercurio orgánico puede causar la enfermedad fetal de Minamata manifestada por microcefalia, convulsiones, ataxia, deterioro cognitivo y parálisis cerebral. No se ha establecido el riesgo relativo; sin embargo, 13/220 bebés nacidos en Minamata en el momento de la contaminación sufrieron la enfermedad.[64-66]

Misoprostol

La exposición al misoprostol se asocia con la secuencia de Moebius (parálisis del sexto y séptimo par craneal). La asociación con otras malformaciones, como defectos de reducción de miembros, anomalías de los huesos frontales y temporales del cráneo, ha sido sugerida, pero no confirmada. El *odds ratio* para la secuencia de Moebius fue reportado en 25,32 (IC del 95%: 11,11-57,66). Sin embargo, el verdadero riesgo es menos del 1-2%. La razón de probabilidades para la reducción de miembros reportada fue de 11,86 (IC del 95%: 4,86-28,9).

Micofenolato de mofetilo

La exposición al micofenolato de mofetilo se ha asociado con defectos congénitos que incluyen microtia, atresia del conducto auditivo, labio y paladar hendido, micrognatia, hipertelorismo, coloboma ocular, dedos cortos y uñas hipoplásicas.[67] Se observó una mayor incidencia de malformaciones estructurales con la exposición al micofenolato de mofetilo durante el embarazo, en comparación con la población general de receptores de trasplante renal.[68]

El riesgo de defectos congénitos después de la exposición a micofenolato de mofetilo en el primer trimestre es de 26%.[68, 69]

Bifenilos policlorados

Se ha reportado la exposición a elevados niveles de bifenilos policlorados (BPC) en casos de exposición humana accidental al aceite de arroz contaminado con BPC. La exposición a altos niveles de BPC se asocia con pigmentación de color marrón oscuro de la piel y las mucosas, hiperplasia gingival, exoftalmos edematoso, dentición al nacer, calcificación anormal del cráneo, pies en balancín y bajo peso al nacer.[70]

Penicilamina

Los datos relativos a la exposición a penicilamina son confusos. Sin embargo, podría haber una asociación con cutis laxa y hernia inguinal.

También se ha sugerido que el hipotiroidismo podría estar asociado con la exposición a la penicilamina.[71, 72]

Fenobarbital

El uso de fenobarbital puede estar asociado con defectos cardíacos y paladar hendido. Según algunos reportes, existe un 6%-20% de riesgo de malformaciones.

Otros informes no encontraron un aumento en el riesgo. Un estudio de 250 casos de exposición a monoterapia informó que el riesgo de malformaciones mayores no fue mayor que cuando se utilizaron otras monoterapias anticonvulsivantes.[73-76]

Fenitoína

El patrón de malformaciones asociado con la exposición intraútero a la fenitoína, se denomina síndrome de hidantoína fetal. Este patrón incluye anomalías craneofaciales tales como puente nasal ancho, cabalgamiento de la sutura metópica, microcefalia, labio leporino/paladar hendido y ptosis, así como grados variables de hipoplasia y osificación de las falanges distales. El riesgo de teratogenicidad con la exposición a fenitoína en el primer trimestre se definió como el 10%. Sin embargo, informes posteriores han reportado un menor riesgo de malformaciones, y el riesgo relativo se estimó en alrededor de 2-3.[31, 77, 78]

Retinoides sistémicos

El uso de retinoides sistémicos durante el embarazo como la isotretinoína se asocia con un mayor riesgo de malformaciones. Las anomalías más frecuentes son microtia/anotia, micrognatia, hipoplasia, aplasia o localización ectópica del timo, defectos del SNC y cardíacos (CIV, tetralogía de Fallot y transposición de los grandes vasos), la mayoría de los cuales pueden ser reconocidos por ultrasonido. Debido a una vida media relativamente larga, algunos autores recomiendan un período de espera de, al menos, 1 mes, mientras que otros recomiendan un período de espera de 3 meses. El riesgo de malformaciones con la exposición a la isotretinoína después de la concepción se estimó en un 35%. En el 43% de los expuestos a la isotretinoína, se encontró un coeficiente intelectual subnormal (< 85).[79, 80]

Talidomida

El uso de talidomida durante el primer trimestre se asocia con defectos de reducción de miembros, defectos cardíacos, hemangiomas faciales, atresia esofágica y duodenal, defectos renales, microtia y anotia. Cuando la exposición se produce entre las semanas 5 y 7 de gestación, el riesgo ha sido estimado en un 20%-30%.[5, 6]

Ácido valproico

El uso de ácido valproico durante el embarazo se asocia con un mayor riesgo de malformaciones mayores. Las malformaciones específicas encontradas en asociación con ácido valproico son espina bífida, comunicación interauricular, fisura palatina, hipospadias, polidactilia y craneosinostosis. El mayor riesgo relativo comparado con la no utilización de fármacos antiepilépticos fue para la espina bífida (riesgo relativo de 12). El riesgo relativo para las otras condiciones fue 2-7. El riesgo relativo para malformaciones mayores de la exposición a la monoterapia con ácido valproico comparado con la monoterapia con otros fármacos antiepilépticos es de 2,6 (IC del 95%: 2,11-3,17), 3,2 (IC del 95%: 2,2-4,6) comparado con los pacientes epilépticos no tratados y 3,77 (IC del 95%: 2,18-6,52) comparado con controles sanos. El riesgo de malformaciones parece ser dosis-dependiente. El riesgo absoluto de espina bífida suele ser de 1%-2%. Un estudio más reciente obtuvo un riesgo absoluto de 0,6% para la espina bífida.[81-84] En las madres que recibieron este medicamento, se indica un estudio detallado de la anatomía fetal mediante ultrasonido.

Warfarina

La exposición a la warfarina entre las 6 y 12 semanas de gestación se ha asociado con defectos esqueléticos (tales como hipoplasia nasal y epífisis punteada), restricción del crecimiento intrauterino, daño en el SNC, defectos oculares y pérdida de la audición. La exposición después del primer trimestre podría aumentar el riesgo de defectos del SNC, tal vez debido a microhemorragias. El riesgo absoluto no está claro. Una revisión estableció un riesgo de 6,4% para las anomalías congénitas.[85-88]

Infecciones

Las infecciones maternas durante el embarazo son muy comunes y en la mayoría de los casos no interfieren con el desarrollo fetal. Sin embargo, hay algunos patógenos, entre los que se incluyen bacterias, virus y parásitos que pueden conducir a la muerte fetal, defectos congénitos y secuelas a largo plazo.

Citomegalovirus

El citomegalovirus (CMV) es una de las causas más comunes de infección intrauterina.[89] El CMV puede pasar de la madre al feto a través de la placenta o durante un parto vaginal. La infección fetal por CMV se asocia principalmente con la primoinfección materna por CMV durante el embarazo. Sin embargo, también se ha reportado infección fetal por CMV en infecciones recurrentes, aunque el riesgo es mucho menor.[90, 91] La transmisión del virus de la madre al feto ocurre con mayor frecuencia en etapas avanzadas del embarazo, pero el riesgo de secuelas permanentes es mayor si la transmisión se produce en el primer trimestre.[92] El riesgo estimado de transmisión en casos de primoinfección materna por CMV es del 30%-40%.[93] Las anomalías congénitas, incluidas microcefalia, ventriculomegalia, calcificaciones intracraneales, ictericia y sordera, son evidentes en alrededor del 10% de los niños nacidos con infección congénita por CMV. Los hallazgos ecográficos intracraneales han sido ampliamente descritos en la bibliografía. La mayoría de los niños sintomáticos sufrirán secuelas como pérdida auditiva neurosensorial y dificultades de aprendizaje, y los casos más graves tendrán una alta tasa de mortalidad.[89, 90]

Los casos asintomáticos (aproximadamente el 90% de los niños nacidos con CMV congénito) pueden desarrollar pérdida auditiva neurosensorial progresiva con una frecuencia del 13%-15%. En los casos de infección recurrente, solo el 0,2%-1% de los niños será infectado.[93] De estos, menos del 1% mostrarán síntomas al nacer, y el 10% de los recién nacidos asintomáticos podrán experimentar pérdida auditiva a lo largo de la vida.

Parvovirus B19

Se cree que aproximadamente el 50% de las mujeres embarazadas son inmunes a B19. En casos de infección materna durante el embarazo, la transmisión vertical ha sido reportada en 25%-33%.[94, 95] El parvovirus no parece aumentar el riesgo de defectos congénitos. Sin embargo, la infección fetal se ha asociado con hidrops fetal y muerte, sobre todo cuando la infección se manifiesta antes de 20 semanas. Si la infección materna se produce antes de las 20 semanas de gestación, el riesgo estimado de muerte fetal es 1-9%. Si la infección materna aparece después de las 20 semanas de gestación, el riesgo de hidrops se estima en un 1%.[96]

Rubéola

Debido a la amplia cobertura de la vacunación infantil, las infecciones por rubéola son muy raras en la actualidad. La rubéola, durante el embarazo, puede infectar al feto y producir malformaciones congénitas, aborto espontáneo o muerte fetal.[97, 98] Los principales defectos asociados con la rubéola congénita son cataratas, glaucoma, defectos cardíacos, sordera, retinopatía pigmentaria, microcefalia, retraso del desarrollo y enfermedad ósea radiolucente. Los niños con síndrome de rubéola congénita suelen presentar más de uno de estos signos o síntomas. Más de la mitad de los pacientes tendrán tres o más defectos. El compromiso auditivo es la manifestación clínica más frecuentemente reportada, y es más probable que se presente en forma aislada.[97-99] Casi todos los defectos congénitos causados por la rubéola se asocian con infecciones en las primeras 16 semanas. Sin embargo, la infección más tardía ha sido asociada con restricción del crecimiento y casos de sordera y estenosis de la arteria pulmonar.[99] Los sobrevivientes a la rubéola congénita tienen un mayor riesgo de diabetes tipo I, disfunción tiroidea y panencefalitis progresiva.[99, 100]

En los casos de infección materna por rubéola en el primer trimestre, el riesgo de malformaciones puede llegar al 90%.

Toxoplasma *gondii*

La tasa global de transmisión materno-fetal reportada en los casos de toxoplasmosis materna durante el embarazo ha sido de alrededor del 30%.

El riesgo de transmisión fetal aumenta con la edad gestacional de 6% a las 13 semanas a 72% a las 36 semanas. Sin embargo, los fetos infectados en el inicio del embarazo son mucho más propensos a mostrar signos clínicos de infección.[101] Los síntomas de la toxoplasmosis congénita al nacer pueden incluir una erupción maculopapular, linfadenopatía generalizada, hepatomegalia, esplenomegalia, ictericia y trombocitopenia. Sin embargo, el 70%-90% de los niños con infección congénita son asintomáticos al nacer y las secuelas pueden desarrollarse meses o, incluso, años después. Hasta el 85% desarrollará coriorretinitis, 20%-75% tendrá algún tipo de retraso en el desarrollo y 10%-30% tendrá una pérdida auditiva moderada.[102-104]

Treponema *pallidum*

El treponema *pallidum* puede infectar al feto a las 14 semanas de gestación y posiblemente también en etapas más tempranas. El riesgo de infección fetal aumenta con la edad gestacional. En casos de infección fetal, el 40%-50% de los fetos morirán intraútero mientras que el 30%-40% nacerán con signos de sífilis congénita.[105] Los signos de sífilis congénita pueden incluir hidrops fetal, placenta inesperadamente grande, exantema (*rash*) del pañal intratable, ictericia, hepatoesplenomegalia y anemia. Se ha reportado hepatoesplenomegalia en casi el 90% de todos estos bebés e ictericia en el 33% de estos neonatos. La ictericia puede ser causada por hepatitis sifilítica o por el componente hemolítico de la enfermedad.[106] La linfadenopatía generalizada usualmente se manifiesta en asociación con la hepatoesplenomegalia y se ha descrito en el 50% de los pacientes. En un estudio con nueve pacientes con sífilis congénita, ocho tenían evidencia de anemia, cuatro tenían evidencia de trombocitopenia y seis tenían ictericia.[107]

Varicela

La infección por el virus de la varicela zóster es muy común de la infancia y suele ser leve en los niños, pero puede ser más grave en los recién nacidos y adultos. Las mujeres embarazadas en el tercer trimestre corren mayor riesgo de padecer una enfermedad grave, incluida la neumonía por varicela.[108] La infección fetal se ha asociado con un síndrome de anomalías congénitas. Las características de la embriopatía congénita por varicela incluyen lesiones cutáneas e hipopigmentación, defectos oculares (cataratas, microftalmía, coriorretinitis), anomalías neurológicas (microcefalia, retraso mental, atrofia cortical), hipoplasia de extremidades y músculos, reflujo gastrointestinal, malformaciones del tracto urinario, restricción del crecimiento intrauterino, retraso del desarrollo y malformaciones cardiovasculares.[108]

Basándose en los reportes de casos y estudios más recientes, se cree que el período sensible para los efectos fetales es desde las 0 a las 20 semanas de embarazo, aunque hay casos reportados de embriopatía clínica luego de la infección materna hasta las 28 semanas de gestación.[109] El riesgo de embriopatía congénita por varicela en casos de infección materna antes de las 20 semanas de gestación oscila entre menos del 1%[109-111] a 3%.[112] La infección materna en el tercer trimestre no causa malformaciones. Sin embargo, puede causar varicela neonatal severa y el herpes zóster en el infante.

Parece haber un aumento en la gravedad de la varicela neonatal cuando la erupción materna aparece 7 días antes a 7 días después del parto, con los casos más severos documentados cuando la erupción apareció en la madre de 4 días antes y hasta 2 días después del parto.[109]

Factores físicos

Radiación ionizante

Se ha demostrado que altos niveles de radiación ionizante interfieren con el desarrollo fetal. La exposición a altos niveles de radiación ionizante se ha asociado con muerte fetal, restricción del crecimiento, microcefalia, aplasia e hipoplasia de órganos, hendiduras faciales, cataratas, malformaciones del SNC y retraso mental.[113-116] En etapas muy precoces del embarazo, especialmente en el período preimplantatorio, el embrión es particularmente sensible al efecto letal de la radiación.[117] Durante la organogénesis temprana el embrión también es sensible a los efectos teratogénicos y en la restricción del crecimiento de la radiación,[118] mientras que durante el período fetal temprano, los efectos se concentran principalmente en el crecimiento fetal y el desarrollo del SNC.[119] La exposición a la radiación ionizante es muy común y se asocia frecuentemente con procedimientos médicos.[120] Si bien la exposición a la radiación durante el embarazo es causa de mucha ansiedad, en la mayoría de los casos, la exposición a la radiación ionizante de varias pruebas de diagnóstico por imágenes está muy por debajo del umbral de 5 rad, que es el nivel de exposición segura comúnmente aceptado durante el embarazo.

Radiación no ionizante

La exposición a campos electromagnéticos es muy común. La exposición a radiaciones no ionizantes puede plantear un riesgo teórico de daño térmico, especialmente en los ojos (ya que no pueden disipar el calor eficientemente). Los efectos no térmicos no han sido claramente demostrados. Sin embargo, actualmente no hay indicios de que este tipo de radiación pueda producir malignidad o mutaciones.[121]

Ultrasonido

Los estudios sobre ecografía diagnóstica no han encontrado ningún efecto medible en el feto,[122-125] y la tasa de anomalías fetales fue comparable a la población general.[126] No se demostró ningún efecto en las puntuaciones de Apgar, edad gestacional, circunferencia cefálica, peso al nacer, talla, anomalías congénitas, infección neonatal e infección congénita. A los 7-12 años de edad no hubo efecto sobre la audición, la agudeza visual y visión de color, la función cognitiva o la conducta.[127, 128] Además, no se encontró que el ultrasonido diagnóstico aumentara el riesgo de neoplasia infantil hasta los 6 años.[129] Por otro lado, el ultrasonido terapéutico implica mayor intensidad y puede producir un calentamiento profundo de los tejidos. Los estudios en ratas mostraron un menor peso, pero no daño fetal.[130] Sin embargo, debido al potencial de la hipertermia para inducir defectos congénitos, se aconseja evitar el ultrasonido terapéutico durante el embarazo (*v.* el Capítulo 1).[121]

Resumen

Solo unos pocos medicamentos y otras exposiciones han demostrado ser teratogénicos en seres humanos. Sin embargo, las mujeres tienden a sobrestimar el riesgo teratogénico. En muchos casos, la sobreestimación del riesgo puede hacer que las mujeres suspendan los medicamentos esenciales o, alternativamente, decidan terminar los embarazos deseados. Por lo tanto, para tomar decisiones, es necesario contar con un asesoramiento sobre el riesgo teratogénico basado en la evidencia y no en el miedo.

Puntos de enseñanza

- En cada embarazo, independientemente de las enfermedades maternas o de las exposiciones ambientales, existe un riesgo del 1%-3% de malformaciones mayores.
- Solo se ha demostrado que unas pocas drogas y otras exposiciones medioambientales son teratogénicas.
- Para la mayoría de los teratógenos hay un patrón típico de malformaciones, comúnmente reconocible por ultrasonido.
- Las mujeres tienden a sobrestimar el riesgo teratogénico y pueden actuar de acuerdo con esta percepción errónea interrumpiendo los medicamentos esenciales o terminando un embarazo deseado.
- Se necesita asesoramiento sobre el riesgo teratógeno basado en la evidencia para promover la toma de decisiones basadas en la evidencia en lugar de basarse en el miedo.

Bibliografía

1. Moore KL, Persaud TVN, Torchia MG. The developing human: clinically oriented embryology, vol. xiv. 8ª ed. Philadelphia: Saunders/Elsevier, 2008; p. 522.
2. Koren G, Pastuszak A, Ito S. Drugs in pregnancy. N Engl J Med 1998; 338 (16): 1128-37.
3. Heinonen OP, Slone D, Shapiro S. Birth defects and drugs in pregnancy, vol. xi. Littleton: Publishing Sciences Group, 1977; p. 516.
4. Nava-Ocampo AA, Koren G. Human teratogens and evidence-based teratogen risk counseling: the Motherisk approach. Clin Obstet Gynecol 2007; 50 (1): 123-31.
5. Newman CG. Teratogen update: clinical aspects of thalidomide embryopathy – a continuing preoccupation. Teratology 1985; 32 (1): 133-44.
6. Smithells RW. Defects and disabilities of thalidomide children. Br Med J 1973; 1 (5848): 269-72.
7. Koren G, Bologa M, Long D, Feldman Y, Shear NH. Perception of teratogenic risk by pregnant women exposed to drugs and chemicals during the first trimester. Am J Obstet Gynecol 1989; 160 (5 Pt1): 1190-4.
8. Walfisch A, Sermer C, Matok I, Einarson A, Koren G. Perception of teratogenic risk and the rated likelihood of pregnancy termination: association with maternal depression. Can J Psychiatry 2011; 56 (12): 761-7.
9. Neutel CI, Johansen HL. Measuring drug effectiveness by default: the case of Bendectin. Can J Public Health 1995; 86 (1): 66-70.
10. Trichopoulos D, Zavitsanos X, Koutis C, Drogari P, Proukakis C, Petridou E. The victims of Chernobyl in Greece: induced abortions after the accident. Br Med J (Clin Res Ed) 1987; 295 (6606): 1100.
11. Ketchum LE. Lessons of Chernobyl: SNM members try to decontaminate world threatened by fallout. Part II. J Nucl Med 1987; 28 (6): 933-42.
12. Andrade SE, Gurwitz JH, Davis RL, Chan KA, Finkelstein JA, Fortman K, et al. Prescription drug use in pregnancy. Am J Obstet Gynecol 2004; 191 (2): 398-407.
13. Engeland A, Bramness JG, Daltveit AK, Ronning M, Skurtveit S, Furu K. Prescription drug use among fathers and mothers before and during pregnancy. A population-based cohort study of 106,000 pregnancies in Norway 2004-2006. Br J Clin Pharmacol 2008; 65 (5): 653-60.
14. Kutscher AH, Zegarelli EV, Tovell HM, Hochberg B, Hauptman J. Discoloration of deciduous teeth induced by administration of tetracycline antepartum. Am J Obstet Gynecol 1966; 96 (2): 291-2.
15. Hendricks SK, Smith JR, Moore DE, Brown ZA. Oligohydramnios associated with prostaglandin synthetase inhibitors in preterm labour. Br J Obstet Gynaecol 1990; 97 (4): 312-6.
16. Levin DL. Effects of inhibition of prostaglandin synthesis on fetal development, oxygenation, and the fetal circulation. Semin Perinatol 1980; 4 (1): 35-44.
17. Cunniff C, Jones KL, Phillipson J, Benirschke K, Short S, Wujek J. Oligohydramnios sequence and renal tubular malformation associated with maternal enalapril use. Am J Obstet Gynecol 1990; 162 (1): 187-9.
18. Chudley AE, Conry J, Cook JL, Loock C, Rosales T, LeBlanc N. Fetal alcohol spectrum disorder: Canadian guidelines for diagnosis. Can Med Assoc J 2005; 172 (5 Suppl): S1-21.
19. Graham Jr JM, Hanson JW, Darby BL, Barr HM, Streissguth AP. Independent dysmorphology evaluations at birth and 4 years of age for children exposed to varying amounts of alcohol in utero. Pediatrics 1988; 81 (6): 772-8.
20. Mills JL, Graubard BI. Is moderate drinking during pregnancy associated with an increased risk for malformations? Pediatrics 1987; 80 (3): 309-14.
21. Sampson PD, Streissguth AP, Bookstein FL, Little RE, Clarren SK, Dehaene P, et al. Incidence of fetal alcohol syndrome and prevalence of alcohol-related neurodevelopmental disorder. Teratology 1997; 56 (5): 317-26.
22. Meyer KA, Werler MM, Hayes C, Mitchell AA. Low maternal alcohol consumption during pregnancy and oral clefts in offspring: the Slone Birth Defects Study. Birth Defects Res A Clin Mol Teratol 2003; 67 (7): 509-14.
23. Hyoun SC, Obican SG, Scialli AR. Teratogen update: methotrexate. Birth Defects Res A Clin Mol Teratol 2012; 94 (4): 187-207.
24. Thiersch JB. Therapeutic abortions with a folic acid antagonist, 4-aminopteroylglutamic acid (4-amino P.G.A) administered by the oral route. Am J Obstet Gynecol 1952; 63 (6): 1298-304.
25. Feldkamp M, Carey JC. Clinical teratology counseling and consultation case report: low dose metotrexate exposure in the early weeks of pregnancy. Teratology 1993; 47 (6): 533-9.
26. Warkany J. Aminopterin and methotrexate: folic acid deficiency. Teratology 1978; 17 (3): 353-7.
27. Del Campo M, Kosaki K, Bennett FC, Jones KL. Developmental delay in fetal aminopterin/metotrexate syndrome. Teratology 1999; 60 (1): 10-2.

28. Dolovich LR, Addis A, Vaillancourt JM, Power JD, Koren G, Einarson TR. Benzodiazepine use in pregnancy and major malformations or oral cleft: meta-analysis of cohort and case-control studies. BMJ 1998; 317 (7162): 839-43.
29. Bergman U, Rosa FW, Baum C, Wiholm BE, Faich GA. Effects of exposure to benzodiazepine during fetal life. Lancet 1992; 340 (8821): 694-6.
30. Kaaja E, Kaaja R, Hiilesmaa V. Major malformations in offspring of women with epilepsy. Neurology 2003; 60 (4): 575-9.
31. Artama M, Auvinen A, Raudaskoski T, Isojarvi I, Isojarvi J. Antiepileptic drug use of women with epilepsy and congenital malformations in offspring. Neurology 2005; 64 (11): 1874-8.
32. Morrow J, Russell A, Guthrie E, Parsons L, Robertson I, Waddell R, et al. Malformation risks of antiepileptic drugs in pregnancy: a prospective study from the UK Epilepsy and Pregnancy Register. J Neurol Neurosurg Psychiatry 2006; 77 (2): 193-8.
33. Wide K, Winbladh B, Kallen B. Major malformations in infants exposed to antiepileptic drugs in utero, with emphasis on carbamazepine and valproic acid: a nation-wide, population-based register study. Acta Paediatr 2004; 93 (2): 174-6.
34. Meador KJ, Baker GA, Finnell RH, Kalayjian LA, Liporace JD, Loring DW, et al. In utero antiepileptic drug exposure: fetal death and malformations. Neurology 2006; 67 (3): 407-12.
35. Jentink J, Dolk H, Loane MA, Morris JK, Wellesley D, Garne E, et al. Intrauterine exposure to carbamazepine and specific congenital malformations: systematic review and case-control study. BMJ 2010; 341: c6581.
36. Koren G, Sharav T, Pastuszak A, Garrettson LK, Hill K, Samson I, et al. A multicenter, prospective study of fetal outcome following accidental carbon monoxide poisoning in pregnancy. Reprod Toxicol 1991; 5 (5): 397-403.
37. Dadvand P, Rankin J, Rushton S, Pless-Mulloli T. Ambient air pollution and congenital heart disease: a register-based study. Environ Res 2011; 111 (3): 435-41.
38. Ritz B, Yu F, Fruin S, Chapa G, Shaw GM, Harris JA. Ambient air pollution and risk of birth defects in Southern California. Am J Epidemiol 2002; 155 (1): 17-25.
39. Chavez GF, Mulinare J, Cordero JF. Maternal cocaine use during early pregnancy as a risk factor for congenital urogenital anomalies. JAMA 1989; 262 (6): 795-8.
40. Frank DA, Zuckerman BS, Amaro H, Aboagye K, Bauchner H, Cabral H, et al. Cocaine use during pregnancy: prevalence and correlates. Pediatrics 1988; 82 (6): 888-95.
41. Bingol N, Fuchs M, Diaz V, Stone RK, Gromisch DS. Teratogenicity of cocaine in humans. J Pediatr 1987; 110 (1): 93-6.
42. Nulman I, Rovet J, Altmann D, Bradley C, Einarson T, Koren G. Neurodevelopment of adopted children exposed in utero to cocaine. Can Med Assoc J 1994; 151 (11): 1591-7.
43. Kliegman RM, Madura D, Kiwi R, Eisenberg I, Yamashita T. Relation of maternal cocaine use to the risks of prematurity and low birth weight. J Pediatr 1994; 124 (5 Pt 1): 751-6.
44. Chasnoff IJ, Burns WJ, Schnoll SH, Burns KA. Cocaine use in pregnancy. N Engl J Med 1985; 313 (11): 666-9.
45. Rodriguez-Pinilla E, Martinez-Frias ML. Corticosteroids during pregnancy and oral clefts: a case-control study. Teratology 1998; 58 (1): 2-5.
46. Robert E, Vollset SE, Botto L, Lancaster PA, Merlob P, Mastroiacovo P, et al. Malformation surveillance and maternal drug exposure: the MADRE project. Int J Risk Saf Med 1994; 6 (2): 75-118.
47. Czeizel AE, Rockenbauer M. Population-based case-control study of teratogenic potential of corticosteroids. Teratology 1997; 56 (5): 335-40.
48. Fraser FC, Sajoo A. Teratogenic potential of corticosteroids in humans. Teratology 1995; 51 (1): 45-6.
49. Carmichael SL, Shaw GM. Maternal corticosteroid use and risk of selected congenital anomalies. Am J Med Genet 1999; 86 (3): 242-4.
50. Park-Wyllie L, Mazzotta P, Pastuszak A, Moretti ME, Beique L, Hunnisett L, et al. Birth defects after maternal exposure to corticosteroids: prospective cohort study and meta-analysis of epidemiological studies. Teratology 2000; 62 (6): 385-92.
51. Rayburn WF. Glucocorticoid therapy for rheumatic diseases: maternal, fetal, and breast-feeding considerations. Am J Reprod Immunol 1992; 28 (3-4): 138-40.
52. Orr Jr JW, Shingleton HM, Gore H, Austin Jr JM, Hatch KD, Soong SJ. Cervical intraepithelial neoplasia associated with exposure to diethylstilbestrol in utero: a clinical and pathologic study. Obstet Gynecol 1981; 58 (1): 75-82.
53. Barnes AB, Colton T, Gundersen J, Noller KL, Tilley BC, Strama T, et al. Fertility and outcome of pregnancy in women exposed in utero to diethylstilbestrol. N Engl J Med 1980; 302 (11): 609-13.
54. Diav-Citrin O, Shechtman S, Tahover E, Finkel-Pekarsky V, Arnon J, Kennedy D, et al. Pregnancy outcome following in utero exposure to lithium: a prospective, comparative, observational study. Am J Psychiatry 2014; 171 (7): 785-94.
55. Cohen LS, Friedman JM, Jefferson JW, Johnson EM, Weiner ML. A reevaluation of risk of in utero exposure to lithium. JAMA 1994; 271 (2): 146-50.
56. Jacobson SJ, Jones K, Johnson K, Ceolin L, Kaur P, Sahn D, et al. Prospective multicentre study of pregnancy outcome after lithium exposure during first trimester. Lancet 1992; 339 (8792): 530-3.
57. Weber-Schoendorfer C, Chambers C, Wacker E, Beghin D, Bernard N, Shechtman S, et al. Pregnancy outcome after methotrexate treatment for rheumatic disease prior to or during early pregnancy: a prospective multicenter cohort study. Arthritis Rheumatol 2014; 66 (5): 1101-10.
58. Chapa JB, Hibbard JU, Weber EM, Abramowicz JS, Verp MS. Prenatal diagnosis of methotrexate embryopathy. Obstet Gynecol 2003; 101 (5 Pt 2): 1104-7.
59. Adam MP, Manning MA, Beck AE, Kwan A, Enns GM, Clericuzio C, et al. Methotrexate/misoprostol embryopathy: report of four cases resulting from failed medical abortion. Am J Med Genet A 2003; 123 A (1): 72-8.
60. Yedlinsky NT, Morgan FC, Whitecar PW. Anomalies associated with failed methotrexate and misoprostol termination. Obstet Gynecol 2005; 105 (5 Pt 2): 1203-5.
61. Usta IM, Nassar AH, Yunis KA, Abu-Musa AA. Methotrexate embryopathy after therapy for misdiagnosed ectopic pregnancy. Int J Gynaecol Obstet 2007; 99 (3): 253-5.
62. Wheeler M, O'Meara P, Stanford M. Fetal metotrexate and misoprostol exposure: the past revisited. Teratology 2002; 66 (2): 73-6.
63. Poggi SH, Ghidini A. Importance of timing of gestational exposure to methotrexate for its teratogenic effects when used

in setting of misdiagnosis of ectopic pregnancy. Fertil Steril 2011; 96 (3): 669-71.
64. Harada M. Congenital Minamata disease: intrauterine methylmercury poisoning. Teratology 1978; 18 (2): 285-8.
65. Amin-Zaki L, Majeed MA, Greenwood MR, Elhassani SB, Clarkson TW, Doherty RA. Methylmercury poisoning in the Iraqi suckling infant: a longitudinal study over five years. J Appl Toxicol 1981; 1 (4): 210-4.
66. Marsh DO, Myers GJ, Clarkson TW, Amin-Zaki L, Tikriti S, Majeed MA. Fetal methylmercury poisoning: clinical and toxicological data on 29 cases. Ann Neurol 1980; 7 (4): 348-53.
67. Merlob P, Stahl B, Klinger G. Tetrada of the possible mycophenolate mofetil embryopathy: a review. Reprod Toxicol 2009; 28 (1): 105-8.
68. Sifontis NM, Coscia LA, Constantinescu S, Lavelanet AF, Moritz MJ, Armenti VT. Pregnancy outcomes in solid organ transplant recipients with exposure to mycophenolate mofetil or sirolimus. Transplantation 2006; 82 (12): 1698-702.
69. Hoeltzenbein M, Elefant E, Vial T, Finkel-Pekarsky V, Stephens S, Clementi M, et al. Teratogenicity of mycophenolate confirmed in a prospective study of the European Network of Teratology Information Services. Am J Med Genet A 2012; 158ª (3): 588-96.
70. Yamashita F, Hayashi M. Fetal PCB syndrome: clinical features, intrauterine growth retardation and possible alteration in calcium metabolism. Environ Health Perspect 1985; 59: 41-5.
71. Rosa FW. Teratogen update: penicillamine. Teratology. 1986;33(1):127–31.
72. Hanukoglu A, Curiel B, Berkowitz D, Levine A, Sack J, Lorberboym M. Hypothyroidism and dyshormonogenesis induced by D-penicillamine in children with Wilson's disease and healthy infants born to a mother with Wilson's disease. J Pediatr 2008; 153 (6): 864-6.
73. Bertollini R, Kallen B, Mastroiacovo P, Robert E. Anticonvulsant drugs in monotherapy. Effect on the fetus. Eur J Epidemiol 1987; 3 (2): 164-71.
74. Kjaer D, Horvath-Puho E, Christensen J, Vestergaard M, Czeizel AE, Sorensen HT, et al. Use of phenytoin, phenobarbital, or diazepam during pregnancy and risk of congenital abnormalities: a case-time-control study. Pharmacoepidemiol Drug Saf 2007; 16 (2): 181-8.
75. Arpino C, Brescianini S, Robert E, Castilla EE, Cocchi G, Cornel MC, et al. Teratogenic effects of antiepileptic drugs: use of an International Database on Malformations and Drug Exposure (MADRE). Epilepsia 2000; 41 (11): 1436-43.
76. Waters CH, Belai Y, Gott PS, Shen P, De Giorgio CM. Outcomes of pregnancy associated with antiepileptic drugs. Arch Neurol 1994; 51 (3): 250-3.
77. Smith DW. Teratogenicity of anticonvulsive medications. Am J Dis Child 1977; 131 (12): 1337-9.
78. Harden CL, Meador KJ, Pennell PB, Hauser WA, Gronseth GS, French JA, et al. Management issues for women with epilepsy-Focus on pregnancy (an evidence-based review): II. Teratogenesis and perinatal outcomes: report of the Quality Standards Subcommittee and Therapeutics and Technology Subcommittee of the American Academy of Neurology and the American Epilepsy Society. Epilepsia 2009; 50 (5): 1237-46.
79. Berard A, Azoulay L, Koren G, Blais L, Perreault S, Oraichi D. Isotretinoin, pregnancies, abortions and birth defects: a population-based perspective. Br J Clin Pharmacol 2007; 63 (2): 196-205.
80. Lammer EJ, Chen DT, Hoar RM, Agnish ND, Benke PJ, Braun JT, et al. Retinoic acid embryopathy. N Engl J Med 1985; 313 (14): 837-41.
81. Samren EB, van Duijn CM, Koch S, Hiilesmaa VK, Klepel H, Bardy AH, et al. Maternal use of antiepileptic drugs and the risk of major congenital malformations: a joint European prospective study of human teratogenesis associated with maternal epilepsy. Epilepsia 1997; 38 (9): 981-90.
82. Centers for Disease Control (CDC). Valproic acid and spina bifida: a preliminary report – France. MMWR Morb Mortal Wkly Rep 1982; 31 (42): 565-6.
83. Centers for Disease Control (CDC). Valproate: a new cause of birth defects – report from Italy and follow-up from France. MMWR Morb Mortal Wkly Rep 1983; 32 (33): 438-9.
84. Jentink J, Loane MA, Dolk H, Barisic I, Garne E, Morris JK, et al. Valproic acid monotherapy in pregnancy and major congenital malformations. N Engl J Med 2010; 362 (23): 2185-93.
85. Hall JG, Pauli RM, Wilson KM. Maternal and fetal sequelae of anticoagulation during pregnancy. Am J Med 1980; 68 (1): 122-40.
86. Iturbe-Alessio I, Fonseca MC, Mutchinik O, Santos MA, Zajarias A, Salazar E. Risks of anticoagulant therapy in pregnant women with artificial heart valves. N Engl J Med 1986; 315 (22): 1390-3.
87. Ville Y, Jenkins E, Shearer MJ, Hemley H, Vasey DP, Layton M, et al. Fetal intraventricular haemorrhage and maternal warfarin. Lancet 1993; 341 (8854): 1211.
88. Chan WS, Anand S, Ginsberg JS. Anticoagulation of pregnant women with mechanical heart valves: a systematic review of the literature. Arch Intern Med 2000; 160 (2): 191-6.
89. Raynor BD. Cytomegalovirus infection in pregnancy. Semin Perinatol 1993; 17 (6): 394-402.
90. Brown HL, Abernathy MP. Cytomegalovirus infection. Semin Perinatol 1998; 22 (4): 260-6.
91. Hedrick J. The effects of human parvovirus B19 and cytomegalovirus during pregnancy. J Perinat Neonatal Nurs 1996; 10 (2): 30-9.
92. Bodeus M, Hubinont C, Goubau P. Increased risk of cytomegalovirus transmission in utero during late gestation. Obstet Gynecol 1999; 93 (5 Pt 1): 658-60.
93. Fowler KB, Stagno S, Pass RF, Britt WJ, Boll TJ, Alford CA. The outcome of congenital citomegalovirus infection in relation to maternal antibody status. N Engl J Med 1992; 326 (10): 663-7.
94. Gratacos E, Torres PJ, Vidal J, Antolin E, Costa J, Jimenez de Anta MT. The incidence of human parvovirus B19 infection during pregnancy and its impact on perinatal outcome. J Infect Dis 1995; 171 (5): 1360-3.
95. Public Health Laboratory Service Working Party on Fifth Disease. Prospective study of human parvovirus (B19) infection in pregnancy. BMJ 1990; 300 (6733): 1166-70.
96. Markenson GR, Yancey MK. Parvovirus B19 infections in pregnancy. Semin Perinatol 1998; 22 (4): 309-17.
97. Control and prevention of rubella: evaluation and management of suspected outbreaks, rubella in pregnant women, and surveillance for congenital rubella syndrome. MMWR Morb Mortal Wkly Rep 2001; 50 (RR-12): 1-23

98. Reef SE, Plotkin S, Cordero JF, Katz M, Cooper L, Schwartz B, et al. Preparing for elimination of congenital Rubella syndrome (CRS): summary of a workshop on CRS elimination in the United States. Clin Infect Dis 2000; 31 (1): 85-95.
99. Webster WS. Teratogen update: congenital rubella. Teratology 1998; 58 (1): 13-23.
100. McIntosh ED, Menser MA. A fifty-year follow-up of congenital rubella. Lancet 1992; 340 (8816): 414-5.
101. Dunn D, Wallon M, Peyron F, Petersen E, Peckham C, Gilbert R. Mother-to-child transmission of toxoplasmosis: risk estimates for clinical counselling. Lancet 1999; 353 (9167): 1829-33.
102. McAuley J, Boyer KM, Patel D, Mets M, Swisher C, Roizen N, et al. Early and longitudinal evaluations of treated infants and children and untreated historical patients with congenital toxoplasmosis: the Chicago Collaborative Treatment Trial. Clin Infect Dis 1994; 18 (1): 38-72.
103. Koppe JG, Loewer-Sieger DH, de Roever-Bonnet H. Results of 20-year follow-up of congenital toxoplasmosis. Lancet 1986; 1 (8475): 254-6.
104. Wilson CB, Remington JS, Stagno S, Reynolds DW. Development of adverse sequelae in children born with subclinical congenital Toxoplasma infection. Pediatrics 1980; 66 (5): 767-74.
105. Goldenberg RL, Thompson C. The infectious origins of stillbirth. Am J Obstet Gynecol 2003; 189 (3): 861-73.
106. Saxoni F, Lapaanis P, Pantelakis SN. Congenital syphilis: a description of 18 cases and re-examination of an old but ever-present disease. Clin Pediatr 1967; 6 (12): 687-91.
107. Whitaker JA, Sartain P, Shaheedy M. Hematological aspects of congenital syphilis. J Pediatr 1965; 66: 629-36.
108. Smith CK, Arvin AM. Varicella in the fetus and newborn. Semin Fetal Neonatal Med 2009; 14 (4): 209-17.
109. Tan MP, Koren G. Chickenpox in pregnancy: revisited. Reprod Toxicol 2006; 21 (4): 410-20.
110. Sanchez MA, Bello-Munoz JC, Cebrecos I, Sanz TH, Martinez JS, Moratonas EC, et al. The prevalence of congenital varicella syndrome after a maternal infection, but before 20 weeks of pregnancy: a prospective cohort study. J Matern Fetal Neonatal Med 2011; 24 (2): 341-7.
111. Harger JH, Ernest JM, Thurnau GR, Moawad A, Thom E, Landon MB, et al. Frequency of congenital varicella syndrome in a prospective cohort of 347 pregnant women. Obstet Gynecol 2002; 100 (2): 260-5.
112. Gilbert GL. Chickenpox during pregnancy. BMJ 1993; 306 (6885): 1079-80.
113. Dekaban AS. Abnormalities in children exposed to x-radiation during various stages of gestation: tentative timetable of radiation injury to the human fetus. I. J Nucl Med 1968; 9 (9): 471-7.
114. Miller RW. Delayed radiation effects in atomic-bomb survivors. Major observations by the Atomic Bomb Casualty Commission are evaluated. Science 1969; 166 (3905): 569-74.
115. Plummer G. Anomalies occurring in children exposed in utero to the atomic bomb in Hiroshima. Pediatrics 1952; 10 (6): 687-93.
116. Wood JW, Johnson KG, Omori Y. In utero exposure to the Hiroshima atomic bomb. An evaluation of head size and mental retardation: twenty years later. Pediatrics 1967; 39 (3): 385-92.
117. Jankowski CB. Radiation and pregnancy. Putting the risks in proportion. Am J Nurs 1986; 86 (3): 260-5.
118. Lione A. Ionizing radiation and human reproduction. Reprod Toxicol 1987; 1 (1): 3-16.
119. Russell LB, Russell WL. An analysis of the changing radiation response of the developing mouse embryo. J Cell Physiol Suppl. 1954;43 Suppl 1:103–49.
120. Rowley KA, Hill SJ, Watkins RA, Moores BM. An investigation into the levels of radiation exposure in diagnostic examinations involving fluoroscopy. Br J Radiol 1987; 60 (710): 167-73.
121. Koren G. Medication safety in pregnancy and breastfeeding, vol. xv. New York: McGraw-Hill, Health Professions Division, 2007; p. 623.
122. Cibull SL, Harris GR, Nell DM. Trends in diagnostic ultrasound acoustic output from data reported to the US Food and Drug Administration for device indications that include fetal applications. J Ultrasound Med 2013; 32 (11): 1921-32.
123. Sheiner E, Abramowicz JS. A symposium on obstetrical ultrasound: is all this safe for the fetus? Clin Obstet Gynecol. 2012;55(1):188–98.
124. Bly S, Van den Hof MC. Obstetric ultrasound biological effects and safety. J Obstet Gynaecol Can 2005; 27 (6): 572-80.
125. Abramowicz JS. Benefits and risks of ultrasound in pregnancy. Semin Perinatol 2013; 37 (5): 295-300.
126. Hellman LM, Duffus GM, Donald I, Sunden B. Safety of diagnostic ultrasound in obstetrics. Lancet 1970; 1 (7657): 1133-4.
127. Scheidt PC, Stanley F, Bryla DA. One-year follow-up of infants exposed to ultrasound in utero. Am J Obstet Gynecol 1978; 131 (7): 743-8.
128. Stark CR, Orleans M, Haverkamp AD, Murphy J. Short- and long-term risks after exposure to diagnostic ultrasound in utero. Obstet Gynecol 1984; 63 (2): 194-200.
129. Wilson MK. Obstetric ultrasound and childhood malignancies. Radiography 1985; 51 (600): 319-20.
130. Smith DP, Graham JB, Prystowsky JB, Dalkin BL, Nemcek Jr AA. The effects of ultrasound-guided shock waves during early pregnancy in Sprague-Dawley rats. J Urol 1992; 147 (1): 231-4.

6

Guías de ultrasonido de primer trimestre

Jude P. Crino • Robert M. Ehsanipoor

Las guías y recomendaciones para la realización de la ultrasonografía en el primer trimestre han sido desarrolladas y publicadas por varias sociedades y organizaciones, incluidos el Colegio Americano de Obstetricia y Ginecología (ACOG), Colegio Americano de Radiología (ACR), Instituto Americano de Ultrasonido en Medicina (AIUM), Sociedad Australiana de Ultrasonido en Medicina (ASUM), Colegio de Obstetras y Ginecólogos de Hong Kong (HKCOG), Sociedad Internacional de Ultrasonido en Obstetricia y Ginecología (ISUOG), Instituto Nacional de Salud Infantil y Desarrollo Humano (NICHD), Sociedad de Medicina Materno-Fetal (SMFM), Sociedad de Obstetras y Ginecólogos de Canadá (SOGC), Sociedad de Endocrinología Reproductiva e Infertilidad (SREI), y la Sociedad de Radiólogos en Ultrasonido (SRU).[1-10] Estas guías y recomendaciones han sido publicadas en una variedad de formatos impresos y *online*. Varias de estas organizaciones han publicado guías colaborativas. Este capítulo resume los componentes clave de varias de las guías y recomendaciones de ultrasonido en el primer trimestre. En cada guía no se abarcan todos los conceptos, y se describen las diferencias pertinentes entre cada una.

Equipo

La mayoría de las guías expresan que los estudios deberían ser llevados a cabo con ecógrafos en tiempo real, por vía transabdominal o transvaginal. Las guías ISUOG especifican características mínimas de los equipos, incluidos tiempo real, escala de grises, ultrasonido bidimensional, transductores transabdominales y transvaginales, controles de energía acústica con estándares de visualización, posibilidad de congelado y *zoom*, calibres electrónicos, capacidad de imprimir y almacenar imágenes, y mantenimiento y servicios regulares.[5] El tiempo de exposición fetal debería ser minimizado, usando el menor tiempo de examen y la menor energía acústica posible para obtener información diagnóstica.[11, 12]

El examen mediante Doppler en el primer trimestre debería ser utilizado solamente si está clínicamente indicado.

Indicaciones

La lista más completa de indicaciones para ultrasonido en el primer trimestre es la guía colaborativa publicada en conjunto por ACOG/ACR/AIUM/SRU.[1] Estas indicaciones están enumeradas en la Tabla 6.1. En mujeres asintomáticas con fecha de última menstruación (FUM) certera, sigue resultando controversial si ofrecer o no ultrasonido del primer trimestre de rutina para confirmar un embarazo temprano viable.

Momento del ultrasonido del primer trimestre

El primer trimestre se define como una edad gestacional hasta 13,6/7 semanas de gestación. El período embrionario abarca las diez primeras semanas de gestación, y algunas guías definen que el término "embrión" debería ser usado antes de las diez semanas, y "feto" de allí en adelante.

Para algunas indicaciones y propósitos, el tiempo del ultrasonido requiere límites más específicos. Por ejemplo, el tamizaje de aneuploidías y la evaluación general anatómica debería ser realizada entre la semana 11 y 13,6/7, y el datado del embarazo es más exacto en el primer trimestre temprano.[5, 13]

Contenido del examen

Los objetivos de un examen de primer trimestre son la localización del embarazo, la identificación del número de fetos, de la viabilidad fetal, las medidas, la determinación de la edad gestacional, y la evaluación de otras estructuras

Tabla 6.1 Indicaciones para el examen del primer trimestre[1]

- Confirmación de la presencia de embarazo intrauterino.
- Evaluación ante la sospecha de un embarazo ectópico.
- Definición de la causa de un sangrado vaginal.
- Evaluación del dolor pelviano.
- Estimación de la edad gestacional (menstrual).
- Diagnóstico o evaluación de embarazos múltiples.
- Confirmación de actividad cardíaca.
- Como complemento ante una biopsia de vellosidades coriónicas, transferencia embrionaria y localización o extracción de dispositivos intrauterinos.
- Asesoramiento para ciertas anomalías fetales, como anencefalia, en pacientes de alto riesgo.
- Evaluación de tumores pelvianos maternos o anomalías uterinas.
- Medición de la translucencia nucal (TN) en el programa de tamizaje de aneuploidías fetales.
- Evaluación ante la sospecha de una mola hidatiforme.

intrauterinas y extrauterinas. La evaluación de la anatomía fetal y las aneuploidías fetales puede ser apropiada para algunas pacientes.

Localización del embarazo

La localización del embarazo debe ser determinada y documentada. El diagnóstico definitivo de embarazo intrauterino puede ser realizado cuando se visualiza un saco gestacional conteniendo un saco vitelino o embrión/feto con actividad cardíaca. El seguimiento con ecografías o la determinación seriada de niveles de gonadotrofina coriónica humana en sangre materna son apropiados en embarazos de localización indeterminada (*v.* también el Capítulo 10).[1]

Número de fetos

Aunque la visualización de múltiples sacos en el primer trimestre temprano determina la sospecha, el diagnóstico de un embarazo múltiple requiere la visualización de múltiples embriones/fetos. El primer trimestre es el momento óptimo para determinar corionicidad y amnionicidad, que son críticos para el manejo de embarazos múltiples. Se debe evaluar la presencia de sacos separados, el grosor de la membrana intergemelar, y la forma de la unión de las placentas (Figura 6.1).[2] En el primer trimestre temprano la membrana intergemelar puede no ser visualizada en gemelos monocoriónicos biamnióticos.[2] La amnionicidad y la corionicidad se deben documentar en el informe ecográfico.

Evaluación de viabilidad

Aunque el término viabilidad implica la capacidad de vivir de manera independiente fuera del útero, desde una perspectiva ultrasonográfica, el término es utilizado para describir la presencia de un embrión con actividad cardíaca al momento del examen.[5] Una definición alternativa, propuesta por la SRU, es la de un embarazo que puede resultar potencialmente en un bebé nacido vivo. Recientemente la SRU ha publicado criterios de diagnóstico actualizados de viabilidad, debido a la aparición diagnósticos de abortos espontáneos o embarazos ectópicos en mujeres, que resultaron en intervenciones dañinas de embarazos potencialmente normales.[10] Los hallazgos diagnósticos de falla de embarazo utilizando ultrasonido transvaginal incluyen longitud embrionaria máxima (LEM) mayor o igual a 7 mm sin actividad cardíaca, diámetro sacular medio (DMS) mayor o igual a 25 mm sin embrión, ausencia de embrión con actividad cardíaca mayor o igual a 2 semanas después de un estudio que mostró un saco gestacional sin saco vitelino, y una ausencia de embrión con actividad cardíaca mayor o igual a 11 días luego de un estudio que mostró un saco gestacional con saco vitelino. Los hallazgos sospechosos, pero no diagnósticos, de falla de embarazo utilizando ecografía transvaginal, incluyen LEM menor de 7 mm sin latidos cardíacos, DSM de 16-24 mm sin embrión, ausencia de embrión con latidos 7-13 días después de un estudio que mostró un saco gestacional sin saco vitelino, ausencia de embrión con latidos 7-10 días luego de una ecografía que mostró un saco gestacional con saco vitelino, ausencia de embrión después de 6 o más semanas de la FUM, saco amnótico vacío (saco amniótico adyacente al saco vitelino sin embrión visible), saco vitelino agrandado (mayor de 7 mm), y un saco gestacional pequeño en relación con el tamaño del embrión (menor de 5 mm de diferencia entre el DSM y la LEM). Este grupo también propuso terminología específica para utilizar, resumida en Tabla 6.2.

Medidas en el embarazo temprano

El DSM y la LEM deben ser medidos de rutina e informarse. El DSM es el promedio de tres medidas ortogonales del espacio lleno de líquido dentro del saco gestacional (Figura 6.2). La LEM es la longitud máxima de todo el embrión o feto medido como una línea recta en un plano mediosagital estricto (Figura 6.3). Más tarde en el primer trimestre, hay que tener cuidado de asegurarse que el feto no esté flexionado, observando la presencia de fluido entre el mentón y el tórax. Las guías de ISUOG afirman que el diámetro biparietal y la circunferencia cefálica también pueden ser medidas luego de las 10 semanas de gestación.[5]

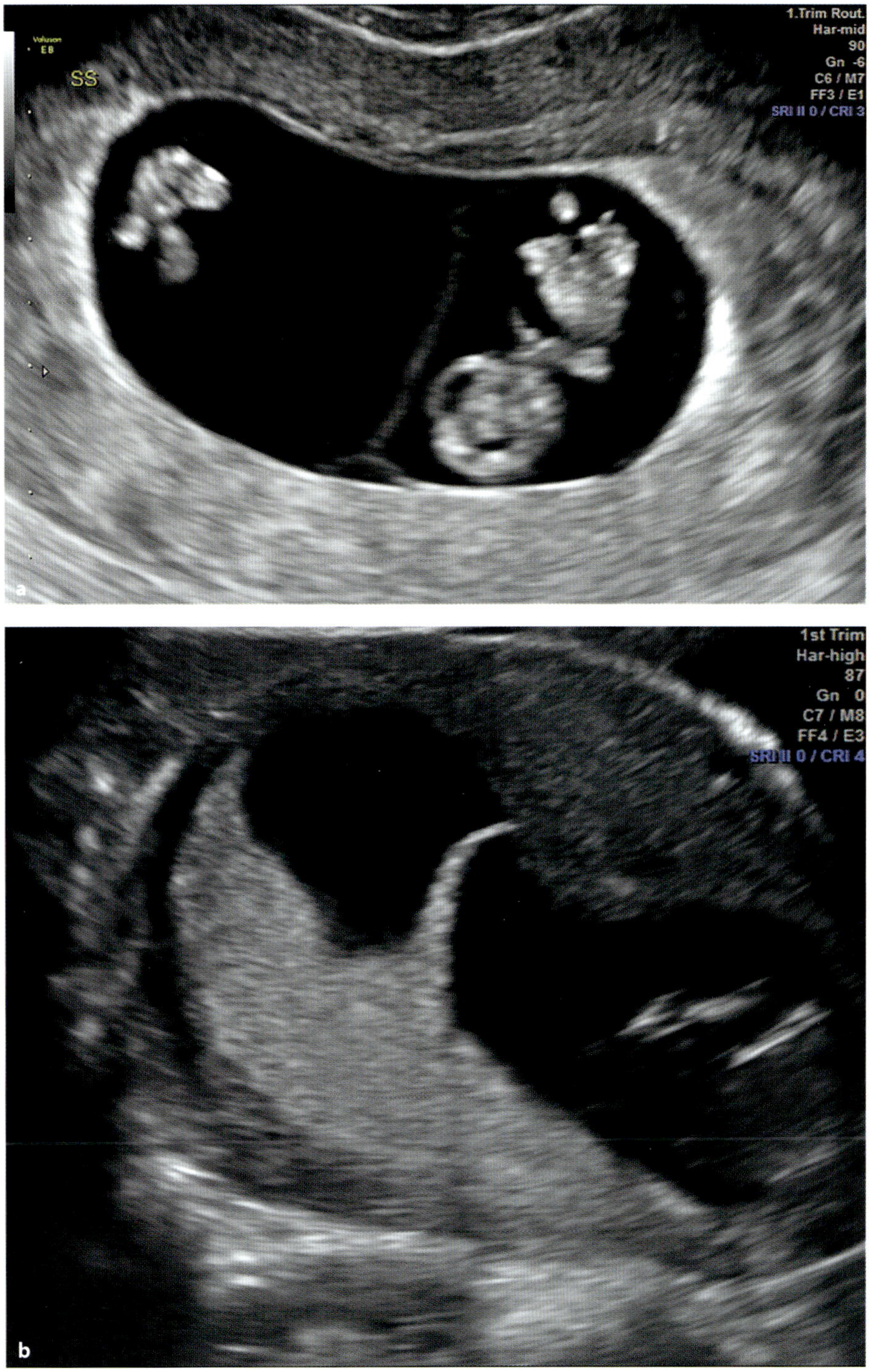

Figura 6.1 a Embarazo gemelar monocoriónico a las 9 semanas de gestación. Observe la delgada membrana intermedia sin tejido placentario. **b** Embarazo gemelar dicoriónico a las 12 semanas de gestación. Observe la membrana intermedia gruesa con tejido placentario ("signo del pico gemelo").

Evaluación de la edad gestacional

Por convención, el término "edad gestacional" se refiere a la edad menstrual y representa a la edad posconcepción (posfertilización) más 14 días.[5] La medida de la LEM en el primer trimestre es el método más exacto para establecer o confirmar edad gestacional, con una exactitud de ± 5-7 días. La determinación de la edad gestacional por LEM es más exacta que el DSM; por lo tanto, el DSM no debería ser usado para determinar la fecha estimada de parto. Un reciente comité de opinión colaborativo de ACOG/AIUM/SMFM sobre el método para estimar la fecha estimada de parto, especificó guías para redatar el embarazo basado en ultrasonografía.[13] Las discrepancias entre la fecha por ultrasonido o por FUM que determinan el redatado según la medida de la LEM, son diferencias mayores de 5 días si el embarazo es menor o igual a 8,6/7 semanas, y más de 7 días desde la semana 9,0/7 hasta la 13,6/7.

Evaluación de la anatomía fetal

Las guías publicadas difieren significativamente sobre el tema de la evaluación de la anatomía fetal en el primer trimestre. La guía colaborativa de ACOG/ACR/AIUM/SRU afirma que solo se debería evaluar la anatomía embrionaria/fetal apropiada para el primer trimestre.[1] Las guías ISUOG, por lo contrario, sugieren una evaluación anatómica más específica y detallada entre las 11 y 13,6/7 semanas, incluidos la cabeza, cuello, cara, columna, tórax, corazón, abdomen, pared abdominal, extremidades, placenta, y cordón umbilical, pero afirman que tal evaluación debería ser llevada a cabo solo si se solicita.[5]

Tabla 6.2 Terminología utilizada en el primer trimestre temprano del embarazo[a]

Terminología	Comentarios
Viable	Un embarazo es viable si puede resultar potencialmente en un recién nacido vivo.
No viable	Un embarazo es no viable si no puede resultar en un recién nacido vivo. Los embarazos ectópicos y las fallas de embarazos intrauterinos son no viables.
Embarazo intrauterino de viabilidad incierta	Se considera que una mujer tiene un embarazo con viabilidad incierta si su ecografía transvaginal muestra un saco gestacional con un embrión sin latidos (y sin hallazgos de falla de embarazo definitivo).
Embarazo de localización desconocida	Se considera que una mujer tiene un embarazo de localización desconocida si posee una prueba de embarazo positiva en orina o sangre y no se observa embarazo intrauterino o ectópico en ecografía transvaginal.

[a] Publicado con autorización de Doubilet PM, Benson CB, Bourne T, Blaivas M. Diagnostic criteria for nonviable pregnancy early in the first trimester. Ultrasound Quarterly 2014; 30.[1]

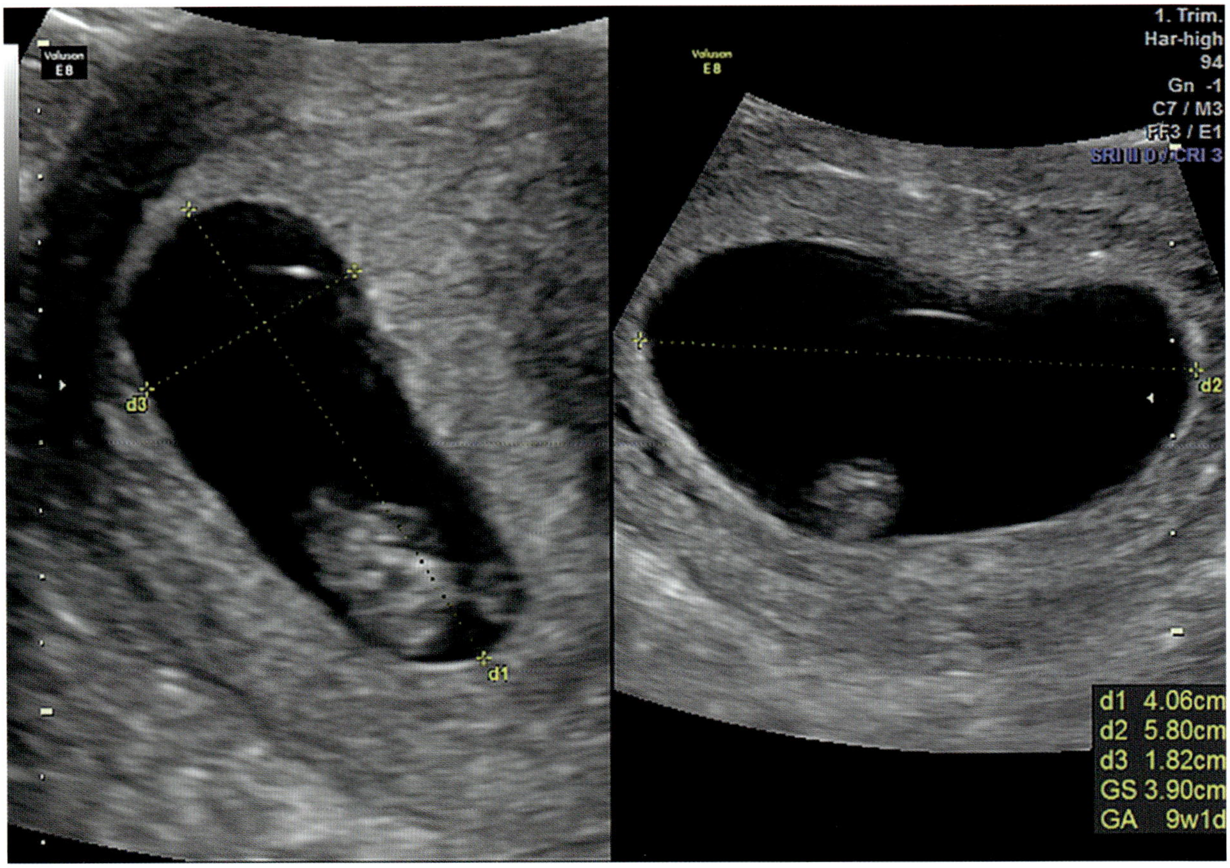

Figura 6.2 Medición del diámetro medio del saco gestacional en tres planos ortogonales a las 9 semanas de gestación.

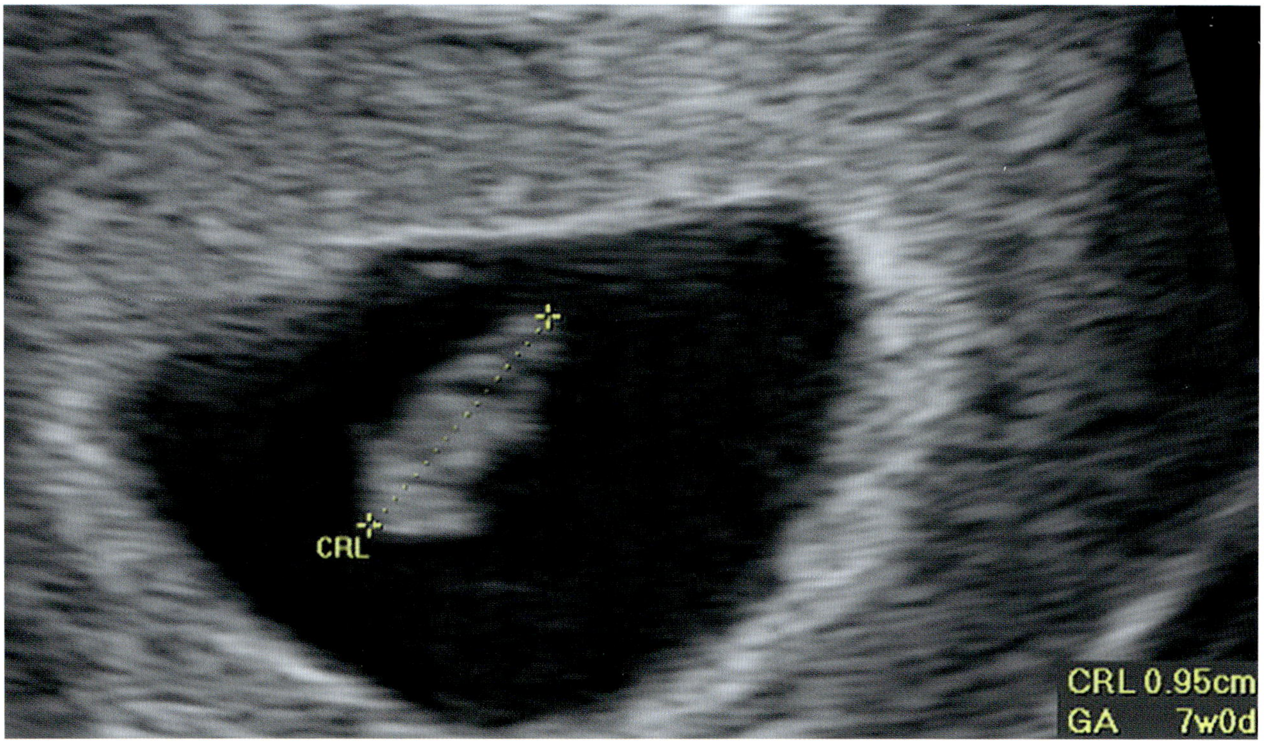

Figura 6.3 Medición de la longitud embrionaria máxima a las 7 semanas de gestación.

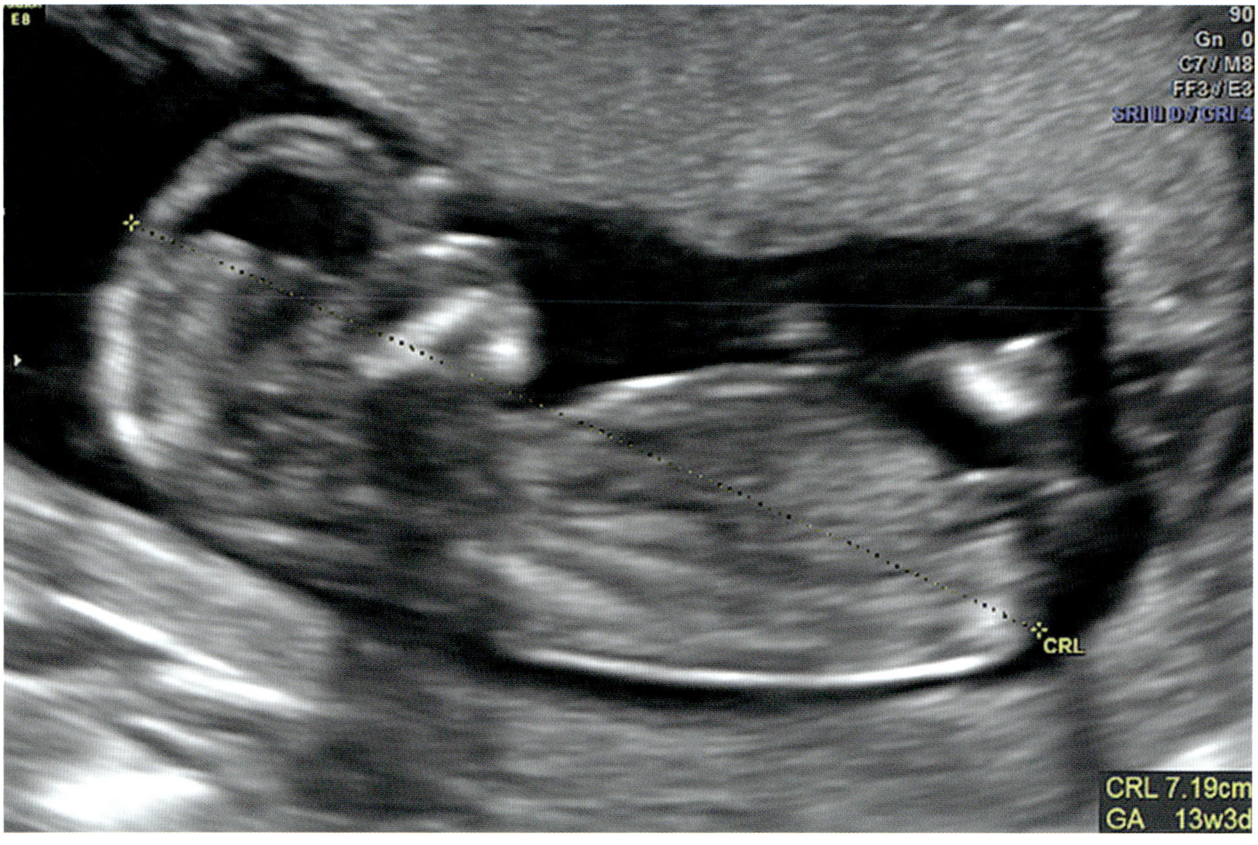

Figura 6.4 Medición de la longitud embrionaria máxima a las 13 semanas de gestación. Observe el líquido entre el mentón fetal y el tórax, lo que confirma que el feto no está flexionado.

La evaluación anatómica sugerida por la ISUOG se resume en la Tabla 6.3.

Evaluación de aneuploidías fetales

Las guías afirman que, cuando las pacientes deseen evaluar su riesgo individual para aneuploidías fetales, se debe efectuar la medición de la translucencia nucal (TN) combinada con la bioquímica sanguínea. La implementación de la TN requiere la consideración de ciertos aspectos, incluso el equipamiento adecuado, el asesoramiento y manejo, como también los operadores con entrenamiento especializado y certificación continua.[5] La evaluación del hueso nasal en primer trimestre, así como la pesquisa de regurgitación tricuspídea y la evaluación Doppler del *ductus* venoso también pueden ser utilizados para el tamizaje de aneuploidías.

Otras estructuras intrauterinas y extrauterinas

Existe consenso general de se debe examinar el útero, cérvix, anexos y la región del fondo de saco, y que los hallazgos patológicos como anormalidades de la forma uterina, miomas, y tumores anexiales, deben ser identificados e informados. Las guías ISUOG, además, recomiendan que el área entre la vejiga y el istmo uterino sea examinada en pacientes con operación cesárea previa. También recomiendan que se evalúe la ecoestructura de la placenta y que una placenta previa no debería informarse en este momento del embarazo.[5]

Documentación

La AIUM ofrece guías específicas relacionadas con la documentación de exámenes ecográficos.[14] Debe haber un registro permanente de los exámenes ecográficos y su interpretación. Las imágenes relevantes debidamente etiquetadas se deben registrar en un formato recuperable. Se debe incluir un informe final firmado de los hallazgos ecográficos en el registro médico del paciente y es el documento definitivo del estudio.

Los informes finales deberían estar disponibles a las 24 h de completado el examen o, en casos no urgentes, para el siguiente día hábil.

Tabla 6.3 Evaluación anatómica sugerida por ISUOG durante el examen entre semanas 11-13,6[a]

Órgano/área anatómica	Presente o normal
Cabeza	▪ Presente ▪ Huesos del cráneo ▪ Línea interhemisférica ▪ Ventrículos con plexos coroideos
Cuello	▪ Apariencia normal ▪ Grosor de translucencia nucal (si es aceptado, luego de consentimiento informado y con disponibilidad de un operador entrenado y certificado)[b]
Cara	▪ Ojos con cristalinos[b] ▪ Hueso nasal[b] ▪ Perfil normal/mandíbula[b] ▪ Labios sanos[b]
Columna	▪ Vértebras (longitudinal y axial)[b] ▪ Piel adyacente sana[b]
Tórax	▪ Campos pulmonares simétricos ▪ Sin derrames ni masas
Corazón	▪ Actividad regular cardíaca ▪ Cuatro cámaras simétricas[b]
Abdomen	▪ Estómago presente en cuadrante superior izquierdo ▪ Vejiga[b] ▪ Riñones[b]
Pared abdominal	▪ Inserción normal del cordón umbilical ▪ Sin defectos umbilicales
Extremidades	▪ Cuatro miembros cada uno con tres segmentos
Placenta	▪ Tamaño y textura
Cordón	▪ Manos y pies con orientación normal[b] ▪ Presencia de tres vasos[b]

[a] Reimpreso de ISUOG Practice Guidelines: performance of first-trimester fetal ultrasound scan. Ultrasound Obstet Gynecol 2013;41(1):102–113, con permiso de John Wiley & Sons.

[b] Estructuras opcionales

Algunos requerimientos específicos de documentación pueden variar según el tipo de examen, indicación, hallazgos, o si se realizara algún procedimiento asociado. Si los resultados del examen son importantes e inesperados, o requieren intervención urgente, debe existir comunicación directa entre el ecografista y el médico de cabecera de la paciente.

Guías de entrenamiento

La ISUOG ha publicado recomendaciones para el entrenamiento básico del ultrasonido en ginecología y obstetricia.[15] Afirma que una enseñanza formal básica debería incluir tres pasos: entrenamiento teórico, entrenamiento práctico y examen. El entrenamiento teórico es principalmente didáctico y debe abarcar la física, los fundamentos de la ecografía diagnóstica y los conceptos clínicos pertinentes. Esto es seguido de un entrenamiento práctico con supervisión formal, que debe incluir un método que confirme que las ecografías fueron realizadas y documentadas de una forma estandarizada. El examen debe evaluar los conocimientos teóricos y se tiene que complementar con un examen práctico. La AIUM ha publicado guías de entrenamiento para médicos que evalúan e interpretan ecografías diagnósticas obstétricas.[16] El médico debe participar en realización, evaluación, interpretación, y registro de un mínimo de trescientos exámenes ultrasonográficos obstétricos durante un programa aprobado de entrenamiento. Para médicos que no han recibido entrenamiento ultrasonográfico durante la residencia o especialización, se recomienda un mínimo de cincuenta créditos de la Asociación Estadounidense de Médicos (AMA) relativos al diagnóstico ultrasonográfico obstétrico y participar de al menos trescientos exámenes bajo supervisión de un médico calificado en un período de 36 meses.

Limpieza y cuidado de transductores

La AIUM ha publicado guías para la limpieza y preparación de los transductores entre pacientes, incluso procedimientos específicos de limpieza y desinfección.[17] Los transductores externos que solo tienen contacto con piel limpia e intacta requieren limpieza luego de cada uso. Los transductores internos deben ser cubiertos para cada examen. Se han reportado diversos grados de fuga tanto con preservativos y cobertores comercialmente disponibles y, por lo tanto, se requiere una desinfección del transductor de alto nivel luego de cada uso. Los preservativos poseen menos fugas comparados con cobertores comerciales y también poseen mejores niveles de calidad.

Puntos de enseñanza

- Varias sociedades y organizaciones han desarrollado y publicado guías y recomendaciones para la realización del ultrasonido del primer trimestre.
- Los requisitos de un examen estándar de primer trimestre son la evaluación de la localización del embarazo, número de fetos, viabilidad fetal, medidas, determinación de la edad gestacional y de otras estructuras intrauterinas y extrauterinas. La evaluación de la anatomía fetal y aneuploidías fetales puede ser apropiada para algunas pacientes.
- El primer trimestre es el momento óptimo para determinar corionicidad y amnionicidad, aspectos críticos para el manejo del embarazo múltiple.
- El diagnóstico de falla de embarazo incluye una LEM mayor o igual a 7 mm sin latidos, un DMS mayor o igual a 25 mm sin embrión, ausencia de embrión con latidos después de 2 semanas o más luego de un estudio que demostró la presencia de un saco gestacional sin saco vitelino u 11 o más días de un estudio que mostró un saco gestacional con un saco vitelino.
- Las discrepancias entre la fecha por ultrasonido o por FUM que determinan el redatado según la medida de la LEM, son diferencias mayores de 5 días si el embarazo es menor o igual a 8,6/7 semanas, y más de 7 días desde la semana 9,0/7 hasta la 13,6/7.

Bibliografía

1. American Institute of Ultrasound in Medicine. AIUM practice guideline for the performance of obstetric ultrasound examinations. J Ultrasound Med 2013; 32 (6): 1083-101.
2. Australasian Society for Ultrasound in Medicine. Guidelines for the performance of first trimester ultrasound. 1995. <http://www.asum.com/au/newsite/Resources.php?p=Policy.> [Consulta: agosto de 2012].
3. The Hong Kong College of Obstetricians and Gynaecologists. Guidelines for first trimester ultrasound examination: part I. 2004. <http://www.hkcog. org.hk/hkcog/pages_4_81.html.> [Consulta: marzo de 2004].
4. The Hong Kong College of Obstetricians and Gynaecologists. Guidelines for first trimester ultrasound examination: part II. 2004. <http://www.hkcog.org.hk/hkcog/pages_4_81.html.> [Consulta: marzo de 2004].
5. ISUOG. Practice guidelines: performance of first-trimester fetal ultrasound scan. Ultrasound Obstet Gynecol 2013; 41 (1): 102-13.
6. Reddy UM, Abuhamad AZ, Levine D, Saade GR. Fetal Imaging Workshop Invited Participants. Fetal imaging: executive summary of a joint Eunice Kennedy Shriver National Institute of Child Health and Human Development, Society for Maternal-Fetal Medicine, American Institute of Ultrasound in Medicine, American College of Obstetricians and Gynecologists, American College of Radiology, Society for Pediatric Radiology, and Society of Radiologists in Ultrasound Fetal Imaging workshop. J Ultrasound Med 2014; 33 (5): 745-57.
7. Demianczuk NN, Van Den Hof MC, Farquharson D, Lewthwaite B, Gagnon R, Morin L, et al. The use of first trimester ultrasound. J Obstet Gynaecol Can 2003; 25 (10): 864-75.

8. Morin L, Van den Hof MC, Diagnostic Imaging Committee, Society of Obstetricians and Gynaecologists of Canada. Ultrasound evaluation of first trimester pregnancy complications. J Obstet Gynaecol Can 2005; 27 (6): 581-91.
9. American Institute of Ultrasound in Medicine, Society for Reproductive Endocrinology and Infertility, American Society of Reproductive Medicine. AIUM practice guideline for ultrasonography in reproductive medicine. J Ultrasound Med. 2009;28(1):128–37.
10. Doubilet PM, Benson CB, Bourne T, Blaivas M. Diagnostic criteria for nonviable pregnancy early in the first trimester. N Engl J Med 2013; 369 (15): 1443-51.
11. American Institute of Ultrasound in Medicine [Internet]. Laurel, MD: Official statement; statement on the safe use of doppler ultrasound during 11–14 weeks scans (or earlier in pregnancy). <http://www.aium.org/officialStatements/42.>
12. ISUOG. Practice guidelines: use of Doppler ultrasonography in obstetrics. Ultrasound Obstet Gynecol 2013; 41 (2): 233-9.
13. ACOG. Committee opinion no 611: method for estimating due date. Obstet Gynecol 2014; 124 (4): 863-6.
14. American Institute of Ultrasound in Medicine (AIUM). AIUM practice guideline for documentation of an ultrasound examination. J Ultrasound Med 2014; 33 (12): 2219-24.
15. ISUOG. Education Committee recommendations for basic training in obstetric and gynecological ultrasound. Ultrasound Obstet Gynecol 2014; 43 (1): 113-6.
16. American Institute of Ultrasound in Medicine [Internet]. Laurel, MD: Official statement; training guidelines for physicians who evaluate and interpret diagnostic obstetric ultrasound examinations. <http://www.aium.org/resources/viewStatement.aspx?id=59.>
17. American Institute of Ultrasound in Medicine [Internet]. Laurel, MD: Official statement; guidelines for cleaning and preparing external- and internal-use ultrasound probes between patients. <http://www.aium.org/officialStatements/57.>

7

Primer trimestre normal del embarazo

Kalesha Hack • Phyllis Glanc

Introducción

Convencionalmente, el primer trimestre del embarazo comprende la etapa de la gestación previa a las 14 semanas de edad gestacional (EG). El término "ecografía del primer trimestre" puede ser utilizado en referencia a estudios realizados antes de las 14 semanas[1] o a estudios que se realicen entre la confirmación de un embarazo intrauterino y las 13 + 6 semanas de gestación.[2]

Con el advenimiento de las pruebas de embarazo caseros, cada vez más sensibles, muchas mujeres se realizan la primera ecografía en etapas más precoces, en las que el ultrasonido aún no es capaz de confirmar un embarazo intrauterino.[3] Por este motivo, en el presente capítulo hemos decidido discutir las ecografías que se realizan en mujeres con subunidad beta de la gonadotrofina coriónica humana (β-GCh) positiva antes de las 14 semanas.

En el presente capítulo, todas las fechas se refieren a la edad menstrual, que se considerará sinónimo de edad gestacional (EG). La EG se define como la edad de concepción + 2 semanas. El datado del embarazo también se puede realizar utilizando el tiempo de concepción, definida como la edad conceptual o la edad embrionaria en la cual el día 1 es la fecha de fertilización. Este último método suele ser utilizado por los especialistas en medicina reproductiva.

En las etapas tempranas del embarazo, existen varios eventos importantes que se producen antes que puedan ser evaluados por los equipos de ultrasonido disponibles comercialmente (*v.* también Capítulo 4). Típicamente, la fertilización ocurre cerca del día 14 del ciclo menstrual, cuando el espermatozoide y un óvulo maduro se unen para formar un cigoto en el tercio externo de la trompa de Falopio. Inicialmente, el cigoto experimenta una rápida división celular y migra hacia el útero. La implantación se completa típicamente hacia el día 10 posfertilización y, en el embarazo normal, se produce en el centro de la cavidad uterina. El embrión se comienza a aplanar y formar un disco bilaminar que se ubica entre la cavidad amniótica y la cavidad extracelómica. El saco vitelino primario se desarrolla a los 9 días luego de la fertilización, sin embargo, no es posible observarlo mediante el ultrasonido.

Cerca de las 4 semanas de EG, el saco vitelino primitivo se rompe y desprende y se forma el saco vitelino secundario, que sí puede ser observado en la ecografía temprana. En el presente capítulo, se utilizará el término saco vitelino en referencia al saco vitelino secundario. En la quinta semana, se produce la gastrulación que da como resultado la formación de las tres capas germinales: el ectodermo, el mesodermo y el endodermo, y cada uno da origen a distintos sistemas. El cierre del tubo neural se completa, en general, hacia el final de la sexta semana. El desarrollo del corazón comienza en la semana 5 del embarazo. El desarrollo de los órganos internos y externos se produce durante las primeras 8-10 semanas del embarazo, conocido como el *período embrionario* u *organogénesis*. Antes de la décima semana, la gestación en desarrollo se conoce como *embrión*. Luego, una vez que finaliza el período de organogénesis, se utiliza el término *feto*.

Saco gestacional

La evidencia ultrasonográfica más temprana de un embarazo intrauterino (EIU) es la aparición del saco gestacional (SG) intrauterino.[1, 4, 5] Con los transductores transvaginales modernos de alta frecuencia el saco gestacional puede ser visto tan temprano como las 4 semanas y 1 día de embarazo y, en general, se observa entre las 4,5-5 semanas, cuando mide 2-3 mm.[6-9] El saco gestacional es una estructura redondeada u ovoidea, llena de líquido, que se puede identificar en la porción central ecogénica del útero, o sea, el endometrio decidualizado. Si se observa con mayor detalle, se alcanza a identificar que el saco no se localiza en la cavidad endometrial sino que se sitúa en una posición excéntrica en la decidua (Figura 7.1 a-c).

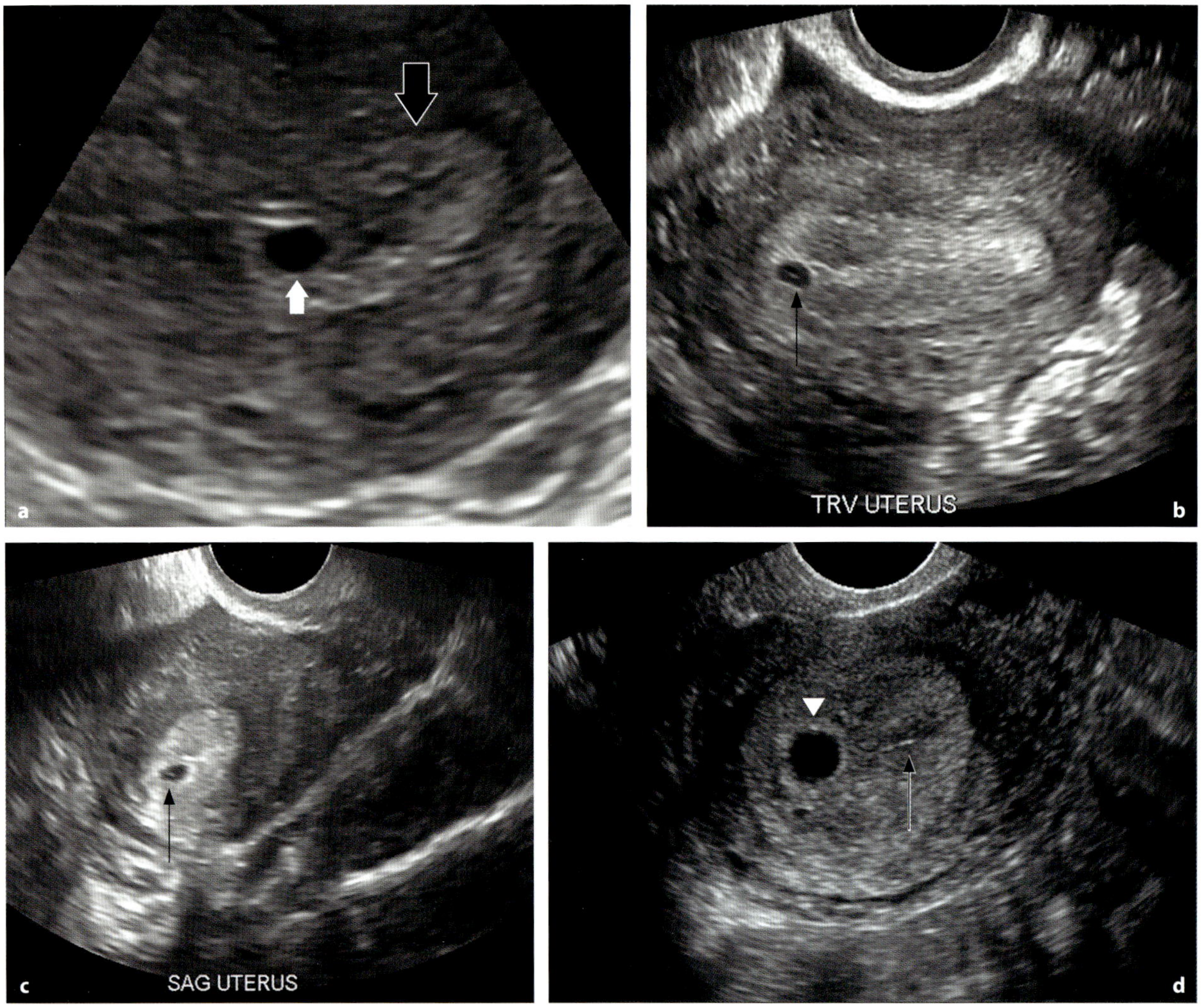

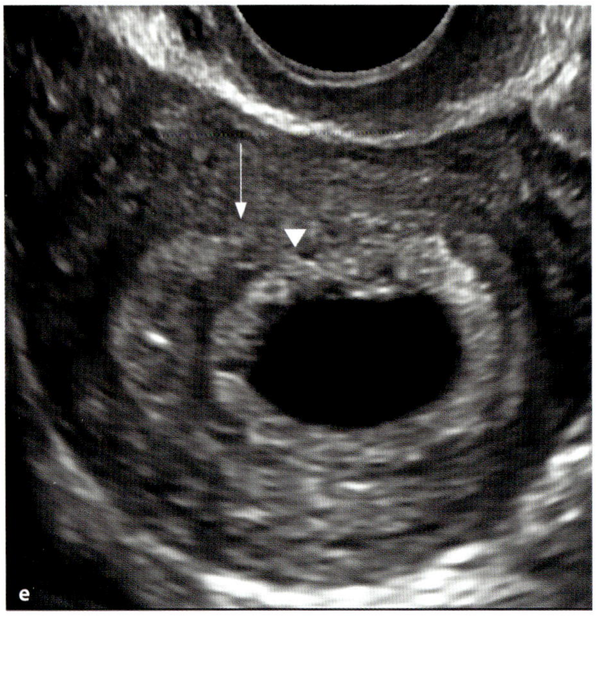

Figura 7.1 Saco gestacional temprano normal. **a** Imagen transversal transabdominal a las 5 semanas y 1 día demostrando un saco gestacional aparentemente vacío (*flecha blanca*), de localización excéntrica con respecto a la decidua (*flecha negra*). Imágenes de un corte transversal (**b**) y sagital (**c**) realizadas por vía transvaginal a las 5 semanas y 1 día que muestran al saco vitelino dentro del saco gestacional temprano, lo que confirma un EIU temprano. **d** Imagen transversal transvaginal a las 5 semanas y 1 día que muestra una colección líquida redondeada excéntrica con bordes ecogénicos (*cabeza de flecha blanca*) adyacente a la línea ecogénica que representa la cavidad endometrial colapsada (*cabeza de flecha negra*), que demuestra el "signo intradecidual". **e** Imagen transversal transvaginal a las 6 semanas y 5 días, que demuestra una colección líquida intrauterina rodeada por dos anillos ecogénicos concéntricos formando el denominado "signo de doble saco".

En la ecografía temprana, antes que se observen el saco vitelino o el embrión, es importante distinguir entre un verdadero saco gestacional intrauterino y una colección líquida intrauterina, como un quiste subendometrial, un quiste decidual o una colección líquida en el contexto de un embarazo ectópico. Un análisis detallado demostrará que la ubicación de los quistes subendometriales es externa con respecto al endometrio decidualizado (Figura 7.2). El quiste decidual también es un hallazgo benigno pero su distinción con un embarazo intrauterino (EIU) es más difícil. En el EIU temprano el SG debe estar contiguo a la línea intersticial de la cavidad uterina colapsada (*v.* Figura 7.1 d), mientras que el quiste decidual no se encuentra anatómicamente relacionado con la cavidad uterina. En los casos de duda diagnóstica, el seguimiento demostrará el adecuado crecimiento del SG del EIU temprano con el desarrollo del saco vitelino en su interior, lo que confirmará la presencia de un EIU temprano.

Es muy importante confirmar que el "quiste" no se ubica dentro de la cavidad uterina. En muchos casos, el líquido presente en la cavidad uterina se puede diferenciar del ubicado fuera de la cavidad analizando la forma, la ubicación y el contenido. Mientras que las colecciones líquidas intracavitarias pueden tener una forma angular, compleja con ecos en su interior, o elongada, confinada a la cavidad uterina, el saco gestacional temprano será anecoico y de forma típicamente redondeada u ovoidea.[10] En caso de duda, el diagnóstico diferencial debe incluir al embarazo de localización incierta o a una colección líquida intracavitaria en el contexto de una pérdida de embarazo.

Estudios recientes han demostrado que las colecciones líquidas intrauterinas en el contexto del embarazo ectópico, comúnmente referidas como "seudosaco gestacional", se producen con mucha menos frecuencia de lo que anteriormente se creía y se observan solo en el 10% de los embarazos ectópicos.[11, 12] Doubilet y cols. reportaron en una editorial sobre embarazo de localización incierta que, dada la relativa baja incidencia del embarazo ectópico (aproximadamente un 2%) y la baja asociación entre una colección líquida y este, la probabilidad de que cualquier tipo de colección líquida intrauterina en una mujer con una prueba de embarazo positivo corresponda a un saco gestacional es del 99,5%.[13] Esto ha llevado a un cambio en el pensamiento respecto al embarazo temprano, de manera tal que ante la ausencia de evidencia ultrasonográfica de un embarazo ectópico, cualquier colección líquida con bordes curvos, en una mujer con prueba de embarazo positivo, debe ser interpretada como un saco gestacional intrauterino temprano.[13] En este contexto, el seguimiento de la imagen podrá confirmar la posterior aparición de las estructuras embrionarias, como el saco vitelino y el embrión con actividad cardíaca. El rol del seguimiento con b-HCG será discutido más adelante.

Históricamente, el signo del doble saco (SDS) y el signo intradecidual (SID) han sido útiles para realizar el diagnóstico diferencial entre un verdadero EIU y una colección líquida intrauterina no relacionada con el embarazo.[14, 15] El SDS, inicialmente descrito en 1982, se refiere a la imagen de dos anillos ecogénicos alrededor del saco gestacional y representa a las láminas interna y externa de la decidua, es decir, la decidua capsular y la decidua basal (*v.* Figura 7.1 e).[15] El SID, descrito por primera vez en 1986, representa una colección líquida con un borde ecogénico, de localización excéntrica, en uno de los lados de la cavidad uterina

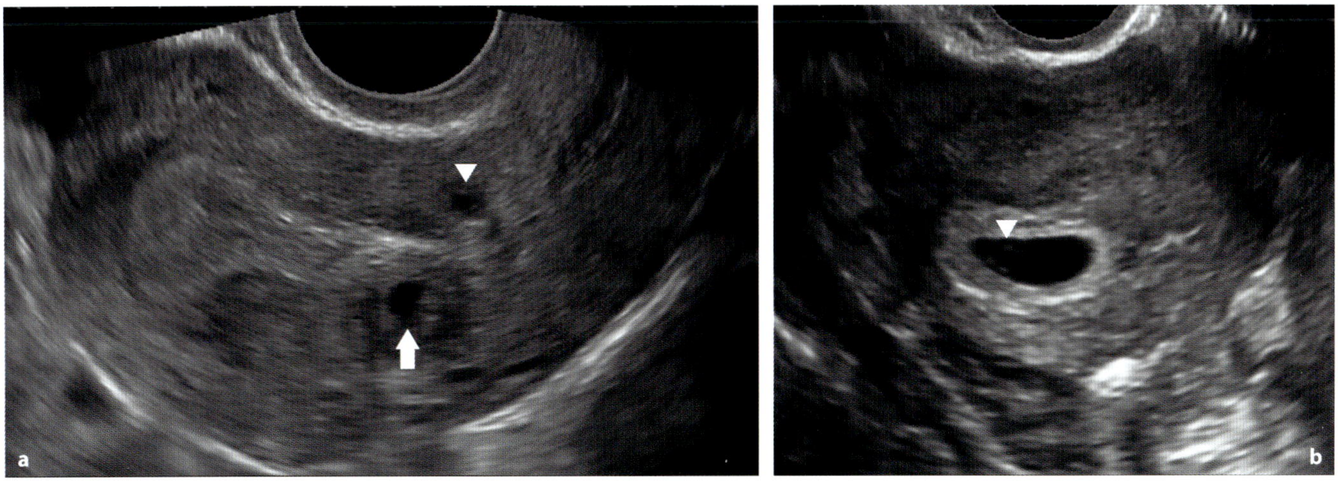

Figura 7.2 Imágenes transvaginales de quistes subendometriales en una paciente con una prueba de embarazo positiva y fecha de última menstruación incierta. **a** Imagen sagital que muestra una colección líquida redondeada posterior al endometrio decidualizado hiperecogénico (*flecha*) y un quiste similar en la cara anterior del endometrio, en el segmento uterino inferior (*cabeza de flecha*). Estos representan hallazgos incidentales. En esta etapa no se observaba el saco gestacional. **b** En el seguimiento, 9 días después, se observa un saco gestacional intrauterino con un saco vitelino visible (*cabeza de flecha*).

(*v*. Figura 7.1 d).[14] Ambos signos fueron originalmente descritos por vía transabdominal y eran considerados signos sugestivos de EIU, en los que se observaba el SDS en el 77% de la población estudiada con EIU y el SID en el 92%.[13-15] Actualmente, con el advenimiento de transductores transvaginales de alta frecuencia y mayor resolución, estudios ulteriores han demostrado que, en un embarazo intrauterino normal, el SDS puede estar ausente en el 50%-60% de los casos y el SID, ausente hasta en el 50%.[13, 16, 17] Debido al desarrollo tecnológico, es muy frecuente observar el saco vitelino antes que el SDS y el SID, por lo que en la actualidad, estos signos tienen un uso limitado. Mientras que su presencia confirma a un EIU, su ausencia no debe ser utilizada para excluirlo.

Medición del saco gestacional (*v.* también Capítulo 9)

La medición del saco gestacional se puede utilizar para estimar la edad gestacional y predecir la aparición de las estructuras embrionarias normales. El diámetro sacular medio (DSM) se obtiene al promediar los diámetros transverso, longitudinal y anteroposterior del saco gestacional y se puede correlacionar con la EG esperada y con los niveles de β -GCh (Figura 7.3). Existe variabilidad interobservador en la medición del saco gestacional. Esto fue evaluado en un estudio reciente de Pexsters y cols., en 54 pacientes,[19] quienes reportaron una variabilidad interobservador para la medición del DSM cercana al 19%. Previamente, ha sido reportado que el crecimiento del saco gestacional es de 1 mm por día.[7] Sin embargo, Abdallah y cols. en un estudio en 359 mujeres[20] observó que existe superposición en la tasa de crecimiento del DSM entre EIU tempranos viables y no viables, y no consiguió definir una tasa de crecimiento normal en el embarazo temprano.[20] Un saco gestacional pequeño, con menos de 5 mm. de diferencia entre la longitud cráneo-caudal y el largo del saco gestacional ha sido descrito como oligohidramnios en el primer trimestre y considerado como signo de mal pronóstico.[21] Sin embargo, esto ha sido evaluado en una población pequeña y, como hallazgo aislado, requiere un seguimiento ecográfico (Figura 7.4).

Diámetro sacular medio y viabilidad

En los últimos años, ha cobrado mucha relevancia el tamaño máximo que puede alcanzar un saco gestacional vacío, o sea, un saco gestacional sin un saco vitelino visible ni embrión en su interior, para considerarlo normal. Si bien el saco vitelino generalmente es observado con

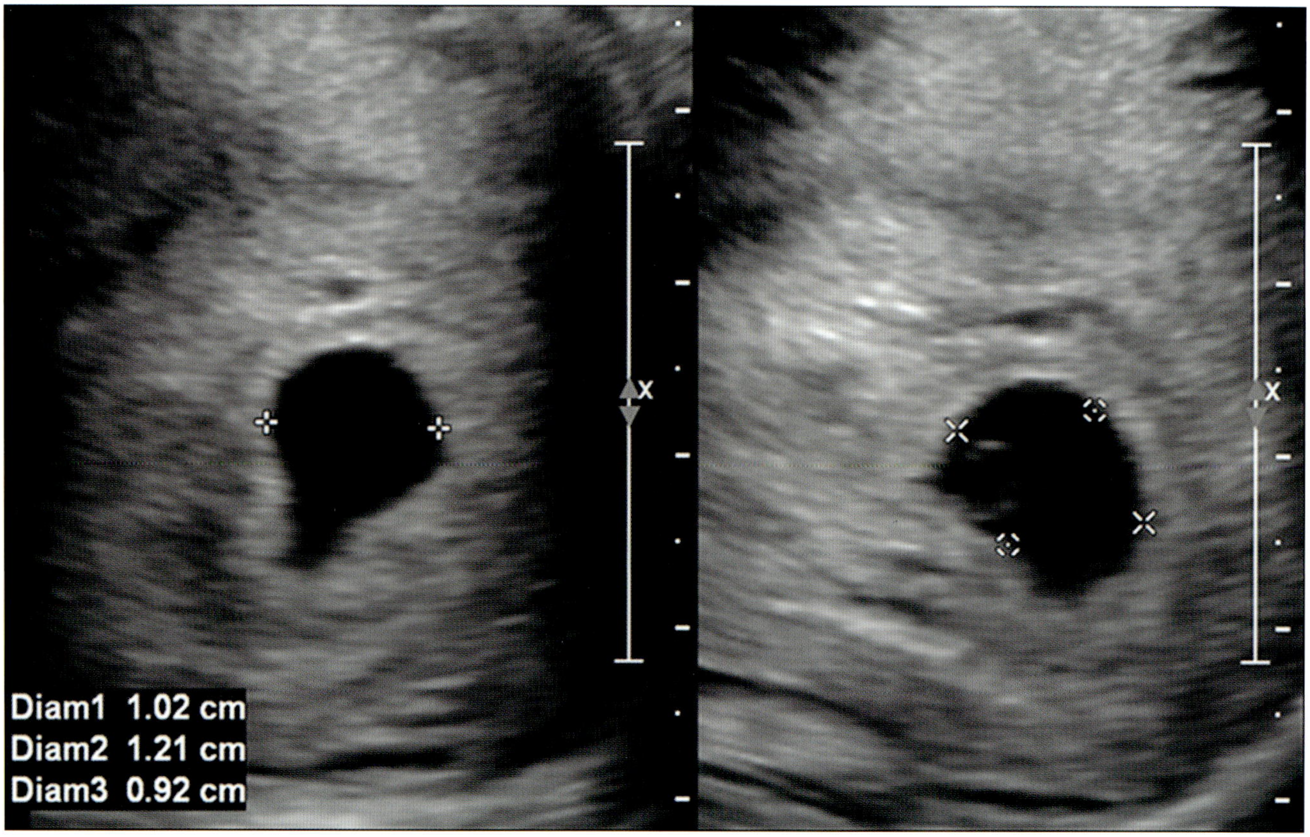

Figura 7.3 Diámetro sacular medio. Imágenes sagitales y transversales por vía transabdominal a las 5 semanas y 5 días, en las que se mide el saco gestacional en los tres planos ortogonales. Las medidas son promediadas para obtener el diámetro sacular medio. Para realizar una adecuada medición se debe tener cuidado de colocar los cursores directamente sobre la línea blanca que rodea al saco.

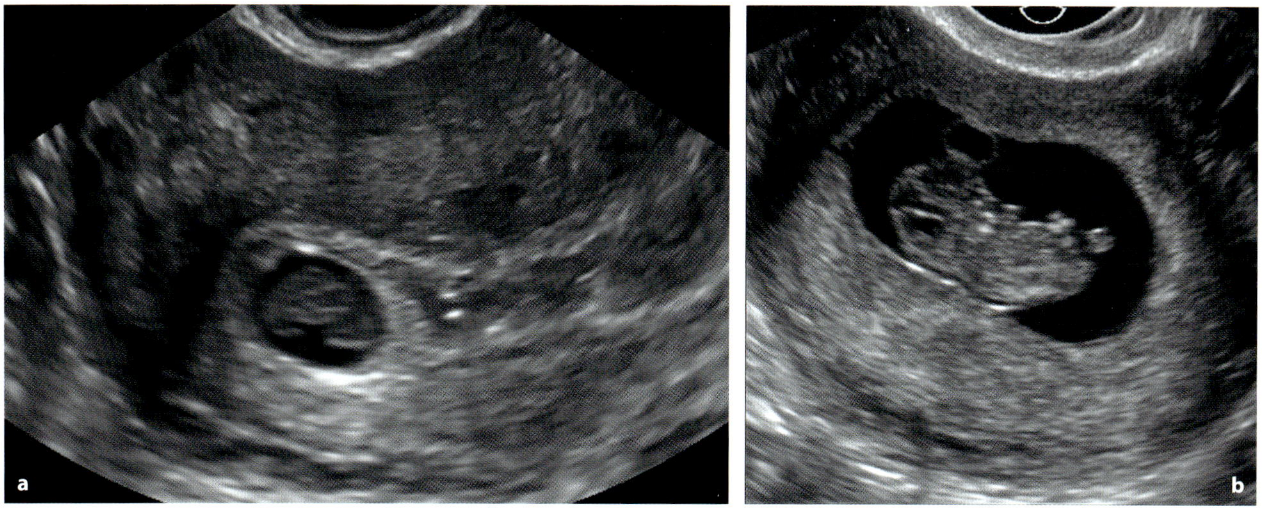

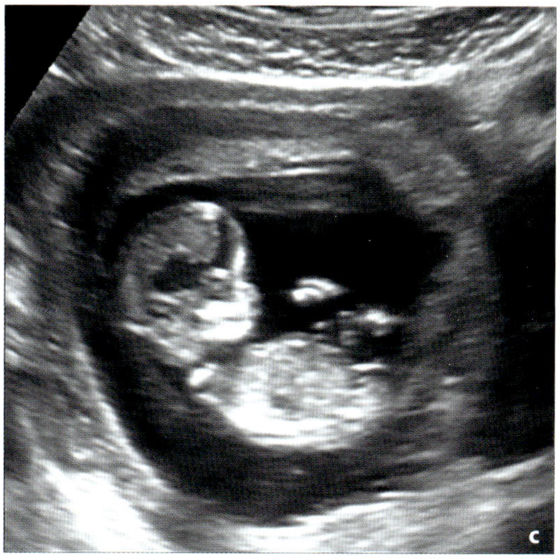

Figura 7.4 Oligohidramnios en el primer trimestre. **a** Imagen transversal a las 7 semanas y 4 días, que demuestra la presencia de un saco gestacional pequeño (DSM 12,4 mm) para la LEM (8,1 mm) acorde con oligohidramnios en primer trimestre. **b** El seguimiento por vía transvaginal a las 8 semanas y 1 día demuestra un embrión vital con una discordancia persistente con el saco gestacional. **c** Imagen transabdominal a las 12 semanas que muestra un feto vital con intervalo de crecimiento normal tanto del saco gestacional como del feto; sin embargo, el saco continúa siendo pequeño. En el estudio de seguimiento a las 16 semanas se observó un crecimiento fetal acorde y líquido amniótico normal.

un DSM > 8 mm, el DSM a partir del cual se puede observar el saco vitelino y el embrión es variable por lo que hay que tener precaución si se va a utilizar el DSM para determinar la viabilidad.[22] Históricamente, el límite superior para considerar que un saco gestacional vacío correspondía a un embarazo normal temprano fue entre 16 mm y 20 mm, evaluado por vía transvaginal.[23, 24] Sin embargo, algunos estudios recientes han demostrado que puede existir un porcentaje pequeño de embarazos viables con el saco gestacional vacío entre 18 mm y 19 mm y, [25, 26] debido a la variabilidad interobservador en la medición del saco, un saco gestacional vacío debe ser considerado potencialmente un embarazo temprano normal hasta que el DSM alcance los 25 mm, evaluado por vía transvaginal.[20, 23, 24, 26, 27] Esto será discutido nuevamente en el capítulo 10, donde se hace referencia a un nuevo criterio para definir la viabilidad temprana. La detección de flujo peritrofoblástico que demuestre alta velocidad y baja impedancia alrededor del saco gestacional es un hallazgo normal que ha sido descrito como signo para confirmar un embarazo intrauterino muy temprano.[28] Sin embargo, el uso del Doppler color y, especialmente el Doppler espectral, deben utilizarse con cuidado en el embarazo temprano, debido a la alta potencia y eventual riesgo para el embarazo en desarrollo.[8, 29]

Apariencia del saco gestacional y β-GCh en el embarazo temprano

En el embarazo intrauterino el saco gestacional puede ser observado cuando el nivel de β-GCh se encuentra entre 1000 y 2000 mUI/mL.[4] Históricamente, se le ha dado mucha relevancia al punto de corte de β-GCh por encima del cual siempre se debe observar un saco gestacional intrauterino en un EIU normal. Este valor inicialmente fue cercano a 2000 mIU/mL. Sin embargo, en la actualidad se sabe que existe superposición considerable entre los valores de β-GCh en EIU viables, EIU no viables y embarazos ectópicos.[30, 31] Doubilet y cols. reportaron que, en raras ocasiones, donde no se aprecia el saco gestacional en la evaluación transvaginal con valores mayores de 4000 mIU/mL de β-GCh, el seguimiento mediante ecografía puede demostrar un embarazo normal.[30] En la práctica diaria, es poco probable encontrar un EIU normal cuando no se observa el saco gestacional con valores mayores de 3000 mUI/mL. Sin embargo, esto no debe ser utilizado como criterio diagnóstico de pérdida de embarazo precoz con el 100% de especificidad. Por lo tanto, no se recomienda el uso de un punto de corte de β-GCh en forma aislada para el manejo de embarazos de localización desconocida (ELD).[30, 32] Existe evidencia que indica que el incremento en los niveles de β-GCh en 48 h, expresado en forma de relación, podría ser un buen índice de predicción de EIU cuando los hallazgos ultrasonográficos no son concluyentes.[33-35] Recientemente, Bignardi y cols.[33] han reportado que un índice de β-GCh > 2,0 es sugestivo de un EIU con una sensibilidad del 77%, una especificidad del 96% y un valor predictivo positivo del 87%. Sin embargo, el uso del índice de β-GCh como predictor de viabilidad en el contexto de un embarazo temprano todavía no es utilizado de rutina en la mayoría de los centros.

Saco vitelino

La aparición del saco vitelino es el primer signo que confirma a un embarazo intrauterino. Si bien la visualización del saco gestacional, el signo del doble saco decidual o el signo intradecidual aumentan la probabilidad de un EIU, no son lo suficientemente precisos para confirmar un EIU como lo es la observación del saco vitelino.

El saco vitelino puede ser observado desde aproximadamente las 5,5 semanas de gestación[1, 5, 8, 36] como un delgado anillo ecogénico dentro del saco gestacional. Su visualización generalmente coincide con un DSM de 8 mm. Si en este contexto no se observa el saco vitelino, se deben optimizar los parámetros de la imagen. Esto puede incluir reducir el ancho de la sección, aumentar el *zoom* de la imagen, corregir las zonas focales, elegir una mayor frecuencia o cambiar las configuraciones de posprocesamiento de la imagen (Figura 7.5).

La medida normal del saco vitelino entre las 5 y 10 semanas de EG es cercano a los 5 mm.[8] Un saco vitelino mayor de 5 mm puede estar asociado con un resultado desfavorable . Sin embargo, la ausencia del saco vitelino, en forma aislada, no puede ser considerado un hallazgo anormal (Figura 7.6).[37]

Embrión

El embrión se visualiza a lo largo del saco vitelino, aproximadamente a las 6 semanas de embarazo. Inicialmente, se lo observa como una estructura linear y ecogénica, sin rasgos distintivos, sin que se puedan identificar los brotes de los miembros y sin distinción entre los extremos cefálico y caudal (Figura 7.7 a). En este estadio, se realiza una evaluación cuantitativa del embrión mediante la medición de su máxima longitud. Una vez que se logra diferenciar los extremos cefálico y caudal, se debe obtener la longitud cráneo-caudal o longitud embrionaria máxima (LEM), que se define como la máxima longitud del embrión sin incluir los miembros ni el saco vitelino (Figura 7.7 b). La LEM puede ser medida por vía transabdominal o transvaginal. El plano ideal para la medición es el sagital medio, con el embrión o feto en posición neutral. Para confirmar que el feto no se encuentra en hiperflexión se debe observar líquido entre el mentón y el pecho del feto.[2] En la práctica, antes de las 7 semanas de gestación, la medición coincide con la máxima longitud que se visualiza del embrión, pero, luego de las 7 semanas, se debe prestar atención a medir el embrión en el plano

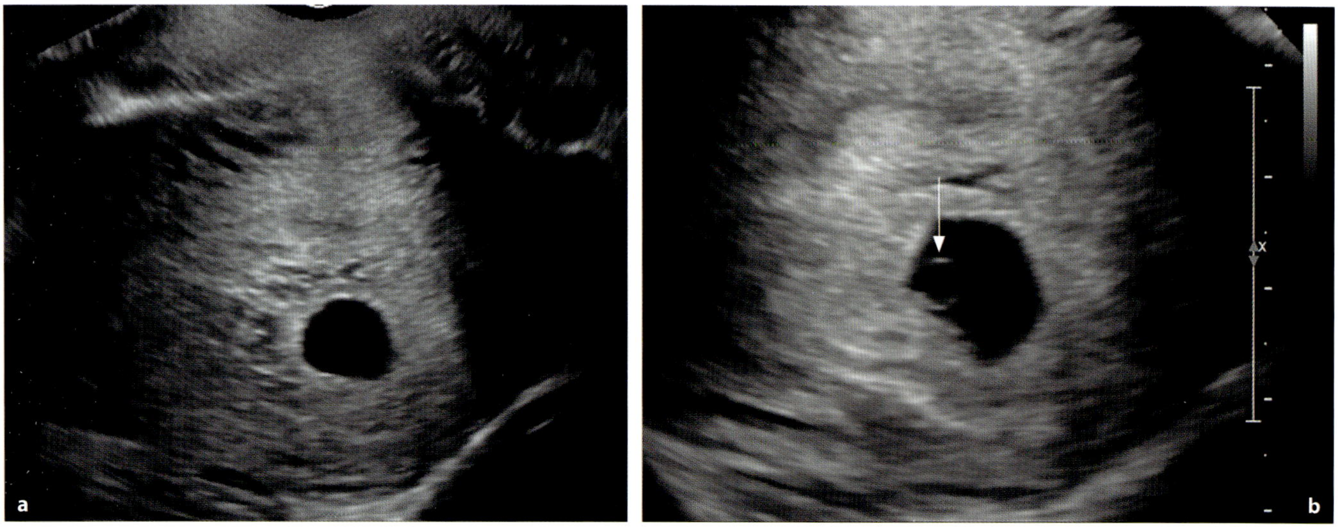

Figura 7.5 Saco vitelino normal a las 6 semanas y 1 día. **a** Imagen transversal transvaginal que muestra un saco gestacional aparentemente vacío. **b** Imagen transversal transvaginal con zoom donde se puede detectar un anillo ecogénico que representa al saco vitelino (*flecha blanca*), lo que confirma a un EIU temprano.

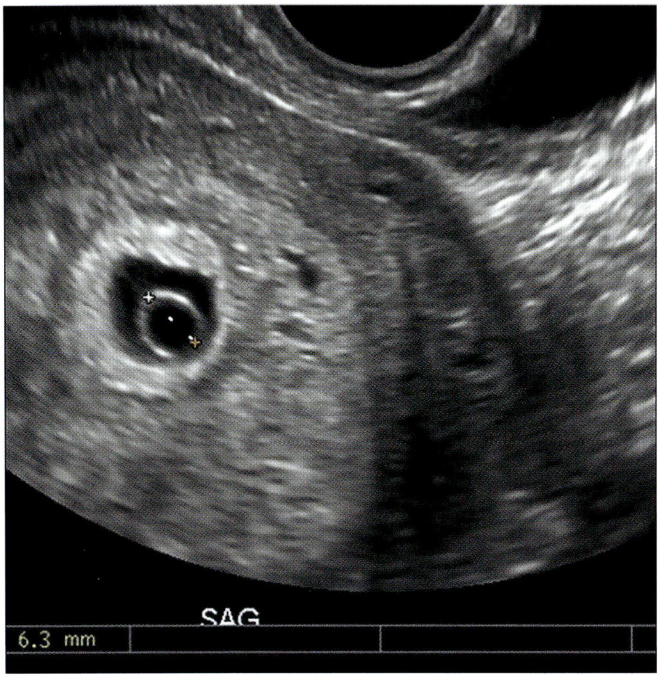

Figura 7.6 Imagen sagital transvaginal que muestra un saco vitelino grande que mide 6 mm a las 5 semanas y 6 días.

sagital medio excluyendo al saco vitelino (Figura 7.7 c).[38] La mínima longitud de embrión que se puede detectar por vía transvaginal corresponde a una LEM de 1-2 mm. Se dispone de normogramas que correlacionan la LEM con la edad gestacional.[39-42] Una publicación reciente de Papageorghiou y cols. de 2014, provee una tabla de LEM para datado del embarazo, basado en un estudio multicéntrico internacional, y aporta, así, el primer estándar internacional para evaluar el crecimiento lineal de la LCC en el primer trimestre.[43]

Actividad cardíaca embrionaria y fetal

La actividad cardíaca embrionaria (ACE) generalmente es visualizada desde que se puede observar al embrión y puede ser detectada con una LEM tan pequeña como 1 mm.[4] Si bien se considera que la ACE siempre puede ser identificada con una LEM de 4-5 mm, la ausencia de ACE no puede considerarse anormal hasta que el embrión alcance los 7 mm.[23,24] Este punto de corte se eligió para que el diagnóstico de muerte embrionaria precoz alcance una especificidad cercana al 100%, ya que la variabilidad interobservador en la medición de la LEM es ± 15%.[44]

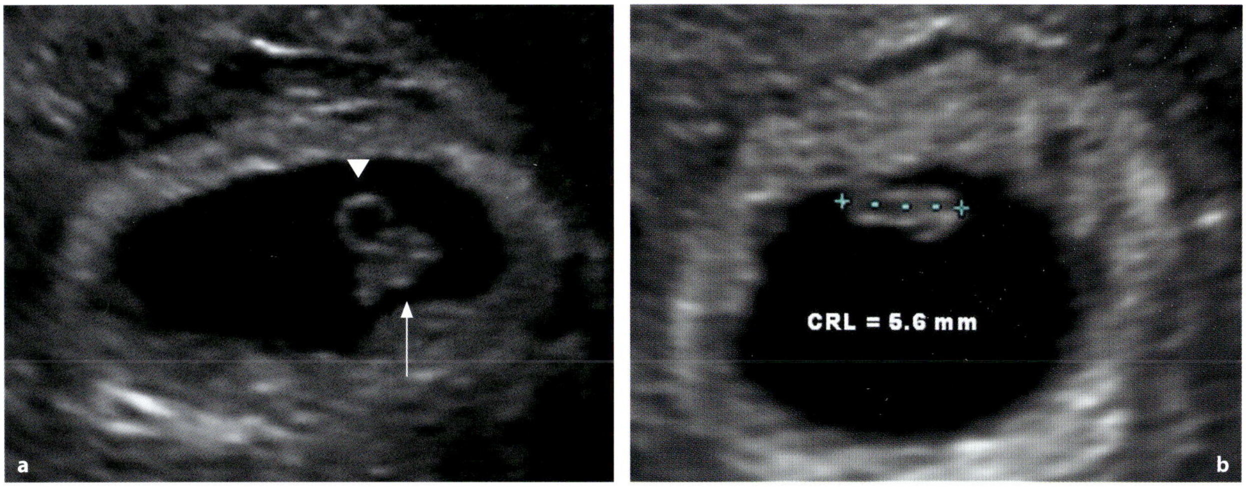

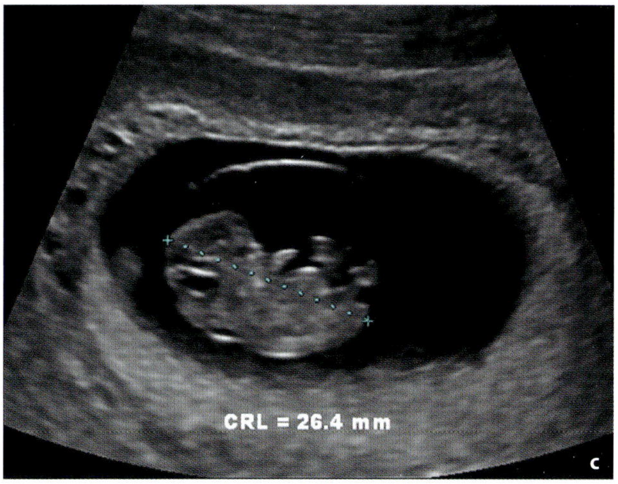

Figura 7.7 Embarazo temprano y longitud embrionaria máxima. **a** Imagen transvaginal a las 6 semanas que muestra un saco vitelino (*cabeza de flecha*) y un embrión (*flecha*). **b** Embrión de 6 semanas y 2 días con una LEM de 5,6 mm. Se ha medido la máxima longitud lineal. **c** Embrión de 9 semanas y 2 días con una LEM de 26,4 mm. Nótese que los polos craneal y caudal ahora se identifican claramente. Los cursores se deben colocar excluyendo al saco vitelino y a los miembros flexionados.

La actividad cardíaca embrionaria se debe documentar utilizando el modo de movimiento (modo M) para evaluar la frecuencia cardíaca (Figura 7.8). La ACE es considerada normal si es mayor de cien latidos por minuto (lpm). Doubilet y cols.[45] sugirieron que el límite inferior para la actividad cardíaca embrionaria normal es 100 lpm a las 6,2 semanas de embarazo y 120 lpm entre las 6,3 y 7 semanas. Las frecuencias cardíacas embrionarias < 100 lpm se han asociado con un mayor riesgo de muerte embrionaria precoz. Sin embargo, una revisión reciente sobre embarazos en el primer trimestre temprano con bradicardia embrionaria reveló que no sería necesariamente un factor de mal pronóstico.[45-47] Benson y cols.[48] definieron como frecuencias cardíacas elevadas en el embarazo temprano a las mayores de 135 lpm antes de las 6,3 semanas y mayores de 155 lpm entre las 6,3 y 7 semanas. Generalmente, tienen buen pronóstico con altas probabilidades de buenos resultados.

Gestación múltiple y corionicidad (*v.* también Capítulo 14)

Globalmente, la incidencia de la gestación múltiple es aproximadamente 1-3% del total de los embarazos.[49] La tasa de embarazos gemelares se ha duplicado entre 1980 y 2009, de 18,9 a 33,2 cada 1000 nacimientos.[50] En algunas áreas de Estados Unidos, la prevalencia de embarazos múltiples alcanza uno de cada treinta embarazos. Se cree que esto puede deberse a la combinación del uso de tecnologías de reproducción asistida y a la edad materna avanzada. Dos tercios de los embarazos gemelares dobles son bicigóticos y un tercio monocigóticos. La tasa de complicaciones intraparto o muerte intrauterina es mayor en gemelos monocoriónicos, debido al síndrome de transfusión feto-fetal o a la restricción de crecimiento selectivo.[51] Para optimizar el manejo, los embarazos monocoriales deben ser diagnosticados lo más temprano posible para poder realizar un seguimiento cercano y detectar estas complicaciones en etapas precoces. Por lo tanto, el diagnóstico de la corionicidad es obigatorio y de vital importancia en la ecografía del primer trimestre del embarazo gemelar. Sin embargo, sorprendentemente, en una revisión de Wan y cols., solo el 44% de los embarazos derivados a un centro de atención terciaria tuvieron un correcto diagnóstico de amnionicidad y corionicidad.[52] Por lo tanto, es importante que el ecografista esté familiarizado con los signos para valorar la amnionicidad y la corionicidad en el primer trimestre.

El momento ideal para determinar la corionicidad es antes de las 14 semanas de edad gestacional.[51] Las características típicas del embarazo bicoriónico incluyen dos sacos gestacionales separados o dos masas placentarias, una membrana intergemelar gruesa asociada con el signo lambda (λ) y géneros fetales diferentes. El signo λ representa a

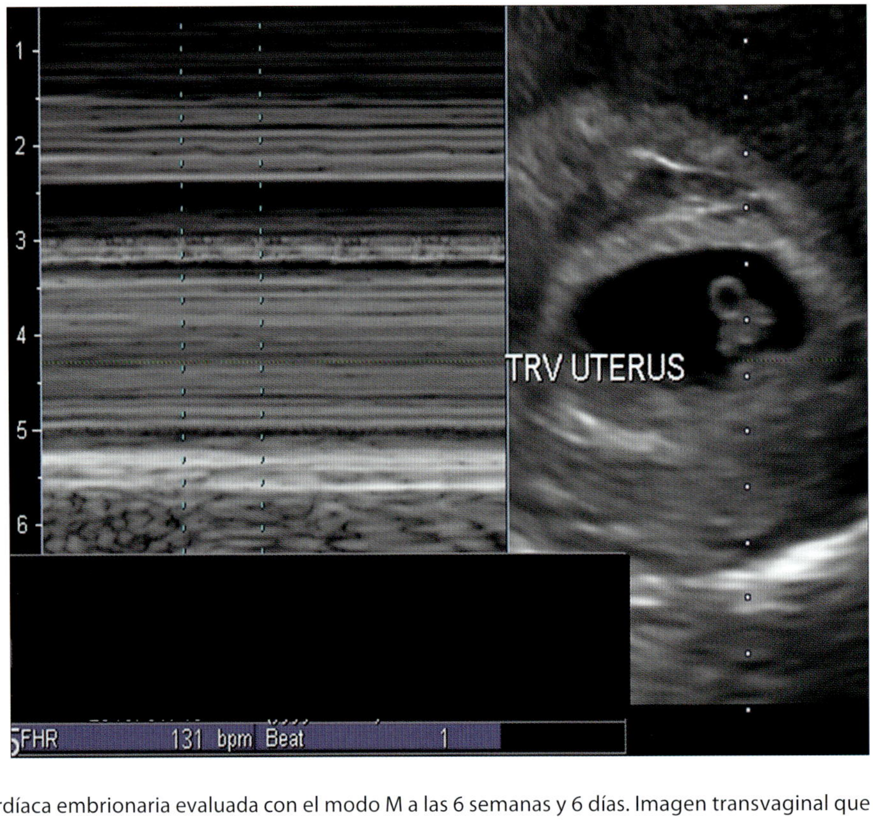

Figura 7.8 Actividad cardíaca embrionaria evaluada con el modo M a las 6 semanas y 6 días. Imagen transvaginal que muestra la actividad cardíaca embrionaria detectada con modo M.

una proyección de tejido en forma de triángulo que se extiende hacia la membrana intergemelar y es sinónimo del signo de "picos gemelos" (Figura 7.9).

Antes de las 10 semanas, la presencia de dos sacos gestacionales separados confirma la presencia de un embarazo bicorial-biamniótico (BCBA). Luego de las 10 semanas, lo más exacto para valorar la corionicidad es una combinación entre el número de placentas y el signo λ,[51] dado que el género fetal no puede ser determinado antes de las 12 semanas. En un estudio con 648 embarazos gemelares, se observó que si se evalúa el número de masas placentarias y la presencia del signo "λ" o "T" entre la semana 11 y 14, se alcanza el diagnóstico correcto de corionicidad en el 100% de los casos.[51]

Para diferenciar los embarazos monoamnióticos de los biamnióticos es importante conocer que el desarrollo temporal del saco vitelino y el amnios puede ser variable. La aparición del saco amniótico puede producirse tardíamente a las 8-10 semanas y, debido a sus delgadas membranas, su identificación puede resultar dificultosa incluso utilizando transductores transvaginales de alta resolución (Figura 7.10). Previamente se creía que, en el contexto de un embarazo gemelar, el número de sacos vitelinos era una manera fidedigna de establecer la amnionicidad; sin embargo, esto es menos exacto de lo que se supone.[53, 54] Mientras que la presencia de dos sacos vitelinos es altamente predictiva de un embarazo biamniótico y es observado en aproximadamente el 85% de los embarazos monocoriónicos-biamnióticos (MCBA), la presencia de un saco vitelino puede ser observado tanto en los embarazos monoamnióticos o biamnióticos.[53] En raras ocasiones, un embarazo monocoriónico-monoamniótico (MCMA) puede presentarse con dos sacos vitelinos. Si no se puede confirmar la presencia de una membrana que separa a los fetos, es prudente repetir el estudio en 1-2 semanas. Como alternativa, la observación directa de los cordones umbilicales enredados es confirmatorio de un embarazo gemelar monoamniótico.

Embarazo heterotópico

Previamente al uso extendido de las técnicas de reproducción asistida (TRA), la presencia de un saco gestacional con un saco vitelino en su interior era suficiente para, virtualmente, excluir el diagnóstico de un embarazo ectópico. Sin embargo, puede producirse un embarazo heterotópico cuando un embarazo ectópico coincide con un EIU normal. La incidencia estimada de esta entidad es entre 1 en 8000 y 1 en 30 000 (Figura 7.11).[55] La incidencia puede ser mayor en embarazos producto de fertilización asistida y,[56] en esta población, ha sido estimada en 1 en 100.[40] Por lo tanto, en pacientes que fueron sometidas a TRA, aunque presenten un EIU, se recomienda una evaluación más profunda de las regiones anexiales para descartar la presencia de un embarazo heterotópico.

Asignación de la edad gestacional en el embarazo temprano

Una de las indicaciones de la ecografía en el primer trimestre es confirmar la edad gestacional. La correcta asignación de la edad gestacional es fundamental para el adecuado manejo del embarazo por diferentes motivos: para evitar inducciones pretérmino en embarazos supuestamente

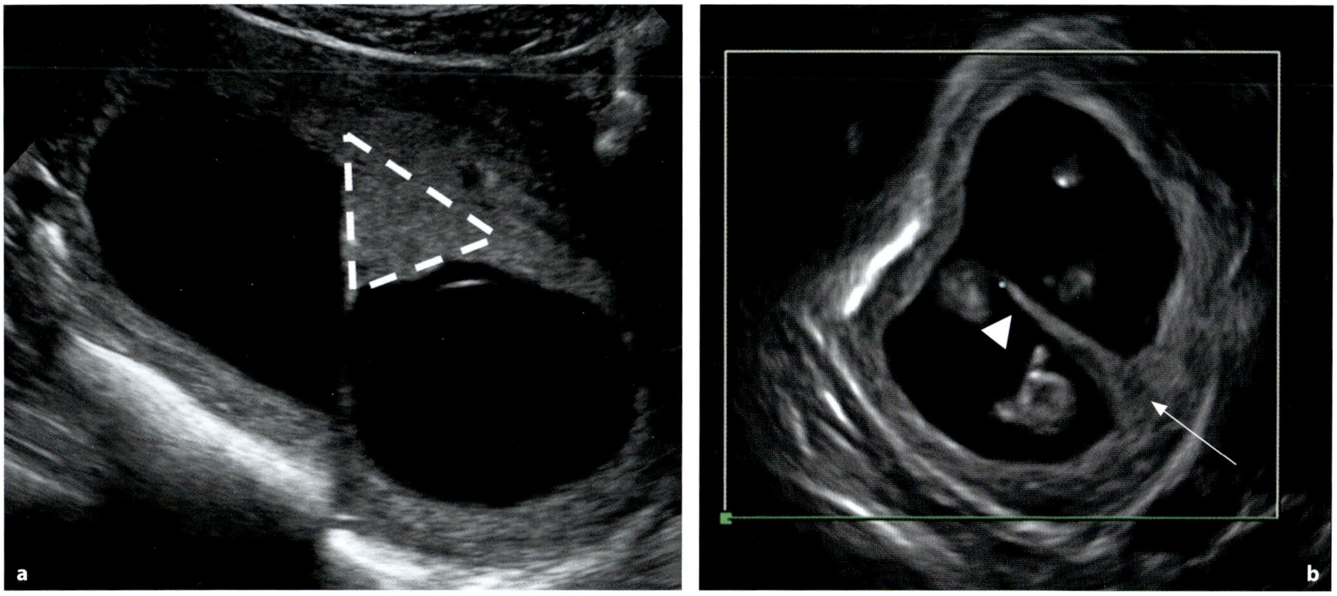

Figura 7.9 Signo lambda en un embarazo gemelar dicoriónico a las 11 semanas y 3 días. **a** Imagen transabdominal que muestra un tejido con forma triangular que se proyecta hacia la membrana intergemelar (*contorno blanco*) y representa el signo lambda. **b** Representación 3D del signo lambda (*flecha*) y la membrana intergemelar gruesa (*cabeza de flecha*).

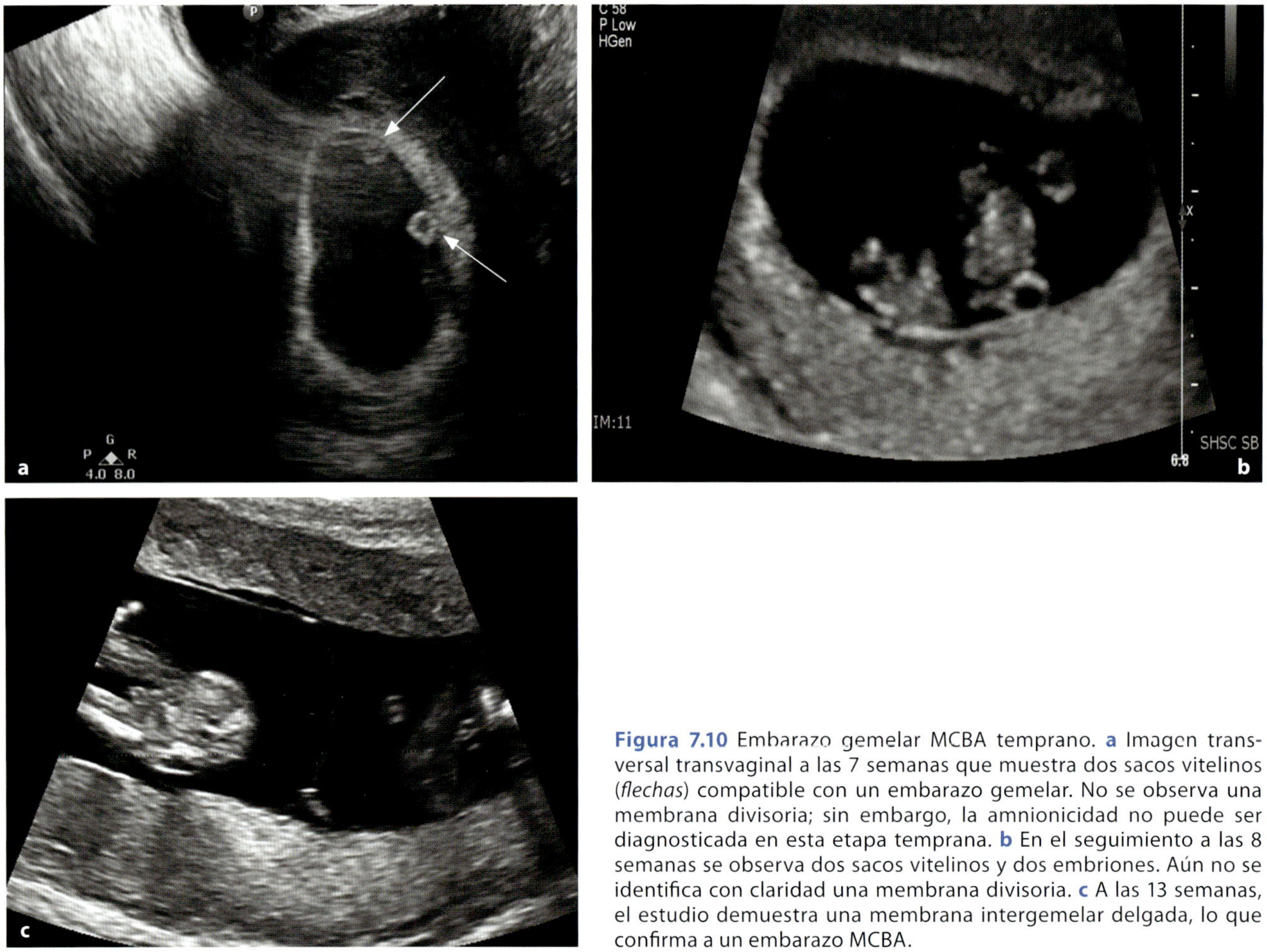

Figura 7.10 Embarazo gemelar MCBA temprano. **a** Imagen transversal transvaginal a las 7 semanas que muestra dos sacos vitelinos (*flechas*) compatible con un embarazo gemelar. No se observa una membrana divisoria; sin embargo, la amnionicidad no puede ser diagnosticada en esta etapa temprana. **b** En el seguimiento a las 8 semanas se observa dos sacos vitelinos y dos embriones. Aún no se identifica con claridad una membrana divisoria. **c** A las 13 semanas, el estudio demuestra una membrana intergemelar delgada, lo que confirma a un embarazo MCBA.

prolongados, para determinar la viabilidad en el contexto de un parto prematuro, para interpretar patrones de crecimiento, para optimizar el tamizaje prenatal de aneuploidías y para indicar correctamente intervenciones diagnósticas como la biopsia de vellosidades coriales y la amniocentesis.[57, 58] La evidencia ha demostrado que la asignación de la edad gestacional mediante el ultrasonido temprano es más precisa para la predicción de la fecha probable de parto que la fecha de última menstruación.[2, 59, 60] La asignación de la edad gestacional es más precisa en el primer trimestre y puede ser determinada utilizando el DSM, la LEM o la biometría fetal. El DSM puede ser utilizado cuando aún no se visualiza el embrión, pero presenta gran variabilidad para estimar la EG comparado con la LEM y no se debe usar cuando el embrión es visualizado.[61] La estimación más precisa de la edad gestacional se realiza en el primer trimestre mediante la medición de la LEM entre las 8 y las 13 + 6 semanas.[2, 42, 58, 62] A edades gestacionales más tempranas, se puede cometer errores significativos en la medición, ya que el embrión es muy pequeño. Para la asignación de la EG, la precisión reportada de la LEM se encuentra dentro de los 3-8 días,[7] y alcanza la máxima precisión[63] cuando la LEM se encuentra entre 7 mm y 60 mm.[41, 42, 62] La LEM es el mejor predictor de la edad gestacional hasta las 12-14 semanas, momento en el cual, la LEM y la biometría comienzan a tener un rendimiento comparable.[64-67] Basado en las recomendaciones actuales de la Sociedad Internacional de Ultrasonido en Obstetricia y Ginecología (ISUOG) para asignación de la edad gestacional se recomienda utilizar la LEM hasta que el embrión mida 84 mm. Con valores mayores a 84 mm, el uso de la circunferencia cefálica ha demostrado mayor precisión que el DBP.[2] Dada la alta precisión del ultrasonido para el datado del embarazo y la importancia clínica que representa establecer correctamente la edad gestacional, se ha sugerido realizar un estudio de primer trimestre con este propósito en todos los embarazos.[63, 68-71]

El datado del embarazo se puede realizar en el mismo momento que se realiza el estudio de la translucencia nucal (TN) en las semanas 11-14.

Puntos de corte para evaluar la viabilidad

Recientemente han sido publicados nuevos criterios diagnósticos para la evaluación de la viabilidad en etapas tempranas del embarazo que serán discutidas más adelante,

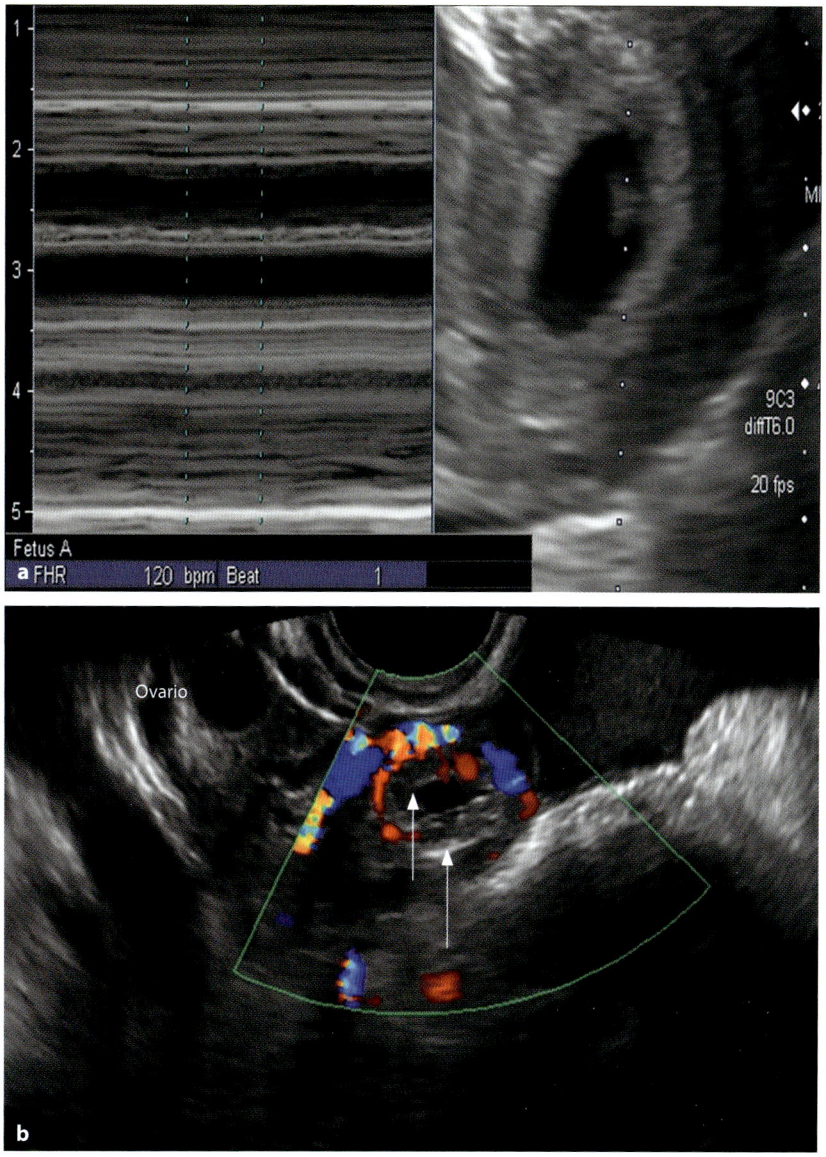

Figura 7.11 Embarazo heterotópico. **a** Imagen transvaginal a las 6 semanas y 5 días que muestra un embarazo intrauterino vital. **b** Imagen sagital transvaginal del anexo derecho donde se observa una masa hipoecogénica (*flecha larga*) rodeada por un anillo vascular ecogénico, *i. e.*, "anillo de fuego", separado del tejido ovárico normal con folículos que se observa en el margen superior de la imagen. Se observa líquido libre complejo, compatible con líquido hemorrágico (*flecha corta*).

en el Capítulo 10. Se eligieron estos valores para incluir a la mayor cantidad de embarazos normales, siguiendo la premisa "primero no dañar" y evitar el riesgo de diagnosticar erróneamente una pérdida de embarazo temprana en el contexto de un embarazo viable.

Estos criterios, que deben utilizarse para la evaluación por vía transvaginal, han aumentado el punto de corte para el cual la ausencia de ACE y la falta de visualización de estructuras embrionarias puede considerarse normal y se resumen de la siguiente manera:

- La ausencia de actividad cardíaca en un embrión menor de 7 mm puede ser normal.
- La ausencia de embrión con un DSM menor de 25 mm puede ser normal.

En los dos escenarios anteriormente descritos, se recomienda la reevaluación en 1 semana.

Evaluación de la translucencia nucal (*v.* también Capítulos 8 y 9)

La evaluación de la TN es solicitada en forma rutinaria en muchos países, incluido Estados Unidos, como componente del tamizaje prenatal y, cuando se combina con la edad materna y factores bioquímicos (β-GCh y proteína plasmática A asociada al embarazo —PAPP-A—), resulta un método efectivo para el tamizaje de anomalías cromosómicas.[72] La TN se refiere al área anecoica posterior al cuello fetal. Para el tamizaje prenatal, la TN debe ser evaluada entre las 11 y las 13 + 6 semanas de edad gestacional, cuando el embrión mide entre 45 mm y 84 mm por vía transabdominal. La TN puede ser valorada por vía transabdominal en el 80% de los casos.[72] En caso de una inadecuada visualización puede ser utilizada la vía transvaginal, sin embargo, lograr un corte sagital medio estricto puede resultar más dificultoso por la limitación en la manipulación del transductor. En nuestra práctica, si no se logra una correcta visualización por vía transabdominal, se cita a la paciente para una reevaluación el mismo día o en los días siguientes. Sin embargo, muchos centros pueden preferir realizar el estudio por vía transvaginal como primera alternativa ante la imposibilidad de efectuarlo por vía transabdominal.

Criterios para la medición de la TN

Para optimizar los resultados del tamizaje, es necesaria una medición precisa de la TN. Tanto el Instituto Estadounidense de Ultrasonido en Medicina (AIUM) como la ISUOG han publicado guías que explican la técnica correcta para la medición de la TN.[2, 5] La TN debe ser evaluada en el plano sagital medio de la cara, definido por la visualización de la punta de la nariz ecogénica y la forma rectangular del paladar.[2] El feto debe estar en posición neutra, ni hiperflexionado ni extendido. La imagen se debe magnificar de manera tal que la cabeza y la porción superior del tórax ocupen la totalidad de la pantalla. Los márgenes de la TN deben ser claros para la correcta ubicación de los cursores que se deben colocar sobre el borde de la TN. El equipo de ecografía debe permitir la apertura de los cursores a 0,1 mm . El amnios se debe observar como una línea ecogénica separada de la TN (Figura 7.12). La TN se debe medir en el sector de mayor espesor y, si se realizan varias mediciones que cumplan los criterios, para el cálculo del riesgo se debe utilizar la de mayor valor. Es importante que los profesionales que realizan la evaluación de la TN hayan sido correctamente entrenados y participen de programas de control de calidad.

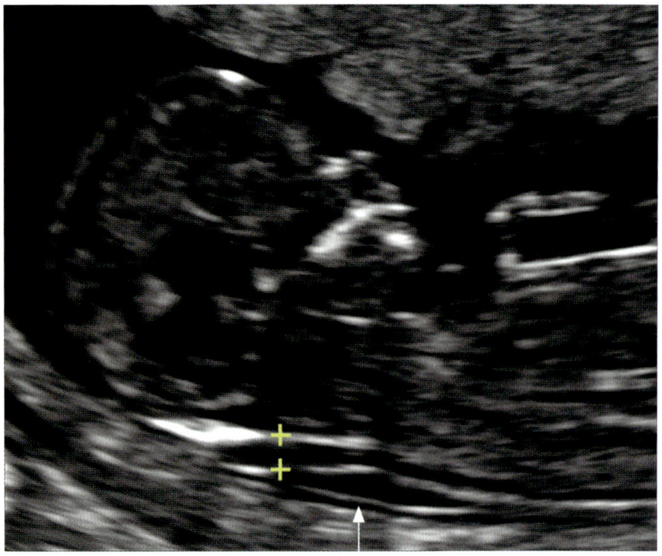

Figura 7.12 TN a las 12 semanas. Corte sagital medio transabdominal que muestra una TN normal (*entre calibres*). Se puede observar la delgada línea ecogénica que representa al amnios (*flecha blanca*) separada de la TN.

Significado de la TN elevada

La TN normal se define como un valor menor de 3 mm si utiliza el percentilo 95 o menor de 3,5 mm si se utiliza el percentilo 99.[72] La TN aumenta con la edad gestacional y los valores más elevados se asocian con mayor riesgo de anomalías.[73] Cuando se combina con la edad materna y la serología (incluso PAPP-A y β-GCh en suero materno), la medición de la TN logra identificar al 89% de los fetos con trisomía 21, con una tasa de falsos positivos del 5%.[72] La TN elevada también puede asociarse con otras anomalías cromosómicas incluidos la trisomía 13, 18 y el síndrome de Turner.[72] Incluso con un cariotipo fetal normal, la TN elevada implica un mayor riesgo de anomalías estructurales, y las más frecuentes son las malformaciones cardíacas.[74] La prevalencia de malformaciones cardíacas congénitas con una TN mayor al percentilo 95 es 1/48 y asciende a 1/19 cuando es mayor al percentilo 99.[74] En un metaanálisis sobre 2271 fetos euploides con una TN mayor de 3 mm entre las 10-14 semanas, se reportó una tasa de anomalías estructurales en el 10,6% y de síndromes genéticos y desórdenes monogénicos en el 15%.[75] Asimismo, se ha demostrado que la prevalencia de resultados desfavorables aumenta a medida que la TN es mayor.

Sin embargo, durante el asesoramiento a los padres, es importante remarcar que no todos los embarazos con TN elevada están necesariamente asociados con anomalías congénitas (Figura 7.13). En un reporte, el 90% de los embarazos con TN menor de 4,5 mm y cariotipo normal resultaron en recién nacidos vivos y sanos.[72] Asímismo, los embarazos con TN entre 4,5 mm y 6,4 mm tuvieron resultados favorables en el 80% de los casos, y 45% cuando la TN fue mayor de 6,5 mm.[76] En el metaanálisis citado previamente, se evaluaron los resultados perinatales de aquellos fetos con TN mayor de 3 mm y cariotipo normal y se obtuvo un 68% de resultados normales. También ha sido evaluado el desarrollo neurológico a largo plazo en aquellos niños que tuvieron una TN elevada y cariotipo normal. En una revisión sistemática de 17 estudios con 2458 pacientes, no hubo diferencia significativa en la tasa de retraso del neurodesarrollo entre este grupo y la población general. Sin embargo, son necesarios más estudios prospectivos para predecir con mayor certeza el desarrollo neurológico en esta población.[77]

Las recomendaciones en el contexto de una TN elevada incluyen una evaluación detallada temprana de la anatomía fetal para descartar anomalías estructurales, un ecocardiograma fetal y asesorar sobre pruebas de ADN fetal libre en sangre materna o estudios diagnósticos invasivos como la biopsia de vellosidades coriónicas o la amniocentesis.

Valoración del hueso nasal durante la evaluación de la TN

La presencia o ausencia del hueso nasal puede ser evaluada durante el estudio de la TN.[72, 78, 79] La osificación

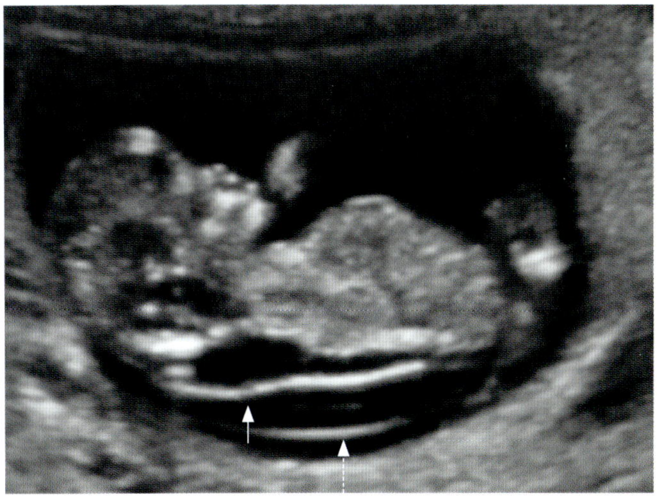

Figura 7.13 TN aumentada en un feto euploide: feto de 11 semanas y 1 día con una TN anormalmente elevada que mide 3,9 mm (*flecha*). Nótese que el amnios se visualiza separado y distinguible de la piel del feto (*flecha punteada*). El estudio ulterior de ADN libre en sangre materna, la biopsia de vellosidades coriales, la evaluación temprana de la anatomía fetal y el ecocardiograma fueron normales. El embarazo continuó con buenos resultados.

del hueso nasal se hace evidente con una longitud cráneo-caudal de aproximadamente 42 mm[79] o a las 11 semanas de embarazo y la longitud del hueso nasal aumenta a medida que avanza el embarazo. La evaluación del hueso nasal se realiza en el plano sagital medio y, como la TN, requiere una técnica precisa y experiencia del operador. El hueso nasal se observa como una línea ecogénica, paralela y más gruesa que la línea ecogénica de la piel que lo recubre. Para optimizar la visualización el transductor se debe colocar paralelo al eje mayor del hueso nasal. Las dos líneas ecogénicas paralelas forman un "signo igual" (Figura 7.14). Se considera que el hueso nasal es ausente si la línea ecogénica más interna no es visible. La evaluación del hueso nasal parece ser más difícil que la evaluación de la TN. Sin embargo, existen reportes que con un adecuado entrenamiento y experiencia, la evaluación del hueso nasal puede ser realizada con éxito hasta en el 99% de los fetos.[80]

Significado del hueso nasal ausente

Como se mencionó anteriormente, el hueso nasal ausente se observa con mayor frecuencia en la trisomía 21 en comparación con la población general. En un estudio realizado en 21 000 fetos entre las semanas 11 y 14, se apreció la ausencia del hueso nasal en el 62% de los fetos con trisomía 21 comparado con el 0,6% de los fetos euploides.[80] El hueso nasal ausente ha demostrado ser un marcador independiente de la β-GCh y PAPP-A séricas, por lo que puede ser sumado al tamizaje (*screening*) prenatal combinado para trisomía 21.[79] Cuando se combina con la TN y la β-GCh y PAPP-A séricas, la evaluación del hueso nasal disminuye la tasa de falsos positivos para trisomía 21 de un 5% a un 2,5%.[79] La ausencia de hueso nasal ha sido reportada en aproximadamente el 55% de los fetos con trisomía 18, 35% de las trisomías 13 y en el 10% de los síndromes de Turner.[81]

Sin embargo, es importante conocer que el hueso nasal ausente o hipoplásico no necesariamente indica una situación patológica y puede ser una variante de la normalidad. La prevalencia del hueso nasal ausente disminuye a medida que avanza la edad gestacional y un hueso nasal ausente antes de los 42 mm de longitud embrionaria máxima no debe ser considerado anormal. Si hubiera duda con respecto a la presencia o ausencia del hueso antes de las 11 o 12 semanas, se debe repetir el rastreo para confirmar que la falta de visualización corresponde realmente a un hueso nasal ausente y no a una osificación tardía. Adicionalmente, existe variabilidad étnica en la presencia y tamaño del hueso nasal y el hueso nasal ausente sería más prevalente en ciertos grupos étnicos, particularmente africanos y asiáticos. En un estudio prospectivo con aproximadamente cuatro mil fetos se reportó que la prevalencia de hueso nasal ausente fue de un 5,8% en pacientes africanos, 3,4% en pacientes asiáticos y un 2,6% en pacientes de origen caucásico.[82]

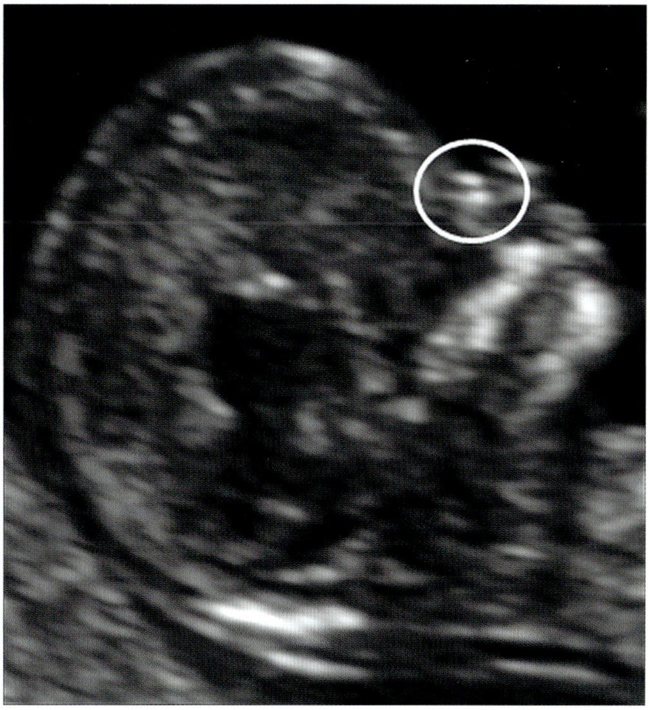

Figura 7.14 Hueso nasal a las 12 semanas y 5 días. Imagen transabdominal de un corte sagital medio que muestra el hueso nasal como una línea ecogénica posterior a la línea de la nariz, que forma dos líneas ecogénicas paralelas conocidas como el "signo igual" (*círculo*).

En algunas circunstancias, el hueso nasal puede estar presente, pero mostrarse más corto o hipoplásico. La longitud del hueso nasal no ha demostrado ser un buen marcador para el tamizaje de trisomía 21 en el primer trimestre.[79]

Tamizaje de defectos del tubo neural al momento de la evaluación de la TN

Los defectos del tubo neural con espina bífida abierta son una condición rara que afecta aproximadamente a uno de cada dos mil fetos.[83] Clásicamente, el diagnóstico de espina bífida se realizaba con una combinación de alfa-fetoproteína de una muestra de plasma materno o amniocentesis y la evaluación por ultrasonido en el segundo trimestre. Con el traslado del tamizaje al primer trimestre y las evaluaciones más tempranas de la anatomía fetal, algunos investigadores han propuesto parámetros para evaluar esta condición en el primer trimestre.

En el momento de la evaluación de la TN, la espina bífida puede asociarse a algunos cambios en la fosa posterior.[84-86] En estos casos, la filtración de líquido céfalo-raquídeo (LCR) asociado a un desplazamiento gradual del tronco del encéfalo hacia el hueso occipital puede resultar en una obliteración de la translucencia intracraneal (TI) o cuarto ventrículo en desarrollo y en un engrosamiento del tronco encefálico, ya que este se prolapsa en sentido caudal.

El cuarto ventrículo en desarrollo puede identificarse como una TI o como un espacio con contenido líquido paralelo a la TN en el plano sagital medio, entre las 11 y las 14 semanas. El límite anterior de la TI está definido por el borde posterior del tronco encefálico y el límite posterior, por el borde anterior del plexo coroideo (Figura 7.15). La TI puede ser evaluada entre las 11 y las 14 semanas, durante la evaluación de la TN y puede estar ausente en casos de espina bífida abierta. Inicialmente se consideraba que la evaluación de la TI se podía realizar en forma simultánea y sin mayores dificultades con la evaluación de la TN ya que ambas se realizan en el mismo plano. Sin embargo, la evaluación de la TI conlleva mayores requisitos técnicos de los que antes se creía.[87] La evaluación de la TI no se realiza de manera rutinaria en todos los centros.[84-86]

La medición del espesor del tronco del encéfalo (TE) y la distancia vertical entre el tronco del encéfalo anteriormente y el hueso occipital (O) posteriormente (TEO) se puede realizar entre las 11 y 14 semanas en el plano de evaluación de la TN (Figura 7.16). El índice TE/TEO en fetos normales es menor de 1.[86] En los casos de espina bífida, el diámetro TE es mayor (mayor al percentilo 95) y la distancia TEO está disminuída (menor al percentilo 5), por lo que el índice TE/TEO es menor de 1.[86, 88] Esto se debe a la filtración de líquido cefalorraquídeo y al desarrollo de la malformación de Arnold-Chiari II, con un desplazamiento gradual del cerebro posterior hacia el hueso occipital.

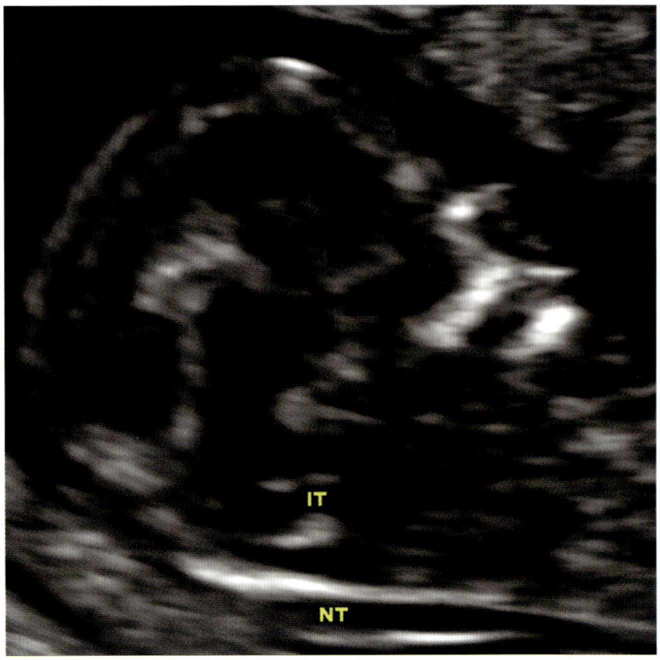

Figura 7.15 Translucencia intracraneal. Imagen transabdominal a las 12 semanas y 5 días que muestra la TI normal anterior a la TN. El borde anterior de la TI es el tronco del encéfalo y el borde posterior es el plexo coroideo.

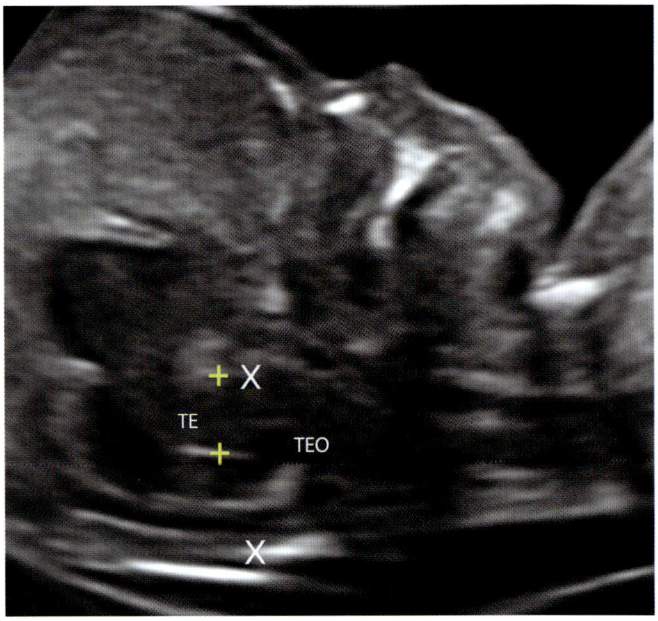

Figura 7.16 Índice tronco encefálico (TE)/ tronco encefálico - hueso occipital (TEO) a las 12 semanas y 5 días. Imagen transabdominal que muestra la medición del tronco del encéfalo (+) y la distancia entre el tronco del encéfalo y el hueso occipital (X).

Varios estudios[84-86] han demostrado que la evaluación de la fosa posterior podría ser un buen marcador para espina bífida en el primer trimestre. Sin embargo, aún no se realiza en forma rutinaria.

Estas mediciones de la fosa posterior representan un desafío y requieren de personal altamente entrenado. Recientemente, se ha demostrado que la medición del DBP se encuentra por debajo del percentilo 5 en fetos con espina bífida[89] y, probablemente, se lo considere una forma más sencilla de evaluar la presencia de anomalías de la fosa posterior asociadas con la malformación de Arnold-Chiari II. Cuando la TI, el índice TE-TEO o el DBP sean anormales o planteen alguna duda, se recomienda la evaluación directa de la columna vertebral fetal mediante ecografía transvaginal para descartar la presencia de una espina bífida.

Evaluación de la anatomía fetal normal en el primer trimestre

Hacia el final de la semana 10 de edad gestacional se completa la formación de la mayoría de los órganos internos y externos, durante la etapa del embarazo comúnmente conocida como organogénesis. Por lo tanto, la anatomía fetal puede ser evaluada en el primer trimestre, ya que el feto tiene un tamaño que permite la visualización de las estructuras con adecuada resolución y el desarrollo de los órganos se encuentra lo suficientemente avanzado para poder diferenciar entre el desarrollo normal y patológico. La realización de un rastreo anatómico en el primer trimestre se ha vuelto un tema de gran interés, ya que gracias a los nuevos transductores de alta frecuencia y a la mayor aceptabilidad por parte de los pacientes de la ecografía transvaginal se ha logrado mejorar la visualización de pequeñas estructuras, a edades gestacionales más tempranas. Sin embargo, es importante resaltar que la evaluación de la anatomía fetal en el primer trimestre es un estudio especializado y requiere un conocimiento profundo de la embriología y un alto nivel de experiencia, particularmente con la técnica de la ecografía transvaginal y con los planos necesarios para visualizar correctamente ciertas estructuras. Las ventajas de evaluar la anatomía fetal en forma temprana incluyen la detección precoz de anomalías, brindar tranquilidad a pacientes de alto riesgo que presentan la anatomía fetal normal y potencialmente, mejor visualización en ciertas poblaciones, específicamente en pacientes obesas o pacientes con cicatrices abdominales. Algunas desventajas incluyen un alto costo para el sistema de salud, mayor tasa de errores y la falta de diagnóstico de aquellas patologías que se presentan en forma más tardía. La evaluación de la anatomía por vía transvaginal generalmente se reserva para pacientes de alto riesgo, incluidas aquellas con TN elevada, antecedentes hereditarios de condiciones asociadas con un mayor riesgo de anomalías fetales, antecedente de alguna anomalía fetal en embarazos previos y exposición materna a teratógenos o infecciones.

Varios estudios han evaluado la factibilidad y la tasa de detección de anomalías en la evaluación de la anatomía fetal por ecografía del primer trimestre.[90-92] Braithwaite y cols.[92] reportaron que la evaluación anatómica en el primer trimestre completa fue posible en el 95% de los casos y que solamente en un 20% de los casos fue necesario realizar el rastreo por vía transvaginal. Un estudio más reciente de Ebrashy y cols. con 2876 pacientes, reportó que el estudio anatómico pudo completarse en el 64% de los casos utilizando únicamente la vía transabdominal y que el 82% requirió la combinación de la vía transabdominal y transvaginal. En dicho estudio, la exploración transvaginal resultó particularmente útil para la evaluación del cráneo, la columna, el estómago, los riñones, la vejiga y las extremidades superiores e inferiores. Reportaron elevadas tasas de fracaso en la visualización del corazón fetal y los riñones. Whitlow y Economides observaron que la visualización de la anatomía en el primer trimestre mejora a medida que avanza la edad gestacional y reportaron una tasa de visualización del 98% a las 13 semanas.[94] Monteagudo y Timor-Trisch[95] afirman que, si bien la anatomía fetal puede ser evaluada a las 12 semanas, el momento óptimo para realizar el estudio es cerca de las 13 semanas. Se debe realizar un análisis sistemático y tener en cuenta que ciertas estructuras que se ven en el estudio de las semanas 18-22 no están desarrolladas en el primer trimestre. Varios protocolos han sugerido que debería incluir la evaluación de la anatomía en el primer trimestre.[96] Se ha reportado una tasa de detección de anomalías en el examen de las semanas 11-14 de un 18% a 68%.[93] Es importante aclarar que una evaluación completa en el primer trimestre no evita la necesidad de realizar la evaluación detallada de la anatomía fetal que se realiza de rutina entre las 18 y las 22 semanas, ya que algunas condiciones pueden no estar desarrolladas o pueden no visualizarse hasta etapas más avanzadas del embarazo. Sin embargo, en un estudio realizado por Syngelaki y cols., que incluyó más de 45 000 evaluaciones de la TN, se concluyó que ciertas anomalías siempre deben ser detectadas en este período. Los autores recomiendan que las siguientes condiciones no deben ser omitidas durante la evaluación de la TN: acránea o exencefalia, holoprosencefalia alobar, onfalocele, gastrosquisis, megavejiga y anomalías del tallo corporal.[97]

La guía sobre el primer trimestre publicada por la ISUOG en 2012, establece que el objetivo del estudio también incluye la detección de malformaciones fetales mayores.[2] En la guía de la AIUM de 2013 se anuncia que "en el primer trimestre se debe evaluar la anatomía embrio-fetal".[5] A medida que la ecografía de las semanas 11-14 sea un estudio de rutina en más centros, será necesario que el ecografista esté familiarizado con la embriología y desarrollo normal del feto en el primer trimestre para poder distinguir entre la anatomía fetal normal y la patológica.

El cerebro fetal en el primer trimestre

El desarrollo temprano del cerebro fetal comienza en la semana 6 de gestación, antes de la formación del tubo neural, con la división del surco neural en tres vesículas: el prosencéfalo o cerebro anterior, el mesencéfalo o cerebro medio y el rombencéfalo o cerebro posterior. Una de las primeras estructuras que pueden visualizarse hacia las 7 semanas es el rombencéfalo. Se observa como un área quística en el cerebro posterior que no debe ser confundida con una imagen patológica, como, por ejemplo, un quiste de la fosa posterior (Figura 7.17). Entre las 8 y 9 semanas de gestación comienza el desarrollo del plexo coroideo, inicialmente en el cuarto ventrículo y, luego, en los ventrículos laterales. En esta etapa, se pueden identificar los hemisferios cerebrales, así como el diencéfalo y el rombencéfalo. El telencéfalo y el diencéfalo son divisiones del cerebro anterior y dan origen a los ventrículos laterales y al tercer ventrículo, respectivamente. El metencéfalo y el mielencéfalo se forman a partir del rombencéfalo. Con el advenimiento de nueva tecnología transvaginal 2D y 3D, en el primer trimestre se pueden obtener imágenes detalladas del cerebro fetal y del sistema ventricular en desarrollo, incluso imágenes que muestran las estructuras del cerebro primario como telencéfalo, el diencéfalo, el mesencéfalo, el metencéfalo y el mielencéfalo (Figura 7.18). Inicialmente, los ventrículos laterales aparecen como pequeñas estructuras quísticas y hacia el final del primer trimestre se los identifica claramente, ya que contienen al plexo coroideo ecogénico. La hoz del cerebro se hace evidente hacia las 9-10 semanas de gestación, momento en el que comienza la osificación de la calota. Sin embargo, estas estructuras se observan con mayor claridad cerca de las 11 semanas y son puntos de referencia importantes para realizar el diagnóstico temprano de anencefalia y holoprosencefalia alobar (Figura 7.19). Hacia el final de la semana 11 se debe confirmar la osificación craneal, lo que resulta más sencillo en la región frontal tanto en planos axiales como coronales y puede no ser notada en el plano sagital medio típicamente utilizado para la evaluación de la TN (Figura 7.20).

Los hemisferios cerebrales son simétricos y se encuentran separados por la cisura interhemisférica y la hoz del cerebro. En esta etapa del embarazo, el cerebro fetal tiene una apariencia lisa, ya que los surcos y las circunvoluciones se desarrollan más tardíamente en el segundo y tercer trimestre. El manto cerebral es un tejido delgado que rodea los grandes ventrículos laterales hipoecoicos, llenos de plexo coroideo y que ocupan la mayor parte del cráneo. Las estructuras de la fosa posterior no se encuentran completamente desarrolladas hacia el final del primer trimestre. Se puede observar el cerebelo y el vermis superior, pero el vermis inferior es incompleto y puede observarse una comunicación entre el cuarto ventrículo y la cisterna magna, lo que resulta un hallazgo normal en esta etapa (Figura 7.21). Algunas estructuras como el *cavum* del *septum pellucidi* o el cuerpo calloso aún no están desarrolladas y deben ser evaluadas en etapas más avanzadas del embarazo.

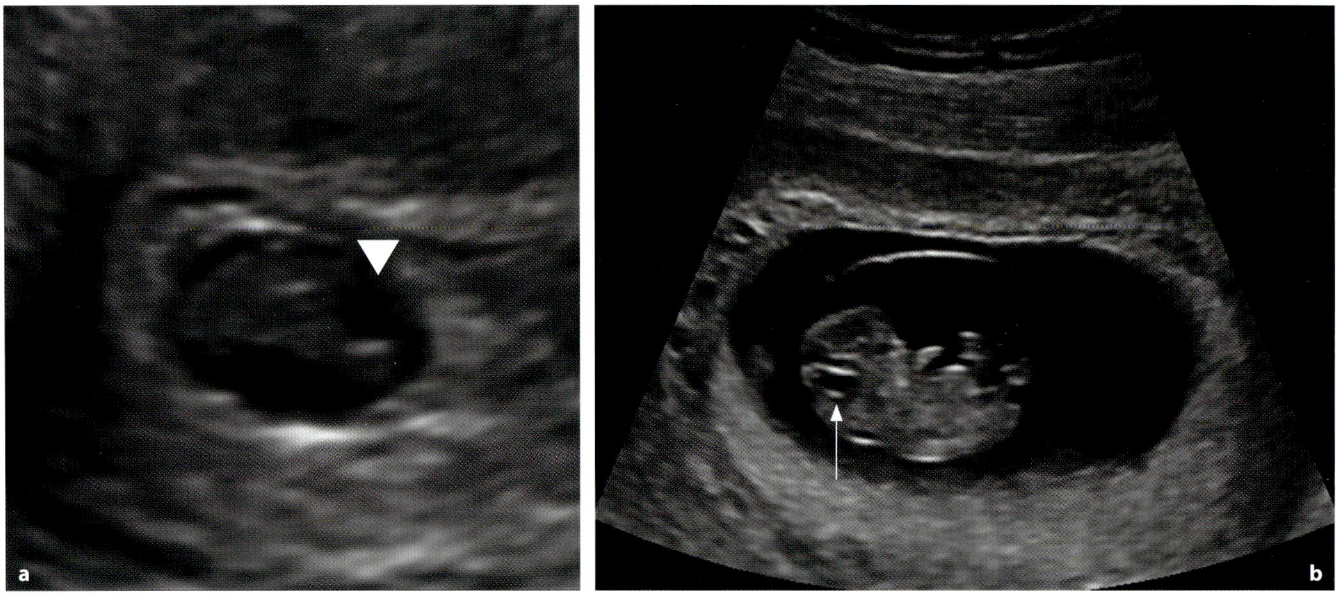

Figura 7.17 Rombencéfalo. **a** Imagen transvaginal a las 7 semanas y 4 días que muestra el rombencéfalo de aspecto quístico en la porción posterior de la cabeza (*cabeza de flecha*). **b** Imagen transabdominal a las 9 semanas y 4 días que muestra el rombencéfalo en la porción posterior de la cabeza (*flecha*).

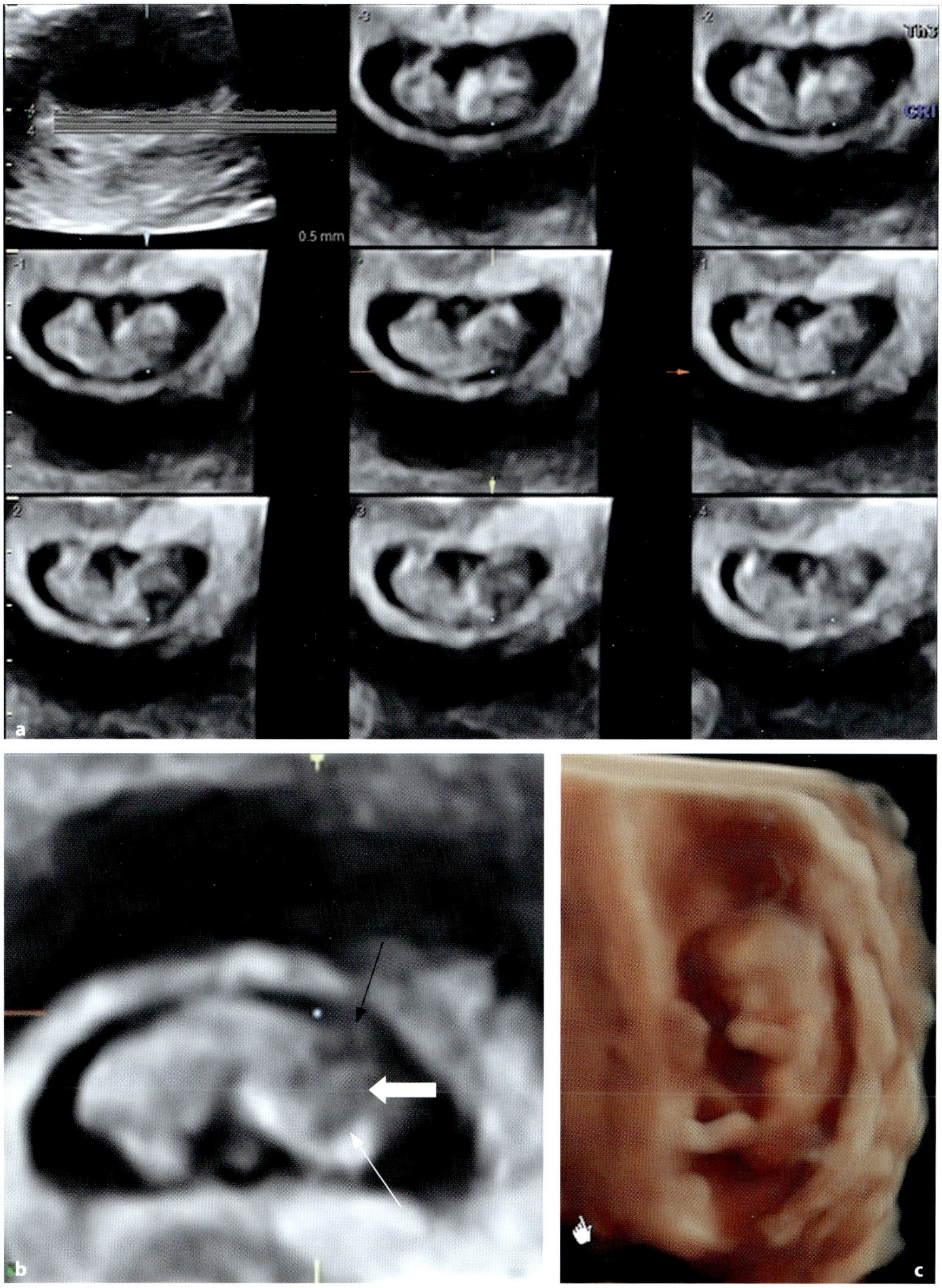

Figura 7.18 Imagen 3D del cerebro fetal a las 9 semanas y 4 días por vía transabdominal. **a** Técnica de múltiples cortes secuenciales a partir de un volumen de 3D de un embrión. **b** Selección de una imagen 3D que muestra espacios líquidos en la cabeza fetal que representan al diencéfalo (*flecha blanca delgada*), al mesencéfalo (*flecha blanca gruesa*) y al metencéfalo/mielencéfalo (*flecha negra*) en desarrollo. **c** Imagen de una reconstrucción de superficie 3D del embrión.

Cara

Las estructuras que se pueden evaluar son las órbitas, los cristalinos, el perfil y el hueso nasal (Figura 7.22). La visualización de los tejidos blandos de la nariz y los labios representa un desafío en esta etapa del embarazo. Sin embargo, en este momento se puede realizar el diagnóstico de hendiduras faciales, sobre todo cuando el defecto es bilateral.

Tórax

Los pulmones son estructuras ecogénicas y simétricas que se observan en la cavidad torácica en desarrollo. El

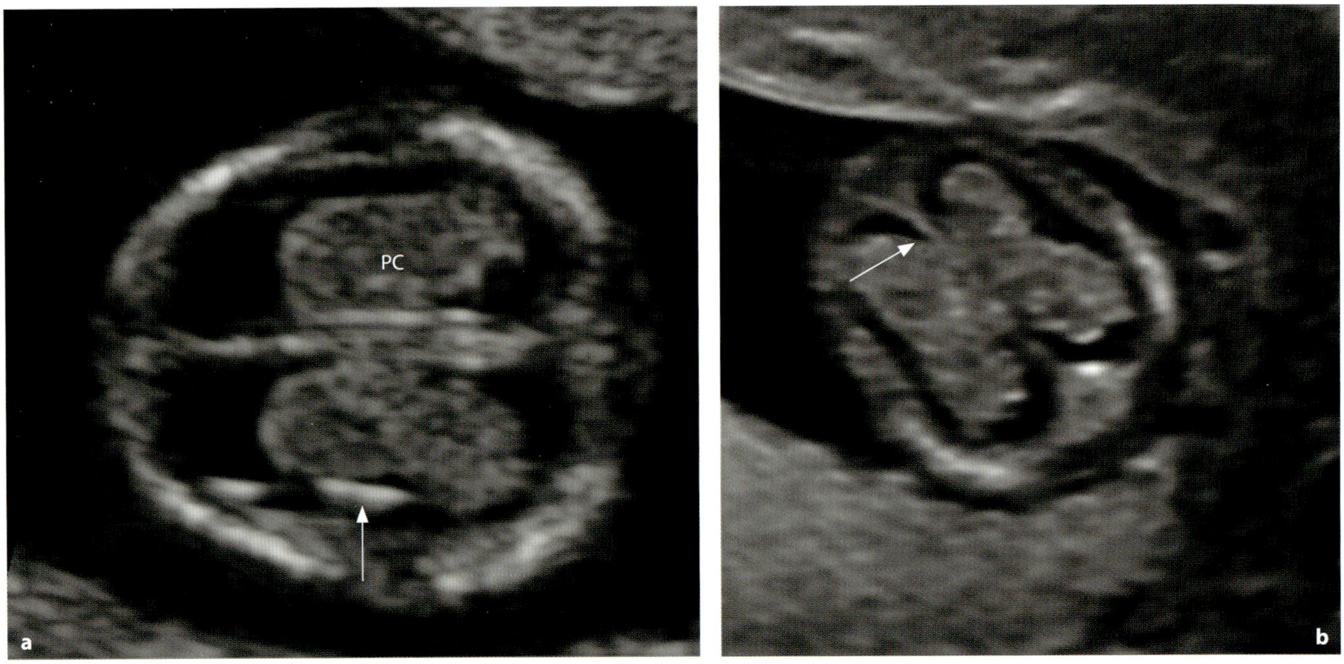

Figura 7.19 Imagen transabdominal del cráneo que muestra el plexo coroideo y hoz del cerebro normales a las 12 semanas. **a** Plexos coroideos ecogénico, bilaterales y simétricos que llenan los ventrículos laterales. Las *flechas blancas* demuestran los bordes de los ventrículos laterales. **b** La hoz del cerebro (*flecha blanca*) divide al cráneo al nivel de los plexos coroideos, lo que genera una apariencia simétrica del cerebro. En esta etapa del embarazo, hay una pequeña cantidad de tejido cerebral.

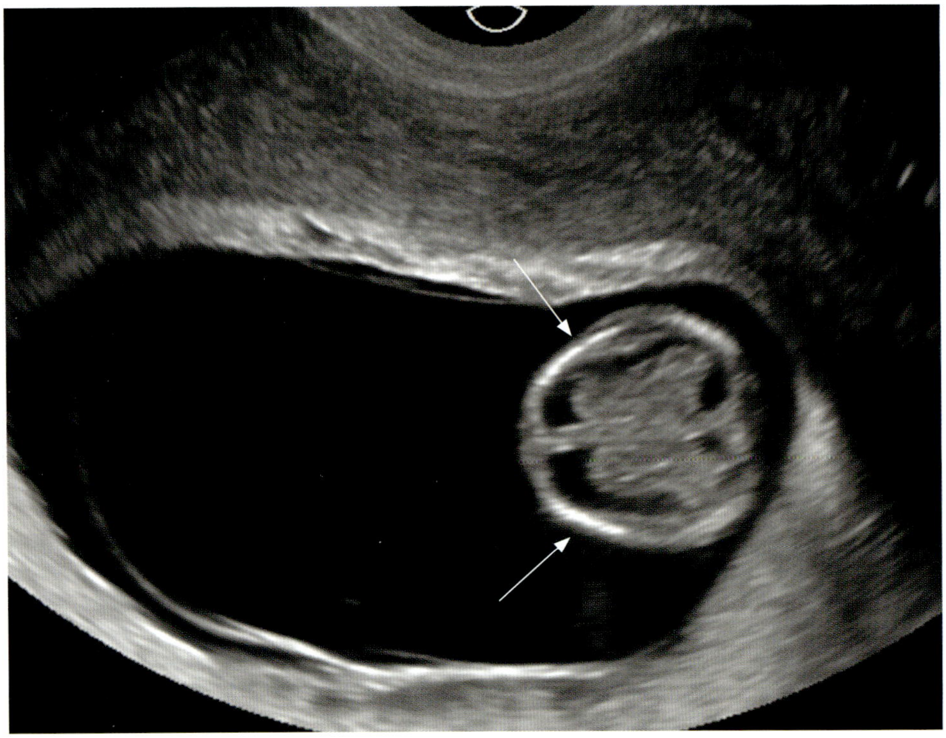

Figura 7.20 Osificación de los huesos del cráneo. Imagen transvaginal de la cabeza fetal a las 12 semanas y 3 días que muestra la normal osificación bilateral de los huesos frontales (*flechas blancas*).

diafragma puede ser observado como una estructura intacta que separa a los pulmones ecogénicos de los órganos intraabdominales, específicamente el estómago y el hígado (Figura 7.23).

Corazón fetal en el primer trimestre (*v.* también Capítulo 11)

El desarrollo del corazón fetal comienza en la cuarta semana de gestación y los latidos cardíacos se pueden identificar ultrasonográficamente desde las 5 semanas. Se debe documentar la posición del corazón para confirmar el *situs solitus*. Las estructuras cardíacas normales que se pueden identificar en el primer trimestre incluyen la vista de las cuatro cámaras que debe demostrar la simetría de los ventrículos y las aurículas y el ápex del corazón apuntando hacia la izquierda (Figura 7.24). Mientras que a las 11 semanas el corte de las cuatro cámaras se puede lograr en el 85% de los casos, se visualiza en casi todos los fetos en la semana 13 de gestación.[98] Los tractos de salida están completamente desarrollados y pueden identificarse hacia el final del primer trimestre, si bien la evaluación de estas estructuras puede resultar técnicamente más compleja.

Riñones fetales y sistema urinario en el primer trimestre

Los riñones fetales se pueden detectar por ultrasonido hacia el final de la novena semana de desarrollo. La vejiga fetal no se puede observar en todos los casos hasta las 12 semanas (Figura 7.25). A las 13 semanas de edad gestacional la vejiga se puede visualizar en el 98% de los casos y los riñones en un 99%.[99] La documentación de estas estructuras es

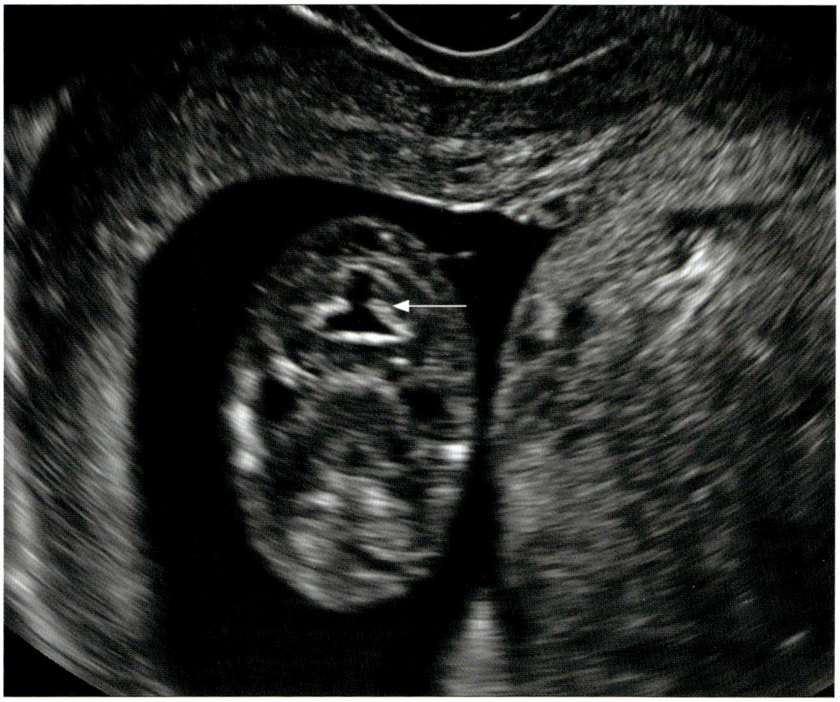

Figura 7.21 Imagen transvaginal de la fosa posterior a las 12 semanas y 3 días que muestra la comunicación normal entre el cuarto ventrículo y la cisterna magna (*flecha blanca*), debido al desarrollo incompleto del vermis cerebeloso.

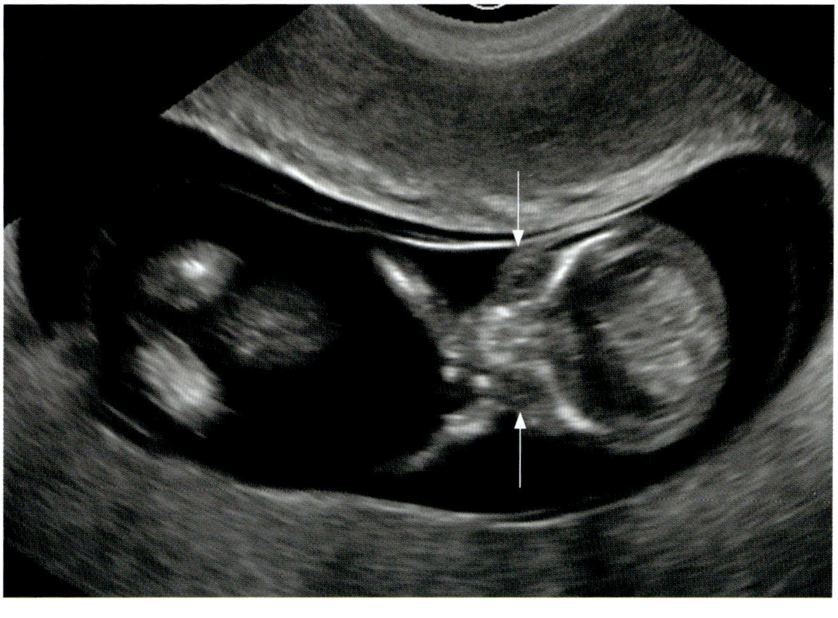

Figura 7.22 Órbitas y cristalinos normales. Imagen transvaginal semicoronal a las 12 semanas y 3 días que muestra las órbitas y los cristalinos normales (*flechas*).

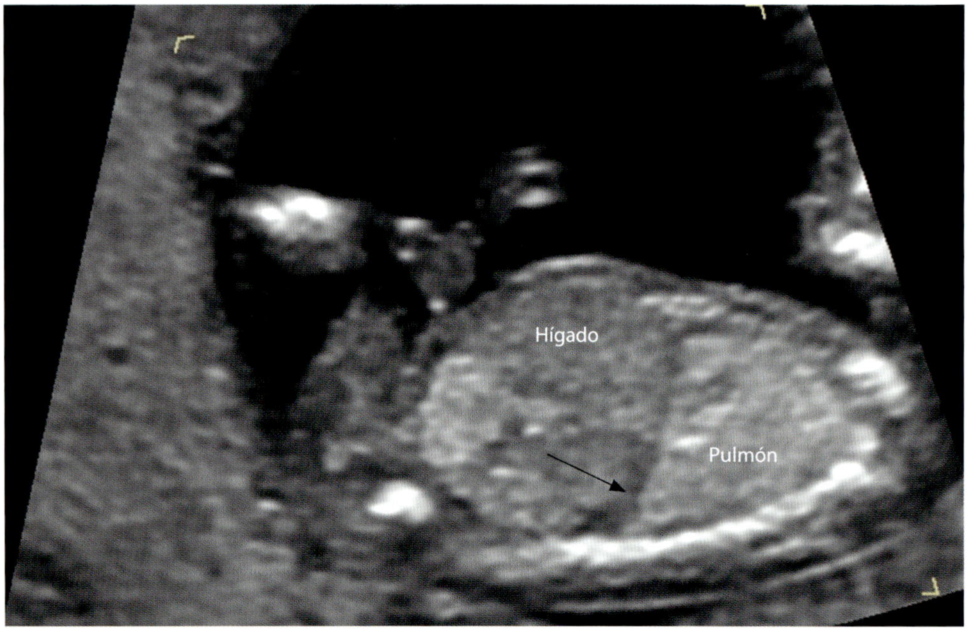

Figura 7.23 Tórax y diafragma fetal. Imagen transabdominal a las 12 semanas y 2 días que muestra a los pulmones fetales ecogénicos separados del hígado hipoecoico por el diafragma intacto (*flecha negra*).

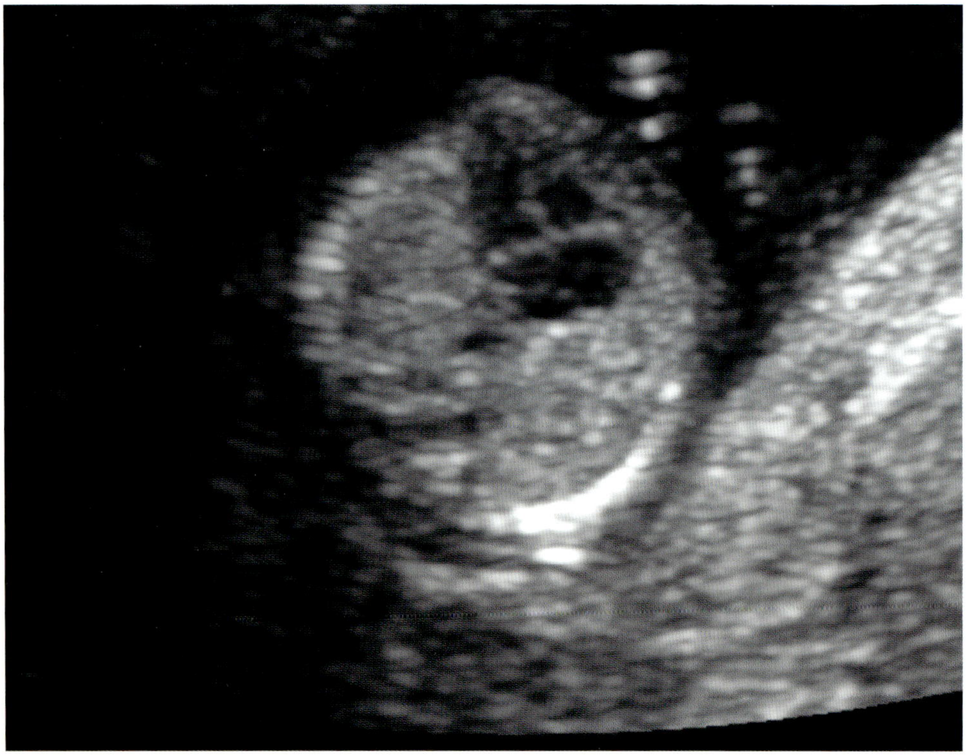

Figura 7.24 Cuatro cámaras cardíacas. Imagen transabdominal a las 13 semanas que muestra las cuatro cámaras del corazón.

importante, ya que la producción de orina fetal comienza a partir de la semana 12-13, por lo que los signos secundarios de agenesia o disfunción como el oligohidramnios pueden no manifestarse hasta etapas más avanzadas del embarazo, luego de la semana 16.

La vejiga normal debe medir menos de 7 mm en el plano sagital que se realiza para la evaluación de la TN.[99] Si supera los 16 mm, la mayoría de los fetos tendrá un resultado desfavorable. En el rango entre 7 y 15 mm, en el grupo de fetos euploides, la mayoría (mayor de 90%) tendrán buen pronóstico.[100] Se cree que en los fetos euploides la presencia de una megavejiga transitoria se puede deber a un retraso en la inervación autonómica del músculo liso de la pared de la vejiga. Una conducta razonable en este grupo de pacientes consiste en incluir un seguimiento inicial a las 2 semanas.

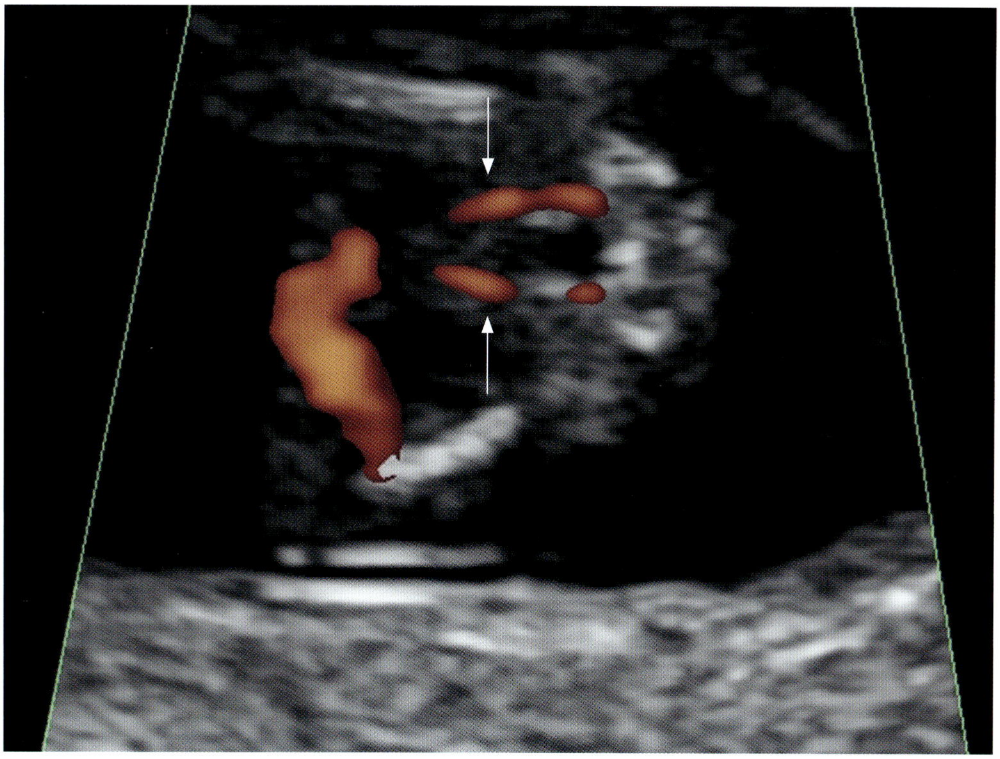

Figura 7.25 Vejiga fetal. Imagen transabdominal a las 12 semanas que muestra la vejiga fetal con dos arterias umbilicales que transcurren adyacentes a las paredes de la vejiga.

Tracto gastrointestinal en el primer trimestre

En el período embrionario, al inicio de la semana 8, el intestino medio se hernia hacia el cordón umbilical y, luego de una rotación de 90°, retorna a la cavidad abdominal, hacia el final de las 12 semanas. Si bien la hernia fisiológica debe medir menos de 10 mm antes de las 10 semanas y debe desaparecer a las 12 semanas, puede existir cierta variabilidad en el tiempo de resolución y la hernia intestinal puede estar presente a las 12 semanas hasta en el 20% de los fetos. Si a las 12 semanas se sospecha la presencia de una hernia, corresponde realizar un seguimiento para comprobar que el intestino herniado retorne a la cavidad abdominal. La apariencia normal del intestino herniado es la de una masa ecogénica en el espesor del cordón umbilical que disminuye progresivamente de tamaño hacia las 9-10 semanas de gestación (Figura 7.26).[97] El hígado nunca debe estar presente en el contenido de la hernia. El estómago fetal se observa hacia las 12-13 semanas en el abdomen superior, como una estructura llena de líquido (Figura 7.27).[92] La ausencia de estómago puede estar asociada a atresia esofágica; sin embargo, para confirmar el diagnóstico son necesarias varias evaluaciones seriadas donde la ausencia del estómago sea un hallazgo persistente.

Pared abdominal anterior y cordón umbilical

La inserción normal del cordón umbilical, en el centro del abdomen fetal, puede ser documentada luego de las 12 semanas, una vez que el intestino delgado haya retornado a la cavidad abdominal. Se puede evaluar el número de vasos del cordón y la apariencia normal de las dos arterias y una vena puede ser visualizada tanto en un corte axial en escala de grises, así como mediante el uso de Doppler color para demostrar las dos arterias adyacentes a la vejiga (*v.* Figura 7.25). Pueden observarse quistes de cordón umbilical, los que pueden estar asociados con anomalías cromosómicas. Sin embargo, este hallazgo también puede ser una variante de la normalidad y resolverse en los siguientes estudios.

Esqueleto fetal en el primer trimestre

Los esbozos de los miembros comienzan a formarse desde la cuarta semana de gestación. Sin embargo, se pueden identificar por ultrasonido entre las 8 y las 9 semanas. La osificación de los huesos largos puede ser observada desde la semana 10, mientras que la osificación de las falanges distales puede evidenciarse a las 11 semanas de edad gestacional. Es importante documentar la presencia de los cuatro miembros y que cada extremidad presente sus tres segmentos (Figura 7.28). En el embarazo normal, la relación entre los huesos largos de las extremidades superiores e inferiores debe ser cercana a 1. Una desproporción en la longitud tanto de las extremidades superiores como inferiores puede ser indicativo de una potencial displasia esquelética y requerir una mayor evaluación. La biometría de los huesos largos puede ser realizada desde la semana 11 y existen tablas de referencia disponibles.[101]

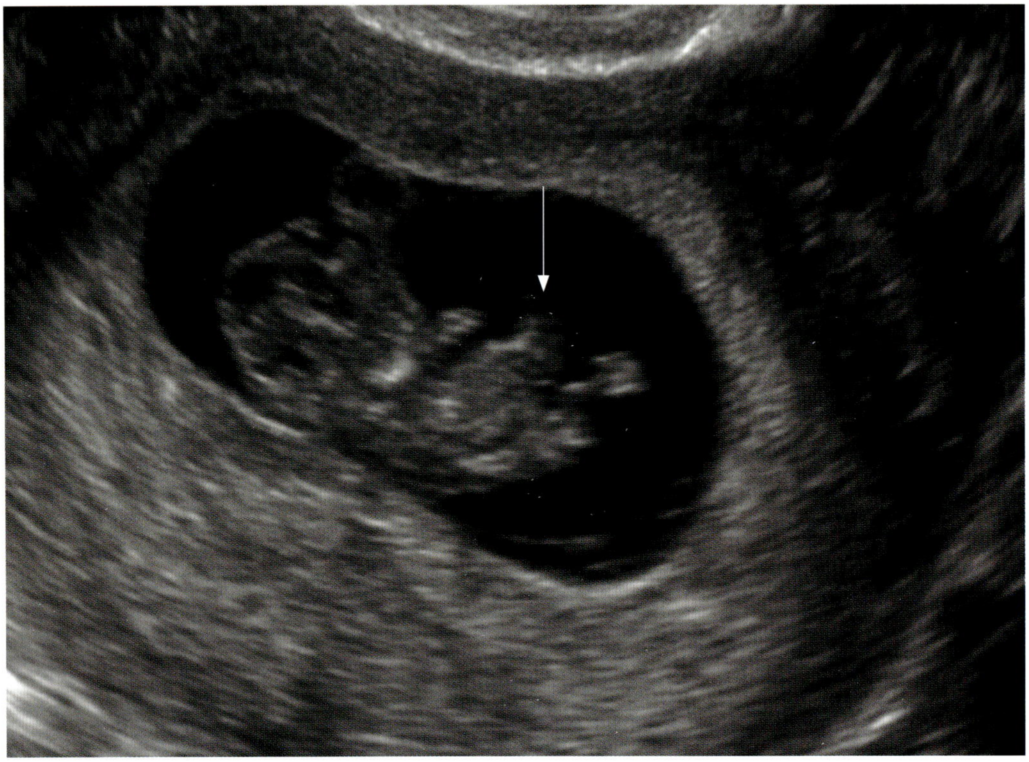

Figura 7.26 Hernia umbilical fisiológica. Imagen transvaginal a las 9 semanas y 3 días que muestra una masa ecogénica que protruye de manera central por el cordón umbilical (*flecha*), lo que representa la apariencia normal del intestino herniado.

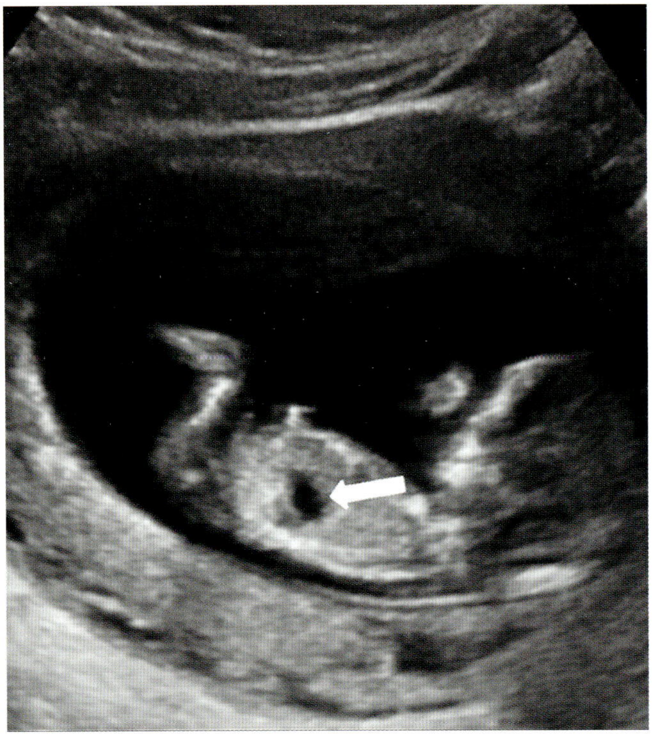

Figura 7.27 Estómago fetal. Imagen transabdominal a las 12 semanas que muestra el estómago lleno de líquido (*flecha*) por debajo del diafragma.

Evaluación de los genitales fetales en el primer trimestre

En el embarazo temprano el tamaño del tubérculo genital es idéntico en los fetos masculinos y en los femeninos. La determinación precisa del género fetal por ultrasonido puede ser realizada entre las 12 y las 14 semanas.[102] En este período, la asignación del género fetal se realiza en base a la orientación del tubérculo genital, evaluado en el plano sagital medio. Se debe medir el ángulo que se forma entre el tubérculo genital y una línea horizontal trazada en la piel de la región lumbosacra. Si el ángulo es mayor de 30° se asigna el género masculino, mientras que, si el ángulo es menor de 10°, se asigna el género femenino (Figura 7.29). El género fetal se considera indeterminado si el ángulo se encuentra entre 10° y 30°. La precisión en la asignación del género es mayor en fetos masculinos y aumenta a mayor edad gestacional, es cercana al 100% a las 13 + 6 semanas. La asignación temprana del género fetal puede ser útil para tomar decisiones relacionadas con procedimientos invasivos, como la BVC, en pacientes con riesgo elevado de padecer desórdenes ligados al sexo.[103] El diagnóstico del género fetal mediante ADN libre en sangre materna es un procedimiento cada vez más utilizado en embarazos con alto riesgo de desórdenes genéticos

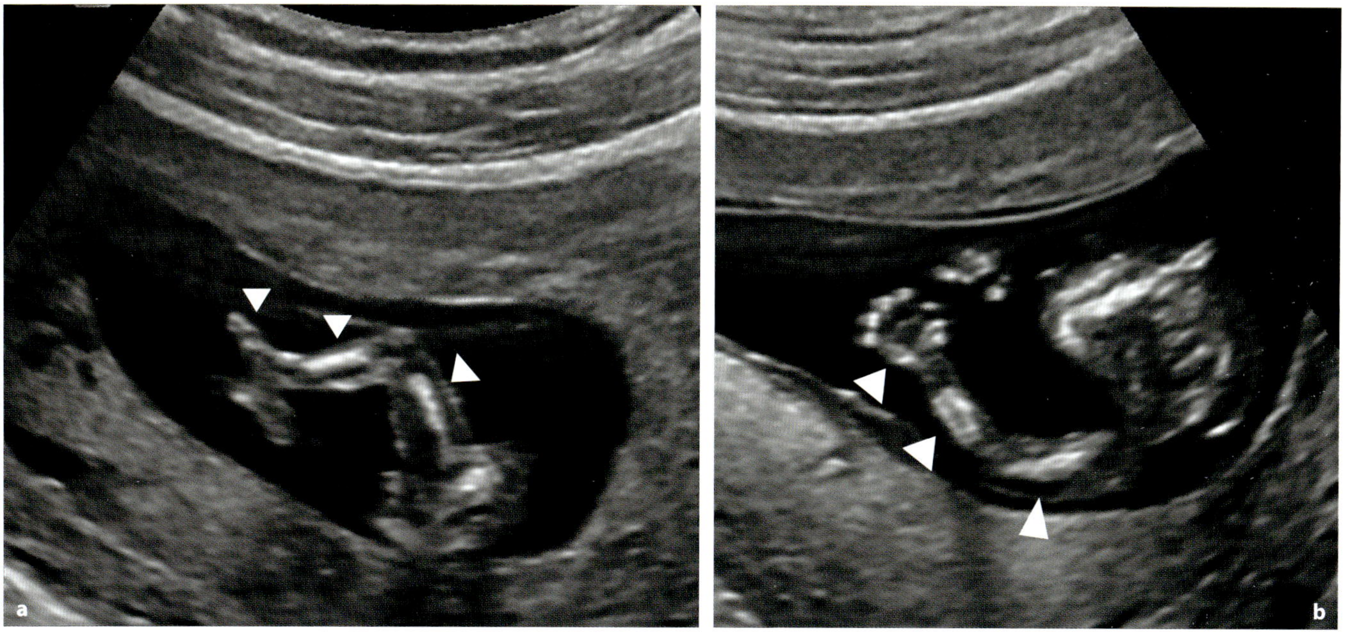

Figura 7.28 **a** Imagen transabdominal que muestra los tres segmentos del miembro inferior (*cabeza de flecha*). **b** Imagen transabdominal que muestra los tres segmentos del miembro superior (*cabeza de flecha*). Nótese que se puede identificar cada dedo osificado.

ligados al cromosoma X o de hiperplasia suprarrenal congénita. El informe temprano del género fetal es controvertido, ya que podría facilitar la práctica de la selección del sexo fetal.

Evaluación de la columna vertebral

Hacia el final del primer trimestre es posible demostrar la alineación de la columna vertebral y la indemnidad de la piel suprayacente mediante cortes longitudinales y axiales. La evaluación detallada de la columna está indicada cuando la medición del DBP se encuentra por debajo del percentilo 5 o se sospechan anomalías en la fosa posterior.[89]

Rol de la ecografía 3D y 4D

La ecografía tridimensional (3D) y 4D no forman parte del estudio de rutina del primer trimestre. Su utilidad sigue siendo un campo de investigación (*v.* también Capítulo 13).

Resumen

En resumen, el objetivo principal del ultrasonido del primer trimestre es brindar información que se pueda utilizar para optimizar los controles prenatales. Informar la presencia de un embarazo intrauterino viable, establecer adecuadamente la edad gestacional, determinar el número de fetos y la corionicidad y la amnionicidad, son elementos cruciales en la evaluación del embarazo temprano.

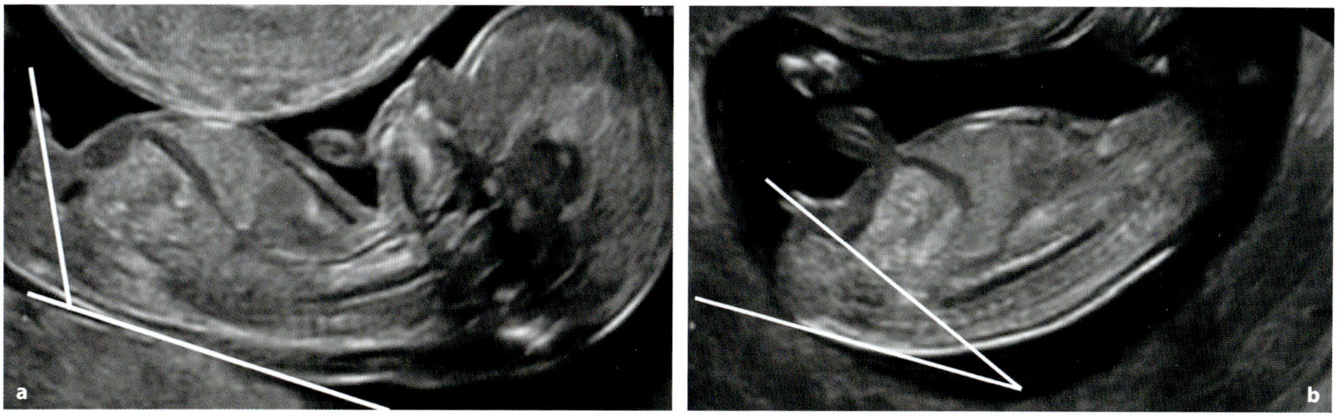

Figura 7.29 Imagen transvaginal del tubérculo genital a las 12 semanas. **a** Orientación vertical del tubérculo genital (angulación > 30°) en un feto masculino. **b** Angulación más horizontal del tubérculo genital (< 10°) en un feto femenino.

Actualmente, la evaluación de la TN es un estudio de rutina en la mayoría de los centros y, cuando se combina con la serología materna, es útil para la valoración del riesgo de aneuploidías. La ecografía transvaginal brinda una oportunidad para la detección temprana de anomalías, ya que permite una evaluación detallada de la anatomía del embrión y del feto en el primer trimestre. Por lo tanto, es muy importante estar familiarizado con el desarrollo embrionario y fetal en las diferentes etapas del primer trimestre.

Puntos de enseñanza

- Una colección líquida con márgenes redondeados en una mujer con una prueba de embarazo positivo, sin la evidencia ultrasonográfica de un embarazo ectópico, debe ser considerada como un saco gestacional intrauterino temprano.
- El signo ultrasonográfico más preciso para confirmar un EIU es la visualización del saco vitelino.
- Hasta que el DSM no alcanza los 25 mm por vía transvaginal, un saco gestacional vacío debe ser considerado un potencial embarazo intrauterino normal.
- La ausencia de actividad cardíaca embrionaria debe ser considerada normal hasta que el embrión no alcance una longitud de 7 mm.
- El diagnóstico de la corionicidad es obligatorio y de vital importancia en la evaluación ultrasonográfica del embarazo múltiple en el primer trimestre.
- La estimación más precisa de la edad gestacional se logra en el primer trimestre utilizando la LEM entre las 8 y las 13 + 6 semanas.
- La evaluación de la TN, especialmente cuando se combina con la edad materna y con la bioquímica, es un método efectivo para el tamizaje de anomalías cromosómicas.
- En fetos euploides, la TN en valores límite o levemente aumentados pueden estar asociados a resultados normales.
- Es importante que el ecografista esté entrenado con la anatomía fetal en las distintas etapas del primer trimestre.

Bibliografía

1. Demianczuk NN, Van den Hof MC. The use of first trimester ultrasound. SOGC Pract Guidel 2003; 135: 1-6.
2. Salomon LJ, Alfirevic Z, Bilardo CM, Chalouhi GE, Ghi T, Kagan KO, et al. ISUOG practice guidelines: performance of first-trimester fetal ultrasound scan. Ultrasound Obstet Gynecol 2013; 41 (1): 102-13.
3. Bottomley C, Van Belle V, Mukri F, Kirk E, Van Huffel S, Timmerman D, et al. The optimal timing of an ultrasound scan to assess the location and viability of an early pregnancy. Hum Reprod 2009; 24 (8): 1811-7.
4. Doubilet PM, Benson CB, Bourne T, Blaivas M, Blaivas M; Society of Radiologists in Ultrasound Multispecialty Panel on Early First Trimester Diagnosis of Miscarriage and Exclusion of a Viable Intrauterine Pregnancy. Diagnostic criteria for nonviable pregnancy early in the first trimester. Ultrasound Q 2014; 30: 3-9.
5. American Institute of Ultrasound in Medicine. AIUM practice guideline for the performance of obstetric ultrasound examinations. J Ultrasound Med 2013; 32 (6): 1083-101.
6. Timor-Trisch IE, Bar-Yam Y, Elgali S, Rottem S. The technique of TVS sonography with the use of 6.5 MHz probe. Am J Obstet Gynecol 1988; 158: 1019-24.
7. Butt K, Lim K. Determination of gestational age by ultrasound. SOGC Pract Guidel 2014; 303: 1-11.
8. Rumack CM, Wilson SR, Charboneau JW, Levine D. Diagnostic ultrasound. 4ª ed. Vol. 2. Philadelphia: Elsevier, 2011.
9. Doubilet PM. Ultrasound evaluation of the first trimester. Radiol Clin North Am 2014; 52 (6): 1191-9.
10. Benson CB, Doubilet PM, Peters HE, Frates MC. Intrauterine fluid with ectopic pregnancy: a reappraisal. J Ultrasound Med 2013; 32 (3): 389-93.
11. Hill LM, Kislak S, Martin JG. Transvaginal sonographic detection of the pseudogestational sac associated with ectopic pregnancy. Obstet Gynecol 1990; 75: 986-8.
12. Fleischer AC, Pennell RG, McKee MS, Worrell JA, Keefe B, Herbert CM, et al. Ectopic pregnancy: features at transvaginal sonography. Radiology 1990; 174: 375-8.
13. Doubilet PM, Benson CB. First, do no harm… to early pregnancies. J Ultrasound Med 2010; 29: 685-9.
14. Yeh HC, Goodman JD, Carr L, Rabinowitz JG. Intradecidual sign: a US criterion of early intrauterine pregnancy. Radiology 1986; 161: 463-7.
15. Bradley WG, Fiske CE, Filly RA. The double sac sign of early intrauterine pregnancy: use in exclusión of ectopic pregnancy. Radiology 1982; 143: 223-6.
16. Chiang G, Levine D, Swire M, McNamara A, Mehta T. The intradecidual sign: is it reliable for diagnosis of early intrauterine pregnancy? Am J Ultrasound 2004; 183: 725-31.
17. Parvey HR, Dubinsky TJ, Johnston DA, Maklad NF. The chorionic rim and low-impedance intrauterine arterial flow in the diagnosis of early intrauterine pregnancy: evaluation of efficacy. Am J Ultrasound 1996; 167: 1479-85.
18. Doubilet PM, Benson CB. Double sac sign and intradecidual sign in early pregnancy: interobserver reliability and frequency of occurrence. J Ultrasound Med 2013; 32 (7): 1207-14.
19. Pexters A, Luts J, Van Schoubroeck D, Bottomley C, Van Calster B, Van Huffel S, et al. Clinical implications of intra- and interobserver reproducibility of transvaginal sonographic measurement of gestational sac and crown-rump length at 6–9 weeks' gestation. Ultrasound Obset Gynecol 2011; 38: 510-5.
20. Abdallah Y, Daemen A, Kirk E, Pexsters A, Naji O, Stalder C, et al. Limitations of current definitions of miscarriage using mean gestational sac diameter and crown-rump length measurements: a multicenter observational study. Ultrasound Obstet Gynecol 2011; 38 (5): 497-502.
21. Bromley B, Harlow BL, Laboda LA, Benacerraf BR. Small sac size in the first trimester: a predictor of poor fetal outcome. Radiology 1991; 178: 375-7.

22. Levi VS, Lyons EA, Zheng XH, Lindsay DJ, Jolt SC. Endovaginal US: demonstration of cardiac activity in embryos of less than 5.0 mm in crown-rump length. Radiology 1990; 176: 71-4.
23. Doubilet PM, Benson CB, Bourne T, Blaivas M, Society of Radiologists in Ultrasound Multispecialty Panel on Early First Trimester Diagnosis of Miscarriage and Exclusion of a Viable Intrauterine Pregnancy, Barnhart KT, et al. Diagnostic criteria for nonviable pregnancy early in the first trimester. N Engl J Med 2013; 369 (15): 1443-51.
24. Bourne T, Bottomley C. When is a pregnancy nonviable and what criteria should be used to define miscarriage. Fertil Steril 2012; 98 (5): 1091-6.
25. Elson J, Salim R, Tailor A, Banerjee S, Zosmer N, Jurkovic D. Prediction of early pregnancy viability in the absence of an ultrasonically detectable embryo. Ultrasound Obstet Gynecol 2003; 21: 57-61.
26. Bottomley C, Van Belle V, Pexsters A, Papageorghiou AT, Mukri F, Kirk E, et al. A model and scoring System to predict outcome of intrauterine pregnancies of uncertain viability. Ultrasound Obstet Gynecol 2011; 37 (5): 588-95.
27. Bickhaus J, Perry E, Schust DJ. Re-examining sonographic cut-off values for diagnosing early pregnancy loss. Gynecol Obstet (Sunnyvale) 2013; 3 (1): 141.
28. Emerson DS, Cartier MS, Altieri LA, Felker RE, Smith WC, Stovall TG, et al. Diagnostic efficacy of endovaginal color Doppler flow imaging in an ectopic pregnancy screening program. Radiology 1992; 183: 413-20.
29. Abramowicz JS, Kossoff G, Marsal K, Ter Haar G. Safety statement, 2000 (reconfirmed 2003). International Society of Ultrasound in Obstetrics and Gynecology (ISUOG). Ultrasound Obstet Gynecol 2003; 21 (1): 100.
30. Doubilet PM, Benson CB. Further evidence against the reliability of the human chorionic gonadotropin discriminatory level. J Ultrasound Med 2011; 30: 1637-42.
31. Seeber BE. What serial hCG can tell you, and cannot tell you, about an early pregnancy. Fertil Steril 2012; 98 (5): 1074-7.
32. Condous G, Kirk E, Lu C, Van Huffel C, Gevaert S, De Moor O, et al. Diagnostic accuracy of varying discriminatory zones for the prediction of ectopic pregnancy inwomen with a pregnancy of unknown location. Ultrasound Obstet Gynecol 2005; 26: 770-5.
33. Bignardi T, Condous G, Alhamdan D, Kirk E, Calster B, Van Huffel S, et al. The hCG ratio can predict the ultimate viability of the intrauterine pregnancies of uncertain viability in the pregnancy of unknown location population. Hum Reprod 2008; 23 (9): 1964-7.
34. Bignardi T, Condous G, Kirk E, Van Calster B, Van Huffel S, Timmerman D, et al. Viability of intrauterine pregnancy in women with pregnancy of unknownlocation: prediction using human chorionic gonadotropin ratio vs progesterone. Ultrasound Obstet Gynecol 2010; 35: 656-61.
35. Condous G, Kirk E, Van Calster C, Van Huffel B, Timmerman S, Bourne DT. There is no role for uterine curretage in the contemporary diagnostic workup of women with a pregnancy of unknown location. Hum Reprod 2006; 21 (10): 2706–10; epub 2006.
36. Yeh HC. Sonographic signs of early pregnancy. CritRev Diagn Imaging 1988; 28 (3): 181-211.
37. Berdahl DM, Blaine J, Van Voorhis B, Dokras A. Detection of enlarged yolk sac on early ultrasoundis associated with adverse pregnancy outcomes.Fertil Steril 2010; 94 (4): 1535-7.
38. Sauerbrei E, Cooperberg PL, Poland BJ. Ultrasound demonstration of the normal fetal yolk sac. J Clin Ultrasound 1980; 8: 217-20.
39. Robinson HP, Fleming JE. A critical evaluation of sonar "crown-rump length" measurements. Br J Obstet Gynaecol 1975; 82: 702-10.
40. Tal J, Haddad S, Gordon N, Timoro-Tritsch I. Heterotopic pregnancy after ovulation induction and assisted reproductive technologies: a literatura review from 1971 to 1993. Fertil Steril 1996; 66 (1): 1-12.
41. Daya S. Accuracy of gestational age estimation by means of fetal crown-rump length measurements. Am J Obstet Gynecol 1993; 168: 903-8.
42. Hadlock FP, Shah YP, Kanon OJ, Lindsey JV. Fetal crown-rump length: reevaluation of relation to menstrual age (5–18 weeks) with high-resolution real-time US. Radiology 1992; 182: 501-5.
43. Papageorghiou AT, Kennedy SH, Salomon LJ, Ohuma EO, Cheikh Ismail L, Barros FC, et al. International standards for early fetal size and preg-nancy dating based on ultrasound measurement of crown-rump length in the first trimester of pregnancy. Ultrasound Obstet Gynecol 2014; 44 (6): 641-8.
44. Pexsters A, Luts J, Van Schoubroek D, Bottomley C, Van Calster B, Van Huffel S, et al. Clinical implications of intra- and interobserver reproducibility of transvaginal sonographic measurement of gestational sac and crown-rump length at 6–9 weeks' gestation. Ultrasound Obstet Gynecol 2010; 38: 510-5.
45. Doubilet PM, Benson CB. Embryonic heart rate in the early first trimester: what rate is normal? J Ultrasound Med 1995; 14 (6): 431-4.
46. Benson CB, Doubilet PM. Slow embryonic heart rate in early first trimester: indicator of poor pregnancy outcome. Radiology 1994; 192 (2): 343-4.
47. Arleo EK, Troiano RN. Outcome of early first-trimester pregnancies (<6.1 weeks) with slow embryonic heart rate. AJR Am J Roentgenol 2011; 197: 252-5.
48. Doubilet PM, Benson CB, Chow JS. Outcome ofpregnancies with rapid embryonic heart rates in the early first trimester. AJR Am J Roentgenol 2000; 175 (1): 67-9.
49. Martin JA, Hamilton BE, Sutton PD, Ventura SJ, Menacker F, Munson ML. Births: final data for 2003. Nat Vital Stat Rep 2005; 54: 1-116.
50. Martin JA, Hamilton BE, Osterman MJK. Three decades of twin births in the United States, 1980–2009. Hyattsville: US Department of Health and Human Services, National Center for Health Statistics; 2012.
51. Dias T, Arcangeli T, Bhide A, Napolitano R, Mahsud-Dornan S, THilaganathan B. First-trimester ultrasound determination of chorionicity in twinpregnancy. Ultrasound Obstet Gynecol 2011; 38: 530-2.
52. Wan JJ, Schrimmer D, Taché V, Quinn K, LacoursiereDY, James G, et al. Current practices in determining amnionicity and chorionicity in multiple gestations. Prenat Diagn 2011; 31 (1): 125-30.
53. Shen O, Samueloff A, Beller U, Rabinowitz R. Number of yolk sacs does not predict amnionicity in early first-trimester monochorionic multiple gestations. Ultrasound Obstet Gynecol 2006; 27: 53-5.

54. Bromley B, Benacerraf B. Using the number of yolk sacs to determine amnionicity in early first trimestermonochorionic twins. J Ultrasound Med 1995; 14 (6): 415-9.
55. Kamath MS, Aleyamma TK, Muthukumar K, KumarRM, George K. A rare case report: ovarian heterotopic pregnancy after in vitro fertilization. Fertil Steril 2010; 94 (5): 1910-1.
56. Maruotti GM, Sarno L, Morlando M, Sirico A, Martinelli P. Heterotopic pregnancy: is it really a rare event? The importance to exclude it not only after in vitro fertilization but also in case of spontaneous conception. Fertil Steril 2010; 94 (3): e49.
57. Kalish RB, Chervenak FA. Sonographic determination of gestational age. Ultrasound Rev Obstet Gynecol 2005; 5: 254-8.
58. Bottomley C, Bourne T. Dating and growth in the first trimester. Best Pract Res Clin Obstet Gynaecol 2009; 23: 439-52.
59. Gardosi J. Dating of pregnancy: time to forget the last menstrual period. Ultrasound Obstet Gynecol 1997; 9: 367-8.
60. Gardosi J, Geirsson RT. Routine ultrasound is the method of choice for dating pregnancy. Br J Obstet Gynaecol 1998; 105: 933-6.
61. Robinson HP, Sweet EM, Adam AH. The accuracy of radiological estimates of gestational age using early fetal crown-rump length measurements by ultrasound as a basis for comparison. Br J Obstet Gynaecol 1979; 86: 525-8.
62. Piantelli G, Sacchini C, Coltri A, Ludovici G, Paita Y, Gramellini D. Ultrasound dating-curve analysis in the assessment of gestational age. Clin Exp Obstet Gynecol 1994; 2: 108-18.
63. Caughey AB, Nicholson JM, Washington AE. Firstvs second-trimester ultrasound: the effect on pregnancy dating and perinatal outcomes. Am J Obstet Gynecol 2008; 198: 703-5.
64. Saltved S, Almström H, Kublickas M. Ultrasound dating at 12–14 or 15–20 weeks of gestation? A prospective cross-validation of established dating formulae in a population of in-vitro fertilized pregnancies randomized to early or late dating scan. Ultrasound Obstet Gynecol 2004; 24: 42-50.
65. Sladkevicius P, Saltvedt S, Almstrom H, Kublickas M, Grunewald C, Valentin L, et al. Ultrasound dating at 12–14 weeks of gestation. A prospective cross-validation of established dating formulae in in vitro fertilized pregnancies. Ultrasound Obstet Gynecol 2005; 26: 504-11.
66. Wu FS, Hwu YM, Lee RK, Li SH, Sun FJ, Lin MH, et al. First trimester ultrasound estimation of gestational age in pregnancies conceived after in vitrofertilization. Eur J Obstet Gynecol Reprod Biol 2012; 160: 151-5.
67. Chalouhi GE, Bernard JP, Benoist G, Nasr B, Ville Y, Salomon LJ. A comparison of first trimester measurements for prediction of delivery date. J Matern Fetal Neonatal Med 2011; 24: 51-7.
68. Blondel B, Morin I, Platt RW, Kramer MS, Usher R, Breart G. Algorithms for combining menstrual and ultrasound estimates of gestational age: consequences for rates of preterm and postterm birth. BJOG 2002; 109: 718-20.
69. Taipale P, Hiilesmaa V. Predicting delivery date by ultrasound and last menstrual period in early gestation. Obstet Gynecol 2001; 97: 189-94.
70. Harrington DJ, MacKenzie IZ, Thompson K, Fleminger M, Greenwood C. Does a first trimester dating scan using crown rump length measurement reduce the rate of induction of labour for prolonged pregnancy? An uncompleted randomised controlled trial of 463 women. BJOG 2006; 113: 171-6.
71. Bennett KA, Crane JM, O'Shea P, Lacelle J, Hutchens D, Copel JA. First-trimester ultrasound screening is effective in reducing postterm labor induction rates: a randomized controlled trial. Am J Obstet Gynecol 2004; 190: 1077-81.
72. Nicholaides KH. Screening for fetal aneuploidies at 11 to 13 weeks. Prenat Diagn 2004; 31 (1): 7-15.
73. Nicholaides KH, Heath V, Liao AW. The 11–14 week scan. Bailliere Clin Obstet Gynaecol 2000; 14 (4): 581-94.
74. Sotiriadis A, Papatheodorou S, Eleftheriades M, Makrydimas G. Nuchal translucency and major congenital heart defects in fetuses with normal karyotype: a meta-analysis. Ultrasound Obstet Gynecol 2013; 42: 383-9.
75. Bilardo CM, Timmerman E, Pajkrt E, van Maarle M. Increased nuchal translucency in euploid fetuses – what should we be telling the parents? Prenat Diagn 2010; 30 (2): 93-102.
76. Souka AP, Snijders RJ, Novakov A, et al. Defects and syndromes in chromosomally normal fetuses with increased nuchal translucency thickness at 10–14 weeks of gestation. Ultrasound Obstet Gynecol 1998; 11: 391-400.
77. Sotiriadis A, Papatheodorou S, Makrydimas G. Neurodevelopmental outcome of fetuses with increased nuchal translucency and apparently normal prenatal and/or postnatal assessment: a systematic review. Ultrasound Obstet Gynecol 2012; 39: 10-9.
78. Cicero S, Curcio P, Papageorghiou A, Sonek J, Nicolaides KH. Absence of nasal bone in fetuses with trisomy 21 at 11–14 weeks of gestation: an observational study. Lancet 2001; 358: 1665-7.
79. Sonek JD, Cicero S, Neiger R, Nicholaides KH. Nasal bone assessment in prenatal screening for trisomy 21. Am J Obstet Gynecol 2006; 195: 1219-30.
80. Cicero S, Avgidou K, Rembouskos G, Kafan KO, Nicolaides KH. Nasal bone in first-trimester screening for trisomy 21. Am J Obstet Gynecol 2006; 195 (1): 109-14.
81. Cicero S, Rembouskos G, Vandercruys H, Hogg M, Nicolaides KH. Likelihood ratio for Trisomy 21 in fetuses with absent nasal bone at 11–14 week scan. Ultrasound Obstet Gynecol 2004; 23: 218-23.
82. Prefumo F, Sairam S, Bhide A, Penna L, Hollis B, Thilaganathan B. Maternal ethnic origin and fetal nasal bones at 11–14 weeks of gestation. BJOG 2004; 111: 109-12.
83. Sebire NJ, Spencer K, Noble PL, Hughes K, Nicolaides KH. Maternal serum alpha-fetoprotein in fetal neural tube and abdominal wall defects at 10 to 14 weeks of gestation. BJOG 1997; 104 (7): 849-51.
84. Chaoui R, Nicolaides KH. From nuchal translucency to intracranial translucency: towards the early detection of spina bifida. Ultrasound Obstet Gynecol 2010; 35: 133-8.
85. Chaoui R, Benoit B, Mitkowska-Wozniak H, Heling KS, Nicolaides KH. Assessment of intracranial translucency (IT) in the detection of spina bifida at the 11–13 week scan. Ultrasound Obstet Gynecol 2009; 34: 249-52.
86. Lachmann R, Chaoui R, Moratalla J, Picciaarelli G, Nicolaides KH. Posterior brain in fetuses with open spina bifida at 11 to 13 weeks. Prenat Diagn 2011; 31: 103-6.

87. Fong KW, Toi A, Okun N, Al-Shami E, Menezes RJ. Retrospective review of diagnostic performance of intracranial translucency in detection of open spina bifida at the 11–13 week scan. Ultrasound Obstet Gynecol 2011; 38 (6): 630-4.
88. Iliescu D, Comănescu A, Antsaklis P, Tudorache S, Ghilusi M, Comenscu V, et al. Neuroimaging parameters in early open spina bifida detection. Further benefit in first trimester screening? Rom J Morphol Embryol 2011; 52 (3): 809-17.
89. Bernard JP, Cuckle HS, Stirnemann JJ, Salomon LJ, Ville Y. Screening for fetal spina bifida by ultrasound examination in the first trimester of pregnancy using fetal biparietal diameter. Am J Obstet Gynecol 2012; 207 (4): 306.e1-206.e5.
90. Rossi AC, Prefumo F. Accuracy of ultrasonography at 11–14 weeks of gestation for detection of fetal structural anomalies. Obstet Gynecol 2013; 122 (6): 1160-7.
91. Timor-Tritsch IE, Fuchs KM, Monteagudo A, D'Alton ME. Performing a fetal anatomy scan at the time of first trimester screening. Obstet Gynecol 2009; 113 (2): 402-7.
92. Braithwaite JM, Armstrong MA, Economides DL. Assessment of fetal anatomy at 12 to 13 weeks of gestational by transabdominal and transvaginal sonography. Br J Obstet Gynaecol 1996; 103: 82-5.
93. Ebrashy A, El Kateb A, Momtaz M, El Sheikhah A, Aboulghar MM, Ibrahim M, Saad M. 13–14 week fetal anatomy scan: a 5-year prospective study. Ultrasound Obstet Gynecol 2010; 35 (3): 292-6.
94. Whitlow BJ, Economides DL. The optimal gestational age to examine fetal anatomy and measure nuchal translucency in the first trimester. Ultrasound Obstet Gynecol 1998; 11 (4): 258-61.
95. Monteagudo A, Timor-Tritsch IE. First trimester anatomy: pushing the limits. What can we see now? Curr Opin Obstet Gynecol 2003; 15: 131-41.
96. Donnelly JC, Malone FD. Early fetal anatomical sonography. Best Prac Res Clin Obstet Gynaecol 2012; 26: 561-73.
97. Syngelaki A, Chelemen T, Dagklis T, Allan L, Nicolaides KH. Challenges in the diagnosis of fetal non-chromosomal abnormalities at 11–13 weeks. Prenat Diagn 2011; 31 (1): 90-102.
98. Haak MC, Twisk JW, van Vugt JMG. How successful is fetal echocardiographic examination in the first trimester of pregnancy? Ultrasound Obstet Gynecol 2002; 20: 9-13.
99. Liao AW, Sebire NJ, Geerts L, Cicero S, Nicolaides KH. Megacystis at 10–14 weeks of gestation: chromosomal defects and outcome according to bladder length. Ultrasound Obstet Gynecol 2003; 21: 338-41.
100. Kagan KO, Staboulidou I, Syngelaki A, Cruz J, Nicolaides KH. The 11–13 week scan: diagnosis and outcome of holoprosencephaly, exomphalos and megacystis. Ultrasound Obstet Gynecol 2010; 36 (1): 10-4.
101. Exacoustos C, Rosati P, Rizzo G, Arduini D. Ultrasound measurements of fetal limb bones. Ultrasound Obstet Gynecol 1991; 1 (5): 325-30.
102. Efrat Z, Perri T, Ramati E, TUgendreich D, Meizner I. Fetal gender assignment by first-trimester ultrasound. Ultrasound Obstet Gynecol 2006; 27: 619-21.
103. Chitayat D, Glanc P. Diagnostic approach in prenatally detected genital abnormalities. Ultrasound Obstet Gynecol 2010; 35: 637-46.

8

Tamizaje de aneuploidías: rol de la ecografía en el primer trimestre

Kristen M. Rauch • Melissa A. Hicks • Henry Adekola • Jacques S. Abramowicz

Introducción

El concepto de tamizaje prenatal de aneuploidías comienza cuando se descubre que el riesgo del síndrome de Down se correlaciona con la edad materna.[1] El tamizaje de sangre materna (TSM) realizado utilizando proteínas fetoplacentarias fue desarrollado en un intento de mejorar el riesgo especifico prenatal.[2] Mientras se observó que los niveles elevados de alfa feto proteína se asociaban a defectos abiertos del tubo neural, también se observó que este marcador disminuía en los casos de síndrome de Down.[3] Otros marcadores como la gonadotrofina coriónica humana, el estriol no conjugado y el dímero de inhibina A también mostraron patrones característicos en el síndrome de Down, lo que llevó al desarrollo del doble, triple y cuádruple tamizaje del segundo trimestre, respectivamente.[4] Las exactitudes de estos marcadores serológicos maternos dependen fuertemente de la información utilizada en el algoritmo. La incorporación de un parámetro incorrecto (por ejemplo, la edad gestacional) puede originar un resultado falso positivo o falso negativo. El otro inconveniente es que se realizan en el segundo trimestre, lo que excluye la posibilidad de una terminación temprana en el caso de un embarazo complicado.

El tamizaje del primer trimestre que incorpora la translucencia nucal (TN), la proteína A asociada al embarazo (PAPP-A) y la subunidad beta de la gonadotrofina humana (ß-GCh), se ha convertido en un método superior de tamizaje.[5] Este método elimina el error de una edad gestacional incierta, ya que la medición de la longitud embrionaria máxima forma parte del algoritmo. El tamizaje del primer trimestre alcanza una alta tasa de detección para el síndrome de Down (85%-90%), y trisomía 18 (90%-95%) con una tasa del 5% de falsos positivos, y permite un diagnóstico prenatal temprano con la opción de terminación del embarazo en el caso de patología.[6,7]

Se crearon varias modalidades de tamizajes que incorporan elementos del primer y segundo trimestre con el objetivo de aumentar la tasa de detección y reducir los falsos positivos. Existen varias estrategias para este tipo de estudios combinados que incorporan marcadores serológicos fetoplacentarios, como otros que incorporan marcadores serológicos y ecográficos (por ejemplo, integradores, secuenciales y contingentes).[8] El tipo de estrategia utilizada depende de las preferencias del paciente, así como de la disponibilidad de profesionales certificados para la medición de la TN. La evaluación de las malformaciones estructurales y los "marcadores blandos" del segundo trimestre son también utilizados para el tamizaje de aneuploidías. Algunos centros utilizan "las ecografías genéticas" incorporando los riesgos de probabilidad para varios de los marcadores ecográficos, las cuales permiten determinar el riesgo de aneuploidías, principalmente para el síndrome de Down. A menudo, esta información es interpretada junto con otros factores de riesgo de la paciente, como ser la edad materna y los marcadores serológicos. Existe gran cantidad de bibliografía sobre la utilidad del tamizaje ecográfico del segundo trimestre, que sobrepasa el alcance de este capítulo.[9-12]

En 1997, con el descubrimiento por parte de Lo y cols. de la fracción libre de ADN fetal en sangre materna, se iniciaron los esfuerzos para crear un método no invasivo que permita detectar aneuploidías fetales.[13] Luego de una década la secuenciación paralela masiva (SPM) del ADN fetal libre (ADNfl) ha demostrado una sobrerrepresentación del cromosoma 21 en los embarazos con trisomía 21.[14, 15] Esto ha llevado a la realización de varios trabajos que convalidan la SPM como una herramienta de alta sensibilidad y especificidad en la detección de anomalías cromosómicas comunes[16-18] en la población de alto riesgo. Esta tecnología comenzó a estar disponible a fines del 2011 y ha modificado el tamizaje y el diagnóstico en varios centros del mundo con una reducción del número de procedimientos invasivos.[19] El tamizaje de aneuploidías utilizando el método del ADNfl ha conseguido que modifiquemos nuestra forma de pensar, incluso en la población de bajo riesgo.[20] La definición tradicional de tamizaje, en la cual la mayoría de los casos con un resultado positivo no presentaba la enfermedad, no es aplicable por el alto valor predictivo positivo de los resultados.[21]

Tamizaje bioquímico y ecográfico de aneuploidías

Enfoque histórico

Hacia 1960 la edad materna fue reconocida como un factor de riesgo para aneuploidías. La incidencia de anomalías cromosómicas según la edad materna (Tabla 8.1) fue publicada en la década de 1980 para ayudar al asesoramiento genético, especialmente aumentando el diagnóstico prenatal, debido al incremento de la seguridad y eficacia del diagnóstico prenatal invasivo.[1, 22] Históricamente, las mujeres mayores de 35 años eran consideradas "pacientes de alto riesgo" para anomalías cromosómicas, y se les ofrecía diagnósticos prenatales invasivos mediante el estudio del cariotipo fetal por amniocentesis o punción de vellosidades coriales. La selección de los 35 años como punto de corte, se debió en parte a que el riesgo de las complicaciones de la amniocentesis era de 1 en 200; además se pensaba que el riesgo de aneuploidías era igual o mayor al del procedimiento. El costo-beneficio y la utilidad de este método fueron cuestionados, particularmente por la tasa de abortos.[23]

Estudios bioquímicos maternos en el tamizaje del segundo trimestre

Los estudios bioquímicos maternos en el segundo trimestre comenzaron a ser utilizados al comprobar que los bajos niveles de alfa feto proteína materna se asociaban con el aumento del riesgo del síndrome de Down.[3] Los estudios bioquímicos como tamizaje de aneuploidías se extendieron a otros marcadores: GCh, estriol no conjugado (E3), el dímero de inhibina A (DIA), y, en algunos laboratorios, el antígeno de invasión trofoblástico (AIT). Esta cuádruple prueba (*Quad*) o "quíntuple" proporcionó parámetros adicionales en la estimación del riesgo de aneuploidía fetal en un embarazo determinado, con una mayor tasa de sensibilidad que la proporcionada solo por la edad (aproximadamente el 80% para el síndrome de Down, con una tasa del 5% de falsos positivos). El "patrón" de alto o bajo riesgo de estos análisis (calculado como MoM), combinado con la edad materna, el peso, la edad gestacional (confirmada por parámetros ecográficos biométricos) y la raza son usados para calcular el riesgo de síndrome de Down, trisomía 18 y DTN (Tabla 8.2). En algunos centros se calcula el riesgo para el síndrome de Smith-Lemli-Opitz (SSLO), patología

Tabla 8.1 Tasas estimadas de anomalías cromosómicas en recién nacidos[a]

Edad de la madre al término (años)	Riesgo de trisomía 21 (síndrome de Down) (%)		Riesgo total de anomalías cromosómicas (%)[b]	
20c	1/1667	0,06	1/526	0,2
21	1/1429	0,07	1/526	0,2
22	1/1429	0,07	1/500	0,2
23	1/1429	0,07	1/500	0,2
24	1/1250	0,08	1/476	0,2
25	1/1250	0,08	1/476	0,2
26	1/1176	0,09	1/476	0,2
27	1/1111	0,09	1/455	0,2
28	1/1053	0,09	1/435	0,2
29	1/1000	0,10	1/417	0,2
30	1/952	0,11	1/384	0,3
31	1/909	0,11	1/384	0,3
32	1/769	0,13	1/323	0,3
33	1/625	0,16	1/286	0,3
34	1/500	0,20	1/238	0,4
35	1/385	0,26	1/192	0,5
36	1/294	0,34	1/156	0,6
37	1/227	0,44	1/127	0,8
38	1/175	0,57	1/102	1,0
39	1/137	0,73	1/83	1,2
40	1/106	0,94	1/66	1,5
41	1/82	1,2	1/53	1,9
42	1/64	1,6	1/42	2,4
43	1/50	2,0	1/33	3,0
44	1/38	2,6	1/26	3,8
45	1/30	3,3	1/21	4,8
46	1/23	4,3	1/16	6,3
47	1/18	5,6	1/13	7,7
48	1/14	7,1	1/10	10,0
49	1/11	9,1	1/8	12,5

[a]Adaptado de Hook 1981 y Hook y cols. 1983.

[b]Incluye trisomía 18 (síndrome de Edwards), trisomía 13 (síndrome de Patau), y aneuploidías de los cromosomas sexuales (XYY y XXY). Se excluye la monosomía del X (síndrome de Turner) porque no se relaciona con la edad. Se excluye la trisomía X (XXX), porque la importancia clínica de esta aneuploidía estaba en duda al momento del cálculo de estas estimaciones.

[c]No se evaluó el riesgo para mujeres menores de 20 años.[1, 22]

Tabla 8.2 Patrón de los marcadores en sangre materna en el segundo trimestre y evaluación del riesgo para ciertas condiciones[24-26]

Marcador	Trisomía 21	Trisomía 18	DTN	Otros riesgos con altos niveles (> 2 MoM)	Otros riesgos con bajos niveles (< 0,5 MoM)
AFP	↓	↓	↑	Defectos de nacimiento (no limitados a DTN o DAPA), muerte fetal, anomalías placentarias, RCIU, disconfort fetal	Muerte fetal, parto pretérmino[a]
GCh	↑	↓	-	Defectos al nacimiento (no limitados a trisomía 21), RCIU, disconfort fetal[b]	RCIU, defectos al nacimiento[b]
E3	↓	↓	-	Sin riesgos significativos	RCIU, muerte fetal; ciertas condiciones monogénicas (ictiosis ligada al X, hiperplasia adrenal congénita
DIA	↑	↓	-	Preeclampsia, muerte fetal, parto pretérmino, RCIU	Sin riesgos significativos

RCIU: restricción de crecimiento intrauterino (peso fetal < 10 percentil para la edad gestacional);[25] DAPA: defectos abiertos de la pared anterior del abdomen; DTN: defectos abiertos del tubo neural.
a Niveles de AFP considerados bajos < 0,25 MoM.[27]
b Niveles de GCh considerados altos > 2,5 MoM y bajos < 0,4 MoM.[25]

autosómica recesiva caracterizada por retraso intelectual, restricción de crecimiento y anomalías estructurales, basado en los bajos niveles de E3. Aunque no existe una práctica uniformemente aceptada, se ha sugerido en múltiples estudios que los valores extremos inexplicados de los análisis del segundo trimestre deben impulsar una investigación más profunda y un mayor control materno-fetal.[24-25]

Marcadores bioquímicos maternos en el tamizaje del primer trimestre

Con la intención de mejorar la detección de aneuploidías en una edad gestacional temprana, se investigaron los marcadores en el primer trimestre. Los marcadores del segundo trimestre fueron evaluados durante el primer trimestre, pero solo la GCh fue de valor; los niveles elevados de GCh se asocian con un aumento del riesgo de síndrome de Down. La PAPP-A, otro producto de la placenta, se encuentra en bajos niveles en los embarazos afectados. La presencia de bajos niveles de los dos marcadores se asocian a trisomía 18. Tomando en cuenta estos dos marcadores, la tasa de detección es de un 65%, con una tasa del 5% de falso positivo para síndrome de Down; sin embargo, el tamizaje serológico materno del segundo trimestre presentó una tasa más alta de detección. Por lo tanto, fueron necesarios más marcadores para mejorar el tamizaje del primer trimestre.[5]

Marcadores ecográficos del primer trimestre para anomalías cromosómicas y genéticas

Se observó que la TN —medición del grosor del líquido subcutáneo en el cuello del feto a finales del primer trimestre— se encontraba aumentada en los fetos con síndrome de Down. Fueron desarrollados métodos rigurosos, eficaces y estandarizados para la medición de la TN al comienzo de 1990.[28] Con la TN solamente se logra una tasa de detección de síndrome de Down del 75%, con una tasa del 5% de falso positivo.[29] Kagan y cols. encontraron que el 19,2% de los embarazos con una TN mayor de 3,4 mm presentaban anomalías cromosómicas.[30] Además, la incidencia de defectos cromosómicos es mayor con el aumento del grosor de la TN, desde aproximadamente un 7% con una TN de 3,4 mm (percentilo 95 para la longitud embrionaria máxima) a un 75% con una TN mayor de 8,5 mm. La mayoría de los fetos con síndrome de Down presentaron una TN menor de 4,5 mm, mientras que en la mayoría de los fetos con trisomía 13 o 18, la medida de la TN fue 4,5 mm a 8,4 mm. Los fetos con síndrome de Turner presentaron TN de 8,5 mm o mayores (Tabla 8.3). Mientras que el riesgo de las anomalías cromosómicas numéricas puede ser clarificado mediante el cariotipo fetal, los síndromes de microdeleciones y microduplicaciones se han asociado al aumento del grosor de la TN. Los microarreglos cromosómicos (MAC, también llamados estudios de hibridación genómica comparativa o arreglos HGC) pueden evaluar el ADN fetal obtenido por BVC o amniocentesis, y detectar pequeñas (1-3 megabases [Mb]) deleciones genómicas o duplicaciones del ADN (variaciones del número de copias [VNC]). Esto se realiza comparando el ADN fetal con el genoma de referencia mediante una reacción basada en un microchip. Para más información sobre este método, se refiere al lector al ACOG Committee Opinion N.° 581: the use of chromosomal microarray analysis in prenatal diagnosis.[52]

En el estudio del 2015 de Lund y cols., realizado en fetos con TN aislada mayor o igual a 3,5 mm, se detectaron VNC clínicamente significativas en el 12,5% de los casos con cariotipo normal; y un 3,2% presentó un VNC con significado clínico incierto.[53] Un VNC clínicamente significativo fue detectado en un 14,3% de fetos con TN

Tabla 8.3 Condiciones genéticas comunes asociadas con el aumento de la TN en el primer trimestre[31-33]

Síndrome	Incidencia (% de fetos con aumento de la TN)	Etiología	Herencia	Características	Consideración de las pruebas
Síndrome de Turner (monosomía del X)	1 en 2000 mujeres (~6-7%); asociado con TN más altas que el síndrome de Down. Alta incidencia (12,3%) si la TN es entre 5,5-6-5 mm[30]	Presencia de una línea celular 45 X	Esporádica	▪ Prenatal: defectos cardíacos e higroma quístico (que lleva a un cuello con pliegues en el periodo posnatal); asociado a alto riesgo de muerte fetal intraútero. ▪ Posnatal: baja estatura, malformaciones cardíacas y renales, cuello con pliegues, linfedema, infertilidad, riesgo de alteraciones leves en el desarrollo y retraso cognitivo.	▪ Puede ser diagnosticado en forma incidental en examen prenatal o durante el estudio de trisomías fetales. El mosaicismo de bajo nivel puede no ser detectado por el cariotipo convencional o estudios de microarreglos. El estudio con FISH de células adicionales en interfase puede identificar material del cromosoma Y y mejorar las tasas de detección lo que le confiere el riesgo de desarrollo de gonadoblastoma posnatal.[34]
Síndrome de Noonan	1 en 1000- 2500 (2%-5%)[36, 37]	Mutación en los genes que codifican proteínas en las vías de señalización en Ras/MAPK (más comúnmente PTPN11, pero también SOS 1, RAF 1, BRAF, MAP2K1, MAP2K2, NRAS, SHOC2, CBL, HRAS y KRAS)[38]	Autosómica dominante; *de novo* en el 25%-70% de los casos[39]	▪ Prenatal: se han reportado hidrops fetal, anomalías cardíacas; polihidramnios, pielectasia bilateral y ventriculomegalia.[40] ▪ Posnatal: amplia variabilidad; baja estatura, defectos congénitos cardíacos, y retraso variable del desarrollo. Otros hallazgos pueden incluir cuello ancho o con pliegues, *pectus*, criptorquidia, defectos de la coagulación, displasias linfáticas, y anomalías oculares. Aparentemente pueden existir casos asintomáticos. Como parte de un espectro de desórdenes (que incluyen al síndrome de Leonard, síndrome craneofaciocutáneo (CFC) y síndrome de Costello.[38]	▪ Se encuentra disponible el diagnóstico genético molecular prenatal en las vellosidades coriónicas o por amniocentesis a través de un panel de genes, aunque la tasa de detección es solo del 70%.[33]
Síndrome de deleción 22q11.2 (síndrome de DiGeorge, síndrome velocardiofacial (SVCF)	1 en 4000 (3% si se observan defectos cardíacos prenatalmente)[41]	Microdeleción del cromosoma 22 en la banda q 11.2; el tamaño de la deleción puede variar	Autosómica dominante; *de novo* en~90% de los casos[42, 43]	▪ Prenatal: defectos cardíacos conotruncales, hipoplasia/aplasia del timo: se ha reportado pie bot bilateral y displasia quística renal.[44, 45] ▪ Posnatal: defectos cardíacos conotruncales, hipocalcemia, hipotiroidismo, defectos palatinos, inmunodeficiencias, baja estatura enfermedad gastrointestinal, genitourinaria, y oftalmológica; CI normal o leve retraso intelectual, desórdenes del espectro autista, mayor riesgo de desórdenes psiquiátricos en la adultez.[43]	▪ Se pueden considerar estudios prenatales (FISH o microarreglos) para las deleciones 22q11.2 en los fetos con defectos cardíacos y TN aumentada; no está claro el valor de los estudios sin anomalías cardíacas.[36, 46-48]
Displasias esqueléticas	Estimada en 1 en 2200 a 4400 nacidos vivos[49]	Grupo heterogéneo de condiciones genéticas	Puede ser autosómica dominante, autosómica recesiva, o ligada al X; algunas *de novo*[49]	▪ Prenatal: hidrops, fémures cortos, anomalías de la forma del cráneo y mineralización, perfil anormal, tórax anormal. La anatomía del segundo trimestre puede revelar otros hallazgos. Riesgo de muerte fetal, especialmente cuando las anomalías pulmonares aumentan la insuficiencia pulmonar. Algunos incompatibles con sobrevida prolongada.[49] ▪ Posnatal: baja estatura, extremidades cortas: varían de acuerdo con el diagnóstico subyacente.	▪ Debido al gran número de genes asociados con las displasias esqueléticas, los "paneles" de genes que evalúan múltiples genes simultáneamente pueden llegar a determinar el diagnóstico correcto y el riesgo de recurrencia en futuros embarazos.[33, 50] De ser posible, la evaluación posnatal por un genetista pediátrico puede ser beneficioso para establecer el diagnóstico.

FISH o hibridización fluorescente *in situ*, método para la numeración rápida de los cromosomas 21, 13, 18, X e Y en vellosidades coriónicas sin cultivo o amniocentesis. Para más información, referirse a la revisión de Tepperberg y cols. 2002.[51]

entre 3.5 y 4 mm, con anomalías estructurales y cariotipo normal; la tasa de detección fue del 16,7% en los casos donde la TN fue mayor o igual a 4 mm.[54] Particularmente, los microarreglos cromosómicos pueden detectar la deleción del síndrome del 22q11.2, la VNC más frecuentemente asociada con aumento de la TN y defectos cardíacos (*v.* Tabla 8.3).

Si bien el significado clínico de miles de VNC patológicas y benignas han sido bien documentadas, todavía no se conoce el significado de algunas microdeleciones o microduplicaciones de ciertas regiones del genoma. Además, los microarreglos cromosómicos pueden detectar consanguinidad en forma incidental (incluso casos de incesto), no paternidad, y anomalías genéticas asociadas y trastornos en la edad adulta heredados de padres asintomáticos. Por lo tanto, en casos de TN aumentada, se recomienda que el consejo genético con consentimiento informado sea realizado antes que el microarreglo.[52] En los casos en que se haya descartado una anomalía cromosómica, una TN aumentada puede indicar otros trastornos de origen genético como no genético. Entre las causas genéticas, la más frecuente es el síndrome de Noonan (*v.* Tabla 8.3). Se ha sugerido una relación entre la TN aumentada y varias condiciones que afectan a un gen. Sin embargo, debido a la rareza de la mayoría de estas (la mayoría presentan una incidencia menor de 1 en 10 000), la asociación definitiva entre TN aumentada y estas condiciones no pueden ser probadas en forma significativa. Además, la causa molecular monogénica y, a menudo, *de novo* de estas condiciones no es susceptible de un diagnóstico genético prenatal integral.[31, 32] Como se se desprende de la Tabla 8.3, muchas de las condiciones se presentan con anomalías fetales diagnosticables ecográficamente, además de una TN aumentada, aunque no siempre en el primer o segundo trimestre temprano. Además de la TN, la evaluación del hueso nasal otorga beneficios a la ecografía del primer trimestre. La ausencia o hipoplasia del hueso nasal se ha asociado con el síndrome de Down. En algunos centros, la evaluación del hueso nasal entre las 11-13,6 semanas es incluida en el tamizaje del síndrome de Down, ya que es independiente de otros marcadores del primer trimestre (fracción libre de la subunidad beta de la GCh, PAPP-A y TN). En una de las series, el hueso nasal se encontró ausente en el 2,6% de los fetos euploides (aunque esto puede variar según la raza); ausente en el 59,8% de los fetos con trisomía 21, 52,8% de los fetos con trisomía 18, 45% con trisomía 13 y en ninguno de los fetos con síndrome de Turner.[55] Para una tasa del 5% de falso positivo, la ausencia del hueso nasal sumada a la TN y los estudios bioquímicos presentó una sensibilidad mayor del 95% para trisomía 21, 18 y 13, además de no prolongar el examen ultrasonográfico.[55, 56] Al igual que con la TN, se han establecido normas rigurosas para la medición de este marcador, las cuales se encuentran fuera del alcance de este capítulo (*v.* Capítulo 9).

Recientemente, se ha propuesto la evaluación del *ductus* venoso y la válvula tricúspide por medio del Doppler, como marcadores para el cálculo del riesgo y el aumento de la tasa de detección de aneuploidías en el primer trimestre. En un estudio prospectivo, se estimó que el índice de pulsatilidad del *ductus* venoso (IP-DV) con onda a reversa detectó el 96%, 92%, 100% y 100% de trisomías 21, 18, 13 y síndrome de Turner respectivamente, con una tasa de falso positivo del 3%, cuando se combina con la edad materna, TN, frecuencia cardíaca fetal, β–GCh y la PAPP-A.[57] En el mismo grupo de pacientes, la regurgitación tricuspídea demostró la misma tasa de detección para las anomalías cromosómicas que el IP-DV.[58]

Beneficios de la ecografía del primer trimestre en la detección de anomalías fetales no cromosómicas

A pesar del uso de técnicas no invasivas para la detección de las aneuploidías fetales con el tamizaje de ADN (DPNI), la ecografía del primer trimestre continúa siendo una herramienta de utilidad para el diagnóstico de las anomalías no cromosómicas que tienen un impacto significativo en el resultado prenatal y postnatal. La TN aumentada representa un factor de riesgo para las cardiopatías congénitas (CC), aunque no se ha descrito un patrón de CC específico. Una TN mayor que el percentilo 95 para una determinada longitud embrionaria máxima se ha asociado con un aumento significativo del riesgo para CC en fetos con cariotipo normal, con una tasa de detección para CC mayores del 44%, con una tasa de falso positivo del 5,5%.[59] La evaluación mediante Doppler de la válvula tricúspide y del *ductus* venoso durante la ecografía del primer trimestre también puede aumentar la tasa de detección; 32,9% de los fetos euploides con CC mayores tienen regurgitación de la válvula tricúspide, y 28% tienen una onda a reversa anormal en el *ductus* venoso (comparados con el 1,3% y el 2,1% de los que no tienen CC respectivamente).[60] El consenso actual sugiere realizar un ecocardiograma fetal tempranamente al final del primer trimestre en los embarazos con una TN aumentada (mayor de 3,5 mm), ya que algunos estudios han demostrado mejorar el resultado neonatal en las CC *ductus* dependiente.[31, 61, 62] En el Capítulo 11 se encuentra una discusión adicional sobre la detección de CC primer trimestre.

El aumento de la TN en el primer trimestre se ha asociado también a muerte fetal, con un riesgo directamente correlacionado con la medida de la TN; el riesgo en general es de ~4%, oscila desde un ~2% a los 3,5 mm hasta ~17% en más de 6,5 mm.[33, 63] Puede ser un indicador temprano de anomalías estructurales, que incluyen no exclusivamente, la anomalía del cordón corto, hernia diafragmática, onfalocele, defectos orofaciales, aquinesia fetal y megavejiga. La incidencia global de anomalía estructural con una TN mayor de 3,5 mm se estima de ~12% en presencia de un cariotipo normal.[32, 33, 63] Se considera a la infección fetal como otra causa posible de TN aumentada. El parvovirus B19 es el único patógeno asociado con el aumento de la TN, probablemente de manera secundaria a una disfunción miocárdica o por anemia fetal.[64]

En los embarazos gemelares, los marcadores del primer trimestre (incluidos TN, hueso nasal, flujo tricuspídeo, IP-DV) podrían ser de ayuda en la evaluación del riesgo de aneuploidía, ya que son mediciones independientes para cada feto, independientemente de la corionicidad; además, la TN podría ser de ayuda en la evaluación del riesgo del síndrome de transfusión feto-fetal en los gemelos monocoriales.[65]

Métodos actuales del tamizaje sérico de aneuploidías en el primer trimestre

En el año 2007, el Colegio Estadounidense de Obstetras y Ginecólogos (ACOG) publicó un boletín que indicaba que "el uso de la TN y los marcadores bioquímicos durante el tamizaje del primer trimestre es un método efectivo para el cribado del síndrome de Down en la población general. El tamizaje y los estudios invasivos de diagnóstico deberían estar disponibles para todas las mujeres que se presentan al control prenatal antes de las 20 semanas independientemente de la edad materna".[4]

Actualmente, existen varias metodologías que ponen en práctica estas recomendaciones, usando diferentes combinaciones, ecografía del primer trimestre, marcadores serológicos del primer trimestre y marcadores bioquímicos del segundo trimestre que permiten el cálculo de riesgo de aneuploidía. Los marcadores bioquímicos del primer trimestre utilizan la PAPP-A y la GCh y el tamizaje combinado adiciona la translucencia nucal y la medición del hueso nasal. De manera similar el tamizaje integrado y el tamizaje integrado sérico combina la determinación de la PAPP-A en el primer trimestre con los marcadores séricos del segundo trimestre, con los parámetros ecográficos del primer trimestre o sin estos, respectivamente. Los exámenes secuenciales y de contingencia escalonados, permiten que las mujeres definidas como "alto riesgo" sean notificadas del riesgo aumentado luego del tamizaje del primer trimestre, con la posibilidad de optar de un estudio invasivo prenatal; las mujeres definidas con "riesgo moderado" podrían realizar un tamizaje en el segundo trimestre para conocer el riesgo de aneuploidía y DTN con una mayor tasa de detección. A las mujeres identificadas como "bajo riesgo" luego de algún método realizado en el primer trimestre no se les ofrece ningún estudio analítico de tamizaje durante el segundo trimestre.[8]

La amplia variedad de opciones puede parecer complicada tanto para los profesionales de la salud como para los pacientes; los beneficios, limitaciones y posibles escenarios se resumen en la Tabla 8.4.

Otros resultados

Cabe destacar que, mientras el tamizaje del primer trimestre otorga un cálculo de riesgo para el síndrome de Down y la trisomía 18, los tamizajes positivos pueden llevar al diagnóstico incidental de otras condiciones. En un estudio de 10 años, de 97 embarazos con tamizaje positivo y cariotipo anormal, ~30% de las anomalías cromosómicas halladas no fueron trisomías 13, 18 o 21. Estos hallazgos incluyeron trisomía 16, triploidías, aneuploidías relacionadas con los cromosomas sexuales (45 X o síndrome de Turner y 47 XYY), traslocaciones desbalanceadas y cromosomas marcadores. Se espera que estos resultados oscilen entre lo benigno y lo letal, y subrayen la importancia del asesoramiento prenatal y posnatal para otras anomalías cromosómicas distintas de las trisomías comunes.[46]

Prueba de ADN no invasiva para el tamizaje de aneuploidía

El método de tamizaje para aneuploidía que utiliza el ADN fetal libre en el plasma de una mujer embarazada fue conocido como diagnóstico prenatal no invasivo (DPNI) o estudio prenatal no invasivo (NIPD). Con el tiempo, esta terminología cayó en desuso, ya que el resultado no es considerado diagnóstico. Entonces, se prefirió el uso de tamizaje prenatal no invasivo (TPNI [NIPS, *non invasive prenatal screening*]).[67] Nosotros sugerimos el término de tamizaje no invasivo de ADN (TNI) como alternativa. En realidad, el término "tamizaje prenatal" se aplica a cualquier tipo de tecnología no invasiva que incluye ecografía y estudios bioquímicos maternos. Por lo tanto, utilizaremos el término TNI, ya que es el que mejor describe esta tecnología de las otras más tradicionales.

El ADN fetal libre (ADNfl) circulante representa el 3% al 13% del total de ADN materno.[13] El porcentaje del total de ADN libre materno de origen fetal se denomina fracción fetal. Es importante resaltar que se supone que el "ADN fetal" proviene del trofoblasto placentario,[68] y es sabido que pueden existir anomalías cromosómicas confinadas a la placenta, pero que no están presentes en el feto.[69] El ADNfl es eliminado de la sangre materna a las pocas horas luego del nacimiento.[70] La fracción fetal varía entre las mujeres y existen varios factores que pueden afectarla y que incluyen la edad gestacional, los embarazos múltiples, el IMC.[71-73] La cantidad de ADNfl aumenta durante el primer trimestre y se encuentra en una cantidad suficiente como para realizar el TNI hacia las 9 semanas aproximadamente.[74] Por lo tanto, la mayoría de las pruebas se encuentran disponibles a partir de las 10 semanas. La evidencia sugiere que el aumento del IMC materno se asocia a una fracción fetal más baja, pero no se sabe cuál es el punto de corte del IMC pueda resultar en una prueba insatisfactoria.[73] La ACOG recomienda realizar un examen ecográfico a toda paciente que considera la

Tabla 8.4 Resumen de las opciones del tamizaje en suero materno en el primer y segundo trimestre[4, 5, 8]

Método de tamizaje	Tasa de detección (TD) Trisomía trisomía		Procedimiento	Ventajas	Limitaciones	Profesional que probablemente utilizará las pruebas
	21[a](%)	18[b] (%)				
Bioquímica del primer trimestre	62-3	~82	PAPP-A, ßGCh, entre las 9 y 13 6/7 semanas	Resultado en el primer trimestre, no requiere TN, una visita, BVC opción si el tamizaje es positivo	Baja tasa de detección en comparación con otras opciones que utilizan TN. Sin tamizaje para DTN	Profesionales que evalúan a la población en etapa temprana sin acceso a la TN, pero si a BVC, y que prefieren una sola visita para el tamizaje
Tamizaje combinado en el primer trimestre	79-91	91-96	Medición de la translucencia nucal ± evaluación del hueso nasal y marcadores bioquímicos de las 10-13 6/7 semanas	Resultado en el primer trimestre, una visita, BVC opción si el tamizaje es positivo	Se necesita TN, Baja TD comparado con el tamizaje integrado; no se realiza tamizaje de DTN	Profesionales con población en etapa temprana con acceso a la TN y BVC, y prefieren una sola visita para el tamizaje
Tamizaje integrado	94-91	91-96	Medición de la TN y PAPP-A ~10-14 semanas; AFP, GCh, uE3 y DIA a las 15-21.6/7 semanas	La más alta TD de todos los estudios de tamizajes con suero materno	Se necesita TN y dos visitas; los resultados se dan en el segundo trimestre	Profesionales con población en etapa temprana con acceso a la TN, pero no a la BVC
Tamizaje sérico integrado	87-88	82	Solo PAPPA-A a las 10-14 semanas; AFP, GCh, E3 y DIA a las 15-21.6/7 semanas	La mayor TD cuando la TN no está disponible; no se necesita de TN	Dos visitas, los resultados se dan en el segundo trimestre, TD más bajo comparado con los estudios que incluyen TN	Profesionales con población en etapa temprana sin acceso a la TN o BVC
Tamizaje secuencial	91-95	91-96	PAPP-A, ßGCh y medición de la TN en el primer trimestre; se reporta si es elevado el riesgo. Si el riesgo es bajo, AFP, GCh, E3 y DIA en el segundo trimestre	Los resultados del riesgo elevados en el primer trimestre permiten la realización de BVC; TD es más alto que el tamizaje de primer trimestre, ya que permite algunos resultados del primer trimestre	Dos visitas para la mayoría de las pacientes; se necesita TN; más bajo TD comparado con el tamizaje integrado	Profesionales con población en etapa temprana y alto seguimiento, con acceso a la TN y BVC, que desean tener información temprana suficiente para realizar PVC si el riesgo fuese alto, y desean evitar el grupo con riesgo moderado de los tamizajes de contingencia
Tamizaje de contingencia	91-92	91-96	PAPP-A, ßGCh y TN en el primer trimestre; se reportan resultados; ante alto riesgo se ofrecen estudios diagnósticos; bajo riesgo tamizaje completo; riesgo moderado se realiza AFP, GCh, uE3 y DIA en segundo trimestre	Resultados en el primer trimestre de alto, y bajo riesgo, se minimizan el número de pacientes que necesitan una segunda visita	Dos visitas para el grupo de riesgo moderado. Requiere TN. Ante un riesgo inicial moderado puede no experimentar reaseguro con un resultado negativo de segundo trimestre. Sin tamizaje de DATN	Profesionales con población en etapa temprana y alto seguimiento con acceso a la TN y BVC, y que considera que el beneficio de una visita para la mayoría de los pacientes supera la ansiedad causada por los pacientes que caen en el grupo de riesgo moderado y luego son reasignados a un grupo de bajo riesgo

▶

▶ **Tabla 8.4** Resumen de las opciones del tamizaje en suero materno en el primer y segundo trimestre[4, 5, 8]

Método de tamizaje	Tasa de detección (TD) Trisomía trisomía		Procedimiento	Ventajas	Limitaciones	Profesional que probablemente utilizará las pruebas
	21[a](%)	18[b] (%)				
Múltiples marcadores serológicos	75-83	60-70	AFP, GCh, E3, DIA (± ITA) entre las 15 y 21 6/7 semanas	Disponible para mujeres que se presentan al control luego del primer trimestre; una visita	Resultados se dan en el segundo trimestre: bajas TD comparado con los estudios del primer trimestre; riesgo de asesoramiento contradictorio si se realiza sin el conocimiento del tamizaje combinado del primer trimestre[c]	Profesionales con pacientes que consultan en el segundo trimestre por tamizaje o pacientes que sus seguros no cubren el tamizaje de TN
Tamizaje no invasivo con ADN (DPNI) [d]	> 99	> 97	Muestra de sangre materna entre las 10 y 21-6/ semanas	Primer o segundo trimestre; resultados en una visita; no se necesita TN; la más alta TD	Nueva tecnología con pocas publicaciones y menos información sobre la cobertura	Profesionales de acuerdo con las nuevas tecnologías que desean un tamizaje con alta TD y bajo TFP y que se apliquen en el primer y segundo trimestre

[a] Típicamente una tasa de falso positivo del 5% (TFP) con un punto de corte del1/270 para un estudio positivo.
[b] Típicamente una TFP del 0,5% con un punto de corte de 1/100 para un estudio positivo.
[c] Para las guías de tamizaje de ACOG, los marcadores serológicos del segundo trimestre no deben ser realizados luego del estudio del primer trimestre o del estudio combinado; se recomienda la AFP solo para el riesgo de DTN.[4]
[d] Algunos profesionales avalan la combinación de las DPNI y los marcadores bioquímicos del primer trimestre usando el teorema de Bayes para otorgar mayor riesgo específico y mejorar el rendimiento de DPNI (particularmente cuando la fracción fetal es < 4%); sin embargo, la información necesaria para este cálculo (profundidad de la secuencia, *z-score*, y fracción fetal) no siempre están disponibles por los proveedores de DPNI.[66]
[e] En teoría, la sangre materna puede ser analizada en cualquier momento luego de las 10 semanas; cada laboratorio determina la edad gestacional en la cual puede ser validada la DPNI.

realización de un TNI previo a la realización del examen, debido a que la fracción fetal y, por lo tanto, la interpretación del resultado puede ser afectada por la edad gestacional y los embarazos múltiples.[75]

Varios estudios han tratado de demostrar la precisión del TNI según las distintas fracciones fetales. Estos estudios sugieren que la metodología y la bioinformática utilizada afectan la fracción fetal que es necesaria para lograr una alta sensibilidad y especificidad.[76] La condición de aneuploidía fetal por sí sola puede afectar la fracción fetal; por ejemplo, la trisomía 13 se asocia con una reducción de la fracción fetal, debido al menor tamaño placentario presente en esta aneuploidía.[77] Brar y cols. demostraron que no hubo diferencias significativas en la fracción fetal entre el riesgo bajo o alto *a priori* para aneuploidía.[78]

Metodología de las pruebas

Existen dos metodologías para DPNI en la práctica clínica. El más común se conoce como secuenciación paralela masiva en "rifle" (SPMR); se logra mediante la cuantificación de millones de fragmentos de ADN libre. Cada fragmento es asignado a su cromosoma de origen. La cantidad total de fragmentos de la muestra de la paciente se compara con el genoma de referencia. El resultado es positivo si existe una sobrerrepresentación del cromosoma en la muestra de la paciente comparada con el de referencia. Se debe contar un gran número de fragmentos para poder detectar una aneuploidía; esto cobra importancia cuando la fracción fetal es baja, ya que la diferencia entre la aneuploidía y la euploidia será baja. Los sesgos de la secuenciación que dependen de los pares de bases de guanina y citocina (GC) contenidos en los fragmentos de ADN requieren ajustes para permitir la composición del ADN.[79, 80] La SPMR podría utilizarse para la detección de todas las aneuploidías, aunque los trabajos solo han validado los estudios para los cromosomas 21, 18, 13 y la monosomía del X. La metodología denominada secuenciación masiva paralela dirigida (SPM-d) se diferencia en que amplifica selectivamente regiones de interés del cromosoma (por ejemplo, 21, 13, 18) y determina si existe un exceso de uno de los cromosomas con respecto a los otros.[81]

Los laboratorios clínicos que utilizan la secuenciación masiva paralela utilizan diferentes estrategias de interpretación. El *z-score* puede calcularse para determinar la relación de una secuencia cromosómica de interés determinada respecto al cromosoma de referencia; un *z-score* elevado es sugestivo de una trisomía para un determinado cromosoma.[18] Algunos laboratorios pueden determinar un resultado positivo utilizando un punto de corte del *z-score* (por ejemplo, mayor o igual a 3),[18] mientras que otros utilizan un modelo de umbral dual en el cual el riesgo se estratifica en categorías como "sospecha de aneuploidia" (*z-score* entre 2,5 y 4) y "positivo" (*z-score* mayor de 4).[16] Los resultados pueden ser presentados en forma categórica o como un cálculo de riesgo (por ejemplo, 1 en 10 000).

Otro enfoque del DPNI es el conteo específico y dirigido de una secuencia de ADN. Con esta metodología solo son secuenciados un determinado loci del cromosoma de interés. Este método es conocido como polimorfismo de nucleótido simple (PNS). Miles de PNS son secuenciados. Cada muestra luego es evaluada sobre la base de la hipótesis que el feto es monosómico, disómico o trisómico. Debe ser considerada la posición del PNS en los cromosomas y la posibilidad de que haya ocurrido una recombinación. Luego se calcula la probabilidad que el feto sea diploide ("normal"), aneuploide o triploide. La ventaja de esta técnica es que permite distinguir entre los PNS maternos y fetales, ya que posibilita la detección de triploidía y la identificación de regiones homólogas del cromosoma fetal identificando consanguinidad o disomía uniparental.[82] Sin embargo, debe existir una cantidad suficiente de PNS para lograr un resultado satisfactorio. El riesgo se determina para cada anormalidad cromosómica evaluada.

Rendimiento de la prueba

Al inicio el DPNI incluía las aneuploidías autosómicas comunes, síndrome de Down, trisomía 18, y trisomía 13. Varios estudios han validado la realización de este método para estas condiciones. A pesar de que las tasas de detección y las tasas de falso positivo varían muy poco entre los distintos estudios, en general las DPNI que utilizan la SPM (basado en los resultados de ocho estudios) alcanzaron una tasa de detección del 99%, el 97,6% y el 89,2% para síndrome de Down, trisomía 18 y trisomía 13, respectivamente. Los estudios válidos que utilizan SPMd (basado en los resultados de seis estudios) alcanzaron una tasa de detección del 99,4%, el 97,9% y el 81,8% para síndrome de Down, trisomía 18 y trisomía 13, respectivamente. El método basado en PNS (basado en el resultado de dos estudios) alcanzó una tasa de detección del 100%, el 96,4% y el 100% para síndrome de Down, trisomía 18 y trisomía 13, respectivamente. Sin embargo, el total de casos de aneuploidías en los estudios que utilizaron PNS fue menor (124 casos) comparado con los estudios que utilizan SPMd (274 casos) o SPM (680 casos). Las tres metodologías tienen baja tasa de falso positivo para las aneuploidías comunes, que oscilan entre el 0% y el 0,32%.[81] El valor predictivo positivo (VPP) de un riesgo aumentado en un DPNI fue evaluado en el estudio Comparison of Aneuploidy Risk Evaluations (CARE), estudio observacional prospectivo, multicéntrico, ciego, que comparó los resultados del DPNI (mediante SPM) con los estudios de tamizajes convencionales para trisomía 21 y 18 en la población obstétrica general. El VPP con DPNI fue del 45,5% para trisomía 21 contra 4,2% de los métodos convencionales de tamizaje. El VPP con DPNI fue del 40% para trisomía 18 contra 8,3% de los métodos convencionales de tamizaje.[20] En una cohorte de mujeres chinas menores de 35 años, se analizaron 1741 muestras con DPNI (mediante SPMR) con un VPP total de 86,67% para aneuploidías de los cinco cromosomas evaluados (21, 18, 13, X y Y). Esto se comparó con el VPP de 2,41% del tamizaje convencional de estudios bioquímicos.[21]

Varios grupos han evaluado el estudio del 45.X. Sin embargo, las muestras en estos trabajos son pequeñas y pueden acarrear cierto sesgo a través de la inclusión preferencial de casos no viables y aquellos con resultados anormales en sangre o ecografía.[81] Las tasas de detección observadas para el 45.X varían desde el 75%[16] al 91,5%[83] utilizando la SPM. La tasa de detección es del 92% cuando se utiliza PNS.[84]

Varios laboratorios han agregado recientemente en su panel, la evaluación de los cromosomas sexuales y ciertas microdeleciones. Sin embargo, todavía no está disponible la eficacia de este tipo de estudios, y dada la baja incidencia de estos desórdenes, se espera que los valores predictivos positivos sean bajos.[85]

Hay que tener en cuenta que las aneuploidías sexuales y la microdeleciones se presentan con más frecuencia que las aneuploidías tradicionales en la madre. Por ejemplo, la pérdida del cromosoma X relacionado con la edad, puede conducir a un mosaicismo 45.X.[86]

Inicialmente, los estudios que convalidaban al DPNI se enfocaron en las mujeres identificadas como de alto riesgo para aneuploidías, ya sea según la edad, tamizajes bioquímicos alterados o hallazgos ecográficos anormales. Más recientemente, los estudios intentan determinar si los resultados del DPNI serían similares en la población general. En un estudio de cohortes de dos mil mujeres que se realizaron el tamizaje de aneuploidías en el primer trimestre, la tasa de detección fue del 99% con una tasa de falso positivo menor de 1% para trisomía 21 y 18, resultado similar que el observado en la población de alto riesgo.[87] Pergament y cols. evaluaron el resultado de PNS en muestras de 1052 mujeres, 49% de las cuales tenían bajo riesgo de aneuploidía. El estudio concluyó que la sensibilidad y especificidad para trisomía 21, 18, 13 y monosomía X fueron las mismas para la población de alto y bajo riesgo.[88] Por lo tanto, la cuestión es si debería aplicarse a toda la población.

Algunos laboratorios que utilizan DPNI con SPM ofrecen estudios para embarazos gemelares. Los estudios en los gemelos monocigóticos son similares a los realizados en los embarazos únicos. La evaluación de los embarazos gemelares bicoriónicos o los embarazos múltiples es más complicado por el hecho que la fracción fetal por feto puede ser menor. De hecho, las tasas de estudios no concluyentes son más altas (7,4%) que para los embarazos únicos (2%).[90] Además, si uno de los fetos es euploide, mientras que el otro es aneuploide, existe una dilución de la fracción del ADN libre del feto con la aneuploidía que produce una disminución de la tasa de detección comparada con los embarazos únicos.[91]

El fracaso en la obtención de un resultado durante un DPNI se presenta en un número reducido de pacientes y puede ser debido a varias razones. La causa más común es por la presencia de una inadecuada fracción fetal en la muestra materna. Esto ocurre en el 2% o menos de las pacientes que se realizan un DPNI con el método de SPM[90] y, aproximadamente, en el 8% de las pacientes con PNS, sin embargo, en esta última esto puede llegar a ser menor si se incluyen muestras paternas.[88]

Una fracción fetal baja obtenida de la muestra inicial se asocia con una posibilidad relativamente alta de que falle la toma en la segunda muestra. Wang y cols. evaluaron 135 casos de estudios donde la falta del resultado fue debido a la baja fracción fetal y cuando el estudio fue repetido se encontró que el 44% de estas pacientes presentaban también una fracción baja de ADN en la segunda muestra.[73] El estudio de Pergament y cols. que evaluó el resultado del DPNI basado PNS en población de alto y bajo riesgo, encontró que los casos donde no se obtuvo resultados fue 2,5 veces mayor en las aneuploidías.[88] Se sugiere realizar un diagnóstico invasivo más que repetir la toma en las mujeres con baja fracción fetal, especialmente en los casos donde existe un riesgo elevado de aneuploidía y la edad gestacional es avanzada.

Interpretación de los resultados

Un DPNI con resultado negativo (bajo riesgo) debe ser interpretado en el contexto clínico de la paciente, incluida la edad, los resultados bioquímicos, la historia familiar y los hallazgos ecográficos. Se les debe informar a las pacientes mayores de 35 años (edad materna avanzada) que los resultados del DPNI solo informan sobre las aneuploidías más comunes de la población general con edad avanzada. Grati y cols. investigaron la proporción de anomalías cromosómicas clínicamente relevantes que forman parte del tamizaje prenatal tradicional (por ejemplo, trisomías 21, 18, 13, monosomía X y triploidía). Como parte del estudio, se identificaron 1178 cariotipos anormales entre las pacientes que se sometieron a BVC o amniocentesis, debido a edad materna avanzada. Aproximadamente, el 24% (280/1178) de estos cariotipos anormales (incluso las aneuploidías autosómicas, los rearreglos estructurales desbalanceados, cromosomas marcadores supernumerarios que contienen material eucromático, mosaicismo fetal, y traslocaciones recíprocas aparentemente balanceadas *de novo*) no fueron cubiertos por el tamizaje prenatal tradicional.[92] Se debería informar a las pacientes que tienen marcadores bioquímicos anormales que, aunque esos resultados indican un riesgo elevado de una aneuploidía específica, otras aneuploidías o alteraciones fetales que no son cubiertas con el DPNI se pueden presentar con un laboratorio anormal.[46]

Se recomienda que las pacientes que presentan otros factores sugestivos de aneuploidía fetal tengan un asesoramiento genético con la posibilidad de realizar un diagnóstico prenatal invasivo independiente de los resultados del DPNI. Esto es importante, ya que el DPNI no investiga todas las condiciones cromosómicas o genéticas. Las indicaciones para el diagnóstico prenatal invasivo independientemente de los resultados del DPNI incluyen la presencia de anomalías ecográficas, y la historia familiar de una anomalía cromosómica. Pacientes con otros factores de riesgo como ser edad materna avanzada (EMA), alteraciones bioquímicas y marcadores blandos ecográficos se pueden beneficiar con el consentimiento detallado independientemente de los resultados del DPNI.

Las pacientes con un resultado positivo de DPNI (alto riesgo) deberían continuar en seguimiento hasta la realización de un procedimiento prenatal invasivo para determinar el cariotipo fetal definitivo. Mientras que algunas pacientes deciden no realizarse el estudio confirmatorio, debido al riesgo de aborto, no se recomienda que las pacientes tomen decisiones respecto a la terminación del embarazo sin un estudio de confirmación. Esto es de importancia, ya que pueden existir resultados falsos positivos. Se han reportado varios resultados falsos positivos con fundamentos biológicos, como ser el mosaicismo confinado a la placenta (MCP), anomalías cromosómicas maternas, gemelo desvanecido, cáncer materno,[93] microduplicaciones/microdeleciones.[94, 95] En el caso de los MCP, se prefiere la amniocentesis a la BVC como la técnica de elección invasiva que clarifique un resultado de DPNI positivo.

Se describe un diagrama de flujo que resume nuestras recomendaciones en caso de DPNI positivo en la Figura 8.1.

Debido a la complejidad de los métodos de DPNI, es importante que las mujeres reciban consejo adecuado preestudio y posestudio con un profesional calificado. El Colegio estadounidense de Obstetras y Ginecólogos, el Colegio Estadounidense de Genética Médica, la Sociedad Internacional de Diagnóstico Prenatal y la Sociedad Nacional de Consejeros Genéticos de Estados Unidos han lanzado las bases para el uso correcto del DPNI, que incluye la información que se le debe brindar a la paciente para obtener el consentimiento informado. En el Cuadro 8.1 se resumen estas recomendaciones.

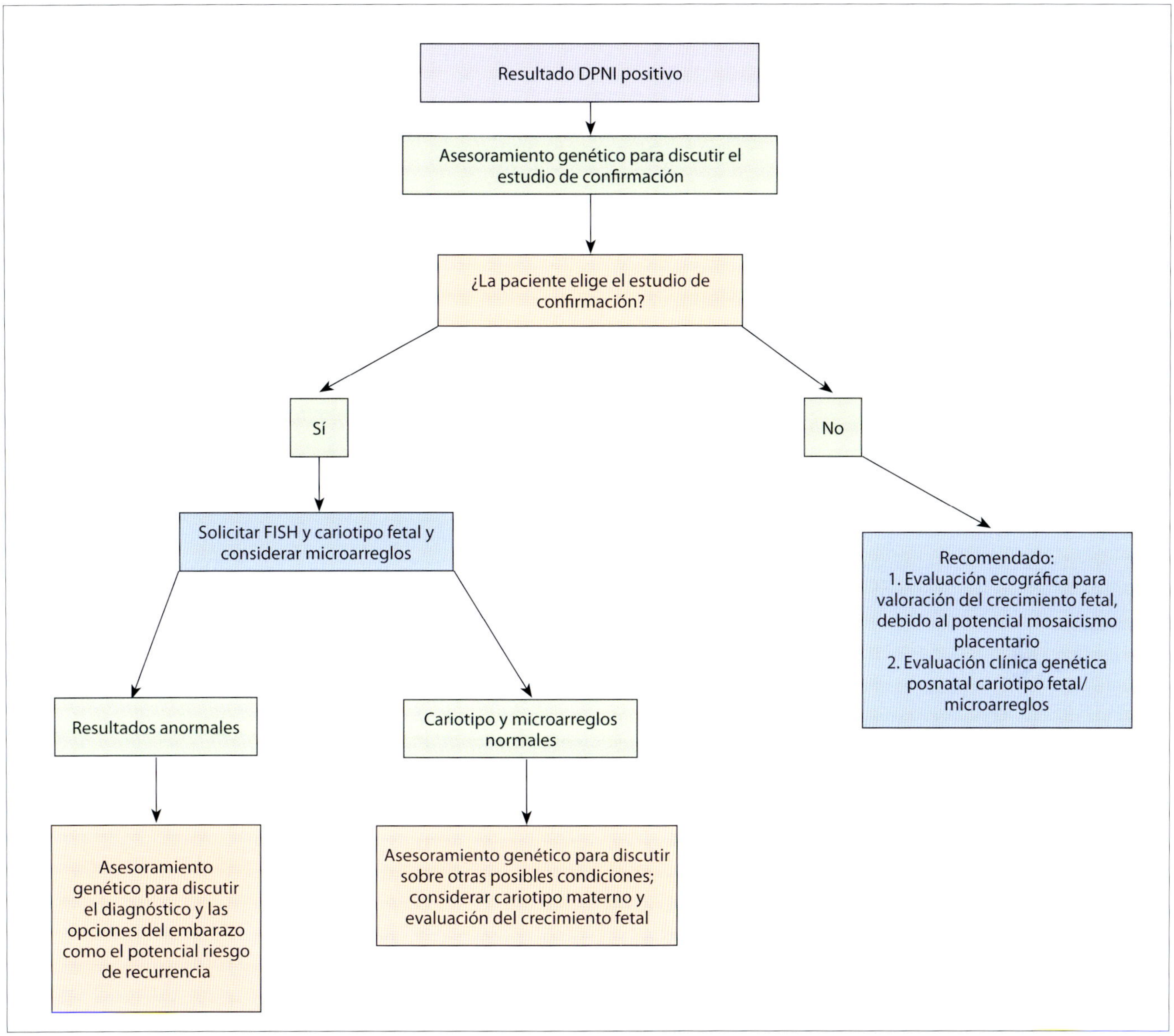

Figura 8.1 recomendación del seguimiento de un resultado DPNI positivo.

Cuadro 8.1 Puntos de importancia con respecto al asesoramiento preestudio y posestudio de DPNI

- El tamizaje mediante DPNI posee una alta sensibilidad y especificidad para las aneuploidías autosómicas comunes (trisomía 21, 18 y 13) en los embarazos únicos después de las 9 semanas de gestación. Sin embargo, los resultados no son considerados diagnósticos, ya que pueden ocurrir falsos positivos y negativos.
- La validez clínica del DPNI ha sido estudiada en la población de alto riesgo (por ejemplo, EMA, estudios ecográficos anormales o alteraciones bioquímicas), sin embrago una limitada evidencia ha sugerido iguales resultados en la población de bajo riesgo.
- Algunos DPNI incluyen la evaluación de microdeleciones; sin embargo, la sensibilidad y especificidad en estos casos todavía no se conocen y dependen del tamaño de la deleción.
- Un estudio positivo requiere de asesoramiento genético y la confirmación mediante un método prenatal invasivo para la evaluación del cariotipo fetal (preferentemente amniocentesis).
- El DPNI no reemplaza al diagnóstico prenatal invasivo, ya que los resultados no son definitivos y solamente se utiliza para un número selecto de aneuploidías. Se debe tener en cuenta la historia familiar para determinar si la paciente necesita otros estudios de tamizaje o la realización del diagnóstico prenatal de una patología en particular.
- Si bien existen trabajos que evalúan la eficacia del DPNI en los embarazos gemelares estos incluyen un pequeño número de pacientes.
- En algunos casos, la fracción fetal es insuficiente o el estudio falla por alguna otra razón. La evidencia sugiere que el riesgo de aneuploidía podría ser mayor entre las mujeres que tienen un resultado no interpretable o fallido.
- Los resultados pueden ser incorrectos en casos de mosaicismo o con la muerte temprana de uno de los gemelos.

Otras consideraciones

La elevada sensibilidad y especificidad lograda por el DPNI disminuye el número de procedimientos que podrían ocasionar la pérdida de fetos euploides. Garfield y cols. usaron los resultados del grupo de estudio MELISSA (MatErnal bLood IS Source to Accurately diagnose fetal aneuploidy) para desarrollar un modelo que evaluara el impacto del DPNI si fuera incorporado en el estudio prenatal de rutina para todas las mujeres con alto riesgo. Este modelo estimó que el uso del DPNI reduciría un 66% la tasa de aborto relacionada con el diagnóstico prenatal invasivo y un 38% más de pacientes recibirían diagnósticos de síndrome de Down. El modelo estimó, además, que el costo total del tamizaje prenatal y el diagnóstico invasivo disminuiría ligeramente (alrededor del 1%) por año.[96]

¿Qué prueba de tamizaje elegir?

Al igual que con los estudios tradicionales de tamizaje en sangre materna, existen ventajas y desventajas con todas las técnicas que utilizan DPNI. A pesar de que los laboratorios evalúan las aneuploidías comunes (trisomía 21, 18 y 13), existen diferencias en los laboratorios en la inclusión de aneuploidías sexuales y microdeleciones/duplicaciones. Algunos métodos pueden no ser los óptimos o estar disponibles para ciertos pacientes o grupos de pacientes; sin embargo, la elección del método debería ser realizado por alguien calificado. La Tabla 8.4 resume las ventajas, desventajas y las limitaciones de varias modalidades de tamizaje.

El futuro del tamizaje de aneuploidías del primer trimestre

Debido a la gran cantidad de bibliografía que apoya la sensibilidad y la especificidad de las DPNI, así como su rápida incorporación en la práctica clínica, la DPNI llegó para quedarse. Surge así la pregunta sobre el rol de la ecografía del primer trimestre con la medición de la TN y la evaluación del hueso nasal en el marco del DPNI. La ecografía del primer trimestre continúa siendo valiosa y costo-efectiva con la posibilidad de detectar anomalías estructurales fetales tempranas (como ser los defectos cardíacos), la determinación de la edad gestacional, la evaluación de los embarazos múltiples, la evaluación del útero y anexos, y la predicción de complicaciones materno-fetales, además de ser una herramienta de tamizaje de aneuploidías y clarificar las DPNI.[97]

Si bien algunas plataformas de NIDS evalúan una cantidad limitada de síndromes de microdeleción/duplicación, actualmente no informan los hallazgos genómicos de variación de número de copias; esto resalta la importancia de la medición de la TN en el primer trimestre para aumentar la sospecha de estas afecciones en el feto. La utilidad clínica del tamizaje del primer trimestre que incluye la ecografía y los marcadores bioquímicos sigue siendo convincente.

El futuro del tamizaje de aneuploidías se enfocará en incorporar estos diversos componentes para lograr la estrategia de cribado que logre la mayor sensibilidad/especificidad y el mejor costo beneficio. Por ejemplo, basado en un análisis modelado, Kagan y cols. proponen una política contingente de tamizaje que incorpora el índice de pulsatilidad del *ductus* venoso (IP-DV) con la TN y la edad materna. Aquellos con un "riesgo intermedio de aneuploidía" (1/11 a 1 : 3000) pueden realizar un DPNI; mientras que los que obtengan un "riesgo elevado" (>1:10) realizarán un diagnóstico prenatal invasivo. Este modelo basado en datos de tamizaje poblacional mejora los costos-beneficios del DPNI solo si mantiene la misma tasa de detección (96% para síndrome de Down, 95% para trisomía 18 y 91% para trisomía 13).[98] Esto refleja la importancia de la ecografía del primer trimestre como parte de los nuevos protocolos de tamizaje que incorporan DPNI. A medida que las tecnologías en DPNI continúen su desarrollo, estas estrategias deberán ser reevaluadas y desarrolladas continuamente.

Consideraciones de la paciente y perspectivas

Existe muy poca bibliografía sobre las actitudes de las pacientes hacia el tamizaje prenatal y el "valor" percibido de estos estudios. Mientras algunos estudios intentan estimar el valor del tamizaje en términos de "costo por cada nacimiento con síndrome de Down evitado",[97, 99] los aspectos psicológicos, éticos y emocionales del tamizaje son más difíciles de cuantificar.

Algunos estudios han examinado las preferencias de las mujeres embarazadas con respecto a los métodos de tamizaje. En uno de los estudios, el 19,2% de las mujeres rechazaron el tamizaje; del grupo que aceptó el tamizaje, el 97,8% prefirió el tamizaje del primer trimestre en lugar del segundo trimestre.[100] La crítica del tamizaje del primer trimestre es que algunas mujeres con TN aumentada tendrán un aborto, y serán sometidas "innecesariamente" a un método de diagnóstico invasivo y a la finalización del embarazo. Sin embargo, en otro estudio, el 69% de las mujeres manifiestan que siguen eligiendo el tamizaje con TN a pesar del riesgo de aborto, y asumen una razón subyacente para la pérdida de un embarazo en caso de que ocurra.[101] El conocimiento temprano de la patología fetal por parte de los padres ha demostrado que reduce el trauma físico y psicológico en los casos de finalización electiva del embarazo; por lo tanto, para algunos, la realización del tamizaje del primer trimestre es considerado para algunos como la posibilidad que tienen las pacientes de ejercer su autonomía.[102-104]

Lenhard y cols. encontraron que las madres de hijos con síndrome de Down, diagnosticados prenatalmente, se sienten discriminadas si alguno otro dice que el nacimiento de su hijo "pudo haber sido evitado" con un diagnóstico prenatal y terminación electiva del embarazo.[105] En consecuencia, encontraron que las madres de niños con síndrome de Down tienden a experimentar la disponibilidad del tamizaje y diagnóstico prenatal como una carga emocional. Los cuidados médicos y el soporte psicológico para los niños con síndrome de Down y sus familias pueden hacer superar la tensión emocional causada por el diagnóstico prenatal.[106]

Skotko recogió las opiniones sobre el tamizaje prenatal, de 141 madres que recibieron diagnóstico prenatal de síndrome de Down a través de una amniocentesis. Encontró que la mayoría tuvo una experiencia positiva del parto luego del diagnóstico prenatal de síndrome de Down; en contraste con las madres que lo descubrieron luego del nacimiento que informan una experiencia negativa.[107] Esto sucede porque las madres que reciben el diagnóstico prenatal pueden tener la posibilidad de resolver el dolor antes del nacimiento de su hijo. Las madres encuestadas consideraron que los resultados del tamizaje en sangre materna deben ser explicados como un cálculo de riesgo, y que el síndrome de Down debe ser explicado primero luego del tamizaje y antes de que se lleve a cabo el diagnóstico prenatal invasivo. Se debe brindar un mensaje sensible, cierto y consistente sobre el margen de capacidad del síndrome de Down. Ya que no existe ningún tratamiento ni intervención para el síndrome de Down u otras anomalías cromosómicas, el tamizaje prenatal permite preparar a la mujer para el nacimiento de un hijo con trastornos cromosómicos, crear un plan de necesidades especiales, o tener la opción de finalizar el embarazo. Basados en el trabajo de Skotko, es importante notar que no para todas las mujeres que aceptan la realización de un tamizaje prenatal, tener un hijo con alguna anomalía cromosómica significa un resultado adverso o no deseado o debería finalizar el embarazo por esta razón.

Es más probable que las madres deseen considerar todas las opciones y entender el pronóstico de un hijo con síndrome de Down, y obtener la mayor información posible antes de tomar una decisión.[108] Todas las razones del tamizaje y diagnóstico prenatal, que incluyen seguridad, conocimiento anticipado de un niño con síndrome de Down antes del parto, adopción, y finalización del embarazo, deben ser discutidas con las pacientes en forma no dirigida. Se debería otorgar información actualizada y contactar con grupos locales de apoyo de anomalías cromosómicas como el síndrome de Down.[107]

Puntos de enseñanza

- Existen múltiples métodos de tamizaje de aneuploidías, con tasas variables de detección, beneficios y alcance. Estas diferencias pueden guiar al profesional a elegir el mejor método para sus pacientes basado en la región, costos, y factores socioeconómicos.
- La ecografía del primer trimestre es beneficiosa, con la medición de la TN cuando está disponible, aunque no sea seguida de los marcadores en sangre materna, ya que brinda información y riesgo de anomalías no genéticas y el resultado del embarazo.
- Idealmente se debe obtener un consentimiento informado con un asesoramiento antes del estudio de manera tal que comprenda que el tamizaje del primer trimestre no es un estudio diagnóstico, sino un cálculo de riesgo que posibilita la identificación de un grupo de alto riesgo para ciertas condiciones como las trisomías como 13, 18 y 21.
- Según la bibliografía disponible, las pacientes prefieren el tamizaje del primer trimestre sobre el segundo trimestre, lo que les otorga autonomía y mejora los resultados en aquellas familias que van a concebir un hijo al que se le diagnosticó una anomalía cromosómica prenatalmente.
- Los estudios que utilizan el tamizaje no invasivo por medio del ADN fetal (DPNI) presentan una alta sensibilidad y especificidad para las aneuploidías autosómicas comunes (trisomía 21, 18 y 13) en los embarazos únicos luego de las 9 semanas de embarazo. Sin embargo, los resultados no son diagnóstico y pueden tener falsos positivos y negativos.
- Debido a que la edad gestacional y los embarazos múltiples afectan la fracción fetal y, por lo tanto, la interpretación de los resultados del DPNI, la ACOG recomienda la realización de una ecografía antes del estudio en aquellas pacientes que desean este método.
- La utilidad clínica de DPNI ha sido estudiada en la población de alto riesgo (por ejemplo, EMA, anomalías ecográficas o estudios bioquímicos alterados), pero la evidencia es limitada en la población de bajo riesgo.
- Un DPNI positivo necesita de un asesoramiento genético y la confirmación del cariotipo fetal mediante algún método invasivo prenatal (preferentemente amniocentesis).
- No se debe considerar al DPNI como un reemplazo de los estudios prenatales invasivos, ya que los resultados no son definitivos y permiten evaluar un número selecto de aneuploidías. Se debe tener en cuenta la historia familiar para ofrecer a la paciente una forma de tamizaje acorde con una patología en particular.

Bibliografía

1. Hook EB. Rates of chromosome abnormalities at different maternal ages. Obstet Gynecol 1981; 58 (3): 282-5.
2. Wald NJ, Kennard A, Hackshaw A, McGuire A. Antenatal screening for Down's syndrome. J Med Screen 1997; 4 (4): 181-246.
3. Merkatz IR, Nitowsky HM, Macri JN, Johnson WE. An association between low maternal serum alphafetoprotein and

fetal chromosomal abnormalities. Am J Obstet Gynecol 1984; 148 (7): 886-94.
4. Bulletins ACoP. ACOG practice bulletin no. 77: screening for fetal chromosomal abnormalities. Obstet Gynecol 2007; 109 (1): 217-27.
5. Saller Jr DN, Canick JA. Current methods of prenatal screening for Down syndrome and other fetal abnormalities. Clin Obstet Gynecol 2008; 51 (1): 24-36.
6. Malone FD, Canick JA, Ball RH, Nyberg DA, Comstock CH, Bukowski R, et al. First-trimester or second-trimester screening, or both, for Down's syndrome. N Engl J Med 2005; 353 (19): 2001-11.
7. Wapner R, Thom E, Simpson JL, Pergament E, Silver R, Filkins K, et al. First-trimester screening for trisomies 21 and 18. N Engl J Med 2003; 349 (15): 1405-13.
8. Wilson KL, Czerwinski JL, Hoskovec JM, Noblin SJ, Sullivan CM, Harbison A, et al. NSGC practice guideline: prenatal screening and diagnostic testing options for chromosome aneuploidy. J Genet Couns 2013; 22 (1): 4-15.
9. Agathokleous M, Chaveeva P, Poon LC, Kosinski P, Nicolaides KH. Meta-analysis of second-trimester markers for trisomy 21. Ultrasound Obstet Gynecol 2013; 41 (3): 247-61.
10. Breathnach FM, Fleming A, Malone FD. The second trimester genetic sonogram. Am J Med Genet C Semin Med Genet 2007; 145C (1): 62-72.
11. Smith-Bindman R, Feldstein VA, Goldberg JD. The genetic sonogram in screening for Down syndrome. J Ultrasound Med 2001; 20 (11): 1153-8.
12. Smith-Bindman R, Hosmer W, Feldstein VA, Deeks JJ, Goldberg JD. Second-trimester ultrasound to detect fetuses with Down syndrome: a meta-analysis. JAMA 2001; 285 (8): 1044-55.
13. Lo YM, Corbetta N, Chamberlain PF, Rai V, Sargent IL, Redman CW, et al. Presence of fetal DNA in maternal plasma and serum. Lancet 1997; 350 (9076): 485-7.
14. Chiu RW, Chan KC, Gao Y, Lau VY, Zheng W, Leung TY, et al. Noninvasive prenatal diagnosis of fetal chromosomal aneuploidy by massively parallel genomic sequencing of DNA in maternal plasma. Proc Natl Acad Sci USA 2008; 105 (51): 20458-63.
15. Fan HC, Blumenfeld YJ, Chitkara U, Hudgins L, Quake SR. Noninvasive diagnosis of fetal aneuploidy by shotgun sequencing DNA from maternal blood. Proc Natl Acad Sci USA 2008; 105 (42): 16266-71.
16. Bianchi DW, Platt LD, Goldberg JD, Abuhamad AZ, Sehnert AJ, Rava RP, et al. Genome-wide fetal aneuploidy detection by maternal plasma DNA sequencing. Obstet Gynecol 2012; 119 (5): 890-901.
17. Palomaki GE, Deciu C, Kloza EM, Lambert-Messerlian GM, Haddow JE, Neveux LM, et al. DNA sequencing of maternal plasma reliably identifies trisomy 18 and trisomy 13 as well as Down syndrome: an international collaborative study. Genet Med 2012; 14 (3): 296-305.
18. Palomaki GE, Kloza EM, Lambert-Messerlian GM, Haddow JE, Neveux LM, Ehrich M, et al. DNA sequencing of maternal plasma to detect Down syndrome: an international clinical validation study. Genet Med 2011; 13 (11): 913-20.
19. Louis-Jacques A, Burans C, Robinson S, Schofield E, Smulian J, Rochon M. Effect of commercial cell-free fetal DNA tests for aneuploidy screening on rates of invasive testing. Obstet Gynecol 2014; 123 Suppl 1: 67.
20. Bianchi DW, Parker RL, Wentworth J, Madankumar R, Saffer C, Das AF, et al. DNA sequencing versus standard prenatal aneuploidy screening. N Engl J Med 2014; 370 (9): 799-808.
21. Song Y, Liu C, Qi H, Zhang Y, Bian X, Liu J. Noninvasive prenatal testing of fetal aneuploidies by massively parallel sequencing in a prospective Chinese population. Prenat Diagn 2013; 33 (7): 700-6.
22. Hook EB, Cross PK, Schreinemachers DM. Chromosomal abnormality rates at amniocentesis and in live-born infants. JAMA 1983; 249 (15): 2034-8.
23. Drugan A. Advanced maternal age and prenatal diagnosis: it's time for individual assessment of genetic risks. Isr Med Assoc J 2005; 7 (2): 99-102.
24. Dugoff L, Society for Maternal-Fetal M. First- and second-trimester maternal serum markers for aneuploidy and adverse obstetric outcomes. Obstet Gynecol 2010; 115 (5): 1052-61.
25. McPherson E, Thomas GD, Manlick C, Zaleski CA, Reynolds KK, Rasmussen K, et al. Extreme values of maternal serum analytes in second trimester screening: looking beyond trisomy and NTD's. J Genet Couns 2011; 20 (4): 396-403.
26. Benn PA, Kaminsky LM, Ying J, Borgida AF, Egan JF. Combined second-trimester biochemical and ultrasound screening for Down syndrome. Obstet Gynecol 2002; 100 (6): 1168-76.
27. Krause TG, Christens P, Wohlfahrt J, Lei U, Westergaard T, Norgaard-Pedersen B, et al. Second-trimester maternal serum alpha-fetoprotein and risk of adverse pregnancy outcome (1). Obstet Gynecol 2001; 97 (2): 277-82.
28. Nicolaides KH, Azar G, Byrne D, Mansur C, Marks K. Fetal nuchal translucency: ultrasound screening for chromosomal defects in first trimester of pregnancy. BMJ 1992; 304 (6831): 867-9.
29. Nicolaides KH. Nuchal translucency and other first-trimester sonographic markers of chromosomal abnormalities. Am J Obstet Gynecol 2004; 191 (1): 45-67.
30. Kagan KO, Avgidou K, Molina FS, Gajewska K, Nicolaides KH. Relation between increased fetal nuchal translucency thickness and chromosomal defects. Obstet Gynecol 2006; 107 (1): 6-10.
31. Bilardo CM, Timmerman E, Pajkrt E, van Maarle M. Increased nuchal translucency in euploid fetuses – what should we be telling the parents? Prenat Diagn 2010; 30 (2): 93-102.
32. Souka AP, Von Kaisenberg CS, Hyett JA, Sonek JD, Nicolaides KH. Increased nuchal translucency with normal karyotype. Am J Obstet Gynecol 2005; 192 (4): 1005-21.
33. Alamillo CM, Fiddler M, Pergament E. Increased nuchal translucency in the presence of normal chromosomes: what's next? Curr Opin Obstet Gynecol 2012; 24 (2): 102-8.
34. Freriks K, Timmers HJ, Netea-Maier RT, Beerendonk CC, Otten BJ, van Alfen-van der Velden JA, et al. Buccal cell FISH and blood PCR-Y detect high rates of X chromosomal mosaicism and Y chromosomal derivatives in patients with Turner syndrome. Eur J Med Genet 2013; 56 (9): 497-501.
35. Linden MG, Bender BG, Robinson A. Genetic counseling for sex chromosome abnormalities. Am J Med Genet 2002; 110 (1): 3-10.

36. Pergament E, Alamillo C, Sak K, Fiddler M. Genetic assessment following increased nuchal translucency and normal karyotype. Prenat Diagn 2011; 31 (3): 307-10.
37. Lee KA, Williams B, Roza K, Ferguson H, David K, Eddleman K, et al. PTPN11 analysis for the prenatal diagnosis of Noonan syndrome in fetuses with abnormal ultrasound findings. Clin Genet 2009; 75 (2): 190-4.
38. Romano AA, Allanson JE, Dahlgren J, Gelb BD, Hall B, Pierpont ME, et al. Noonan syndrome: clinical features, diagnosis, and management guidelines. Pediatrics 2010; 126 (4): 746-59.
39. Tartaglia M, Cordeddu V, Chang H, Shaw A, Kalidas K, Crosby A, et al. Paternal germline origin and sex-ratio distortion in transmission of PTPN11 mutations in Noonan syndrome. Am J Hum Genet 2004; 75 (3): 492-7.
40. Levaillant JM, Gerard-Blanluet M, Holder-Espinasse M, Valat-Rigot AS, Devisme L, Cave H, et al. Prenatal phenotypic overlap of Costello syndrome and severe Noonan syndrome by tri-dimensional ultrasonography. Prenat Diagn 2006; 26 (4): 340-4.
41. Moore JW, Binder GA, Berry R. Prenatal diagnosis of aneuploidy and deletion 22q11.2 in fetuses with ultrasound detection of cardiac defects. Am J Obstet Gynecol 2004; 191 (6): 2068-73.
42. McDonald-McGinn DM, Tonnesen MK, Laufer-Cahana A, Finucane B, Driscoll DA, Emanuel BS, et al. Phenotype of the 22q11.2 deletion in individuals identified through an affected relative: cast a wide FISHing net! Genet Med 2001; 3 (1): 23-9.
43. Bassett AS, McDonald-McGinn DM, Devriendt K, Digilio MC, Goldenberg P, Habel A, et al. Practical guidelines for managing patients with 22q11.2 deletion syndrome. J Pediatr 2011; 159 (2): 332-9.
44. Chaoui R, Kalache KD, Heling KS, Tennstedt C, Bommer C, Korner H. Absent or hypoplastic thymus on ultrasound: a marker for deletion 22q11.2 in fetal cardiac defects. Ultrasound Obstet Gynecol 2002; 20 (6): 546-52.
45. Bretelle F, Beyer L, Pellissier MC, Missirian C, Sigaudy S, Gamerre M, et al. Prenatal and postnatal diagnosis of 22q11.2 deletion syndrome. Eur J Med Genet 2010; 53 (6): 367-70.
46. Alamillo CM, Krantz D, Evans M, Fiddler M, Pergament E. Nearly a third of abnormalities found after first-trimester screening are different than expected: 10-year experience from a single center. Prenat Diagn 2013; 33 (3): 251-6.
47. Donnenfeld AE, Cutillo D, Horwitz J, Knops J. Prospective study of 22q11 deletion analysis in fetuses with excess nuchal translucency. Am J Obstet Gynecol 2006; 194 (2): 508-11.
48. Lautrup CK, Kjaergaard S, Brondum-Nielsen K, Fagerberg C, Hertz JM, Petersen OB, et al. Testing for 22q11 microdeletion in 146 fetuses with nuchal translucency above the 99th percentile and a normal karyotype. Acta Obstet Gynecol Scand 2008; 87 (11): 1252-5.
49. Orioli IM, Castilla EE, Barbosa-Neto JG. The birth prevalence rates for the skeletal dysplasias. J Med Genet 1986; 23 (4): 328-32.
50. Khalil A, Pajkrt E, Chitty LS. Early prenatal diagnosis of skeletal anomalies. Prenat Diagn 2011; 31 (1): 115-24.
51. Tepperberg J, Pettenati MJ, Rao PN, Lese CM, Rita D, Wyandt H, et al. Prenatal diagnosis using interphase fluorescence in situ hybridization (FISH): 2-year multi-center retrospective study and review of the literature. Prenat Diagn 2001; 21 (4): 293-301.
52. American College of O, Gynecologists Committee on G. Committee opinion no. 581: the use of chromosomal microarray analysis in prenatal diagnosis. Obstet Gynecol 2013; 122 (6): 1374-7.
53. Lund IC, Christensen R, Petersen OB, Vogel I, Vestergaard EM. Chromosomal microarray in fetuses with increased nuchal translucency. Ultrasound Obstet Gynecol 2015; 45 (1): 95-100.
54. Shaffer LG, Rosenfeld JA, Dabell MP, Coppinger J, Bandholz AM, Ellison JW, et al. Detection rates of clinically significant genomic alterations by microarray analysis for specific anomalies detected by ultrasound. Prenat Diagn 2012; 32 (10): 986-95.
55. Kagan KO, Cicero S, Staboulidou I, Wright D, Nicolaides KH. Fetal nasal bone in screening for trisomies 21, 18 and 13 and Turner syndrome at 11–13 weeks of gestation. Ultrasound Obstet Gynecol 2009; 33 (3): 259-64.
56. Sonek JD, Cicero S, Neiger R, Nicolaides KH. Nasal bone assessment in prenatal screening for trisomy 21. Am J Obstet Gynecol 2006; 195 (5): 1219-30.
57. Maiz N, Valencia C, Kagan KO, Wright D, Nicolaides KH. Ductus venosus Doppler in screening for trisomies 21, 18 and 13 and Turner syndrome at 11–13 weeks of gestation. Ultrasound Obstet Gynecol 2009; 33 (5): 512-7.
58. Kagan KO, Valencia C, Livanos P, Wright D, Nicolaides KH. Tricuspid regurgitation in screening for trisomies 21, 18 and 13 and Turner syndrome at 11 + 0 to 13 + 6 weeks of gestation. Ultrasound Obstet Gynecol 2009; 33 (1): 18-22.
59. Sotiriadis A, Papatheodorou S, Eleftheriades M, Makrydimas G. Nuchal translucency and major congenital heart defects in fetuses with normal karyotype: a meta-analysis. Ultrasound Obstet Gynecol 2013; 42 (4): 383-9.
60. Pereira S, Ganapathy R, Syngelaki A, Maiz N, Nicolaides KH. Contribution of fetal tricuspid regurgitation in first-trimester screening for major cardiac defects. Obstet Gynecol 2011; 117 (6): 1384-91.
61. Vogel M, Sharland GK, McElhinney DB, Zidere V, Simpson JM, Miller OI, et al. Prevalence of increased nuchal translucency in fetuses with congenital cardiac disease and a normal karyotype. Cardiol Young 2009; 19 (5): 441-5.
62. Wald NJ, Morris JK, Walker K, Simpson JM. Prenatal screening for serious congenital heart defects using nuchal translucency: a meta-analysis. Prenat Diagn 2008; 28 (12): 1094-104.
63. Bilardo CM, Muller MA, Pajkrt E, Clur SA, van Zalen MM, Bijlsma EK. Increased nuchal translucency thickness and normal karyotype: time for parental reassurance. Ultrasound Obstet Gynecol 2007; 30 (1): 11-8.
64. Sohan K, Carroll S, Byrne D, Ashworth M, Soothill P. Parvovirus as a differential diagnosis of hydrops fetalis in the first trimester. Fetal Diagn Ther 2000; 15 (4): 234-6.
65. Sebire NJ, Souka A, Skentou H, Geerts L, Nicolaides KH. Early prediction of severe twin-to-twin transfusion syndrome. Hum Reprod 2000; 15 (9): 2008-10.
66. Wright D, Wright A, Nicolaides KH. A unified approach to risk assessment for fetal aneuploidies. Ultrasound Obstet Gynecol 2015; 45 (1): 48-54.
67. Gregg AR, Gross SJ, Best RG, Monaghan KG, Bajaj K, Skotko BG, et al. ACMG statement on noninvasive prenatal

screening for fetal aneuploidy. Genet Med 2013; 15 (5): 395-8.
68. Alberry M, Maddocks D, Jones M, Abdel Hadi M, Abdel-Fattah S, Avent N, et al. Free fetal DNA in maternal plasma in anembryonic pregnancies: confirmation that the origin is the trophoblast. Prenat Diagn 2007; 27 (5): 415-8.
69. McKinlay-Gardner RJ, Sutherland GR, editors. Chromosome abnormalities and genetic counseling. 3ª ed. New York: Oxford University Press, 2003.
70. Lo YM, Zhang J, Leung TN, Lau TK, Chang AM, Hjelm NM. Rapid clearance of fetal DNA from maternal plasma. Am J Hum Genet 1999; 64 (1): 218-24.
71. Ashoor G, Syngelaki A, Poon LC, Rezende JC, Nicolaides KH. Fetal fraction in maternal plasma cell-free DNA at 11–13 weeks' gestation: relation to maternal and fetal characteristics. Ultrasound Obstet Gynecol 2013; 41 (1): 26-32.
72. Struble CA, Syngelaki A, Oliphant A, Song K, Nicolaides KH. Fetal fraction estimate in twin pregnancies using directed cell-free DNA analysis. Fetal Diagn Ther 2014; 35 (3): 199-203.
73. Wang E, Batey A, Struble C, Musci T, Song K, Oliphant A. Gestational age and maternal weight effects on fetal cell-free DNA in maternal plasma. Prenat Diagn 2013; 33 (7): 662-6.
74. Lo YM, Tein MS, Lau TK, Haines CJ, Leung TN, Poon PM, et al. Quantitative analysis of fetal DNA in maternal plasma and serum: implications for noninvasive prenatal diagnosis. Am J Hum Genet 1998; 62 (4): 768-75.
75. American College of O, Gynecologists Committee on G. Committee opinion no. 545: noninvasive prenatal testing for fetal aneuploidy. Obstet Gynecol 2012; 120 (6): 1532-4.
76. Canick JA, Palomaki GE, Kloza EM, Lambert-Messerlian GM, Haddow JE. The impact of maternal plasma DNA fetal fraction on next generation sequencing tests for common fetal aneuploidies. Prenat Diagn 2013; 33 (7): 667-74.
77. Rava RP, Srinivasan A, Sehnert AJ, Bianchi DW. Circulating fetal cell-free DNA fractions differ in autosomal aneuploidies and monosomy X. Clin Chem 2014; 60 (1): 243-50.
78. Brar H, Wang E, Struble C, Musci TJ, Norton ME. The fetal fraction of cell-free DNA in maternal plasma is not affected by a priori risk of fetal trisomy. J Matern Fetal Neonatal Med 2013; 26 (2): 143-5.
79. Fan HC, Quake SR. Sensitivity of noninvasive prenatal detection of fetal aneuploidy from maternal plasma using shotgun sequencing is limited only by counting statistics. PLoS One 2010; 5 (5): e10439.
80. Liang D, Lv W, Wang H, Xu L, Liu J, Li H, et al. Non-invasive prenatal testing of fetal whole chromosome aneuploidy by massively parallel sequencing. Prenat Diagn 2013; 33 (5): 409-15.
81. Benn P. Non-invasive prenatal testing using cell free DNA in maternal plasma: recent developments and future prospects. J Clin Med 2014; 3: 537-65.
82. Zimmermann B, Hill M, Gemelos G, Demko Z, Banjevic M, Baner J, et al. Noninvasive prenatal aneuploidy testing of chromosomes 13, 18, 21, X, and Y, using targeted sequencing of polymorphic loci. Prenat Diagn 2012; 32 (13): 1233-41.
83. Nicolaides KH, Musci TJ, Struble CA, Syngelaki A, Gil MM. Assessment of fetal sex chromosome aneuploidy using directed cell-free DNA analysis. Fetal Diagn Ther 2014; 35 (1): 1-6.
84. Samango-Sprouse C, Banjevic M, Ryan A, Sigurjonsson S, Zimmermann B, Hill M, et al. SNP-based non-invasive prenatal testing detects sex chromosome aneuploidies with high accuracy. Prenat Diagn 2013; 33 (7): 643-9.
85. Vora NL, O'Brien BM. Noninvasive prenatal testing for microdeletion syndromes and expanded trisomies: proceed with caution. Obstet Gynecol 2014; 123 (5): 1097-9.
86. Russell LM, Strike P, Browne CE, Jacobs PA. X chromosome loss and ageing. Cytogenet Genome Res 2007; 116 (3): 181-5.
87. Nicolaides KH, Syngelaki A, Ashoor G, Birdir C, Touzet G. Noninvasive prenatal testing for fetal trisomies in a routinely screened first-trimester population. Am J Obstet Gynecol 2012; 207 (5): 374e1-6.
88. Pergament E, Cuckle H, Zimmermann B, Banjevic M, Sigurjonsson S, Ryan A, et al. Single-nucleotide polymorphism-based noninvasive prenatal screening in a high-risk and low-risk cohort. Obstet Gynecol 2014; 124 (2 Pt 1): 210-8.
89. Van Lith JM, Faas BH, Bianchi DW. Current controversies in prenatal diagnosis 1: NIPT for chromosome abnormalities should be offered to women with low a priori risk. Prenat Diagn 2015; 35 (1): 8-14.
90. Benn P, Cuckle H, Pergament E. Non-invasive prenatal testing for aneuploidy: current status and future prospects. Ultrasound Obstet Gynecol 2013; 42 (1): 15-33.
91. Bevilacqua E, Gil MM, Nicolaides KH, Ordonez E, Cirigliano V, Dierickx H, et al. Performance of screening for aneuploidies by cell-free DNA analysis of maternal blood in twin pregnancies. Ultrasound Obstet Gynecol 2015; 45 (1): 61-6.
92. Grati FR, Barlocco A, Grimi B, Milani S, Frascoli G, Di Meco AM, et al. Chromosome abnormalities investigated by non-invasive prenatal testing account for approximately 50 % of fetal unbalances associated with relevant clinical phenotypes. Am J Med Genet A 2010; 152A (6): 1434-42.
93. Futch T, Spinosa J, Bhatt S, de Feo E, Rava RP, Sehnert AJ. Initial clinical laboratory experience in noninvasive prenatal testing for fetal aneuploidy from maternal plasma DNA samples. Prenat Diagn 2013; 33 (6): 569-74.
94. Lau TK, Cheung SW, Lo PS, Pursley AN, Chan MK, Jiang F, et al. Non-invasive prenatal testing for fetal chromosomal abnormalities by low-coverage whole-genome sequencing of maternal plasma DNA: review of 1982 consecutive cases in a single center. Ultrasound Obstet Gynecol 2014; 43 (3): 254-64.
95. Lau TK, Jiang FM, Stevenson RJ, Lo TK, Chan LW, Chan MK, et al. Secondary findings from non-invasive prenatal testing for common fetal aneuploidies by whole genome sequencing as a clinical service. Prenat Diagn 2013; 33 (6): 602-8.
96. Garfield SS, Armstrong SO. Clinical and cost consequences of incorporating a novel non-invasive prenatal test into the diagnostic pathway for fetal trisomies. J Managed Care Med 2012; 15 (2): 34-41.
97. Sonek JD, Cuckle HS. What will be the role of first-trimester ultrasound if cell-free DNA screening for aneuploidy becomes routine? Ultrasound Obstet Gynecol 2014; 44 (6): 621-30.
98. Kagan KO, Wright D, Nicolaides KH. First-trimester contingent screening for trisomies 21, 18 and 13 by fetal nuchal translucency and ductus venosus flow and maternal

blood cell-free DNA testing. Ultrasound Obstet Gynecol 2015; 45 (1): 42-7.
99. Cuckle H, Benn P. Multianalyte maternal serum screening for chromosomal defects. En: Milunsky A, Milunsky JM, editors. Genetic disorders in fetus: diagnosis, prevention and treatment. 6ª ed. Chichester: Wiley-Blackwell, 2010.
100. de Graaf IM, Tijmstra T, Bleker OP, van Lith JM. Womens' preference in Down syndrome screening. Prenat Diagn 2002; 22 (7): 624-9.
101. Mulvey S, Wallace EM. Women's knowledge of and attitudes to first and second trimester screening for Down's syndrome. BJOG 2000; 107 (10): 1302-5.
102. Chasen ST, Skupski DW, McCullough LB, Chervenak FA. Prenatal informed consent for sonogram: the time for first-trimester nuchal translucency has come. J Ultrasound Med 2001; 20 (11): 1147-52.
103. Rayburn WF, Laferla JJ. Mid-gestational abortion for medical or genetic indications. Clin Obstet Gynaecol 1986; 13 (1): 71-82.
104. Wadhera S, Millar WJ. Second trimester abortions: trends and medical complications. Health Rep 1994; 6 (4): 441-54.
105. Lenhard W, Breitenbach E, Ebert H, Schindelhauer-Deutscher HJ, Zang KD, Henn W. Attitudes of mothers towards their child with Down syndrome before and after the introduction of prenatal diagnosis. Intellect Dev Disabil 2007; 45 (2): 98-102.
106. Pueschel SM. Ethical considerations relating to prenatal diagnosis of fetuses with Down syndrome. Ment Retard 1991; 29 (4): 185-90.
107. Skotko BG. Prenatally diagnosed Down syndrome: mothers who continued their pregnancies evaluate their health care providers. Am J Obstet Gynecol 2005; 192 (3): 670-7.
108. Helm DT, Miranda S, Chedd NA. Prenatal diagnosis of Down syndrome: mothers' reflections on supports needed from diagnosis to birth. Ment Retard 1998; 36 (1): 55-61.

9

Biometría fetal en la gestación temprana

Lea M. Porche • Steven Warsof • Alfred Abuhamad

Introducción

La biometría fetal, las medidas morfométricas del feto y de las estructuras gestacionales, se han utilizado rutinariamente en el segundo trimestre para la determinación de la edad gestacional, la estimación de anomalías del crecimiento y peso fetal y la determinación de la anatomía fetal normal o anormal. Con los avances en la tecnología del ultrasonido, la biometría en el primer trimestre se ha convertido en una herramienta más precisa y más útil. En el primer trimestre, se pueden medir muchas estructuras que ahora pueden dar pistas sobre la ubicación del embarazo, viabilidad, edad gestacional, corionicidad en las gestaciones múltiples y riego de aneuploidías. En este capítulo, se revisa la evaluación de estas estructuras y su significado en el primer trimestre.

Biometría

Saco gestacional

La evidencia ecográfica más temprana de un embarazo intrauterino, el saco gestacional (SG), se puede ver tan pronto como a las 4 semanas de gestación, solo días después de la falta de la menstruación.[1] El SG también se puede utilizar en el embarazo temprano para la evaluación de la edad gestcaional.[2] Cuando se observa a las 4 semanas, el SG tiene aproximadamente 2-3 mm de diámetro y, en esta fase temprana, crece rápidamente a una velocidad de aproximadamente 1 mm por día (Tabla 9.1).[3]

El diámetro sacular medio (DSM) es una medida que se ha utilizado con buena exactitud. Esta medida se obtiene tomando el promedio de las mediciones del SG en tres planos: coronal, sagital y transversal.[1] El DSM es útil a principios del primer trimestre, pero pierde precisión cuando llega a ser mayor de 14 mm, momento en el cual el polo fetal debe ser visible. Cuando se miden las dimensiones del SG, los cursores se deben colocar en el borde y se debe tener cuidado de no incluir el tejido decidual circundante (*v*. Figura 9.1).[4]

Tabla 9.1 Relación entre el diámetro sacular medio (DSM) y la amenorrea[a]

Diámetro sacular medio (mm)	Intervalo de edad previsto (semanas)= 95% IC
2	5,0 (4,5-5,5)
3	5,1 (4,6-5,6)
4	5,2 (4,8-5,7)
5	5,4 (4,9-5,8)
6	5,5 (5,0-6,0)
7	5,6 (5,1-6,1)
9	5,9 (5,4-6,3)
10	6,0 (5,5-6,5)
11	6,1 (5,6-6,6)
12	6,2 (5,8-6,7)
13	6,4 (5,9-6,8)
14	6,5 (6,0-7,0)
15	6,6 (6,2-7,1)
16	6,7 (6,3-7,2)
17	6,9 (6,4-7,3)
18	7,0 (6,5-7,5)
19	7,1 (6,6-7,6)
20	7,3 (6,8-7,7)
21	7,4 (6,9-7,8)
22	7,5 (7,0-8,0)
23	7,6 (7,2-8,1)
24	7,8 (7,3-8,3)

[a] Adaptado de Daya S, Wood S, Ward S, Lappalainen R, Caco C. Early pregnancy assessment with transvaginal ultrasound scanning. Can Med Assoc J 1991; 144: 441.

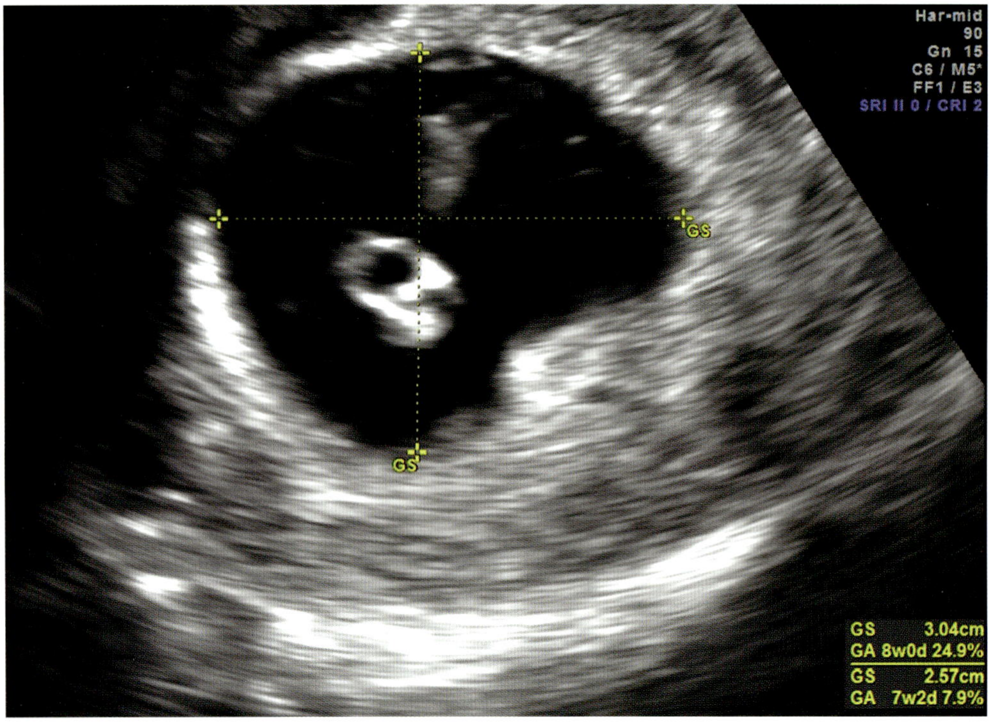

Figura 9.1 Saco gestacional dentro del cual se pueden observar el polo fetal y el saco vitelino. Para la medición del saco gestacional, los cursores se colocan en los planos coronal y transversal. Para completar las tres mediciones requeridas, la tercer medida se tomará en el plano sagital. La longitud cráneo-caudal fetal se utilizará para una estimación más precisa de la edad gestacional

Se debe tener cuidado en diferenciar un SG verdadero de un seudosaco o una pequeña colección intrauterina líquida o de sangre, ya que ambas pueden estar asociadas con embarazos ectópicos o fallidos (Figura 9.2).[1] Típicamente, un SG verdadero debería estar localizado de manera excéntrica en la cavidad endometrial, dado que está incrustado dentro de una de las caras de la decidua.[1] También se debe observar el signo del doble anillo, que hace referencia a dos anillos ecogénicos que rodean el saco gestacional. Estos anillos representan la cavidad coriónica con sus vellosidades asociadas y la decidua circundante en desarrollo (Figura 9.3).[5] Si en una mujer con prueba de embarazo positiva, no se observa el SG con ubicación excéntrica y con el signo del doble anillo, no se puede descartar un embarazo intrauterino viable, pero estos hallazgos deben plantear sospecha de embarazo anormal o extrauterino y está indicado un seguimiento clínico más frecuente.[6]

Saco vitelino

El saco vitelino (SV) aparece dentro del SG a las 5 semanas de gestación y, con frecuencia, es la primera estructura que se identifica dentro del SG.[1, 7, 8] Funciona como el primer soporte nutricional y metabólico para el embrión en desarrollo antes del desarrollo de la placenta, también sirve como signo de confirmación ultrasonográfica de embarazo intrauterino (Figura 9.4).[9]

Si bien normalmente, aparece en la semana 5 de gestación, el SV puede no ser visible hasta más tarde, cuando el DSM es de alrededor de 8 mm.[7] Está conectado al embrión por el conducto vitelino. Cuando el amnios se forma alrededor del feto, el SV se ve entonces como una estructura extraamniótica. El SV progresa en tamaño hasta un máximo habitual de 6 mm alrededor de la semana 10 y, luego, involuciona hasta que es absorbido entre el amnios y el corion hacia el final de las semanas 12-13.[10] La medición del SV se debe realizar colocando los cursores en el borde interno del anillo ecogénico.[11]

Se han desarrollado nomogramas que relacionan el tamaño del SV con la edad gestacional,[12] pero, debido a la marcada variación en los embarazos normales, no se debe utilizar el diámetro del SV como el primer método para establecer la edad gestacional.[10]

Como se mencionó anteriormente, la visualización del SV se puede utilizar como confirmación de embarazo intrauterino, e, incluso, puede ayudar a determinar la amnionicidad en gestaciones múltiples, ya que el número de sacos vitelinos se debe correlacionar con el número de sacos amnióticos si los embriones son viables.[8] Esto puede ser particularmente importante en las gestaciones múltiples de mayor número.

Se puede observar una marcada variación en el tamaño y la forma de los SV. Estas variaciones pueden ser significativas. Un SV pequeño ($<$ 3 mm antes de las 6-10 semanas) o grande ($>$ 7 mm antes de las 9 semanas) puede hacer sospechar un embarazo de desarrollo anormal. En estos casos, se debe repetir la ecografía para confirmar la progresión del embarazo.[1] La ausencia de SV o de embrión en un SG con un DSM $\geq$ 25 mm es diagnóstico de embarazo fallido con una especificidad y un valor predictivo positivo cercano al 100%.[12] Un SV ecogénico, de forma irregular o persistente (sobre todo después de las 12 semanas), es un hallazgo de significado incierto.[13]

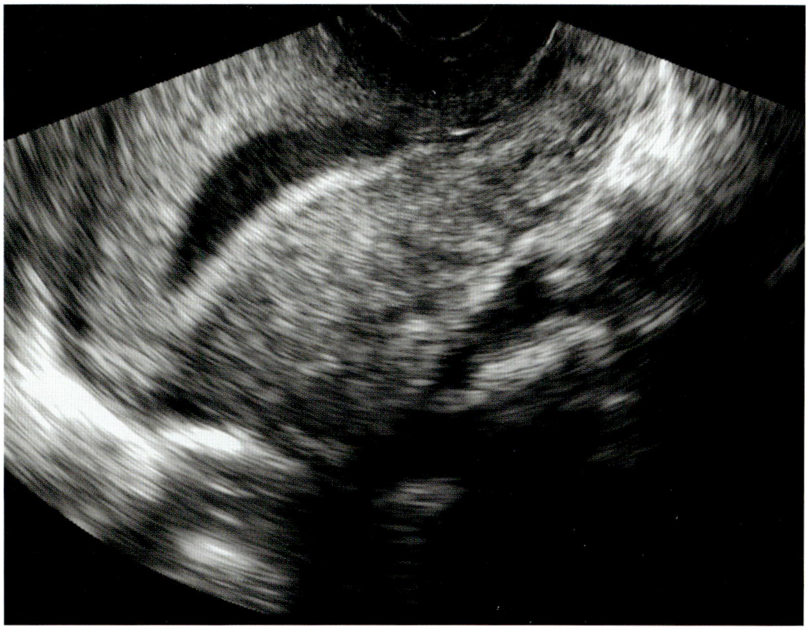

Figura 9.2 Esta colección líquida dentro del útero es un "seudosaco" en el contexto de un embarazo abdominal. Nótese su localización central y la ausencia de los dos anillos ecogénicos. Estas características ayudan a distinguirla del verdadero saco gestacional de un embarazo intrauterino viable.

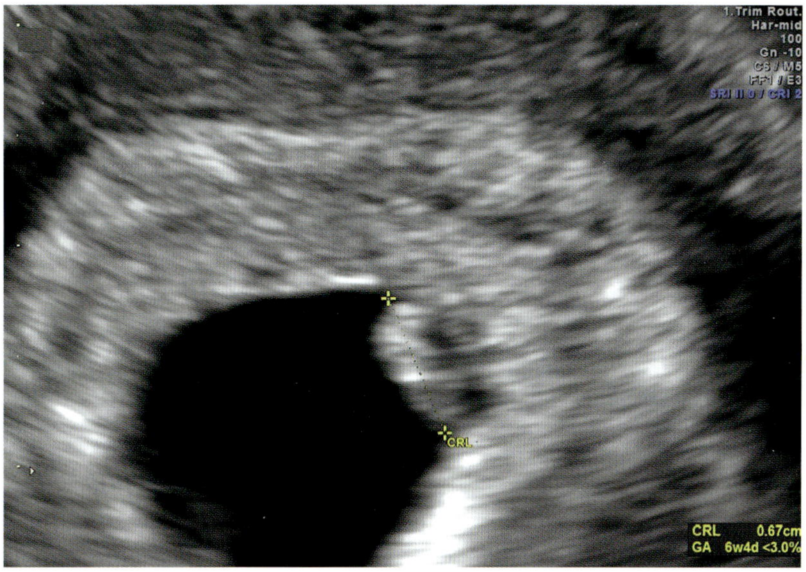

Figura 9.3 Signo del doble anillo. Se observa un saco gestacional con un polo fetal (entre cursores), localizado excéntricamente. Los dos anillos ecogénicos que rodean el saco gestacional son claros en esta imagen.

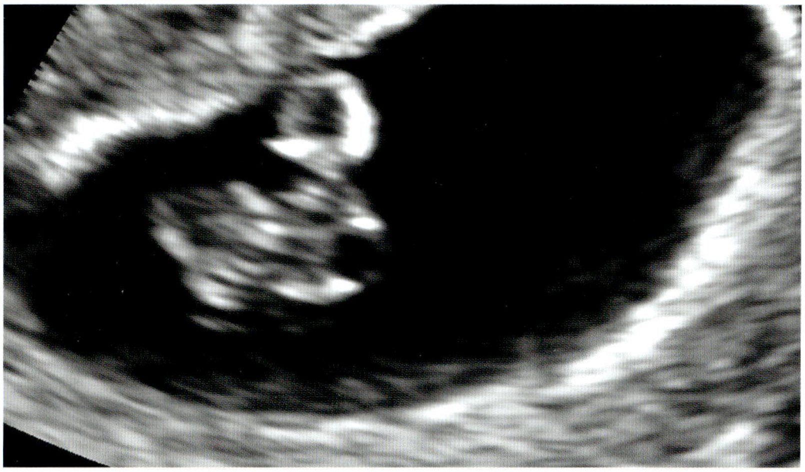

Figura 9.4 Saco vitelino normal. Se puede ver el saco vitelino (*arriba*) muy cerca del polo fetal (*abajo*). En el extremo derecho del polo fetal se puede ver el rombencéfalo en desarrollo (hipoecoico).

Longitud embrionaria máxima

El polo fetal se visualiza por primera vez, por ultrasonido transvaginal, a las 5 semanas de gestación con actividad cardíaca demostrable desde las 6-6,5 semanas de gestación.[1] Es importante señalar que la frecuencia cardíaca fetal, en los embarazos tan precoces, puede ser más lenta de lo previsto, pero debe estar dentro del rango normal a las 8 semanas de gestación.

La primera medida fetal biométrica verdadera posible es la longitud embrionaria máxima (LEM). Por definición, la LEM no se mide desde el polo cefálico fetal hasta la nalga, sino que se utiliza la longitud mayor desde el extremo cefálico hasta el extremo caudal del embrión con el feto en posición neutra (Figura 9.5). En los embarazos precoces entre las 6 y 9 semanas, la posición fetal modifica poco la medida de la LEM, pero luego de este momento, la flexión o la extensión pueden causar diferencias significativas.

La medición de la LEM se debe hacer de manera estandarizada para aumentar la precisión de la medida. Se debe obtener un corte sagital medio del embrión y magnificar la imagen para que ocupe la mayor parte de la pantalla. Se debe tener cuidado de obtener esta imagen evitando la hiperflexión o extensión del embrión. Los dos extremos del embrión deben estar bien definidos y se utilizarán los cursores del equipo de ultrasonido para obtener la medida. En las gestaciones muy tempranas, no se pueden distinguir los extremos cefálico y caudal del embrión. En este caso, se debe obtener la mayor medida longitudinal (Figura 9.6).[14]

La importancia principal de la medición de la LEM es la estimación de la edad gestacional. Uno de los pioneros en la medición biométrica del polo fetal fue el Dr. Hugh Robinson, que trabajó con el profesor Ian Donald en el Hospital Queen Mother en Glasgow, Escocia. A principios de los años setenta, publicó trabajos que dieron validez al uso del ultrasonido en la medición del polo fetal a edad gestacional temprana. Evaluó, en un estudio, mujeres entre las 6 y 14 semanas de gestación con ciclos regulares y fecha de última menstruación conocida, mediante técnicas de ultrasonido transabdominal en modo B.[15] Él comparó sus medidas con la amenorrea y, en pacientes con abortos fallidos, con la medida física del embrión después de la expulsión. Notó un alto grado de correlación entre las medidas del ultrasonido y la amenorrea. A pesar de los equipos de ultrasonido rudimentarios, sus mediciones meticulosas, han resistido el paso del tiempo y más de 40 años más tarde, todavía se utilizan. Por lo tanto, el ultrasonido del primer trimestre con la medición de la LEM, se considera ahora el método más confiable para estimar la edad gestacional en embarazos con fecha de última menstruación conocida y desconocida. Más recientemente, en un estudio de Pexters y cols., se confirmó la exactitud de la ecografía transvaginal como medio para estimar la edad gestacional, al demostrar en 54 pacientes que la medición de la LEM y del DSM tuvieron alta correlación interobservador e intraobservador, y fueron altamente reproducibles.[16]

Se han realizado varios estudios en poblaciones distintas para evaluar la capacidad de generalizar estos nomogramas iniciales. Uno de estos fue realizado por Papageorghiou y cols. en ocho países geográficamente diferentes. Se incluyeron datos de 4265 mujeres, para determinar una ecuación que fuera aplicable a múltiples poblaciones.[17] Se han desarrollado muchos nomogramas para LEM a través de los años. Sobre la base de la población, las ecuaciones de predicción pueden diferir significativamente. Por ejemplo, las curvas LEM desarrolladas por Robinson y Pexsters difieren en las gestaciones muy tempranas, pero son muy similares después de

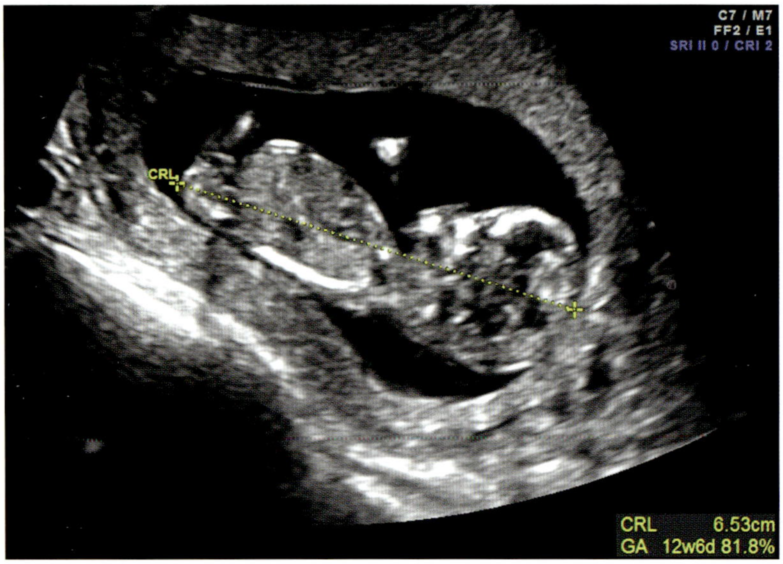

Figura 9.5 Longitud embrionaria máxima. Acá los calibres se ubican en los extremos cefálico y caudal del feto. Este feto parece estar levemente flexionado en el momento de la medición.

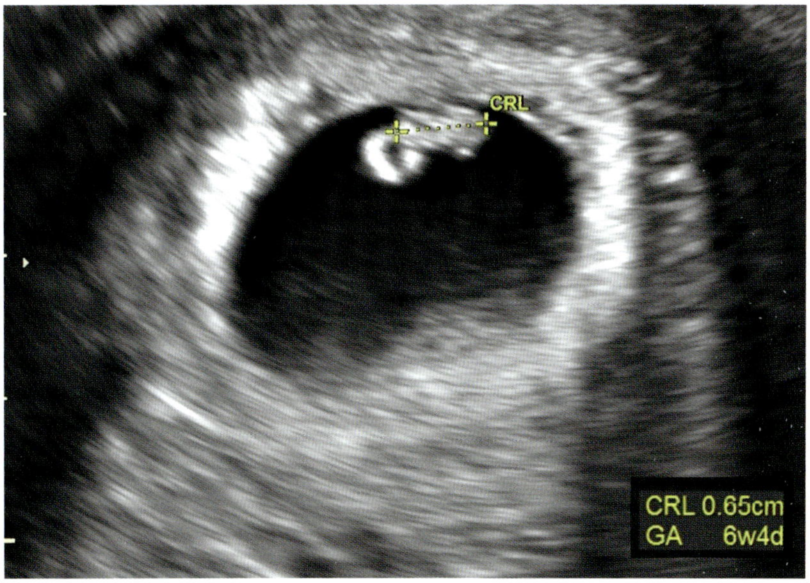

Figura 9.6 Longitud embrionaria máxima. En esta medición de la longitud embrionaria máxima, se muestra la dificultad para identificar los extremos cefálico y caudal del embrión en edades gestacionales tempranas. Aquí se obtiene la mayor medida longitudinal. Se puede ver el saco vitelino muy cerca del polo fetal.

aproximadamente las 8 semanas. La mayoría de las curvas LEM publicadas difieren muy poco de la publicada por el Dr. Robinson en 1973 (Tablas 9.2 y 9.3).

La medición de la LEM se puede realizar de rutina, mediante ecografía transvaginal, desde las 6 semanas de

Tabla 9.2 Estimación de la edad gestacional según la longitud cráneo-caudal (LEM): Robinson[a]

LEM fetal (mm)	Edad gestacional (semanas + días)
5	6 + 0
10	7 + 1
15	7 + 6
20	8 + 4
25	9 + 2
30	9 + 6
35	10 + 2
40	10 + 6
45	11 + 2
50	11 + 5
55	12 + 1
60	12 + 3
65	12 + 6
70	13 + 1
75	13 + 4
80	13 + 6
85	14 + 1
Fórmula	Edad gestacional (días) = 8,052 × (LEM × 1,037) 1/2 + 23,73

[a] Adaptado de Robinson HP, Fleming JE. A critical evaluation of sonar "crown-rump length" measurements. Br J Obstet Gynaecol 1975; 82: 702-10.

Tabla 9.3 Estimación de la edad gestacional según la longitud cráneo-caudal (LEM): Pexsters[a]

LEM media (mm)	Edad gestacional (semanas + días)
0,4	5 + 5
1,1	5 + 6
1,9	6 + 0
2,7	6 + 1
3,5	6 + 2
4,3	6 + 3
5,2	6 + 4
6,1	6 + 5
7,0	6 + 6
8,0	7 + 0
8,9	7 + 1
9,9	7 + 2
10,9	7 + 3
12,0	7 + 4
13,1	7 + 5
14,2	7 + 6
15,3	8 + 0
16,4	8 + 1
17,6	8 + 2
18,8	8 + 3
20,0	8 + 4
21,2	8 + 5
22,5	8 + 6
23,8	9 + 0
25,1	9 + 1
26,4	9 + 2

▶

▶ **Tabla 9.3** Estimación de la edad gestacional según la longitud cráneo-caudal (LEM): Pexsters[a]

LEM media (mm)	Edad gestacional (semanas + días)
27,8	9 + 3
29,2	9 + 4
30,6	9 + 5
32,0	9 + 6
33,5	10 + 0
35,0	10 + 1
36,5	10 + 2
38,1	10 + 3
39,6	10 + 4
41,2	10 + 5
42,8	10 + 6
44,5	11 + 0
46,1	11 + 1
47,8	11 + 2
49,5	11 + 3
51,3	11 + 4
53,0	11 + 5
54,8	11 + 6
56,6	12 + 0
58,5	12 + 1
60,3	12 + 2
62,2	12 + 3
64,1	12 + 4
66,1	12 + 5
68,0	12 + 6
70,0	13 + 0
72,0	13 + 1
74,0	13 + 2
76,1	13 + 3
78,2	13 + 4
80,3	13 + 5
82,4	13 + 6
84,6	14 + 0

[a]Adaptada de Pexsters A, Daemen A, Bottomley C, Van Schoubroeck D, De Catte L, De Moor B, et al. New crown-rump length curve based on over 3500 pregnancies. Ultrasound Obstet Gynecol 2010; 35: 650-5.

gestación. Se demostró que cuando la LEM se mide entre las 7 y 10 semanas tiene solo una variación de tres días con respecto a la edad gestacional actual.[15, 18] Sin embargo, entre las 10 y 14 semanas, la precisión disminuye levemente, con un margen de ± 5 días,[19] y con la adición de solo una semana más, a las 15 semanas de gestación, la precisión disminuye, con un rango de ± 8 días.[20] Esto refuerza el hecho de que para estimar la edad gestacional de la manera más precisa, se debe medir la LEM entre las 7 y 10 semanas de gestación. Cabe destacar, que se ha demostrado que si la LEM mide más de 84 mm (alrededor de 14 semanas de gestación), el diámetro biparietal (BPD) es más preciso para estimar la edad gestacional.[15] Si bien se han desarrollado muchas fórmulas complejas, una fórmula fácil de correlacionar la edad gestacional con la LCR entre las 7 y 14 semanas de gestación es la siguiente:

Edad gestacional (semanas) = 6,5 + LEM (cm)

El Colegio Estadounidense de Obstetras y Ginecólogos (ACOG) ha publicado criterios sobre el grado de discrepancia que justifica un cambio en la edad gestacional establecida en embarazos precoces. En el primer trimestre, antes de las 9 semanas de gestación, la edad gestacional debe ser reasignada si la discrepancia entre el ultrasonido y la fecha de última menstruación es de ± 5 días. Entre las 9 y 15,6 semanas, se debe reasignar la edad gestacional si la discrepancia es de ± 7 días (Tabla 9.4).[21, 22]

Translucencia nucal

La importancia de la medición de la translucencia nucal (TN) en la medicina fetal fue establecida por primera vez por el trabajo pionero del profesor Kypros Nicolaides a mediados de los años noventa en el King's College Hospital, en Londres, Reino Unido. Ahora se recomienda la medición de la TN como una opción para las pacientes como parte del tamizaje de aneuploidías del primer trimestre.[23] La medición de la TN, uno de los elementos del examen del tamizaje del primer trimestre, se combina con los niveles de la fracción β de la gonadotropina coriónica humana materna (β-GCh) y la proteína plasmática A asociada al embarazo (PAPP-A).[24] Estos parámetros junto con la edad materna dan un riesgo paciente-específico para la trisomía 21 y 18. Para la trisomía 21, la tasa de detección es del 85% con una tasa de falsos positivos de 5%, que es superior a la tasa de detección en el segundo trimestre utilizando múltiples marcadores séricos maternos únicamente.[25]

La TN es una estructura hipoecoica localizada debajo de la piel de la región posterior del cuello fetal que corresponde a una colección líquida en ese espacio (Figura 9.7).[1] Esta estructura se puede identificar y medir en todos los embarazos normales, pero su medida se incrementa en los casos de aneuploidía fetal o cardiopatía congénita. En gemelos monocoriónicos la discrepancia en la medición de la TN ha sido asociada como una evidencia temprana del síndrome de transfusión feto-fetal.[26]

Hay múltiples teorías con respecto a la etiología del aumento de la medida de la TN. En la trisomía 21, el colágeno dérmico tiene mayores propiedades hidrófilas, ya que atrapa fluidos en los tejidos subcutáneos.[3] En el síndrome

Tabla 9.4 Guías para restablecer la edad gestacional sobre la base de la ultrasonografía del primer trimestre[a]

Rango de edad gestacional	Medida	Discrepancia entre la edad gestacional establecida por ultrasonografía y fecha de la última menstruación, que justifica la reasignación de la edad gestacional
≤ 13 + 6	LEM	-
≤ 8 + 6		Más de 5 días
9 + 0 - 13 + 6		Más de 7 días
14 + 0 - 15 + 6	DBP, CC, CA, LF	Más de 7 días
16 + 0 - 21 + 6	DBP, CC, CA, LF	Más de 10 días

[a]Adaptado de ACOG Committee Opinion 611: Method for Estimating Due Date, October 2014.
DBP: diámetro biparietal; CC: circunferencia cefálica; CA: circunferencia abdominal; LF: longitud femoral.

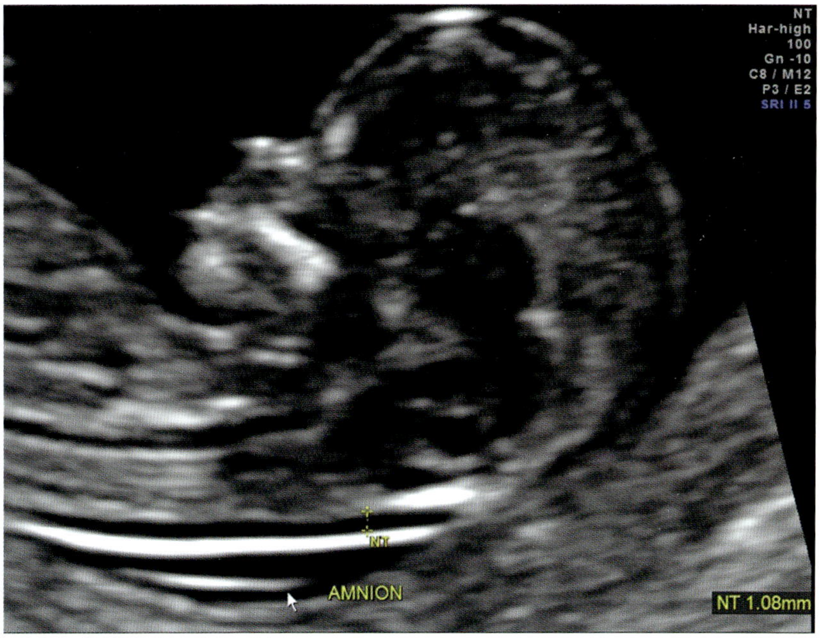

Figura 9.7 Medición de una TN normal. Se puede observar la medición de una TN normal, donde se cumple con todos los criterios. Obsérvese que el amnios se ve claramente separado del margen posterior de la colección de líquido de la nuca.

de Turner, se le atribuye a los linfáticos displásicos la obstrucción del flujo normal de líquido fuera de este espacio. El drenaje linfático anormal también se puede producir en ausencia del síndrome de Turner, lo que conduce al aumento de la TN, al aumento de los sacos venosos yugulares y al consiguiente aumento de la presión venosa que puede que se puede manifestar como una disminución o ausencia del flujo de fin de diástole en el *ductus* venoso.[27, 28] Además, se ha visto que una TN aumentada puede estar asociada a cardiopatías congénitas, especialmente defectos septales. Se postula que la disfunción endotelial es responsable de la aparición simultánea de estas dos anomalías. Es importante destacar que no se ha demostrado que una TN aumentada sea un signo de insuficiencia cardíaca y no debería considerarse como un marcador de hidrops (Figura 9.8).[29] De manera similar, el higroma quístico surge de la obstrucción del flujo linfático en el sistema venoso, que lleva a la distensión de los sacos venosos yugulares. De acuerdo con el tamaño del higroma quístico, puede ser difícil de diferenciar de una TN aumentada. Mientras que una TN aumentada en general se limita a la región cervical, los higromas quísticos son generalmente más grandes y se extienden más allá del cuello. Además suelen contener septos que hacen que su apariencia difiera de la de una TN aumentada (Figura 9.9 a, b).[30] Se debe tener cuidado de no confundir los defectos del tubo neural posterior con un higroma quístico, ya que pueden tener una apariencia similar.[27]

En la Tabla 9.5, se enumeran los diagnósticos diferenciales de las distintas condiciones que se asocian a una TN aumentada. El aumento de la TN se define, en la mayoría de los casos, como una medida por arriba del percentil 95 para la edad gestacional o mayor o igual a 3 mm.[23]

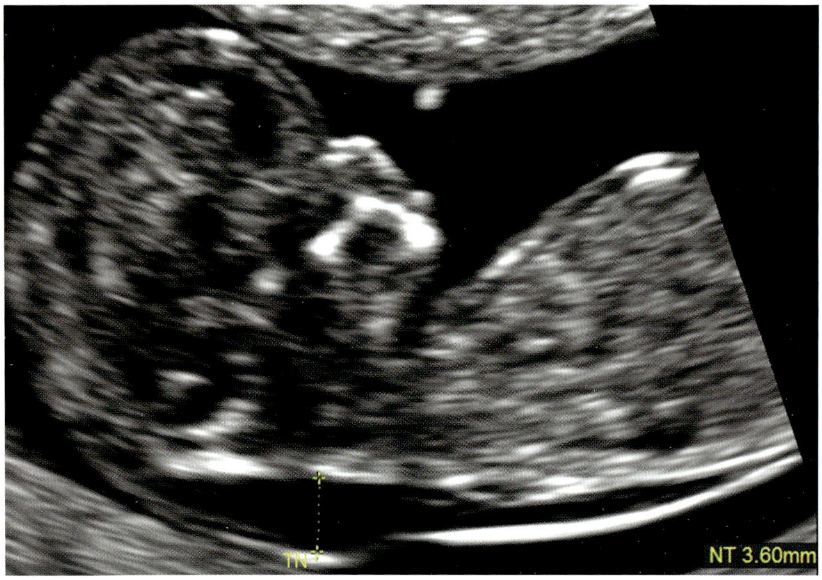

Figura 9.8 Medición de una TN aumentada. El aumento de la TN se puede ver bien en esta imagen. Se debe tener en cuenta que la medida se toma en la parte mayor de la colección líquida.

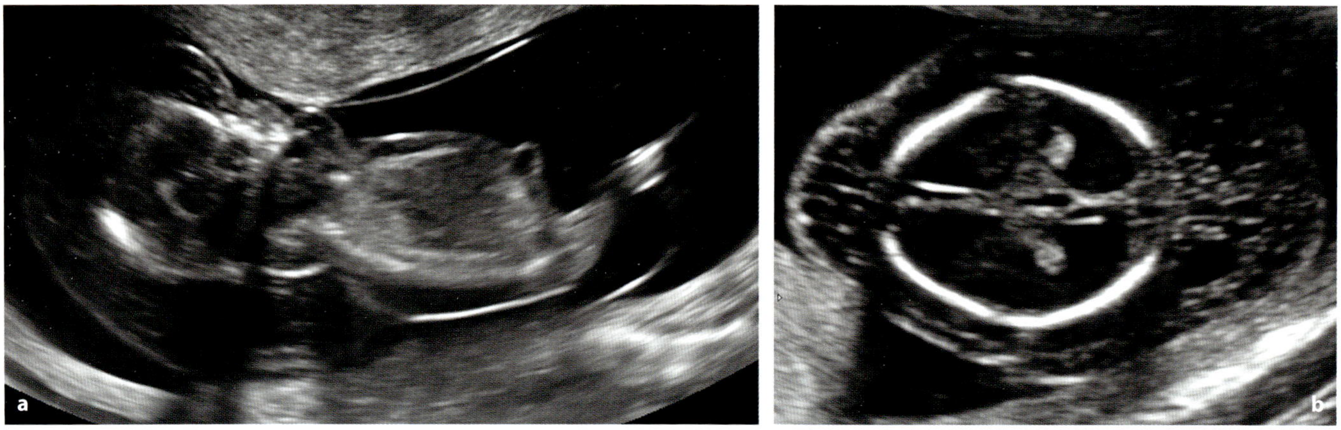

Figura 9.9 a Higroma quístico: corte sagital de un feto con higroma quístico. La colección líquida no se limita a la región cervical posterior si no que se extiende en sentido cefálico hasta cara y, en sentido caudal, hasta el sacro y las piernas. En esta imagen, la cabeza fetal está a la izquierda, y las piernas y la pelvis están a la derecha. **b** Higroma quístico: corte axial del mismo higroma quístico. Se pueden ver los huesos de la calota rodeados por tejido blando con espesor aumentado y líquido. En la región posterior (*derecha*), se observan bolsillos con líquido y tabiques.

Es de suma importancia realizar una medición precisa de la NT. De hecho, ninguna otra medición ultrasonográfica requiere la precisión que se necesita para una evaluación adecuada del riesgo de aneuploidías. La medida se debe obtener entre las 11 y 13,6 semanas, que equivale a una LEM entre 45-84 mm.[14] Las imágenes se pueden adquirir por vía transvaginal o transabdominal utilizando un equipo de ultrasonido de alta resolución. Se debe obtener un corte sagital medio ampliado, de la cabeza y la porción superior del tórax , con el feto en posición neutra. La punta ecogénica de la nariz fetal es un indicador que muestra que se está realizando un corte en el plano sagital medio. Se debe visualizar el amnios, que a esta edad gestacional aún no se ha fusionado con el corion, para asegurar que la medida es solo de la TN y no incluye líquido intramniótico. La medida se debe obtener, con los calibres colocados en los bordes internos de la parte más ancha de la TN. Si hay varias imágenes adecuadas, para la determinación del riesgo, se debe utilizar la medida mayor.[14] En la Tabla 9.6, se enumeran los criterios necesarios para obtener una medición exacta de la TN. Con criterios tan estrictos, es posible que no siempre se pueda obtener una medición adecuada de la TN. La posición fetal y el hábito corporal materno son algunos de los factores limitantes. Si no se puede obtener la medida de la TN y no se puede completar el tamizaje del primer trimestre, se debe ofrecer a la paciente una evaluación alternativa para el análisis de riesgo de aneuploidías, acorde con su escenario clínico.

También es importante, cuando se va a realizar una medición de la TN, contar con equipo adecuado para adquirir

Tabla 9.5 Diagnósticos diferenciales de translucencia nucal (TN)[a] aumentada

- Aneuploidía:
  - Trisomía 21
  - Trisomía 13
  - Trisomía 18
  - Monosomía del X
  - Triploidía
- Anomalías estructurales:
  - Defectos cardíacos
  - Hernia diafragmática
  - Anomalías renales
  - Disrupción del tallo corporal
  - Defectos de la pared abdominal
- Síndromes genéticos:[b]
  - Síndrome de Noonan
  - Síndrome de Roberts
  - Síndrome de Cornelia de Lange
  - Hiperplasia adrenal congénita
  - Atrofia espinal muscular
  - Síndrome de DiGeorge
  - Síndrome de Smith-Lemli-Opitz
  - Varias displasias esqueléticas
- Riesgo aumentado de síndrome de transfusión feto fetal.

[a]Adaptado de Simpson LL. First trimester cystic hygroma and increased nuchal translucency, UpToDate 2014.
[b]No es una lista completa.

Tabla 9.6 Guías para la medición de la translucencia nucal (TN)[a]

- Los márgenes de la TN deben ser lo suficientemente claros para la colocación correcta de los cursores.
- Corte sagital medio del feto.
- Imagen ampliada de la cabeza, el cuello y la porción superior de tórax.
- Cuello fetal en posición neutra.
- El amnios se debe ver separado de la TN.
- Se deben utilizar calibres para la medición.
- Los calibres de deben colocar en el borde interior de la línea de define la TN sin que ninguna de las barras horizontales sobresalgan hacia espacio.
- Los calibres se deben ubicar perpendiculares al eje largo del feto.
- Medida obtenida en el espacio más amplio de la TN.

[a]Adaptado de AIUM Practice Guideline for the performance of Obstetric Ultrasound Examinations, 2013.

imágenes precisas y para manejar cualquier anomalía diagnosticada. Se debe disponer de un equipo de ultrasonido de alta resolución. También se requiere capacitación especial, certificación y mantenimiento de la certificación para quienes obtienen e interpretan la imagen. Por último, se debe disponer de asesoramiento adecuado y estrategias de seguimiento para abordar los resultados anormales.[14]

El seguimiento de los casos de alto riesgo en el tamizaje del primer trimestre es de suma importancia en la atención al paciente. Se debe disponer de asesoramiento genético para que los pacientes puedan explorar todas sus opciones para las pruebas genéticas. Aquellos que deseen una evaluación más definitiva de su riesgo, se pueden someter a una segunda prueba de tamizaje, mediante la evaluación de ADN fetal libre en sangre materna, que tiene una sensibilidad del 99% con una tasa de falsos positivos del 1%. Al final del primer trimestre, antes que se fusionen el corion y el amnios, la prueba diagnóstica más común que se ofrece es la biopsia de vellosidades coriónicas para la evaluación directa del cariotipo. También se pueden realizar estudios de hibridación genética comparativa (HGC) para identificar anomalías subcromosómicas al mismo tiempo. Luego, al inicio del segundo trimestre, una vez que el amnios y el corion se han fusionado, se puede realizar una amniocentesis para obtener células fetales para el cariotipo. Si no se puede descartar una aneuploidía con pruebas diagnósticas, se debe realizar una estrecha vigilancia por ultrasonido con un estudio anatómico detallado y una ecocardiografía fetal en el segundo trimestre.[3] Los detalles sobre la detección de aneuploidías están disponibles en el Capítulo 8.

Hueso nasal

La ausencia del hueso nasal (HN) se considera un marcador blando de aneuploidía. Un marcador blando es un hallazgo ecográfico que se puede asociar a una condición fetal, pero no es diagnóstico.[31] En el plano sagital medio, el HN se ve como una línea brillante de mayor ecogenicidad que la piel (Figura 9.10). La presencia del HN se evalúa mejor con una LEM entre 65 mm y 84 mm que corresponde a una edad gestacional de 13 a 13,5 semanas.[32] Los criterios para la medición del hueso nasal se pueden ver en la Tabla 9.7.

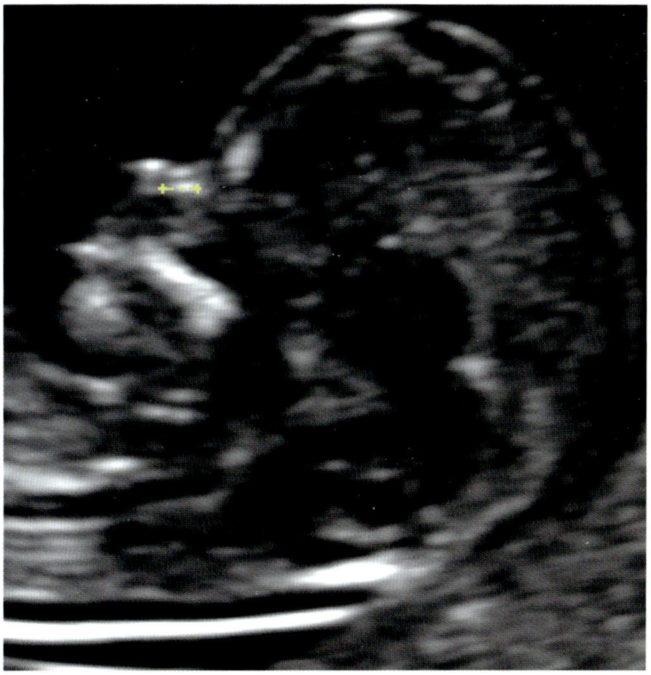

Figura 9.10 Hueso nasal. Se pueden ver la punta de la nariz hiperecoica y la piel, con un hueso nasal normal que se observa debajo. En esta imagen, el ángulo de insonación es correcto. Nótese otro punto de referencia adicional, el paladar duro rectangular, inferior al hueso nasal.

Tabla 9.7 Guía para la medición del hueso nasal (HN)[a]

- Medido desde las 11 a las 13,6 semanas
- La cabeza fetal, el cuello y el tórax deben ocupar la imagen entera
- Medido en un corte sagital medio
- Se debe ver la punta de la nariz ecogénica
- Visualizar tercer y cuarto ventrículo
- Se debe ver el paladar rectangular
- Ángulo de insonación 45º con respecto al perfil fetal
- El brillo (o la ecogenicidad) es igual o mayor al de la piel suprayacente

[a]Adaptado de "The Fetal Medicine Foundation", www.fetalmedicine.org.

Se ha asociado un HN hipoplásico o ausente con la trisomía 21. Una publicación revisó más de 35 000 exámenes de HN de nueve estudios diferentes y demostró que el HN estaba ausente en el 65% de los fetos con trisomía 21, pero solo en el 0,8% de los fetos cromosómicamente normales.[33] En el segundo trimestre, este marcador se vuelve menos predictivo, donde se observa ausencia de HN en el 30%-40% de los fetos con trisomía 21 y en el 0,3%-0,7% de los fetos cromosómicamente normales.[34]

Diferentes métodos de reporte de las observaciones sobre el hueso nasal conducen a diferentes resultados. Algunos reportan categóricamente al HN como "presente" o "ausente", mientras que otros lo miden e informan si es hipoplásico. En el segundo trimestre, se observó ausencia de HN en el 30%-40% de los fetos con trisomía 21 y en el 0,3%-0,7% de los fetos cromosómicamente normales. Si se considera la hipoplasia nasal y el hueso nasal ausente como una sola categoría, el hallazgo se observó en el 50%-60% de los fetos con trisomía 21 y en el 6%-7% de los fetos cromosómicamente normales.[34] Otras formas de reportar la hipoplasia del HN incluyen un punto de corte absoluto mayor de 2,5 mm, un punto de corte relacionado con la edad gestacional mayor de 2,5 o mayor de 5 percentil, la relación DBP/longitud del HN, o múltiplos de la mediana para la edad gestacional, con 0,75 MoM como punto de corte para una medida anormal del HN.[35, 36]

Cabe destacar que existe una variación natural en la apariencia del HN. La ausencia de HN a las 13 semanas de gestación o antes puede ser el resultado de una osificación tardía en lugar de ausencia o hipoplasia.[37] Del mismo modo, existen variaciones étnicas en la presencia y el tamaño del HN. En un estudio de Cicero y cols., el coeficiente de probabilidad de la ausencia de HN para la trisomía 21 fue mayor en las mujeres caucásicas que en las mujeres afrocaribeñas (coeficiente de probabilidad 31 frente a 9).[38] Estas variaciones refuerzan que la evaluación del HN no se debe utilizar de forma aislada para el diagnóstico de trisomía 21. Por el contrario, se ha utilizado en combinación con el tamizaje sérico del primer trimestre y la medición de la TN para aumentar la tasa de detección de la trisomía 21, del 85% (tamizaje combinado del primer trimestre solo) al 90%.[39]

Otras medidas biométricas

En el segundo trimestre, se utilizan otras cuatro medidas biométricas para estimar la edad gestacional o el peso fetal. Estas medidas incluyen el diámetro biparietal (DBP), la circunferencia cefálica (CC), la circunferencia abdominal (CA) y la longitud femoral (LF). La combinación de estas cuatro medidas para estimar la edad gestacional y el peso fetal se comienza generalmente a partir de las 14 semanas de gestación, pero hay alguna utilidad en la medición de estos parámetros en el primer trimestre.

La medición de DBP puede ser útil al final del primer trimestre cuando la medición de la LEM puede ser menos precisa.[18] Esta disminución en la exactitud de la LEM se puede deber a cambios normales en la postura embrionaria y fetal que pueden distorsionar la medición de la LEM. La circunferencia cefálica se puede utilizar de manera similar en este momento.[40]

Un DBP discordante con el tamaño esperado también puede ser un signo de anomalía fetal. Dos estudios reportaron que el valor del DBP inferior al percentil 5-10 puede estar asociado con el diagnóstico posterior de espina bífida abierta.[41, 42]

Desde las 10 semanas de gestación, se puede identificar y medir el fémur. Su medida suele ser precisa, con un diferencia de una semana con respecto a la edad gestacional, antes de las 20 semanas de gestación.[40] Esto lo convierte en un parámetro ideal para la estimación rápida de la edad gestacional, pero se debe tener cuidado de obtener una medida precisa. Se debe visualizar la cabeza femoral o trocánter mayor (proximal) y el cóndilo femoral (distal), y la medición solo debe incluir la porción osificada del hueso.[43] No se debe tomar esta medida de manera aislada, ya que se sabe que hay algunas variaciones normales entre distintos grupos étnicos. Una LF inferior al percentil 5 también puede ser un marcador de aneuploidía (como en la trisomía 21) o un indicador temprano de displasias esqueléticas o de restricción de crecimiento precoz.[44, 45]

Resumen

La biometría fetal en el primer trimestre es importante, porque es la primera evaluación con respecto a la salud de un embarazo. Puede dar indicios sobre el riesgo de anomalías fetales y aneuploidías. La comprensión de las medidas normales y anormales permite al médico evaluar con precisión las anomalías del embarazo temprano y aconsejar a los pacientes acerca de los hallazgos fisiológicos y patológicos.

Puntos de enseñanza

- El saco gestacional es el hallazgo ultrasonográfico más temprano de un embarazo intrauterino.

- La evaluación ultrasonográfica del primer trimestre es útil en la identificación de embarazos ectópicos.
- Fallas en el crecimiento adecuado de SG y la LEM se asocian al fracaso de embarazos precoces.
- La medición de la LEM en el primer trimestre es el método ultrasonográfico más preciso para determinar la edad gestacional y la fecha estimada de concepción.
- Para la evaluación del riesgo de aneuploidía fetal se puede utilizar la medición de la translucencia nucal entre las 10 y 14 semanas de gestación, combinada con marcadores séricos.

Bibliografía

1. Abuhamad A, editor. Ultrasound in obstetrics and gynecology: a practical approach. 2014. <http://www.evms.edu/education/centers_institutes_departments/obstetrics_gynecology/ultrasound_ebook/.>
2. American Institute of Ultrasound in Medicine. AIUMpractice guideline for the performance of obstetric ultrasound examinations. 2013. <http://www.aium.org/resources/guidelines/obstetric.pdf.> [Consulta: 22 de enero de 2015].
3. Simpson L. First trimester cystic hygroma and Increased nuchal translucency. Waltham: UpTo Date, 2014. [Updated: 30 de diciembre de 2014; Consulta: 22 de enero de 2015].
4. Laing FC, Frates MC. Ultrasonography in obstetrics and gynecology. En: Callen PW, editor. Sonographic determination of menstrual age. Ultrasonography in obstetrics and gynecology. 4ª ed. Philadelphia: WB Saunders Co., 2000.
5. Bradley WG, Fiske CE, Filly RA. The double sac sign of early intrauterine pregnancy: use in exclusion of ectopic pregnancy. Radiology 1982; 143 (1): 223-6.
6. Doubilet PM, Benson CB. Double sac sign and intradecidual sign in early pregnancy: interobserver reliability and frequency of occurrence. J Ultrasound Med 2013; 32 (7): 1207-14.
7. Bree RL, Edwards M, Bohm-Velez M, Beyler S, Roberts J, Mendelson EB. Transvaginal sonography in the evaluation of normal early pregnancy: correlation with HCG level. AJR Am J Roentgenol 1989; 153 (1): 75-9.
8. Tan S, Pektas MK, Arslan H. Sonographic evaluation of the yolk sac. J Ultrasound Med 2012; 31 (1): 87-95.
9. Makikallio K, Tekay A, Jouppila P. Yolk sac and umbilicoplacental hemodynamics during early human embryonic development. Ultrasound Obstet Gynecol 1999; 14 (3): 175-9.
10. Stampone C, Nicotra M, Muttinelli C, Cosmi EV. Transvaginal sonography of the yolk sac in normal and abnormal pregnancy. J Clin Ultrasound 1996; 24 (1): 3-9.
11. Jauniaux E, Jurkovic D, Henriet Y, Rodesch F, Hustin J. Development of the secondary human yolk sac: correlation of sonographic and anatomical features. Hum Reprod 1991; 6 (8): 1160-6.
12. Doubilet PM, Benson CB, Bourne T, Blaivas M, Society of Radiologists in Ultrasound Multispecialty Panel on Early First Trimester Diagnosis of M, Exclusion of a Viable Intrauterine P, et al. Diagnostic criteria for nonviable pregnancy early in the first trimester. N Engl J Med 2013; 369 (15): 1443-51.
13. Tan S, Ipek A, Pektas MK, Arifoglu M, Teber MA, Karaoglanoglu M. Irregular yolk sac shape: is it really associated with an increased risk of spontaneous abortion? J Ultrasound Med 2011; 30 (1): 31-6.
14. Salomon LJ, Alfirevic Z, Bilardo CM, Chalouhi GE, Ghi T, Kagan KO, et al. ISUOG practice guidelines: performance of first-trimester fetal ultrasound scan. Ultrasound Obstet Gynecol 2013; 41 (1): 102-13.
15. Robinson HP. Sonar measurement of fetal crown-rump length as means of assessing maturity in first trimester of pregnancy. Br Med J 1973; 4 (5883): 28-31.
16. Pexsters A, Luts J, Van Schoubroeck D, Bottomley C, Van Calster B, Van Huffel S, et al. Clinical implications of intra- and interobserver reproducibility of transvaginal sonographic measurement of gestational sac and crown-rump length at 6–9 weeks' gestation. Ultrasound Obstet Gynecol 2011; 38 (5): 510-5.
17. Papageorghiou AT, Kennedy SH, Salomon LJ, Ohuma EO, Cheikh Ismail L, Barros FC, et al. International standards for early fetal size and pregnancy dating based on ultrasound measurement of crown-rump length in the first trimester of pregnancy. Ultrasound Obstet Gynecol 2014; 44 (6): 641-8.
18. Goldstein SR, Wolfson R. Endovaginal ultrasonographic measurement of early embryonic size as a means of assessing gestational age. J Ultrasound Med 1994; 13 (1): 27-31.
19. MacGregor SN, Tamura RK, Sabbagha RE, Minogue JP, Gibson ME, Hoffman DI. Underestimation of gestational age by conventional crown-rump length dating curves. Obstet Gynecol 1987; 70 (3 Pt 1): 344-8.
20. Hadlock FP, Shah YP, Kanon DJ, Lindsey JV. Fetal crown-rump length: reevaluation of relation to menstrual age (5–18 weeks) with high-resolution real-time US. Radiology 1992; 182 (2): 501-5.
21. American College of Obstetricians and Gynecologists. Method for estimating due date. Committee opinión no. 611. Obstet Gynecol 2014; 124 (4): 863-6.
22. Reddy UM, Abuhamad AZ, Levine D, Saade GR, Fetal Imaging Workshop Invited P. Fetal imaging: executive summary of a joint Eunice Kennedy Shriver National Institute of Child Health and Human Development, Society for Maternal-Fetal Medicine, American Institute of Ultrasound in Medicine, American College of Obstetricians and Gynecologists, American College of Radiology, Society for Pediatric Radiology, and Society of Radiologists in Ultrasound Fetal Imaging Workshop. J Ultrasound Med 2014; 33 (5): 745-57.
23. Nicolaides KH, Azar G, Byrne D, Mansur C, Marks K. Fetal nuchal translucency: ultrasound screening for chromosomal defects in first trimester of pregnancy. BMJ 1992; 304 (6831): 867-9.
24. Reddy UM, Mennuti MT. Incorporating first-trimester Down syndrome studies into prenatal screening: executive summary of the National Institute of Child Health and Human Development workshop. Obstet Gynecol 2006; 107 (1): 167-73.
25. Wald NJ, Hackshaw AK. Combining ultrasound and biochemistry in first-trimester screening for Down's syndrome. Prenat Diagn 1997; 17 (9): 821-9.
26. Cleary-Goldman J, D'Alton ME, Berkowitz RL. Prenatal diagnosis and multiple pregnancy. Semin Perinatol 2005; 29 (5): 312-20.

27. Bekker MN, Haak MC, Rekoert-Hollander M, Twisk J, Van Vugt JM. Increased nuchal translucency and distended jugular lymphatic sacs on first-trimester ultrasound. Ultrasound Obstet Gynecol 2005; 25 (3): 239-45.
28. Haak MC, Twisk JW, Bartelings MM, Gittenberger-de Groot AC, van Vugt JM. Ductus venosus flow velocities in relation to the cardiac defects in first-trimester fetuses with enlarged nuchal translucency. Am J Obstet Gynecol 2003; 188 (3): 727-33.
29. Haak MC, Twisk JW, Bartelings MM, Gittenberger-de Groot AC, van Vugt JM. First-trimester fetuses with increased nuchal translucency do not show altered intracardiac flow velocities. Ultrasound Obstet Gynecol 2005; 25 (3): 246-52.
30. Malone FD, Ball RH, Nyberg DA, Comstock CH, Saade GR, Berkowitz RL, et al. First-trimester septated cystic hygroma: prevalence, natural history, and pediatric outcome. Obstet Gynecol 2005; 106 (2): 288-94.
31. Morris JK, Wald NJ, Watt HC. Fetal loss in Down syndrome pregnancies. Prenat Diagn 1999; 19 (2): 142-5.
32. Ville Y. What is the role of fetal nasal bone examination in the assessment of risk for trisomy 21 in clinical practice? Am J Obstet Gynecol 2006; 195 (1): 1-3.
33. Rosen T, D'Alton ME, Platt LD, Wapner R, Nuchal Translucency Oversight Committee MFMF. First-trimester ultrasound assessment of the nasal bone to screen for aneuploidy. Obstet Gynecol 2007; 110 (2 Pt 1): 399-404.
34. Moreno-Cid M, Rubio-Lorente A, Rodriguez MJ, Bueno-Pacheco G, Tenias JM, Roman-Ortiz C, et al. Systematic review and meta-analysis of performance of second-trimester nasal bone assessment in detection of fetuses with Down syndrome. Ultrasound Obstet Gynecol 2014; 43 (3): 247-53.
35. Cicero S, Sonek JD, McKenna DS, Croom CS, Johnson L, Nicolaides KH. Nasal bone hypoplasia in trisomy 21 at 15–22 weeks' gestation. Ultrasound Obstet Gynecol 2003; 21 (1): 15-8.
36. Odibo AO, Sehdev HM, Stamilio DM, Cahill A, Dunn L, Macones GA. Defining nasal bone hypoplasia in second-trimester Down syndrome screening: does the use of multiples of the median improve screening efficacy? Am J Obstet Gynecol 2007; 197 (4): 361.
37. Benacerraf B. Sonographic findings associated with fetal aneuploidy. Waltham: UpToDate, 2014 [Updated; 10 de septiembre de 2014; Consulta: 22 de enero de 2015].
38. Cicero S, Rembouskos G, Vandecruys H, Hogg M, Nicolaides KH. Likelihood ratio for trisomy 21 in fetuses with absent nasal bone at the 11–14-week scan. Ultrasound Obstet Gynecol 2004; 23 (3): 218-23.
39. Cicero S, Avgidou K, Rembouskos G, Kagan KO, Nicolaides KH. Nasal bone in first-trimester screening for trisomy 21. Am J Obstet Gynecol 2006; 195 (1): 109-14.
40. Filly RA. Sonographic determination of menstrual age. En: Callen PW, editor. Ultrasonography in obstetrics and gynecology. 4ª ed. Philadelphia: WB Saunders Co., 2000.
41. Karl K, Benoit B, Entezami M, Heling KS, Chaoui R. Small biparietal diameter in fetuses with spina bifida on 11–13-week and mid-gestation ultrasound. Ultrasound Obstet Gynecol 2012; 40 (2): 140-4.
42. Khalil A, Coates A, Papageorghiou A, Bhide A, Thilaganathan B. Biparietal diameter at 11–13 weeks' gestation in fetuses with open spina bifida. Ultrasound Obstet Gynecol 2013; 42 (4): 409-15.
43. Goldstein RB, Filly RA, Simpson G. Pitfalls in femur length measurements. J Ultrasound Med 1987; 6 (4): 203-7.
44. Papageorghiou AT, Fratelli N, Leslie K, Bhide A, Thilaganathan B. Outcome of fetuses with antenatally diagnosed short femur. Ultrasound Obstet Gynecol 2008; 31 (5): 507-11.
45. Weisz B, David AL, Chitty L, Peebles D, Pandya P, Patel P, et al. Association of isolated short femur in the mid-trimester fetus with perinatal outcome. Ultrasound Obstet Gynecol 2008; 31 (5): 512-6.

10

Umbral, valor discriminatorio y las "nuevas reglas"

James M. Shwayder

Introducción

La evaluación temprana del embarazo progresó notablemente con la introducción de la ecografía transvaginal (TV). Nuestra comprensión del embarazo precoz ha mejorado gracias a una mayor resolución y la mejora en las imágenes. Esto ha resultado en una reevaluación de los niveles de umbral, el valor discriminatorio, y la determinación de falla precoz de embarazo, con significativos cambios en nuestras recomendaciones.

Umbral

El umbral es el mínimo nivel de GCh en el que un embarazo intrauterino normal (EIU) puede ser detectado. Connolly y cols. reevaluaron el umbral en un estudio de 2013.[1] Anteriormente, los valores umbrales se habían fijado en un rango entre 500-1000 mIU/mL. Connolly informó que existe un 99% de probabilidades de detectar un saco gestacional con 390 mUI/mL (Figura 10.1). Por lo tanto, el diagnóstico de un EIU normal puede hacerse antes de lo que se suponía.

Sin embargo, esto depende de la sofisticación del equipo de ultrasonido, la frecuencia del transductor, la posición uterina, el hábito corporal del paciente, la experiencia y la habilidad del operador.

La mayoría de los equipos modernos tienen transductores transvaginales con las frecuencias adecuadas para detectar embarazos muy tempranos. No obstante, un útero en posición intermedia o con numerosos miomas puede dificultar la visualización. Este autor halló que el hábito corporal también afecta la capacidad de visualizar adecuadamente la anatomía pélvica. Si un estudio de ultrasonido no resuelve o aclara el cuadro clínico, será de utilidad, frecuentemente, la derivación a un operador de ultrasonido experto con equipos más sofisticados.

Por último, se debe ser prudente, dado que estas guías no son aplicables a pacientes con gestaciones múltiples. Esto es particularmente pertinente en los pacientes que han sido sometidos a tratamientos de reproducción asistida.

Valor discriminatorio

El valor discriminatorio es el nivel de GCh por encima del cual todos los embarazos intrauterinos normales deben ser vistos. Un estudio inicial, mediante ecografía transabdominal fijó un nivel de 6500 mIU/mL.[2] Claramente, la introducción de la ecografía transvaginal revolucionó la evaluación temprana del embarazo. En 1987, relativamente temprano en el uso de ultrasonido TV, Nyberg y cols. informaron que el valor discriminatorio era 1800 mIU/mL (tercer estándar internacional).[3] Con la evolución de los equipos de ultrasonido, el consenso general en la mayoría de los centros, fue que el nivel discriminatorio estaba entre 1000 mIU/mL y 1500 mIU/mL. Este nivel se ha vuelto progresivamente más importante con el aumento de la implementación del tratamiento médico del embarazo ectópico. Lamentablemente, hay un número creciente de EIU tempranos tratados con metotrexato, diagnosticados erróneamente como un embarazo ectópico, basados en la falta de saco gestacional intrauterino cuando la GCh está por encima del valor discriminatorio. Esto claramente tiene implicancias médicas y legales.[4]

La seguridad de los valores discriminatorios anteriores fue impugnada en un trabajo realizado por Doubilet y Benson en 2011.[5] Este análisis retrospectivo evaluó el nivel de GCh en 202 pacientes a lo largo de 10 años, quienes se habían realizado una ecografía TV y β-GCh en el mismo día y no tenían saco intrauterino, y, posteriormente, se detectó actividad cardíaca fetal positiva. Se encontró que el 10,4% de dichos embarazos presentaban un valor de GCh > 1500 mIU/mL, con 4,5% de ellos con valores de GCh por encima de 2000 MIU/mL (Figura 10.2). Este trabajo desafió a la comunidad médica a reevaluar el actual nivel discriminatorio de GCh.

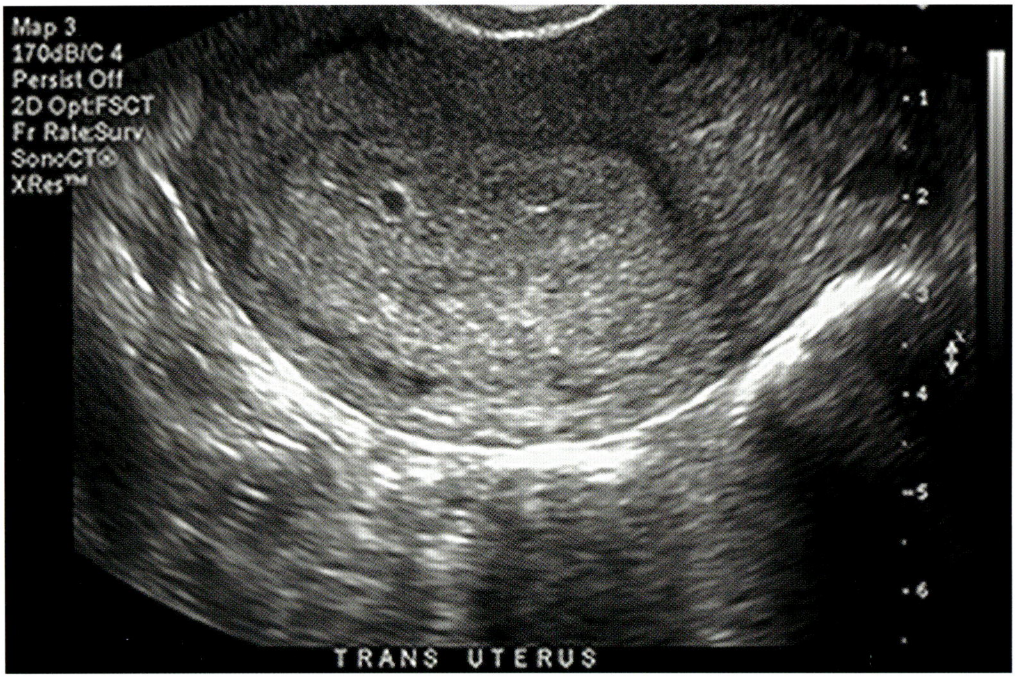

Figura 10.1 Saco gestacional temprano con GCh = 420 mUI/mL.

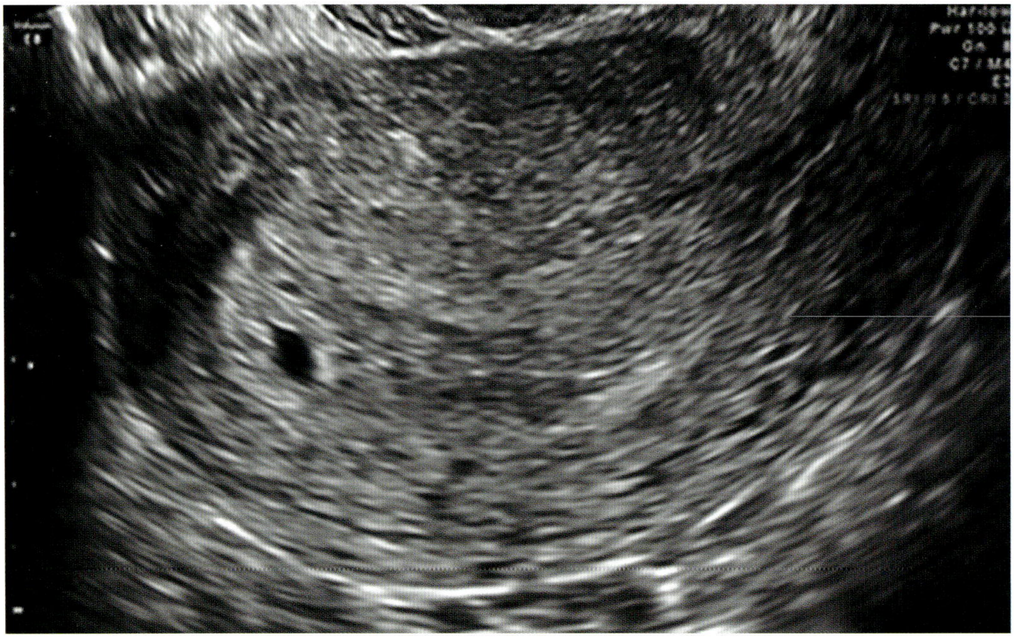

Figura 10.2 Saco gestacional visualizado finalmente con GCh = 1570 mUI/mL.

Connolly y cols. en 2013, estudiaron 651 pacientes con embarazos intrauterinos confirmados, que tenían una ecografía TV y una β-GCh con diferencia de 6 h entre ellas. Evaluaron los signos ecográficos posibles de detectar en el 99% de los casos, en correlación con los niveles de GCh (Tabla 10.1). Determinaron que el valor discriminatorio

Tabla 10.1 Umbral y valor discriminatorio en el 99% de los embarazos intrauterinos[1]

GCh mUI/mL	Saco gestacional	Saco vitelino	Embrión
Umbral	390	1094	1394
Valor discriminatorio	3510	17,716	47,685

era 3510 mUI/mL, mucho más alto que lo publicado anteriormente. Se estima que una mujer con un valor de GCh mayor de 2000 mUI/mL sin saco gestacional visible tiene más probabilidades de tener un embarazo no viable (65%) que un embarazo ectópico (33%), con el 2% restante considerado como embarazo intrauterino viable. Por lo tanto, en una paciente con embarazo de localización desconocida,[6] con valores de GCh por debajo de 2000 mUI/mL y hemodinámicamente estable, el seguimiento y la reevaluación posterior es lo recomendado hasta que se aclare el cuadro clínico (Figura 10.3).[7, 8]

Las "nuevas reglas" respecto al fracaso precoz del embarazo

Existen varias etapas en el EIU, que incluyen la aparición de un saco intrauterino a las 5 semanas, un saco vitelino a las 5,5 semanas, y un polo embrionario y actividad cardíaca fetal a las 6-6,5 semanas de gestación.[9, 10]

Se supone una falla precoz en el embarazo cuando estas etapas no son alcanzadas. Sin embargo, existe una significativa variabilidad interobservador e intraobservador (± 18,78%) en la medición del saco gestacional y la longitud embrionaria máxima (LEM).[11]

Como resultado, existen reconocidas limitaciones a nuestra definición actual de embarazo no viable basadas en la evaluación ultrasonográfica. Abdallah y cols. evaluaron 1060 pacientes con EIU de viabilidad incierta, de las cuales 473 (44,6%) permanecieron viables y (55,4%) no viables en el estudio de la semana 11-14. Se observó una tasa de 4,4% de falsos positivos para embarazos no viables, utilizando el punto de corte tradicional para el diámetro sacular medio (DSM) de 16 mm. Esta tasa se redujo a 0,5% utilizando 20 mm y no se registraron falsos positivos cuando se utilizó un DSM ≥ 21 mm. Considerando la variabilidad inherente identificada, estos autores proponen un punto de corte de DSM ≥ 25 mm, como un valor en el cual no se detectarían falsos positivos (Figura 10.4).

La falta de actividad cardíaca fetal con una LEM de 4 o 5 mm tiene una tasa de falsos positivos de 8,3%. No se hallaron falsos positivos utilizando como punto de corte 5,3 mm. Sin embargo, considerando la variabilidad encontrada, ellos recomiendan utilizar como punto de corte una LEM de ≥ 7 mm para determinar muerte embrionaria (Figura 10.5). Se recomienda, además, un control, en el que se repita la ecografía con 7 días de diferencia en pacientes hemodinámicamente estables que no cumplen con los puntos de corte estrictos.

En el año 2013, un panel multidisciplinario de expertos en embarazo precoz se reunió para revisar la evidencia disponible y elaborar nuevas recomendaciones.[7] El objetivo fue eliminar virtualmente los falsos positivos en la falla precoz de embarazo, con lo que se previenen así intervenciones en

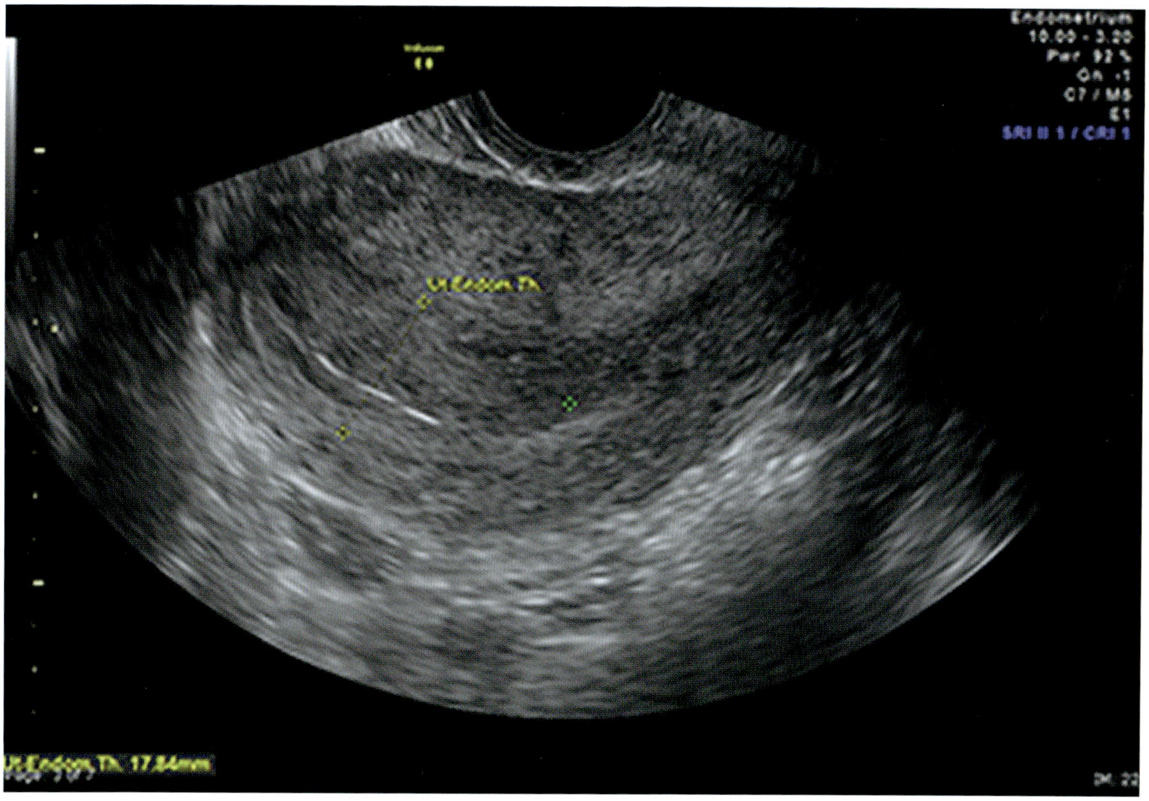

Figura 10.3 Embarazo de localización desconocida con GCh = 3810 mUI/mL. Finalmente, la paciente tuvo un EIU gemelar.

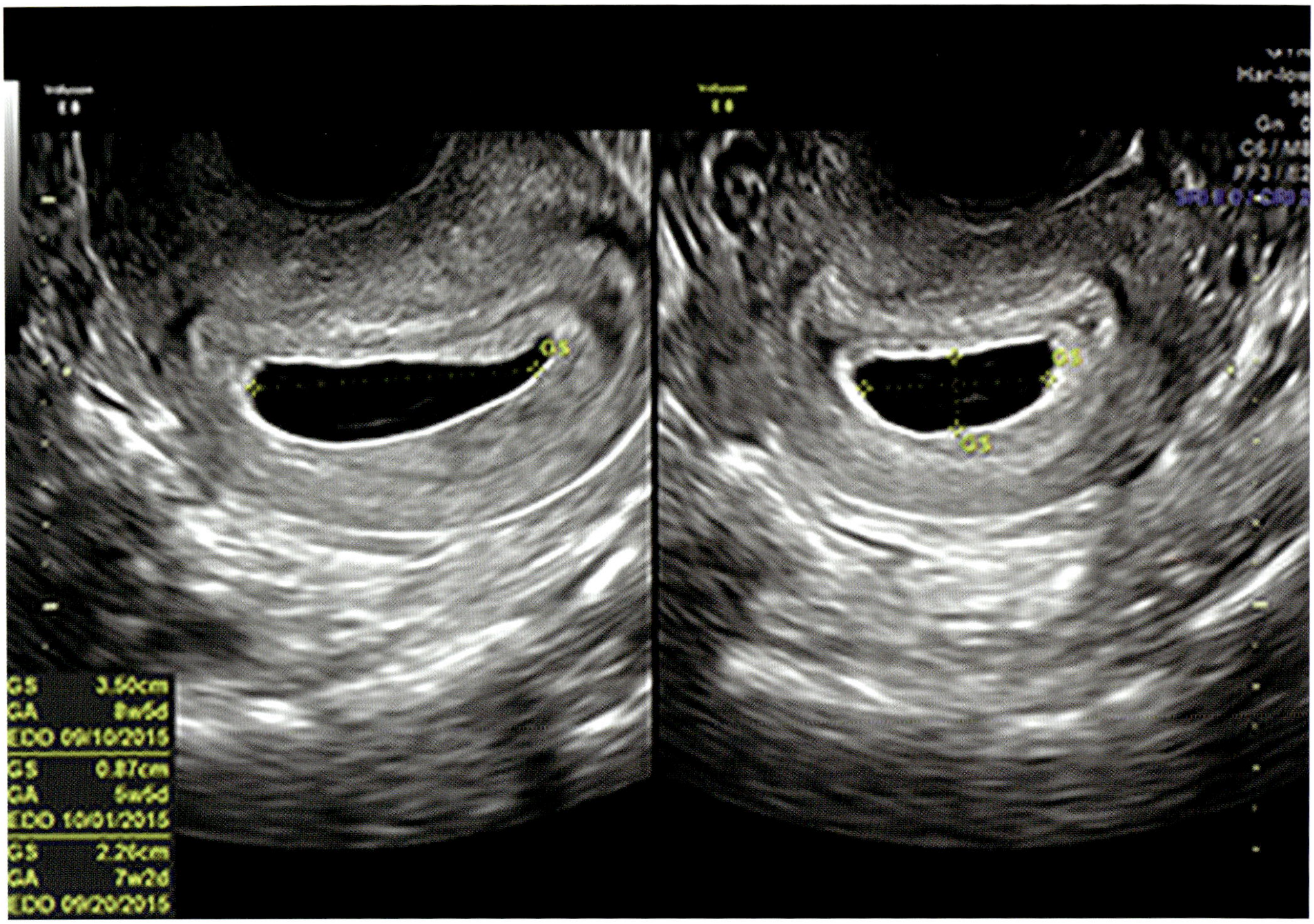

Figura 10.4 Embarazo sin embrión con saco gestacional de diámetro promedio 2,2 cm. No se identificó saco vitelino ni embrión 14 días después.

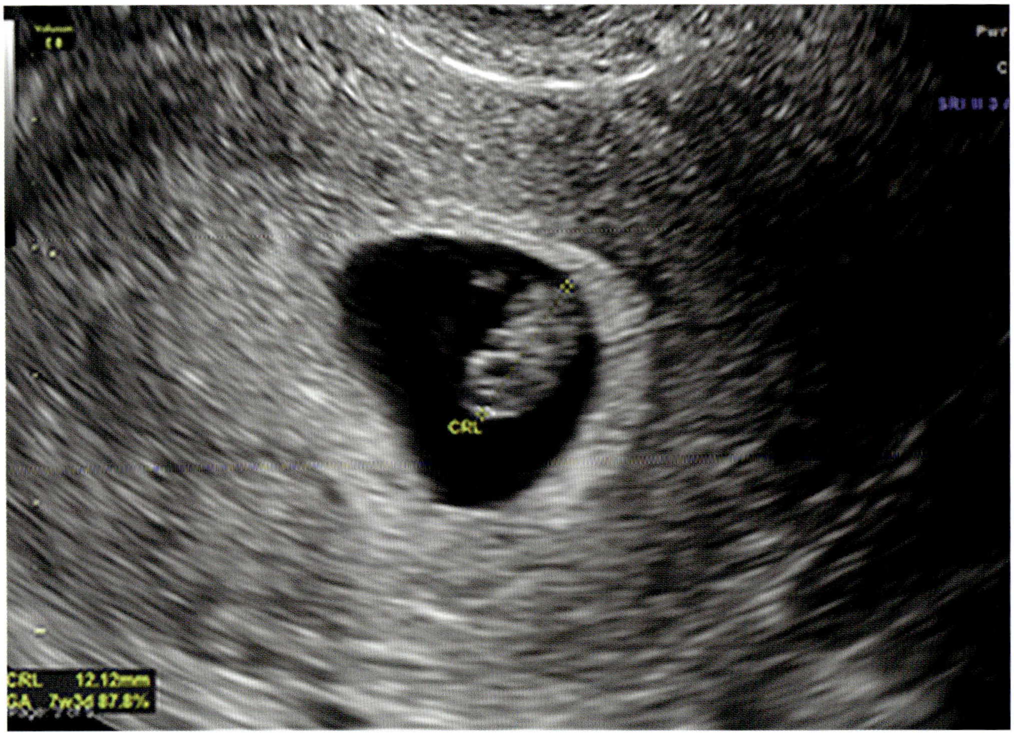

Figura 10.5 Embarazo no viable. LEM=12,2 mm, sin actividad cardíaca en la evaluación inicial.

embarazos viables. Tuvieron hallazgos similares a los de Abdallah, y recomendaron puntos de corte de ≥ 2,5 cm para DSM sin embrión, y ≥ 7 mm de LEM con ausencia de actividad cardíaca para definir un embarazo no viable. Adicionalmente, los hallazgos diagnósticos de falla precoz de embarazo incluyen la ausencia de embrión con actividad cardíaca ≥ 11 días luego de evidenciar un saco gestacional con un saco vitelino, o ≥ 14 días luego de evidenciar un saco gestacional sin saco vitelino (Tabla 10.2, Figura 10.6). También determinaron criterios de sospecha, pero no diagnósticos, de falla temprana del embarazo (Tabla 10.3).

Tabla 10.2 Hallazgos ecográficos *diagnósticos* de falla precoz del embarazo[7]

▪ LEM ≥ 7 mm sin actividad cardíaca. ▪ Diámetro sacular medio ≥ 25 mm sin embrión. ▪ Ausencia de embrión con actividad cardiaca fetal luego de 11 días de haber detectado un saco gestacional con saco vitelino. ▪ Ausencia de embrión con actividad cardíaca fetal luego de dos semanas de haber detectado un saco gestacional sin saco vitelino.

Resumen

La ecografía TV ha mejorado notablemente nuestra evaluación del embarazo precoz. Estudios recientes han modificado nuestra comprensión del embarazo intrauterino precoz, así como la falla precoz del embarazo. La implementación de estas guías revisadas reducirá los tratamientos inapropiados de embarazos intrauterinos precoces con metotrexato, y se evitará intervenir en embarazos intrauterinos precoces viables.

Tabla 10.3 Hallazgos ecográficos *sospechosos* de falla precoz del embarazo[7]

▪ LEM menor de 7 mm sin actividad cardíaca presente. ▪ DSM entre 16 mm y 24 mm sin embrión. ▪ Ausencia de embrión con actividad cardíaca fetal luego de 7-10 días de haber detectado un saco gestacional con saco vitelino. ▪ Ausencia de embrión con actividad cardíaca fetal luego de 7-13 días de haber detectado un saco gestacional sin saco vitelino. ▪ Ausencia de embrión luego de 6 semanas de una última fecha de menstruación segura. ▪ Saco amniótico vacío sin embrión visible. ▪ Saco vitelino agrandado (≥ 7 mm). ▪ Saco gestacional pequeño en relación con el embrión.   ▪ Definido como menos de 5 mm de diferencia entre el DSM y la LEM.

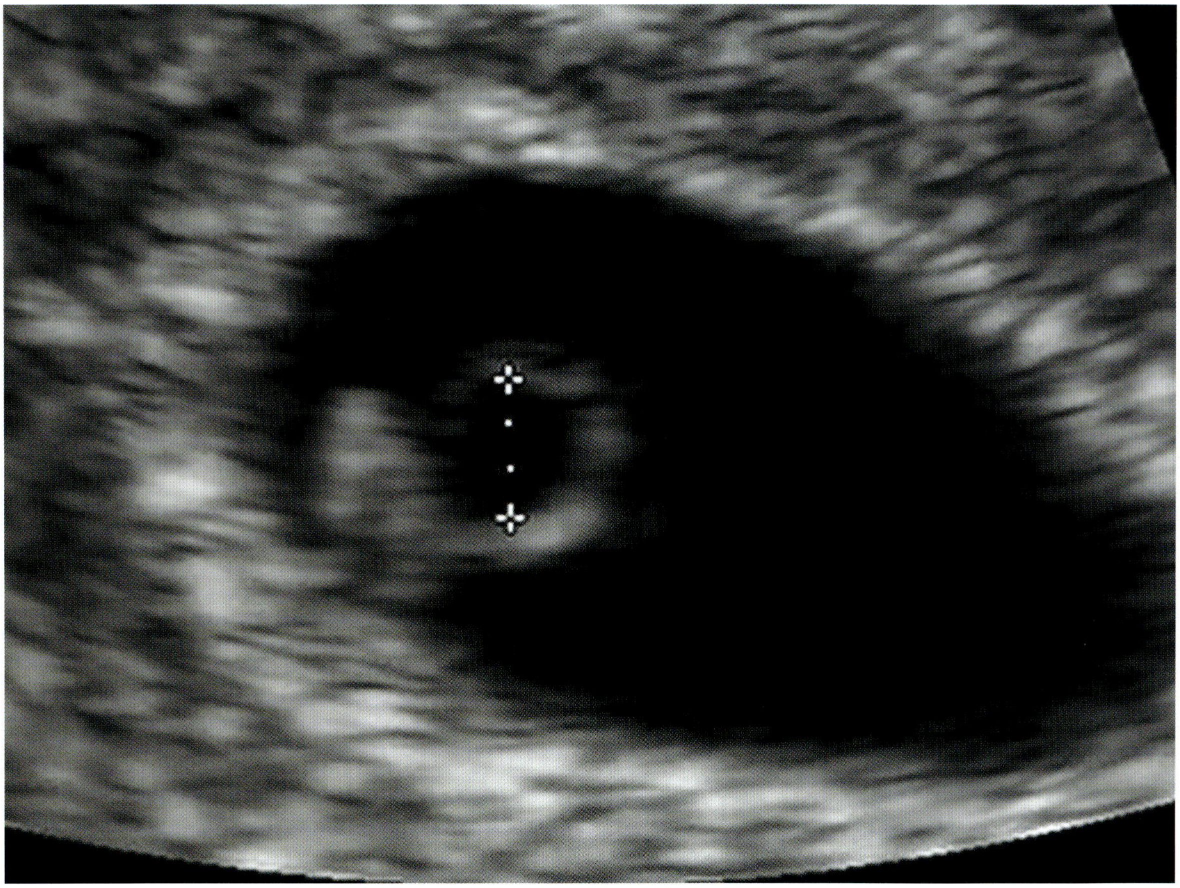

Figura 10.6 Embrión con actividad cardíaca visualizado 10 días después de observar un saco vitelino sin embrión.

Puntos de enseñanza

- El valor umbral de GCh para la visualización inicial de un EIU oscila entre 390 y 1000 mIU/mL.
- El valor discriminatorio (el nivel donde en todos los embarazos intrauterinos se debe identificar un saco gestacional), para la identificación de un EIU, es más elevado de lo que se había propuesto. Se recomienda elevar el nivel discriminatorio GCh al menos a 3000 mIU/mL.
- El valor discriminatorio de la GCh es mayor en los embarazos múltiples. Por lo tanto, se debe tener mayor cuidado en pacientes que han sido sometidos a técnicas de reproducción asistida para concebir.
- Los hallazgos que confirman la falla precoz del embarazo incluyen:
  - La falta de actividad cardíaca con una LEM ≥ 7 mm.
  - Saco gestacional con DSM ≥ 25 mm sin embrión en su interior.
  - Ausencia de embrión con actividad cardíaca luego de dos semanas de haber detectado un saco gestacional sin saco vitelino.
  - Ausencia de embrión con actividad cardíaca fetal luego de 11 días de haber detectado un saco gestacional con saco vitelino.

Bibliografía

1. Connolly A, Ryan DH, Stuebe AM, Wolfe HM. Reevaluation of discriminatory and threshold levels for serum β-hCG in early pregnancy. Obstet Gynecol 2013; 121 (1): 65-70. doi:10.1097/AOG.0b013e318278f421.
2. Kadar N, DeVore G, Romero R. Discriminatory hCG zone: its use in the sonographic evaluation for ectopic pregnancy. Obstet Gynecol 1981; 58 (2): 156-61.
3. Nyberg DA, Mack LA, Laing FC, Patten RM. Distinguishing normal from abnormal gestational sac growth in early pregnancy. J Ultrasound Med 1987; 6 (1): 23-7.
4. Shwayder JM. Waiting for the tide to change: reducing risk in the turbulent sea of liability. Obstet Gynecol 2010; 116 (1): 8-15.
5. Doubilet PM, Benson CB. Further evidence against the reliability of the human chorionic gonadotropin discriminatory level. J Ultrasound Med 2011; 30 (12): 1637-42.
6. Barnhart K, van Mello NM, Bourne T, Kirk E, Van Calster B, Bottomley C, et al. Pregnancy of unknown location: a consensus statement of nomenclature, definitions, and outcome. Fertil Steril 2011; 95 (3): 857-66.
7. Doubilet PM, Benson CB, Bourne T, Blaivas M. Diagnostic criteria for nonviable pregnancy early in the first trimester. N Engl J Med 2013; 15: 1443-51.
8. Barbieri RL. Stop using the hCG discriminatory zone of 1,500 to 2,000 mIU/mL to guide intervention during early pregnancy. OBG Manage 2015; 27 (1): 8-12.
9. Goldstein I, Zimmer E, Tamir A, Peretz B, Paldi E. Evaluation of normal gestational sac growth: appearance of embryonic heartbeat and embryo body movements using the transvaginal technique. Obstet Gynecol 1991; 77 (6): 885-8.
10. Goldstein SR. Early pregnancy: Normal and abnormal. Semin Reprod Med 2008; 26: 277-84.
11. Pexsters A, Luts J, Van Schoubroeck D, Bottomley C, Van Calster B, Van Huffel S, et al. Clinical implications of intra- and interobserver reproducibility of transvaginal sonographic measurement of gestational sac and crown–rump length at 6–9 weeks' gestation. Ultrasound Obstet Gynecol 2011; 38 (5): 510-5.
12. Abdallah Y, Daemen A, Kirk E, Pexsters A, Naji O, Stalder C, et al. Limitations of current definitions of miscarriage using mean gestational sac diameter and crown–rump length measurements: a multicenter observational study. Ultrasound Obstet Gynecol 2011; 38 (5): 497-502.

11

El corazón fetal en la gestación temprana

Edgar Hernandez-Andrade • Manasi S. Patwardhan

Introducción

Las cardiopatías congénitas (CC) son las anomalías estructurales fetales más frecuentes, que pueden hallarse de manera aislada o asociada a otras malformaciones fetales.[1, 2] Las CC tienen una fuerte asociación con anomalías de los cromosomas y síndromes genéticos y pueden ocasionar un cambio significativo en el control prenatal y el resultado perinatal de los fetos afectados.[3-7] La mayoría de los defectos cardíacos pueden detectarse tempranamente en el embarazo, mientras que otros se manifestarán más tardíamente. La prevalencia de las CC mayores, reportada ampliamente en la bibliografía, varía de 3 a 12 cada 1000 embarazos.[8, 9] Esta variación se debe fundamentalmente al número de defectos menores incluidos en los diferentes estudios.[10] En la era preecocardiográfica, las incidencias reportadas variaban de 5 a 8 por cada 1000 nacidos vivos. El avance en la tecnología y la mejora en la calidad de las imágenes, permitieron la detección de defectos cardíacos menores; por lo que la prevalencia actual se estima entre 8 a 12 cada 1000 nacidos vivos, con algunas pequeñas variaciones geográficas en lo que se refiere al tipo de CC.[1]

Descripción básica del desarrollo cardíaco fetal

El desarrollo del corazón fetal comienza aproximadamente en el día 23-25 de la gestación cuando el embrión mide apenas 2 mm de largo y se completa hacia el día 46 cuando la mayoría de las estructuras cardíacas se encuentran formadas, con una longitud embrionaria de 17 mm. Algunas estructuras, como el septo atrioventricular, pueden completar su desarrollo más tardíamente en la gestación. La contracción cardíaca comienza aproximadamente en el día 23 del desarrollo embrionario. Durante el desarrollo del corazón fetal, se producen cuatro procesos: formación del tubo cardíaco, plegamiento, formación del cono-tronco y septación. En cada uno de estos procesos, se puede originar algún defecto cardíaco específico.[11-13]

Hacia el día 23-25 de la gestación (embrión de 2 mm), un grupo de células angiogénicas, llamadas islas de sangre, desarrollan un plexo vascular en la porción anterior del embrión. Este grupo de células, generan dos tubos cardíacos primitivos que luego se fusionarán y darán origen al tubo bulboventricular, que será el responsable del desarrollo de los ventrículos y los tractos de salida. Durante este período, comienzan a desarrollarse el saco aórtico y los arcos aórticos y se inicia también el proceso de plegamiento cardíaco en donde el tubo cardíaco se dobla hacia la parte anterior y derecha del embrión. Uno de los principales defectos cardíacos que se originan en esta etapa es la transposición de las grandes arterias.

En el día 28 de gestación (embrión de 3 mm), se originan los ventrículos primitivos desde un divertículo localizado cerca del borde anterolateral izquierdo del tubo cardíaco. Este divertículo penetra el miocardio, aumenta su espesor y crea múltiples trabéculas para formar el ventrículo izquierdo primitivo. El *bulbus cordis* se separa en tres segmentos: el tercio proximal formará el ventrículo derecho primitivo; el tercio medio forma el *conus cordis* y los tractos de salida de los ventrículos; y el tercio terminal origina las raíces de la aorta y pulmonar llamado *truncus arteriosus* primitivo. En esta etapa, comienza también la formación de la aurícula primitiva, el *septum primum* y el *secundum*, así como el proceso de septación. Los defectos cardíacos que se producen en este período son el ventrículo único, ventrículo derecho de doble entrada y doble salida, comunicaciones interauriculares y el tronco arterioso.

En el día 29-30 (embrión de 4 a 5 mm), se forman el seno venoso y el seno coronario, y el aspecto externo del corazón ya se asemeja a una estructura de cuatro cámaras. Los defectos cardíacos que pueden manifestarse en esta etapa son persistencia de la vena cava superior izquierda, tetralogía de Fallot y las comunicaciones interventriculares.

Hacia las 30-32 días de gestación (embrión de 5 a 6 mm), se forman el canal atrioventricular, las venas pulmonares y se produce la septación del tronco arterioso. Las malformaciones cardíacas que se desarrollan en esta etapa son anomalías del retorno venoso pulmonar, canal atrioventricular persistente, defectos del septo ventricular y aorto-pulmonar y tronco arterioso persistente.

La formación de las válvulas arteriales comienzan en el día 36 de la gestación (embrión de 9 mm), y las válvulas atrioventriculares hacia el día 39-40 de la gestación (embrión de 10-12 mm). Los defectos cardíacos que se producen durante este período son las válvulas bicúspides, ausencia de válvulas arteriales, atresia tricuspídea y anomalía de Ebstein. El desarrollo del arco aórtico se completa aproximadamente en el día 46 de la gestación (embrión de 17 mm). Los defectos cardíacos que se presentan en esta etapa son el arco aórtico doble, la interrupción de arco aórtico, arco aórtico derecho y coartación de la aorta.

Detección de los defectos cardíacos

Una de las mayores contribuciones de la ultrasonografía (US) en obstetricia es la identificación de malformaciones estructurales.[14-17] Si bien la sensibilidad del ultrasonido, como técnica de imagen, está directamente relacionada con la experiencia y habilidad técnica del operador, existen otros factores como los relacionados con los factores demográficos de la población, la edad gestacional al momento del examen, el tipo de ecógrafo, como también el número de ecografías realizadas durante el embarazo, que pueden modificar la tasa de detección de las anomalías congénitas.

La evaluación sistemática del corazón fetal en el segundo trimestre del embarazo, fue propuesta por primera vez por Allan y cols.[18-20] a principios de 1980. Antes de este período, el corazón fetal se evaluaba solo en embarazos de muy alto riesgo y en las últimas semanas de embarazo.[21-22] Las principales limitaciones eran la pobre resolución de imagen de los equipos de ecografía, la falta de estandarización de la evaluación fetal, y la poca o nula experiencia en el diagnóstico prenatal de cardiopatías congénitas. En los últimos 30 años, el avance tecnológico de los equipos de ultrasonografía y, más importante, el adecuado entrenamiento de los operadores y la propuesta de protocolos estandarizados para la evaluación fetal, tuvieron un importante incremento en la tasa de detección de todas las malformaciones fetales, incluidas las cardiopatías congénitas.[23-25] Varias organizaciones de ultrasonido han propuesto guías para la evaluación sistemática del corazón fetal y normas para lograr una adecuada tasa de detección.[26, 27] El mejor momento del embarazo para evaluar el corazón fetal es entre las 22 y las 24 semanas de gestación[28] y, en el caso, de la evaluación temprana entre las 11 y las 13 + 6 semanas.[29, 30] Sin embargo, algunas anomalías cardíacas pueden presentarse más tardíamente en la gestación.[31-33] Los avances tecnológicos y la incorporación de transductores de alta frecuencia y el uso complementario de la ecografía 3D y 4D han contribuido también en el conocimiento de la estructura cardíaca, su función y la progresión de la enfermedad en etapas tempranas del embarazo.[34-36]

¿Por qué debemos realizar una ecografía del corazón fetal en el embarazo precoz?

Las indicaciones más frecuentes para la evaluación cardíaca temprana son la historia familiar o el antecedente obstétrico de una cardiopatía congénita;[37, 38] sospecha de anomalía cardíaca en la ecografía del primer trimestre;[39] marcadores indirectos de malformaciones cardíacas como la translucencia nucal aumentada,[40-42] flujo anormal en el *ductus* venoso,[43-46] regurgitación tricuspídea,[47] higroma quístico,[48, 49] y la presencia de otra malformación estructural en el feto.[50, 51] El embarazo monocorial[52] y los embarazos concebidos por técnicas de reproducción asistida,[53] también pueden beneficiarse de una evaluación cardíaca temprana, ya que estos tienen un riesgo aumentado de presentar una anomalía congénita (Tabla 11.1). Algunas anomalías cardíacas, como la estenosis aórtica, pueden tener tratamiento

Tabla 11.1 Factores de riesgo asociados a las cardiopatías congénitas (CC)

Indicación	Asociación con CC (%)
Malformaciones extracardíacas[103]	21
Translucencia nucal aumentada[104]	7
Regurgitación tricuspídea[47]	5,1
Historia previa de CC[37]	8,7
Ductus venoso anormal[105]	7,5
Embarazo monocorial[52]	5,5 (9,3 en casos de transfusión feto-fetal)
Arteria subclavia derecha aberrante[75]	5,1
Técnicas de reproducción asistida[53]	4,3
Cosanguinidad[106]	4,4

intraútero y, por lo tanto, también pueden beneficiarse de una evaluación cardíaca precoz.[54] En familias con antecedentes de cardiopatías congénitas, una evaluación normal del corazón fetal puede tranquilizar a los padres y disminuir el estrés producido por la experiencia traumática del embarazo previo.[55]

¿Qué constituye una evaluación precoz normal del corazón fetal?

La demostración de la normalidad del *situs*, las conexiones cardíacas, la unión atrio-ventricular, la simetría cardíaca y la continuidad septo-aórtica constituyen una evaluación temprana normal del corazón fetal.[56] Sin embargo, para considerar que el corazón fetal impresiona normal, deben evaluarse los siguientes parámetros:

Relación cardio-torácica

Si bien el tamaño cardíaco fetal aumenta a medida que avanza la gestación,[57] la relación cardio-torácica media de 0,20 ± 0,04 se mantiene constante entre las 11 y 14 semanas.[58]

Eje cardíaco

El complejo proceso de plegamiento cardíaco durante el desarrollo embrionario, puede demostrarse a través del eje cardíaco que es aproximadamente medial a las 8 semanas y gradualmente va realizando su levo-rotación hacia las 12 semanas, para luego estabilizarse hacia el final del primer trimestre.[59] Los fetos con una CC pueden mostrar una desviación anormal del eje cardíaco en relación con la edad gestacional.[60] Mc Brien y cols.[59] estudiaron los cambios normales del eje del cardíaco fetal entre las 8 y las 15 semanas de gestación y reportaron que el eje cardíaco está orientado más medial en el tórax en la gestación temprana y luego rota hacia la izquierda con el avance de la edad gestacional. Los autores notaron que el eje cardíaco cambia de 39° a las 11 semanas a 50° a las 14 semanas. Sinskovskaya y cols.[60] reportaron una variación normal en el eje cardíaco de 34,5° a las 11 semanas a 56,8° a las 13 + 6 semanas de gestación, y que un eje cardíaco anormal en la gestación temprana, puede estar asociado con coartación de aorta, anomalía de Ebstein, transposición de los grandes vasos y síndromes de heterotaxia. El mismo grupo recientemente demostró que el 74,1% de los fetos con una cardiopatía congénita confirmada, tuvieron un eje cardíaco anormal cuando lo evaluaron entre las 11 y las 14 + 6 semanas de gestación.[61]

Planos cardíacos (Tabla 11.2)

Marques Carvalho y cols.[62] exploraron la posibilidad de obtener el corte de 4 cámaras y tractos de salida con ecografía transvaginal en la gestación temprana. Los autores obtuvieron los tres planos en el 37% de los fetos de 11 semanas de gestación y en el 85% a las 12 semanas de gestación. A las 14 semanas, los tres planos fueron obtenidos en el 100% de los fetos. El tiempo requerido para el examen no excedió los 20 minutos. Los autores concluyeron que, a partir de una longitud embrionaria máxima de 64 milímetros, la obtención de estos tres planos cardíacos fue completamente factible.

Carvalho y cols.[56] sugirieron que el examen de rutina del corazón fetal entre las 11 y 13 + 6 semanas debe incluir los siguientes puntos: el *situs solitus* visceral, el eje cardíaco, el corte de 4 cámaras normal y simétrico, dos válvulas atrio-ventriculares separadas, los tractos de salida aórtico y pulmonar normal, dos grandes arterias de tamaño similar y la visualización de los arcos aórticos y ductal. Los autores mencionan que los defectos septales no pueden ser completamente excluidos, y que las lesiones cardíacas evolutivas podrían no ser pesquisadas en el embarazo temprano. Krapp y cols.[63] reportaron que, en la ecografía morfológica de las 11 a 13 + 6 semanas, el corte de 4 cámaras puede ser visualizado en el 96% de los fetos, el tracto de salida izquierdo en un 97%, el corte de los tres vasos en el 98%, y el arco aórtico en el 72% de los fetos, mientras que las venas pulmonares fueron visualizadas solo en el 23% de los casos. Yagel y cols.[64] propusieron los siguientes planos para la evaluación cardíaca fetal: el corte del abdomen superior fetal, corte de 4 cámaras, corte de 5 cámaras, bifurcación de la arteria pulmonar, corte de los tres vasos tráquea, y el eje corto del ventrículo derecho. El abordaje transvaginal fue sugerido por sobre la ecografía transabdominal para una evaluación más detallada del corazón fetal. Los autores

Tabla 11.2 Tasa de visualización de las estructuras cardíacas fetales en la evaluación cardíaca temprana, a las 11-13 + 6 semanas de gestación

	10 semanas	11 semanas	12 semanas	13 semanas	13+6 semanas
Corte de 4 cámaras	Sí	Sí	Sí	Sí	Sí
Tractos de salida	No	No	Sí	Sí	Sí
Arcos ductal y aórtico	No	No	Sí	Sí	Sí
Vena cava superior e inferior	No	No	Sí	Sí	Sí
Venas pulmonares	No	No	No	Sí	Sí

reportaron que todos estos planos propuestos fueron obtenidos en el 98% de los fetos entre las 11 y 12 semanas, y en el 100% de los fetos entre las 13 y 15 semanas de gestación. Los mismos autores reportaron una detección del 64% para las cardiopatías congénitas cuando el examen cardíaco fue realizado antes de las 15 semanas de gestación, y un 17% extra de detección cuando el corazón fue evaluado a las 20 a 24 semanas de gestación, con una tasa de detección global de un 85% para las cardiopatías congénitas. Khalil y cols.[65] propusieron los siguientes pasos para la evaluación cardíaca en la gestación temprana: evaluación de la posición fetal, la orientación del corazón fetal, visualización del corte de cuatro cámaras, evaluación de la válvula tricúspide e identificación de insuficiencia tricuspídea, visualización de los tractos de salida, e identificación de los arcos aórticos y pulmonar. Abu-Rustum y cols.[24] reportaron las siguientes tasas de éxito en la visualización de las estructuras cardíacas en la ecografía temprana: 4 cámaras (100%), presencia o ausencia de regurgitación tricuspídea (100%), el entrecruzamiento de los grandes vasos (90%), bifurcación de la arteria pulmonar (81%), corte de tres vasos (55%), arco aórtico (76%), vena cava superior e inferior (65%) y *ductus* venoso (99%). Los autores también sugirieron que los operadores deberían realizar un mínimo de 70 ecografías cardíacas entre las 11 y 13 + 6 semanas para lograr una experiencia confiable, y obtener así lo planos anatómicos propuestos, con un tiempo asignado máximo de 10 min para cada evaluación cardíaca fetal.

Experiencia del operador y vía de abordaje para el examen ultrasonográfico

Allan[66] sugirió que la experiencia y los recursos tecnológicos son los principales factores asociados a las diferentes tasas de detección de las cardiopatías congénitas cuando se comparan la ecografía transvaginal y la transabdominal. Sugiere que el éxito en la evaluación transabdominal puede atribuirse a la participación de cardiólogos pediátricos en el proceso de evaluación, mientras que los estudios transvaginales son fundamentalmente realizados por obstetras con una experiencia limitada en la evaluación cardíaca. Su conclusión fue que no solo es suficiente con obtener los planos cardíacos, sino también tener un conocimiento adecuado para interpretar estas imágenes; y que otro factor importante para mejorar la detección de las anomalías cardíacas, es el desarrollo de habilidades técnicas para mejorar los planos ecográficos, ya sea modificando la posición del transductor ecográfico o cambiando la posición de la madre.[66] Tegnander y cols.[67] evaluaron la detección de las anomalías cardíacas fetales comparando operadores con diferentes niveles de experiencia. Los técnicos ecografistas con una experiencia previa mayor de 2000 exámenes tuvieron un 52% de tasa de detección de CC comparados con un 32,5% de tasa de detección en los ecografistas que habían realizado menos de 2000 examinaciones cardíacas. Esta diferencia permaneció invariable entre los dos grupos de ecografistas cuando compararon la detección de las CC aisladas con las CC asociadas a otras malformaciones. Los autores concluyen que es necesario ser competente en la visualización e interpretación del corte de 4 cámaras y los tractos de salida izquierdo y derecho, antes de obtener otros planos cardíacos. Sugieren también que, a pesar de utilizar un sistema de ultrasonido de última generación o la combinación de diferentes técnicas de ultrasonido, la experiencia del operador sigue siendo el factor clave para mejorar la tasa de detección de CC. Los operadores que estén bien entrenados pueden lograr una buena tasa de detección de CC en el embarazo temprano.

Hartge y cols.[68] estudiaron un grupo de 3521 embarazadas que presentaron 77 (2,1%) fetos con una CC. Las ecografías fueron realizadas por operadores muy bien entrenados usando equipos de última generación y transductores de alta frecuencia. Reportaron una tasa de detección de CC de 85,7% entre las 11 y 13 + 6 semanas de gestación. Los autores mencionaron que, en el 64,2% de los casos, solo fue necesario el abordaje transabdominal y que en el resto de los 35,8% de pacientes fueron utilizados ambas vías, transabdominal y transvaginal. Los autores reportaron que ciertas CC como la coartación de aorta, el corazón izquierdo hipoplásico que resulte de una estenosis aórtica y la tetralogía de Fallot, pueden no ser identificados precozmente en el embarazo. Concluyeron que son necesarios operadores bien entrenados y sistemas de ultrasonido de elevada tecnología para lograr una buena tasa de detección de cardiopatías congénitas en el embarazo precoz.

Rasiah y cols.[69] realizaron una revisión sistemática del rendimiento diagnóstico de la ecocardiografía fetal en el primer trimestre del embarazo. Identificaron diez estudios realizados en centros terciarios con un buen control de calidad y cumplimiento de los criterios de inclusión. Reportaron que la sensibilidad fue de un 85% (95% IC, 78%-90%) y la especificidad de un 99% (95% IC, 98%-100%), el cociente de probabilidad positivo (CP) de 59,6 (95% CI, 26,5%-133,6%) y negativo de 0,25 (95% CI, 0,1%-0,6%) para la identificación de cardiopatías congénitas. Los autores sostienen que si bien se cree que la ecografía transvaginal es la mejor modalidad para la visualización del corazón fetal, el entrenamiento y experiencia de los operadores conjuntamente con los equipos de buena calidad, pueden llevar a una de tasa de detección similar utilizando la ecografía transabdominal.

¿Cuándo es el momento óptimo para realizar la evaluación cardíaca fetal precoz?

Carvalho y cols.[56] sugirieron que, además de la experiencia del operador, la edad gestacional al momento de la evaluación es un factor importante para lograr el éxito en la visualización de las estructuras. Haak y cols.[70] reportaron que, a las 11 semanas, el éxito en evaluación de las estructuras puede ser logrado en aproximadamente un 20% de los fetos, mientras que, a las 13 semanas de gestación, la tasa de visualización aumenta a un 92%.

Smrcek y cols.[71] estudiaron fetos de entre 10 y 15 semanas de gestación y evaluaron los siguientes planos cardíacos: 4 cámaras, 3 vasos, el origen y entrecruzamiento de las grandes arterias, los arcos aórtico y ductal, las venas cava superior e inferior y, por lo menos, dos venas pulmonares. Fueron capaces de identificar todas las estructuras a las 10 semanas de gestación, excepto por la vena cava superior e inferior que fue visualizada a las 11 semanas. Las venas pulmonares fueron observadas en el 80% de los fetos entre las 12 y 14 semanas, y en un 100% de los fetos a las 15 semanas de gestación. Los autores reportaron un aumento en la tasa de detección de cardiopatías congénitas, de un 67% a las 10 semanas a un 100% a las 15 semanas de gestación. También mencionaron que entre las 10 y las 13 semanas, el abordaje transvaginal fue mejor que la vía transabdominal; que, entre las 12 y las 14 semanas de gestación, ambas vías abdominal y transvaginal tuvieron una tasa de detección similar; y que, a partir de las 15 semanas de gestación, la vía transabdominal fue la mejor vía para la examinación. Los autores mencionaron que el uso complementario del Doppler color y el Doppler de energía y un sin límite de tiempo para la realización del examen pueden mejorar la visualización del corazón fetal.

Vimpelli y cols.[72] evaluaron la posibilidad de realizar una evaluación cardíaca en las diferentes semanas del primer trimestre de la gestación. Los autores tuvieron como objetivo obtener los siguientes planos: 4 cámaras, corte longitudinal de la aorta y el tronco pulmonar, entrecruzamiento de las grandes arterias, y los arcos aórtico y ductal. Los autores reportaron que la visualización de todas las estructuras varió de un 43% a las 11 semanas al 62% a las 13+6 semanas. El corte de 4 cámaras se obtuvo en el 74% de los casos a las 13 + 6 semanas. McAuliffe y cols.[73] evaluaron un grupo de 160 mujeres de alto riesgo, definido por una historia previa de cardiopatías congénitas, aumento de la translucencia nucal y presencia de una malformación no cardíaca en la ecografía del primer trimestre. Los autores evaluaron los siguientes parámetros cardíacos: 4 cámaras, simetría de las cavidades cardíacas, las válvulas atrioventriculares, los tractos de salida, el entrecruzamiento de las grandes arterias y, cuando fuera posible, los arcos aórtico y ductal. La edad gestacional media al momento del examen fue de 13,5 semanas y la prevalencia de defectos cardíacos fue del 12,5% (n = 20). La visualización del corte de 4 cámaras fue posible en el 100% de los fetos, las válvulas tricúspide y mitral en el 96%, los tractos de salida en el 95%, los arcos aórtico y ductal en un 45%, y las venas pulmonares en el 16%. De veinte fetos con cardiopatías congénitas, catorce (70%) fueron identificados durante la ecografía del primer trimestre; los autores reportaron una especificidad del 98%, un valor predictivo positivo (VPP) de un 87,5% y un valor predictivo negativo (VPN) de un 96%.

Marcadores indirectos para la evaluación cardíaca precoz

Borrell y cols.[43] analizaron la contribución del aumento de la translucencia nucal, la regurgitación tricuspídea y la onda A reversa en el *ductus* venoso para la identificación de defectos cardíacos en los fetos cromosómicamente normales. Reportaron que, entre los fetos con cardiopatías congénitas identificados entre las 11 y 14 semanas, el 40% tuvo también un aumento en la translucencia nucal y un 39%, una onda A reversa en el *ductus* venoso.

Clur y cols.[74] reportaron que el aumento de la translucencia nucal, el *ductus* venoso anormal y la insuficiencia tricuspídea fueron los hallazgos extracardíacos más frecuentes relacionados con las cardiopatías congénitas. Demostraron que los fetos con cromosomas normales, pero con un aumento en la translucencia nucal y una onda A reversa en el *ductus* venoso, tuvieron un 83% de prevalencia de defectos cardíacos. Los autores también propusieron el análisis del índice de pulsatilidad del *ductus* venoso, en lugar de la evaluación cualitativa de presencia o ausencia del flujo atrial, para incrementar a un 70% la detección de las anomalías cardíacas.

Pereira y cols.[47] estudiaron 85 fetos euploides con anomalías congénitas mayores y encontraron un aumento en la translucencia nucal (mayor al percentilo 95) en un 35,3%, regurgitación tricuspídea en un 32,9% y onda A reversa en el *ductus* venoso en un 28,2% de los fetos durante la ecografía del primer trimestre. De hecho, alguno de estos marcadores fue identificado en el 57,6% de los fetos con defectos cardíacos y en solo 8% de los fetos estructuralmente normales. Concluyeron que estos tres marcadores mejoran el desempeño del tamizaje de cardiopatías congénitas en el primer trimestre.

Rembouskos y cols.[75] sugirieron una asociación entre la arteria subclavia derecha aberrante (ASDA) y los defectos cardíacos. Estos autores estudiaron 4566 fetos, e identificaron 89 con ASDA, doce de ellos tuvieron una anomalía cromosómica. La prevalencia de defectos cardíacos en los fetos cromosómicamente normales con ASDA fue de 4/77 (5,1%), incluida la tetralogía de Fallot (n = 1), vena umbilical aberrante (n = 1) y atresia tricuspídea (n = 2). Los autores sugirieron que ante la presencia de ASDA, debe indicarse un ecocardiograma fetal precoz.

Sinkovskaya y cols.[60, 61] evaluaron la eficacia de la medición del eje cardíaco en la gestación temprana para la detección de defectos cardíacos mayores. Examinaron el eje cardíaco entre las 11 y las 14 + 6 semanas en fetos con cardiopatías congénitas confirmadas, en tres centros terciarios. Documentaron una desviación extrema del eje cardíaco hacia la izquierda o hacia la derecha en un 74,1% de los fetos con cardiopatías congénitas. En este estudio, el eje cardíaco fue superior en la detección de CC mayores que la translucencia nucal aumentada, la regurgitación tricuspídea y la onda A reversa en el *ductus* venoso de manera aislada o combinada.

Aplicación clínica: visualización del corazón fetal en la gestación temprana, recomendaciones prácticas

Antes de comenzar la evaluación cardíaca es necesario que el operador modifique la configuración del equipo de ultrasonido que esté utilizando. Si bien se trata de un proceso individual, algunos principios básicos podrían contribuir a mejorar la calidad en la imagen.

Frecuencia y profundidad

Los transductores de alta frecuencia son la mejor opción para evaluar el corazón fetal, si este se encuentra cerca de la sonda de ultrasonido. Los transductores transvaginales de alta frecuencia (9-12 MHz), se utilizan preferentemente a las 11-12 semanas de gestación cuando el feto está situado cerca del transductor; mientras que a las 12-13 semanas de la gestación, se prefiere utilizar sondas de 5-9 MHz, ya que el feto está situado lejos del transductor. Si el feto está localizado cerca de la pared abdominal materna, la mejor opción será un transductor lineal de 9 MHz; si el feto está más alejado, una sonda de 2-5 MHz o 4-6 MHz podría proporcionar mejores imágenes de ultrasonido. Cuando se utiliza el modo B, deben optimizarse los ajustes del sistema para obtener una mejor calidad de imagen, esto se logra con una alta velocidad de cuadros por minuto, mayor contraste, alta resolución, uso de baja persistencia, una sola zona focal y un campo de imagen relativamente estrecho. Cuando sea posible, se deberá ajustar la profundidad y la ampliación de la imagen. Las armónicas también pueden usarse para mejorar la calidad de la imagen y particularmente en embarazadas con grosor aumentado de la pared abdominal.

Identificación de los planos cardíacos

Entre las 11 y 12 semanas la ecografía transvaginal puede proporcionar imágenes adecuadas, si el feto se encuentra en una posición adecuada. En algunos casos, debido a la limitación de movimientos de la sonda transvaginal y las modificaciones en la posición del feto y el útero, los planos ecográficos requeridos pueden no ser obtenidos inmediatamente. Un examen transvaginal prolongado puede ser incómodo. La vía transvaginal para el examen cardíaco fetal será la elegida en aquellos pacientes con un índice de masa corporal aumentado o con cesárea o cirugía abdominal previa. El examen transabdominal a partir de las 13 semanas ofrece la posibilidad de manipular libremente la sonda de ultrasonido y de cambiar la posición del paciente y el campo de exploración para adquirir los planos cardíacos fetales. El tiempo empleado para realizar la ecografía puede ser más prolongado.

La imagen óptima para el examen cardíaco será un plano transversal del tórax fetal con el corazón en proyección apical y la columna vertebral fetal en la parte inferior de la pantalla de ultrasonido. Desde esta proyección, y realizando un barrido lento hacia la cabeza fetal y manteniendo el plano transversal, se puede obtener la vista de 4 cámaras, el corte de 5 cámaras, el cruce de las grandes arterias y el plano de 3 vasos (Figura 11.1). Los dos tractos de salida pueden visualizarse girando la sonda de ultrasonido en sentido horario o antihorario desde la vista de 4 cámaras (Figura 11.2). Desde el corte de 4 cámaras, girando el transductor 90°, se obtiene un plano sagital del tórax, y moviendo suavemente la sonda de ultrasonido de un lado a otro, se pueden observar los arcos aórtico y ductal, y la vena cava inferior y superior (Figura 11.3). El Doppler color puede ser útil para evaluar la integridad del *septum* interventricular, visualizar el cruce de las grandes arterias y documentar la dirección del flujo en el arco aórtico (Figura 11.4). El Doppler espectral no suele ser necesario en esta etapa de la gestación, a menos que se requiera la evaluación de la función cardíaca fetal.

Aplicación clínica: detección de anomalías cardíacas

Existe una gran variación en la tasa de detección de cardiopatías congénitas como consecuencia de factores no modificables, entre los que se encuentran la prevalencia de la enfermedad, la presencia de marcadores de ecográficos de alto riesgo, el tipo de CC y también por los factores modificables, tales como la población examinada, la edad gestacional seleccionada para realizar el estudio, la experiencia del operador y el equipo de ultrasonido y las técnicas utilizadas (Tabla 11.3).

Población de bajo riesgo

Volpe 2011 y cols.[76] estudiaron 4445 fetos de bajo riesgo. La prevalencia de defectos cardíacos fue de 0,9% (n = 42), 28 mayores y 14 menores. Un total de 39 casos fueron identificados prenatalmente, 29 (69%) durante el primer trimestre de la gestación y 10 (23,8%) en etapas posteriores del embarazo. Los autores mencionaron que el aumento de la translucencia nucal, la regurgitación tricuspídea y la onda A reversa en el *ductus* venoso se asociaron con una mayor prevalencia de defectos cardíacos fetales. La presencia de estos marcadores debe considerarse una indicación para la evaluación cardíaca fetal detallada. Los autores reportaron que la presencia de un corte de 4 cámaras anormal, tiene

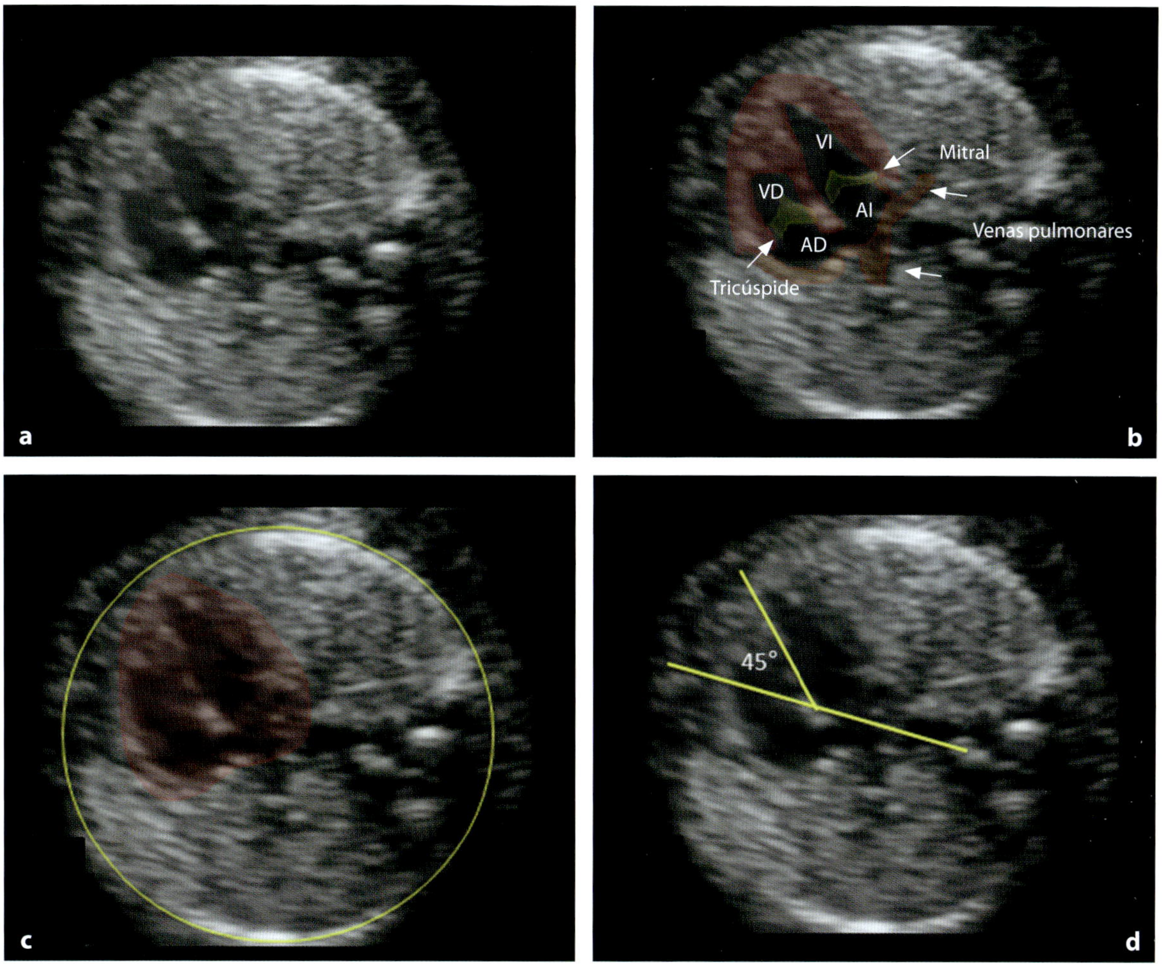

Figura 11.1 Cortes transversales del corazón fetal en el corte de 4 cámaras a las 13 + 5 semanas de gestación. **a** Corte de 4 cámaras. **b** Estructuras anatómicas destacadas: aurícula izquierda (AI), ventrículo izquierdo (VI), aurícula derecha (AD), ventrículo derecho (VD). Nótense las venas pulmonares que llegan a la aurícula izquierda. **c** Relación cardiotorácica. **d** Eje cardíaco.

una tasa de detección del 50% de los principales defectos cardíacos (Figuras 11.5 y 11.6).

Iliescu y cols.[77] evaluaron 5472 pacientes no seleccionados y obtuvieron una prevalencia de defectos cardíacos de 0,54% (n = 30). El examen precoz del corazón fetal detectó el 40,6% de los defectos cardíacos congénitos, 75% de los cuales eran mayores. Los autores mencionaron que el 89% de los defectos cardíacos menores se detectaron en las últimas etapas del embarazo. Los autores confirmaron que el aumento de la translucencia nucal tuvo una fuerte asociación con defectos cardíacos fetales; el 8,68% de los fetos con translucencia nucal aumentada tuvo CC mayores y el 96% de estos defectos fueron detectados durante la exploración cardíaca del primer trimestre. La ecocardiografía del primer trimestre fue capaz de identificar de forma similar las CC mayores en aquellos fetos con translucencia nucal aumentada o normal. Los autores informaron que el tiempo requerido para el examen del primer trimestre varió de 18 a 52 minutos (media: 34 minutos).

Rossi y Prefumo[78] realizaron una revisión sistemática de la evaluación del corazón fetal en el primer trimestre del embarazo en una población de bajo riesgo. El rendimiento diagnóstico general a las 11-14 semanas para la detección de defectos cardíacos congénitos fue del 48% (210/418). Los autores mencionaron que la incorporación del Doppler no mejoró la detección de CC. Los mismos autores también comentaron que la ecocardiografía dirigida en embarazos de alto riesgo fue capaz de identificar el 53% de las anomalías cardíacas y que una evaluación cardíaca que impresiona normal a las 11-14 semanas no excluye un defecto cardíaco.

Hildebrand y cols.[79] evaluaron un grupo de 21 189 mujeres no seleccionadas en el sur de Suecia, donde las ecografías fueron realizadas por licenciadas obstétricas entrenadas. No se detectaron anomalías cardíacas congénitas durante el primer trimestre y solo el 5,3% de las CC fueron identificadas en la ecografía del segundo trimestre. Los autores sugirieron que la falta de experiencia de los operadores y los sistemas de ultrasonido no actualizados

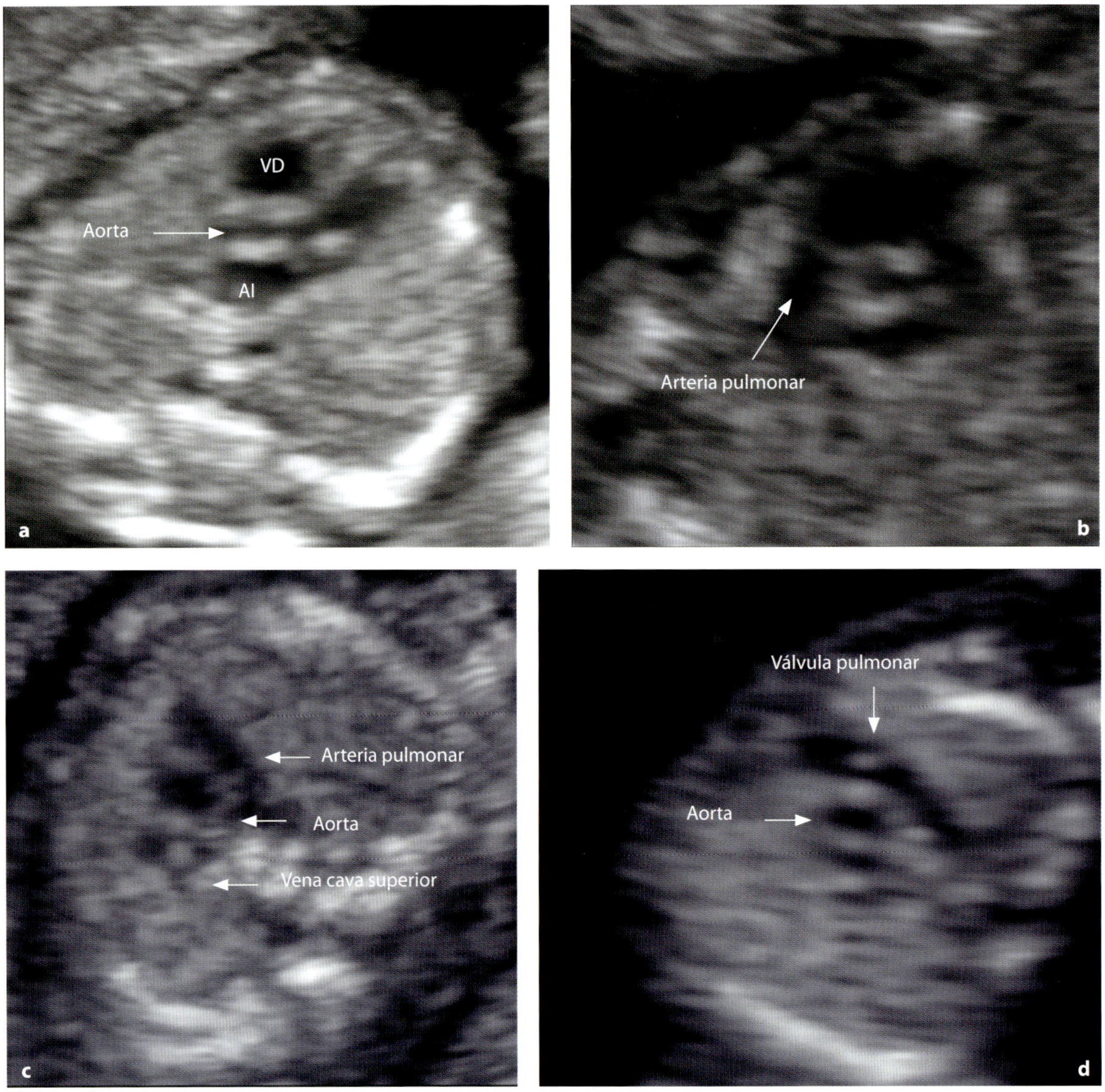

Figura 11.2 Tractos de salida y corte de los 3 vasos. **a** Tracto de salida izquierdo y la aorta (AI: aurícula izquierda; VD: ventrículo derecho). **b** Tracto de salida derecho y válvula pulmonar obtenido a partir de un eje corto. **c** Corte de 3 vasos. **d** Plano ligeramente oblicuo desde el corte de 3 vasos para visualizar la válvula pulmonar.

contribuyeron en gran medida a la baja tasa de detección encontrada en este estudio.

Syngelaki y cols.[80] estudiaron cerca de 45 000 pacientes a las 11 y 13 + 6 semanas de gestación e informaron una tasa global de detección de anomalías cardíacas del 34%. En particular, encontraron una tasa de detección del 50% del corazón izquierdo hipoplásico (Figura 11.7), transposición de las grandes arterias y doble salida del ventrículo derecho; una tasa de detección del 33% de coartación de la aorta, tetralogía de Fallot y defectos del tabique auriculoventricular; y una tasa de detección poco aceptable para los defectos del septo ventricular, la anomalía de Ebstein, la estenosis aórtica y pulmonar, la atresia tricuspídea y los tumores cardíacos.

Westin y cols.,[81] en un estudio multicéntrico, también en Suecia, compararon la tasa de detección de anomalías cardíacas durante los exámenes fetales de rutina, realizados entre las 12 y 18 semanas de gestación. Informaron una tasa de detección del 11% a las 12 semanas y una tasa de detección del 15% a las 18 semanas. Comentaron que, si se utiliza un punto de corte fijo de 3,5 mm para definir translucencia nucal aumentada, la tasa de detección de defectos cardíacos puede reducirse significativamente. También mencionaron que las diferencias en la experiencia del operador pueden ser responsables de la baja tasa de detección encontrada en este estudio.

Eleftheriades y cols.[82] estudiaron 3774 fetos con una prevalencia de cardiopatías congénitas del 0,77% (n = 29) e

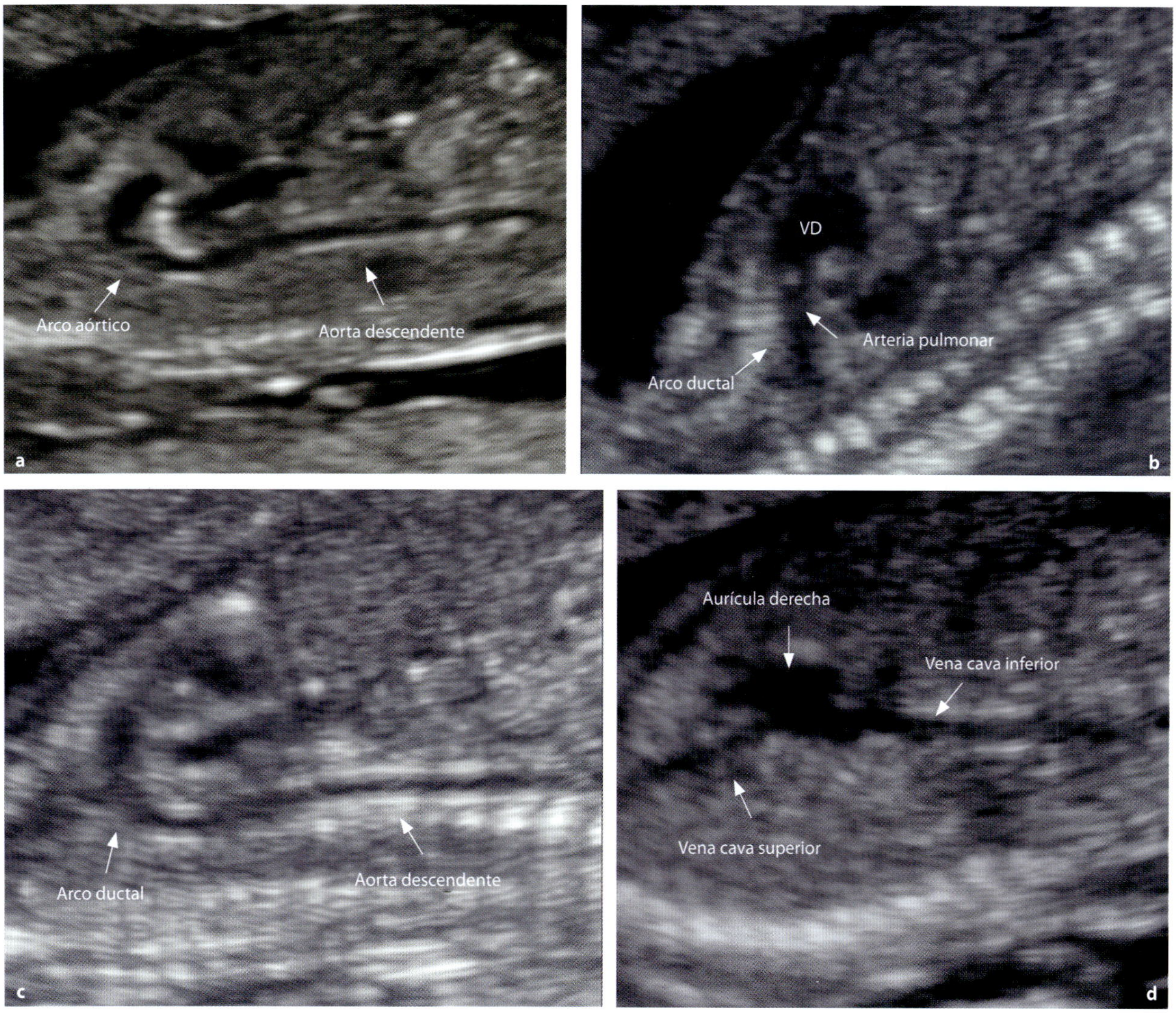

Figura 11.3 Cortes sagitales. **a** Arco aórtico y aorta descendente. **b** Arteria pulmonar y arco ductal (VD: ventrículo derecho). **c** Arco ductal y aorta descendente. **d** Vena cava superior e inferior.

informaron que la evaluación del corazón fetal en el primer trimestre del embarazo permitió el diagnóstico de casi el 45% del total de defectos cardíacos; 48% fueron diagnosticados durante el examen de ultrasonido de 20 a 24 semanas y el 7% restante más tarde en el embarazo.

Los autores también mostraron una asociación significativa entre los defectos cardíacos mayores y el aumento de la translucencia nucal, y sugirieron que la evaluación del corte de 4 cámaras se debe considerar como parte del examen fetal de rutina a las 11-13 + 6 semanas de gestación.

Población de alto riesgo

Persico y cols.[83] evaluaron el corazón fetal en 855 mujeres embarazadas sometidas a biopsia de vellosidades coriónicas, debido a la presencia de marcadores ecográficos de anomalías cromosómicas fetales o por alteración de los marcadores bioquímicos maternos. Se reportaron cien casos en los que se sospechó un defecto cardíaco (54% mayores y 46% menores). Los autores informaron una tasa de detección del 93,1% de las anomalías cardíacas mediante ecografía transabdominal y una alta asociación entre defectos congénitos del corazón y el aumento de la translucencia nucal y la regurgitación tricuspídea.

Carvalho y cols.[84] estudiaron el desempeño diagnóstico de un examen cardíaco detallado al final del primer y segundo trimestre del embarazo en 230 mujeres de alto riesgo. Las indicaciones para la evaluación cardíaca fetal fueron translucencia nucal aumentada, antecedentes familiares de cardiopatía congénita y hallazgos anormales durante la exploración de rutina en el examen de ultrasonido. Consideraron un examen normal cuando se visualizaron las siguientes estructuras: *situs solitus* visceral, posición

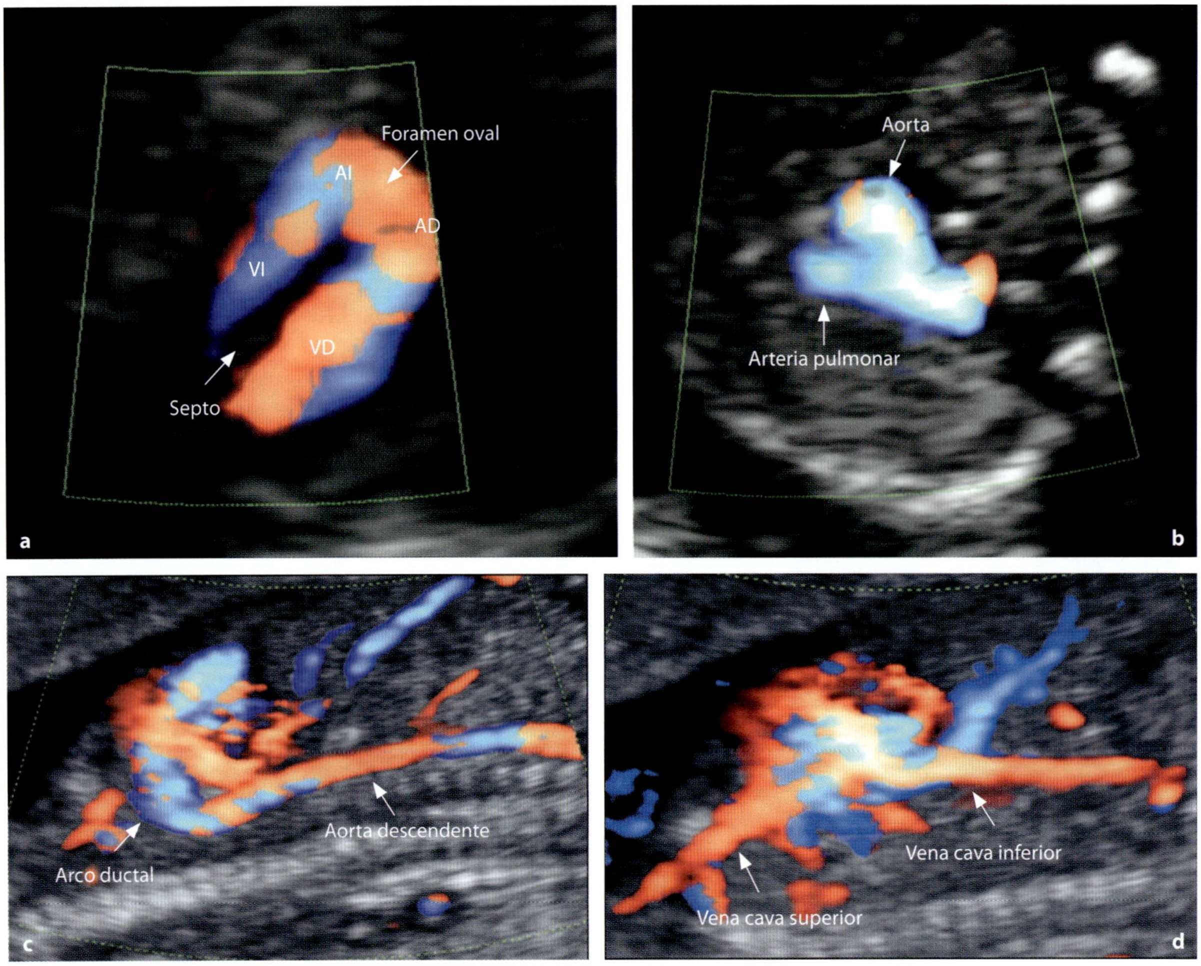

Figura 11.4 Doppler color direccional de alta definición. **a** Corte transversal del corazón fetal y el tabique interventricular (AI: aurícula izquierda; VI: ventrículo izquierdo; AD: aurícula derecha; VD: ventrículo derecho). **b** Unión de la aorta y la arteria pulmonar con flujo de la sangre anterógrado. **c** Arco ductal y aorta descendente. **d** Vena cava superior e inferior.

cardíaca normal, corte de 4 cámaras normal, dos válvulas atrioventriculares separadas, tracto de salida aórtica y pulmonar normal, dos grandes arterias de tamaño similar y visualización de los arcos aórticos y ductales. Las ecografías se realizaron principalmente por vía transabdominal. Los autores informaron 199 evaluaciones cardíacas normales y 21 anormales. En diez fetos, no fue posible visualizar adecuadamente el corazón. De los 199 estudios normales, en 188 se obtuvieron los resultados perinatales, y cuatro de ellos tuvieron un defecto cardíaco (tres defectos del septo ventricular y una estenosis pulmonar) (Figura 11.8). De las veintiún exploraciones anormales, doce fetos tuvieron una CC mayor y dos, un defecto cardíaco menor. Los autores informaron una precisión diagnóstica del 96% de la ecocardiografía fetal temprana en embarazos de alto riesgo y una alta asociación entre el aumento de la translucencia nucal, anomalías cromosómicas y defectos cardíacos.

Becker y cols.[29] evaluaron 3094 fetos, referidos por una evaluación anormal o por un aumento de la translucencia nucal. Los autores reportaron una prevalencia de CC del 2,8% (n = 86), el 84,2% fue detectado durante la evaluación cardíaca fetal en el primer trimestre. La evaluación cardíaca incluyó la visualización del corte de 4 cámaras, tractos de salida y válvulas pulmonar y aórtica. Informaron que los fetos con aumento de la TN (> 2,5 mm) tuvieron una prevalencia de defectos cardíacos del 9,8%, mientras que los fetos con una translucencia nucal normal (< 2,5 mm) tuvieron una prevalencia de defectos cardíacos del 0,3%.

Smrcek y cols.[85] estudiaron 2165 fetos en poblaciones de bajo y alto riesgo utilizando la combinación de la ecografía bidimensional y Doppler color direccional. Informaron una tasa de detección de defectos cardíacos congénitos de 63% (29/46); nueve fetos más (19,5%) fueron diagnosticados durante el ultrasonido del segundo trimestre. Los fetos con un examen cardíaco anormal tuvieron una prevalencia de anomalías cromosómicas del 65,8%, de onda A reversa en el *ductus* venoso del 51,2%; y una prevalencia de translucencia nucal aumentada del 32,2%. Los autores mencionaron

Tabla 11.3 Estudios sobre la capacidad diagnóstica del ultrasonido en la identificación temprana de las cardiopatías congénitas

Estudio	Total (n)	Vía de abordaje	EG (semanas)	Prevalencia de CC (n[%])	Detección temprana (n[%])
Hernadi and Torocsik[107]	3991	TA, TV	11-14	1 (0,02)	-
D'Ottavio et al.[108]	4078	TV	13-14	12 (0.29)	3 (25,0)
Bilardo et al.[109]	1690	TA	10-14	4 (0,23)	-
Hafner et al.[110]	4233	TA	10-14	14 (0,33)	1 (7,1)
Hyett et al.[41]	29,154	TA	10-14	43 (0,15)	1 (2,3)
Schwarzler et al.[111]	4523	TA	10-14	9 (0,20)	-
Mavrides et al.[112]	7339	TA	10-14	24 (0,33)	4 (16,7)
Michailidis y Economides[113]	6650	TA, TV	10-14	9 (0,14)	2 (22,2)
Orvos et al.[114]	4309	TV	10-13	32 (0,74)	-
Taipale et al.[115]	4789	TV	10-16	18 (0,38)	1 (5,6)
Chen et al.[116]	1609	TA, TV	12-14	7 (0,44)	4 (57,1)
Bahado Singh et al.[42]	8167	TA	10-14	6 (0,07)	-
Bruns et al.[117]	3664	?	11-14	9 (0,25)	-
Becker y Wegner[29]	3094	TA, TV	11-14	11 (0,36)	6 (54,5)a
Cedergren and Selbing[118]	2708	TA	11-14	3 (0,11)	-
Dane et al.[119]	1290	TA	11-14	1 (0,08)	-
Westin et al.[81]	16,260	TA	12-14	29 (0,18)	-
Muller et al.[120]	4144	TA	10-14	13 (0,31)	-
Chen et al.[121]	7642	TA	10-14	19 (0,25)	7 (36,8)
Oztekin et al.[122]	1805	TA	11-14	2 (0,11)	-
Hildebrand et al.[79]	21,189	?	11-14	62 (0,29)	0
Syngelaki et al.[80]	44,859	TA, TV	11-13	106 (0,24)	36 (34)
Volpe et al.[76]	4445	TA, TV	11-14	28 (0,63)	23 (82,1)
Grande et al.[123]	13,723	TA, TV	11-14	44 (0,32)	25 (56,8)
Hartge et al.[68]	3521	TA, TV	11-13 + 6	77 (2,1)	66 (85,7)
Iliescu et al.[77]	5472	TA, TV	12-13 + 6	30 (0,54)	27 (90)
Persico et al.[83]	886	TA	11-13	100 (11,2)	96 (96)
Eleftheriades et al.[82]	3774	TA	11-13 + 6	29 (0,77)	13 (44,8)
Volpe et al.[100]	870	TA	11-14	62 (0,17)	56 (90,3)
Rossi et al.[78] (revisión sistemática)	78,002	TA, TV	11-14	418 (0,53)	118/224b (53)

EG: edad gestacional en semanas; TA: transabdominal; TV: transvaginal.
[a] Sólo incluidos los defectos cardíacos mayores.
[b] Ecocardiografía realizada en 224.

que los defectos cardíacos de carácter evolutivo, como la hipertrofia miocárdica, la hipoplasia ventricular, la fibroelastosis y la coartación de la aorta, podrían no ser identificados a las 11-14 semanas.

Mejora en la detección mediante el agregado de otros hallazgos ecográficos

Axt-Fliedner y cols.[54] informaron un caso en donde, si bien el corte de 4 cámaras fue normal a las 11 + 3 semanas de gestación, con el Doppler color demostraron una velocidad aumentada a través de la válvula aórtica. La evaluación con Doppler de las válvulas atrioventriculares y del flujo pulmonar fue normal. Se realizó una ecografía de control a las 16 + 6 semanas donde se demostró un corazón izquierdo hipoplásico sin flujo a través de la válvula mitral y aórtica.

Bhat y cols.[86] compararon el diagnóstico de tetralogía de Fallot realizado antes (Grupo 1) y después (Grupo 2) de las 17 semanas de gestación. Los principales signos de sospecha de tetralogía de Fallot en el primer trimestre

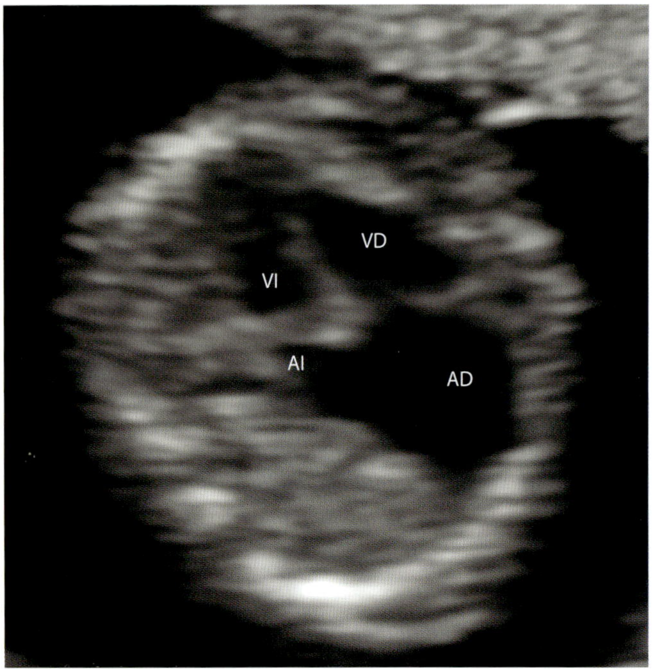

Figura 11.5 Corte de 4 cámaras anormal; dilatación de la aurícula derecha debido a una insuficiencia tricuspídea.

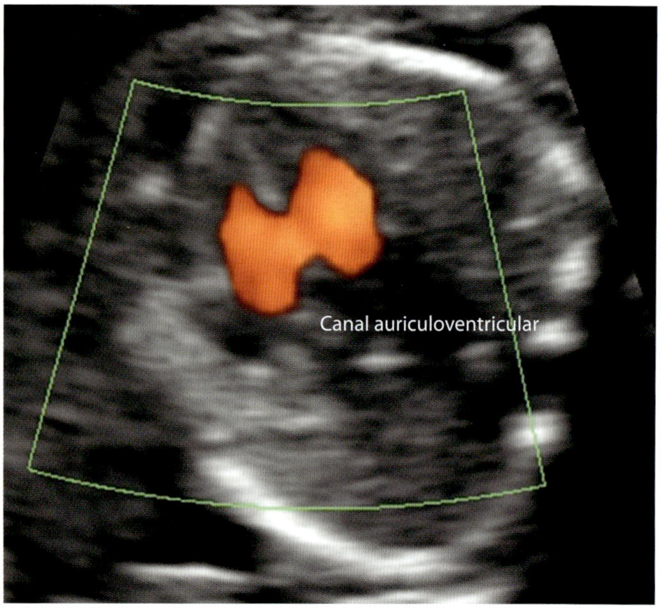

Figura 11.6 Corte de 4 cámaras anormal; canal auriculoventricular (Doppler de energía).

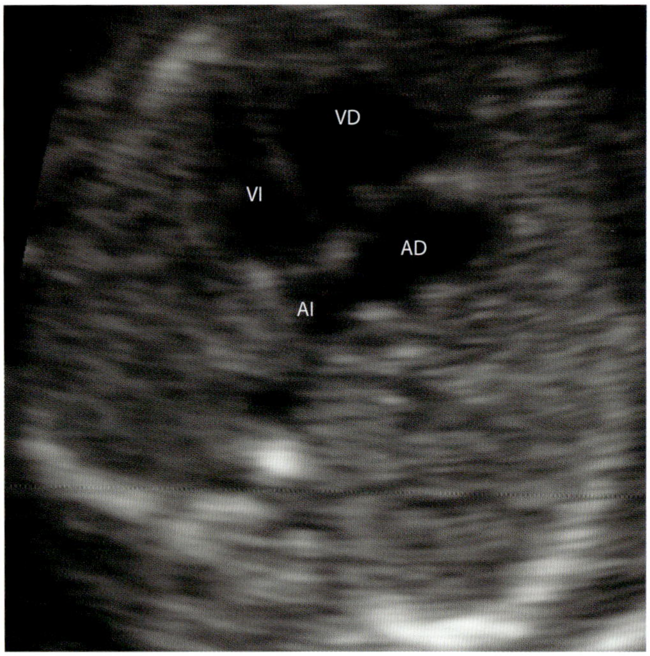

Figura 11.7 Corte de 4 cámaras anormal; asimetría del tamaño ventricular, manifestación temprana del corazón izquierdo hipoplásico.

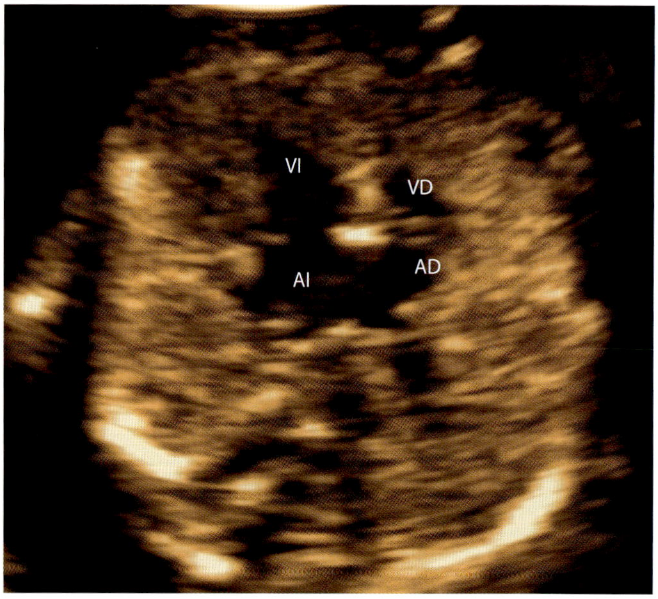

Figura 11.8 Corte de 4 cámaras anormal; ventrículo derecho marcadamente pequeño y aumento del espesor de la pared del ventrículo izquierdo.

fueron: levorrotación del eje cardíaco en el corte de 4 cámaras, la presencia de un defecto del septo interventricular, una aorta cabalgada y una discrepancia en el tamaño de las grandes arterias. La mayoría de estas imágenes fueron obtenidas durante el primer trimestre del embarazo. En el Grupo 1, hubo siete de cada diez fetos con estenosis pulmonar y flujo anterógrado a través del *ductus* arterioso. Otras anomalías cardíacas como la interrupción de la vena cava inferior, la vena cava superior bilateral, el defecto del tabique auriculoventricular y el bigeminismo auricular también fueron documentadas durante la ecografía temprana. El Doppler color contribuyó a la identificación de los tractos de salida. La exploración transabdominal se consideró adecuada en aproximadamente el 50% de los exámenes de ultrasonidos tempranos.

Baschat y cols.[87] evaluaron cuatro fetos que fueron referidos por aumento de la translucencia nucal y bradicardia. Mediante el modo M, se diagnosticó un bloqueo cardíaco y un defecto cardíaco congénito en los cuatro fetos. En la autopsia, se confirmó un síndrome de heterotaxia en tres de los cuatro fetos. Sciarrone y cols.[88] identificaron defectos cardíacos congénitos complejos durante la exploración temprana en dos fetos euploides con aumento de la translucencia nucal y bradicardia fetal.

Lafouge y cols.[89] informaron un arco aórtico y *ductus* arterioso derecho en el primer trimestre, al identificar una imagen en espejo de los vasos principales, en un corte de 3 vasos tráquea.

Prefumo y cols.[90] reportaron dos casos de divertículos cardíacos con derrame pericárdico importante. La evaluación Doppler color y espectral demostró un flujo bidireccional en una dilatación sacular, en el ápex ventricular que llenaba el espacio pericárdico en ambos casos.

Técnicas ecográficas complementarias

La ecografía bidimensional es la piedra angular para la evaluación cardíaca fetal; el Doppler color y el modo M podrían mejorar el diagnóstico de los defectos del *septum* y las arritmias cardíacas.[87,91] El ultrasonido en cuatro dimensiones (4D) y la correlación espacio temporal de la imagen (STIC) (Figura 11.9) pueden aplicarse para la evaluación *offline* del corazón fetal, ya sea por el mismo operador o por diferentes expertos para confirmar o excluir defectos cardíacos congénitos.[92]

Correlación espacio-temporal de la imagen (volumen STIC)

Bennasar y cols.[93] evaluaron la reproducibilidad en la evaluación de los volúmenes STIC a las 11-15 semanas de

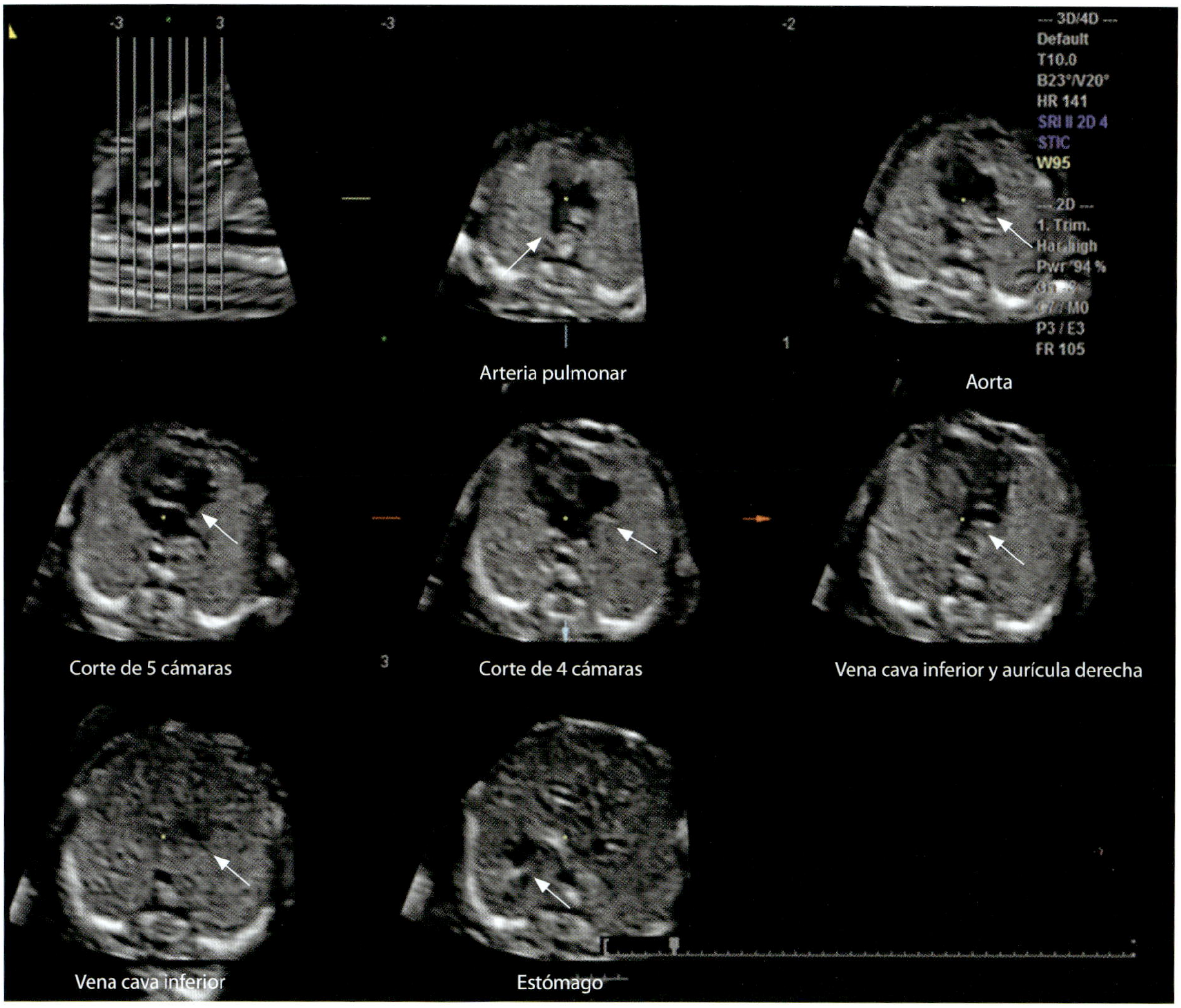

Figura 11.9 Correlación espacio-temporal de la imagen (volumen STIC) a las 14 semanas de gestación. Desde un plano sagital donde se visualicen el arco ductal y la aorta descendente, se generan siete planos transversales utilizando imágenes de ultrasonido de tipo tomográfica (TUI).

gestación, para la identificación de defectos cardíacos congénitos. Los autores utilizaron ultrasonido transvaginal y combinaron el Doppler color y las imágenes en escala de grises. Las estructuras evaluadas en el volumen STIC fueron las 4 cámaras cardíacas, entrecruzamiento de los grandes vasos, tractos de salida izquierdo y derecho y el corte de 3 vasos. Se informó una excelente correlación en la visualización del corte de 4 cámaras y los tractos de salida. Los mismos autores también informaron que los volúmenes STIC en el embarazo precoz permitieron la identificación correcta del 95% de los fetos con sospecha de anomalías cardíacas.[94]

Espinoza y cols.[34] obtuvieron los volúmenes STIC de 16 fetos normales y 71 fetos con CC. Los evaluadores no conocían el diagnóstico clínico al momento de evaluar los volúmenes STIC. Demostraron un 79% de sensibilidad y 90% de especificidad para la identificación de defectos cardíacos fetales. Los autores concluyeron que la adquisición de volúmenes STIC cardíacos y la evaluación por un experto en cardiología fetal puede ser útil para confirmar o excluir la presencia de un defecto cardíaco.

Lima y cols.[95] exploraron el valor combinado del Doppler color y el análisis del volumen STIC en la identificación de los planos básicos de la evaluación cardíaca fetal del primer trimestre. Los autores informaron que esta combinación permitió la identificación de la mayoría de los planos cardíacos fetales en el 90,6% de las mujeres, en los volúmenes de STIC obtenidos por vía transabdominal o transvaginal. Tudorache y cols.[91] también reportaron una excelente reproducibilidad en la obtención de volúmenes STIC para la identificación de las estructuras cardíacas fetales en el inicio del embarazo.

Turan y cols.[96] estudiaron los volúmenes STIC para la evaluación del corazón fetal en el primer trimestre del embarazo. Los autores sugirieron que los volúmenes de buena calidad deberían tener clara visualización de la columna vertebral fetal y observarse un movimiento mínimo o nulo en la vista sagital de la representación multiplanar del corazón fetal. Fueron capaces de visualizar las siguientes estructuras: corte de 4 cámaras, aorta descendente, tamaño del corazón, eje cardíaco, dos aurículas y ventrículos de igual tamaño, apertura de dos válvulas atrioventriculares, dos grandes arterias presentes, de tamaño adecuado y entrecruzamiento normal y la presencia de los arcos aórtico y ductal con flujo anterógrado en ambos. Informaron que, en todos los casos, se obtuvo la vista de 4 cámaras y el resto de los parámetros fueron obtenidos en el 85%. En el 92% de los fetos, se pudo obtener un volumen STIC de buena calidad utilizando la vía transabdominal.

Viñals y cols.[92] estudiaron la adquisición de volúmenes STIC en el primer trimestre del embarazo y la interpretación por un operador experimentado situado alejado del sitio de adquisición. Demostraron que el 71% (35/49) de los volúmenes STIC se obtuvieron en un período de 20 min y se logró un buen acuerdo entre los operadores para la identificación de las estructuras cardíacas fetales.

Evaluación de la función cardíaca en el primer trimestre

La evaluación de la función cardíaca fetal en los embarazos precoces podría ser un método complementario para mejorar la identificación de los defectos congénitos del corazón. Clur y cols.[74] estudiaron cambios en la función cardíaca a lo largo de la gestación en fetos con TN aumentada. Evaluaron las velocidades pico E y A del llenado ventricular en la forma de onda Doppler, la relación E/A, las velocidades de los tractos de salida, el volumen sistólico y el gasto cardíaco. Los autores reportaron discrepancias en los parámetros de la función cardíaca entre los dos ventrículos cardíacos con una función predominante del ventrículo derecho. Ninno y cols.[97] reportaron la evaluación de la válvula tricúspide a las 11-13 + 6 semanas y demostraron un incremento en la velocidad E y en las relaciones E/A y pequeños cambios en la velocidad pico de la onda A, a medida que avanza la gestación.

Rozmus-Warcholinska y cols.[58] informaron valores normales de los parámetros de la función cardíaca fetal entre 11 y 13 + 6 semanas de gestación. Los autores mostraron una leve diferencia en el índice de Tei (índice de rendimiento miocárdico o MPI) entre los ventrículos izquierdo y derecho, y sus valores fueron estables durante ese período. Hubo un incremento en la relación E/A y en la velocidad de la onda E, pero no hubo cambios en la velocidad A durante el mismo período.

Turan y cols.[98] informaron una alta asociación entre los parámetros anormales de la función cardíaca fetal en el embarazo temprano y la hiperglucemia materna en mujeres con diabetes pregestacional. Los autores mostraron reducción de la relación E/A izquierda, prolongación del tiempo de relajación isovolumétrica en ambos ventrículos, reducción del tiempo de contracción isovolumétrica en el ventrículo izquierdo y un índice Tei prolongado en los dos ventrículos.

¿Debemos evaluar a todos los pacientes entre las 11 y 13 + 6 semanas?

Gardiner[99] sugirió tomar precaución al proponer un examen cardíaco extendido en el primer trimestre del embarazo, debido al riesgo de casos falsos positivos en los cuales los padres podrían decidir terminar el embarazo en un feto estructuralmente normal. El autor mencionó que, habiéndose basado en la información morfológica proporcionada por la microscopia episcópica de alta resolución (HREM), el crecimiento del septo auriculoventricular se produce más tarde en el primer trimestre del embarazo y no se visualiza la inserción de las válvulas mitral y tricúspide antes de las 14 semanas de gestación en un feto estructuralmente normal. El mismo autor llegó a la conclusión de que existe un alto riesgo de diagnósticos incorrectos de los defectos del septo auriculoventricular en el inicio del embarazo. Volpe y cols.[100] evaluaron la contribución de la ecocardiografía de primer y segundo trimestre en el diagnóstico de CC e informaron que una proporción considerable de casos, considerados normales en el primer trimestre, podrían desarrollar defectos cardíacos en etapas posteriores del embarazo (Tabla 11.4). Del mismo modo, informaron que un porcentaje considerable de fetos con un examen cardíaco anormal podría tener un corazón estructuralmente normal.

Seguridad

Las guías de la Sociedad Internacional de Ultrasonido en Obstetricia y Ginecología (ISUOG, 2011) recomiendan mantener el índice térmico (IT) < 1,0 durante la utilización del modo Doppler a las 11 a 13 + 6 semanas de gestación. Defienden la utilización del principio ALARA (tan bajo como sea razonablemente posible) en el primer trimestre del embarazo, ya que el efecto de la ecografía Doppler durante la embriogénesis, todavía es desconocido.[101] Nemescu y cols.[102] evaluaron la seguridad de la ecocardiografía en el primer trimestre midiendo el índice térmico y el índice mecánico (IM) generados durante 399 exámenes. Si bien hubo un aumento del IT pasando del modo B al Doppler color y al Doppler de energía, los valores fueron siempre inferiores a 0,5. Con esta configuración, se pudieron obtener imágenes Doppler satisfactorias.

Tabla 11.4 Cardiopatías congénitas que pueden identificarse durante la evaluación temprana del corazón fetal a 11 y 13 + 6 semanas de gestación

CC que pueden ser detectadas	Transposición de las grandes arterias, doble salida del ventrículo derecho, corazón izquierdo hipoplásico.
CC que podrían ser detectadas	Coartación de aorta, tetralogía de Fallot, canal auriculoventricular, tronco arterioso (Figura 11.10).
CC con poca probabilidad de ser detectadas	Comunicación del septo interventricular, anomalía de Ebstein, estenosis aórtica o pulmonar leve, tumores cardíacos, hipertrofia miocárdica, fibroelastosis, anomalías del retorno venoso pulmonar.

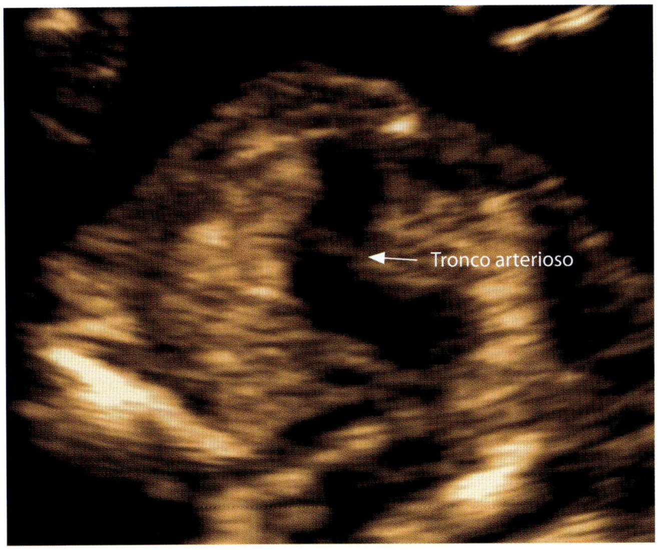

Figura 11.10 Tracto de salida anormal: tronco arterioso.

Puntos de enseñanza

- La evaluación temprana del corazón del feto como tamizaje o por indicación debe ser considerada sobre la base de la disponibilidad de recursos tecnológicos y de la experiencia de los operadores.
- La experiencia y la formación de los profesionales son los factores más importantes para la identificación temprana de defectos cardíacos; los operadores altamente capacitados logran conseguir una mejor tasa de detección.
- El aumento de la translucencia nucal, la regurgitación tricuspídea, una onda a reversa en el *ductus* venoso, la arteria subclavia derecha aberrante, un eje cardíaco anormal, hidrops fetal, el embarazo gemelar monocorial, los embarazos concebidos mediante técnicas de reproducción asistida, y cualquier otro defecto estructural del feto son indicaciones de una evaluación temprana del corazón fetal.
- Antes de las 12 semanas de gestación, la ecografía transvaginal proporciona una imagen adecuada para el examen cardíaco; luego de las 13 semanas, la ecografía abdominal también proporciona imágenes cardíacas aceptables.
- El corte de las 4 cámaras y los tractos de salida son las imágenes ecográficas más significativas para lograr una buena tasa de detección de defectos congénitos del corazón.
- El corte de las 4 cámaras y los tractos de salida pueden ser identificados a partir de las 12 semanas de gestación en casi todos los fetos. La mayoría de los cortes cardíacos axiales del examen básico y extendido se pueden obtener a partir de las 13 semanas de gestación.
- Algunas técnicas adicionales del ultrasonido, tales como el Doppler color direccional y el STIC (correlación espacio-temporal de la imagen), pueden contribuir a mejorar la tasa de detección de defectos congénitos del corazón en el embarazo temprano.

Bibliografía

1. Hoffman J. The global burden of congenital heart disease. Cardiovasc J Afr 2013; 24: 141-5.
2. Dolk H, Loane M, Garne E, European Surveillance of Congenital Anomalies Working G. Congenital heart defects in Europe: prevalence and perinatal mortality, 2000 to 2005. Circulation 2011; 123: 841-9.
3. Mogra R, Zidere V, Allan LD. Prenatally detectable congenital heart defects in fetuses with Down syndrome. Ultrasound Obstet Gynecol 2011; 38: 320-4.
4. Kim MA, Lee YS, Yee NH, Choi JS, Choi JY, Seo K. Prevalence of congenital heart defects associated with Down syndrome in Korea. J Korean Med Sci 2014; 29: 1544-9.
5. Berg C, Kaiser C, Bender F, Geipel A, Kohl T, Axt-Fliedner R, et al. Atrioventricular septal defect in the fetus-associated conditions and outcome in 246 cases. Ultraschall Med 2009; 30: 25-32.
6. Roberts AE, Allanson JE, Tartaglia M, Gelb BD. Noonan syndrome. Lancet 2013; 381: 333-42.
7. Solomon BD. VACTERL/VATER association. Orphanet J Rare Dis 2011; 6: 56.
8. Axt-Fliedner R, Chiriac A, Gembruch U. First and early second trimester fetal heart scanning. Ultraschall Med 2009; 30: 364-75.
9. Hoffman JI. Incidence of congenital heart disease: II. Prenatal incidence. Pediatr Cardiol 1995; 16: 155-65.
10. Hoffman JI, Kaplan S. The incidence of congenital heart disease. J Am Coll Cardiol 2002; 39: 1890-900.
11. Van Mierop H, Kutsche L. Embryology of the heart. En: Hurst JE, editor. The heart. New York: McGraw-Hill, 1986; p. 3-16.
12. Kirby ML, Waldo K. Cardiac morphogenesis. En: Yagel S, Silverman NH, Gembruch U, editors. Fetal cardiology. London: Martin Dunitz, 2003; p. 1-9.
13. Dudek RW. Cardiac embryology. En: Hess D, Hess W, editors. Fetal echocardiography. New York: Appleton & Lange, 1999; p. 1-33.
14. Romero R, Oyarzun E, Sirtori M, Hobbins JC. Detection and management of anatomic congenital anomalies. A new obstetric challenge. Obstet Gynecol Clin North Am 1988; 15: 215-36.
15. Levi S, Hyjazi Y, Schaapst JP, Defoort P, Coulon R, Buekens P. Sensitivity and specificity of routine antenatal screening for congenital anomalies by ultrasound: the Belgian Multicentric Study. Ultrasound Obstet Gynecol 1991; 1: 102-10.
16. Saari-Kemppainen A, Karjalainen O, Ylostalo P, Heinonen OP. Ultrasound screening and perinatal mortality: controlled trial of systematic one-stage screening in pregnancy. The Helsinki Ultrasound Trial. Lancet 1990; 336: 387-91.
17. Romero R. Routine obstetric ultrasound. Ultrasound Obstet Gynecol. 1993;3:303–7.
18. Allan LD, Tynan M, Campbell S, Anderson RH. Normal fetal cardiac anatomy – a basis for the echocardiographic detection of abnormalities. Prenat Diagn 1981; 1: 131-9.
19. Allan LD, Tynan M, Campbell S, Anderson RH. Identification of congenital cardiac malformations by echocardiography in midtrimester fetus. Br Heart J 1981; 46: 358-62.
20. Allan LD, Campbell S, Tynan M. The feasibility of fetal echocardiography in the prediction of congenital heart disease. Ultrasound Med Biol 1983; 1983 Suppl 2: 565-8.
21. Kleinman CS, Donnerstein RL, DeVore GR, Jaffe CC, Lynch DC, Berkowitz RL, et al. Fetal echocardiography for evaluation of in utero congestive heart failure. N Engl J Med 1982; 306: 568-75.
22. Kleinman CS, Hobbins JC, Jaffe CC, Lynch DC, Talner NS. Echocardiographic studies of the human fetus: prenatal diagnosis of congenital heart disease and cardiac dysrhythmias. Pediatrics 1980; 65: 1059-67.
23. Lee MY, Won HS. Technique of fetal echocardiography. Obstet Gynecol Sci 2013; 56: 217-26.
24. Abu-Rustum RS, Ziade MF, Abu-Rustum SE. Learning curve and factors influencing the feasibility of performing fetal echocardiography at the time of the first-trimester scan. J Ultrasound Med 2011; 30: 695-700.
25. Yagel S, Cohen SM, Achiron R. Examination of the fetal heart by five short-axis views: a proposed screening method for comprehensive cardiac evaluation. Ultrasound Obstet Gynecol 2001; 17: 367-9.
26. International Society of Ultrasound in Obstetrics, Gynecology. Cardiac screening examination of the fetus: guidelines for performing the 'basic' and 'extended basic' cardiac scan. Ultrasound Obstet Gynecol 2006; 27: 107-13.
27. American Institute of Ultrasound in Medicine. AIUM practice guideline for the performance of fetal echocardiography. J Ultrasound Med 2013; 32: 1067-82.
28. Alves Rocha L, Araujo Junior E, Rolo LC, Barros FS, Silva KP, Martinez LH, et al. Screening of congenital heart disease in the second trimester of pregnancy: current knowledge and new perspectives to the clinical practice. Cardiol Young 2014; 24: 388-96.
29. Becker R, Wegner RD. Detailed screening for fetal anomalies and cardiac defects at the 11–13-week scan. Ultrasound Obstet Gynecol 2006; 27: 613-8.
30. Neuman A, Huhta JC. First trimester screening for congenital heart disease. Minerva Cardioangiol 2006; 54: 337-54.
31. Zimmer EZ, Blazer S, Lorber A, Solt I, Egenburg S, Bronshtein M. Fetal Ebstein's anomaly: early and late appearance. Prenat Diagn 2012; 32: 228-33.
32. Iwamoto Y, Tamai A, Kawasaki H, Taketazu M, Senzaki H. Late clinical manifestations of mitral valve disease and severe pulmonary hypertension in a patient diagnosed with premature closure of foramen ovale during fetal life. World J Pediatr 2011; 7: 182-4.
33. Geipel A, Krapp M, Germer U, Becker R, Gembruch U. Perinatal diagnosis of cardiac tumors. Ultrasound Obstet Gynecol 2001; 17: 17-21.
34. Espinoza J, Lee W, Vinals F, Martinez JM, Bennasar M, Rizzo G, et al. Collaborative study of 4-dimensional fetal echocardiography in the first trimester of pregnancy. J Ultrasound Med 2014; 33: 1079-84.
35. Kusanovic JP, Nien JK, Goncalves LF, Espinoza J, Lee W, Balasubramaniam M, et al. The use of inversión mode and 3D manual segmentation in volumen measurement of fetal fluid-filled structures: comparison with Virtual Organ Computer-aided AnaLysis (VOCAL). Ultrasound Obstet Gynecol 2008; 31: 177-86.
36. Espinoza J, Kusanovic JP, Goncalves LF, Nien JK, Hassan S, Lee W, et al. A novel algorithm for comprehensive fetal echocardiography using 4-dimensional ultrasonography and tomographic imaging. J Ultrasound Med 2006; 25: 947-56.

37. Hoffman JI. Congenital heart disease: incidence and inheritance. Pediatr Clin North Am 1990; 37: 25-43.
38. Fung A, Manlhiot C, Naik S, Rosenberg H, Smythe J, Lougheed J, et al. Impact of prenatal risk factors on congenital heart disease in the current era. J Am Heart Assoc 2013; 2: e000064.
39. Mone F, Walsh C, Mulcahy C, McMahon CJ, Farrell S, MacTiernan A, et al. Prenatal detection of structural cardiac defects and presence of associated anomalies: a retrospective observational study of 1262 fetal echocardiograms. Prenat Diagn 2015; 35: 577-82.
40. Sairam S, Carvalho JS. Early fetal echocardiography and anomaly scan in fetuses with increased nuchal translucency. Early Hum Dev 2012; 88: 269-72.
41. Hyett J, Perdu M, Sharland G, Snijders R, Nicolaides KH. Using fetal nuchal translucency to screen for major congenital cardiac defects at 10–14 weeks of gestation: population based cohort study. BMJ 1999; 318: 81-5.
42. Bahado-Singh RO, Wapner R, Thom E, Zachary J, Platt L, Mahoney MJ, et al. First Trimester Maternal Serum B, Fetal Nuchal Translucency Screening Study G. Elevated first-trimester nuchal translucency increases the risk of congenital heart defects. Am J Obstet Gynecol 2005; 192: 1357-61.
43. Borrell A, Grande M, Bennasar M, Borobio V, Jimenez JM, Stergiotou I, et al. First-trimester detection of major cardiac defects with the use of ductus venosus blood flow. Ultrasound Obstet Gynecol 2013; 42: 51-7.
44. Maiz N, Nicolaides KH. Ductus venosus in the first trimester: contribution to screening of chromosomal, cardiac defects and monochorionic twin complications. Fetal Diagn Ther 2010; 28: 65-71.
45. Chelemen T, Syngelaki A, Maiz N, Allan L, Nicolaides KH. Contribution of ductus venosus Doppler in first-trimester screening for major cardiac defects. Fetal Diagn Ther 2011; 29: 127-34.
46. Matias A, Huggon I, Areias JC, Montenegro N, Nicolaides KH. Cardiac defects in chromosomally normal fetuses with abnormal ductus venosus blood flow at 10–14 weeks. Ultrasound Obstet Gynecol 1999; 14: 307-10.
47. Pereira S, Ganapathy R, Syngelaki A, Maiz N, Nicolaides KH. Contribution of fetal tricuspid regurgitation in first-trimester screening for major cardiac defects. Obstet Gynecol 2011; 117: 1384-91.
48. Sananes N, Guigue V, Kohler M, Bouffet N, Cancellier M, Hornecker F, et al. Nuchal translucency and cystic hygroma colli in screening for fetal major congenital heart defects in a series of 12,910 euploid pregnancies. Ultrasound Obstet Gynecol 2010; 35: 273-9.
49. Hsieh YY, Lee CC, Chang CC, Tsai HD, Hsu TY, Tsai CH. Prenatal sonographic diagnosis of Cantrell's pentalogy with cystic hygroma in the first trimester. J Clin Ultrasound 1998; 26: 409-12.
50. Weiner Z, Lorber A, Shalev E. Diagnosis of congenital cardiac defects between 11 and 14 weeks' gestation in high-risk patients. J Ultrasound Med 2002; 21: 23-9.
51. Gibbin C, Touch S, Broth RE, Berghella V. Abdominal wall defects and congenital heart disease. Ultrasound Obstet Gynecol 2003; 21: 334-7.
52. Springer S, Mlczoch E, Krampl-Bettelheim E, Mailath-Pokorny M, Ulm B, Worda C, et al. Congenital heart disease in monochorionic twins with and without twin-to-twin transfusion syndrome. Prenat Diagn 2014; 34: 994-9.
53. Tararbit K, Houyel L, Bonnet D, De Vigan C, Lelong N, Goffinet F, et al. Risk of congenital heart defects associated with assisted reproductive technologies: a population-based evaluation. Eur Heart J 2011; 32: 500-8.
54. Axt-Fliedner R, Kreiselmaier P, Schwarze A, Krapp M, Gembruch U. Development of hypoplastic left heart syndrome after diagnosis of aortic stenosis in the first trimester by early echocardiography. Ultrasound Obstet Gynecol 2006; 28: 106-9.
55. Johnson B, Simpson LL. Screening for congenital heart disease: a move toward earlier echocardiography. Am J Perinatol 2007; 24: 449-56.
56. Carvalho JS. Fetal heart scanning in the first trimester. Prenat Diagn 2004; 24: 1060-7.
57. Leiva MC, Tolosa JE, Binotto CN, Weiner S, Huppert L, Denis AL, et al. Fetal cardiac Development and hemodynamics in the first trimester. Ultrasound Obstet Gynecol 1999; 14: 169-74.
58. Rozmus-Warcholinska W, Wloch A, Acharya G, Cnota W, Czuba B, Sodowski K, et al. Reference values for variables of fetal cardiocirculatory dynamics at 11–14 weeks of gestation. Ultrasound Obstet Gynecol 2010; 35: 540-7.
59. McBrien A, Howley L, Yamamoto Y, Hutchinson D, Hirose A, Sekar P, et al. Changes in fetal cardiac axis between 8 and 15 weeks' gestation. Ultrasound Obstet Gynecol 2013; 42: 653-8.
60. Sinkovskaya E, Horton S, Berkley EM, Cooper JK, Indika S, Abuhamad A. Defining the fetal cardiac axis between 11 + 0 and 14 + 6 weeks of gestation: experience with 100 consecutive pregnancies. Ultrasound Obstet Gynecol 2010; 36: 676-81.
61. Sinkovskaya ES, Chaoui R, Karl K, Andreeva E, Zhuchenko L, Abuhamad AZ. Fetal cardiac axis and congenital heart defects in early gestation. Obstet Gynecol 2015; 125: 453-60.
62. Marques Carvalho SR, Mendes MC, Poli Neto OB, Berezowski AT. First trimester fetal echocardiography. Gynecol Obstet Invest 2008; 65: 162-8.
63. Krapp M, Ludwig A, Axt-Fliedner R, Kreiselmaier P. First trimester fetal echocardiography: which planes and defects can be displayed during the daily routine in a prenatal medicine unit? Ultraschall Med 2011; 32: 362-6.
64. Yagel S, Cohen SM, Messing B. First and early second trimester fetal heart screening. Curr Opin Obstet Gynecol 2007; 19: 183-90.
65. Khalil A, Nicolaides KH. Fetal heart defects: potential and pitfalls of first-trimester detection. Semin Fetal Neonatal Med 2013; 18: 251-60.
66. Allan L. Screening the fetal heart. Ultrasound Obstet Gynecol 2006; 28: 5-7.
67. Tegnander E, Eik-Nes SH. The examiner's ultrasound experience has a significant impact on the detection rate of congenital heart defects at the second-trimester fetal examination. Ultrasound Obstet Gynecol 2006; 28: 8-14.
68. Hartge DR, Weichert J, Krapp M, Germer U, Gembruch U, Axt-Fliedner R. Results of early foetal echocardiography and cumulative detection rate of congenital heart disease. Cardiol Young 2011; 21: 505-17.
69. Rasiah SV, Publicover M, Ewer AK, Khan KS, Kilby MD, Zamora J. A systematic review of the accuracy of

first-trimester ultrasound examination for detecting major congenital heart disease. Ultrasound Obstet Gynecol 2006; 28: 110-6.
70. Haak MC, Twisk JW, Van Vugt JM. How successful is fetal echocardiographic examination in the first trimester of pregnancy? Ultrasound Obstet Gynecol 2002; 20: 9-13.
71. Smrcek JM, Berg C, Geipel A, Fimmers R, Diedrich K, Gembruch U. Early fetal echocardiography: heart biometry and visualization of cardiac structures between 10 and 15 weeks' gestation. J Ultrasound Med 2006; 25: 173-82.
72. Vimpelli T, Huhtala H, Acharya G. Fetal echocardiography during routine first-trimester screening: a feasibility study in an unselected population. Prenat Diagn 2006; 26: 475-82.
73. McAuliffe FM, Trines J, Nield LE, Chitayat D, Jaeggi E, Hornberger LK. Early fetal echocardiography – a reliable prenatal diagnosis tool. Am J Obstet Gynecol 2005; 193: 1253-9.
74. Clur SA, Oude Rengerink K, Mol BW, Ottenkamp J, Bilardo CM. Fetal cardiac function between 11 and 35 weeks' gestation and nuchal translucency thickness. Ultrasound Obstet Gynecol 2011; 37: 48-56.
75. Rembouskos G, Passamonti U, De Robertis V, Tempesta A, Campobasso G, Volpe G, et al. Aberrant right subclavian artery (ARSA) in unselected population at first and second trimester ultrasonography. Prenat Diagn 2012; 32: 968-75.
76. Volpe P, Ubaldo P, Volpe N, Campobasso G, De Robertis V, Tempesta A, et al. Fetal cardiac evaluation at 11–14 weeks by experienced obstetricians in a low-risk population. Prenat Diagn 2011; 31: 1054-61.
77. Iliescu D, Tudorache S, Comanescu A, Antsaklis P, Cotarcea S, Novac L, et al. Improved detection rate of structural abnormalities in the first trimester using an extended examination protocol. Ultrasound Obstet Gynecol 2013; 42: 300-9.
78. Rossi AC, Prefumo F. Accuracy of ultrasonography at 11–14 weeks of gestation for detection of fetal structural anomalies: a systematic review. Obstet Gynecol 2013; 122: 1160-7.
79. Hildebrand E, Selbing A, Blomberg M. Comparison of first and second trimester ultrasound screening for fetal anomalies in the southeast region of Sweden. Acta Obstet Gynecol Scand 2010; 89: 1412-9.
80. Syngelaki A, Chelemen T, Dagklis T, Allan L, Nicolaides KH. Challenges in the diagnosis of fetal non-chromosomal abnormalities at 11–13 weeks. Prenat Diagn 2011; 31: 90-102.
81. Westin M, Saltvedt S, Bergman G, Kublickas M, Almstrom H, Grunewald C, et al. Routine ultrasound examination at 12 or 18 gestational weeks for prenatal detection of major congenital heart malformations? A randomised controlled trial comprising 36,299 fetuses. BJOG 2006; 113: 675-82.
82. Eleftheriades M, Tsapakis E, Sotiriadis A, Manolakos E, Hassiakos D, Botsis D. Detection of congenital heart defects throughout pregnancy; impact of first trimester ultrasound screening for cardiac abnormalities. J Matern Fetal Neonatal Med 2012; 25: 2546-50.
83. Persico N, Moratalla J, Lombardi CM, Zidere V, Allan L, Nicolaides KH. Fetal echocardiography at 11-13 weeks by transabdominal high-frequency ultrasound. Ultrasound Obstet Gynecol 2011; 37: 296-301.
84. Carvalho JS, Moscoso G, Tekay A, Campbell S, Thilaganathan B, Shinebourne EA. Clinical impact of first and early second trimester fetal echocardiography on high risk pregnancies. Heart 2004; 90: 921-6.
85. Smrcek JM, Berg C, Geipel A, Fimmers R, Axt-Fliedner R, Diedrich K, Gembruch U. Detection rate of early fetal echocardiography and in utero devel-opment of congenital heart defects. J Ultrasound Med 2006; 25: 187-96.
86. Bhat AH, Kehl DW, Tacy TA, Moon-Grady AJ,Hornberger LK. Diagnosis of tetralogy of Fallot and its variants in the late first and early second trimester: details of initial assessment and comparison with later fetal diagnosis. Echocardiography 2013; 30: 81-7.
87. Baschat AA, Gembruch U, Knopfle G, Hansmann M. First-trimester fetal heart block: a marker for cardiac anomaly. Ultrasound Obstet Gynecol 1999; 14: 311-4.
88. Sciarrone A, Masturzo B, Botta G, Bastonero S, Campogrande M, Viora E. First-trimester fetal heart block and increased nuchal translucency: an indication for early fetal echocardiography. Prenat Diagn 2005; 25: 1129-32.
89. Lafouge A, Quarello E. Right aortic arch and ductus arteriosus: a case diagnosed during the first trimester of pregnancy. Diagn Interv Imaging 2014; 95: 877-9.
90. Prefumo F, Bhide A, Thilaganathan B, Carvalho JS. Fetal congenital cardiac diverticulum with pericardial effusion: two cases with different presentations in the first trimester of pregnancy. Ultrasound Obstet Gynecol 2005; 25: 405-8.
91. Tudorache S, Cara M, Iliescu DG, Novac L, Cernea N. First trimester two- and four-dimensional cardiac scan: intra- and interobserver agreement, comparison between methods and benefits of color Doppler technique. Ultrasound Obstet Gynecol 2013; 42: 659-68.
92. Vinals F, Ascenzo R, Naveas R, Huggon I, Giuliano A. Fetal echocardiography at 11 + 0 to 13 + 6 weeks using four-dimensional spatiotemporal image correlation telemedicine via an Internet link: a pilot study. Ultrasound Obstet Gynecol 2008; 31: 633-8.
93. Bennasar M, Martinez JM, Gomez O, Figueras F, Olivella A, Puerto B, et al. Intra- and interobserver repeatability of fetal cardiac examination using four-dimensional spatiotemporal image correlation in each trimester of pregnancy. Ultrasound Obstet Gynecol 2010; 35: 318-23.
94. Bennasar M, Martinez JM, Olivella A, del Rio M, Gomez O, Figueras F, et al. Feasibility and accuracy of fetal echocardiography using four-dimensional spatiotemporal image correlation technology before 16 weeks' gestation. Ultrasound Obstet Gynecol 2009; 33: 645-51.
95. Lima AI, Araujo J.nior E, Martins WP, Nardozza LM, Moron AF, Pares DB. Assessment of the fetal heart at 12–14 weeks of pregnancy using B-mode, color Doppler, and spatiotemporal image correlation via abdominal and vaginal ultrasonography. Pediatr Cardiol 2013; 34: 1577-82.
96. Turan S, Turan OM, Ty-Torredes K, Harman CR, Baschat AA. Standardization of the first-trimester fetal cardiac examination using spatiotemporal image correlation with tomographic ultrasound and color Doppler imaging. Ultrasound Obstet Gynecol 2009; 33: 652-6.
97. Ninno MA, Liao AW, Lamberty CO, Miguelez J, Zugaib M. Fetal tricuspid valve Doppler at 11–13 weeks and 6 days: reference values and reproducibility. Prenat Diagn 2010; 30: 790-4.
98. Turan S, Turan OM, Miller J, Harman C, Reece EA, Baschat AA. Decreased fetal cardiac performance in the first trimester

correlates with hyperglycemia in pregestational maternal diabetes. Ultrasound Obstet Gynecol 2011; 38: 325-31.
99. Gardiner HM. First-trimester fetal echocardiography: routine practice or research tool? Ultrasound Obstet Gynecol 2013; 42: 611-2.
100. Volpe P, De Robertis V, Campobasso G, Tempesta A, Volpe G, Rembouskos G. Diagnosis of congenital heart disease by early and second-trimester fetal echocardiography. J Ultrasound Med 2012; 31: 563-8.
101. Salvesen K, Lees C, Abramowicz J, Brezinka C, Ter Haar G, Marsal K, Board of International Society of Ultrasound in O, Gynecology. ISUOG statement on the safe use of Doppler in the 11 to 13 + 6-week fetal ultrasound examination. Ultrasound Obstet Gynecol 2011; 37: 628.
102. Nemescu D, Berescu A. Acoustic output measured by thermal and mechanical indices during fetal echocardiography at the time of the first trimester scan. Ultrasound Med Biol 2015; 41: 35-9.
103. Groves R, Sunderajan L, Khan AR, Parikh D, Brain J, Samuel M. Congenital anomalies are commonly associated with exomphalos minor. J Pediatr Surg 2006; 41: 358-61.
104. Ghi T, Huggon IC, Zosmer N, Nicolaides KH. Incidence of major structural cardiac defects associated with increased nuchal translucency but normal karyotype. Ultrasound Obstet Gynecol 2001; 18: 610-4.
105. Martinez JM, Comas M, Borrell A, Bennasar M, Gomez O, Puerto B, Gratacos E. Abnormal first-trimester ductus venosus blood flow: a marker of cardiac defects in fetuses with normal karyotype and nuchal translucency. Ultrasound Obstet Gynecol 2010; 35: 267-72.
106. Badaruddoza A, Afzal M, Akhtaruzzaman M. Inbreeding and congenital heart diseases in a north Indian population. Clin Genet 1994; 45: 288-91.
107. Hernadi L, Torocsik M. Screening for fetal anomalies in the 12th week of pregnancy by transvaginal sonography in an unselected population. Prenat Diagn 1997; 17: 753-9.
108. D'Ottavio G, Mandruzzato G, Meir YJ, Rustico MA, Fischer-Tamaro L, Conoscenti G, et al. Comparisons of first and second trimester screening for fetal anomalies. Ann N Y Acad Sci 1998; 847: 200-9.
109. Bilardo CM, Pajkrt E, de Graaf I, Mol BW, Bleker OP. Outcome of fetuses with enlarged nuchal translucency and normal karyotype. Ultrasound Obstet Gynecol 1998; 11: 401-6.
110. Hafner E, Schuchter K, Liebhart E, Philipp K. Results of routine fetal nuchal translucency measurement at weeks 10–13 in 4233 unselected pregnant women. Prenat Diagn 1998; 18: 29-34.
111. Schwarzler P, Carvalho JS, Senat MV, Masroor T, Campbell S, Ville Y. Screening for fetal aneuploidies and fetal cardiac abnormalities by nuchal translucency thickness measurement at 10–14 weeks of gestation as part of routine antenatal care in an unselected population. Br J Obstet Gynaecol 1999; 106: 1029-34.
112. Mavrides E, Cobian-Sanchez F, Tekay A, Moscoso G, Campbell S, Thilaganathan B, et al. Limitations of using first-trimester nuchal translucency measurement in routine screening for major congenital heart defects. Ultrasound Obstet Gynecol 2001; 17: 106-10.
113. Michailidis GD, Economides DL. Nuchal translucency measurement and pregnancy outcome in karyotypically normal fetuses. Ultrasound Obstet Gynecol 2001; 17: 102-5.
114. Orvos H, Wayda K, Kozinszky Z, Katona M, Pal A, Szabo J. Increased nuchal translucency and congenital heart defects in euploid fetuses. The Szeged experience. Eur J Obstet Gynecol Reprod Biol 2002; 101: 124-8.
115. Taipale P, Ammala M, Salonen R, Hiilesmaa V. Two-stage ultrasonography in screening for fetal anomalies at 13–14 and 18–22 weeks of gestation. Acta Obstet Gynecol Scand 2004; 83: 1141-6.
116. Chen M, Lam YH, Lee CP, Tang MH. Ultrasound screening of fetal structural abnormalities at 12 to 14 weeks in Hong Kong. Prenat Diagn 2004; 24: 92-7.
117. Bruns RF, Moron AF, Murta CG, Goncalves LF, Zamith MM. The role of nuchal translucency in the screening for congenital heart defects. Arq Bras Cardiol. 2006; 87: 307-14.
118. Cedergren M, Selbing A. Detection of fetal structural abnormalities by an 11–14-week ultrasound dating scan in an unselected Swedish population. Acta Obstet Gynecol Scand 2006; 85: 912-5.
119. Dane B, Dane C, Sivri D, Kiray M, Cetin A, Yayla M. Ultrasound screening for fetal major abnormalities at 11–14 weeks. Acta Obstet Gynecol Scand 2007; 86: 666-70.
120. Muller MA, Clur SA, Timmerman E, Bilardo CM. Nuchal translucency measurement and congenital heart defects: modest association in low-risk pregnancies. Prenat Diagn 2007; 27: 164-9.
121. Chen M, Lee CP, Lam YH, Tang RY, Chan BC, Wong SF, et al. Comparison of nuchal and detailed morphology ultrasound examinations in early pregnancy for fetal structural abnormality screening: a randomized controlled trial. Ultrasound Obstet Gynecol 2008; 31: 136-46.
122. Oztekin O, Oztekin D, Tinar S, Adibelli Z. Ultrasonographic diagnosis of fetal structural abnormalities in prenatal screening at 11–14 weeks. Diagn Interv Radiol 2009; 15: 221-5.
123. Grande M, Arigita M, Borobio V, Jimenez JM, Fernandez S, Borrell A. First-trimester detection of structural abnormalities and the role of aneuploidy markers. Ultrasound Obstet Gynecol 2012; 39: 157-63.

12

Doppler en el embarazo temprano

Dev Maulik • Timothy L. Bennett • Blake Porter • Shilpa Babbar • Devika Maulik

Introducción

Desde su introducción en la práctica obstétrica hace varias décadas atrás, el Doppler ha revolucionado la investigación materna y fetal.[1, 2] El Doppler color y el espectral brindan información hemodinámica en forma no invasiva[3] y su aplicación clínica se ha expandido desde el control de fetos de alto riesgo hasta el uso en ecocardiografía fetal[4, 5] y como método complementario del tamizaje fetal. A pesar de que haya sido más utilizado en el segundo y tercer trimestre del embarazo, el Doppler fetal y la evaluación de la circulación materna también se han empleado en el primer trimestre. A través de los años, varios investigadores han demostrado el valor y las limitaciones del Doppler en el primer trimestre en relación con la valoración de riesgos en el embarazo temprano. Los parámetros más evaluados en el primer trimestre incluyen al Doppler del *ductus* venoso y el flujo tricuspídeo fetal, así como el flujo de las arterias uterinas. Este capítulo resume estos parámetros y pone especial énfasis en los siguientes:

- Doppler del *ductus* venoso durante el primer trimestre y su aplicación durante el tamizaje de aneuploidías y malformaciones cardíacas congénitas.
- Valoración del flujo tricuspídeo y su aplicación durante el tamizaje de aneuploidías y malformaciones cardíacas congénitas.
- Doppler de la arteria uterina como predictor del desarrollo de preeclampsia.

Doppler del *ductus* venoso

Anatomía y hemodinámica

El *ductus* venoso es una derivación venosa que transporta sangre preferentemente oxigenada desde la placenta, a través de la vena umbilical, al corazón y cerebro fetal. A pesar que ha sido descrito, tradicionalmente, como una estructura vascular contigua a la vena umbilical, los estudios anatomopatológicos de fetos de 14 a 19 semanas, demostraron que la vena umbilical finaliza en el seno portal, un confluente venoso que da lugar al *ductus* venoso y a la vena porta derecha e izquierda (Figura 12.1).[6] El *ductus* venoso es una estructura cónica sin ramificaciones, con un orificio de entrada estrecho llamado istmo, y un orificio de salida ancho que se une al seno portal. Este tipo de configuración aumenta la velocidad del flujo sanguíneo y lo lleva hasta el foramen oval y a la aurícula izquierda. La interrelación entre la vena umbilical, el *ductus* venoso y la circulación hepato-portal, involucrada en la perfusión de los órganos vitales, es compleja. Ante ciertas condiciones patológicas, como la restricción de crecimiento fetal, el oxígeno y los nutrientes que son llevados al corazón y al cerebro son mantenidos por el aumento del flujo en el *ductus* venoso, con menor perfusión hacia el hígado.[7]

A pesar de que su presencia fue descrita desde el siglo XVI, la importancia del *ductus* venoso en la fisiología y patología de la circulación fetal ha sido reconocida en los últimos tiempos con la llegada del Doppler.[8] Realizar una discusión detallada del *ductus* venoso, se encuentra fuera de los alcances de este capítulo, pero Kiserud ha realizado una extensa revisión del tema.[9, 10] Utilizando la ecografía bidimensional, el Doppler color y el Doppler pulsado, Kiserud y cols., estudiaron longitudinalmente el *ductus* venoso en mujeres normales desde las 18 semanas hasta el término y notaron un aumento en la velocidad pico sistólica a medida que avanzaba la gestación. También reportaron la presencia de flujo reverso durante la sístole auricular en dos fetos con malformaciones cardíacas. Durante las dos últimas décadas, varios investigadores han demostrado el valor del Doppler del *ductus*

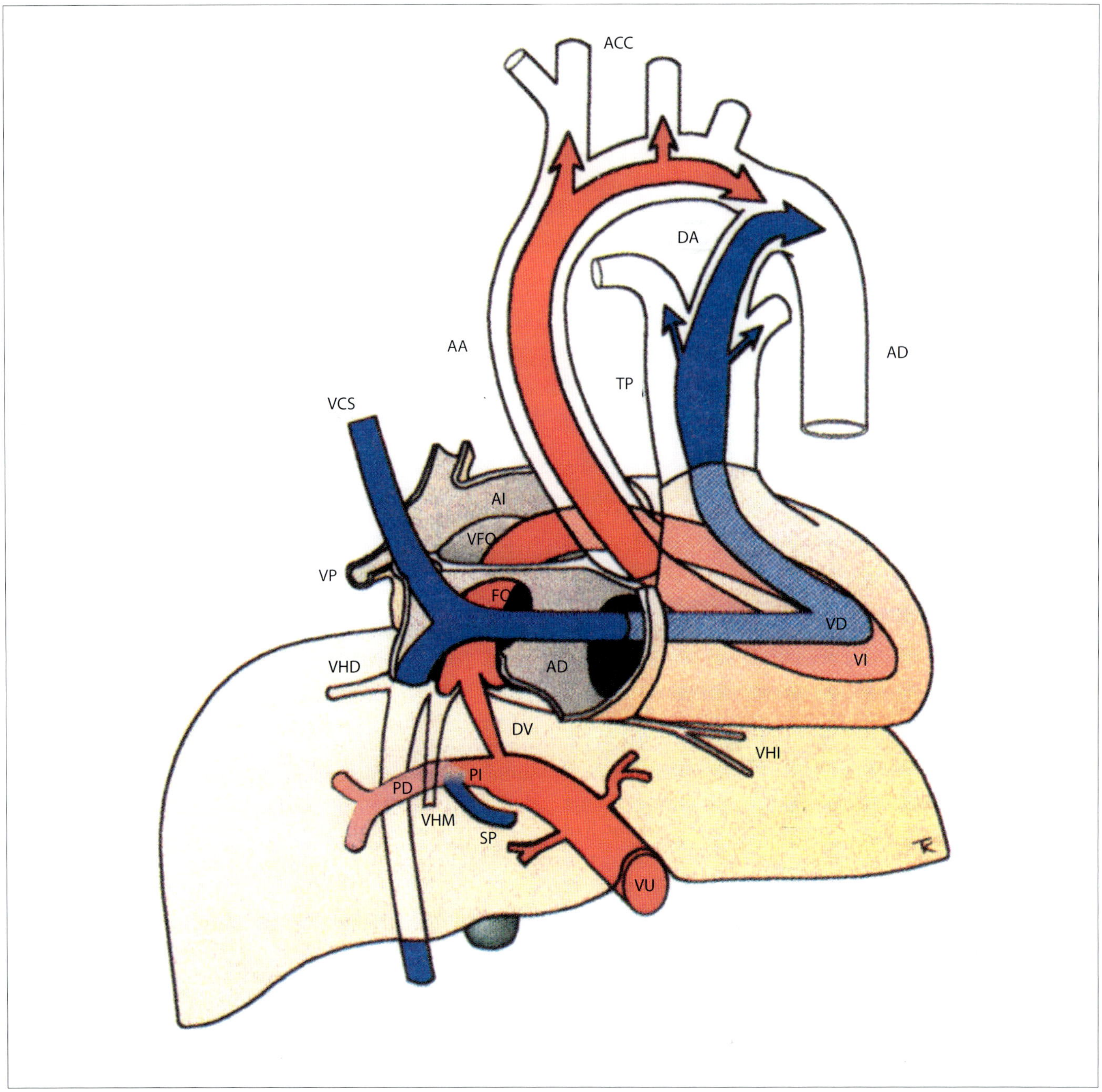

Figura 12.1 Recorrido de la circulación fetal que muestra las tres derivaciones, *ductus* arterioso (DA), *ductus* venoso (DV) y foramen oval (FO). La vía izquierda (*rojo*) lleva la sangre desde la vena umbilical (VU) a través del DV y FO para que alcance la aurícula izquierda (AI), el ventrículo izquierdo (VI) y la aorta ascendente (AA), y suministra de esta manera al circuito coronario y cerebral con sangre oxigenada antes de que se junte con la vía derecha (*azul*) en la aorta descendente (AD). La vía derecha recibe sangre desoxigenada de la vena cava inferior (VCI) y vena cava superior (VCS) que se dirige a la aurícula derecha (AD), ventrículo derecho (VD), tronco pulmonar (TP), y omite el circuito pulmonar a través del DA. La sangre esplácnica del sistema portal principal (SP) se dirige al lóbulo hepático derecho luego de mezclarse con la sangre umbilical que alcanza la rama porta derecha (PD) a través de la rama izquierda (PI). ACC: arterias carótidas comunes; VFO: válvula del foramen oval; VHI: vena hepática izquierda; VHM: vena hepática media; VP: vena pulmonar. Con permiso de Spinger Science + Business Media: Ductus venosus, Kiserud T. En: Doppler Ultrasound in obstetrics and gynecology. 2ª ed. Maulik D, Zalud I (eds.), 2005.

venoso en la comprensión de la fisiopatología circulatoria; como también, el valor pronóstico en embarazos complicados, especialmente en los casos de restricción de crecimiento fetal.[11] Estudios posteriores han reportado el valor del Doppler del *ductus* venoso durante el tamizaje de aneuploidías y malformaciones cardíacas en el primer trimestre del embarazo, lo cual será discutido en esta revisión.

Técnica para la evaluación del *ductus* venoso

La técnica que debe utilizarse en la evaluación del Doppler del *ductus* venoso ha sido muy bien descrita.[12, 13] Las imágenes se pueden obtener mediante ecografía bidimensional, Doppler color, y Doppler espectral. Las condiciones esenciales para su análisis son las siguientes.

El filtro debe ser el más bajo que permita el equipo que se está utilizando, que normalmente es establecido en 50 Hz. Se debe seleccionar el rango de frecuencia Doppler de modo tal que se registren las velocidades máximas y evitar evitando el fenómeno de *aliasing*. La potencia (índices mecánicos y térmicos) debe ser lo más baja posible para obtener una imagen adecuada siguiendo los principios de ALARA.[14] El mejor corte para obtener la imagen del *ductus* es en el plano sagital del feto con el dorso posterior (Figura 12.2). Sin embargo, algunas veces el plano sagital posterior también puede ser de ayuda. Estos enfoques permiten la visualización del *ductus* venoso en su eje longitudinal, y muestran una zona de *aliasing* con Doppler color que representa la alta velocidad del flujo en la zona del istmo y permite realizar le medición con el Doppler pulsado con un ángulo mínimo de insonación. En los casos en que la posición fetal sea dificultosa, se puede realizar un corte axial; sin embargo, esto puede complicar la obtención de la imagen con un ángulo adecuado. En el embarazo temprano, la imagen debe ser magnificada de manera de incluir solo el abdomen y el tórax fetal. Esto logra disminuir los errores de las mediciones. El volumen de muestra se debe ajustar para incluir solo el vaso por estudiar y, de esta manera, evitar obtener señales de otras venas cercanas, como la vena umbilical, la vena hepática o la vena cava inferior. La imagen se debe tomar con el feto en reposo, sin movimientos corporales ni respiratorios o durante episodios de hipo.

Formas de onda del Doppler del *ductus* venoso

En los embarazos normales, el flujo sanguíneo del *ductus* se dirige directamente al corazón fetal. La forma de onda del Doppler es trifásica con dos picos y un descenso

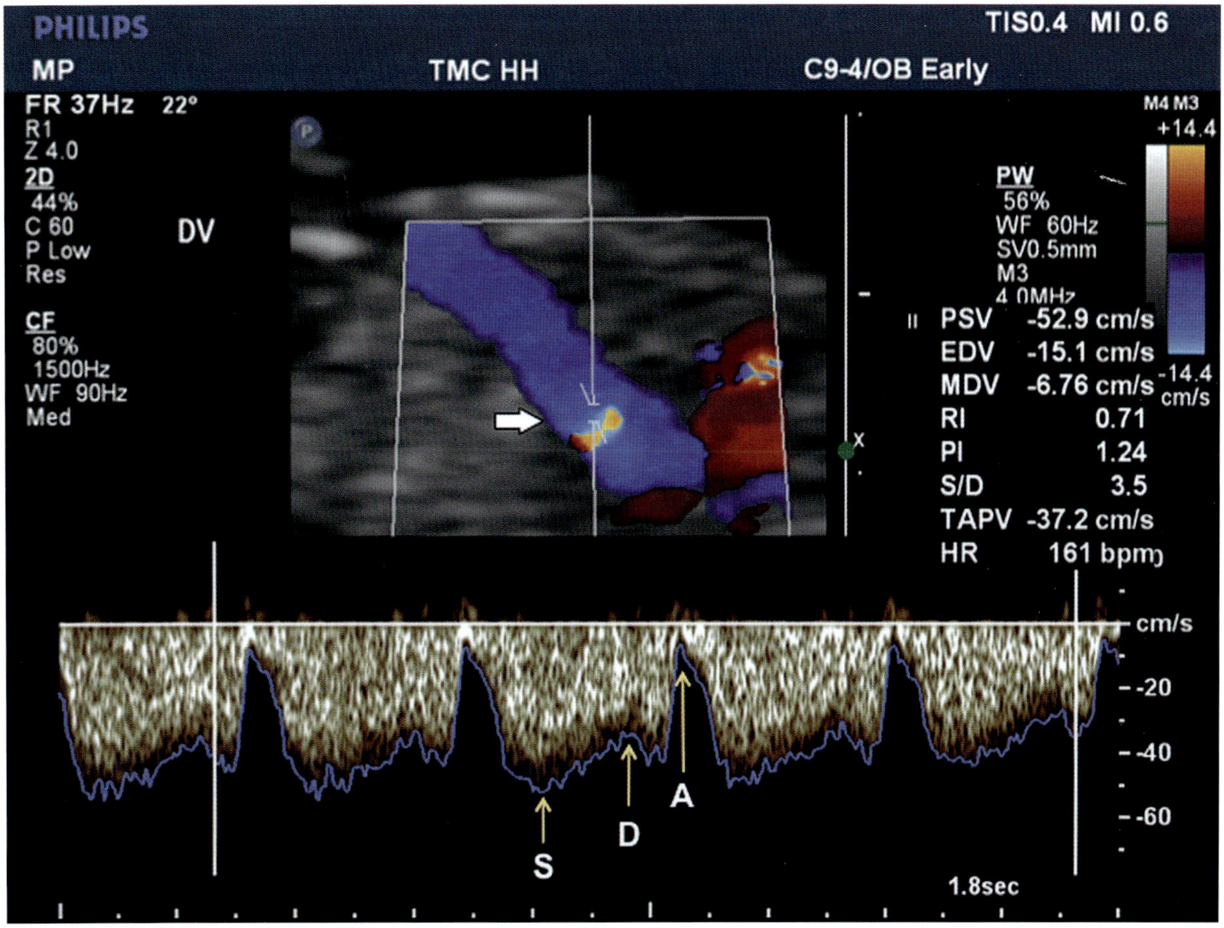

Figura 12.2 Imagen del Doppler del flujo del *ductus* venoso en un corte sagital a las 12 semanas de embarazo representada en Doppler color y Doppler espectral. El panel superior muestra el patrón de flujo color con *aliasing* relacionado con la alta velocidad, que permite guiar la colocación del volumen de muestra (*flecha horizontal*). El flujo se aleja del transductor como indica el mapa color. El panel inferior representa la forma de onda trifásica del *ductus*. En este caso, la línea azul corresponde al pico de velocidad a través del ciclo cardíaco. S: pico de velocidad sistólica; D: pico de velocidad diastólica; A: pico menor de velocidad debido a la contracción auricular.

que demuestran las fases del ciclo cardíaco (*v.* Figura 12.2). El primer pico corresponde a la velocidad más alta de la sístole ventricular y se denomina onda S el segundo pico, denominada onda D, se correlaciona con la mayor velocidad durante la diástole ventricular y es menor que la onda S. La depresión, llamada onda a, es la menor velocidad de la forma de onda y corresponde a la velocidad mínima que se observa durante la contracción auricular. Las formas de onda del Doppler del *ductus* venoso pueden ser analizadas utilizando las velocidades, lo que requiere un ángulo óptimo de insonación y la corrección del ángulo. Han sido descritos varios índices de pulsatilidad que no necesitan la corrección del ángulo. En todas estas mediciones, se utiliza el contorno de mayor diferencia de frecuencia de la onda (*v.* Figura 12.2).

En la práctica clínica, la onda a es la de mayor importancia, ya que se relaciona con la contracción auricular. Una forma de onda negativa o ausente indica un aumento de la presión de fin de diástole del corazón derecho (Figura 12.3).

Factores que modifican la forma de onda del *ductus* venoso

En el embarazo temprano, la velocidad del flujo sanguíneo aumenta en el *ductus* venoso a medida que aumenta la edad gestacional. El aumento se produce durante todo el ciclo cardíaco fetal. En un estudio transversal de 262 embarazos simples normales entre 8 y 20 semanas de gestación, van Splunder y cols. notaron un aumento significativo no lineal en las ondas S, D y en la velocidad máxima promedio en el tiempo (VMP), pero una disminución en el índice de pulsatilidad venoso (IPV).[15] La VMP aumentó hasta cuatro veces. Prefumo y cols. midieron en un estudio transversal, los parámetros de velocidad del *ductus* venoso entre las 10 y las 14 semanas en 201 fetos normales.[16] Durante este período, la onda S aumentó de 27 a 33,6 cm/s, la onda a de 5,9 a 7,8 cm/s y el tiempo de velocidad máxima promedio de 19,4 a 25,3 cm/s. Estos aumentos se estabilizan después de la primera mitad del embarazo. Los valores referenciales de velocidades del Doppler del *ductus* venoso de este estudio se muestran en las Figuras 12.4-12.7.

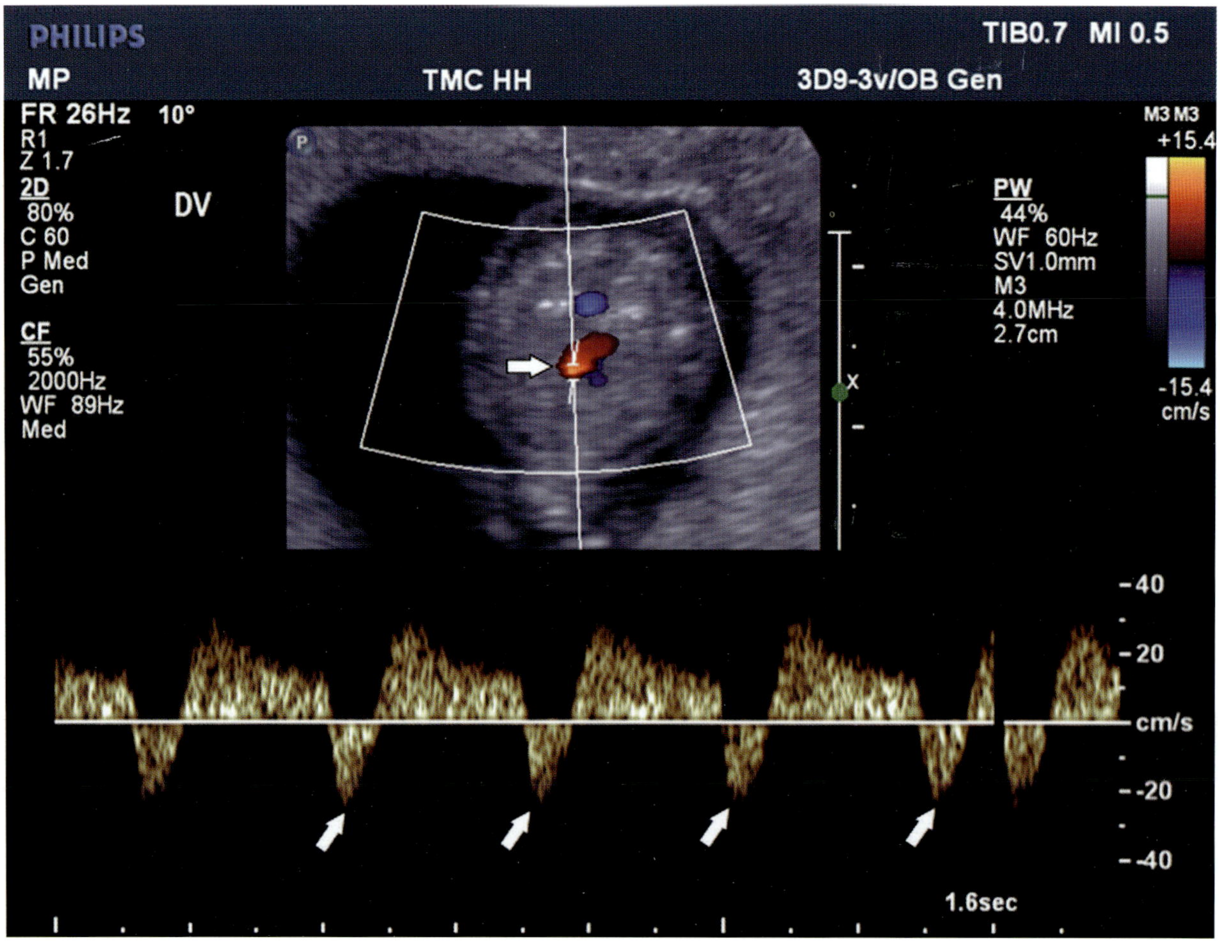

Figura 12.3 El flujo reverso del *ductus* venoso es representado en Doppler color y Doppler espectral. El panel superior, en un plano axial oblicuo, muestra el flujo del *ductus* con Doppler color y el panel inferior la forma espectral. Las *flechas oblicuas* indican el flujo reverso. La *flecha horizontal* muestra el lugar donde se coloca el volumen de muestra.

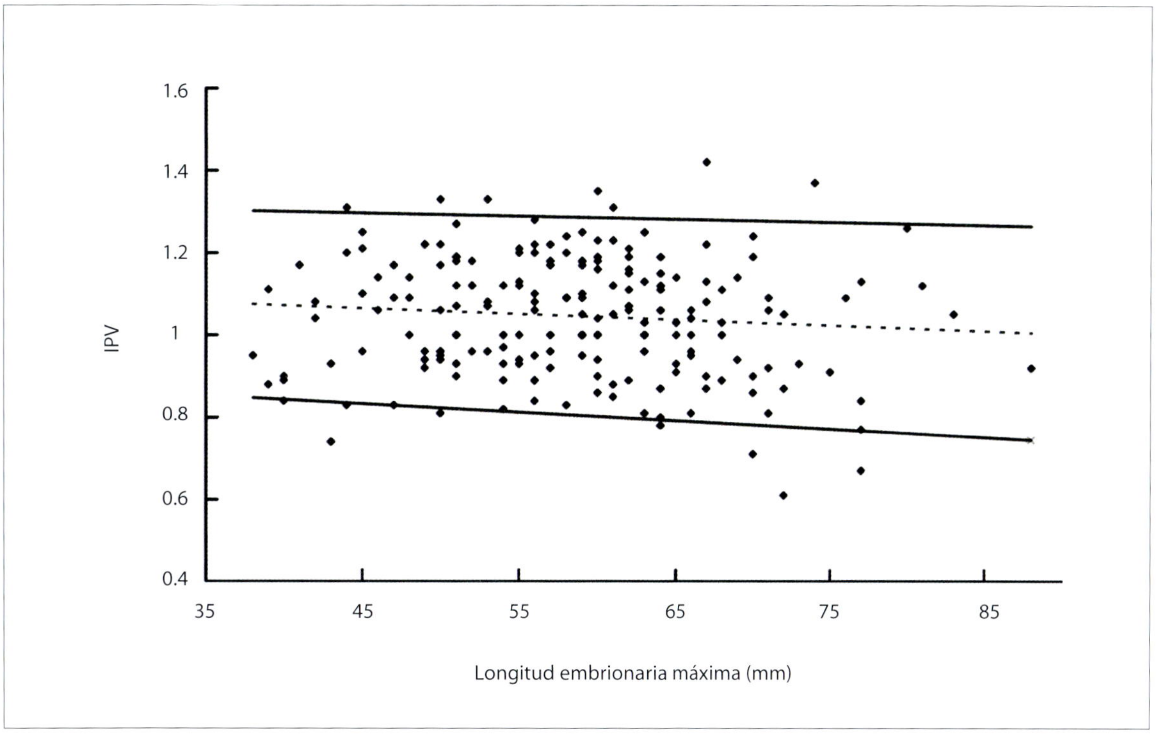

Figura 12.4 Índice de pulsatilidad del *ductus* venoso (IP) valores según la longitud embrionaria máxima en 198 fetos presentados con percentilo 5, 50 y 95. La ecuación para el percentilo 50 es y = –0,0014x + 1,1279 y para el desvío estándar es DS = 0,0004x + 0,1233. Reimpreso de: Prefumo F, Risso D, Venturini PL, De Biasio P. Reference values for ductus venosus Doppler Flow measurement al 10-14 weeks og gestation. Ultrasound Obstet Gynecol 2002; 20 (1): 42-6; con permiso de John Wiley & Sons.

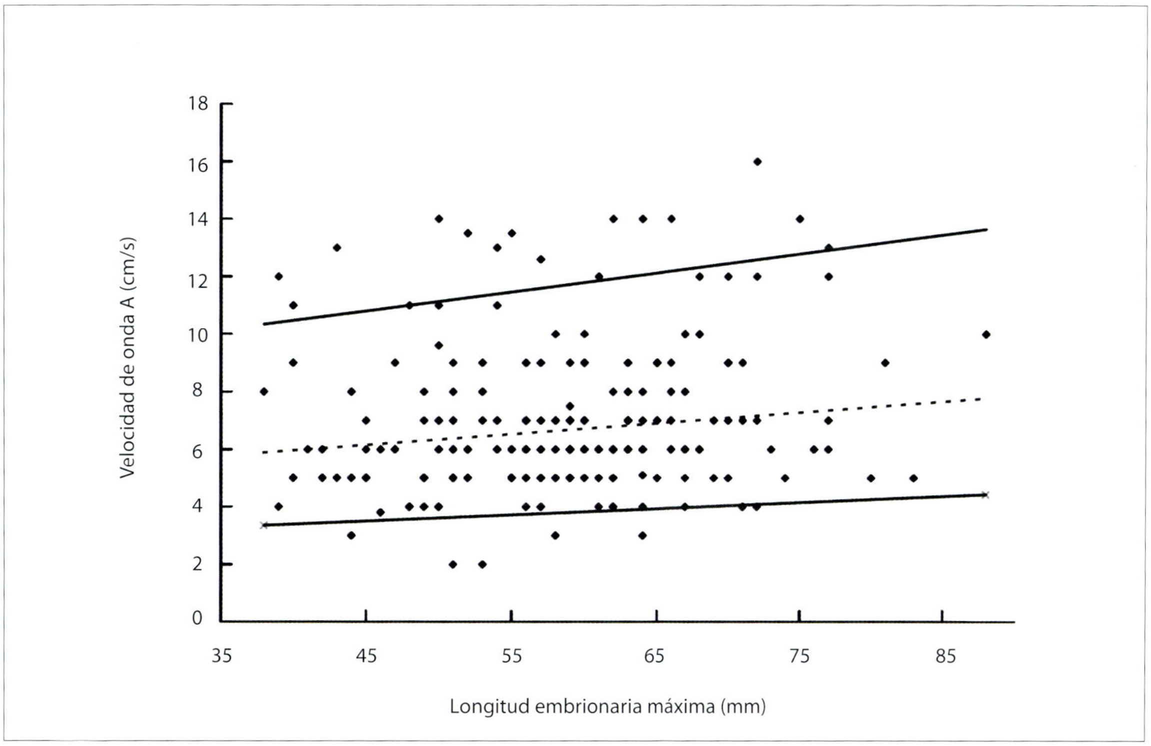

Figura 12.5 Mediciones de la onda S según la longitud embrionaria máxima en 198 fetos presentados en percentilo 5, 50 y 95. La ecuación para el percentilo 50 es y = 0,1304x + 22,083 y para el desvío estándar DS = 0,0448x + 4,862. Reimpreso de: Prefumo F, Risso D, Venturini PL, De Biasio P. Preference values for *ductus* venosus Doppler Flow measurements at 10-14 weeks of gestation. Ultrasound Obstet Gynecol 2002; 20 (1): 42-6; con permiso de John Wiley &Sons.

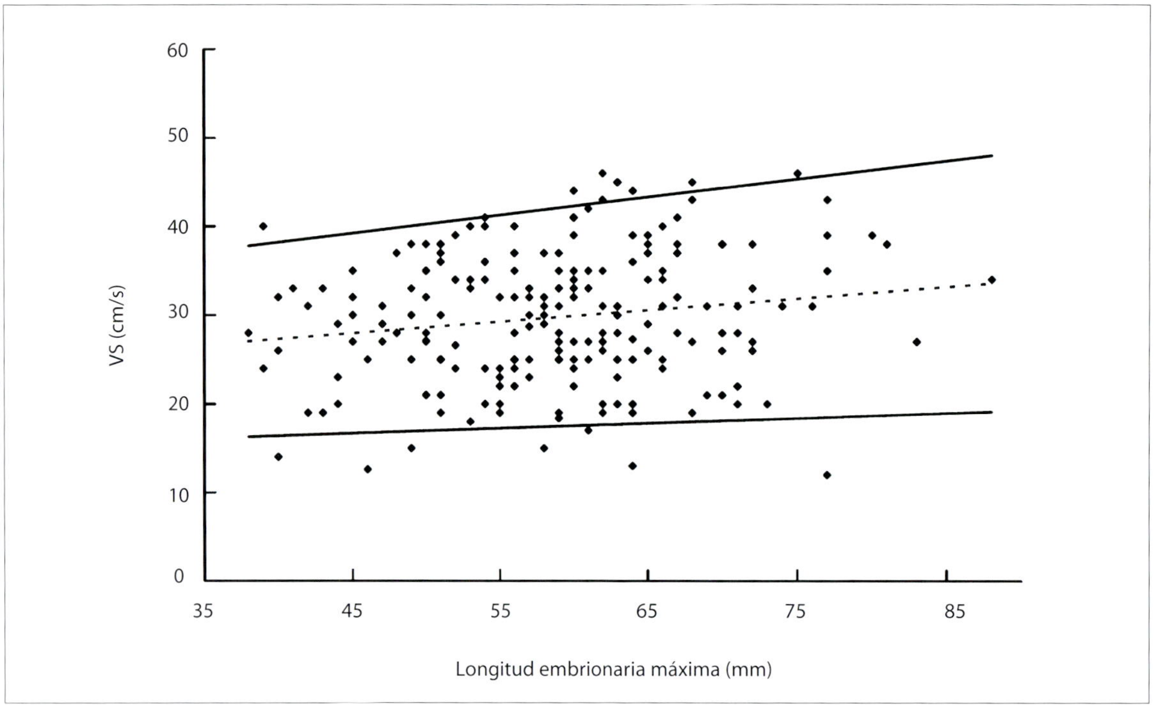

Figura 12.6 Mediciones de velocidad de la onda a del *ductus* venoso según la longitud embrionaria máxima en 198 fetos presentados en percentilo 5, 50 y 95. La transformación Log10 se estableció para el análisis de datos; los datos son mostrados luego de la transformación antilogarítmica. La ecuación para el percentilo 50 es $y = 10^{0,0024x + 0,679}$ y para el desvío estándar es $DS = 10^{0,1492}$. Reimpreso de: Prefumo F, Risso D, Venturini PL, De Biasio P. Reference values for *ductus* venosus Doppler flow measurements at 10-14 weeks of gestation. Ultrasound Obstet Gynecol 2002; 20 (1): 42-6; con permiso de John Wiley & Sons.

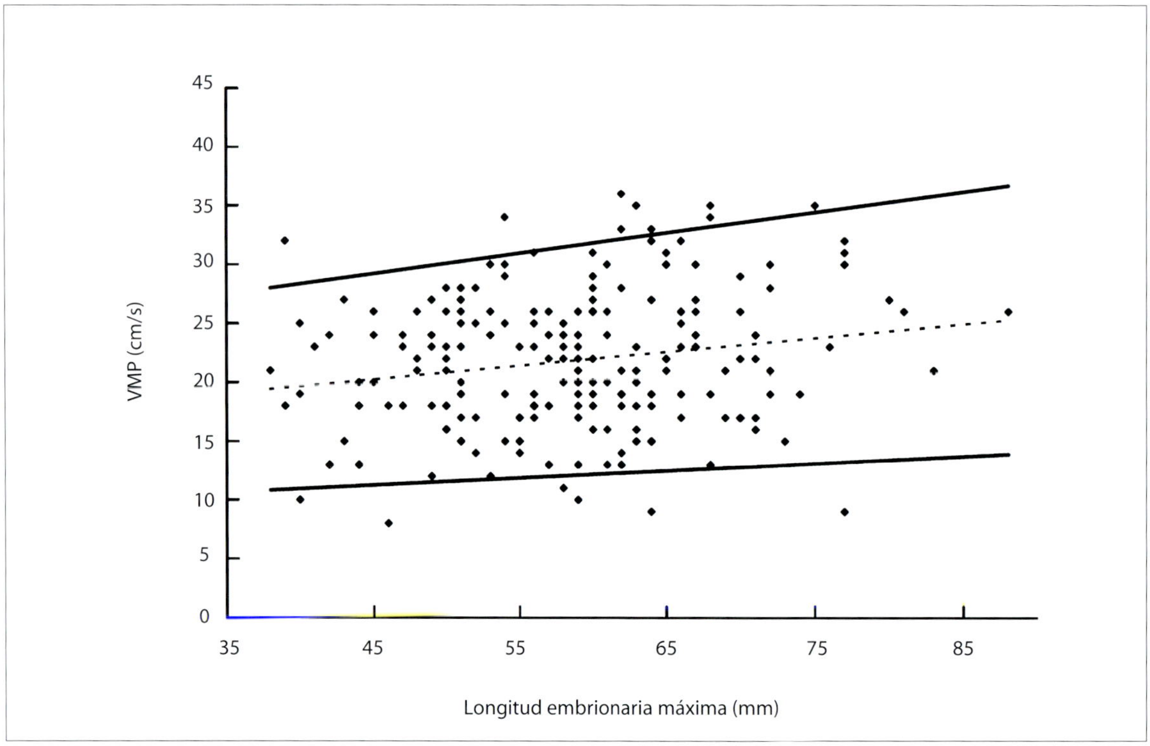

Figura 12.7 Promedio del tiempo de velocidad máxima del Doppler del *ductus* venoso (TAMXV) mediciones según la longitud embrionaria máxima en 198 fetos presentados en percentilo 5, 50 y 95. La ecuación para el percentilo 50 es $y = 0,1174x + 14,95$ y para el desvío estándar es $DS = 0,0342x + 3,9375$. Re impreso de Prefumo F, Risso D, Venturini PL, De Biasio P. Reference values for *ductus* venosus Doppler flow measurements at 10–14 weeks of gestation. Ultrasound Obstet Gynecol 2002; 20 (1): 42-6; con permiso de John Wiley & Sons

Los movimientos respiratorios fetales producen fluctuaciones de la presión intratorácica, lo que lleva a cambios dinámicos de la presión venosa. Utilizando la ecuación de Bernoulli, se estima que la respiración induce gradientes de presión por encima de 22 mmHg en el *ductus* venoso en los fetos de 18 a 40 semanas de gestación.[17] Esta es la razón hemodinámica por la que no se debe evaluar el Doppler del *ductus* venoso durante la respiración. Los movimientos respiratorios en el embarazo temprano no son regulares y se vuelven más frecuentes a medida que el feto alcanza la mitad de la gestación.[18] Existe poca información sobre los efectos cuantitativos de los movimientos respiratorios en la dinámica venosa precordial en el embarazo temprano. Los movimientos fetales pueden también modificar la onda Doppler.

El latido cardíaco afecta la forma de onda del Doppler del *ductus* venoso. La bradicardia permite un aumento del retorno venoso y el llenado de la aurícula, que llevan a un aumento de la contracción auricular y, consecuentemente, un aumento de la onda a. En modelos con ovejas, Gudmundsson y cols., notaron cambios en la forma de onda de la velocidad del *ductus* venoso directamente relacionados con la bradicardia fetal secundaria a la hipoxemia.[19] Cualquier aumento de la distensibilidad miocárdica llevará a cambios en la forma de onda del *ductus*. Así, la hipoxia, la acidosis o las lesiones intratorácicas, como los derrames pleurales, generan presión en la distensibilidad cardíaca y aumentan así la onda a.[9, 13] La viscosidad de la sangre también modifica la forma de onda del Doppler del *ductus* venoso, como se puede observar en los casos de anemia fetal. Lam y cols. reportaron un aumento significativo de la onda S, la onda a y la VPT en fetos no hidrópicos con alfa talasemia homocigota - 1 entre las 12 y 13 semanas.[20] Esto fue atribuido a la baja viscosidad en la anemia, así como la hipoxia.

Doppler del *ductus* venoso en el tamizaje de aneuploidías del primer trimestre

El uso más frecuente e importante del Doppler del *ductus* venoso en el primer trimestre del embarazo es para el tamizaje de aneuploidías. Varios investigadores han demostrado su eficacia, con la medición de la translucencia nucal o sin esta y el uso de otros marcadores. Los reportes seleccionados se discuten y se detallan en la Tabla 12.1.[21-30]

Borrell y cols. reportaron la velocidad del *ductus* venoso, antes de realizar un procedimiento diagnóstico invasivo para detección de trisomía 21 en 534 fetos entre las 10 y 18 semanas de gestación.[21] Se encontraron once fetos con trisomía 21, ocho de los cuales tuvieron un índice de pulsatilidad del *ductus* venoso mayor al percentilo 95 y tres una onda a por debajo del percentilo 5. Matías y cols. evaluaron la velocimetría Doppler del *ductus* venoso, antes de realizar el cariotipo fetal en 486 embarazos simples entre las 10 y 14 semanas.[22] De los 63 fetos con anomalías cromosómicas, 57 (90,5%) tuvieron flujo reverso o ausente de la onda a. Sin embargo, un Doppler anormal se observó también en trece (3,1%) de los 423 fetos euploides. Análisis de regresión multivariantes demostraron que solo la onda a anormal ofrecía un valor independiente y significativo en la identificación de cases euploides y aneuploides.

En un estudio de cohorte con 20 000 embarazos simples, Maiz y cols. desarrollaron una prueba de tamizaje combinada del primer trimestre, que comprende la edad materna, la medición de la translucencia nucal, la frecuencia cardíaca fetal, los valores de la fracción libre de GCh, la proteína A asociada al embarazo (PAPP-A), y el Doppler

Tabla 12.1 *Ductus* venoso anormal en aneuploidías fetales en el primer trimestre del embarazo

Primer autor (referencia)	Fecha	Total de pacientes	Casos euploides	Casos de aneuploides	DDV anormales casos aneuploides (%)	DDV anormales Casos euploides (%)
Matias[22]	1998	486	423	63	90,5	3,07
Antolin[23]	2001	924	911	13	77,0	4,28
Murta[24]	2002	372	343	29	89,7	2,04
Zoppi[25]	2002	325	292	33	69,7	13,0
Borrell[26a]	2003	3382	3289	93	64,5	4,93
Toyama[27]	2004	1097	1075	22	68,2	6,42
Prefumo[28]	2005	572	497	47b	c	5.23
Maiz[29]	2009	19,800	19,614	186	64,0	3,17
Florjański[30]	2013	1526	1480	46	63,0	7,43
Total		28,484	27,924	532	69,9	3,89

DDV: Doppler del *ductus* venoso.
[a] Cuarenta fetos se definieron como euploides, debido a la presencia de mosaicismo placentario o dislocación balanceada.
[b] Solo casos de trisomía 21.
[c] Datos no reportados, ya que no todos los casos de este estudio tuvieron un DV reportado.

del *ductus* venoso.[29] La onda a fue reversa en el 66%-75% de las aneuploidías, pero solo en el 3,2% de los fetos euploides. La inclusión universal del Doppler del *ductus* venoso en el primer trimestre detectaría el 96%, 92%, 100% y 100% de las trisomías 21, 18 y 13 y el síndrome de Turner, respectivamente, para una tasa de falsos positivos del 3%. Tasas similares de detección se lograron con una estrategia de dos pasos con una tasa de falsos positivos del 2,6%, y es necesario el Doppler del *ductus* venoso solo en el 15% del total de la población.

Se debe tener en cuenta que la mayoría de los fetos con un Doppler del *ductus* venoso anormal son euploides y no todos los fetos con aneuploidía tendrán un hallazgo anormal. Como se muestra en la Tabla 12.1, la cual resume varios estudios del Doppler del *ductus* venoso en el primer trimestre, los hallazgos anormales del Doppler se presentaron en el 70% de los fetos aneuploides, pero solo en el 4% de los fetos euploides (*v.* Tabla 12.1).

Obviamente, la evaluación prenatal no invasiva del riesgo de cromosomopatías durante la gestación temprana involucra múltiples modalidades, como ser la evaluación de la translucencia nucal y otros marcadores. La eficacia de incorporar el Doppler del *ductus* venoso como parte del algoritmo se discutirá más adelante.

Doppler del *ductus* venoso en el tamizaje de anomalías cardíacas congénitas

La forma de onda del Doppler del *ductus* venoso refleja la hemodinamia central fetal, especialmente la del corazón derecho. Anomalías funcionales o anatómicas pueden alterar la forma de onda. Esto llevó a muchos a explorar su potencial en el tamizaje de anomalías cardíacas en el primer trimestre.

Matías y cols. utilizaron la velocimetría del Doppler del *ductus* venoso en doscientos embarazos simples con aumento de la translucencia nucal, a las 10-14 semanas de embarazo, antes del estudio del cariotipo fetal.[22] Los resultados sugirieron que en los fetos euploides con aumento de la translucencia fetal, la presencia de un *ductus* venoso anormal se asociaba con defectos cardíacos mayores.

En un estudio en 41 000 fetos euploides, la forma de onda a reversa se observó en el 28% de los fetos con anomalías cardíacas y en alrededor del 2% de fetos sin anomalías cardíacas.[31] Los autores estimaron que la realización de un ecocardiograma fetal detectaría aproximadamente el 39% de los defectos cardíacos, con una tasa de falsos positivos del 3% en los casos con translucencia nucal por encima del percentilo 99 y en aquellos con onda a reversa, independientemente de la medida de la translucencia nucal.

Esto ha sido recientemente confirmado por Borrel y asociados quienes estudiaron la eficacia de varias estrategias de tamizaje para la detección de anomalías cardíacas mayores en los fetos euploides.[32] Los marcadores incluyeron a la translucencia nucal y los índices del Doppler del *ductus* venoso. Si los hallazgos ecográficos eran anormales, se recomendó la realización de un ecocardiograma de forma temprana. La verificación del estado cardíaco fetal se realizó en la mitad-final del embarazo, en el neonato o en la autopsia. De los 37 fetos euploides con malformaciones cardíacas mayores, la translucencia nucal se encontró por encima del percentilo 99 en el 27% de los casos y la onda a reversa o ausente del *ductus* venoso en el 39% de los fetos. Los autores describen una tasa de detección del 47% de defectos cardíacos mayores, con una tasa de falsos positivos del 3%.

Estos y otros investigadores sugieren que el *ductus* venoso desempeña un papel importante en la identificación de aquellos fetos con alto riesgo de CC. El ecocardiograma precoz puede llegar a ser un desafío y no descartaría la necesidad de una ecografía detallada en la mitad del embarazo. Sin embargo, Zidere y asociados han demostrado recientemente, que, en manos experimentadas, podría lograrse un mayor grado de exactitud.[33] Más estudios en el futuro podrían demostrar la efectividad del ecocardiograma precoz en la práctica clínica.

Investigación del flujo tricuspídeo en el primer trimestre

El uso de la ecocardiografía Doppler para evaluar la función cardíaca en el embarazo temprano ha ido en aumento a través de los años. Dentro de los variados aspectos de la función cardíaca fetal, los patrones del flujo tricuspídeo han recibido la mayor atención, especialmente en cuanto a las malformaciones congénitas cardíacas y las aneuploidías.

Técnica de insonación del Doppler

Las modalidades de la ecocardiografía Doppler usadas para la evaluación del flujo tricuspídeo incluyen la imagen bidimensional del corazón fetal, con el uso directo del Doppler espectral. Se encuentra fuera del alcance de este capítulo la discusión en detalle de la técnica. Los principios son esencialmente los mismos que los usados en el embarazo tardío;[5] Huggon y asociados han documentado los patrones específicos de la técnica relacionado con la aplicación en el primer trimestre.[34] Brevemente, se prefiere un corte de cuatro cámaras apical o basal, que permita alinear el haz de ultrasonido Doppler en la dirección del flujo atrioventricular, con un mínimo ángulo de insonación, que debería ser menor de 30°. Como se describió anteriormente con el Doppler del *ductus* venoso, el filtro se debe ajustar en los niveles más bajos que el equipo permita y la potencia se debe mantener lo más bajo posible. El flujo Doppler color mostrará flujo reverso relacionado con la regurgitación y el modo M color tiene la ventaja de proveer mayor resolución temporal. Sin embargo, los modos color rara vez son utilizados en el primer trimestre, debido a la inconsistencia en mostrar el flujo intracardíaco en las gestaciones tempranas. En la práctica común, la evaluación con el Doppler espectral es guiada con la imagen bidimensional en modo B, que permite colocar el volumen de muestra a traves de las valvas tricuspídeas.

Patrón del flujo tricuspídeo

La insonación con Doppler espectral del flujo atrioventricular revela un patrón de flujo bifásico, que refleja la contribución de la relajación ventricular y la contracción auricular a las formas de onda del Doppler (Figura 12.8). El primer pico, llamado onda E, representa el pico de velocidad de la diástole ventricular. El segundo pico, la onda A, es el pico de la velocidad de flujo causada por la sístole auricular. En el corazón derecho, la onda A es sustancialmente mayor a la onda E, mientras que en el corazón izquierdo las ondas son más parejas. Esta observación sugiere una distensibilidad fisiológicamente menor del ventrículo derecho comparado con el izquierdo. Los neonatos y los niños presentan un patrón similar.

Regurgitación tricuspídea

El flujo atrioventricular normal es unidireccional, desde la aurícula al ventrículo. Un patrón reverso indica incompetencia tricuspídea, con una regurgitación del flujo desde el ventrículo derecho a la aurícula derecha (Figura 12.9). Sin embargo, en el feto, este hallazgo no siempre es patológico. Utilizando Doppler color, Maulik y cols. notaron una leve regurgitación tricuspídea en fetos normales en la mitad del embarazo.[35] Otros autores también han demostrado extensamente este hallazgo.

Por ejemplo, utilizando Doppler color y modo M color, Gembruch y cols. demostraron un 6% de prevalencia de regurgitación tricuspídea en un estudio transversal

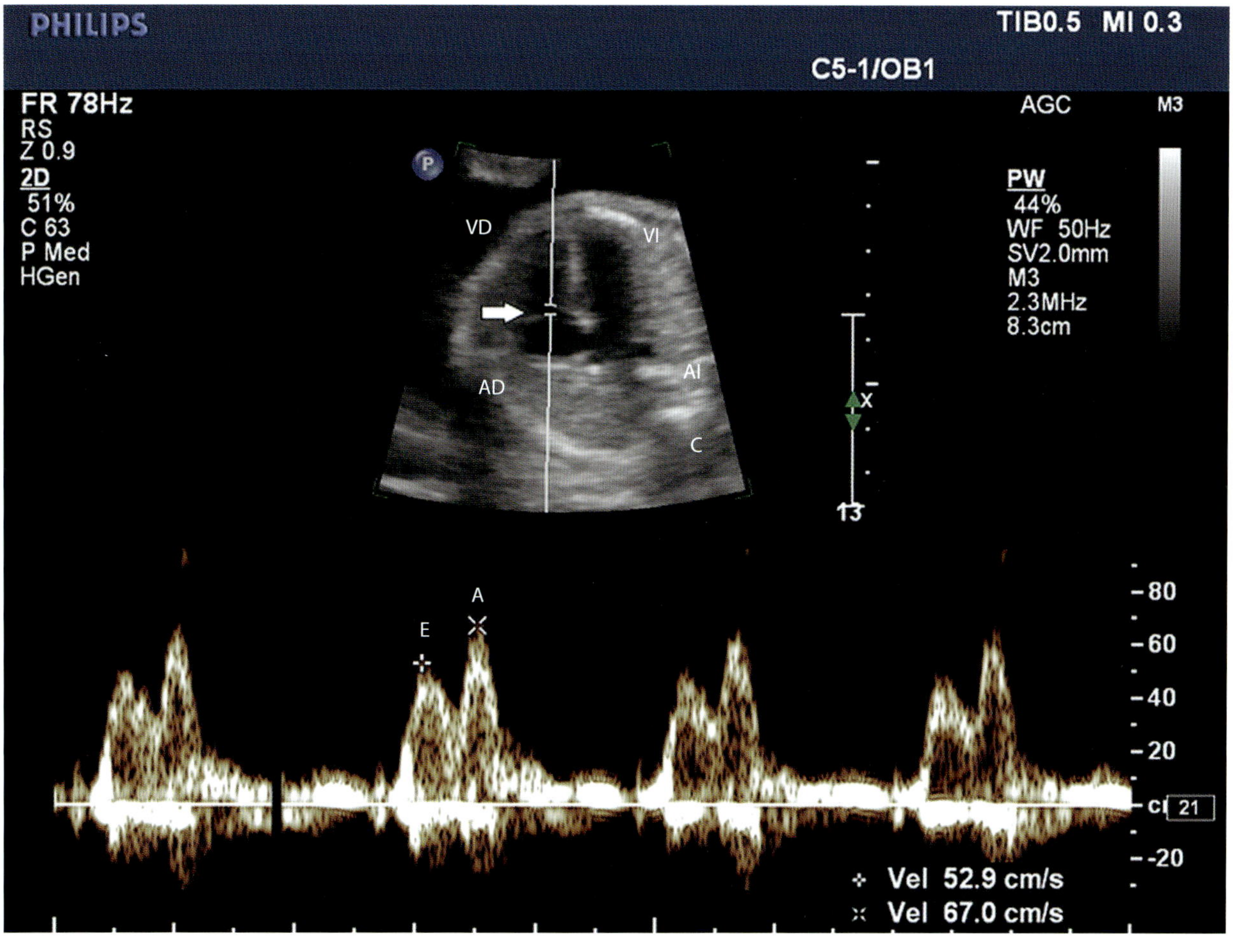

Figura 12.8 Imagen Doppler del flujo tricuspídeo en el primer trimestre del embarazo. El panel superior muestra la ecocardiografía bidimensional de un corte apical de cuatro cámaras del corazón de un feto a las 13 semanas de gestación. La *flecha horizontal* indica la ubicación del volumen de muestra. Nótese la óptima alineación del haz de ultrasonido con la dirección del flujo (*línea blanca vertical*). El Doppler espectral muestra las velocidades del flujo bifásico a través del orificio tricuspídeo en el panel inferior. E: pico de la velocidad de flujo durante la diástole ventricular; A: pico de la velocidad de flujo durante la sístole auricular; AD: aurícula derecha; VD: ventrículo derecho; AI: aurícula izquierda, VI: ventrículo izquierdo; C: columna.

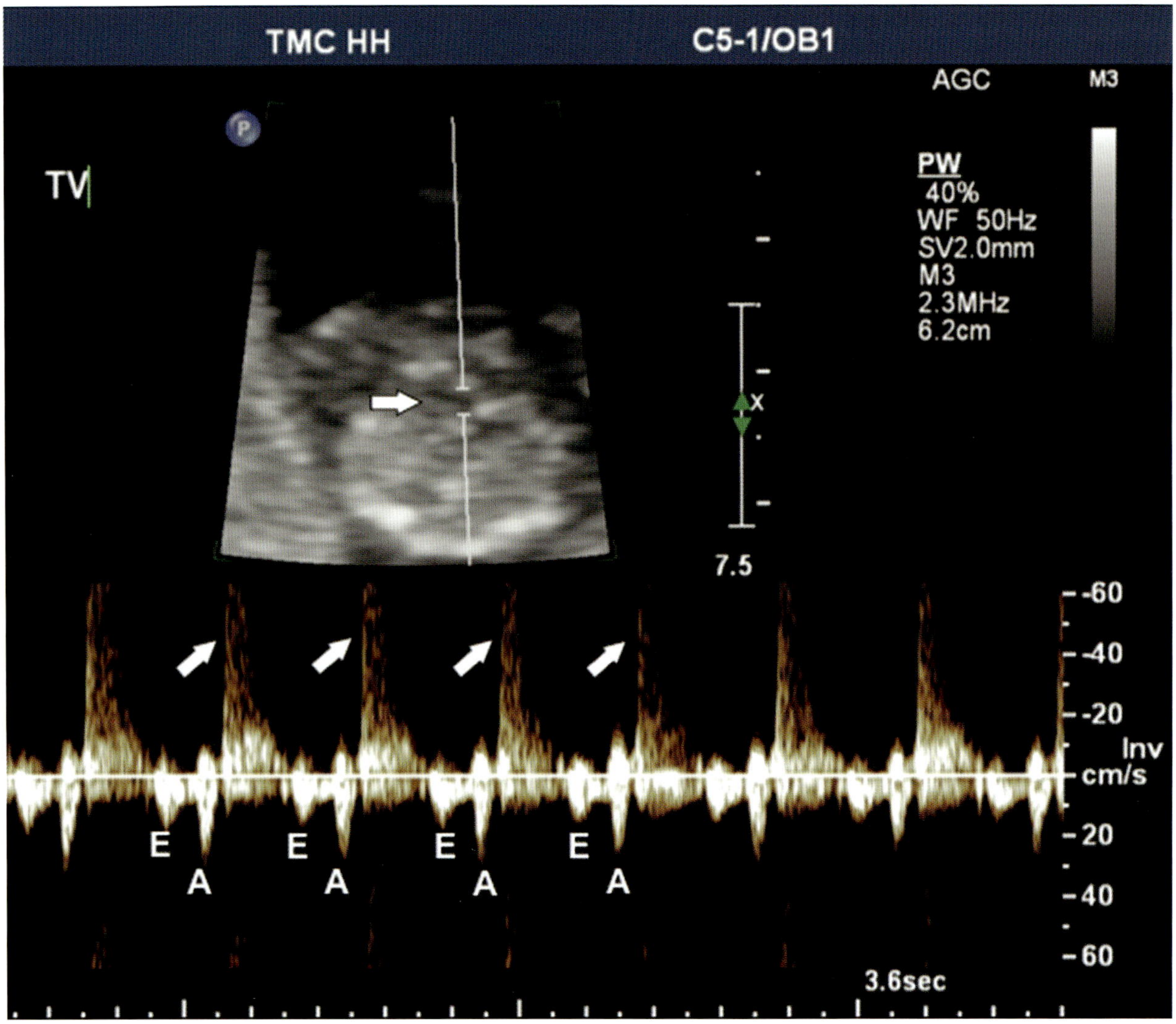

Figura 12.9 La ecografía muestra la regurgitación tricuspídea en un feto del primer trimestre. El panel superior muestra la ubicación del volumen de muestra del Doppler. E: pico de velocidad durante la diástole ventricular; A: pico de velocidad durante la sístole auricular. La *flecha oblicua* hacia arriba indica el flujo de alta velocidad que regurgita eyectado del ventrículo derecho a la aurícula derecha. Nótese el *aliasing* del flujo debido a la alta velocidad.

con 289 fetos normales[36] Makikallio y asociados utilizaron ecocardiografía Doppler para caracterizar la función fetal cardíaca en dieciséis embarazos no complicados, entre las 6 y 10 semanas.[37] Notaron que el flujo atrioventricular era al inicio monofásico y se convertía en bifásico luego de las 9 semanas. La regurgitación del flujo atrioventricular era común luego de las 10 semanas. El tiempo de relajación isovolumétrica aumenta significativamente de las 6 a las 7 semanas, lo que indica una maduración progresiva de la función diastólica fetal.

Doppler tricuspídeo en el tamizaje de aneuploidía y enfermedad cardíaca congénita

Rizzo y cols. realizaron ecocardiografía Doppler para investigar la función cardíaca entre las 20-23 semanas en fetos euploides con aumento de la translucencia nucal, pero sin malformaciones mayores, y observaron que las relaciones entre la onda E y la onda A y las relaciones entre la onda E y el tiempo de velocidad integral eran significativamente menores tanto en las válvulas mitral como tricuspídea, lo que sugiere una disfunción diastólica.[38] Lopes y cols. realizaron ecocardiografía a 275 fetos con translucencia nucal aumentada entre las 12 y 16 semanas de gestación.[39] El seguimiento incluyó ecocardiografía fetal y neonatal, estudio cromosómico y autopsia. Se detectaron malformaciones estructurales en 37 (14%) y anomalías funcionales en 24 (9%) de los fetos. De este último grupo, 2 (8,3%) presentaron regurgitación tricuspídea aislada y trisomía 21.

Falcon y cols. abordaron exhaustivamente el papel de la regurgitación tricuspídea en el diagnóstico prenatal, en 1557 fetos a las 11-13,6 semanas.[40] Los autores obtuvieron con éxito el flujo tricuspídeo en el 98,8% de los casos y observaron regurgitación tricuspídea en el 4,4% de los fetos euploides. En contraste, los fetos con trisomía 21 y 18 tuvieron mayores manifestaciones de regurgitación (67,5%, 33,3%, respectivamente). Además, los ecografistas más entrenados pudieron evaluar confiablemente la regurgitación tricuspídea durante el primer trimestre.

Tamizaje biofísico, bioquímico y molecular en el embarazo temprano

Con la disponibilidad de múltiples estudios para la realización del tamizaje del primer trimestre, incluido el Doppler fetal y la rápida adopción del ADN fetal libre, resulta de importancia la determinación de cuál es el método más efectivo para la detección de aneuploidías durante el primer trimestre. Los advenimientos de los estudios moleculares en sangre podrían reemplazar ciertos procedimientos, como la translucencia nucal, y las mediciones fetales con Doppler. Algunos pocos estudios han analizado extensamente cual sería la forma más óptima de abordaje y con mejor costo-beneficio.

Nicolaides analizó prospectivamente los datos recolectados para determinar la efectividad de un enfoque de tamizaje contingente para trisomía 21, que combina edad materna, marcadores del primer trimestre, y ADN fetal libre en sangre materna en 93 545 embarazos simples.[41] Los autores observaron que la tasa de detección del 98% de fetos con trisomía 21, para una tasa < 0,5% de punción de vellosidades coriales, podría ser obtenida ofreciendo una prueba de ADN fetal libre en aproximadamente el 36%, 21% y 11% de los casos identificados por el tamizaje de primera línea, utilizando solo el tamizaje combinado, el estudio combinado con la adición del factor de crecimiento placentario (PIGF) y la alfa feto proteína (AFP) y el estudio combinado con la adición de PIGF, AFP y los índices de pulsatilidad del *ductus* venoso, respectivamente.

A pesar de que las estrategias costo-beneficio no fueron específicamente analizadas, los autores observaron que los protocolos existentes que incluyen marcadores bioquímicos, marcadores biofísicos como el Doppler del *ductus* venoso, y el uso del ADN fetal libre en casos seleccionados, reduciría la necesidad de realizar punción de vellosidades con una alta tasa de detección y baja tasa de falsos positivos. Si bien los estudios de ADN fetal libre podrían tener una mejor tasa de detección, el costo es mucho mayor. Claramente, existen otros factores que influyen en la eficacia y economía de varios estudios de tamizaje que requieren un examen más detallado.

Doppler de la arteria uterina en el primer trimestre

La introducción, algunas décadas atrás, del Doppler de la arteria uterina marcó el inicio de una serie de oportunidades para investigar la circulación uteroplacentaria.[42] Su potencial era aparente, ya que esta circulación constituye el aporte materno al feto esencial para su supervivencia, mantenimiento y crecimiento. Para poder cumplir con la demanda fetal, la circulación uteroplacentaria realiza enormes cambios que incluyen la transformación temprana de las arterias espiraladas, que modifica el espacio placentario intervelloso, en amplios conductos de flujo de baja impedancia. Esto se consigue por la invasión de células trofoblásticas especializadas que invaden y reemplazan las capas íntima y media de estas arterias.[43] Este proceso comienza temprano en el embarazo y se extiende al miometrio a través de estas arterias hacia la mitad del segundo trimestre. Estos cambios se ven reflejados en las formas de onda del Doppler de la arteria uterina. Un inadecuado proceso de decidualización ha sido asociado con el posterior desarrollo de preeclampsia y restricción de crecimiento fetal.[44, 45] Estos cambios hacen que el uso del Doppler de la arteria uterina se convierta en un potencial para la predicción y pronóstico de este tipo de complicaciones en el embarazo. Los primeros investigadores utilizaron el Doppler continuo, pero este intento a ciegas, fue pronto reemplazado por el Doppler pulsado guiado por el Doppler color.[46-48]

Técnica del Doppler para la evaluación de la arteria uterina

Varios investigadores han descrito los métodos actuales del Doppler para la evaluación de la arteria uterina y existen, además, guías internacionales.[13, 49]

En el primer trimestre, las arterias uterinas pueden ser evaluadas tanto por vía transabdominal como transvaginal. Por vía transabdominal, se prefiere evaluar en la zona paracervical a la altura del orificio cervical interno en lugar de la zona del cruce sobre la ilíaca, ya que es más fácil de obtener. En un estudio prospectivo, longitudinal de fetos entre 11-13 semanas y 21-22 semanas de gestación, Lefebvre y cols. obtuvieron señal Doppler en forma adecuada de ambas arterias uterinas en todos los casos en la zona paracervical a la altura del orificio interno, pero solo en un 60% de los casos en la zona del cruce con la ilíaca.[50] Utilizando el Doppler color, el útero y el cérvix son evaluados en un corte sagital a la altura del orificio interno, la manipulación lateral del transductor revela la rama ascendente de la arteria uterina, la cual es utilizada para obtener el análisis espectral.

Por vía transvaginal, el transductor es colocado en el fórnix anterior y desplazado lateralmente. La imagen Doppler color muestra la arteria uterina y, luego, se efectúa el análisis mediante Doppler pulsado. De acuerdo con los principios de Doppler, el ángulo de insonación debe ser menor de 30°, el rango de frecuencia debe ser adecuado para obtener los picos de velocidad sin *aliasing*, el filtro debe ser colocado en el nivel más bajo posible y la potencia debe se la mínima posible que permita una imagen de calidad adecuada.

Forma de onda del Doppler de la arteria uterina

La forma de onda de la arteria uterina al inicio del embarazo demuestra una rápida aceleración y desaceleración de la velocidad de flujo durante la sístole, seguida de una desaceleración en la diástole temprana conocido como *notch* diastólico, y, luego, una leve elevación en la diástole tardía (Figura 12.10). Los factores que afectan la forma de onda son la edad gestacional, la frecuencia cardíaca materna, la localización placentaria y la zona en la que se mide la arteria uterina.

La pulsatilidad de la forma de onda disminuye rápidamente entre las 14 y 16 semanas del embarazo, luego, lentamente hasta las 26 semanas y, después, se estabiliza hasta el final de la gestación.[42] Sin embargo, un estudio reciente, reportó un descenso continuo hasta las 34 semanas.[51] Estos cambios reflejan la disminución de la impedancia en la circulación placentaria durante el embarazo temprano, secundario a la transformación de las arterias espiraladas, por la invasión de las células trofoblásticas especializadas.

El efecto de la frecuencia cardíaca materna sobre el tiempo de duración de la diástole modifica la forma de onda y su pulsatilidad. Una frecuencia elevada acortará el tiempo diastólico, lo que lleva a una disminución de la pulsatilidad, y viceversa. La forma de onda de la arteria uterina ipsilateral a la placenta muestra una menor pulsatilidad que la contralateral.[52] Finalmente, la pulsatilidad disminuye a medida que nos alejamos en el sistema arterial uteroplacentario.[46] Las formas de onda de las arterias espiraladas muestran una significativa menor pulsatilidad que la arteria principal, lo que refleja una disminución progresiva de la impedancia del árbol arterial.

La pulsatilidad de las formas de onda son analizadas utilizando el contorno de frecuencia máxima del desplazamiento del Doppler (*v.* Figura 12.10). Se calculan los índices estándares que incluyen al índice de pulsatilidad,

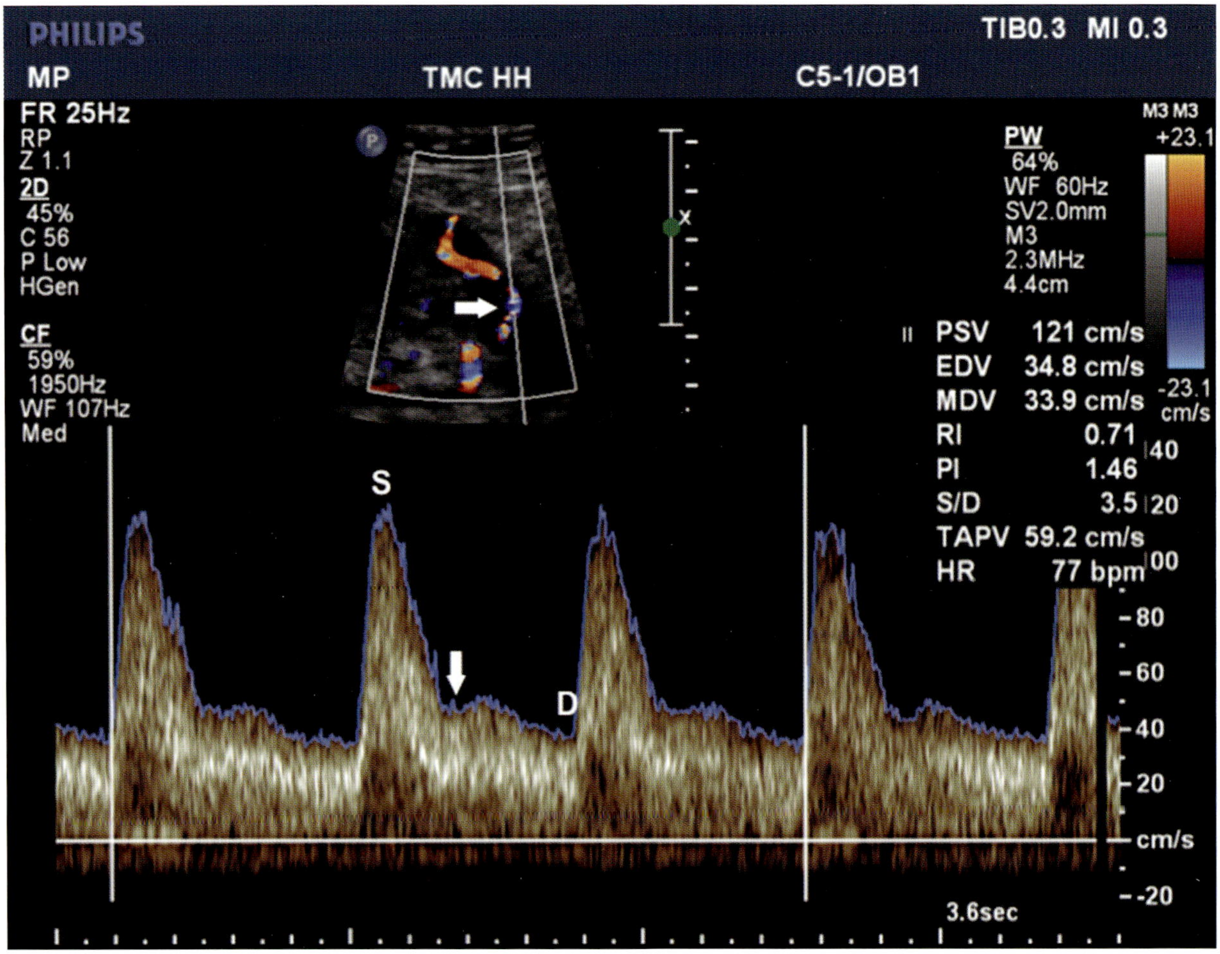

Figura 12.10 La figura muestra la forma de onda del Doppler de la arteria uterina en el primer trimestre del embarazo. El panel superior muestra el flujo Doppler color en la rama ascendente de la arteria uterina. La línea horizontal indica el sitio de colocación del volumen de muestra. El panel inferior representa el Doppler espectral, el margen azul de la forma de onda muestra el pico de velocidad a través del ciclo cardíaco materno. S: pico de velocidad sistólico; D: velocidad de fin de diástole; la *flecha vertical* hacia abajo indica el *notch* diastólico.

el índice de resistencia y la relación sístole-diástole. Un índice Doppler elevado se asocia con resultado adverso, especialmente desarrollo de preeclampsia o restricción de crecimiento fetal. Esto se discutirá más adelante. Las desaceleraciones transitorias, llamadas *notches*, han sido descritas durante la fase sistólica o diastólica.[53-55] Dicho *notch* implica alta impedancia en la circulación uterina. Gómez y cols. observaron que el *notch* bilateral disminuye de un 49% a las 11 semanas a un 14% a las 22 semanas; sin embargo, su persistencia en la mitad del embarazo se asoció con resultado adverso.

Aplicaciones clínicas del Doppler de la arteria uterina

Los índices de pulsatilidad elevados y la persistencia del *notch* en el Doppler de la arteria uterina han sido asociados con el desarrollo de preeclampsia, restricción de crecimiento fetal y resultados perinatales adversos.[48, 49] Los reportes recientes han sido bastante consistentes.

En un estudio que incluyó 3324 embarazos simples, Martin y asociados estudiaron la eficacia del Doppler de la arteria uterina, entre las 11 y 14 semanas de embarazo, como predictor del desarrollo de preeclampsia y restricción de crecimiento fetal.[56] La preeclampsia se desarrolló en el 2% y la restricción de crecimiento en el 10% de los casos. La sensibilidad del índice de pulsatilidad mayor de 2,35 fue solo del 12% para la restricción de crecimiento aislado y 27% para preeclampsia con restricción de crecimiento y sin esta. Sin embargo, la sensibilidad para estas complicaciones que requirieron un parto antes de las 32 semanas fue del 60% para preeclampsia, y 28% para restricción de crecimiento.

Gómez y asociados reportaron que la persistencia de los hallazgos anormales del Doppler, como ser la presencia de *notch* bilateral e índice de pulsatilidad elevado en el segundo trimestre, aumenta los resultados adversos.[51] El mayor riesgo se relacionó con la persistencia del índice de pulsatilidad elevado (OR, 10,7; 95% CI, 3,7-30,9). Sin embargo, en un estudio prospectivo sobre una población escandinava, con riesgo *a priori* de desarrollar hipertensión en el embarazo, Skrastad y cols. observaron una moderada eficacia del protocolo del primer trimestre que combina características maternas, presión arterial media, índice de pulsatilidad de la arteria uterina, PAPP-A y PIGF.[57]

En una revisión sistemática de 74 estudios de preeclampsia, con una población total de 80 000 pacientes, Cnossen y asociados observaron que el índice de pulsatilidad elevado con *notch* acarreaba un índice de probabilidad de 21 en pacientes de alto riesgo y 7,5 en pacientes de bajo riesgo para el desarrollo de preeclampsia.[58] Para restricción de crecimiento, una revisión de 61 estudios, con una población mayor a 41 000 mujeres de bajo riesgo, mostró un índice de probabilidad de 14,6 para el desarrollo de restricción de crecimiento severo. El Doppler de la arteria uterina fue más predictivo cuando se realizó en el segundo trimestre que en el primer trimestre. Sin embargo, otros no han podido corroborar la eficacia predictiva del Doppler de la arteria uterina en el primer trimestre. Audibert y asociados no observaron mejoras en la eficacia predictiva de desarrollo de preeclampsia, cuando los resultados del Doppler de la arteria uterina fueron combinados con marcadores bioquímicos.[59] En un estudio prospectivo de cohorte de pacientes que realizaban el tamizaje del primer trimestre para aneuploidía entre las 11-14 semanas, Goetzinger y cols. observaron que, para una tasa de falsos positivos del 10%, la disintegrina-A y la metaloproteasa 12, PAPP-A, y el índice de pulsatilidad del Doppler de la arteria uterina, en combinación con las características maternas, identificó el 50%, 48% y 52% de pacientes que luego desarrollaron preeclampsia, respectivamente; y su combinación no mejora la eficacia predictiva.[60]

Existen numerosos estudios que han evaluado la eficacia del Doppler de la arteria uterina en el embarazo temprano como predictor de complicaciones gestacionales. En un metaanálisis que incluye dieciocho estudios y 55 974 mujeres, Velauthar y asociados investigaron la eficacia del Doppler anormal de la arteria uterina como predictor de preeclampsia y restricción de crecimiento.[61] Para el desarrollo de preeclampsia temprana, la sensibilidad y especificidad fueron del 47,8% (95% intervalo de confianza: 39-0-56,8) y 92,1% (95% IC: 88,9-94,6), y para la restricción de crecimiento precoz fueron de 39,2% (95% IC 26,3-53,8) y 93,1% (95% IC: 90,6-95,0), respectivamente. Para cualquier preeclampsia y restricción de crecimiento, la sensibilidad fue del 26,4% (95% IC: 22,5-30,8) y 15,4% (95% IC: 12,4-18,9), respectivamente, y la especificidad fueron 93,4% (95% IC: 90,4-95,5) y 93,3% (95% IC: 90,9-95,1), respectivamente. El número de mujeres con Doppler anormal que necesitaron ser tratadas con aspirina para prevenir un caso de preeclampsia temprana fue de 173 y 421 para riesgos de base variables entre 1% y 0,4%, respectivamente. Los autores recomendaron el uso de aspirina en embarazos de bajo riesgo con un Doppler anormal de la arteria uterina para prevenir ciertas complicaciones del embarazo.

Cualquiera de estas recomendaciones, sin embargo, deben basarse en la evidencia de la efectividad de la aspirina como profilaxis en el embarazo temprano. Existen varios trabajos aleatorizados dirigidos a este tema. Todavía, ninguno de los estudios tiene el poder suficiente. En el metaanálisis de 42 trabajos controlados y aleatorizados sobre la eficacia de la aspirina en dosis baja como profilaxis que incluye 27 222 mujeres, Roberge y asociados observaron una reducción significativa de resultados perinatales adversos, cuando la profilaxis era iniciada antes de las 16 semanas de embarazo.[62] Los criterios para iniciar la terapia incluyeron a los factores de riesgo como nuliparidad e hipertensión crónica, así como el Doppler anormal de la arteria uterina. El inicio con aspirina antes de las 16 semanas de embarazo, en oposición al comienzo luego de las 16 semanas, se asoció con un 53% de disminución de preeclampsia y un 82% de disminución de preeclampsia severa. Más aún, la disminución de la mortalidad perinatal, restricción de crecimiento y parto pretérmino resultaron estadísticamente significativas. Este estudio provee la justificación basada en la evidencia del uso de aspirina en bajas dosis antes de las 16 semanas en mujeres en riesgo de desarrollar preeclampsia u otros resultados adversos relacionados.

Para resaltar, no hubo diferencias en los resultados, independientemente si las pacientes fueron seleccionadas sobre la base del riesgo evaluado o al Doppler anormal de la arteria uterina. Obviamente, este hallazgo no establece de lleno el rol de la evaluación del Doppler, si de hecho este enfoque más simple, menos tecnológico y de bajo costo para evaluar el riesgo es tan efectiva como el Doppler. Esto sugiere la necesidad de contar con mayor información con un número adecuado de pacientes y un estudio designado apropiadamente. La revisión de Cochrane más reciente sobre la circulación uteroplacentaria arribó a la misma conclusión y sugirió mayores estudios.[63]

En resumen, el Doppler de la arteria uterina en el primer trimestre del embarazo tiene una modesta a moderada eficacia en la detección de las mujeres destinadas a desarrollar preeclampsia. También puede predecir otros resultados adversos, que incluyen la muerte intrauterina, la restricción de crecimiento fetal y el parto pretérmino. Existe evidencia de su efectividad en mejorar el resultado del embarazo si se administran dosis bajas de aspirina en forma profiláctica antes de las 16 semanas completas de embarazo. La intervención es menos efectiva si la aspirina es usada luego de las 16 semanas. Sin embargo, es incierto si la evaluación de la arteria uterina mediante Doppler para la evaluación del riesgo mejora la eficacia predictiva de la implementación de aspirina profiláctica de forma temprana.

Puntos de enseñanza

- Durante el primer trimestre la utilización del Doppler de la circulación uterina y fetal mejora la evaluación de los riesgos de aneuploidía fetal, defectos cardíacos congénitos y el desarrollo de preeclampsia.
- El uso efectivo del Doppler en el embarazo temprano requiere de un adecuado entrenamiento técnico, en el que se respete la mejor evidencia disponible.
- El Doppler del *ductus* venoso en el primer trimestre identifica fetos con mayor riesgo de aneuploidías y defectos cardíacos congénitos.
- El parámetro del Doppler del *ductus* venoso más usado es el flujo ausente o reverso en la onda a.
- Un Doppler de *ductus* venoso anormal se encuentra en aproximadamente el 70% de los fetos con aneuploidías y en un 4% de fetos euploides.
- La onda a es ausente o reversa en el 40% de los fetos con defectos cardíacos aproximadamente.
- La evaluación del flujo tricuspídeo en el primer trimestre aumenta el valor predictivo del estudio de tamizaje de aneuploidías del embarazo temprano.
- La presencia de una regurgitación tricuspídea en el embarazo temprano identifica a los fetos con alto riesgo de defectos congénitos cardíacos. Se observa en el 67% de los casos con trisomía 21, pero solo en el 4% de los fetos euploides.
- La combinación de la ecografía de tamizaje del primer trimestre con los marcadores bioquímicos y el uso selectivo del ADN fetal libre, mejora la tasa de detección de aneuploidías y reduce la necesidad de realizar una punción de vellosidades coriales.
- El Doppler de la arteria uterina en el primer trimestre identifica a los embarazos que tienen alto riesgo de desarrollar preeclampsia y otros resultados adversos.
- La profilaxis con aspirina en baja dosis antes de las 16 semanas de embarazo reduce el desarrollo de preeclampsia.
- Es todavía incierto si el hecho de agregar el Doppler de la arteria uterina a la evaluación del riesgo clínico si mejora los valores predictivos para implementar la administración de aspirina profiláctica.

Reconocimiento: agradecemos la asistencia y supervisión de nuestra ecografista María Pinon (ARDMS).

Bibliografía

1. Stuart B, Drumm J, Fitzgerald DE, Duignan NM. Fetal blood velocity waveforms in normal pregnancy. Br J Obstet Gynaecol 1980; 87 (9): 780-5.
2. Maulik D, Saini VD, Nanda NC, Rosenzweig MS. Doppler evaluation of fetal hemodynamics. Ultrasound Med Biol 1982; 8 (6): 705-10.
3. Maulik D. Hemodynamic interpretation of the arterial Doppler waveform. Ultrasound Obstet Gynecol 1993; 3 (3): 219-27.
4. Maulik D, Mundy D, Heitmann E, Maulik D. Evidence-based approach to umbilical artery Doppler fetal surveillance in high-risk pregnancies: an update. Clin Obstet Gynecol 2010; 53: 869-78.
5. Maulik D, Nanda NC, Saini VD. Fetal Doppler Echocardiography: methods and characterization of normal and abnormal hemodynamics. Am J Cardiol 1984; 53 (4): 572-8.
6. Mavrides E, Moscoso G, Carvalho JS, Campbell S, Thilaganathan B. The anatomy of the umbilical, portal and

hepatic venous system in the human fetus at 14-19 weeks of gestation. Ultrasound Obstet Gynecol 2001; 18 (6): 598-604.
7. Kessler J, Rasmussen S, Godfrey K, Hanson M, Kiserud T. Fetal growth restriction is associated with prioritization of umbilical blood flow to the left hepatic lobe at the expense of the right lobe. Pediatr Res 2009; 66 (1): 113-7.
8. Kiserud T, Eik-Nes SH, Blaas H-G, Hellevik LR. Ultrasonographic velocimetry of the fetal ductus venosus. Lancet 1991; 338 (8780): 1412-4.
9. Kiserud T. Venous hemodynamics. En: Maulik D, Zalud I, editors. Doppler ultrasound in obstetrics and gynecology. 2ª ed. New York: Springer, 2005; p. 57-67.
10. Kiserud T. Physiology of the fetal circulation. Semin Fetal Neonatal Med 2005; 10 (6): 493-503.
11. Baschat AA. Ductus venosus Doppler for fetal surveillance in high-risk pregnancies. Clin Obstet Gynecol 2010; 53 (4): 858-68.
12. Kiserud T. Doppler velocimetry of the ductus venosus. En: Maulik D, Zalud I, editors. Doppler ultrasound in obstetrics and gynecology. 2ª ed. New York: Springer, 2005; p. 413-27.
13. Bhide A, Acharya G, Bilardo CM, Brezinka C, Cafici D, Hernandez-Andrade E, et al. ISUOG practice guidelines: use of Doppler ultrasonography in obstetrics. Ultrasound Obstet Gynecol 2013; 41 (2): 233-9.
14. Nelson TR, Fowlkes JB, Abramowicz JS, Church CC. Ultrasound biosafety considerations for the practicing sonographer and sonologist. J Ultrasound Med 2009; 28 (2): 139-50.
15. Van Splunder P, Huisman TW, DeRidder MA, Wladimiroff JW. Fetal venous and arterial flow velocity wave forms between eight and twenty weeks of gestation. Pediatr Res 1996; 40 (1): 158-62.
16. Prefumo F, Risso D, Venturini PL, De Biasio P. Reference values for ductus venosus Doppler flow measurements at 10-14 weeks of gestation. Ultrasound Obstet Gynecol 2002; 20 (1): 42-6.
17. Kiserud T, Hellevik LR, Eik-Nes SH, Angelsen BA, Blaas HG. Estimation of the pressure gradient across the fetal ductus venosus based on Doppler velocimetry. Ultrasound Med Biol 1994; 20 (3): 225-32.
18. de Vries JI, Visser GH, Prechtl HF. The emergence of fetal behaviour. II. Quantitative aspects. Early Hum Dev 1985; 12 (2): 99-120.
19. Gudmundsson S, Gunnarsson GO, Hokegard KH, Ingemarsson J, Kjellmer I. Venous Doppler velocimetry in relationship to central venous pressure and heart rate during hypoxia in the ovine fetus. J Perinat Med 1999; 27 (2): 81-90.
20. Lam YH, Tang MH, Tse HY. Ductus venosus Doppler study in fetuses with homozygous alpha-thalassemia- 1 at 12 to 13 weeks of gestation. Ultrasound Obstet Gynecol 2001; 7 (1): 30-3.
21. Borrell A, Antolin E, Costa D, Farre MT, Martinez JM, Fortuny A. Abnormal ductus venosus blood flow in trisomy 21 fetuses during early pregnancy. Am J Obstet Gynecol 1998; 179 (6 Pt 1): 1612-7.
22. Matias A, Gomes C, Flack N, Montenegro N, Nikolaides KH. Screening for chromosomal defects at 11-14 weeks: the role of ductus venosus blood flow. Ultrasound Obstet Gynecol 1998; 12 (6): 380-4.
23. Antolin E, Comas C, Torrents M, Munoz A, Figueras F, Echevarria M, et al. The role of ductus venosus blood flow assessment in screening for chromosomal abnormalities at 10–16 weeks of gestation. Ultrasound Obstet Gynecol 2001; 17 (4): 295-300.
24. Murta CG, Moron AF, Avila MA, Weiner CP. Application of ductus venosus Doppler velocimetry for the detection of fetal aneuploidy in the first trimester of pregnancy. Fetal Diagn Ther 2002; 17 (5): 308-14.
25. Zoppi MA, Putzolu M, Ibba RM, Floris M, Monni G. First trimester ductus venosus velocimetry in relation to nuchal translucency thickness and fetal karyotype. Fetal Diagn Ther 2002; 17 (1): 52-7.
26. Borrell A, Martinez JM, Seres A, Borobio V, Cararach V, Fortuny A. Ductus venosus assessment at the time of nuchal translucency measurement in the detection of fetal aneuploidy. Prenat Diagn 2003; 23 (11): 921-6.
27. Toyama JM, Brizot ML, Liao AW, Lopes LM, Nomura RM, Saldanha FA, et al. Ductus venosus blood flow assessment at 11 to 14 weeks of gestation and fetal outcome. Ultrasound Obstet Gynecol 2004; 23 (4): 341-5.
28. Prefumo F, Sethna F, Sairam S, Bhide A, Thilaganathan B. First trimester ductus venosus, nasal bones, and Down syndrome in a high-risk population. Obstet Gynecol 2005; 105 (6): 1348-54.
29. Maiz N, Valencia C, Kagan KO, Wright D, Nicolaides KH. Ductus venosus Doppler in screening for trisomies 21, 18 and 13 and Turner syndrome at 11-13 weeks of gestation. Ultrasound Obstet Gynecol 2009; 33 (5): 512-7.
30. Florjański J, Fuchs T, Zimmer M, Homola W, Pomorski M, Blok D. The role of ductus venosus Doppler flow in the diagnosis of chromosomal abnormalities during the first trimester of pregnancy. Adv Clin Exp Med 2013; 22 (3): 395-401.
31. Chelemen T, Syngelaki A, Maiz N, Allan L, Nicolaides KH. Contribution of ductus venosus Doppler in first-trimester screening for major cardiac defects. Fetal Diagn Ther 2011; 29 (2): 127-34.
32. Borrell A, Grande M, Bennasar M, Borobio V, Jimenez JM, Stergiotou I, et al. First-trimester detection of major cardiac defects with the use of ductus venosus blood flow. Ultrasound Obstet Gynecol 2013; 42 (1): 51-7.
33. Zidere V, Bellsham-Revell H, Persico N, Allan LD. Comparison of echocardiographic findings in fetuses at less than 15 weeks' gestation with later cardiac evaluation. Ultrasound Obstet Gynecol 2013; 42 (6): 679-86.
34. Huggon IC, DeFigueiredo DB, Allan LD. Tricuspid regurgitation in the diagnosis of chromosomal anomalies in the fetus at 11–14 weeks of gestation. Heart 2003; 89: 1071-3.
35. Maulik D, Nanda NC, Hsiung MC, Youngblood JP. Doppler color flow mapping of the fetal heart. Angiology 1986; 37 (9): 628-32.
36. Gembruch U, Smrcek JM. The prevalence and clinical significance of tricuspid valve regurgitation in normally grown fetuses and those with intrauterine growth retardation. Ultrasound Obstet Gynecol 1997; 9 (6): 374-82.
37. Makikallio K, Jouppila P, Rasanen J. Human fetal cardiac function during the first trimester of pregnancy. Heart 2005; 91: 334-8.
38. Rizzo G, Muscatello A, Angelini E, Capponi A. Abnormal cardiac function in fetuses with increased nuchal translucency. Ultrasound Obstet Gynecol 2003; 21 (6): 539-42.

39. Lopes LM, Brizot ML, Lopes MA, Ayello VD, Schultz R, Zugaib M. Structural and functional cardiac abnormalities identified prior to 16 weeks' gestation in fetuses with increased nuchal translucency. Ultrasound Obstet Gynecol 2003; 22 (5): 470-8.
40. Falcon O, Faiola S, Huggon I, Allan L, Nicolaides KH. Fetal tricuspid regurgitation at the 11 + 0 to 13 + 6-week scan: association with chromosomal defects and reproducibility of the method. Ultrasound Obstet Gynecol 2006; 27 (6): 609-12.
41. Nicolaides KH, Wright D, Poon LC, Syngelaki A, Gil MM. First-trimester contingent screening for trisomy 21 by biomarkers and maternal blood cell-free DNA testing. Ultrasound Obstet Gynecol 2013; 42 (1): 41-50.
42. Schulman H, Fleischer A, Farmakides G, Bracero L, Rochelson B, Grunfeld L. Development of uterine artery compliance in pregnancy as detected by Doppler ultrasound. Am J Obstet Gynecol 1986; 55 (5): 1031-6.
43. Pijnenborg R, Bland JM, Robertson WB, Brosens I. Uteroplacental arterial changes related to interstitial trophoblast migration in early human pregnancy. Placenta 1983; 4 (4): 397-413.
44. Brosens IA, Robertson WB, Dixon HG. The role of the spiral arteries in the pathogenesis of preeclampsia. Obstet Gynecol Annu 1972; 1: 117-91.
45. Lyall F, Robson SC, Bulmer JN. Spiral artery remodeling and trophoblast invasion in preeclampsia and fetal growth restriction: relationship to clinical outcome. Hypertension 2013; 62 (6): 1046-54.
46. Jurkovic D, Jauniaux E, Kurjak A, Hustin J, Campbell S, Nicolaides KH. Transvaginal color Doppler assessment of the uteroplacental circulation in early pregnancy. Obstet Gynecol 1991; 77 (3): 365-9.
47. Guzman ER, Kontopoulos E, Zalud I. Doppler velocimetry of the uteroplacental circulation. En: Maulik D, Zalud I, editors. Doppler ultrasound in obstetrics and gynecology. 2ª ed. New York: Springer, 2005; p. 227-42.
48. Thaler I, Amin A. Doppler velocimetry of the uteroplacental circulation in early pregnancy. En: Maulik D, Zalud I, editors. Doppler ultrasound in obstetrics and gynecology. 2ª ed. New York: Springer, 2005; p. 255-75.
49. Khalil A, Nicolaides KH. How to record uterine artery Doppler in the first trimester. Ultrasound Obstet Gynecol 2013; 42 (4): 478-9.
50. Lefebvre J, Demers S, Bujold E, Nicolaides KH, Girard M, Brassard N, et al. Comparison of two different sites of measurement for transabdominal uterine artery Doppler velocimetry at 11-13 weeks. Ultrasound Obstet Gynecol 2012; 40 (3): 288-92.
51. Gomez O, Figueras F, Martinez JM, del Rio M, Palacio M, Eixarch E, et al. Sequential changes in uterine artery blood flow pattern between the first and second trimesters of gestation in relation to pregnancy outcome. Ultrasound Obstet Gynecol 2006; 28 (6): 802-8.
52. Kofinas A, Penry M, Greiss F, Meis PJ, Nelson LH. The effect of placental location on uterine artery flow velocity waveforms. Am J Obstet Gynecol 1988; 159 (6): 1504-8.
53. Campbell S, Bewley S, Cohen-Overbrook T. Investigation of the uteroplacental circulation by Doppler ultrasound. Semin Perinatol 1987; 11 (4): 362-8.
54. Fleischer A, Schulman H, Farmakides G, Bracero L, Grunfeld L, Rochelson B, et al. Uterine artery Doppler velocimetry in pregnant women with hypertension. Am J Obstet Gynecol 1986; 154 (4): 806-13.
55. Thaler I, Weiner Z, Itskovitz J. Systolic or diastolic notch in uterine artery blood flow velocity waveforms in hypertensive pregnant patients: relationship to outcome. Obstet Gynecol 1992; 80 (2): 277-82.
56. Martin AM, Bindra R, Curcio P, Cicero S, Nicolaides KH. Screening for pre-eclampsia and fetal growth restriction by uterine artery Doppler at 11-14 weeks of gestation. Ultrasound Obstet Gynecol 2001; 18 (6): 583-6.
57. Skrastad RB, Hov GG, Blaas HG, Romundstad PR, Salvesen K. A prospective study of screening for hypertensive disorders of pregnancy at 11-13 weeks in a Scandinavian population. Acta Obstet Gynecol Scand 2014; 93 (12): 1238-47.
58. Cnossen JS, Morris RK, ter Riet G, Mol BW, van der Post JA, Coomarasamy A, et al. Use of uterine artery Doppler ultrasonography to predict pre-eclampsia and intrauterine growth restriction: a systematic review and bivariable meta-analysis. CMAJ 2008; 178 (6): 701-11.
59. Audibert F, Boucoiran I, An N, Aleksandrov N, Delvin E, Bujold E, et al.Screening for preeclampsia using first-trimester serum markers and uterine artery Doppler in nulliparous women. Am J Obstet Gynecol 2010; 203 (4): 383.e1-8.
60. Goetzinger KR, Zhong Y, Cahill AG, Odibo L, Macones GA, Odibo AO. Efficiency of first-trimester uterine artery Doppler, a-disintegrin and metalloprotease 12, pregnancy-associated plasma protein a, and maternal characteristics in the prediction of preeclampsia. J Ultrasound Med 2013; 32 (9): 1593-600.
61. Velauthar L, Plana MN, Kalidindi M, Zamora J, Thilaganathan B, Illanes SE, et al. First-trimester uterine artery Doppler and adverse pregnancy outcome: a meta-analysis involving 55,974 women. Ultrasound Obstet Gynecol 2014; 43 (5): 500-7.
62. Roberge S, Nicolaides KH, Demers S, Villa P, Bujold E. Prevention of perinatal death and adverse perinatal outcome using low-dose aspirin: a meta-analysis. Ultrasound Obstet Gynecol 2013; 41 (5): 491-9.
63. Stampalija T, Gyte GML, Alfirevic Z. Utero-placental Doppler ultrasound for improving pregnancy outcome. Cochrane Database Syst Rev 2010; (9): CD008363.

13

Ultrasonografía 3D: su papel en la gestación precoz

Luís F. Gonçalves

Introducción

Si bien el estudio ultrasonográfico del segundo trimestre entra las 18-22 semanas es el estándar de atención para la evaluación anatómica fetal, el progreso tecnológico de los equipos de ultrasonido y los transductores transvaginales de alta frecuencia hizo realidad la evaluación detallada del feto en el primer trimestre.[1-9] La ecografía de alta calidad del primer trimestre representa la primera oportunidad para identificar anomalías estructurales congénitas, por lo general aquellas en el extremo más severo del espectro.[8, 10-13] Los padres cuyo feto es diagnosticado con anomalías mayores o letales tienen el beneficio de una evaluación complementaria precoz y asesoramiento y, si se considera la interrupción del embarazo, se puede realizar antes y de manera más segura que si el mismo diagnóstico se realizara durante el segundo trimestre.[11]

Este capítulo revé el rol de la ecografía tridimensional (3D) como una modalidad de imagen adjunta a la ecografía bidimensional (2D) para el diagnóstico de anomalías congénitas en el primer trimestre. Se recuerda al lector que el conocimiento de la embriología, de la historia natural de las anomalías congénitas, así como la experiencia del operador probablemente tengan un mayor impacto que la disponibilidad de sistemas de ultrasonido de alta resolución equipados con tecnología 3D, en la calidad del examen del primer trimestre.

Instrumentación

La ultrasonografía 3D se puede realizar utilizando transductores mecánicos o matriciales. En el primer trimestre, el diagnóstico prenatal de anomalías congénitas, se realiza idealmente con transductores transvaginales de alta frecuencia. Si se desea realizar una evaluación del corazón fetal es muy recomendable la utilización del Doppler color, ya que su uso se asocia con un aumento de la tasa de detección de cardiopatías congénitas en el primer trimestre.[11, 14-16] Para el examen del corazón en el primer trimestre, se adquieren volúmenes utilizando tecnología 4D de correlación de imágenes espacio-temporales (STIC) para que también se pueda analizar el movimiento cardíaco.[17-20]

Edad gestacional ideal para la realización del examen

Estudios recientes indican que ampliar el examen de la translucencia nucal (TN), para incluir una evaluación detallada de anomalías fetales, además de un ecocardiograma fetal temprano en los casos de TN aumentada, da como resultado un incremento de la tasa de detección de anomalías congénitas.[11, 12, 16, 21] La tasa de visualización de las estructuras cardíacas fetales es más alta después de las 12 semanas en comparación con las 11 semanas, e, incluso, es mejor después de las 13 semanas, cuando se puede observar el origen de la aorta, de manera más consistente.[22] "El límite superior" de la longitud cráneo-caudal, para medir la TN, es de 84 mm.[9] Por lo tanto, se recomienda programar cuidadosamente el turno para que ambos exámenes se puedan realizar en una sola consulta.

También se debe tener en cuenta que se ha reportado una alta tasa de detección de anomalías fetales, incluidas las cardiopatías congénitas, mediante el uso de ultrasonografía transvaginal llevada a cabo por ultrasonografistas expertos que realizan los exámenes entre las 14 y 17 semanas de gestación.[13, 23]

¿Qué imágenes se pueden realizar de manera certera?

Mucho de lo que se puede evaluar de manera confiable en el primer trimestre proviene de un trabajo realizado con ecografía bidimensional (2 D). La Tabla 13.1 proporciona una lista de las estructuras anatómicas que se pueden evaluar durante el examen de las 11-13 6/7 semanas.[9] Se alienta al lector a intentar obtener imágenes también de las estructuras marcadas como opcionales y a llevar sus límites más allá de las guías. Por ejemplo, con una buena técnica y un equipo adecuado, se pueden obtener imágenes tempranas de los tractos de salida del corazón fetal, que posibilitan el diagnóstico precoz de anomalías conotruncales.[5, 14, 24, 25]

Diagnóstico prenatal de anomalías congénitas por ultrasonido en el primer trimestre

Desde los primeros informes que demostraron la factibilidad del diagnóstico de anomalías congénitas en el primer trimestre a fines de los 80,[1, 26, 27] la evidencia creciente demuestra que el diagnóstico preciso de varias de las anomalías más severas se puede lograr en el primer trimestre utilizando ultrasonografía transvaginal de alta resolución.[1, 2, 8, 23, 28] La Tabla 13.2 proporciona un resumen de los estudios publicados hasta 2014. Estos estudios también proporcionan evidencia de que, si bien el diagnóstico precoz y preciso de anomalías congénitas es posible y permite la toma de decisiones tempranas, se pueden omitir algunas anomalías si no se realiza una evaluación detallada en el segundo trimestre o, incluso, en el tercero. Los ejemplos de las anomalías que se pueden pasar por alto en una evaluación del primer trimestre incluyen hipoplasia del vermis, agenesia del cuerpo calloso, anomalías de la migración neuronal (por ejemplo lisencefalia, polimicrogiria, heterotopia de la materia gris), anomalías pulmonares congénitas, corazón izquierdo hipoplásico, estenosis valvular aórtica y pulmonar, coartación aórtica, anomalías renales y vesicales, anomalías gastrointestinales, así como varias anomalías esqueléticas que pueden manifestarse solo más adelante en el embarazo.[7, 10, 12, 14, 25, 29-32]

¿Qué agrega el ultrasonido 3D?

La ultrasonografía 3D agrega la posibilidad de obtener múltiples planos de una estructura anatómica a partir de un volumen 3D. El plano coronal, en particular, que es perpendicular a la dirección del haz de ultrasonido, es imposible de obtener usando la ultrasonografía 2D convencional. Esta capacidad puede ser particularmente ventajosa durante el primer trimestre, cuando la manipulación de transductor vaginal está restringida y, por lo tanto, los planos de sección disponibles son limitados.[33] Otro beneficio

Tabla 13.1 Evaluación anatómica sugerida entre las 11 y 13+6 semanas (ISUOG- Guías de la Sociedad Internacional de Ultrasonido en Obstetricia y Ginecología)[a]

Órgano/ área anatómica	Presente o normal
Cabeza	Presente Huesos craneales Línea media Ventrículos llenos por plexos coroideos
Cuello	Apariencia normal Espesor de la translucencia nucal (con consentimiento informado y operador capacitado / certificado disponible) [b]
Cara	Ojos con cristalinos [b] Hueso nasal [b] Perfil normal / mandíbula [b] Labios indemnes [b]
Columna	Vértebras (longitudinal y axial)[b] Piel que la recubre intacta [b]
Tórax	Campos pulmonares simétricos Ausencia de derrames o tumores
Corazón	Actividad cardíaca regular Cuatro cámaras simétricas [b]
Abdomen	Estómago presente en el cuadrante superior izquierdo Vejiga [b] Riñones [b]
Pared abdominal	Inserción normal del cordón Ausencia de defectos umbilicales
Extremidades	Cuatro extremidades, cada una con tres segmentos Manos y pies con orientación normal [b]
Placenta	Tamaño y textura (ecogenicidad)
Cordón	Tres vasos [b]

[a] Adaptado con permiso de la guía práctica de ISUOG: realización de la evaluación ultrasonográfica del primer trimestre. Ultrasound Obstet Gynecol 2013; 41:102-113.
[b] Estructuras opcionales

Tabla 13.2 Tasas de detección de anomalías congénitas en el primer trimestre

Autor	País	Año	*N*	Vía de abordaje	Anomalías detectadas N (%)	Fetos adicionales con anomalías detectadas > 14 semanas (incluyendo evaluaciones del segundo, tercer trimestre y postnatal) *N* (%)	Tasa de detección en el primer trimestre (%)
Rottem et al.[1]	Israel	1989	141	TV	3 (2,12)	0	100
Cullen et al.[27]	Estados Unidos	1990	622	TV	33 (5,31)	NA	NA
Rottem y Bronshtein	Israel	1990	1652	TV	40 (2,42)	4 (0,24)	90,9
Achiron y Tadmor[3]	Israel	1991	800	TA y TV	8 (1,00)a	6 (0,75)	57,1
Bonilla-Musolles	España	1994	834	TV	27 (3,24)	3 (0,36)	90
Yagel et al.[29]	Israel	1995	536	TV	42 (7,8)	13 (2,4)	76,4
D'Ottavio et al.[31]	Italia	1995	4078	TV	54 (1,3)	34 (0,83)	61,4
Hernadi y Torocsik[30]	Hungría	1997	3991	TA y TV	20 (0,41)	29 (0,73)	40,8
Economides et al.[63]	Inglaterra	1998	1632	TA + TV	11 (0,67)	6 (0,37)	64,7
Whitlow et al.[64]	Inglaterra	1999	6634	TA + TV	37 (0,56)	55 (0,83)	40,2
Guariglia y Rosatti[10]	Italia	2000	3478	TV	33 (0,95)	31 (0,89)	51,6
Carvalho et al.[65]	Brasil	2002	2853	TA + TV	29 (1,02)	101 (3,54)	22,3
den Hollander et al.[66]	Países Bajos	2002	101	TA + TV	9 (9)	2 (2)	81,8
Drysdale et al.[67]	Inglaterra	2002	984	TA	5 (0,51)	25 (2,54)	16,7
Taipale et al.[68]	Noruega	2004	4513	TV	6 (0,13)	27 (0,59)	18,2
Chen, et al.[69]	Hong Kong	2004	1609	TA + TV	14 (0,87)	12 (74,6)	53,8
Becker y Wegner[14]	Alemania	2006	3094	TA + TV	72 (2,36)	14 (0,45)	83,7
Saltvedt et al.[70]	Suecia	2006	18053	TA	74 (0,41)	297 (1,64)	20
Cedergren et al. [71]	Suecia	2006	2708	TA	13 (0,48)	19 (0,70)	40,6
Dane et al.[72]	Turquía	2007	1290	TA + TV	17 (1,32)	7 (0,54)	70,8
Chen et al.[69]	Hong Kong	2008	3949	TA + TV	30 (0,76)	33 (0,84)	47,6
Oztekin et al.[73]	Turquía	2009	1085	TA y TV	14 (1,29)	7 (0,65)	66,6
Ebrashy et al.[7]	Egipto	2010	2876	TA+TV	21 (0,73)	10 (0,35)	67,7
Syngelaki et al.[28]	Inglaterra	2011	44859	TA+TV	213	275 (0,61)	43,6
Iliescu et al.[11]	Rumania y Grecia	2013	5472	TA+TV	67 (1,22)	98 (1,05)	41,1
Bromley et al.[12]	Estados Unidos	2014	9962	TA+TV	50 (0,50)	130 (1,30)	27,7
Goldstein et al.[21]	Israel	2014	4467	TA+TV	33 (0,74)	28 (1,04)[b]	54,1

TA + TV: ultrasonografía transabdominal, seguida de ultrasonografía transvaginal si no se pudieron obtener imágenes adecuadas por vía transabdominal; TA y TV: ecografía transabdominal seguida de transvaginal en todos los casos; TV: solo ultrasonografía transvaginal.
[a] 4/8 anomalías detectadas solo por ultrasonografía transvaginal.
[b] Comprobación disponible solo para el 60% de los embarazos evaluados.

potencial previsto, que se puede comprobar sin lugar a dudas, es que el análisis de datos obtenidos de los volúmenes tiene, al menos, el mismo nivel de precisión que el análisis en tiempo real de las imágenes 2D, la exposición embrionaria al ultrasonido se puede reducir, ya que la adquisición del volumen tarda solo unos segundos y el procesamiento y análisis de las imágenes se puede realizar posteriormente.[34]

Sonoembriología es el término que describe la evaluación detallada del embrión vivo, *in vivo* mediante ultrasonografía transvaginal de alta resolución.[33, 35, 36] Las publicaciones iniciales sobre sonoembriología se basaron en imágenes obtenidas en modo 2D. Desde el trabajo original que describe el uso de un transductor transvaginal 3D de alta resolución, diseñado especialmente para la reconstrucción de pequeñas estructuras embrionarias por Blaas y cols.[37] en 1995, varios investigadores han informado sobre el uso del modo 3D para la medición volumétrica,[38, 39] la evaluación del desarrollo embrionario normal y la anatomía fetal temprana,[34, 40-46] así como el diagnóstico prenatal precoz de anomalías congénitas.[41, 47-55]

El cerebro fetal ha sido el órgano mejor estudiado, con estudios iniciales focalizados en el volumen y la anatomía de las vesículas cerebrales.[37, 38, 56] Hoy en día, se pueden obtener imágenes excelentes en modo 3D del sistema ventricular utilizando equipos comerciales disponibles y tecnología de modo de inversión (Figura 13.1), según lo reportado por Kim y cols.[42] quien obtuvo volúmenes 3D del cerebro embrionario y fetal temprano mediante ultrasonografía transvaginal en 46 pacientes examinados entre 6 y 13 semanas. El modo de inversión se utilizó para reconstruir el sistema ventricular temprano. Las reconstrucciones apropiadas solo fueron posibles para los volúmenes adquiridos entre las 7 y 12 semanas. sobre la base de la experiencia con ese trabajo, los autores diagnosticaron correctamente un caso de holoprosencefalia alobar a las 10 6/7 semanas y un caso de ventriculomegalia precoz a las 12 4/7 semanas.

Como es natural que ocurra con cualquier tecnología emergente, varios casos y series reportados han ilustrado cómo la ultrasonografía 3D ayudó con diagnósticos específicos, fundamentalmente durante el período embrionario.[48-51, 57-60] Entre los más interesantes se encuentran la detección precoz, a las 9 semanas, de un caso de espina bífida con detalles exquisitos del defecto, evidenciado mediante imágenes de rendimiento de superficie 3D del dorso del embrión (Figura 13.2),[49, 58-60] diagnósticos certeros de ciclopía[50, 51] y probóscide mediante reconstrucción multiplanar en 3D a las 9 2/7 semanas[50] y a las 10 6/7 semanas[51] asociado con holoprosencefalia alobar, moldes digitales del sistema ventricular anormal en casos de holoprosencefalia a las 9 2/7 semanas, gemelos fusionados a las 9[55] y 10 semanas,[57] síndrome de abdomen en "ciruela pasa" (*prune -belly*),[58] iniencefalia[45] y malformación frontonasal[61] a las 11 semanas, y escoliosis severa asociada con onfalocele[58] y encefalocele[45] a las 12 semanas.

Los esfuerzos de investigación más recientes se han focalizado en el papel de la ultrasonografía 4D con tecnología de correlación espaciotemporal de imágenes (STIC) y el Doppler color para la evaluación del corazón fetal en el primer trimestre (Figura 13.3). Las tasas informadas de visualización de los marcadores fetales ecocardiográficos normales

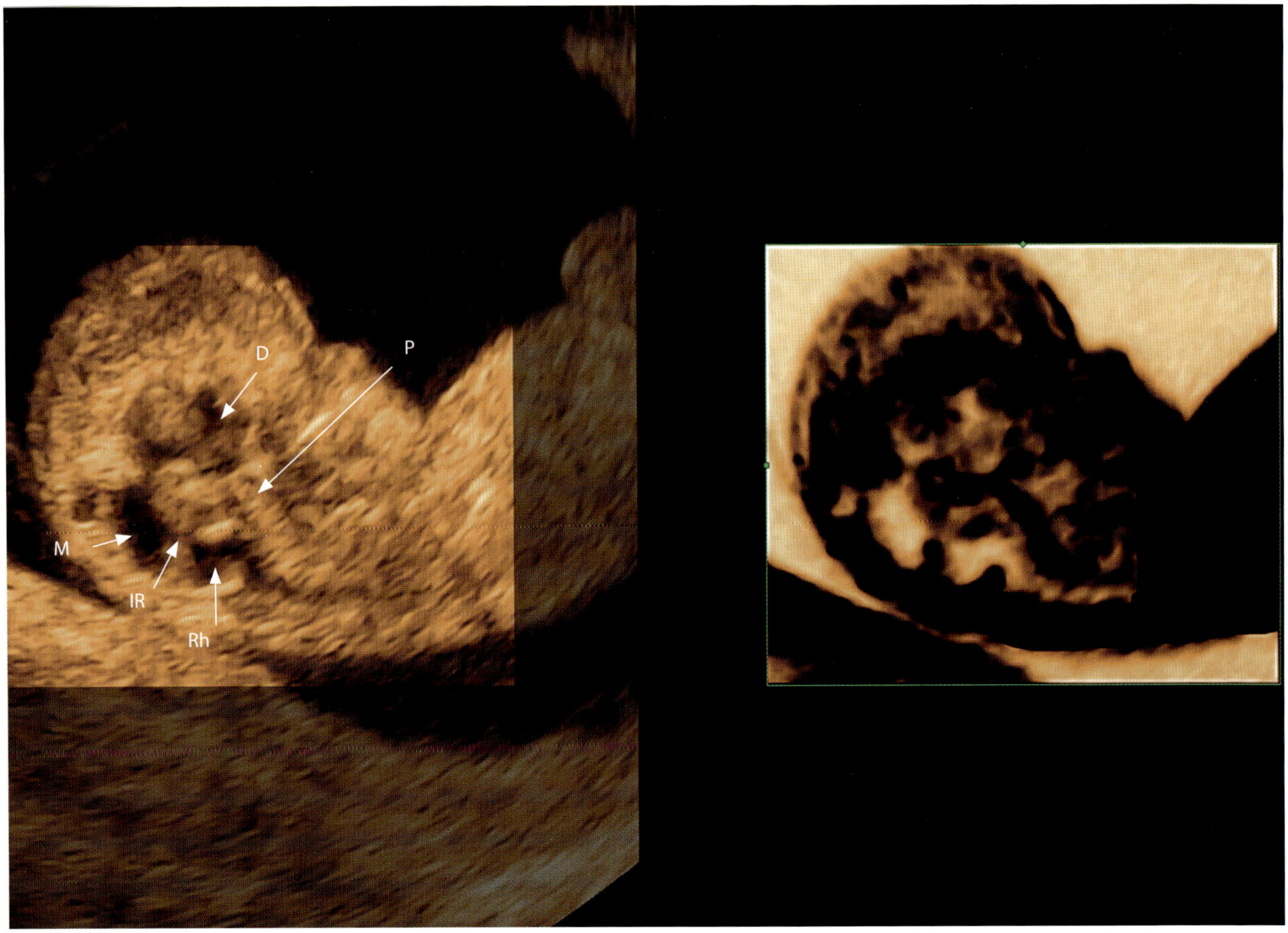

Figura 13.1 Representación 3D precoz de los ventrículos cerebrales utilizando el modo de inversión. P: flexura pontina; D: diencéfalo (futuro tercer ventrículo); M: mesencéfalo (futuro acueducto de Silvio); IR: istmo romboencefálico; RH: cavidad romoboencefálica.

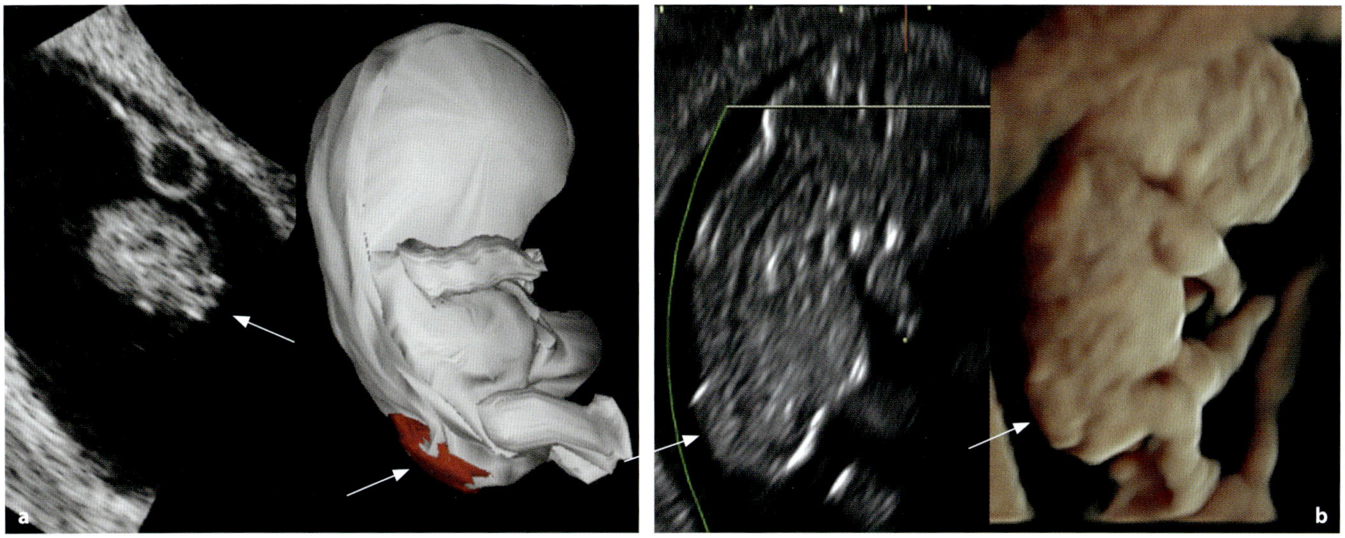

Figura 13.2 Diagnóstico muy precoz de espina bífida, mediante ultrasonografía 2D y 3D, a las 9 semanas de edad gestacional según fecha de última menstruación. a Longitud cráneo caudal 22 mm. *Izquierda:* corte axial al nivel del abdomen del embrión. *Derecha:* reconstrucción geométrica tridimensional obtenida mediante segmentaciones manuales; el defecto espinal elevado se segmentó por separado y se coloreó de *rojo*. Las *flechas* señalan el defecto espinal; b longitud cráneo caudal 25 mm. *Izquierda:* corte axial a través de la columna del embrión. *Derecha:* Representación tridimensional de la superficie que muestra claramente el mielomeningocele en la parte posterior del embrión. Las *flechas* apuntan hacia el defecto espinal. Reimpreso de Best Practice & Research Clinical Obstetrics & Gynecology, 28, Blaas HK, Detección de anormalidades estructurales en el primer trimestre mediante ultrasonido, 341-53, Copyright 2014, con permiso de Elsevier.

son: *situs* (61%-64%), corte de cuatro cámaras (86%-100%), tracto de salida del ventrículo izquierdo (50%-91%), tracto de salida del ventrículo derecho (64%-100%), corte de tres vasos y tráquea (75%-98%), y venas pulmonares (32%-54%).[17,18, 62] En los estudios que evalúan las tasas de visualización según la edad gestacional en el momento del examen, el aumento de las tasas de visualización para estructuras específicas, como la raíz de la aorta y el corte de tres vasos, y un examen completo del corazón, fue generalmente posible solo después de las 12 semanas.[18] Las mejores tasas de visualización se logran con volúmenes de mayor calidad (basados en la ausencia de movimiento y en la nitidez de las imágenes originales) y la adquisición de volúmenes utilizando un transductor transvaginal.[19] En algunos estudios, se reportó el diagnóstico precoz y exitoso de cardiopatías congénitas, incluidos los casos de transposición de los grandes vasos, atresia tricuspídea, anomalía de Ebstein, tetralogía de Fallot, atresia pulmonar con defecto del tabique ventricular, defectos aislados del tabique ventricular, doble tracto de salida del ventrículo derecho con atresia mitral, síndrome de corazón izquierdo hipoplásico y defectos del tabique auriculoventricular.[18-20] Espinoza y cols.[20] publicaron un estudio multicéntrico en el que se solicitó a cuatro centros internacionales con experiencia en ecocardiografía fetal 4D en el primer trimestre, que examinaran volúmenes 4D de fetos normales ($n = 17$) y anormales ($n = 16$), sin conocimiento previo de las indicaciones clínicas ni de los resultados del examen con ultrasonografía 2D. Para la identificación de fetos con defectos cardíacos congénitos, la precisión de la mediana (rango), sensibilidad y especificidad, y los cocientes de probabilidad positivos y negativos fueron, respectivamente: 79% (77%-83%), 90% (70%-96%), 59% (58%-93%), 2,35 % (2,05%-9,80%) y 0,18% (0,08%-0,32%). El estudio demostró que los examinadores experimentados pueden utilizar volúmenes para diagnosticar cardiopatías congénitas con una sensibilidad razonable entre las 11 y 15 semanas; sin embargo, la especificidad del 59% fue algo decepcionante. En el único estudio que comparó la efectividad de la ultrasonografía 4D con STIC (correlación espacio-temporal de imágenes) y la ultrasonografía 2D transvaginal para el diagnóstico de cardiopatías congénitas, que incluyó 121 fetos examinados en modo 2D y 115 fetos examinados en modo 2D y 4D con STIC, la precisión diagnóstica y el área bajo la curva ROC (acrónimo de *Receiver Operating Characteristic* o característica operativa del receptor) fueron significativamente mayores para la ultrasonografía 2D (precisión diagnóstica: 2D 94,2% frente a 4D con STIC 88,7%; área bajo la curva ROC: 2D 0,912 frente a 4D con STIC 0,818, $p < 0,05$).[18]

Resumen

La ultrasonografía 3D es una tecnología atractiva para la evaluación temprana del feto humano, con diversas anomalías, por lo general mayores, correctamente diagnosticadas por el método, como lo demuestran diversos o casos informados, series pequeñas y ensayos ilustrados. En este

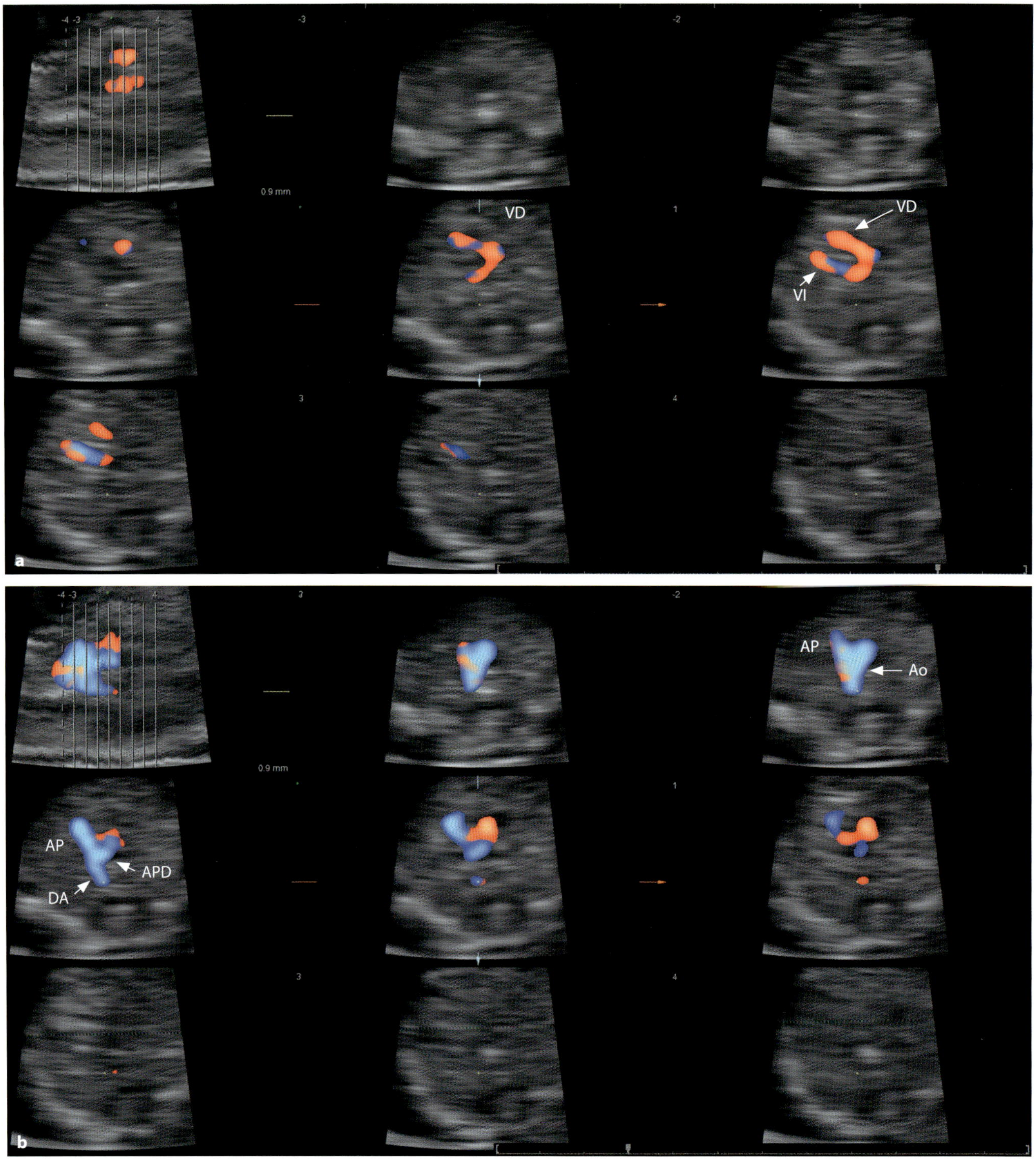

Figura 13.3 Imagen de ultrasonido en modo tomográfico de volúmenes del corazón fetal obtenidos mediante ultrasonografía transvaginal con Doppler color y tecnología STIC a las 12 semanas. Las imágenes se presentan en diástole (**a**) y en sístole (**b**). Nótese que la raíz aórtica y las venas pulmonares a veces son difíciles de visualizar en volúmenes obtenidos en embarazos tempranos, como se señaló en investigaciones publicadas previamente.[17, 18, 62] AP: arteria pulmonar; Ao: aorta; DA: *ductus* arterioso; APD: arteria pulmonar derecha; VI: ventrículo izquierdo; VD: ventrículo derecho.

momento, no hay evidencia que respalde inequívocamente que la ultrasonografía 3D sea superior o que mejore la precisión diagnóstica para la detección temprana de anomalías congénitas de la ultrasonografía 2D.

Se necesita más investigación, para comparar la precisión diagnóstica real de la evaluación de volúmenes del primer trimestre fuera de línea, sin conocer los resultados del modo 2D antes de tener acceso a las imágenes 2D obtenidas por un técnico o colega o el examen directo, en tiempo real, de la paciente.[60] Solo de esta manera habrá datos imparciales para respaldar un posible rol de la ultrasonografía 3D en la evaluación sistemática de los embarazos de primer trimestre.

Puntos de enseñanza

- Con ultrasonografía por vía transvaginal se pueden obtener imágenes de alta resolución del embrión y del feto.
- Varios estudios demuestran que es posible el diagnóstico precoz de anomalías congénitas mayores mediante ultrasonografía transvaginal de alta resolución; sin embargo, la ecografía temprana no es suficiente para diagnosticar un número significativo de anomalías que pueden manifestarse solo en el segundo o tercer trimestre.
- Se pueden obtener imágenes 3D de alta resolución del embrión y del feto precoz utilizando transductores transvaginales equipados con tecnología 3D y 4D, lo cual facilita la comprensión de la anatomía embrionaria *in vivo* (sonoembriología).
- Actualmente, no hay evidencia en que la ultrasonografía 3D en el primer trimestre sea superior o mejore definitivamente las tasas de detección de anomalías congénitas en relación a la ultrasonografía 2D.

Bibliografía

1. Rottem S, Bronshtein M, Thaler I, Brandes JM. First trimester transvaginal sonographic diagnosis of fetal anomalies. Lancet 1989; 1: 444-5.
2. Rottem S, Bronshtein M. Transvaginal sonographic diagnosis of congenital anomalies between 9 weeks and 16 weeks, menstrual age. J Clin Ultrasound 1990; 18: 307-14.
3. Achiron R, Tadmor O. Screening for fetal anomalies during the first trimester of pregnancy: transvaginal versus transabdominal sonography. Ultrasound Obstet Gynecol 1991; 1: 186-91.
4. Timor-Tritsch IE, Monteagudo A, Peisner DB. High-frequency transvaginal sonographic examination for the potential malformation assessment of the 9-week to 14-week fetus. J Clin Ultrasound 1992; 20: 231-8.
5. Achiron R, Weissman A, Rotstein Z, Lipitz S, Mashiach S, Hegesh J. Transvaginal echocardiographic examination of the fetal heart between 13 and 15 weeks' gestation in a low-risk population. J Ultrasound Med 1994; 13: 783-9.
6. Souka AP, Pilalis A, Kavalakis Y, Kosmas Y, Antsaklis P, Antsaklis A. Assessment of fetal anatomy at the 11-14-week ultrasound examination. Ultrasound Obstet Gynecol 2004; 24: 730-4.
7. Ebrashy A, El Kateb A, Momtaz M, et al. 13-14-week fetal anatomy scan: a 5-year prospective study. Ultrasound Obstet Gynecol 2010; 35: 292-6.
8. Katorza E, Achiron R. Early pregnancy scanning for fetal anomalies – the new standard? Clin Obstet Gynecol 2012; 55: 199-216.
9. Salomon LJ, Alfirevic Z, Bilardo CM, et al. ISUOG practice guidelines: performance of first-trimester fetal ultrasound scan. Ultrasound Obstet Gynecol 2013; 41: 102-13.
10. Guariglia L, Rosati P. Transvaginal sonographic detection of embryonic-fetal abnormalities in early pregnancy. Obstet Gynecol 2000; 96: 328-32.
11. Iliescu D, Tudorache S, Comanescu A, et al. Improved detection rate of structural abnormalities in the first trimester using an extended examination protocol. Ultrasound Obstet Gynecol 2013; 42: 300-9.
12. Bromley B, Shipp TD, Lyons J, Navathe RS, Groszmann Y, Benacerraf BR. Detection of fetal structural anomalies in a basic first-trimester screening program for aneuploidy. J Ultrasound Med 2014; 33: 1737-45.
13. Bronshtein M, Solt I, Blumenfeld Z. The advantages of early midtrimester targeted fetal systematic organ screening for the detection of fetal anomalies–will a global change start in Israel? Harefuah 2014; 153: 320-4.
14. Becker R, Wegner RD. Detailed screening for fetal anomalies and cardiac defects at the 11-13-week scan. Ultrasound Obstet Gynecol 2006; 27: 613-8.
15. Lombardi CM, Bellotti M, Fesslova V, Cappellini A. Fetal echocardiography at the time of the nuchal translucency scan. Ultrasound Obstet Gynecol 2007; 29: 249-57.
16. Persico N, Moratalla J, Lombardi CM, Zidere V, Allan L, Nicolaides KH. Fetal echocardiography at 11-13 weeks by transabdominal high-frequency ultrasound. Ultrasound Obstet Gynecol 2011; 37: 296-301.
17. Vinals F, Ascenzo R, Naveas R, Huggon I, Giuliano A. Fetal echocardiography at 11 + 0 to 13 + 6 weeks using four-dimensional spatiotemporal image correlation telemedicine via an Internet link: a pilot study. Ultrasound Obstet Gynecol 2008; 31: 633-8.
18. Bennasar M, Martinez JM, Olivella A, et al. Feasibility and accuracy of fetal echocardiography using four-dimensional spatiotemporal image correlation technology before 16 weeks' gestation. Ultrasound Obstet Gynecol 2009; 33: 645-51.
19. Votino C, Cos T, Abu-Rustum R, et al. Use of spatiotemporal image correlation at 11-14 weeks' gestation. Ultrasound Obstet Gynecol 2013; 42: 669-78.
20. Espinoza J, Lee W, Vinals F, et al. Collaborative study of 4-dimensional fetal echocardiography in the first trimester of pregnancy. J Ultrasound Med 2014; 33: 1079-84.
21. Goldstein I, Weizman B, Nizar K, Weiner Z. The nuchal translucency examination leading to early diagnosis of structural fetal anomalies. Early Hum Dev 2014; 90: 87-91.
22. Haak MC, van Vugt JM. Echocardiography in early pregnancy: review of literature. J Ultrasound Med 2003; 22: 271-80.
23. Bronshtein M, Zimmer EZ. The sonographic approach to the detection of fetal cardiac anomalies in early pregnancy. Ultrasound Obstet Gynecol 2002; 19: 360-5.
24. Achiron R, Rotstein Z, Lipitz S, Mashiach S, Hegesh J. First-trimester diagnosis of fetal congenital heart disease by transvaginal ultrasonography. Obstet Gynecol 1994; 84: 69-72.
25. Yagel S, Weissman A, Rotstein Z, et al. Congenital heart defects: natural course and in utero development. Circulation 1997; 96: 550-5.
26. Benacerraf BR, Lister JE, DuPonte BL. First-trimester diagnosis of fetal abnormalities. A report of three cases. J Reprod Med 1988; 33: 777-80.

27. Cullen MT, Green J, Whetham J, Salafia C, Gabrielli S, Hobbins JC. Transvaginal ultrasonographic detection of congenital anomalies in the first trimester. Am J Obstet Gynecol 1990; 163: 466-76.
28. Syngelaki A, Chelemen T, Dagklis T, Allan L, Nicolaides KH. Challenges in the diagnosis of fetal non-chromosomal abnormalities at 11-13 weeks. Prenat Diagn 2011; 31: 90-102.
29. Yagel S, Achiron R, Ron M, Revel A, Anteby E. Transvaginal ultrasonography at early pregnancy cannot be used alone for targeted organ ultrasonographic examination in a high-risk population. Am J Obstet Gynecol 1995; 172: 971-5.
30. Hernadi L, Torocsik M. Screening for fetal anomalies in the 12th week of pregnancy by transvaginal sonography in an unselected population. Prenat Diagn 1997; 17: 753-9.
31. D'Ottavio G, Mandruzzato G, Meir YJ, et al. Comparisons of first and second trimester screening for fetal anomalies. Ann N Y Acad Sci 1998; 847: 200-9.
32. Comas Gabriel C, Galindo A, Martinez JM, et al. Early prenatal diagnosis of major cardiac anomalies in a high-risk population. Prenat Diagn 2002; 22: 586-93.
33. Timor-Tritsch IE, Peisner DB, Raju S. Sonoembryology: an organ-oriented approach using a high-frequency vaginal probe. J Clin Ultrasound 1990; 18: 286-98.
34. Benoit B, Hafner T, Kurjak A, Kupesic S, Bekavac I, Bozek T. Three-dimensional sonoembryology. J Perinat Med 2002; 30: 63-73.
35. Timor-Tritsch IE, Farine D, Rosen MG. A close look at early embryonic development with the high-frequency transvaginal transducer. Am J Obstet Gynecol 1988; 159: 676-81.
36. Takeuchi H. Transvaginal ultrasound in the first trimester of pregnancy. Early Hum Dev 1992; 29: 381-4.
37. Blaas HG, Eik-Nes SH, Kiserud T, Berg S, Angelsen B, Olstad B. Three-dimensional imaging of the brain cavities in human embryos. Ultrasound Obstet Gynecol 1995; 5: 228-32.
38. Blaas HG, Eik-Nes SH, Berg S, Torp H. In-vivo three-dimensional ultrasound reconstructions of embryos and early fetuses. Lancet 1998; 352: 1182-6.
39. Blaas HG, Taipale P, Torp H, Eik-Nes SH. Three-dimensional ultrasound volume calculations of human embryos and young fetuses: a study on the volumetry of compound structures and its reproducibility. Ultrasound Obstet Gynecol 2006; 27: 640-6.
40. Pooh RK, Pooh KH. The assessment of fetal brain morphology and circulation by transvaginal 3D sonography and power Doppler. J Perinat Med 2002; 30: 48-56.
41. Zanforlin Filho SM, Araujo Junior E, Guiaraes Filho HA, Pires CR, Nardozza LM, Moron AF. Sonoembryology by three-dimensional ultrasonography: pictorial essay. Arch Gynecol Obstet 2007; 276: 197-200.
42. Kim MS, Jeanty P, Turner C, Benoit B. Three-dimensional sonographic evaluations of embryonic brain development. J Ultrasound Med 2008; 27: 119-24.
43. Atanasova D, Markov D, Pavlova E, Markov P, Ivanov S. Three-dimensional sonoembryology–myth or reality. Akush Ginekol 2010; 49: 26-30.
44. Pooh RK, Shiota K, Kurjak A. Imaging of the human embryo with magnetic resonance imaging microscopy and high-resolution transvaginal 3-dimensional sonography: human embryology in the 21st century. Am J Obstet Gynecol 2011; 204: 77.e1-16.
45. Pooh RK. Neurosonoembryology by three-dimensional ultrasound. Semin Fetal Neonatal Med 2012; 17: 261-8.
46. Pooh RK, Kurjak A. Novel application of three-dimensional HDlive imaging in prenatal diagnosis from the first trimester. J Perinat Med 2015; 43: 147.
47. Bonilla-Musoles F, Raga F, Osborne NG, Blanes J. Use of three-dimensional ultrasonography for the study of normal and pathologic morphology of the human embryo and fetus: preliminary report. J Ultrasound Med 1995; 14: 757-65.
48. Blaas HG, Eik-Nes SH. First-trimester diagnosis of fetal malformations. En: Rodeck C, Whittle M, editors. Fetal medicine: basic science and clinical practice. London: Harcourt Brace, 1999; p. 581-97.
49. Blaas HG, Eik-Nes SH, Isaksen CV. The detection of spina bifida before 10 gestational weeks using twoand three-dimensional ultrasound. Ultrasound Obstet Gynecol. 2000;16:25–9.
50. Blaas HG, Eik-Nes SH, Vainio T, Isaksen CV. Alobar holoprosencephaly at 9 weeks gestational age visualized by two- and three-dimensional ultrasound. Ultrasound Obstet Gynecol 2000; 15: 62-5.
51. Tonni G, Ventura A, Centini G, De Felice C. First trimester three-dimensional transvaginal imaging of alobar holoprosencephaly associated with proboscis and hypotelorism (ethmocephaly) in a 46,XX fetus. Congenit Anom (Kyoto) 2008; 48: 51-5.
52. Timor-Tritsch IE, Monteagudo A, Santos R. Three-dimensional inversion rendering in the first- and early second-trimester fetal brain: its use in holoprosencephaly. Ultrasound Obstet Gynecol 2008; 32: 744-50.
53. Blaas HG, Eik-Nes SH. Sonoembryology and early prenatal diagnosis of neural anomalies. Prenat Diagn 2009; 29: 312-25.
54. Dane B, Dane C, Aksoy F, Yayla M. Semilobar holoprosencephaly with associated cyclopia and radial aplasia: first trimester diagnosis by means of integrating 2D-3D ultrasound. Arch Gynecol Obstet 2009; 280: 647-51.
55. Bromley B, Shipp TD, Benacerraf BR. Structural anomalies in early embryonic death: a 3-dimensional pictorial essay. J Ultrasound Med 2010; 29: 445-53.
56. Blaas HG, Eik-Nes SH, Kiserud T, Hellevik LR. Early development of the hindbrain: a longitudinal ultrasound study from 7 to 12 weeks of gestation. Ultrasound Obstet Gynecol 1995; 5: 151-60.
57. Maymon R, Halperin R, Weinraub Z, Herman A, Schneider D. Three-dimensional transvaginal sonography of conjoined twins at 10 weeks: a case report. Ultrasound Obstet Gynecol 1998; 11: 292-4.
58. Kurjak A, Pooh RK, Merce LT, Carrera JM, Salihagic-Kadic A, Andonotopo W. Structural and functional early human development assessed by three-dimensional and four-dimensional sonography. Fertil Steril 2005; 84: 1285-99.
59. Forest CP, Goodman D, Hahn RG. Meningomyelocele: early detection using 3-dimensional ultrasound imaging in the family medicine center. J Am Board Fam Med 2010; 23: 270-2.
60. Blaas HG. Detection of structural abnormalities in the first trimester using ultrasound. Best Pract Res Clin Obstet Gynaecol 2014; 28: 341-53.

61. Sleurs E, Goncalves LF, Johnson A, et al. First-trimester three-dimensional ultrasonographic findings in a fetus with frontonasal malformation. J Matern Fetal Neonatal Med 2004; 16: 187-97.
62. Gindes L, Matsui H, Achiron R, Mohun T, Ho SY, Gardiner H. Comparison of ex-vivo high-resolution episcopic microscopy with in-vivo four-dimensional high-resolution transvaginal sonography of the first-trimester fetal heart. Ultrasound Obstet Gynecol 2012; 39: 196-202.
63. Economides DL, Braithwaite JM. First trimester ultrasonographic diagnosis of fetal structural abnormalities in a low risk population. Br J Obstet Gynaecol 1998; 105: 53-7.
64. Whitlow BJ, Chatzipapas IK, Lazanakis ML, Kadir RA, Economides DL. The value of sonography in early pregnancy for the detection of fetal abnormalities in an unselected population. Br J Obstet Gynaecol 1999; 106: 929-36.
65. Carvalho MH, Brizot ML, Lopes LM, Chiba CH, Miyadahira S, Zugaib M. Detection of fetal structural abnormalities at the 11-14 week ultrasound scan. Prenat Diagn 2002; 22: 1-4.
66. den Hollander NS, Wessels MW, Niermeijer MF, Los FJ, Wladimiroff JW. Early fetal anomaly scanning in a population at increased risk of abnormalities. Ultrasound Obstet Gynecol 2002; 19: 570-4.
67. Drysdale K, Ridley D, Walker K, Higgins B, Dean T. First-trimester pregnancy scanning as a screening tool for high-risk and abnormal pregnancies in a district general hospital setting. J Obstet Gynaecol 2002; 22: 159-65.
68. Taipale P, Ammala M, Salonen R, Hiilesmaa V. Two-stage ultrasonography in screening for fetal anomalies at 13-14 and 18-22 weeks of gestation. Acta Obstet Gynecol Scand 2004; 83: 1141-6.
69. Chen M, Lam YH, Lee CP, Tang MH. Ultrasound screening of fetal structural abnormalities at 12 to 14 weeks in Hong Kong. Prenat Diagn 2004; 24: 92-7.
70. Saltvedt S, Almstrom H, Kublickas M, Valentin L, Grunewald C. Detection of malformations in chromosomally normal fetuses by routine ultrasound at 12 or 18 weeks of gestation-a randomised controlled trial in 39,572 pregnancies. BJOG 2006; 113: 664-74.
71. Cedergren M, Selbing A. Detection of fetal structural abnormalities by an 11-14-week ultrasound dating scan in an unselected Swedish population. Acta Obstet Gynecol Scand 2006; 85: 912-5.
72. Dane B, Dane C, Sivri D, Kiray M, Cetin A, Yayla M. Ultrasound screening for fetal major abnormalities at 11-14 weeks. Acta Obstet Gynecol Scand 2007; 86: 666-70.
73. Oztekin O, Oztekin D, Tinar S, Adibelli Z. Ultrasonographic diagnosis of fetal structural abnormalities in prenatal screening at 11-14 weeks. Diagn Interv Radiol 2009;15: 221-5.

14

Embarazos múltiples: dolores de cabeza múltiples

Jacques S. Abramowicz

Introducción

Los embarazos múltiples representan, a menudo, una sorpresa. Cuando son diagnosticados todos los involucrados, tanto padres como el personal de la salud se preocupan por igual, lo que explica el título de este capítulo. La incidencia de los nacimientos múltiples ha ido en aumento en los últimos treinta años y hoy corresponden al 3% de los nacimientos en Estados Unidos[1] y en el Reino Unido.[2] Este crecimiento se debe principalmente a la introducción y al aumento de las técnicas de reproducción asistida (TRA), especialmente la fertilización *in vitro* (FIV), que, cuando son exitosas, representan un cuarto de los embarazos múltiples (la mayoría gemelares dobles).[3, 4] Otro factor importante es el cambio demográfico en la edad de las mujeres, siendo la edad materna un factor etiológico tanto por el aumento de la tasa de embarazos múltiples —un tercio a un cuarto de las gestaciones múltiples se explican solo por el aumento de la edad materna—[5] así como por la necesidad aumentada de TRA en esta población.[6] Los gemelos han sido clásicamente clasificados como dicigóticos (DC), referidos comúnmente como "gemelos no idénticos" o "fraternos", o monocigóticos (MC) también llamados "gemelos idénticos". La genética ha proporcionado nuevos conocimientos que parecen revolucionar nuestras ideas sobre el fenómeno de la gemelaridad: existen gemelos MC no idénticos, existen formas intermedias en lugar de dicigóticos o monocigóticos puros y los gemelos MC pueden no suceder solo por casualidad.[7] Algo que no ha cambiado es el hecho de que estos embarazos múltiples tienen mayor riesgo de complicaciones, tanto maternas como fetales/neonatales. La morbilidad materna —ya sea por abortos,[8] diabetes,[9] desórdenes hipertensivos[10] incluidos preeclampsia,[11] parto pretérmino,[12] rotura prematura de membranas,[13] desprendimiento placentario, cesáreas,[14] y hemorragias posparto—[15] así como la mortalidad están muy aumentadas.[16, 17] Los fetos presentan mayor tasa de abortos espontáneos, anomalías genéticas, restricción de crecimiento, muerte intrauterina, partos pretérmino (50% de los gemelos, de los cuales el 67% se producen por debajo de la semana 28 comparados con el 26% de los embarazos únicos,[18] además de las complicaciones propias de los embarazos monocoriales, como el síndrome de transfusión feto-fetal.[19] Mientras que los embarazos múltiples resultan en el 3% de los nacimientos de fetos vivos, representan el 10%-15% de las muertes perinatales.[20] Entre los recién nacidos con bajo peso, el 23% corresponden a gemelares. Hasta el 25% de los censos de las unidades de terapia intensiva neonatal (UTIN) son el resultado de gestaciones múltiples, y el gasto es seis veces más que los embarazos únicos.[21, 22] Esto, naturalmente, es mayor cuanto mayor sea el grado de la gestación múltiple (triples etc.).[23, 24] En un análisis de 11 061 599 embarazos únicos, 297 622 embarazos gemelares dobles y 15 375 embarazos triples, el riesgo de muerte fetal a las 24 semanas fue de 0,28/1000, 0,92/1000 y 1,30/1000, respectivamente.[24] Además, el 4,6%-10% de todos los casos de parálisis cerebral (PC) se produce en gemelos, cuatros veces más de lo observado en la población general.[25] La tasa de nacimientos múltiples en la población aumentó de 1,9% en 1980 a 2,4% en 1990, y la proporción de múltiples entre los infantes con PC, aumentó de 4,6% en 1976 a 10% en 1990. Los embarazos múltiples tienen una tasa cuatro veces más de PC que los embarazos únicos (7,6 frente a 1,8/1000 nacidos vivos, riesgo relativo [RR] 4,36; 95% intervalo de confianza [IC] 3,76-4,97 del total.[22, 26] Es interesante notar que el riesgo no está relacionado solo con el parto pretérmino. Se encuentra un aumento triple de PC en los neonatos de embarazos múltiples frente a los embarazos únicos.[27] Estas complicaciones son mayores en los casos de embarazos triples, cuádruples o mayores.[20, 28]

Embriología

La principal razón del aumento de los embarazos múltiples son los TRA y la mejora en los tratamientos de fertilidad. En Estados Unidos los nacimientos de gemelares aumentaron desde 1/50 en 1980 a 1/30 en 2009.[29] Tendencias similares han sido reportadas en múltiples trabajos en todo el mundo.[30] Las dos causas de este aumento comúnmente citadas son los inductores de la ovulación (Figura 14.1) y los múltiples embriones transferidos en los tratamientos de FIV, lo que da como resultado gemelos DC.[31] Esto ha llevado a que varias sociedades vinculadas con la endocrinología reproductiva y la infertilidad regularicen el número óptimo de embriones que se transfieren.[32] Sin embargo, el riesgo de división embrionaria, que resulta en un embarazo monocigótico, también está en aumento en los tratamientos de FIV.[33, 34] Más que el procedimiento en sí, los factores genéticos parecen ser la base de dicho proceso.[34]

El desarrollo embriológico del feto se detalla en el Capítulo 2 de este libro. Los embarazos múltiples pueden ser el resultado de la fertilización de un solo ovocito por un único espermatozoide con la división del cigoto resultante (gemelos monocigóticos [MC]), o múltiples ovocitos (dos o más), cada uno fertilizado por un espermatozoide, lo que dará origen a dos o más cigotos (gemelos dicigóticos [DC]), o embarazos múltiples de mayor grado. Los gemelos dicigóticos son los más comunes (70%) y son conocidos como "gemelos fraternos", ya que genéticamente, los dos cigotos son diferentes, como dos hermanos (ejemplo: diferentes sexos). La incidencia de los DC aumenta con la edad materna, paridad, inducción de la ovulación y son más comunes en algunas familias, de madres de gemelos DC que reportan mayor incidencia de familiares del sexo femenino con embarazos DC que monocigóticos. Los factores maternos como la historia genética, edad avanzada y el aumento de la paridad son factores conocidos en el aumento de los embarazos DC.[35] Existen nuevos hallazgos que indican que algunas mujeres podrían tener una predilección genética a concebir gemelos, específicamente inserciones/deleciones y alteraciones en la factor de diferenciación del crecimiento (GDF9).[36, 37] Las tasas de gemelos DC varían geográficamente, algunos países/continentes como el sur y sureste de Asia y Latinoamérica presentan baja prevalencia, por ejemplo, 6-9 gemelos/100 000 nacidos vivos,[38] las tasas son mayores según la raza, como en Nigeria, donde los Yoruba tienen las más altas tasas de gemelaridad en el mundo, con 45-50 gemelos/1000 nacidos vivos, se presume que es por el consumo masivo de un tipo específico de batata que contiene fitoestrógenos naturales.[39] Los gemelos dicigóticos siempre son bicoriales-biamnióticos (BCBA). Los gemelos monocigóticos son conocidos como "gemelos

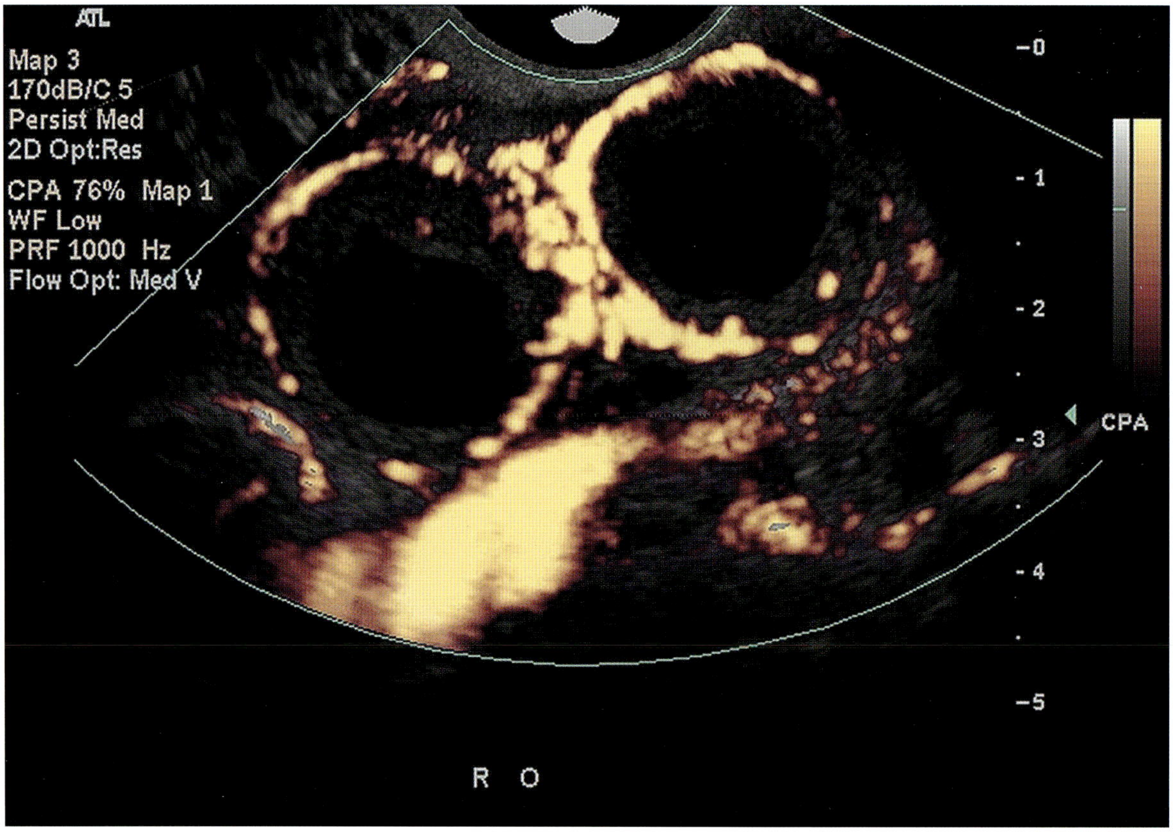

Figura 14.1 Cuerpo lúteo múltiple. Esto indica ovulación folicular múltiple. La presencia de múltiples cuerpos lúteos puede ser un signo de embarazo dicigótico, sin embargo, también es frecuentemente observado con el uso de medicación en fertilidad.

idénticos", ya que son genéticamente idénticos (con algunas excepciones, *v.* más adelante). Constituyen el 30% de los gemelos y su incidencia es esporádica, no hay predilección familiar y presentan la misma tasa alrededor del mundo (1:250 embarazos). El momento en el que los MC se dividen determina la placentación, corionicidad y amnionicidad (*v.* "Placentación" más adelante). La prevalencia de mujeres en comparación con hombres aumenta progresivamente desde una prevalencia relativamente semejante en los embarazos simples a una clara preponderancia en los gemelos unidos.

Diagnóstico

Antes del desarrollo de la ecografía, los embarazos gemelares a menudo eran diagnosticados durante el parto, después del nacimiento del primer feto. De hecho, las gestaciones múltiples se sospechaban solo en el 25%-50% de los casos. En el famoso estudio Routine Antenatal Diagnostic Imaging with Ultrasound (RADIUS), el 38% de los gemelos fueron reconocidos después de las 26 semanas y el 13% no se diagnosticaron hasta el parto.[40] En el Trial Helsinski Ultrasound, el 25% de los gemelos no fueron diagnosticados hasta las 21 semanas.[41] Sin embargo, estos dos estudios, no estaban dirigidos a ecografías en el primer trimestre, sino en la mitad del segundo trimestre (16-24 semanas). El diagnóstico debería ser realizado en las ecografías tempranas. Cuando la ecografía es realizada por alguna indicación (por ejemplo, útero de mayor tamaño del esperado), la precisión es del 75%. Cuando la ecografía se realiza de rutina, esta tasa aumenta al 90%,[42] y se obtienen mejores resultados en los embarazos gemelares.[43] La primera indicación para realizar una ecografía en los embarazos múltiples sería el hallazgo de múltiples cuerpos lúteos (*v.* Figura 14.1). Mientras que la ecografía de rutina no es todavía una regla en los embarazos de bajo riesgo según lo recomendado por el Colegio Estadounidense de Obstetras y Ginecólogos (ACOG), el Colegio Estadounidense de Radiología (ACR) o el Instituto Estadounidense de Ultrasonido en Medicina (AIUM), la ventaja de realizar una ecografía temprana en el primer trimestre incluye, entre otras cosas, la detección precoz de los embarazos múltiples, y permite el diagnóstico de corionicidad y amnionicidad.[44, 45] La determinación confiable de la edad gestacional (EG) es otra de las ventajas. Cuando la ecografía se solicita para determinar la edad gestacional, en los casos en que la fecha de última menstruación sea incierta, se utiliza la biometría fetal para determinarla. En los gemelos, sin embargo, pueden existir discordancias en los crecimientos, por ejemplo, con diferencia de una o más semanas entre ellos. La bibliografía publicada no provee datos basados en evidencia si la fecha de gestación se debe basar en el gemelo pequeño, en el más grande o si se debe realizar un promedio de ambos. Sin embargo, es importante evitar perderse del diagnóstico de restricción de crecimiento de uno de los gemelos, en consecuencia, la mayoría estimará la EG según la biometría del gemelo más grande.[46] Otra consideración importante es si se deben utilizar las tablas de crecimiento de los embarazos únicos en los gemelares o en gestaciones múltiples.[47] Durante el primer trimestre, no parecen existir diferencias en la biometría entre los embarazos únicos y múltiples.[46] Por lo tanto, las curvas de longitud embrionaria máxima (LEM) publicadas para los embarazos únicos pueden ser usadas en los gemelos y en los embarazos triples.[48, 49] Además, no existe diferencia en la placenta entre los embarazos únicos, monocoriales (MC), bicoriales (BC) y los embarazos triples tricoriales entre las 11 y 13,6 semanas.[50] Las curvas de crecimiento de los embarazos únicos pueden ser utilizadas para evaluar la biometría de los gemelares hasta las 34 semanas aproximadamente.[51] Para los embarazos triples, el límite es menor, por ejemplo 25 semanas.[52]

Placentación

La determinación del número de sacos gestacionales es importante para el pronóstico, ya que es mucho mejor en los embarazos BC que en los MC.[53] La mortalidad (muerte fetal, perinatal y neonatal) es 3-4 veces más en los MC.[53-58] La principal razón de esto es la presencia de anastomosis vasculares entre las circulaciones placentarias.[59, 61] Las complicaciones pueden ser el síndrome de transfusión feto-fetal (STFF),[62-66] síndrome de anemia-policitemia (SAP),[67-69] síndrome de transfusión arterial reversa o síndrome TRAP,[70, 71] desproporción placentaria con un feto discordante o restricción de crecimiento selectivo,[72] y, en el caso de gemelos monoamnióticos (MA), entrecruzamiento del cordón con mayor riesgo de muerte de uno de los gemelos y embolización de tromboplastina desde el feto muerto al sano.[73-75] Además, existe el riesgo de los gemelos fusionados, evento que se produce en 1/50 000 nacimientos.[76] La mortalidad es de 8%-10% en los BCBA, 25% en los MCBA, 50%-60% en los MCMA y quizás un 90% en los gemelos fusionados[77-79] con pérdidas fetales antes de las 24 semanas del 1,8% en BC, y 12% en los gemelos MC.[53]

Como se describió antes, aproximadamente el 70% de los embarazos gemelares concebidos naturalmente son el resultado de la fertilización de dos ovocitos, o sea, gemelos dicigóticos (DC); el 30% restante son el resultado de la división de un cigoto, o sea, gemelos monocigóticos (MC). La tasa de MC es tres veces más alta en los embarazos concebidos mediante TRA, comparados con las concepciones espontáneas.[80, 81] Si la división del cigoto se produce durante el estadio de dos células (0-4 días), antes del estadio de mórula, se obtienen dos mórulas, dos blastocitos, dos corion y dos amnios (bicorial-biamniótico o placentación BCBA), aproximadamente un tercio de los embarazos monocigóticos. En aproximadamente dos tercios de los embarazos monocigóticos, la división se produce luego del estadio de mórula (4-7 días), cuyo resultado es una placentación MCBA. Si la división se produce entre los 7-14 días, el disco embrionario ya está formado y el resultado será el de dos embriones en el mismo saco (MCMA). Si la división es luego de los 13-14 días, se obtendrán gemelos fusionados. Puede existir una combinación de ambos cuando uno o dos cigotos se dividen, en forma de monocigóticos, lo que da como resultado varias combinaciones de corionicidad y amnionicidad.

La ecografía desempeña un papel importante, si no el mayor, en la determinación de la corionicidad y amnionicidad en el embarazo temprano.[44, 72, 82-94] Se pueden utilizar varios algoritmos basados en la edad gestacional conocida (o asumida).[95-97] La reproducibilidad de los resultados ha sido excelente en los profesionales entrenados.[98]

Desde las 4 a las 6 semanas. El número de sacos determina la corionicidad: dos sacos significan gemelos BC (Figura 14.2).

Desde las 6 a las 8 semanas. Si el número de sacos es el mismo que el número de sacos vitelinos y el número de fetos, es un embarazo BCBA. Si el embarazo es MC, se visualizarán dos fetos dentro de un saco y el número de sacos vitelinos ayudarán a distinguir entre un embarazo BA o MA. La visualización de dos sacos vitelinos o dos cavidades amnióticas claramente visibles (Figura 14.3) permite realizar el diagnóstico de gemelos biamnióticos.[99] La visualización de dos polos fetales con un solo saco vitelino es diagnóstico

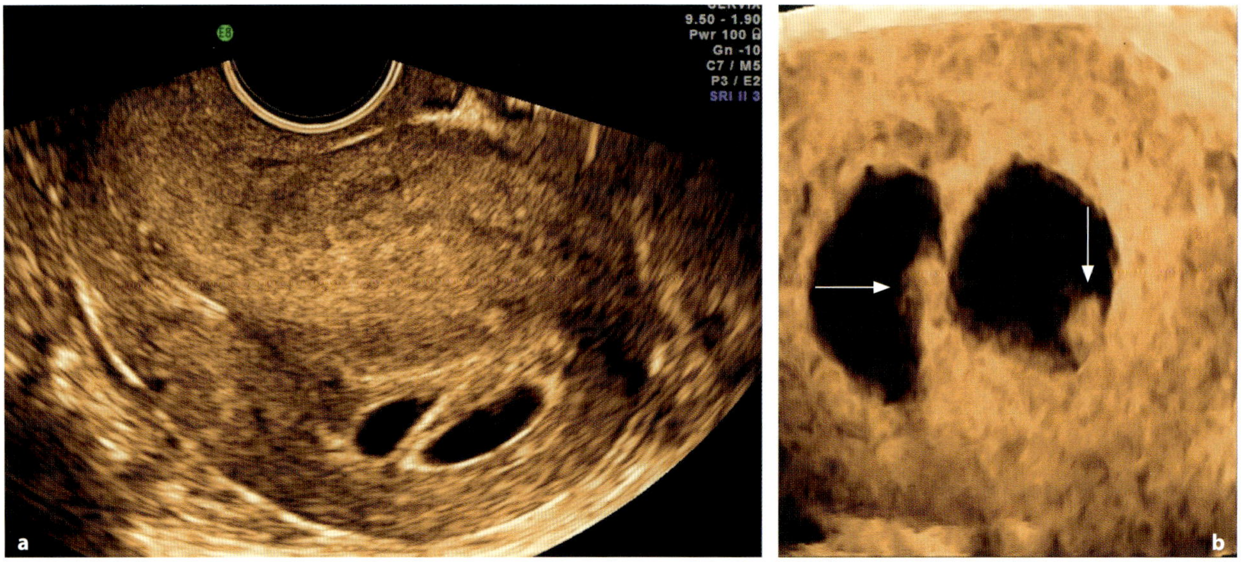

Figura 14.2 Gemelos bicoriales biamnióticos, 5 semanas. **a** En este útero en retroversión, se observan dos sacos gestacionales separados a las 5 semanas. **b** Imagen en 3D unos días más tarde que demuestra la presencia de dos polos embrionarios (*flecha*).

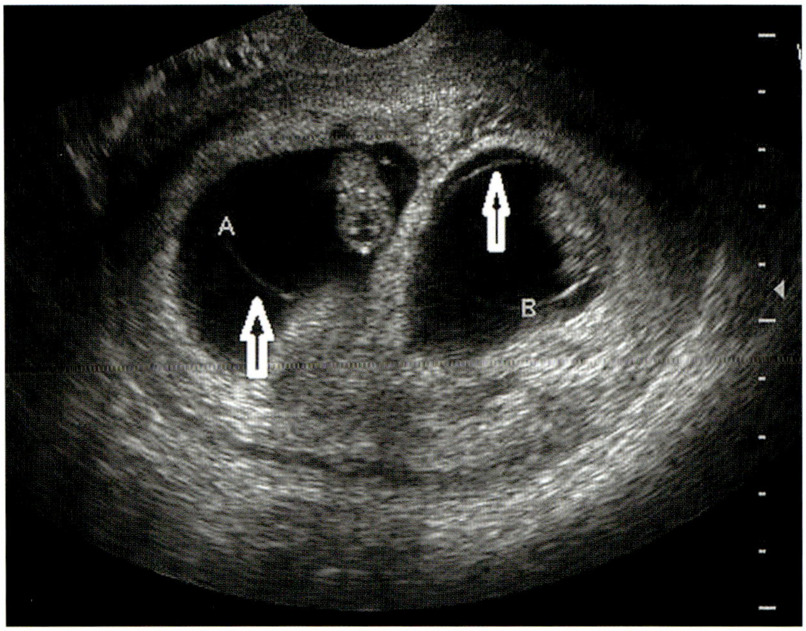

Figura 14.3 Gemelos biamnióticos. Se observan dos cavidades amnióticas claramente separadas. Las membranas amnióticas se muestran con *flechas*.

de monoamnionicidad (Figura 14.4). Una vez que las membranas pueden visualizarse, la ecografía puede distinguir entre BC y MC con una certeza mayor al 90%.[93] El "signo de los picos gemelos" (*twin peak*) también llamado el "signo lambda", al nivel de la unión de las membranas coriónicas con la placenta, se forma por la proyección del trofoblasto de una placenta bicoriónica fusionada entre las capas de las membranas e indica un embarazo BC (Figura 14.5), con un 100% de certeza, mientras que el "signo de la T" en el sitio donde la membrana intergemelar delgada compuesta por dos amnios sin corion abandona la placenta en un ángulo de 90° (Figura 14.6) indica un embarazo gemelar monocorial biamniótico (MCBA).[100] En un estudio de 55 casos, la sensibilidad del "signo de los picos gemelos" para el diagnóstico de bicorionicidad fue del 94%, especificidad 88%, valor predictivo positivo 97%, y valor predictivo negativo 78%.[101] En otro estudio de 506 embarazos gemelares BC y 154 embarazos MC, entre las 11 y 14 semanas, el uso del "signo de los picos gemelos" y el "signo de la T" y el número de placentas tuvo una sensibilidad del 100% y una especificidad del 99,8% para el diagnóstico de monocorionicidad, con solo un embarazo BC asignado incorrectamente como MC.[102]

Desde las 8 a las 14 semanas. Puede evaluarse el número de placentas o el "signo lambda" o el "signo de la T" como ya fuera mencionado, pero en este estadio también se puede evaluar el grosor de las membranas.[88] Una membrana bicoriónica está bien definida y es fácil de visualizar con ecografía. Consiste en cuatro capas (es decir, dos capas de

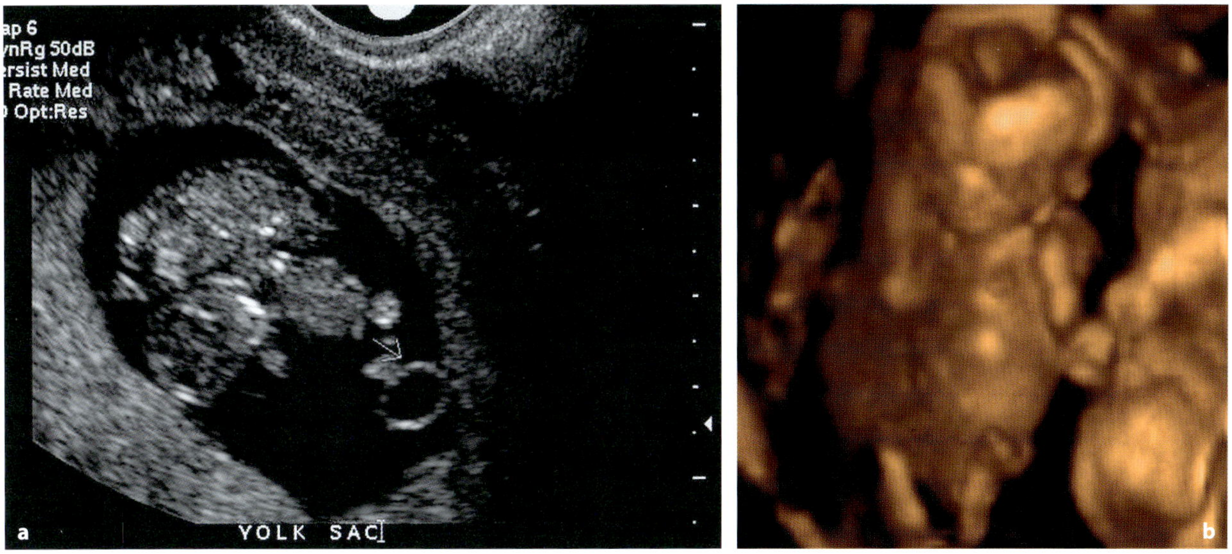

Figura 14.4 Gemelos monoamnióticos, 6 semanas. **a** Se visualizan dos polos fetales y un solo saco vitelino (*flecha*). **b** Diez semanas, ecografía tridimensional que demuestra a ambos gemelos en un solo saco, sin membrana que los separa.

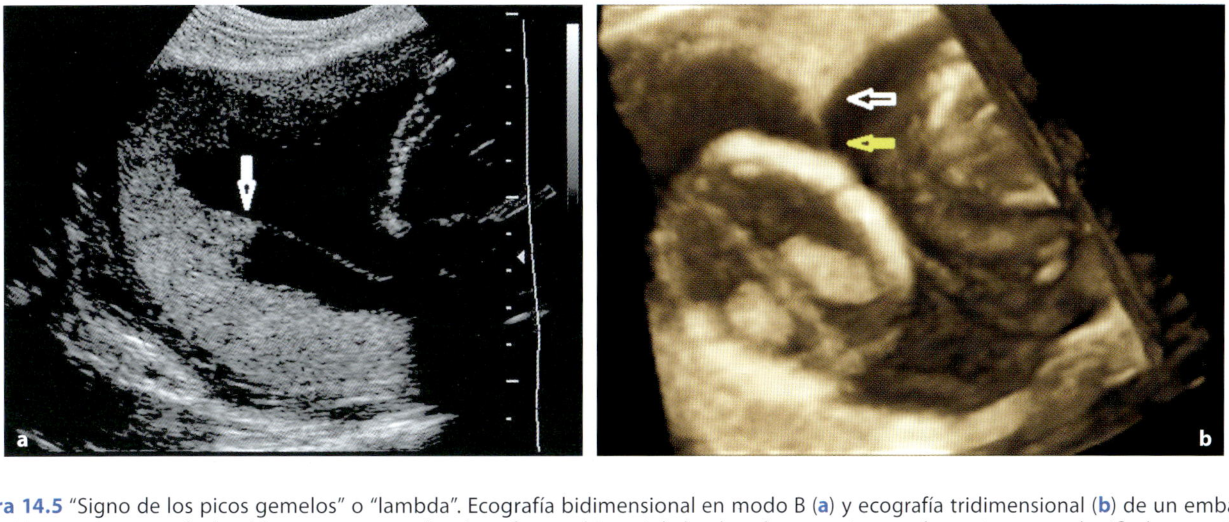

Figura 14.5 "Signo de los picos gemelos" o "lambda". Ecografía bidimensional en modo B (**a**) y ecografía tridimensional (**b**) de un embarazo bicorial biamniótico. Las *flechas blancas* muestran donde se forma el "pico" de las dos placentas. La membrana intergemelar (*flecha amarilla*) es fina. Si el signo de lambda estuviera ausente, sería un desafío la determinación de la corionicidad.

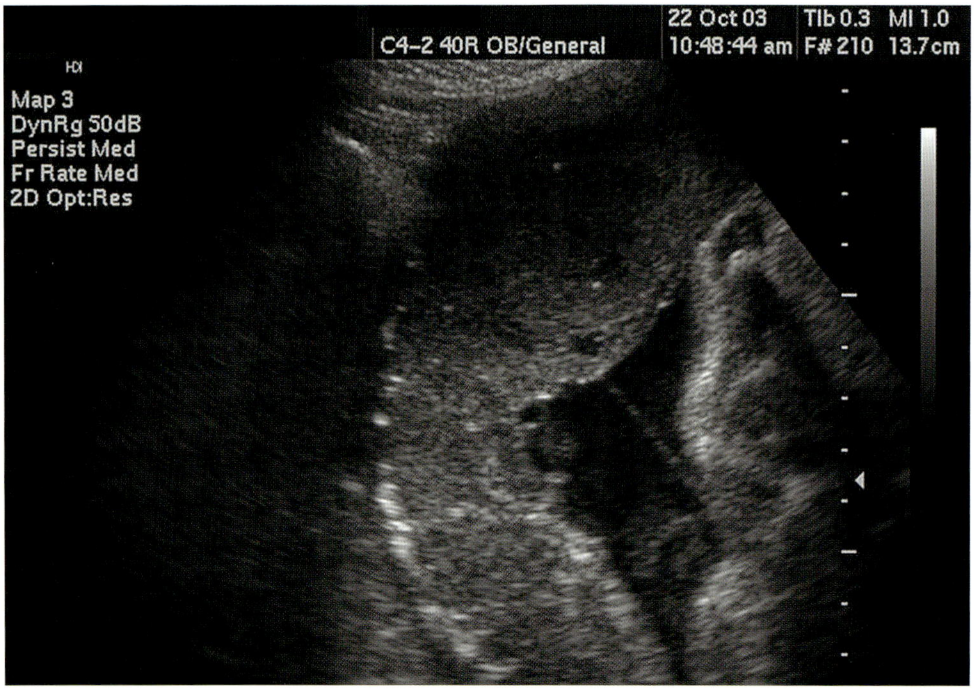

Figura 14.6 "Signo de la T". Las *flechas* apuntan a la membrana fina, que conecta con la placenta en un ángulo derecho y forma la letra T. Esto es diagnóstico de placentación monocoriónica.

ambos amnios y corion) y su grosor debe ser mayor de 2 mm (Figura 14.7). La presencia de una membrana divisoria gruesa indicó un embarazo bicorial-biamniótico en 38 (90%) de 42 casos en los cuales fue identificada.[103] Ocasionalmente, se pueden contar el número de membranas divisorias: cuatro significan BCBA (Figura 14.8), dos significan MCBA.[95]

Para aquellas mujeres que se realizan la ecografía luego de las 14 semanas, se deben utilizar todos los parámetros descritos y, además, se debe evaluar el género fetal; si son distintos, obviamente son dicigóticos.[104] El grosor de las membranas es menos útil en el segundo y tercer trimestre.[105]

Se recomienda la ecografía transvaginal si las imágenes por vía transabdominal no son buenas, ya sea por un IMC elevado o un útero retrovertido. En el estudio de Bora y cols.,[106] se documentó la corionicidad y amnionicidad en 67 embarazos gemelares viables a las 7-9 semanas y a las 11-14 semanas. Hubo coincidencia en la corionicidad y amnionicidad reportada en las dos ecografías en 65 de 67 (97%) de los casos. De los embarazos BCBA reportados a las 7-9 semanas, 53 de 54 (98%) fueron confirmados a las 11-14 semanas y uno (2%) tuvo como resultado un MCBA. Sin embargo, al nacimiento, estos gemelos eran de diferente

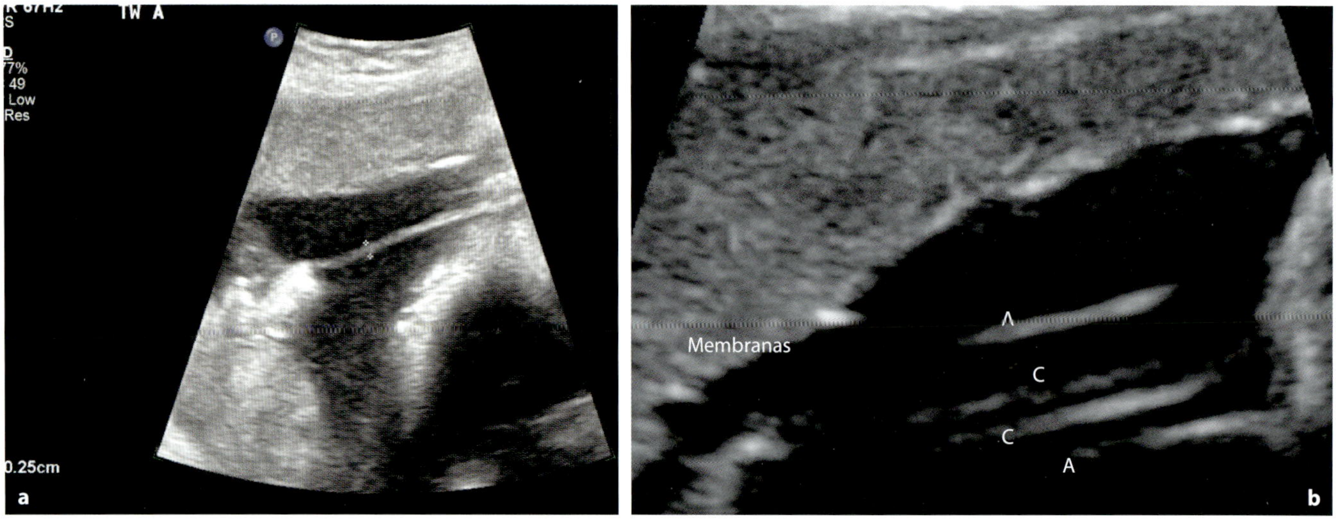

Figura 14.7 Membrana bicorial biamniótica. **a** Membrana que mide más de 2 mm de ancho. **b** Pueden visualizarse cuatro capas (dos membranas coriónicas y dos amnióticas).

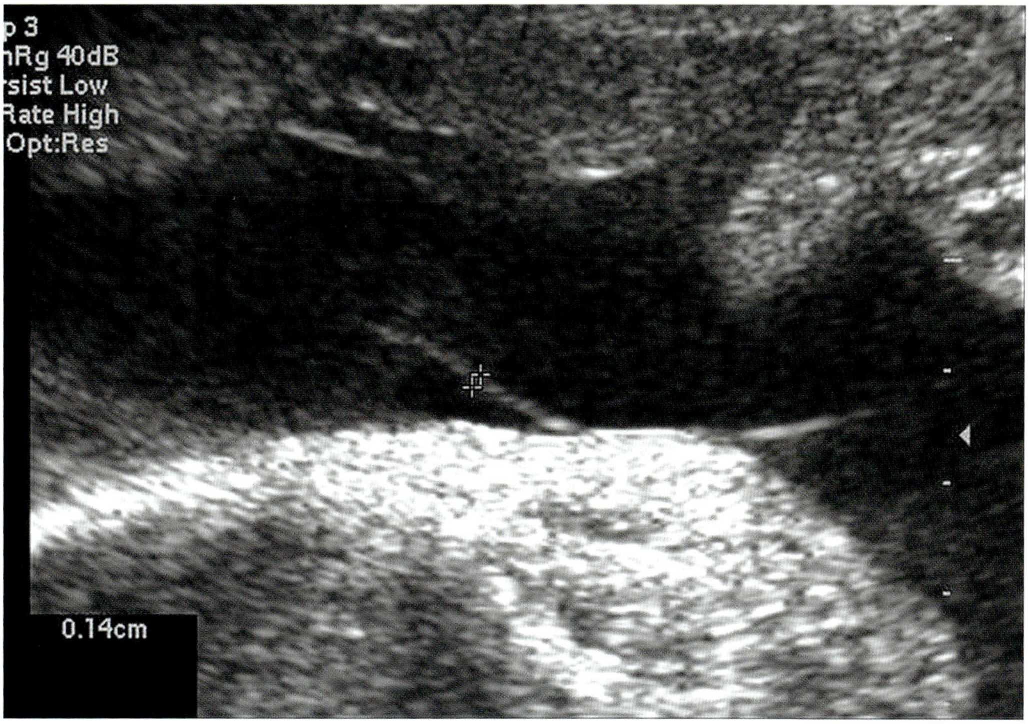

Figura 14.8 Membrana monocorial biamniótica. La membrana es fina (1,4 mm) y poco clara.

sexo, lo que confirmó el diagnóstico de BCBA realizado a las 7-9 semanas. De los doce embarazos diagnosticados como MCBA a las 7-9 semanas, todos fueron MCBA en la ecografía de las 11-14 semanas. En el caso (raro) de que la corionicidad no pueda ser establecida, el manejo debe realizarse asumiendo a la gestación como monocorial, hasta probar lo contrario. Luego del diagnóstico ecográfico y la caracterización de los gemelos, el riesgo de pérdida espontánea de ambos fetos antes de las 22 semanas es significativamente mayor en los MC que en los BC, y es significativamente mayor en los MCMA que en los MCBA.[107] Por lo tanto, no debería finalizarse un estudio ecográfico de gemelares sin determinar el tipo de placentación.[108] Ha sido descrito otro signo en los embarazos triples: la zona ípsilon, la unión de las tres membranas intergemelar con un 100% de éxito en la determinación de la corionicidad en 19 grupos de triples.[109]

Otra función importante de la ecografía en los embarazos múltiples es la observación de la inserción del cordón en la placenta. Las anomalías en la inserción del cordón como inserciones marginales y velamentosas son más frecuentes en los embarazos múltiples (Figura 14.9). Además, la presencia de una arteria umbilical única es mucho más frecuente en los gemelares.[110, 111]

Complicaciones

Algunas complicaciones son propias de los embarazos múltiples: gemelo evanescente, muerte de uno de los fetos, discordancia en el crecimiento, discordancias para anomalías genéticas/estructurales y mola parcial. Algunos se encuentran únicamente en los monocoriales (STFF, SAP, TRAP), mientras que los gemelos fusionados y el entrecruzamiento del cordón son propios de los MCMA, que fueron llamados "los embarazos gemelares más precarios".[112]

Gemelo evanescente

Este fenómeno fue descrito por primera vez por ecografía en 1982,[113] donde, luego de documentar la actividad cardíaca múltiple, uno de los embriones no pudo ser visualizado en las siguientes ecografías. De hecho, entre las gestaciones que comienzan como gemelos, aproximadamente un tercio terminará como gestación única y 10% resultará en la no visualización de los fetos. Los embarazos múltiples pueden constituir más del 12% de las concepciones naturales, de las cuales solo un 2% llegará al término como gemelos y un 12% terminará con un nacimiento simple.[114]

En los embarazos diagnosticados como gemelos antes de las 7 semanas de gestación, la reducción espontánea de uno o más de los sacos o embriones sucede antes de las 12 semanas de gestación en un 36% de los embarazos gemelares, 53% de los embarazos triples, y 65% de los embarazos cuádruples.[115] Como evidencia de los recién descritos, el fenómeno es mayor cuanto mayor sea el número de fetos,[116] y se manifiesta en más del 50% de los embarazos triples, con una tasa del 47,4% de partos triples en 38 embarazos diagnosticados alrededor de las 7 semanas, de los cuales el 31,6% nacieron gemelos, 18,4%

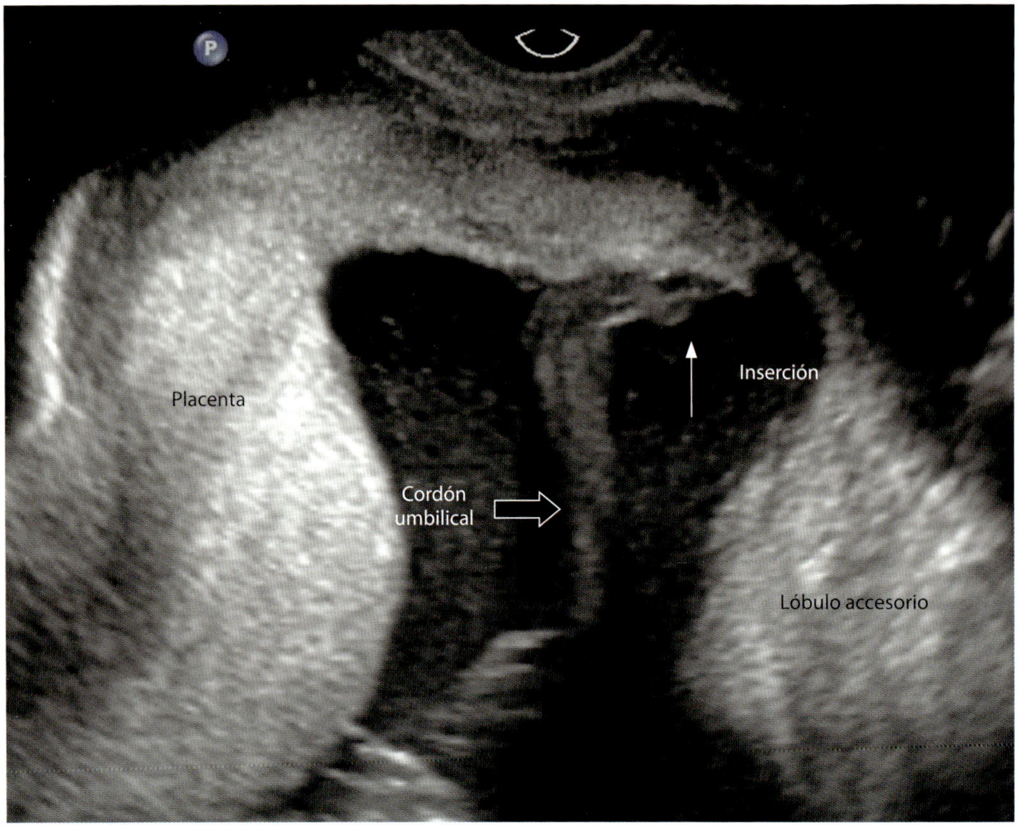

Figura 14.9 Inserción velamentosa del cordón en un embarazo gemelar.

nacieron fetos únicos y solo una paciente abortó los tres.[117] El diagnóstico ecográfico consiste en la desaparición completa de un saco o embrión visto claramente en un estudio previo o hallazgos ecográficos que indiquen una falla en la gestación: saco más pequeño de lo esperado, con paredes irregulares, crecimiento aplanado o un anillo trofoblástico incompleto(Figura 14.10).[118] A pesar que algunas pacientes pueden presentar algún tipo de sangrado, el pronóstico del embarazo con un gemelo evanecido es excelente, independiente del tipo de placentación. El peso al nacimiento, sin embargo, es menor para el sobreviviente de un síndrome de gemelo evanescente.[119] Uno de los problemas cuando se produce este fenómeno es que el tamizaje sérico de aneuploidías puede verse afectado con niveles elevados en alguno de las determinaciones bioquímicas. En un estudio reciente de 174 embarazos con un gemelo evanescente, comparado con un grupo control, la proteína A asociada al embarazo (PAPP-A) se vio aumentada un 21% ($p = 0,0026$), la alfa feto proteína (AFP) aumentó un 10% ($p < 0,0001$), y el dímero de inhibina A (DIA) aumentó un 13% ($p = 0,0470$) en las gestaciones con un gemelo evanescente. El estriol no conjugado y la gonadotrofina coriónica humana total no presentaron cambios significativos en estos embarazos.[120] También pueden presentarse errores en las pruebas no invasivas de ADN fetal libre, especialmente en la determinación del sexo.[121] La muerte de uno de los fetos se comporta en forma semejante al fenómeno del gemelo evanecido, pero generalmente se produce en etapas más tardías del embarazo.[122] La muerte de uno de los fetos se presenta en el 3,7%-6,8% de todos los embarazos gemelares y aumenta la posibilidad de que se pierda el otro gemelo, el parto prematuro y daño orgánico.[123, 124] En una revisión de la bibliografía, Ong y cols. determinaron que luego de la muerte de uno de los gemelos, el riesgo del gemelo restante de un BC y un MC fue del 4% y 12%, respectivamente. El riesgo de anomalías neurológicas del gemelo que sobrevive en los BC y MC fue del 1% y el 18%, respectivamente. La posibilidad de muerte intrauterina del gemelo que sobrevive en los MC fue seis veces mayor que en los BC.[122] El daño neurológico en el gemelo sobreviviente es un problema relevante para los padres y los profesionales. Cuando se produce la muerte de uno de los gemelos MC, existe mayor morbilidad y mortalidad en el sobreviviente. Se cree que esto se debe a la tromboplastina, originada en el feto muerto y que alcanza al vivo a través de las anastomosis placentarias y causa fenómenos tromboembólicos en varios órganos, particularmente en el cerebro,[125] y coagulación intravascular diseminada (CID). Las anomalías más frecuentemente descritas en la bibliografía parecen involucrar accidentes vasculares e incluyen quistes porencefálicos, hidranencefalia, microcefalia, atresia intestinal, gastrosquisis, amputación de miembros y aplasia cutis.[126] Otro posible mecanismo es la hipovolemia

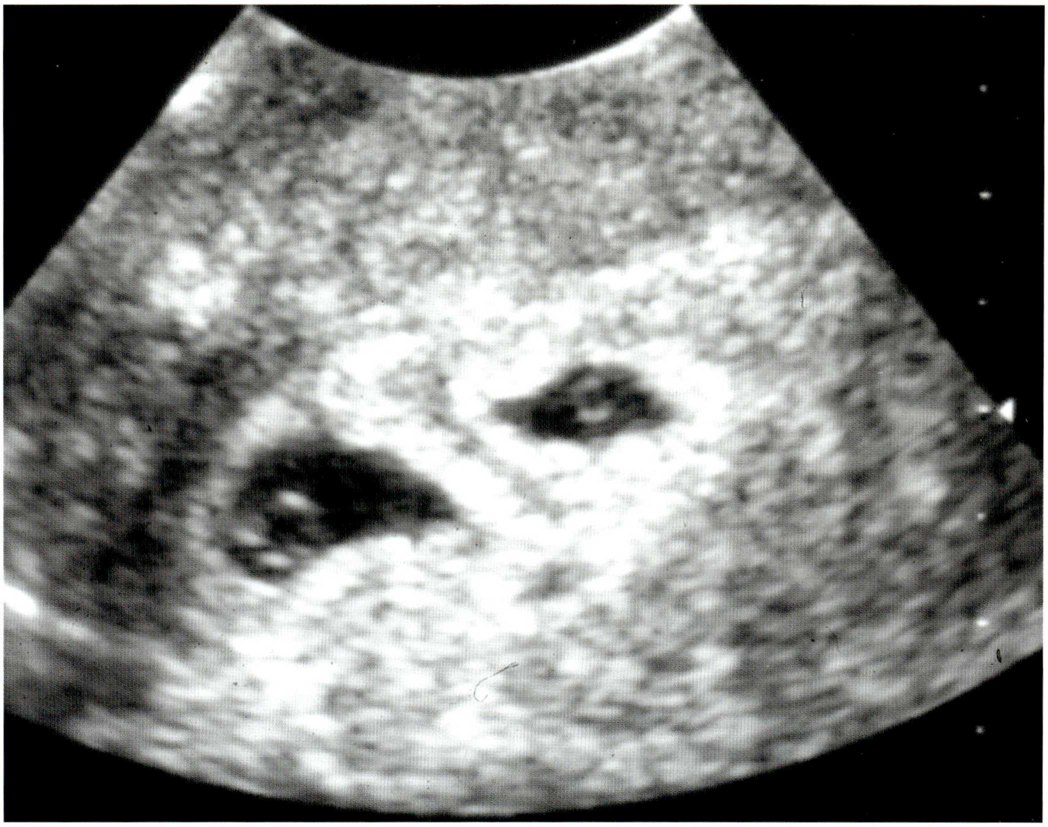

Figura 14.10 Gemelo evanescente. Uno de los sacos es mucho más pequeño y contiene un saco vitelino pequeño. Si se realiza una ecografía más adelante, probablemente haya desaparecido.

relacionada con la hipotensión, secundaria a la pérdida masiva de sangre desde el feto vivo hacia la circulación de baja resistencia del feto muerto. El feto papiráceo es una rara condición ante la presencia de una muerte intrauterina.[127] Se estima una frecuencia de 1 : 12000 nacidos vivos con una incidencia de 1 : 184-1 : 200 embarazos gemelares[128-130] pero sucede más comúnmente ante embarazos con mayor número de fetos. El contenido de agua y el líquido amniótico del feto muerto se reabsorben y el feto es comprimido y momificado, y asemeja un papel egipcio, de ahí el nombre. Se incorpora a la placenta del feto sobreviviente y se retiene por un tiempo variable, inclusive hasta el momento del parto (pretérmino o al término) donde puede ser visto en la placenta luego del parto.[131]

Restricción de crecimiento y discordancia de crecimiento

La tasa de crecimiento de gemelos normales en el primer y segundo trimestre no es significativamente diferente a la de los embarazos únicos. Cualquier causa de restricción de crecimiento de los embarazos únicos puede afectar a los dos gemelos por igual o solo a uno más que al otro, condición denominada como discordancia en el crecimiento. En estos casos, generalmente, uno de los gemelos tiene un peso adecuado para la edad gestacional (AEG) y uno es pequeño para la edad gestacional (PEG). Si la diferencia de peso es secundaria a la presencia de un feto AEG y otro más grande para la edad gestacional (GEG) la situación no se asocia con mayores complicaciones (por lo menos hasta el momento del trabajo de parto y el parto). Los dos principales mecanismos involucrados en la diferencia de peso son la disfunción placentaria y los factores genéticos. En los gemelos DC, el gemelo PEG es a menudo un pequeño constitucional y diferente de su hermano/a. Otra posible causa es la inserción velamentosa del cordón del feto pequeño, como ya fuera mencionado, esta entidad es más frecuente en los embarazos múltiples[110] y puede asociarse con restricción de crecimiento,[132] debido, quizás, a un desbalance en la competición de los nutrientes.[133-136] Además, ambos fetos pueden ser PEG por causas placentarias o genéticas. En el embarazo temprano, la diferencia de crecimiento puede ser detectada por una diferencia en la longitud embrionaria máxima (LEM). Esta diferencia puede comenzar muy precozmente.[137] La asociación con anomalías cromosómicas es más frecuente cuando existe una LEM menor que la esperada, que una LEM normal.[137-140] Se encontró una prevalencia de 4,3% de aneuploidías mediante biopsia de vellosidades coriales en el grupo de embarazos únicos con LEM menores que los esperados y 1,7% en los casos control ($p < 0,004$) en 3194 punciones de vellosidades coriales con 277 (8,7%) de fetos con LEM menores en, por lo menos, 7 días.[138] Esta asociación fue demostrada en un estudio de 159 embarazos gemelares. La diferencia de LEM en más de 10% se asoció con mayor incidencia de anomalías fetales (22,2 vs. 2,8%, p = 0,01).[141] Con diferencias de 10% o más de LEM también se observan otros resultados adversos, como la pérdida fetal,[142, 143] incluso, en los fetos euploides.[144] En un extenso metaanálisis de diecisiete estudios, los embarazos gemelares con LEM discordantes > 10% tuvieron mayor riesgo de pérdida perinatal (RR = 2,80), pérdida fetal ≥ 24 semanas (RR = 4,07), peso discordante al nacimiento (RR = 2,24) y parto pretérmino < 34 semanas (RR = 1,49), pero no presentaron pérdidas fetales < 24 semanas.[145] Antes de las 8 semanas una diferencia de más de 3 mm, se asocia con un 50% de riesgo muerte del gemelo pequeño.[146] Esta discordancia en el crecimiento no siempre se asocia con malos resultados[65] y la predicción de los resultados basado en esta diferencia no es tan confiable,[147] pero la diferencia entre los LEM en más de 10% aumenta el riesgo de discordancia de peso o de STFF, mientras que una diferencia menor de 10% conlleva un excelente pronóstico en término de resultado perinatal.[148] También se puede encontrar diferencias de crecimiento cuando ambos fetos son AEG, pero uno es significativamente más pequeño que el otro. En estos casos, el riesgo de resultado perinatal adverso existe en los monocoriales, pero no en los bicoriales.[149] En el embarazo más avanzado (segundo y tercer trimestre) se utilizan varias definiciones: peso fetal estimado de uno de los gemelos por debajo del percentilo 10, diferencia de la circunferencia abdominal, o discordancia de peso estimada mayor del 25%.[111, 150] Este aspecto está más allá del alcance de este libro.

Discordancia por anomalía genética/estructural

Véase más adelante "Tamizaje genético y anomalías morfológicas".

Mola hidatiforme completa con un feto coexistente

Este es otro evento raro que sucede en los gemelares donde un feto normal se desarrolla en presencia de una mola hidatiforme completa.[151] La incidencia es de 1 : 20000-1 : 100000 embarazos (Figura 14.11).[152] Si se conserva el embarazo, el manejo es complicado y la paciente debe ser controlada en una unidad de obstetricia de alto riesgo. Los riesgos incluyen la pérdida fetal, preeclampsia y enfermedad trofoblástica gestacional persistente en un tercio de los casos, [153, 154] pero el nacimiento de un bebé sano no es imposible, se produce en un 50% de los casos.[154, 155]

Complicaciones específicas de los gemelares MC

A menudo, se produce un reparto desigual de la placenta, y esto puede causar graves problemas: discordancia en el peso fetal con RCIU, compromiso metabólico y muerte.[156] Además, pueden producirse *shunts* unidireccionales a través de las anastomosis placentarias, lo que da como resultado STFF o síndrome de perfusión arterial reversa (TRAP) y muerte. Para los gemelos MCMA existen riesgos adicionales que incluyen a los gemelos fusionados y al enredo de cordón. El riesgo de lesión cerebral con parálisis cerebral subsecuente es siete veces mayor que en los BC, la mayoría de las veces secundaria a anastomosis vasculares. Si está presente un STFF, el riesgo asciende al 21%.[56, 126] Luego de la muerte de uno de los gemelos es de un 18%.[157-159]

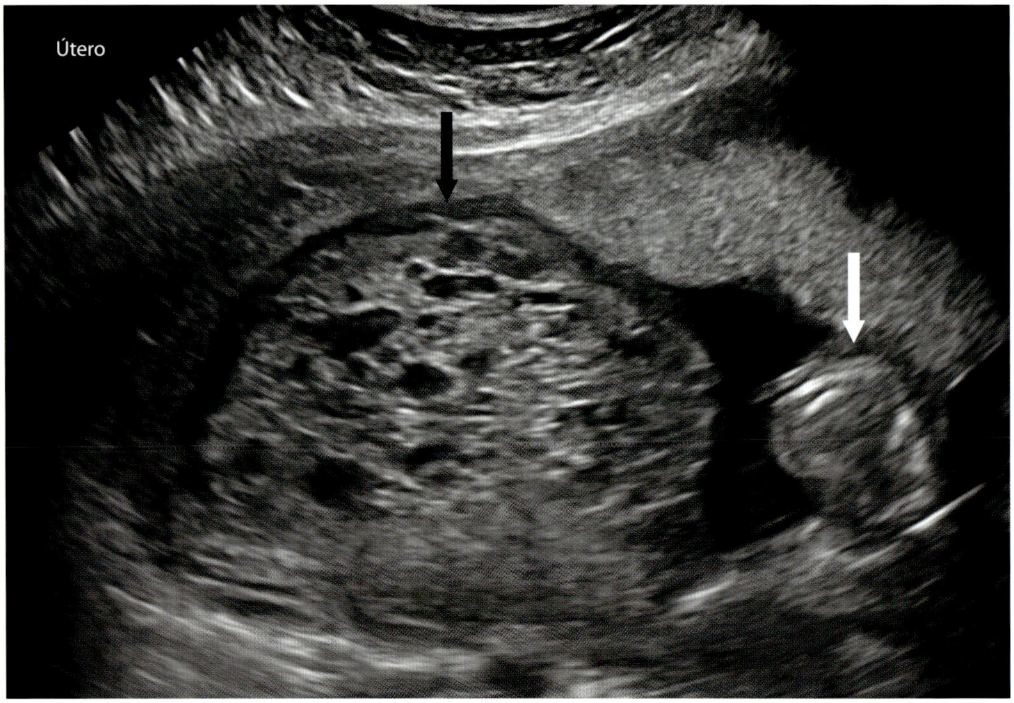

Figura 14.11 Mola asociada. Apariencia típica de la placenta (*flecha negra*). Pueden distinguirse partes fetales a la derecha (*flecha blanca*).

Síndrome de transfusión feto-fetal (STFF)

El síndrome de transfusión feto-fetal es una de las serias complicaciones de los embarazos monocoriales que sucede en 10%-15% de los embarazos gemelares MCBA.[19] Se asocia a un riesgo elevado de morbilidad y mortalidad fetal/neonatal, cercana al 100% en los casos en los que no son diagnosticados y tratados.[160] Los fetos que sobreviven tienen riesgo de presentar desórdenes cardíacos, neurológicos y del desarrollo. El diagnóstico de STFF requiere de dos criterios: la presencia de un embarazo MCBA y la de oligoamnios (definido como un bolsillo vertical mayor < 2 cm) en uno de los sacos, y polihidramnios (bolsillo vertical mayor > 8 cm) en el otro saco.[64] Es típico que este síndrome sea sospechado cuando existe una diferencia de tamaño entre los fetos, asociado a polihidramnios en el feto más grande y oligoamnios en el más pequeño en un embarazo MCBA (Figura 14.12). Los cambios en el volumen del líquido amniótico son generalmente los primeros signos, aunque también se puede observar, en el primer trimestre diferencias en las LEM y en la translucencia nucal (TN).[55, 161] Las alteraciones del *ductus* venoso en el Doppler del primer trimestre (onda a ausente o reversa) han sido asociadas con un aumento en el riesgo de anomalías cromosómicas, defectos cardíacos y muerte fetal (Figura 14.13).[162] La diferencia entre las formas de onda del *ductus* venoso entre ambos fetos ha sido descrita como signos de alarma para el desarrollo del STFF.[162, 163] La etiología es un desbalance en anastomosis vasculares entre las dos placentas, arteriovenosa (AV), arterioarterial (AA), venoarterial (VA), o venovenosa (VV). Mientras que las anastomosis AA y VV se encuentran en la superficie placentaria, las AV y VA son profundas en la sustancia placentaria. Existen conexiones entre las dos circulaciones en virtualmente todas las placentaciones MC, pero el STFF solo se desarrolla en un 10%-15%, secundaria a un desbalance hemodinámico, un fenómeno que no está correctamente explicado.[63] En 150 pares de gemelos MCBA, el STFF se presentó en presencia de anastomosis AV sin la compensación de las anastomosis superficiales AA (p = 0,005) y se observó más frecuentemente ante la presencia de un cordón con inserción velamentosa.[60] Se produce una hipovolemia relativa en el gemelo pequeño (donante) y libera vasopresina y renina-angiotensina, lo que da como resultado el oligoamnios. Si el oligoamnios es severo, la membrana se adhiere al cuerpo fetal y da como resultado la inmovilización del feto o "feto atrapado" (*stuck twin*). El otro gemelo (receptor) se vuelve hipervolémico, con liberación del péptido natriurético atrial (PNA) por un corazón aumentado de tamaño, como también del péptido natriurético cerebral (PNC). La liberación de estas dos hormonas (natriuréticas) lleva a la poliuria y al polihidramnios. En el gemelo receptor, la hipervolemia y los niveles elevados de renina y angiotensina (que provienen del donante a través de la placenta) dan como resultado cardiomegalia, hipertrofia, particularmente del lado derecho y cardiomiopatía. La disfunción diastólica del miocardio es temprana en la fisiopatología del STFF y[164] junto con la redistribución cerebral precede a los cambios evidenciables de cardiomiopatía.[165] Luego se produce un mayor deterioro secundario a la hipertensión venosa con el desarrollo de hidrops. Durante el segundo trimestre, se utilizan a menudo los estadios de Quintero, para describir la severidad de esta condición.[166]

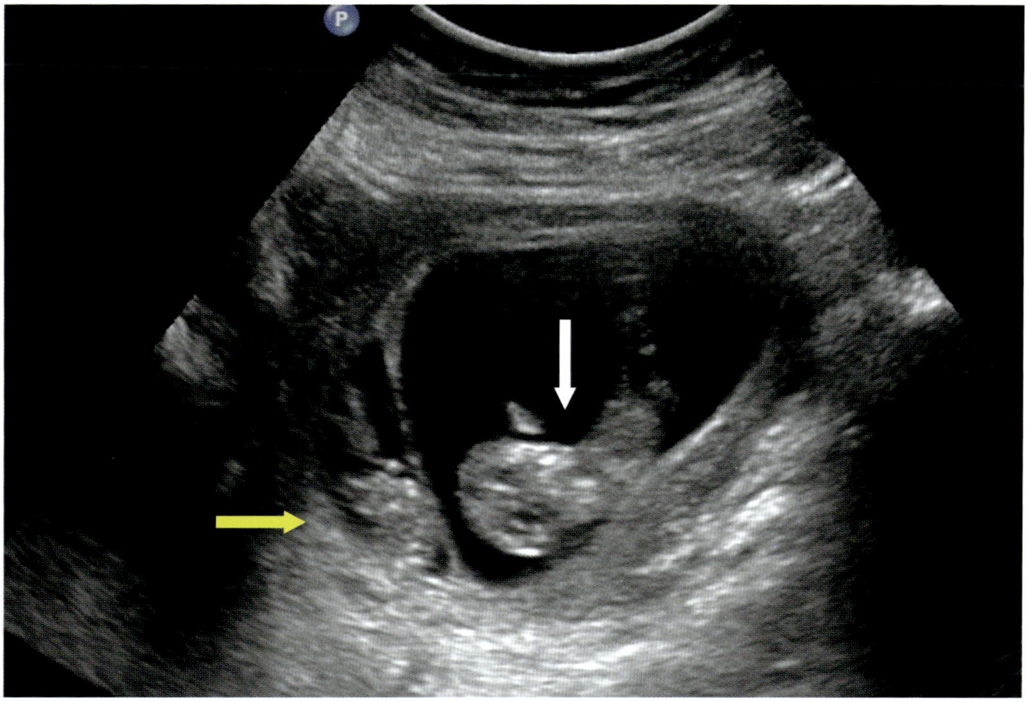

Figura 14.12 Signos tempranos de STFF. Clara diferencia de tamaño y cantidad de líquido amniótico entre el donante (*flecha amarilla*) y el receptor (*flecha blanca*).

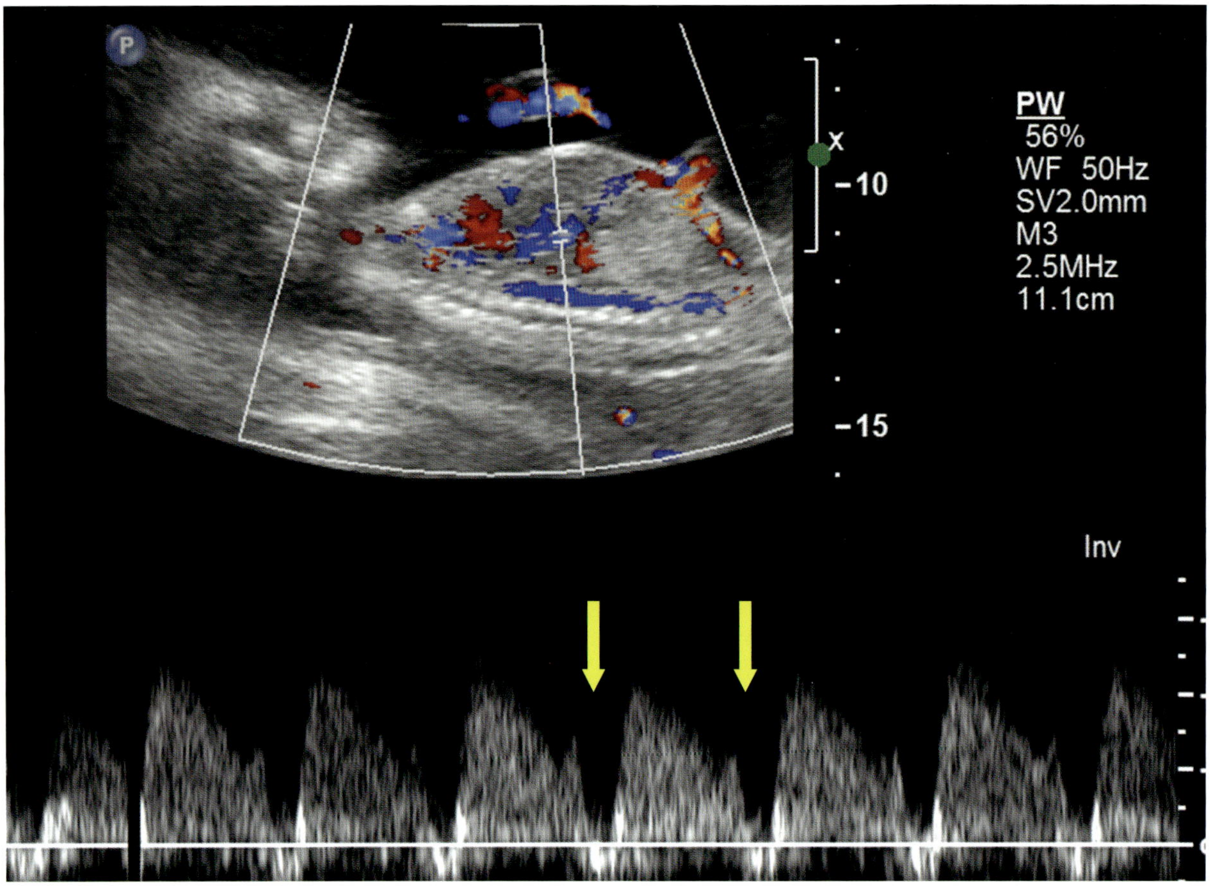

Figura 14.13 Velocimetría del *ductus* venoso en STFF. Se observa la onda a reversa (*flecha*). Esto es un signo de falla cardíaca en el gemelo receptor.

Síndrome de anemia-policitemia (TAPS)

El TAPS es una variedad de STFF caracterizado por la diferencia de hemoglobina entre los fetos en ausencia de discordancia de líquido amniótico, en oposición a la secuencia de oligoamnios-polihidramnios.[167] Puede presentarse en forma espontánea en más del 5% de los gemelos monocoriales, pero, además, se puede desarrollar posterior al tratamiento incompleto con láser de un STFF.[168] Probablemente, su etiología se deba a la presencia de minúsculas anastomosis AV (< 1 mm de diámetro) que transfunden sangre en forma lenta desde el donante al receptor, lo que lleva gradualmente a altos niveles de hemoglobina (Hb) en uno de los gemelos y bajo niveles en el segundo gemelo.[167] El diagnóstico se lleva a cabo con la discordancia del pico sistólico de la arteria cerebral media (ACM-VPS). El resultado perinatal es difícil de evaluar, en la bibliografía solo se presentan reportes de casos y series pequeñas. El resultado varía según la severidad y puede variar desde la muerte de los dos fetos hasta el nacimiento de fetos sin mayor morbilidad, a pesar de la diferencia de Hb. El donante puede estar severamente anémico al nacimiento, por lo que requerirá transfusiones sanguíneas; y el receptor puede estar severamente policitémico y requerirá exanguino-transfusiones. Han sido descritos casos con lesión cerebral, pero el resultado parece ser mejor que en los casos de STFF. Se compararon diecinueve pares de gemelos con TAPS con 38 pares de gemelos sanos, y las tasas morbilidad y mortalidad neonatal fueron similares a los casos control.[168]

Síndrome de perfusión arterial reversa (TRAP)

Esta es una complicación severa del STFF, debido a la presencia de anastomosis unidireccionales arterio-arteriales. Se puede diagnosticar en el primer trimestre.[169] Afecta al 1% de los gemelares MC con una prevalencia de 1 : 35000 nacimientos. Existen dos teorías para explicar el fenómeno, ambas son el resultado de anastomosis arterio-arteriales entre las arterias umbilicales de los dos fetos. Una teoría sostiene que el evento primario es una alteración teratológica con un desarrollo anormal del corazón fetal, lo que lleva a la ausencia de dicha estructura (de ahí, el término "acardio"). Se considera que las anastomosis son consideradas secundarias. Según la segunda teoría, el evento primario es el desarrollo de las anastomosis y la perfusión reversa de sangre desde el feto donante (bomba) al feto acárdico (receptor), como se demuestra en los estudios con Doppler (Figura 14.14).[170, 171] Esto determina una hipoplasia cardíaca fetal secundaria[172] y el desarrollo amorfo de uno de los gemelos, con pobre formación de la cabeza, tronco y las extremidades superiores, pero, ocasionalmente se reconoce la columna y las extremidades inferiores. La razón de esta diferencia de desarrollo es que la sangre desoxigenada del gemelo bomba cruza la placenta a través de las anastomosis arterio-arteriales, lo que da como resultado un flujo reverso hacia el gemelo acárdico. La parte inferior del cuerpo extrae la sangre oxigenada, lo que le permite algo de desarrollo de los miembros inferiores, mientras que el resto del cuerpo no obtiene nada. Los fetos acárdicos normalmente presentan dos vasos de cordón y polihidramnios. Según una antigua clasificación, se

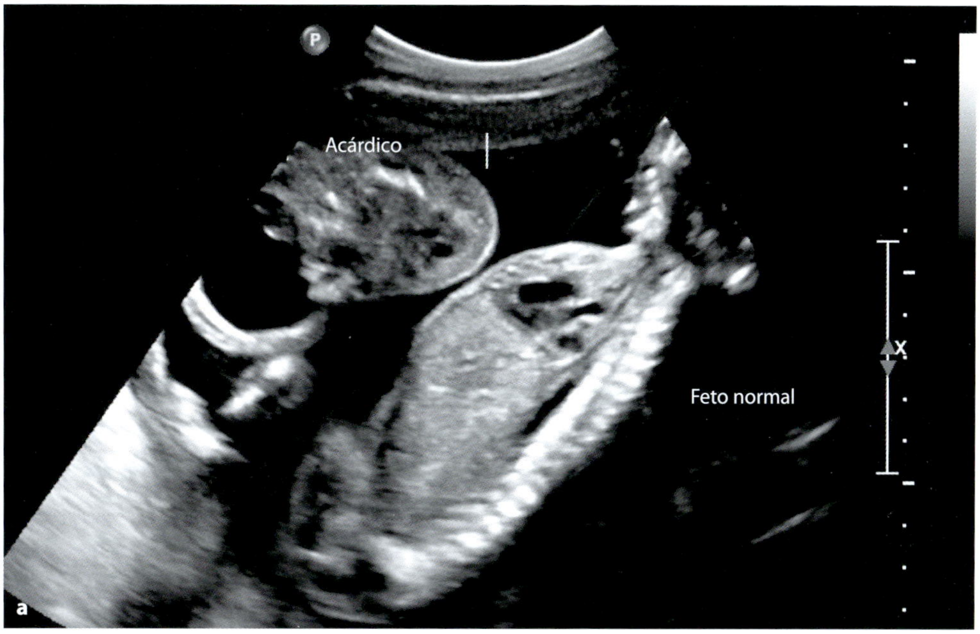

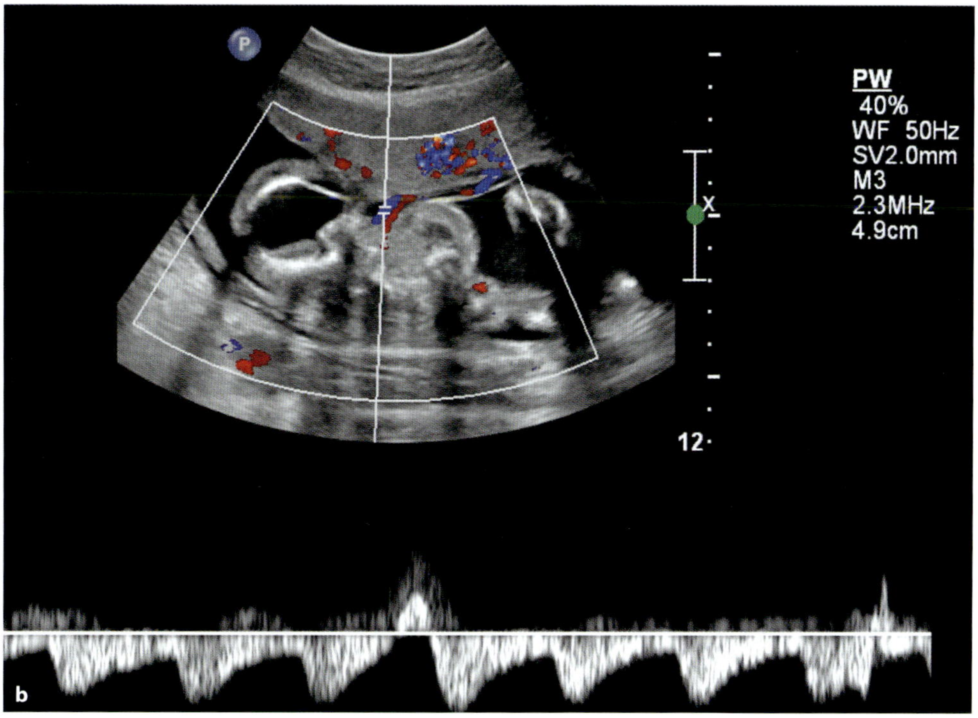

Figura 14.14 Secuencia TRAP. **a** El gemelo acárdico se encuentra en la parte superior de la imagen, como se describe. Puede reconocerse algo de su anatomía. **b** Velocimetría Doppler que demuestra como el flujo se aleja del transductor en la arteria umbilical del gemelo acárdico, es decir de la placenta hacia el cuerpo fetal.

los diferencia en acardios amorfos, los menos diferenciados, que se observan como una masa heterogénea; acardios acéfalos, la variedad más común, donde el feto carece de cabeza, tórax y extremidades superiores (*v.* Figura 14.14); así como acardios *acornus* y los acardios *anceps*, que son las formas más desarrolladas, con cabeza, tórax y órganos abdominales, pero sin corazón. Todos los gemelos acárdicos se originan en un acardio *anceps* y luego evolucionan a las otras variedades por el poco aporte de oxígeno. El TRAP puede presentarse en los embarazos MCMA y MCBA. La tasa total de pérdida del embarazo se estima en un 50%, debido al gasto cardíaco del gemelo bomba y el parto pretérmino.[71] El pronóstico se puede determinar, según la relación del peso del acárdico y el gemelo bomba. El peso del gemelo acárdico se calcula según la fórmula: peso (g) = 1,2 x (diámetro mayor [cm])^2 – 1,7 x dimensión mayor (cm).[173] Si la relación es mayor del 70%, esto indica un pronóstico letal, así como los signos de falla cardíaca congestiva (como hidrops no inmune) en el gemelo bomba. Han sido descritos varios tratamientos: oclusión del cordón (por embolización, ligadura de cordón, coagulación con láser, diatermia bipolar y monopolar, y ablación fetal (con alcohol, diatermia monopolar, láser intersticial y radiofrecuencia), la ablación fetal parece ser la que otorga los mejores resultados.[174]

Gemelos fusionados

La gemelaridad se presenta aproximadamente en 1 de cada 87 nacimientos vivos; un tercio de estos son monocigóticos y el 1% de los gemelos monocigóticos son gemelos fusionados. Los gemelos fusionados representan una entidad rara, la cual se estima que oscila entre 1 en 75 000 a 1 en 250 000 nacimientos.[22, 23] En Estados Unidos, la incidencia es de 1 por cada 33 000-165 000 nacimientos y 1 por cada 200 000 nacidos vivos.[175] Los gemelos fusionados son MCMA y el diagnóstico se realiza frecuentemente en el segundo trimestre, a pesar de que su diagnóstico en el primer trimestre también es posible.[176, 177] Son más frecuentes en mujeres que en varones (3,1 de nacidos vivos), y en la raza de color que en la blanca.[178] Por razones desconocidas, parecerían ser más frecuentes en la población de India y África. La muerte intrauterina es muy alta (40%-60%). Actualmente, hay más casos reportados, debido al uso de la ecografía de rutina del primer trimestre.[179-181] Los gemelos fusionados pueden ser simétricos, con los dos cuerpos bien desarrollados, o asimétricos, con uno de los gemelos bien desarrollado y el otro desarrollado en forma incompleta, por ejemplo, gemelo con perfusión arterial reversa o TRAP (llamado previamente, gemelo acardio) o un gemelo parásito o feto en feto, una rara condición donde un gemelo monocigótico, MCBA anormal con anatomía rudimentaria se encuentra dentro de un gemelo huésped.[182]

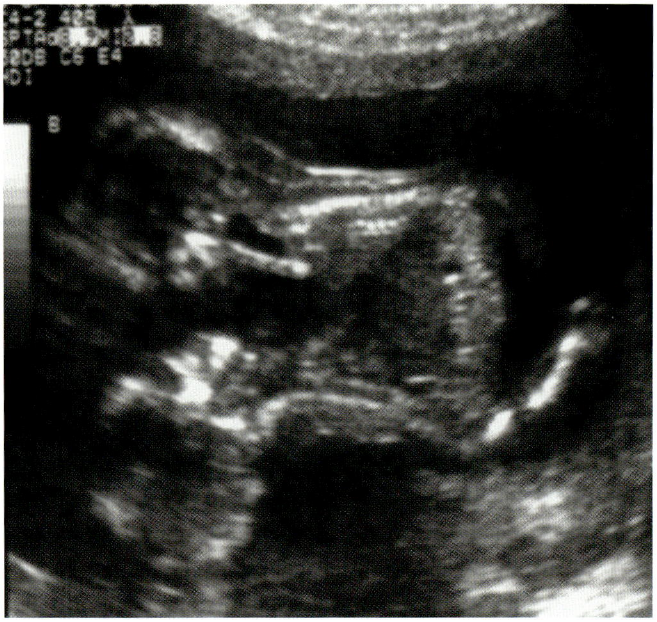

Figura 14.15 Gemelos fusionados, 13 semanas. Es un típico toracoabdominopago, la forma más frecuente, con la unión en el tórax y el abdomen.

Los gemelos fusionados se clasifican según la zona por la que están unidos.[183] Los más frecuentes son los siguientes:

- Toracoabdominopagos (unidos por el tórax o abdomen, o ambos), 75% (Figura 14.15). los toracópagos comparten generalmente el corazón (Figura 14.16) lo que genera que la separación para salvar a ambos fetos sea virtualmente imposible.
- Pigópagos (unidos por las nalgas), 18%.
- Isquiópagos (unidos por el isquion), 6%.
- Craneópagos (unidos por el cráneo), 2%-5%.

El manejo, los resultados y los problemas neonatales se encuentra más allá de los alcances de este libro.[180, 184-186]

Entrecruzamiento de cordón

Esta complicación de los gemelos MC (designados como uniovulares), fue descrita (¡no por ecografía!) en 1952.[187] Puede iniciarse en el embarazo temprano, ni bien comienzan los movimientos fetales (involuntarios), alrededor de las 7-8 semanas de gestación.[188] Los mayores riesgos incluyen a la compresión intermitente del cordón cuyo resultado es un daño neurológico, aunque la relación causa-efecto es difícil de demostrar[73] y la oclusión completa con muerte fetal.[189] La ecografía es una herramienta muy útil en la detección de esta condición específicamente con el uso del Doppler color y espectral. El Doppler color demuestra una masa vascular compleja (Figura 14.17).[190, 191] La ecografía tridimensional puede ser usada para demostrar el entrecruzamiento.[192, 193] Se observan formas de ondas características del entrecruzamiento: ausencia persistente del flujo diastólico de la arteria

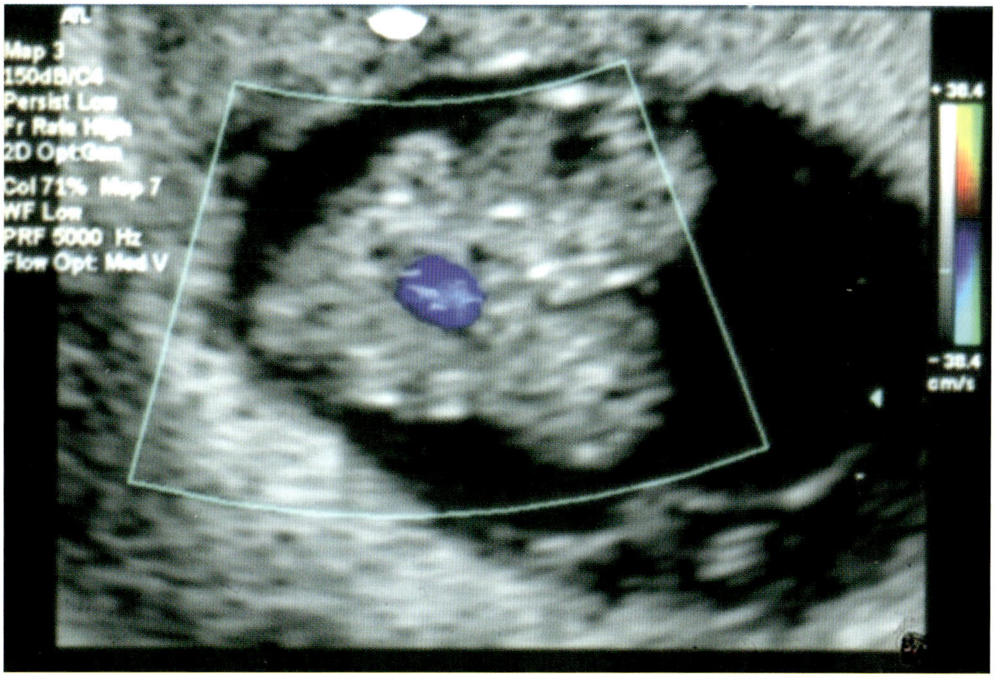

Figura 14.16 Gemelos fusionados, 8 semanas. El Doppler color confirma los gemelos fusionados, con un solo corazón.

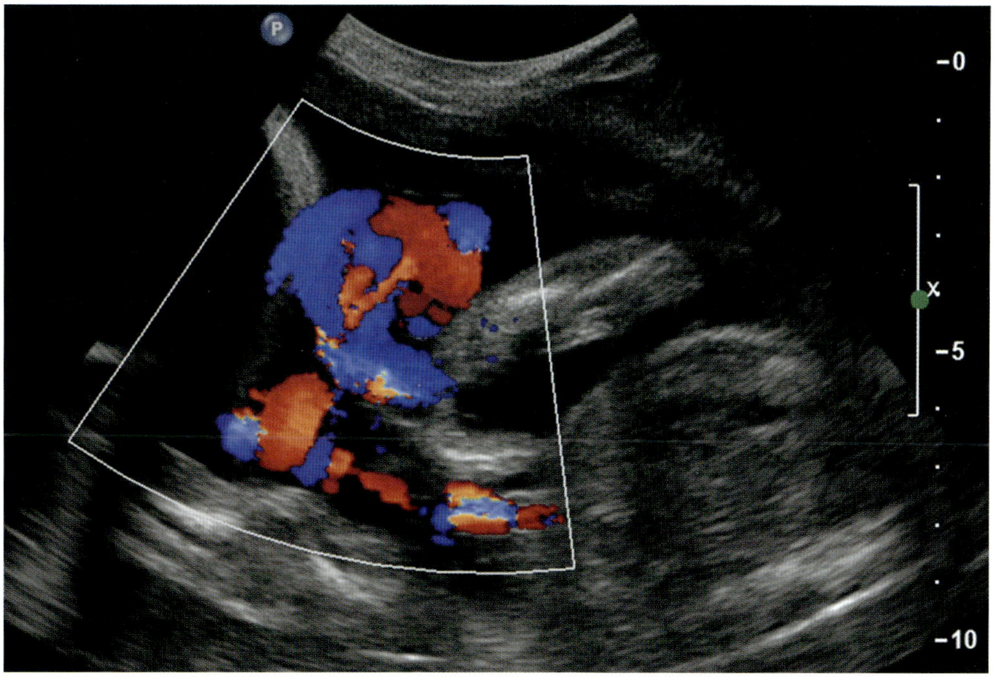

Figura 14.17 Entrecruzamiento de cordón en gemelos monoamnióticos. En esta imagen Doppler color, se observa una masa que contiene ambos cordones. La gestación no es del primer trimestre, pero sí en los inicios del segundo trimestre.

umbilical[194] y una vena umbilical pulsátil, con alta velocidad y ausencia de diástole.[195] La presencia de *notch* en la arteria umbilical justo antes del entrecruzamiento, que indica una resistencia elevada por debajo de la región, ha sido descrita como un signo específico asociado a mal pronóstico,[196, 197] sin embargo, estudios recientes parecen demostrar que la presencia de un *notch* en la arteria umbilical en casos de entrecruzamiento de cordón sin otros signos de deterioro fetal, no indican resultado perinatal adverso.[75]

El pronóstico ominoso citado previamente[189] podría, de hecho, no ser tal, como fuera descrito originalmente.[198] En un estudio de 114 pares de gemelos monoamnióticos (228 fetos) con documentación de entrecruzamiento de cordón al nacimiento, el entrecruzamiento en sí mismo no contribuyó con el aumento de la morbilidad y mortalidad prenatal.[199] En otro estudio, el entrecruzamiento de cordón estuvo presente en los dieciocho pares de gemelos monoamnióticos cuando fueron evaluados sistemáticamente por ecografía y Doppler color.[73] La mortalidad perinatal se debió principalmente a la presencia de gemelos fusionados, TRAP, anomalías discordantes y pérdidas espontáneas antes de las 20 semanas de gestación.

Tamizaje de anomalías genéticas y morfológicas (*v.* también Capítulo 8)[1]

Los gemelos presentan mayor riesgo de anomalías genéticas como ya fuera documentado en un estudio de 5 400 000 nacimientos, entre catorce países Europeos, de los cuales el 3% fueron múltiples.[200] El riesgo de anomalías cariotípicas es diferente según sean monocigóticos o dicigóticos. Para los gemelos MC, el riesgo relacionado con la edad de ser ambos anormales es el mismo que en la gestación simple, aunque, desde el punto de vista materno, el riesgo para el embarazo de tener un feto afectado es el doble del riesgo de un embarazo único en los casos de gemelos, tres veces en el caso de embarazos triples, etc. Para los gemelos dicigóticos, sin embargo, el riesgo de que uno de los gemelos esté afectado es similar al de un embarazo único, pero el riesgo de que los dos fetos estén afectados es más bajo. De hecho, es el cuadrado del riesgo de un embarazo único: por ejemplo, si el riesgo según la edad de la madre es de 1:250, el riesgo para ambos fetos, si son dicigóticos, es de 1:250 x 1:250 o 1:62 500.[201] El tamizaje de trisomía 21 en los embarazos múltiples es complicado.[202, 203] Debe tenerse en cuenta la prevalencia local para el cálculo de riesgo de aneuploidía en gemelares.[204] El tamizaje bioquímico solo tiene un valor limitado porque valores elevados pueden indicar un riesgo elevado, pero sin poder determinar qué feto o de qué forma está afectado, es posible que un gemelo sano pueda "enmascarar" los resultados bioquímicos anormales del feto afectado, las interpretaciones de los resultados deben ser distintas en los casos de DC y MC.[205-207] Se deben utilizar referencias específicas.[208] Una prueba de tamizaje aceptable en el primer trimestre para los embarazos gemelares incluye: la translucencia nucal, combinada con la edad materna. Los marcadores estructurales (en oposición a los marcadores bioquímicos) del primer trimestre (que incluyen la TN, el hueso nasal, el flujo de la válvula tricúspide y la forma de onda del *ductus* venoso) son de utilidad en la evaluación del riesgo de aneuploidía, ya que son independientes para cada feto, a pesar de la corionicidad.[209] El tamizaje que utiliza la TN es un método efectivo y excelente (cuando el ADN libre en sangre fetal no está disponible, *v.* más adelante) para los embarazos gemelares. Cuando el tamizaje se realiza utilizando la TN y la edad materna, debería calcularse el riesgo específico para el embarazo en los gemelos MC. En los gemelos BC, se calcula el riesgo específico para cada feto.[203] En gemelos, el uso de la TN tiene una tasa de detección del 69% para trisomía 21.[210] También puede considerarse la combinación en el primer trimestre de la translucencia nucal y los estudios bioquímicos (conocido como primer tamizaje). Esto disminuye la tasa de falsos positivos. En el 2014, una revisión sistemática del tamizaje combinado del primer trimestre (TN y estudios bioquímicos) en embarazos gemelares, determinó la sensibilidad del estudio en BC y MC en 86% y 87% respectivamente.[211] Una opción es realizar el primer tamizaje combinado con el tamizaje bioquímico del segundo trimestre. Naturalmente, además de la trisomía 21, el aumento de la TN es un marcador de otras aneuploidías, malformaciones congénitas, y un signo temprano de STFF.[65, 161] La combinación en el primer trimestre de TN y estudios bioquímicos tiene una tasa de detección (TD) del 72%, y un tamizaje integral tendrá una TD del 80% con un 5% de FP.[210] Es específicamente problemático el caso del "gemelo desvanecido" (*v.* más adelante) ya que la pérdida temprana de uno o más embriones de una gestación múltiple puede afectar los niveles de las determinaciones bioquímicas.[212] La TN debería ser la opción en los casos conocidos. Cuando el tamizaje se realiza tomando en cuenta la TN y la edad materna, se debe calcular el riesgo específico del embarazo en los casos de gemelos MC. En los BC, se calcula el riesgo específico para cada feto.[203] Algunos laboratorios que utilizan el tamizaje no invasivo del ADN (NIDS) con la metodología de secuencia paralela masiva (SPM) ofrecen este estudio para los embarazos gemelares. Se espera que los gemelos monocigóticos se comporten en forma similar a los embarazos únicos, sin embargo, el estudio en los embarazos dicigóticos o múltiples se complica porque la fracción fetal por cada feto puede ser menor.[213] De hecho, la tasa en la que no se obtiene resultados es mayor (7,4%) que en los embarazos únicos (2%). Además, si uno de los fetos es euploide y el otro es aneuploide, se observa una dilución del ADN fetal libre del feto aneuploide lo que disminuye la tasa de detección comparada con la de los embarazos únicos. Basados exclusivamente en los resultados del NIDS, es imposible determinar cuál es el feto anormal. Por lo tanto, se necesita de una prueba invasiva (BVC o amniocentesis) para distinguir cuál es el feto afectado. Han sido reportados resultados falsos positivos con bases biológicas, como ser el mosaicismo confinado a la placenta (MCP), anomalías cromosómicas maternas, y gemelo evanescente. Por algunos métodos de NIDS se puede obtener información adicional como ser en los casos de embarazos molares no diagnosticados o gemelo evanescente.[214]

La incidencia de anomalías congénitas es mayor en los embarazos MC, de hecho, tres a cinco veces más que en los embarazos DC.[215, 216] Esto ha sido vinculado con las técnicas de reproducción asistida,[217] también parece tener relación con el fenómeno de gemelaridad en sí mismo, ya sea espontáneo o inducido, con etiología común para ambos gemelos MC y la secuencia temprana de malformaciones.[218] Las anomalías estructurales más frecuentes en gemelares incluyen a la anencefalia, hendiduras faciales, holoprosencefalia, asociación VATER (defectos vertebrales, ano imperforado, fístula esofágica con fistula traqueoesofágica, displasia radial y renal), extrofia de cloaca, y teratoma sacrococcígeo, todos deberían ser diagnosticados en forma temprana por una ecografía detallada. En el estudio de Glinianaia y cols. se compararon 2329 embarazos gemelares (4658 gemelos) con 147 655 embarazos únicos. La tasa de anomalías congénitas en los gemelares fue del 405,8 por 10 000 gemelos frente a 238,2 por 10 000 por embarazos únicos (riesgo relativo [RR] = 1,7, 95% intervalo de confianza [IC] 1,5-2,0). En los gemelares con corionicidad conocida (84,8% del total de gemelos), la prevalencia de anomalías congénitas en los MC (633,6 por 10 000) fue casi dos veces más que en los BC (343,7 por 10 000; RR = 1,8, 95% CI 1,3-2,5). la tasa de todas las anomalías congénitas mayores fue mayor comparada con los embarazos únicos, excepto de anomalías cromosómicas.[215] La monocigocidad, específicamente MCBA, parecería ser un factor independiente para el aumento de la enfermedad cardíaca congénita (ECC) con un aumento en el riesgo relativo de 9,18 en un reporte de cuarenta fetos con ECC entre 8830 fetos MCBA.[219] Sin embargo, la enfermedad cardíaca congénita, también es más frecuente en los embarazos DC que en los embarazos únicos.[220] Por lo tanto, el estudio ecocardiográfico fetal está indicado en todos los embarazos gemelares. En un estudio de 844 pares de gemelos, la prevalencia de malformaciones congénitas mayores fue del 2,7% para los gemelos MC, 1,0% para los gemelos DC y 0,6% para los embarazos únicos. La tasa de concordancia de las malformaciones congénitas mayores fue del 18% para los MC, pero no fue así en los caos de gemelos BZ.[221]

¿Son los gemelos monocigóticos "realmente idénticos"? Son muy similares, pero genéticamente, más a menudo no son "exactamente" los mismos.[222-224] De hecho, cientos (se estima que 360) de las diferencias genéticas pueden ser tempranas en la vida fetal. Esto se puede deber a los eventos posfertilización, como los mosaicismos, mecanismos de *imprinting*, así como a mutaciones del ADN o errores de copia, que tienen lugar luego de la división del blastocisto.[224] Existen también diferencias genéticas, debido a mutaciones que pueden producirse más tardíamente en la vida como ser las modificaciones epigenéticas,[2] debidas a factores ambientales.[225, 226] Otro de los fenómenos que explican la diferencia en el cariotipo de dos gemelos MCMA es la heterocariotipia: una discordancia en el cariotipo debida tanto a un rescate cromosómico poscigótico en uno de los fetos o a un error mitótico que genera un feto trisómico con un co-gemelo normal.[227] La discordancia de una anomalía congénita es extremadamente problemática, desde lo moral, ético, religioso, filosófico y a veces desde el punto de vista médico.[228, 229] Hasta que la terapia intrauterina resulte efectiva y segura (solo es útil para un número pequeño de anomalías), las opciones incluyen el manejo expectante,[230] la terminación del embarazo o el feticidio selectivo.[231-233] La terminación selectiva de un feto anómalo en un embarazo BC es relativamente segura con la inyección intravascular de cloruro de potasio o digoxina, aunque existe un aumento del riesgo de aborto o parto pretérmino.[234, 235] En los gemelos monocoriales, el feticidio selectivo necesita de la completa separación de las circulaciones y,[236, 237] por lo tanto, lo ideal es la oclusión del cordón con ligadura,[238] coagulación bipolar,[239, 240] radiofrecuencia[241] o ablación con láser.[236]

Complicaciones maternas

Como se describió en la introducción, la morbilidad (y mortalidad) materna está aumentada en los embarazos múltiples. El embarazo múltiple es el factor predictivo más poderoso para los resultados adversos maternos, obstétricos y perinatales.[242] El embarazo induce un estrés psicológico en el cuerpo materno, y las gestaciones múltiples generan mayor tensión y demanda nutricional.[243] La mayoría de las complicaciones no aparecen en el primer trimestre, pero sí se hacen evidentes más adelante, como el caso de la preeclampsia y diabetes.[244] En un estudio multicéntrico entre 648 gemelos y 2946 embarazos únicos, las tasas de hipertensión y preeclampsia fueron significativamente mayores entre las mujeres con embarazos gemelares que en aquellas con embarazos únicos. Además, los resultados neonatales adversos fueron más frecuentes en las mujeres con embarazos gemelares y con complicaciones hipertensivas.[16] En un estudio de más de 23 000 mujeres, de las cuales 553 eran gemelares, luego de ajustar el riesgo para la edad, raza/etnia, índice de masa corporal, presión máxima sistólica y diastólica, tabaco y paridad, los análisis de regresión demostraron que la gemelaridad se asociaba con aproximadamente dos veces más de riesgo de desarrollar diabetes gestacional. El riesgo fue mayor entre las mujeres afroamericanas y las mujeres jóvenes.[245] Los desórdenes tromboembólicos son la mayor causa de morbilidad y mortalidad en las pacientes embarazadas. Los factores que contribuyen a esto son el estado de hipercoagulabilidad,[246] los valores elevados de IMC, la edad materna mayor de 35 y, específicamente, la gestación múltiple con una tasa de incidencia de 6,3/10 000 por año en embarazos únicos frente a 18,2/10 000 por año entre las mujeres con embarazos múltiples.[247] Otras complicaciones más comunes entre las mujeres con embarazos múltiples, asociadas más frecuentemente con niveles elevados de varias hormonas, en particular ßGCH , incluyen hiperémesis gravídica[248] —aunque esto no está aceptado universalmente como una complicación frecuente de los embarazos múltiples—[249] anemia por déficit de hierro,[250] colestasis del embarazo intrahepática[251] y prurito con pápulas y placas del embarazo o PUPPP. Esta es la dermatosis más frecuente del embarazo, con una incidencia de 1/160-1/1300 embarazos.[252] La mayoría de las pacientes son primigestas y PUPPP es ocho a doce veces más común en mujeres con embarazos múltiples, posiblemente debido a los niveles hormonales aumentados, como se mencionó arriba, o a la distensión abdominal.[253] Otra complicación es el hígado graso agudo. Esta es una complicación rara, generalmente en el tercer trimestre, que complica 1 en 10 000 embarazos únicos,[254] pero, de todos los casos publicados, el 14% fueron embarazos gemelares.[255] La tasa en embarazos triples sería del 7%.[256]

Gestaciones múltiples de mayor número

Estos embarazos (triples, cuádruples, etc.) presentan alto riesgo de complicaciones.[257] Las enseñanzas clásicas dicen que la prevalencia de embarazos triples es $1:90^2$ y $1:90^3$ para los embarazos cuádruples. Los números han cambiado con la introducción de las TRA.[258-260] La clasificación depende de la corionicidad y amnionicidad (Figuras 14.18 y 14.19).[261] En un estudio de 49 embarazos triples, que incluyeron 18 embarazos espontáneos y 31 embarazos concebidos por TRA, la tasa de pares de gemelos MC fue del 48% entre los espontáneos con embarazos triples; 30% de las gestaciones triples BC fueron MC y 70% DC. El 20% de los gemelares tricoriales (TC) fueron DC y 80% tricigóticos (TZ). Para los embarazos triples concebidos por TRA, la tasa de pares de gemelos MC fue de 6,5%; 100% de las gestaciones triples BC fueron DC; 4% de los TC fueron DC y 96% TZ.[261] Las complicaciones tempranas, como anomalías genéticas, discordancia en los crecimientos, STFF son similares a los embarazos gemelares, de acuerdo con el tipo de placentación, sin embargo, naturalmente, el manejo es mucho más complicado.[258, 262, 263] La incidencia de anomalías congénitas no está aumentada, comparada con los embarazos gemelares.[259] Las complicaciones son generalmente tardías en el embarazo. En un estudio de 316 696 embarazos múltiples, 12 193 triples y 778 cuádruples, que compara con

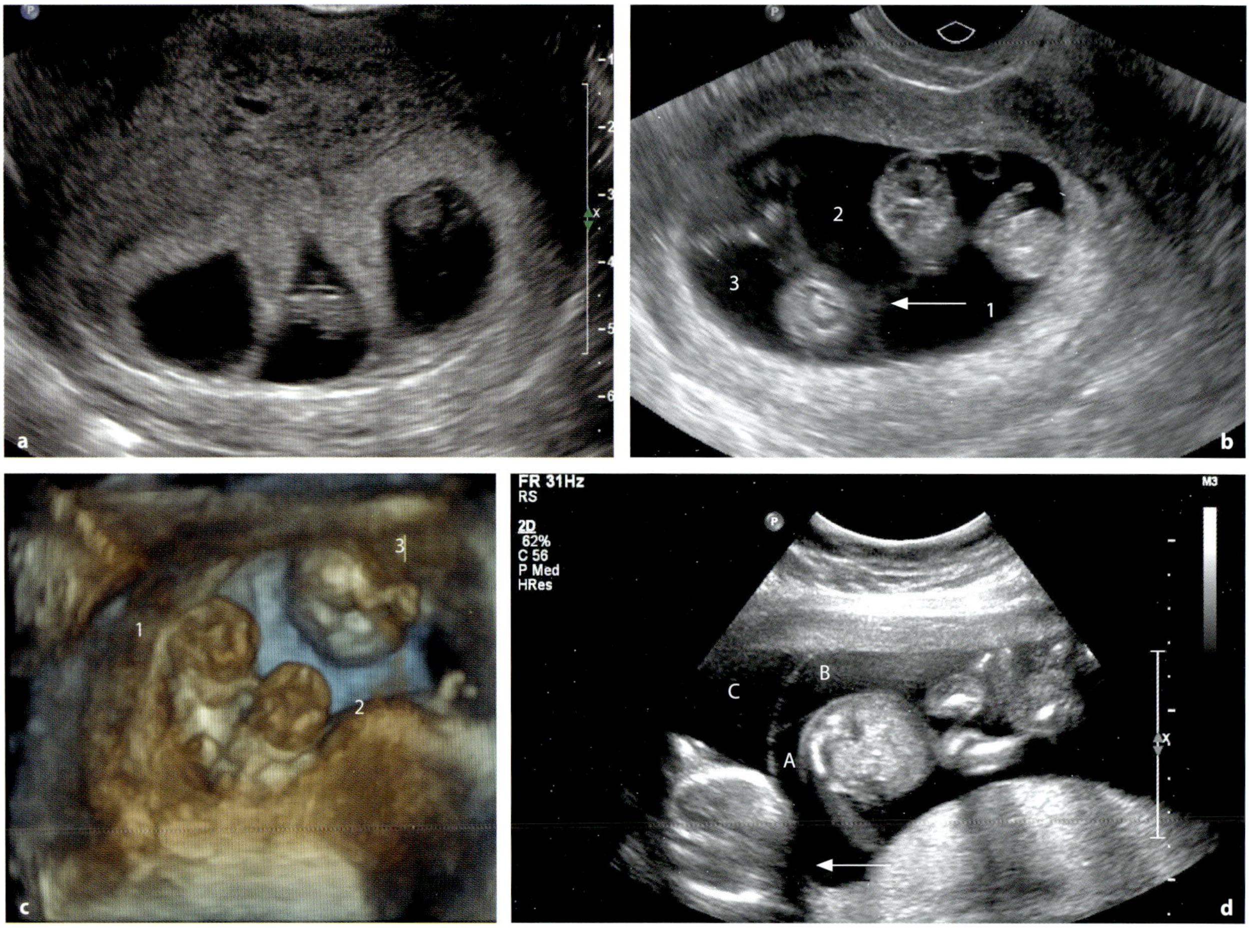

Figura 14.18 Triples. **a** Embarazo del primer trimestre tricorial. **b** El signo ípsilon (*flecha*) permite realizar el diagnóstico de embarazo tricorial. **c** Imagen en 3D de un embarazo triple. Aunque "por debajo" impresiona verse dos fetos en un mismo saco, el embarazo es tricorial, como se demuestra por el signo ípsilon. **d** Triples bicoriales. Los gemelos A y B comparten un saco coriónico, pero están en sacos amnióticos separados. El gemelo C se encuentra en su saco coriónico y amniótico. La *flecha* demuestra el signo de picos gemelos. Esto confirma que el gemelo C se encuentra en su propio saco coriónico y amniótico.

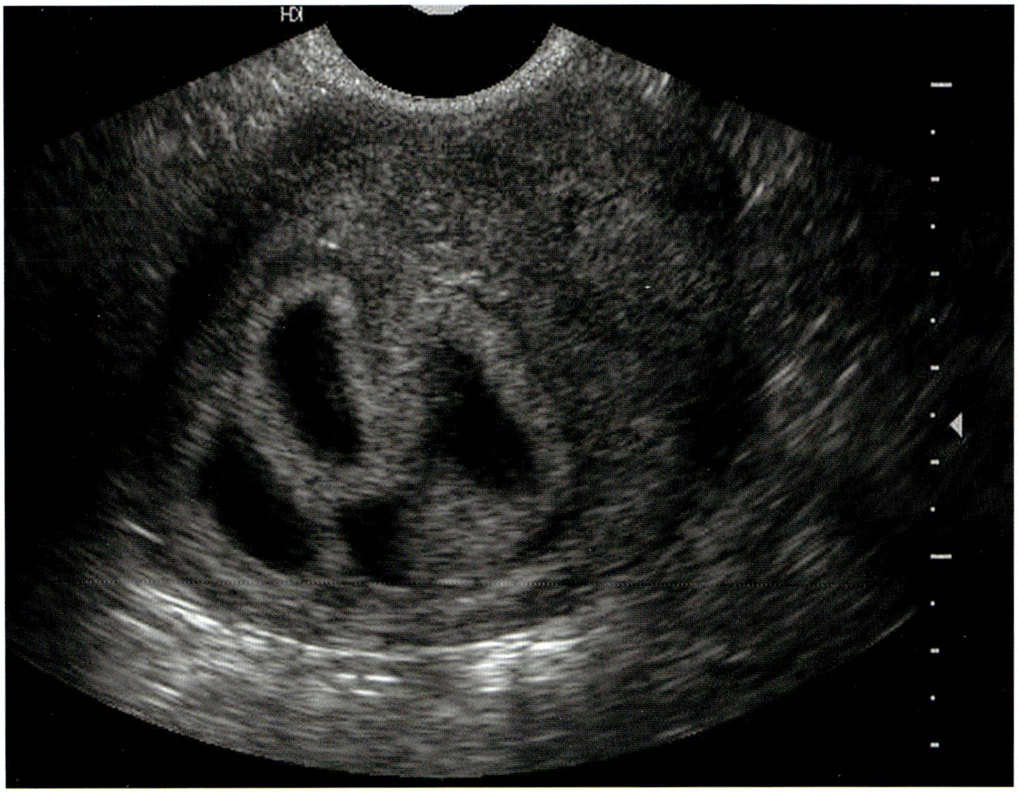

Figura 14.19 Embarazo cuádruple. Se observan cuatro sacos distintos, con una aparente separación gruesa entre ellos. Esto representa una placentación cuatricoriónica-cuatriamniótica, en una paciente sometida a inducción de la ovulación.

madres de gemelos las madres de los embarazos triples y cuádruples, tuvieron mayor incidencia de parto pretérmino con rotura de membranas (riesgo relativo [RR]: 1,53, 1,74 respectivamente), hipertensión asociada al embarazo (RR: 1,22, 1,27), y mayor sangrado (RR: 1,50, 2,22), parto por cesárea (RR: 1,50, 6,66, 7,38) menor de las 29 semanas de gestación (RR: 1,76, 7,96), y la muerte de uno o más recién nacidos (RR: 3,02, 4,07). La tasa de complicaciones maternas está también aumentada comparada con los embarazos gemelares cuando se compara con embarazos únicos. En un estudio retrospectivo de 57 embarazos triples, el trabajo de parto pretérmino se presentó en el 86%, anemia en 58,1%, preeclampsia en 33,3%, rotura prematura de membranas en 17,5%, hemorragia posparto en 12,3%, y síndrome HELLP (hemólisis, elevación de enzimas hepáticas y descenso de plaquetas) en 10,5%.[264]

Diagnóstico invasivo/procedimientos terapéuticos en gemelos

Se detalla en el Capítulo 20 de este libro.

Puntos de enseñanza

- Los embarazos múltiples constituyen en la actualidad el 3% de los nacidos vivos en Estados Unidos.
- Las variedades dicigóticas representan el 70% y las monocigóticas el 30%.
- La determinación de la placentación (corionicidad y amnionicidad) deberían ser determinadas siempre que se realiza una ecografía y debería ser documentada.
- Todos los embarazos gemelares tienen un mayor riesgo de anomalías genéticas.
- El gemelo evanescente, la muerte de uno de los fetos, la discordancia en el crecimiento, la discordancia de anomalías genéticas/estructurales y la mola parcial son complicaciones propias de los embarazos gemelares.
- Existen complicaciones específicas de los gemelos monocoriales como el STFF y sus variantes (STFF, SAP, TRAP), como así también, los gemelos fusionados y el entrecruzamiento de cordón en los monoamnióticos.
- Las complicaciones maternas son frecuentes en las mujeres con gestaciones múltiples, como la preeclampsia, diabetes gestacional, desórdenes tromboembólicos, colestasis del embarazo y el hígado graso agudo, además de tener mayor riesgo de partos operatorios.
- La clasificación de los embarazos múltiples de mayor número de fetos (triples, y más) se realiza en base a la placentación, similar a los embarazos gemelares.

Bibliografía

1. Martin JA, Hamilton BE, Osterman MJ, Curtin SC, Matthews TJ. Births: final data for 2013. National vital statistics reports: from the Centers for Disease Control and

Prevention, National Center for Health Statistics. Natl Vital Stat Syst 2015; 64 (1): 1-65.
2. (NICE) NIfHaCE. National Collaborating Centre for Women's and Children's Health. Multiple pregnancy. The management of twin and triplet pregnancies in the antenatal period. London: 2011, Clinical guideline, Nº 129.
3. Reynolds MA, Schieve LA, Martin JA, Jeng G, Macaluso M. Trends in multiple births conceived using assisted reproductive technology, United States, 1997–2000. Pediatrics 2003; 111 (5 Pt 2): 1159-62.
4. Vahratian A, Schieve LA, Reynolds MA, Jeng G. Live-birth rates and multiple-birth risk of assisted reproductive technology pregnancies conceived using thawed embryos, USA 1999–2000. Hum Reprod 2003; 18 (7): 1442-8.
5. Blondel B, Kaminski M. The increase in multiple births and its consequences on perinatal health. J Gynecol Obstet Biol Reprod 2002; 31 (8): 725-40.
6. Oleszczuk JJ, Keith LG, Oleszczuk AK. The paradox of old maternal age in multiple pregnancies. Obstet Gynecol Clin North Am 2005; 32 (1): 69-80.
7. Shur N. The genetics of twinning: from splitting eggs to breaking paradigms. Am J Med Genet C Semin Med Genet 2009; 151 (2): 105-9.
8. Joo JG, Csaba A, Szigeti Z, Rigo Jr J. Spontaneous abortion in multiple pregnancy: focus on fetal pathology. Pathol Res Pract 2012; 208 (8): 458-61.
9. Roach VJ, Lau TK, Wilson D, Rogers MS. The incidence of gestational diabetes in multiple pregnancy. Aust N Z J Obstet Gynaecol 1998; 38 (1): 56-7.
10. Krotz S, Fajardo J, Ghandi S, Patel A, Keith LG. Hypertensive disease in twin pregnancies: a review. Twin Res 2002; 5 (1): 8-14.
11. Mastrobattista JM, Skupski DW, Monga M, Blanco JD, August P. The rate of severe preeclampsia is increased in triplet as compared to twin gestations. Am J Perinatol 1997; 14 (5): 263-5.
12. Elliott JP. Preterm labor in twins and high-order multiples. Clin Perinatol 2007; 34 (4): 599-609.
13. von Dadelszen P, Kives S, Delisle MF, Wilson RD, Joy R, Ainsworth L, et al. The association between early membrane rupture, latency, clinical chorioamnionitis, neonatal infection, and adverse perinatal outcomes in twin pregnancies complicated by preterm prelabour rupture of membranes. Twin Res 2003; 6 (4): 257-62.
14. Sentilhes L, Bouhours AC, Biquard F, Gillard P, Descamps P, Kayem G. Delivery of twins. Gynecol Obstet Fertil 2009; 37 (5): 432-41.
15. Suzuki S, Kikuchi F, Ouchi N, Nagayama C, Nakagawa M, Inde Y, et al. Risk factors for postpartum hemorrhage after vaginal delivery of twins. J Nippon Med Sch 2007; 74 (6): 414-7.
16. Sibai BM, Hauth J, Caritis S, Lindheimer MD, MacPherson C, Klebanoff M, et al. Hypertensive disorders in twin versus singleton gestations. National Institute of Child Health and Human Development Network of Maternal-Fetal Medicine Units. Am J Obstet Gynecol 2000; 182 (4): 938-42.
17. American College of O, Gynecologists Committee on Practice B-O, Society for Maternal-Fetal M, Committee AJE. ACOG practice bulletin #56: multiple gestation: complicated twin, triplet, and high-order multifetal pregnancy. Obstet Gynecol 2004; 104 (4): 869-83.
18. Garne E, Andersen HJ. The impact of multiple pregnancies and malformations on perinatal mortality. J Perinatal Med 2004; 32 (3): 215-9.
19. Quintero RA. Twin-twin transfusion syndrome. Clin Perinatol 2003; 30 (3): 591-600.
20. Alexander GR, Slay Wingate M, Salihu H, Kirby RS. Fetal and neonatal mortality risks of multiple births. Obstet Gynecol Clin North Am 2005; 32 (1): 1-16.
21. Luke B, Bigger HR, Leurgans S, Sietsema D. The cost of prematurity: a case-control study of twins vs singletons. Am J Public Health 1996; 86 (6): 809-14.
22. Ananth CV, Joseph Ks K, Smulian JC. Trends in twin neonatal mortality rates in the United States, 1989 through 1999: influence of birth registration and obstetric intervention. Am J Obstet Gynecol 2004; 190 (5): 1313-21.
23. Chelmow D, Penzias AS, Kaufman G, Cetrulo C. Costs of triplet pregnancy. Am J Obstet Gynecol 1995; 172 (2 Pt 1): 677-82.
24. Kahn B, Lumey LH, Zybert PA, Lorenz JM, Cleary-Goldman J, D'Alton ME, et al. Prospective risk of fetal death in singleton, twin, and triplet gestations: implications for practice. Obstet Gynecol 2003; 102 (4): 685-92.
25. Yokoyama Y, Shimizu T, Hayakawa K. Incidence of handicaps in multiple births and associated factors. Acta Genet Med Gemellol 1995; 44 (2): 81-91.
26. Topp M, Huusom LD, Langhoff-Roos J, Delhumeau C, Hutton JL, Dolk H, et al. Multiple birth and cerebral palsy in Europe: a multicenter study. Acta Obstet Gynecol Scand 2004; 83 (6): 548-53.
27. Grether JK, Nelson KB, Cummins SK. Twinning and cerebral palsy: experience in four northern California counties, births 1983 through 1985. Pediatrics 1993; 92 (6): 854-8.
28. Yokoyama Y, Shimizu T, Hayakawa K. Prevalence of cerebral palsy in twins, triplets and quadruplets. Int J Epidemiol 1995; 24 (5): 943-8.
29. Martin JA, Hamilton BE, Osterman MJ. Three decades of twin births in the United States, 1980– 2009. NCHS Data Brief 2012; 2012 (80): 1-8.
30. Scholten I, Chambers GM, van Loendersloot L, van der Veen F, Repping S, Gianotten J, et al. Impact of assisted reproductive technology on the incidence of multiple-gestation infants: a population perspective. Fertil Steril 2015; 103 (1): 179-83.
31. Sunderam S, Kissin DM, Crawford SB, Folger SG, Jamieson DJ, Barfield WD. Assisted reproductive technology surveillance – United States, 2011. MMWR Surveill Summ 2014; 63 (10): 1-28.
32. Pandian Z, Marjoribanks J, Ozturk O, Serour G, Bhattacharya S. Number of embryos for transfer following in vitro fertilisation or intra-cytoplasmic sperm injection. Cochrane Database Syst Rev 2013; 7: Cd003416.
33. Knopman JM, Krey LC, Oh C, Lee J, McCaffrey C, Noyes N. What makes them split? Identifying risk factors that lead to monozygotic twins after in vitro fertilization. Fertil Steril 2014; 102 (1): 82-9.
34. Sobek Jr A, Zborilova B, Prochazka M, Silhanova E, Koutna O, Klaskova E, et al. High incidence of monozygotic twinning after assisted reproduction is related to genetic information, but not to assisted reproduction technology itself. Fertil Steril 2015; 103 (3): 756-60.

35. Hoekstra C, Zhao ZZ, Lambalk CB, Willemsen G, Martin NG, Boomsma DI, et al. Dizygotic twinning. Hum Reprod Update 2008; 14 (1): 37-47.
36. Palmer JS, Zhao ZZ, Hoekstra C, Hayward NK, Webb PM, Whiteman DC, et al. Novel variants in growth differentiation factor 9 in mothers of dizygotic twins. J Clin Endocrinol Metab 2006; 91 (11): 4713-6.
37. Montgomery GW, Zondervan KT, Nyholt DR. The future for genetic studies in reproduction. Mol Hum Reprod 2014; 20 (1): 1-14.
38. Smits J, Monden C. Twinning across the developing world. PLoS One 2011; 6 (9): e25239.
39. Segal NL. Art for twins: Yoruba artists and their statues/twin research studies: twins' education and conceptions; diurnal preference; inherited eye diseases; ultrasound counseling when twins are conjoined/popular twin reports: twin sisters (the film); rare pregnancy; diet test; French twins reared apart and reunited. Twin Res Hum Genet 2014; 17 (3): 215-21.
40. Ewigman BG, Crane JP, Frigoletto FD, LeFevre ML, Bain RP, McNellis D. Effect of prenatal ultrasound screening on perinatal outcome. RADIUS Study Group. N Engl J Med 1993; 329 (12): 821-7.
41. Saari-Kemppainen A, Karjalainen O, Ylostalo P, Heinonen OP. Ultrasound screening and perinatal mortality: controlled trial of systematic one-stage screening in pregnancy. The Helsinki Ultrasound Trial. Lancet 1990; 336 (8712): 387-91.
42. Chasen ST, Chervenak FA. What is the relationship between the universal use of ultrasound, the rate of detection of twins, and outcome differences? Clin Obstet Gynecol 1998; 41 (1): 66-77.
43. Hughey MJ, Olive DL. Routine ultrasound scanning for the detection and management of twin pregnancies. J Reprod Med 1985; 30 (5): 427-30.
44. Abramowicz JS. Benefits and risks of ultrasound in pregnancy. Semin Perinatol 2013; 37 (5): 295-300.
45. Reddy UM, Abuhamad AZ, Levine D, Saade GR. Fetal imaging: executive summary of a joint Eunice Kennedy Shriver National Institute of Child Health and Human Development, Society for Maternal-Fetal Medicine, American Institute of Ultrasound in Medicine, American College of Obstetricians and Gynecologists, American College of Radiology, Society for Pediatric Radiology, and Society of Radiologists in Ultrasound Fetal Imaging Workshop. J Ultrasound Med 2014; 33 (5): 745-57.
46. Morin L, Lim K. Ultrasound in twin pregnancies. J Obstet Gynaecol Can 2011; 33 (6): 643-56.
47. Blickstein I. Normal and abnormal growth of multiples. Semin Neonatol 2002; 7 (3): 177-85.
48. Martins WP, Nastri CO, Barra DA, Navarro PA, Mauad Filho F, Ferriani RA. Fetal volume and crown-rump length from 7 to 10 weeks of gestational age in singletons and twins. Eur J Obstet Gynecol Reprod Biol 2009; 145 (1): 32-5.
49. Dias T, Mahsud-Dornan S, Thilaganathan B, Papageorghiou A, Bhide A. First-trimester ultrasound dating of twin pregnancy: are singleton charts reliable? BJOG 2010; 117 (8): 979-84.
50. Wegrzyn P, Fabio C, Peralta A, Faro C, Borenstein M, Nicolaides KH. Placental volume in twin and triplet pregnancies measured by three-dimensional ultrasound at 11 + 0 to 13 + 6 weeks of gestation. Ultrasound Obstet Gynecol 2006; 27 (6): 647-51.
51. Senoo M, Okamura K, Murotsuki J, Yaegashi N, Uehara S, Yajima A. Growth pattern of twins of different chorionicity evaluated by sonographic biometry. Obstet Gynecol 2000; 95 (5): 656-61.
52. Shushan A, Mordel N, Zajicek G, Lewin A, Schenker JG, Sadovsky E. A comparison of sonographic growth curves of triplet and twin fetuses. Am J Perinatol 1993; 10 (5): 388-91.
53. Sebire NJ, Snijders RJ, Hughes K, Sepulveda W, Nicolaides KH. The hidden mortality of monochorionic twin pregnancies. Br J Obstet Gynaecol 1997; 104 (10): 1203-7.
54. Matijevic R, Solak M, Kalogjera N, Kurjak A. Monochorionic twin pregnancy: retrospective analysis of predicted pregnancy outcome. Croat Med J 2003; 44 (6): 734-9.
55. El Kateb A, Nasr B, Nassar M, Bernard JP, Ville Y. First-trimester ultrasound examination and the outcome of monochorionic twin pregnancies. Prenatal Diagn 2007; 27 (10): 922-5.
56. Lopriore E, Stroeken H, Sueters M, Meerman RJ, Walther F, Vandenbussche F. Term perinatal mortality and morbidity in monochorionic and dichorionic twin pregnancies: a retrospective study. Acta Obstet Gynecol Scand 2008; 87 (5): 541-5.
57. D'Antonio F, Khalil A, Dias T, Thilaganathan B, Southwest Thames Obstetric Research C. Early fetal loss in monochorionic and dichorionic twin pregnancies: analysis of the Southwest Thames Obstetric Research Collaborative (STORK) multiple pregnancy cohort. Ultrasound Obstet Gynecol 2013; 41 (6): 632-6.
58. Ghalili A, McLennan A, Pedersen L, Kesby G, Hyett J. Outcomes of monochorionic diamniotic twin pregnancies: a comparison of assisted and spontaneous conceptions. Aust N Z J Obstet Gynaecol 2013; 53 (5): 437-42.
59. Denbow ML, Blomley MJ, Cosgrove DO, Fisk NM. Ultrasound microbubble contrast angiography in monochorionic twin fetuses. Lancet 1997; 349 (9054): 773.
60. Hack KE, Nikkels PG, Koopman-Esseboom C, Derks JB, Elias SG, van Gemert MJ, et al. Placental characteristics of monochorionic diamniotic twin pregnancies in relation to perinatal outcome. Placenta 2008; 29 (11): 976-81.
61. Lewi L, Gucciardo L, Huber A, Jani J, Van Mieghem T, Done E, et al. Clinical outcome and placental characteristics of monochorionic diamniotic twin pairs with early- and late-onset discordant growth. Am J Obstet Gynecol 2008; 199 (5): 511e1-7.
62. Obladen M. Unequal but monozygous: a history of twin-twin transfusion syndrome. J Perinatal Med 2010; 38 (2): 121-8.
63. Giconi SS. Twin-to-twin transfusion syndrome: a case study. Adv Neonatal Care 2013; 13 (1): 31-7.
64. Simpson LL. Twin-twin transfusion syndrome. Am J Obstet Gynecol 2013; 208 (1): 3-18.
65. Allaf MB, Vintzileos AM, Chavez MR, Wax JA, Ravangard SF, Figueroa R, et al. First-trimester sonographic prediction of obstetric and neonatal outcomes in monochorionic diamniotic twin pregnancies. J Ultrasound Med 2014; 33 (1): 135-40.
66. Diehl W, Diemert A, Hecher K. Twin-twin transfusion syndrome: treatment and outcome. Best Pract Res Clin Obstet Gynaecol 2014; 28 (2): 227-38.
67. Rossi AC, Prefumo F. Perinatal outcomes of twin anemia-polycythemia sequence: a systematic review. J Obstet Gynaecol Can 2014; 36 (8): 701-7.

68. Degenhardt J, Enzensberger C, Tenzer A, Kawecki A, Kohl T, Axt-Fliedner R. Management komplizierter monochorialer Zwillingsschwangerschaften. Z Geburtshilfe Neonatol 2015; 219 (1): 22-7.
69. Van Winden KR, Quintero RA, Kontopoulos EV, Korst LM, Llanes A, Chmait RH. Pre-operative twin anemia/ polycythemia in the setting of twin-twin transfusion syndrome (TTTS). Fetal Diagn Ther 2015; 37: 274-80.
70. Hartge DR, Weichert J. Prenatal diagnosis and outcome of multiple pregnancies with reversed arterial perfusion (TRAP-sequence). Arch Gynecol Obstet 2012; 286 (1): 81-8.
71. Prasad RH, Prasad TR, Kumar KD. TRAP sequence – an interesting entity in twins. J Clin Imaging Sci 2012; 2: 56.
72. Simpson LL. Ultrasound in twins: dichorionic and monochorionic. Semin Perinatol 2013; 37 (5): 348-58.
73. Dias T, Mahsud-Dornan S, Bhide A, Papageorghiou AT, Thilaganathan B. Cord entanglement and perinatal outcome in monoamniotic twin pregnancies. Ultrasound Obstet Gynecol 2010; 35 (2): 201-4.
74. Zollner U, Rehn M, Heuer S, Morr AK, Dietl J. Umbilical cord entanglement in monoamniotic twins. Ultrasound Obstet Gynecol 2012; 40 (1): 121-2.
75. Aurioles-Garibay A, Hernandez-Andrade E, Romero R, Garcia M, Qureshi F, Jacques SM, et al. Presence of an umbilical artery notch in monochorionic/monoamniotic twins. Fetal Diagn Ther 2014; 36 (4): 305-11.
76. Kaufman MH. The embryology of conjoined twins. Childs Nerv Syst 2004; 20 (8-9): 508-25.
77. Farah N, Hogan J, Johnson S, Stuart B, Daly S. Prospective risk of fetal death in uncomplicated monochorionic twins. Acta Obstet Gynecol Scand 2012; 91 (3): 382-5.
78. D'Antonio F, Khalil A, Dias T, Thilaganathan B. Early fetal loss in monochorionic and dichorionic twin pregnancies: analysis of the Southwest Thames Obstetric Research Collaborative (STORK) multiple pregnancy cohort. Ultrasound Obstet Gynecol 2013; 41 (6): 632-6.
79. Prefumo F, Fichera A, Pagani G, Marella D, Valcamonico A, Frusca T. The natural history of monoamniotic twin pregnancies: a case series and systematic review of the literature. Prenatal Diagn 2015; 35 (3): 274-80.
80. Derom C, Vlietinck R, Derom R, Van den Berghe H, Thiery M. Increased monozygotic twinning rate after ovulation induction. Lancet 1987; 1 (8544): 1236-8.
81. Aston KI, Peterson CM, Carrell DT. Monozygotic twinning associated with assisted reproductive technologies: a review. Reproduction 2008; 136 (4): 377-86.
82. Alhamdan D, Bora S, Condous G. Diagnosing twins in early pregnancy. Best Pract Res Clin Obstet Gynaecol 2009; 23 (4): 453-61.
83. Arabin B, van Eyck J. The role of ultrasound in multiple pregnancy. Twin Res 2001; 4 (3): 141-5.
84. Ayala Mendez JA, Jimenez Solis G, Fernandez Martinez LR, Lopez Rangel JA. Determination by ultrasound of chorionicity in twin pregnancy. Ginecol Obstetr Mexico 1997; 65: 111-3.
85. Benson CB, Doubilet PM. Sonography of multiple gestations. Radiol Clin North Am 1990; 28 (1): 149-61.
86. Blane CE, DiPietro MA, Johnson MZ, White SJ, Louwsma GI, Hamman JE. Sonographic detection of monoamniotic twins. J Clin Ultrasound 1987; 15 (6): 394-6.
87. Bracero LA, Byrne DW. Ultrasound determination of chorionicity and perinatal outcome in twin pregnancies using dividing membrane thickness. Gynecol Obstet Invest 2003; 55 (1): 50-7.
88. Carroll SG, Soothill PW, Abdel-Fattah SA, Porter H, Montague I, Kyle PM. Prediction of chorionicity in twin pregnancies at 10-14 weeks of gestation. BJOG 2002; 109 (2): 182-6.
89. Cheung A, Wan M, Collins RJ. Differentiation of monochorionic and dichorionic twin placentas by antenatal ultrasonic evaluation. Aust N Z J Obstet Gynaecol 1990; 30 (2): 134-6.
90. D'Antonio F, Bhide A. Early pregnancy assessment in multiple pregnancies. Best Pract Res Clin Obstet Gynaecol 2014; 28 (2): 201-14.
91. Egan JF, Borgida AF. Multiple gestations: the importance of ultrasound. Obstet Gynecol Clin North Am 2004; 31 (1): 141-58.
92. Hubinont C, Santolaya-Forgas J. A systematic approach to first-trimester ultrasound assessment of twins. Am J Perinatol 2010; 27 (8): 595-8.
93. Kurtz AB, Wapner RJ, Mata J, Johnson A, Morgan P. Twin pregnancies: accuracy of first-trimester abdominal US in predicting chorionicity and amnionicity. Radiology 1992; 185 (3): 759-62.
94. Tong S, Vollenhoven B, Meagher S. Determining zygosity in early pregnancy by ultrasound. Ultrasound Obstet Gynecol 2004; 23 (1): 36-7.
95. Monteagudo A, Timor-Tritsch IE, Sharma S. Early and simple determination of chorionic and amniotic type in multifetal gestations in the first fourteen weeks by high-frequency transvaginal ultrasonography. Am J Obstet Gynecol 1994; 170 (3): 824-9.
96. Levy R, Arfi JS, Mirlesse V, Jacob D. Ultrasonic diagnosis of chorionicity in multiple pregnancies. Gynecol Obstet Fertil 2003; 31 (11): 960-3.
97. Shetty A, Smith AP. The sonographic diagnosis of chorionicity. Prenatal Diagn 2005; 25 (9): 735-9.
98. Devlieger RG, Demeyere T, Deprest JA, Van Schoubroeck D, Witters I, Timmerman D, et al. Ultrasound determination of chorionicity in twin pregnancy: accuracy and operator experience. Twin Res 2001; 4 (4): 223-6.
99. Bromley B, Benacerraf B. Using the number of yolk sacs to determine amnionicity in early first trimester monochorionic twins. J Ultrasound Med 1995; 14 (6): 415-9.
100. Sepulveda W, Sebire NJ, Hughes K, Odibo A, Nicolaides KH. The lambda sign at 10–14 weeks of gestation as a predictor of chorionicity in twin pregnancies. Ultrasound Obstet Gynecol 1996; 7 (6): 421-3.
101. Wood SL, St Onge R, Connors G, Elliot PD. Evaluation of the twin peak or lambda sign in determining chorionicity in multiple pregnancy. Obstet Gynecol. 1996;88(1):6–9.
102. Dias T, Bhide A, Thilaganathan B. Early pregnancy growth and pregnancy outcome in twin pregnancies. Ceylon Med J 2010; 55 (3): 80-4.
103. Hertzberg BS, Kurtz AB, Choi HY, Kaczmarczyk JM, Warren W, Wapner RJ, et al. Significance of membrane thickness in the sonographic evaluation of twin gestations. AJR Am J Roentgenol 1987; 148 (1): 151-3.
104. Vayssiere C, Benoist G, Blondel B, Deruelle P, Favre R, Gallot D, et al. Twin pregnancies: guidelines for clinical practice

from the French College of Gynaecologists and Obstetricians (CNGOF). Eur J Obstet Gynecol Reprod Biol 2011; 156 (1): 12-7.

105. Stagiannis KD, Sepulveda W, Southwell D, Price DA, Fisk NM. Ultrasonographic measurement of the dividing membrane in twin pregnancy during the second and third trimesters: a reproducibility study. Am J Obstet Gynecol 1995; 173 (5): 1546-50.

106. Bora SA, Papageorghiou AT, Bottomley C, Kirk E, Bourne T. Reliability of transvaginal ultrasonography at 7–9 weeks' gestation in the determination of chorionicity and amnionicity in twin pregnancies. Ultrasound Obstet Gynecol 2008; 32 (5): 618-21.

107. Kristiansen MK, Joensen BS, Ekelund CK, Petersen OB, Sandager P with the Danish Fetal Medicine Study Group. Perinatal outcome after first-trimester risk assessment in monochorionic and dichorionic twin pregnancies: a population-based register study. BJOG 2015; doi:10.1111/1471-0528.13326.

108. Fisk NM, Bryan E. Routine prenatal determination of chorionicity in multiple gestation: a plea to the obstetrician. Br J Obstet Gynaecol 1993; 100 (11): 975-7.

109. Sepulveda W, Sebire NJ, Odibo A, Psarra A, Nicolaides KH. Prenatal determination of chorionicity in triplet pregnancy by ultrasonographic examination of the ipsilon zone. Obstet Gynecol 1996; 88 (5): 855-8.

110. Benirschke K. The biology of the twinning process: how placentation influences outcome. Semin Perinatol 1995; 19 (5): 342-50.

111. Victoria A, Mora G, Arias F. Perinatal outcome, placental pathology, and severity of discordance in monochorionic and dichorionic twins. Obstet Gynecol 2001; 97 (2): 310-5.

112. Dorum A, Nesheim BI. Monochorionic monoamniotic twins – the most precarious of twin pregnancies. Acta Obstet Gynecol Scand 1991; 70 (4-5): 381-3.

113. Landy HJ, Keith L, Keith D. The vanishing twin. Acta Genet Med Gemellol 1982; 31 (3-4): 179-94.

114. Boklage CE. Survival probability of human conceptions from fertilization to term. Int J Fertil 1990; 35 (2): 75, 79-80, 81-94.

115. Dickey RP, Taylor SN, Lu PY, Sartor BM, Storment JM, Rye PH, et al. Spontaneous reduction of multiple pregnancy: incidence and effect on outcome. Am J Obstet Gynecol 2002; 186 (1): 77-83.

116. Goldman GA, Dicker D, Feldberg D, Ashkenazi J, Yeshaya A, Goldman JA. The vanishing fetus. A report of 17 cases of triplets and quadruplets. J Perinatal Med 1989; 17 (2): 157-62.

117. Manzur A, Goldsman MP, Stone SC, Frederick JL, Balmaceda JP, Asch RH. Outcome of triplet pregnancies after assisted reproductive techniques: how frequent are the vanishing embryos? Fertil Steril 1995; 63 (2): 252-7.

118. Landy HJ, Keith LG. The vanishing twin: a review. Hum Reprod Update 1998; 4 (2): 177-83.

119. Shebl O, Ebner T, Sommergruber M, Sir A, Tews G. Birth weight is lower for survivors of the vanishing twin syndrome: a case-control study. Fertil Steril 2008; 90 (2): 310-4.

120. Huang T, Boucher K, Aul R, Rashid S, Meschino WS. First and second trimester maternal serum markers in pregnancies with a vanishing twin. Prenatal Diagn 2015; 35 (1): 90-6.

121. Vlkova B, Hodosy J. Vanishing twin as a potential source of bias in non-invasive fetal sex determination: a case report. J Obstet Gynecol Res 2014; 40 (4): 1128-31.

122. Ong SS, Zamora J, Khan KS, Kilby MD. Prognosis for the co-twin following single-twin death: a systematic review. BJOG 2006; 113 (9): 992-8.

123. Blickstein I, Perlman S. Single fetal death in twin gestations. J Perinatal Med 2013; 41 (1): 65-9.

124. Shek NW, Hillman SC, Kilby MD. Single-twin demise: pregnancy outcome. Best Pract Res Clin Obstet Gynaecol 2014; 28 (2): 249-63.

125. Bejar R, Vigliocco G, Gramajo H, Solana C, Benirschke K, Berry C, et al. Antenatal origin of neurologic damage in newborn infants. II. Multiple gestations. Am J Obstet Gynecol 1990; 162 (5): 1230-6.

126. Pharoah PO, Glinianaia SV, Rankin J. Congenital anomalies in multiple births after early loss of a conceptus. Hum Reprod 2009; 24 (3): 726-31.

127. Posner AC, Klein MA. Fetus papyraceus: recognition and significance. Obstet Gynecol 1954; 3 (1): 106-10.

128. Daw E. Fetus papyraceus – 11 cases. Postgrad Med J 1983; 59 (695): 598-600.

129. Jauniaux E, Elkhazen N, Vanrysselberge M, Leroy F. Anatomo-clinical aspects of papyraceus fetus syndrome. J Gynecol Obstet Biol Reprod (Paris) 1988; 17 (5): 653-9.

130. Luna-Lugo G, Barragan-Ramirez G, Cruz Hinojosa Mde L. Fetus compressus and fetus papyraceous. Clinical differences (report of three cases). Ginecol Obstetr Mexico 2011; 79 (5): 313-8.

131. Nevermann L, Hartge R, Rehder H, Schumann K, Stolp W. Particularly small foetus papyraceus after full pregnancy period (author's transl). Zeitschr Geburtsh Perinatol 1981; 185 (3): 187-91.

132. Costa-Castro T, De Villiers S, Montenegro N, Severo M, Oepkes D, Matias A, et al. Velamentous cord insertion in monochorionic twins with or without twin-twin transfusion syndrome: does it matter? Placenta 2013; 34 (11): 1053-8.

133. Hanley ML, Ananth CV, Shen-Schwarz S, Smulian JC, Lai YL, Vintzileos AM. Placental cord insertion and birth weight discordancy in twin gestations. Obstet Gynecol 2002; 99 (3): 477-82.

134. Kent EM, Breathnach FM, Gillan JE, McAuliffe FM, Geary MP, Daly S, et al. Placental cord insertion and birthweight discordance in twin pregnancies: results of the national prospective ESPRiT study. Am J Obstet Gynecol 2011; 205 (4): 376.e1-7.

135. Lopriore E, Pasman SA, Klumper FJ, Middeldorp JM, Walther FJ, Oepkes D. Placental characteristics in growth-discordant monochorionic twins: a matched case-control study. Placenta 2012; 33 (3): 171-4.

136. Machin GA. Velamentous cord insertion in monochorionic twin gestation. An added risk factor. J Reprod Med 1997; 42 (12): 785-9.

137. Isada NB, Sorokin Y, Drugan A, Johnson MP, Zador I, Evans MI. First trimester interfetal size variation in well-dated multifetal pregnancies. Fetal Diagn Ther 1992; 7 (2): 82-6.

138. Drugan A, Johnson MP, Isada NB, Holzgreve W, Zador IE, Dombrowski MP, et al. The smaller than expected first-trimester fetus is at increased risk for chromosome anomalies. Am J Obstet Gynecol 1992; 167 (6): 1525-8.

139. Bhide A, Sankaran S, Sairam S, Papageorghiou AT, Thilaganathan B. Relationship of intertwin crown-rump length discrepancy to chorionicity, fetal demise and

birth-weight discordance. Ultrasound Obstet Gynecol 2009; 34 (2): 131-5.
140. Harper LM, Roehl KA, Odibo AO, Cahill AG. First-trimester growth discordance and adverse pregnancy outcome in dichorionic twins. Ultrasound Obstet Gynecol 2013; 41 (6): 627-31.
141. Kalish RB, Gupta M, Perni SC, Berman S, Chasen ST. Clinical significance of first trimester crown-rump length disparity in dichorionic twin gestations. Am J Obstet Gynecol 2004; 191 (4): 1437-40.
142. Bora SA, Bourne T, Bottomley C, Kirk E, Papageorghiou AT. Twin growth discrepancy in early pregnancy. Ultrasound Obstet Gynecol 2009; 34 (1): 38-42.
143. Papaioannou GI, Syngelaki A, Maiz N, Ross JA, Nicolaides KH. Prediction of outcome in dichorionic twin pregnancies at 6–10 weeks' gestation. Am J Obstet Gynecol 2011; 205 (4): 348.e1-5.
144. Fareeduddin R, Williams 3rd J, Solt I, Mirocha JM, Kim MJ, Rotmensch S. Discordance of first-trimester crown-rump length is a predictor of adverse outcomes in structurally normal euploid dichorionic twins. J Ultrasound Med 2010; 29 (10): 1439-43.
145. D'Antonio F, Khalil A, Pagani G, Papageorghiou AT, Bhide A, Thilaganathan B. Crown-rump length discordance and adverse perinatal outcome in twin pregnancies: systematic review and meta-analysis. Ultrasound Obstet Gynecol 2014; 44 (2): 138-46.
146. Dickey RP, Olar TT, Taylor SN, Curole DN, Rye PH, Matulich EM, et al. Incidence and significance of unequal gestational sac diameter or embryo crown-rump length in twin pregnancy. Hum Reprod 1992; 7 (8): 1170-2.
147. Johansen ML, Oldenburg A, Rosthoj S, Cohn Maxild J, Rode L, Tabor A. Crown-rump length discordance in the first trimester: a predictor of adverse outcome in twin pregnancies? Ultrasound Obstet Gynecol 2014; 43 (3): 277-83.
148. Tai J, Grobman WA. The association of crown-rump length discordance in twin gestations with adverse perinatal outcomes. Am J Obstet Gynecol 2007; 197 (4): 369.e1-5.
149. Harper LM, Weis MA, Odibo AO, Roehl KA, Macones GA, Cahill AG. Significance of growth discordance in appropriately grown twins. Am J Obstet Gynecol 2013; 208 (5): 393.e1-5.
150. Charlemaine C, Duyme M, Ville Y, Aurengo A, Tremblay R, Frydman R, et al. Fetal biometric parameters, twin type and birth weight difference. A longitudinal study. Eur J Obstet Gynecol Reprod Biol 2000; 93 (1): 27-32.
151. Kutuk MS, Ozgun MT, Dolanbay M, Batukan C, Uludag S, Basbug M. Sonographic findings and perinatal outcome of multiple pregnancies associating a complete hydatiform mole and a live fetus: a case series. J Clin Ultrasound 2014; 42 (8): 465-71.
152. Arsene E, Clouqueur E, Stichelbout M, Devisme L, Vaast P, Subtil D. Twin pregnancy with complete mole and coexisting fetus: reach fetal viability is possible. J Gynecol Obstet Biol Reprod 2015; pii: S0368-2315(15)00039-3.
153. Wee L, Jauniaux E. Prenatal diagnosis and management of twin pregnancies complicated by a co-existing molar pregnancy. Prenat Diagn 2005; 25 (9): 772-6.
154. Piura B, Rabinovich A, Hershkovitz R, Maor E, Mazor M. Twin pregnancy with a complete hydatidiform mole and surviving co-existent fetus. Arch Gynecol Obstet 2008; 278 (4): 377-82.
155. Sebire NJ, Foskett M, Paradinas FJ, Fisher RA, Francis RJ, Short D, et al. Outcome of twin pregnancies with complete hydatidiform mole and healthy co-twin. Lancet 2002; 359 (9324): 2165-6.
156. Sherer DM. Adverse perinatal outcome of twin pregnancies according to chorionicity: review of the literature. Am J Perinatol 2001; 18 (1): 23-37.
157. Lopriore E, Slaghekke F, Vandenbussche FP, Middeldorp JM, Walther FJ, Oepkes D. Cerebral injury in monochorionic twins with selective intrauterine growth restriction and/or birthweight discordance. Am J Obstet Gynecol 2008; 199 (6): 628.e1-5.
158. Pharoah PO. Twins and cerebral palsy (Oslo, Norway: 1992) supplement. Acta Paediatr 2001; 90 (436): 6-10.
159. Wagner S, Repke JT, Ural SH. Overview and long-term outcomes of patients born with twin-to-twin transfusion syndrome. Rev Obstetr Gynecol 2013; 6 (3-4): 149-54.
160. Lewi L. Monochorionic diamniotic twin pregnancies pregnancy outcome, risk stratification and lessons learnt from placental examination. Verh K Acad Geneeskd Belg 2010; 72 (1-2): 5-15.
161. Fratelli N, Prefumo F, Fichera A, Valcamonico A, Marella D, Frusca T. Nuchal translucency thickness and crown rump length discordance for the prediction of outcome in monochorionic diamniotic pregnancies. Early Hum Dev 2011; 87 (1): 27-30.
162. Maiz N, Nicolaides KH. Ductus venosus in the first trimester: contribution to screening of chromosomal, cardiac defects and monochorionic twin complications. Fetal Diagn Ther 2010; 28 (2): 65-71.
163. Matias A, Montenegro N, Areias JC. Anticipating twin-twin transfusion syndrome in monochorionic twin pregnancy. Is there a role for nuchal translucency and ductus venosus blood flow evaluation at 11–14 weeks? Twin Res 2000; 3 (2): 65-70.
164. Bensouda B, Fouron JC, Raboisson MJ, Lamoureux J, Lachance C, Leduc L. Relevance of measuring diastolic time intervals in the ductus venosus during the early stages of twin-twin transfusion syndrome. Ultrasound Obstet Gynecol 2007; 30 (7): 983-7.
165. Votava-Smith JK, Habli M, Cnota JF, Divanovic A, Polzin W, Lim FY, et al. Diastolic dysfunction and cerebrovascular redistribution precede overt recipient twin cardiomyopathy in early-stage twin-twin transfusion syndrome. J Am Soc Echocardiogr 2015; 28 (5): 533-40.
166. Quintero RA, Morales WJ, Allen MH, Bornick PW, Johnson PK, Kruger M. Staging of twin-twin transfusion syndrome. J Perinatol 1999; 19 (8 Pt 1): 550-5.
167. Slaghekke F, Kist WJ, Oepkes D, Middeldorp JM, Klumper FJ, Vandenbussche FP, et al. TAPS and TOPS: two distinct forms of feto-fetal transfusion in monochorionic twins. Z Geburtshilfe Neonatol 2009; 213 (6): 248-54.
168. Slaghekke F, Kist WJ, Oepkes D, Pasman SA, Middeldorp JM, Klumper FJ, et al. Twin anemia-polycythemia sequence: diagnostic criteria, classification, perinatal management and outcome. Fetal Diagn Ther 2010; 27 (4): 181-90.
169. Kamitomo M, Kouno S, Ibuka K, Oku S, Sueyoshi K, Maeda T, et al. First-trimester findings associated with twin reversed arterial perfusion sequence. Fetal Diagn Ther 2004; 19 (2): 187-90.

170. Schwarzler P, Ville Y, Moscosco G, Tennstedt C, Bollmann R, Chaoui R. Diagnosis of twin reversed arterial perfusion sequence in the first trimester by transvaginal color Doppler ultrasound. Ultrasound Obstet Gynecol 1999; 13 (2): 143-6.
171. Bornstein E, Monteagudo A, Dong R, Schwartz N, Timor-Tritsch IE. Detection of twin reversed arterial perfusion sequence at the time of first-trimester screening: the added value of 3-dimensional volumen and color Doppler sonography. J Ultrasound Med 2008; 27 (7): 1105-9.
172. Coulam CB, Wright G. First trimester diagnosis of acardiac twins. Early Pregn (Online) 2000; 4 (4): 261-70.
173. Moore TR, Gale S, Benirschke K. Perinatal outcome of forty-nine pregnancies complicated by acardiac twinning. Am J Obstet Gynecol 1990; 163 (3): 907-12.
174. Tan TY, Sepulveda W. Acardiac twin: a systematic review of minimally invasive treatment modalities. Ultrasound Obstet Gynecol 2003; 22 (4): 409-19.
175. De Ugarte DA, Boechat MI, Shaw WW, Laks H, Williams H, Atkinson JB. Parasitic omphalopagus complicated by omphalocele and congenital heart disease. J Pediatr Surg 2002; 37 (9): 1357-8.
176. Lam YH, Sin SY, Lam C, Lee CP, Tang MH, Tse HY. Prenatal sonographic diagnosis of conjoined twins in the first trimester: two case reports. Ultrasound Obstet Gynecol 1998; 11 (4): 289-91.
177. Mackenzie TC, Crombleholme TM, Johnson MP, Schnaufer L, Flake AW, Hedrick HL, et al. The natural history of prenatally diagnosed conjoined twins. J Pediatr Surg 2002; 37 (3): 303-9.
178. Mutchinick OM, Luna-Munoz L, Amar E, Bakker MK, Clementi M, Cocchi G, et al. Conjoined twins: a worldwide collaborative epidemiological study of the International Clearinghouse for Birth Defects Surveillance and Research. Am J Med Genet C Semin Med Genet 2011; 157 C (4): 274-87.
179. Pajkrt E, Jauniaux E. First-trimester diagnosis of conjoined twins. Prenatal Diagn 2005; 25 (9): 820-6.
180. Cuillier F, Dillon KC, Grochal F, Scemama JM, Gervais T, Cerekja A, et al. Conjoined twins: what ultrasound may add to management. J Prenatal Med 2012; 6 (1): 4-6.
181. Baken L, Rousian M, Kompanje EJ, Koning AH, van der Spek PJ, Steegers EA, et al. Diagnostic techniques and criteria for first-trimester conjoined twin documentation: a review of the literature illustrated by three recent cases. Obstet Gynecol Surv 2013; 68 (11): 743-52.
182. Brand A, Alves MC, Saraiva C, Loio P, Goulao J, Malta J, et al. Fetus in fetu – diagnostic criteria and differential diagnosis–a case report and literatura review. J Pediatr Surg 2004; 39 (4): 616-8.
183. Edmonds LD, Layde PM. Conjoined twins in the United States, 1970–1977. Teratology 1982; 25 (3): 301-8.
184. Brizot ML, Liao AW, Lopes LM, Okumura M, Marques MS, Krebs V, et al. Conjoined twins pregnancies: experience with 36 cases from a single center. Prenatal Diagn 2011; 31 (12): 1120-5.
185. Jackson OA, Low DW, Larossa D. Conjoined twin separation: lessons learned. Plast Reconstr Surg 2012; 129 (4): 956-63.
186. Kobylarz K. History of treatment of conjoined twins. Anaesthesiol Intensive Ther 2014; 46 (2): 116-23.
187. Vermelin H, Facq J. Fetal death in the fourth month by entanglement of the umbilical cords in a case of uniovular twins. Bull Fed Soc Gynecol Obstet Lang Fr 1952; 4 (4): 755-6.
188. Overton TG, Denbow ML, Duncan KR, Fisk NM. First-trimester cord entanglement in monoamniotic twins. Ultrasound Obstet Gynecol 1999; 13 (2): 140-2.
189. 189. Hod M, Merlob P, Friedman S, Ovadia J. Single intrauterine fetal death in monoamniotic twins due to cord entanglement. Clin Exp Obstet Gynecol 1988; 15 (3): 63-5.
190. Belfort MA, Moise Jr KJ, Kirshon B, Saade G. The use of color flow Doppler ultrasonography to diagnose umbilical cord entanglement in monoamniotic twin gestations. Am J Obstet Gynecol 1993;168 (2): 601-4.
191. Sherer DM, Sokolovski M, Haratz-Rubinstein N. Diagnosis of umbilical cord entanglement of monoamniotic twins by first-trimester color Doppler imaging. J Ultrasound Med 2002; 21 (11): 1307-9.
192. Hanaoka U, Tenkumo C, Ito M, Mori N, Tanaka H, Hata T. Three-dimensional surface-rendered imaging of cord entanglement in monoamniotic twins. Arch Gynecol Obstet 2012; 286 (4): 1091-2.
193. Henrich W, Tutschek B. Cord entanglement in monoamniotic twins: 2D and 3D colour Doppler studies. Ultraschall Medizin 2008; 29 Suppl 5: 271-2.
194. Rosemond RL, Hinds NE. Persistent abnormal umbilical cord Doppler velocimetry in a monoamniotic twin with cord entanglement. J Ultrasound Med 1998; 17 (5): 337-8.
195. Kofinas AD, Penry M, Hatjis CG. Umbilical vessel flow velocity waveforms in cord entanglement in a monoamnionic multiple gestation. A case report. J Reprod Med 1991; 36 (4): 314-6.
196. Abuhamad AZ, Mari G, Copel JA, Cantwell CJ, Evans AT. Umbilical artery flow velocity waveforms in monoamniotic twins with cord entanglement. Obstet Gynecol 1995; 86 (4 Pt 2): 674-7.
197. Hugon-Rodin J, Guilbert JB, Baron X, Camus E. Notching of the umbilical artery waveform associated with cord entanglement in a monoamniotic twin pregnancy. J Matern Fetal Neonatal Med 2013; 26 (15): 1559-61.
198. Lewi L. Cord entanglement in monoamniotic twins: does it really matter? Ultrasound Obstet Gynecol 2010; 35 (2): 139-41.
199. Rossi AC, Prefumo F. Impact of cord entanglement on perinatal outcome of monoamniotic twins: a systematic review of the literature. Ultrasound Obstet Gynecol 2013; 41 (2): 131-5.
200. Boyle B, McConkey R, Garne E, Loane M, Addor MC, Bakker MK, et al. Trends in the prevalence, risk and pregnancy outcome of multiple births with congenital anomaly: a registry-based study in 14 European countries 1984–2007. BJOG 2013; 120 (6): 707-16.
201. Rodis JF, Egan JF, Craffey A, Ciarleglio L, Greenstein RM, Scorza WE. Calculated risk of chromosomal abnormalities in twin gestations. Obstet Gynecol 1990; 76 (6): 1037-41.
202. Matias A, Montenegro N, Blickstein I. Down syndrome screening in multiple pregnancies. Obstet Gynecol Clin North Am 2005; 32 (1): 81-96.
203. Audibert F, Gagnon A. Prenatal screening for and diagnosis of aneuploidy in twin pregnancies. J Obstet Gynaecol Can 2011; 33 (7): 754-67.
204. Boyle B, Morris JK, McConkey R, Garne E, Loane M, Addor MC, et al. Prevalence and risk of Down syndrome in

monozygotic and dizygotic multiple pregnancies in Europe: implications for prenatal screening. BJOG 2014; 121 (7): 809-19; discussion 20.
205. Spencer K, Kagan KO, Nicolaides KH. Screening for trisomy 21 in twin pregnancies in the first trimester: an update of the impact of chorionicity on maternal serum markers. Prenatal Diagn 2008; 28 (1): 49-52.
206. Linskens IH, Spreeuwenberg MD, Blankenstein MA, van Vugt JM. Early first-trimester free beta-hCG and PAPP-A serum distributions in monochorionic and dichorionic twins. Prenatal Diagn 2009; 29 (1): 74-8.
207. Prats P, Rodriguez I, Nicolau J, Comas C. Early first-trimester free-beta-hCG and PAPP-A serum distributions in monochorionic and dichorionic twins. Prenatal Diagn 2012; 32 (1): 64-9.
208. Madsen HN, Ball S, Wright D, Torring N, Petersen OB, Nicolaides KH, et al. A reassessment of biochemical marker distributions in trisomy 21-affected and unaffected twin pregnancies in the first trimester. Ultrasound Obstet Gynecol 2011; 37 (1): 38-47.
209. Maiz N, Staboulidou I, Leal AM, Minekawa R, Nicolaides KH. Ductus venosus Doppler at 11 to 13 weeks of gestation in the prediction of outcome in twin pregnancies. Obstet Gynecol 2009; 113 (4): 860-5.
210. Ben-Ami I, Maymon R, Svirsky R, Cuckle H, Jauniaux E. Down syndrome screening in assisted conception twins: an iatrogenic medical challenge. Obstet Gynecol Surv 2013; 68 (11): 764-73.
211. Prats P, Rodriguez I, Comas C, Puerto B. Systematic review of screening for trisomy 21 in twin pregnancies in first trimester combining nuchal translucency and biochemical markers: a meta-analysis. Prenatal Diagn 2014; 34 (11): 1077-83.
212. Spencer K, Staboulidou I, Nicolaides KH. First trimester aneuploidy screening in the presence of a vanishing twin: implications for maternal serum markers. Prenatal Diagn 2010; 30 (3): 235-40.
213. del Mar GM, Quezada MS, Bregant B, Syngelaki A, Nicolaides KH. Cell-free DNA analysis for trisomy risk assessment in first-trimester twin pregnancies. Fetal Diagn Ther 2014; 35 (3): 204-11.
214. Curnow KJ, Wilkins-Haug L, Ryan A, Kirkizlar E, Stosic M, Hall MP, et al. Detection of triploid, molar, and vanishing twin pregnancies by a single-nucleotide polymorphism-based noninvasive prenatal test. Am J Obstet Gynecol 2015; 212 (1): 79.e1-9.
215. Glinianaia SV, Rankin J, Wright C. Congenital anomalies in twins: a register-based study. Hum Reprod 2008; 23 (6): 1306-11.
216. Campbell KH, Copel JA, Ozan Bahtiyar M. Congenital heart defects in twin gestations. Minerva Ginecol 2009; 61 (3): 239-44.
217. Allen VM, Wilson RD, Cheung A. Pregnancy outcomes after assisted reproductive technology. J Obstet Gynaecol Can 2006; 28 (3): 220-50.
218. Schinzel AA, Smith DW, Miller JR. Monozygotic twinning and structural defects. J Pediatr 1979; 95 (6): 921-30.
219. Bahtiyar MO, Dulay AT, Weeks BP, Friedman AH, Copel JA. Prevalence of congenital heart defects in monochorionic/diamniotic twin gestations: a systematic literature review. J Ultrasound Med 2007; 26 (11): 1491-8.
220. Herskind AM, Almind Pedersen D, Christensen K. Increased prevalence of congenital heart defects in monozygotic and dizygotic twins. Circulation 2013; 128 (11): 1182-8.
221. Chen CJ, Wang CJ, Yu MW, Lee TK. Perinatal mortality and prevalence of major congenital malformations of twins in Taipei city. Acta Genet Med Gemellol 1992; 41 (2-3): 197-203.
222. Machin G. Non-identical monozygotic twins, intermediate twin types, zygosity testing, and the non-random nature of monozygotic twinning: a review. Am J Med Genet C Semin Med Genet 2009;151c (2): 110-27.
223. Zwijnenburg PJ, Meijers-Heijboer H, Boomsma DI. Identical but not the same: the value of discordant monozygotic twins in genetic research. Am J Med Genet B Neuropsychiatr Genet 2010; 153b (6): 1134-49.
224. Silva S, Martins Y, Matias A, Blickstein I. Why are monozygotic twins different? J Perinatal Med 2011; 39 (2): 195-202.
225. Singh SM, Murphy B, O'Reilly R. Epigenetic contributors to the discordance of monozygotic twins. Clin Genet 2002; 62 (2): 97-103.
226. Czyz W, Morahan JM, Ebers GC, Ramagopalan SV. Genetic, environmental and stochastic factors in monozygotic twin discordance with a focus on epigenetic differences. BMC Med 2012; 10: 93.
227. Cheng PJ, Shaw SW, Shih JC, Soong YK. Monozygotic twins discordant for monosomy 21 detected by first-trimester nuchal translucency screening. Obstet Gynecol 2006; 107 (2 Pt 2): 538-41.
228. Malhotra A, Menahem S, Shekleton P, Gillam L. Medical and ethical considerations in twin pregnancies discordant for serious cardiac disease. J Perinatol 2009; 29 (10): 662-7.
229. Berkowitz RL. Ethical issues involving multifetal pregnancies. Mt Sinai J Med N Y 1998; 65 (3): 185-90; discussion 215-23.
230. Linskens IH, Elburg RM, Oepkes D, Vugt JM, Haak MC. Expectant management in twin pregnancies with discordant structural fetal anomalies. Twin Res Hum Genet 2011; 14 (3): 283-9.
231. Rustico MA, Baietti MG, Coviello D, Orlandi E, Nicolini U. Managing twins discordant for fetal anomaly. Prenat Diagn 2005; 25 (9): 766-71.
232. Stewart KS, Johnson MP, Quintero RA, Evans MI. Congenital abnormalities in twins: selective termination. Curr Opin Obstet Gynecol 1997; 9 (2): 136-9.
233. Rodeck CH, Mibashan RS, Abramowicz J, Campbell S. Selective feticide of the affected twin by fetoscopic air embolism. Prenat Diagn 1982; 2 (3): 189-94.
234. Alvarado EA, Pacheco RP, Alderete FG, Luis JA, de la Cruz AA, Quintana LO. Selective termination in dichorionic twins discordant for congenital defect. Eur J Obstet Gynecol Reprod Biol 2012; 161 (1): 8-11.
235. Evans MI, Goldberg JD, Horenstein J, Wapner RJ, Ayoub MA, Stone J, et al. Selective termination for structural, chromosomal, and Mendelian anomalies: international experience. Am J Obstet Gynecol 1999; 181 (4): 893-7.
236. Challis D, Gratacos E, Deprest JA. Cord occlusion techniques for selective termination in monochorionic twins. J Perinatal Med 1999; 27 (5): 327-38.
237. Rossi AC, D'Addario V. Umbilical cord occlusion for selective feticide in complicated monochorionic twins: a systematic

review of literature. Am J Obstet Gynecol 2009; 200 (2): 123-9.
238. Quintero RA, Romero R, Reich H, Goncalves L, Johnson MP, Carreno C, et al. In utero percutaneous umbilical cord ligation in the management of complicated monochorionic multiple gestations. Ultrasound Obstet Gynecol 1996; 8 (1): 16-22.
239. Lewi L, Gratacos E, Ortibus E, Van Schoubroeck D, Carreras E, Higueras T, et al. Pregnancy and infant outcome of 80 consecutive cord coagulations in complicated monochorionic multiple pregnancies. Am J Obstet Gynecol 2006; 194 (3): 782-9.
240. Robyr R, Yamamoto M, Ville Y. Selective feticide in complicated monochorionic twin pregnancies using ultrasound-guided bipolar cord coagulation. BJOG. 2005;112(10):1344–8.
241. Paramasivam G, Wimalasundera R, Wiechec M, Zhang E, Saeed F, Kumar S. Radiofrequency ablation for selective reduction in complex monochorionic pregnancies. BJOG 2010; 117 (10): 1294-8.
242. Okun N, Sierra S. Pregnancy outcomes after assisted human reproduction. J Obstet Gynaecol Can 2014; 36 (1): 64-83.
243. Luke B. Nutrition and multiple gestation. Semin Perinatol 2005; 29 (5): 349-54.
244. Buhling KJ, Henrich W, Starr E, Lubke M, Bertram S, Siebert G, et al. Risk for gestational diabetes and hypertension for women with twin pregnancy compared to singleton pregnancy. Arch Gynecol Obstet 2003; 269 (1): 33-6.
245. Rauh-Hain JA, Rana S, Tamez H, Wang A, Cohen B, Cohen A, et al. Risk for developing gestational diabetes in women with twin pregnancies. J Matern Fetal Neonatal Med 2009; 22 (4): 293-9.
246. Bar J, Blickstein D, Hod M, Bar-Hava I, Ben-Rafael Z, Rahmany-Babai J, et al. Increased D-dimer levels in twin gestation. Thromb Res 2000; 98 (6): 485-9.
247. Virkus RA, Lokkegaard E, Lidegaard O, Langhoff-Roos J, Nielsen AK, Rothman KJ, et al. Risk factors for venous thromboembolism in 1.3 million pregnancies: a nationwide prospective cohort. PLoS One 2014; 9 (5): e96495.
248. Derbent AU, Yanik FF, Simavli S, Atasoy L, Urun E, Kuscu UE, et al. First trimester maternal serum PAPP-A and free beta-HCG levels in hyperemesis gravidarum. Prenat Diagn 2011; 31 (5): 450-3.
249. McCarthy FP, Lutomski JE, Greene RA. Hyperemesis gravidarum: current perspectives. Int J Women Health 2014; 6: 719-25.
250. Hall MH, Campbell DM, Davidson RJ. Anaemia in twin pregnancy. Acta Genet Med Gemellol (Roma) 1979; 28 (4): 279-82.
251. Rioseco AJ, Ivankovic MB, Manzur A, Hamed F, Kato SR, Parer JT, et al. Intrahepatic cholestasis of pregnancy: a retrospective case-control study of perinatal outcome. Am J Obstet Gynecol 1994; 170 (3): 890-5.
252. Ohel I, Levy A, Silberstein T, Holcberg G, Sheiner E. Pregnancy outcome of patients with pruritic urticarial papules and plaques of pregnancy. J Matern Fetal Neonatal Med 2006; 19 (5): 305-8.
253. Elling SV, McKenna P, Powell FC. Pruritic urticarial papules and plaques of pregnancy in twin and triplet pregnancies. J Eur Acad Dermatol Venereol 2000; 14 (5): 378-81.
254. Simpson KR, Moore KS, LaMartina MH. Acute fatty liver of pregnancy. J Obstet Gynecol Neonatal Nurs 1993; 22 (3): 213-9.
255. Dey M, Reema K. Acute fatty liver of pregnancy. North Am J Med Sci 2012; 4 (11): 611-2.
256. Nishida R, Morikawa M, Yamada T, Akaishi R, Yamada T, Minakami H. Liver dysfunction in triplet pregnancies: relation to antenatal changes in antithrombin activity and platelet count. J Obstet Gynecol Res 2014; 40 (12): 2177-83.
257. Luke B, Brown MB. Maternal morbidity and infant death in twin vs triplet and quadruplet pregnancies. Am J Obstet Gynecol 2008; 198 (4): 401.
258. Ron-El R, Mor Z, Weinraub Z, Schreyer P, Bukovsky I, Dolphin Z, et al. Triplet, quadruplet and quintuplet pregnancies. Management and outcome. Acta Obstet Gynecol Scand 1992; 71 (5): 347-50.
259. Seoud MA, Toner JP, Kruithoff C, Muasher SJ. Outcome of twin, triplet, and quadruplet in vitro fertilization pregnancies: the Norfolk experience. Fertil Steril 1992; 57 (4): 825-34.
260. Elliott JP. High-order multiple gestations. Semin Perinatol 2005; 29 (5): 305-11.
261. Guilherme R, Drunat S, Delezoide AL, Oury JF, Luton D. Zygosity and chorionicity in triplet pregnancies: new data. Hum Reprod 2009; 24 (1): 100-5.
262. Adegbite AL, Ward BS, Bajoria R. Perinatal outcome of quadruplet pregnancies in relation to chorionicity. J Perinatol 2007; 27 (1): 15-21.
263. Gonen R, Heyman E, Asztalos EV, Ohlsson A, Pitson LC, Shennan AT, et al. The outcome of triplet, quadruplet, and quintuplet pregnancies managed in a perinatal unit: obstetric, neonatal, and follow-up data. Am J Obstet Gynecol 1990; 162 (2): 454-9.
264. Albrecht JL, Tomich PG. The maternal and neonatal outcome of triplet gestations. Am J Obstet Gynecol 1996; 174 (5): 1551-6.

15

Ultrasonido del primer trimestre patológico

Timothy P. Canavan • Joan M. Mastrobattista

Introducción

La introducción del ultrasonido hace ya casi cuatro décadas abrió una ventana visual para el control del embarazo. Con la llegada de la sonda transvaginal de alta frecuencia, los sonografistas fueron capaces de estudiar en gran detalle la evolución del embarazo durante el primer trimestre. Se definieron marcadores tanto de una adecuada evolución del embarazo como signos de un primer trimestre patológico. En este capítulo, se revisará la evidencia médica actual sobre el estudio de imágenes y el diagnóstico del primer trimestre del embarazo patológico. Enfatizamos que ningún hallazgo aislado puede sustituir el juicio clínico al examinar e interpretar los datos disponibles. La mayoría de los embarazos patológicos se presentan con más de un único hallazgo ecográfico o bioquímico.

Definiciones

- Primer trimestre patológico del embarazo (fracaso del embarazo): falta de evidencia ecográfica de la viabilidad presente o de la esperada.
- Amenaza de aborto: sangrado vaginal en un embarazo viable de hasta 20 semanas de gestación en presencia de un cérvix largo y cerrado.
- Aborto completo: expulsión completa del embrión, amnios y corion.
- "Aborto incompleto": no es recomendable el uso de esta terminología, ya que no describe adecuadamente los eventos fisiopatológicos.[1]
- Embarazo anembrionado: embarazo anormal compuesto por un saco gestacional sin evidencia de embrión cuando ya se espera que este se encuentre presente.
- Muerte embrionaria: presencia de un embrión sin actividad cardíaca cuando ya se espera que esta se encuentre presente.

Factores de riesgo

Numerosos factores de riesgo están asociados con la pérdida del embarazo durante el primer trimestre; sin embargo, el 40%-50% de las pérdidas son inexplicables. En la Tabla 15.1 se enumeran los factores de riesgo médicos. Dentro de los factores clínicos asociados a un primer trimestre del embarazo patológico se encuentran: menarca tardía, niveles bajos de beta-gonadotrofina coriónica humana (β-hCG), niveles bajos de progesterona y sangrado vaginal.[2-4] Las características demográficas que se han vinculado a un primer trimestre del embarazo patológico incluyen: edad materna avanzada, tabaquismo y antecedentes de pérdidas de embarazo. Stern y asociados siguieron en forma prospectiva 83 embarazos entre las 4 y 12 semanas de gestación, y encontraron que las

Tabla 15.1 Factores de riesgo médicos para el fracaso de embarazo en el primer trimestre

Etiologías conocidas	Posibles etiologías
▪ Anomalías cromosómicas paternas ▪ Hipotiroidismo no tratado ▪ Diabetes mellitus no controlada ▪ Anomalías uterinas septales ▪ Síndrome de Asherman ▪ Síndrome antifosfolipídico	▪ Exposición ambiental ▪ Trombofilia hereditaria o adquirida ▪ Infecciones ▪ Alcoholismo materno ▪ Síndrome de ovario poliquístico

mujeres con antecedentes de, al menos, dos abortos espontáneos, en comparación con aquellas sin antecedentes de abortos, eran casi cuatro veces más propensas a tener un primer trimestre del embarazo patológico luego del registro de actividad cardíaca a las 6 semanas.[5]

Evidencias químicas de embarazo fallido

Hay muy poca evidencia que apoya el cribado bioquímico para determinar la viabilidad del embarazo. Los estudios no encontraron una asociación estadística entre los cambios de los marcadores bioquímicos: proteína plasmática A asociada al embarazo (PAPP-A), estriol, α-fetoproteína e inhibina A y la pérdida temprana del embarazo. Sin embargo, los niveles de β-hCG y progesterona pueden tener una relación directa con la maduración temprana del embarazo. Varios estudios han reportado una relación matemática entre el aumento de los niveles de β-hCG y la maduración "normal" del embarazo. Kadar y asociados informaron que un aumento del 66% en el nivel de β-hCG en 48 h se correlaciona con un embarazo intrauterino normal.[6] Sin embargo, se observan deficiencias significativas tanto en el tamaño de la muestra del estudio como en su metodología, lo que hace que esta conclusión no sea fiable. El estudio se basó en solo veinte pacientes que fueron muestreados de manera inconsistente en intervalos de 1 a 5 días, y el intervalo de 48 h se determinó después de reducir el intervalo de confianza al 85%. Un estudio más reciente de Barnhart y cols. encontró que la β-hCG aumentó un 24% en 1 día y 53% en 2 días; Sin embargo, su intervalo de muestreo también fue inconsistente, y varió entre 1 y 7 días, lo que generó dudas sobre la reproducibilidad de sus resultados.[7] Aunque la tendencia de un aumento del título de β-hCG puede no predecir con certeza un embarazo viable, un título bajo de β-hCG con un saco gestacional "vacío" debería aumentar la preocupación por la pérdida del embarazo.[8] Los bajos niveles de progesterona también se han asociado con un mayor riesgo de pérdida del embarazo.[3, 9] Esta asociación aumenta de manera significativa cuando los niveles de progesterona caen por debajo de 30 nmol/L.[3] La asociación de la pérdida del embarazo es más fuerte cuando se correlaciona la edad de la mujer y el tamaño del saco gestacional. La pérdida del embarazo se incrementa con la edad materna avanzada y el aumento del tamaño del saco.[3]

Múltiples estudios han intentado determinar un nivel de β-hCG en el que un embarazo intrauterino normal debe ser identificado por ultrasonido, frecuentemente referido como el nivel discriminatorio. Por ultrasonido transvaginal (TVS), este nivel discriminatorio se fijó en 1000 mIU/mL por algunos autores y 2000 mIU/mL por otros.[10] Este nivel discriminatorio se define como el umbral entre un embarazo anormal (aborto espontáneo o embarazo ectópico) y un embarazo intrauterino normal. Doubilet y Benson informaron que la β-hCG más alta que procedió a la visualización de un embarazo intrauterino por TVS y un eventual recién nacido a término vivo fue de 4336 mIU/mL. Concluyeron que el nivel discriminatorio de β-hCG no debe usarse de forma unívoca para determinar el manejo del embarazo en el primer trimestre.[10] Por lo tanto, un nivel discriminatorio de β-hCG no es un marcador confiable para predecir la pérdida del embarazo o un embarazo anormal.

Características ultrasonográficas del embarazo temprano

Los acontecimientos en el embarazo precoz siguen una secuencia predecible, tal como se documenta con el ultrasonido transvaginal (*v.* el Capítulo 7 para más detalles). El saco gestacional es el primer signo ecográfico del embarazo identificable, aproximadamente a la quinta semana desde la última fecha de menstruación. El saco gestacional es una pequeña estructura quística, ubicada dentro de la cavidad uterina en forma excéntrica como consecuencia de la implantación dentro del revestimiento endometrial. El saco es circular y bien definido sin ningún contenido visible. A las 5 semanas 3 días, el saco vitelino puede visualizarse como una estructura redonda, generalmente ubicada excéntricamente, dentro del saco gestacional. Alrededor de las 6 semanas de gestación se observa el embrión adyacente al saco vitelino. En ese momento, es cuando podría visualizarse la actividad cardíaca fetal. El embrión continúa aumentando de tamaño y, a medida que se aproxima a las 10 semanas de gestación, adopta lentamente una forma más fetal, con una longitud céfalo-caudal que aumenta aproximadamente 1 mm/día.

Imagen ultrasonográfica del embarazo temprano

El aspecto y la localización de un embarazo durante el primer trimestre se visualiza mejor utilizando una sonda transvaginal de alta frecuencia. Con el abordaje transvaginal, la sonda de ultrasonido se encuentra muy cerca del embarazo y permite una excelente resolución. La imagen de alta resolución proporciona los detalles necesarios para observar en forma precoz el saco vitelino temprano, visualizar y medir la actividad cardíaca, y obtener una medida exacta de la longitud embrionaria máxima durante el primer trimestre precoz. Un examen transvaginal no requiere la vejiga llena y, además, permite una evaluación de los anexos y los ovarios.

Evidencia ultrasonográfica del primer trimestre del embarazo patológico

Saco gestacional

La localización y aspecto de saco gestacional proporcionan indicios vitales en cuanto a la probabilidad de pérdida del embarazo. En la evaluación ecográfica inicial, es importante documentar la ubicación del saco gestacional, ya que ayuda a determinar la viabilidad futura del embarazo y el riesgo de pérdida, así como la morbilidad materna, específicamente de hemorragia obstétrica en caso de embarazo ectópico. Se debe documentar la relación del saco con las regiones cornuales y el cuello uterino o cicatriz uterina previa.

Localización

Los sacos gestacionales ubicados en los extremos de la cavidad uterina (cuernos o cérvix) tenderán a ser anormales y fallarán o necesitarán ser removidos, debido a su riesgo de rotura y hemorragia. La implantación en las regiones cornuales requiere una estrecha observación con exámenes seriados. Aquellos que se encuentran en el lado de la cavidad con respecto al *ostium* tubárico, denominados subcornuales, tienden a crecer hacia la cavidad uterina y evolucionar normalmente (Figura 15.1 a, b). Los que se encuentren dentro de la porción intersticial de la trompa serán embarazos ectópicos cornuales y necesitarán terapia adicional (Figura 15.2). Las implantaciones que se producen cercanas o en el canal endocervical tienden a interrumpirse, debido a la mala perfusión vascular; Sin embargo, algunos persisten y se convierten en embarazos ectópicos cervicales (Figura 15.3). Los embarazos ectópicos cervicales eventualmente se romperán o sufrirán hemorragias que aumentarán en forma significativa la morbilidad materna. La identificación del saco gestacional bajo dentro de la cavidad uterina se asocia con un mayor riesgo de pérdida del embarazo. Nyberg y cols. evaluaron la ubicación del saco gestacional. Reportaron que cuando un saco gestacional se encuentra en el segmento inferior del útero, se incrementa el riesgo de pérdida del embarazo con una sensibilidad del 20% y valor predictivo positivo (VPP) del 94%.[11]

Apariencia

El primer signo ultrasonográfico de embarazo es el saco gestacional que es una estructura quística anecoica, redondeada con una pared ecogénica situada excéntricamente dentro del espesor endometrial (Figura 15.4 a). El saco suele identificarse cuando alcanza un tamaño de 2-3 mm en la cuarta semana de gestación. El tamaño del saco gestacional se informa como diámetro sacular medio (promedio de los diámetros sagital, transversal y anteroposterior del saco). La apariencia y el tamaño del saco son importantes predictores ecográficos de la falla precoz del embarazo.

Una estructura quística ubicada centralmente con una pared delgada generalmente representa un seudosaco gestacional, una colección líquida en la cavidad uterina, en lugar de un saco gestacional (*v.* Figura 15.4 b). Un seudosaco gestacional puede visualizarse cuando el embarazo se encuentra fuera de la cavidad uterina, como en un embarazo ectópico tubárico o cervical. Tiende a tener forma de "gota de lágrima", carece del borde ecogénico esperado de un saco gestacional y puede contener residuos. Si existe la sospecha de estar en presencia de un seudosaco gestacional, será necesario una nueva imagen en búsqueda de un posible embarazo ectópico.

Aunque existen pocos estudios para predecir los resultados, aquellos sacos gestacionales que se encuentran colapsados o contienen una cantidad significativa de restos presentan un riesgo elevado de pérdida del embarazo (*v.* Figura 15.4 c). Estos embarazos pueden ser anembrionados o pueden representar una muerte embrionaria reciente. Los restos pueden ser el resultado de una hemorragia reciente. Se requiere un examen cuidadoso del saco gestacional para evidenciar el saco vitelino o embrión, ya que los

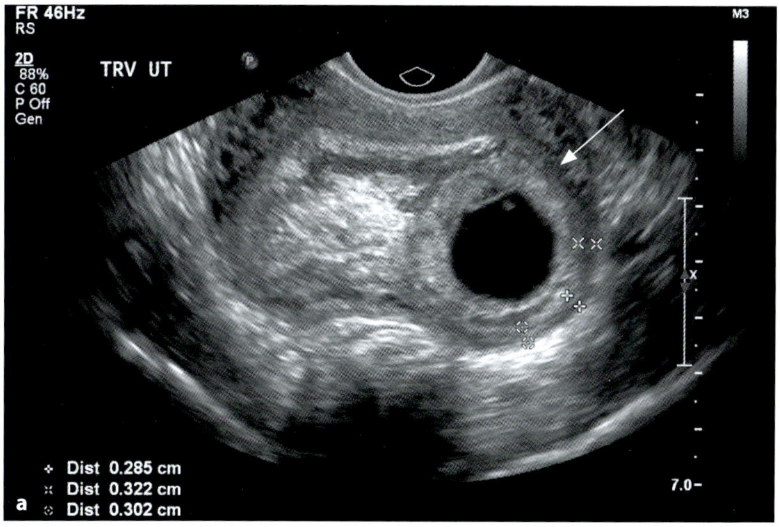

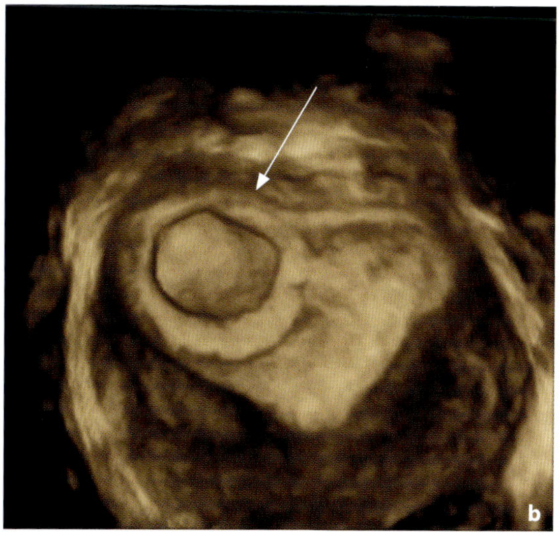

Figura 15.1 a Implantación subcornual. Se presenta una imagen de una implantación subcornual fúndica de un saco gestacional de 5 semanas y 0 días en corte axial transvaginal. **b** Implantación subcornual. En esta presentación tridimensional del mismo embarazo representado en (**a**), la implantación subcornual se identifica mediante la *flecha*.

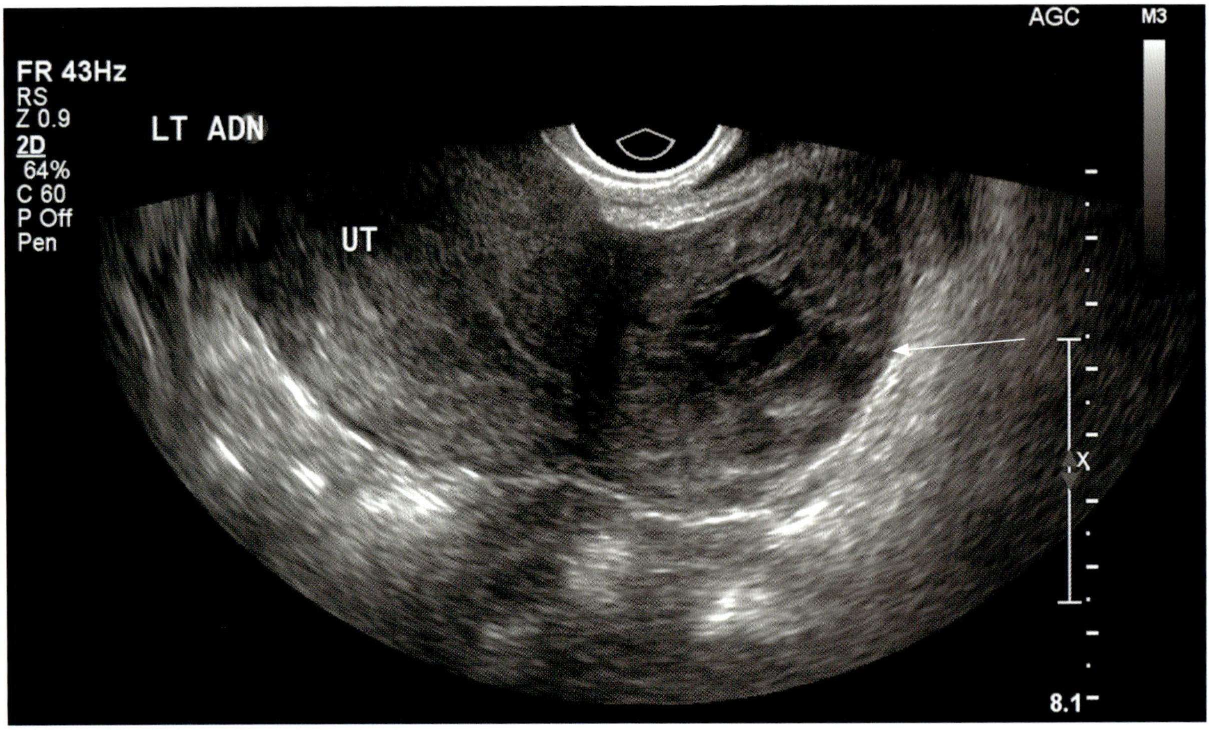

Figura 15.2 Embarazo ectópico. En esta imagen transversal del cuerno uterino derecho se visualiza un embarazo ectópico cornual (*flecha*) a las 6 semanas 3 días.

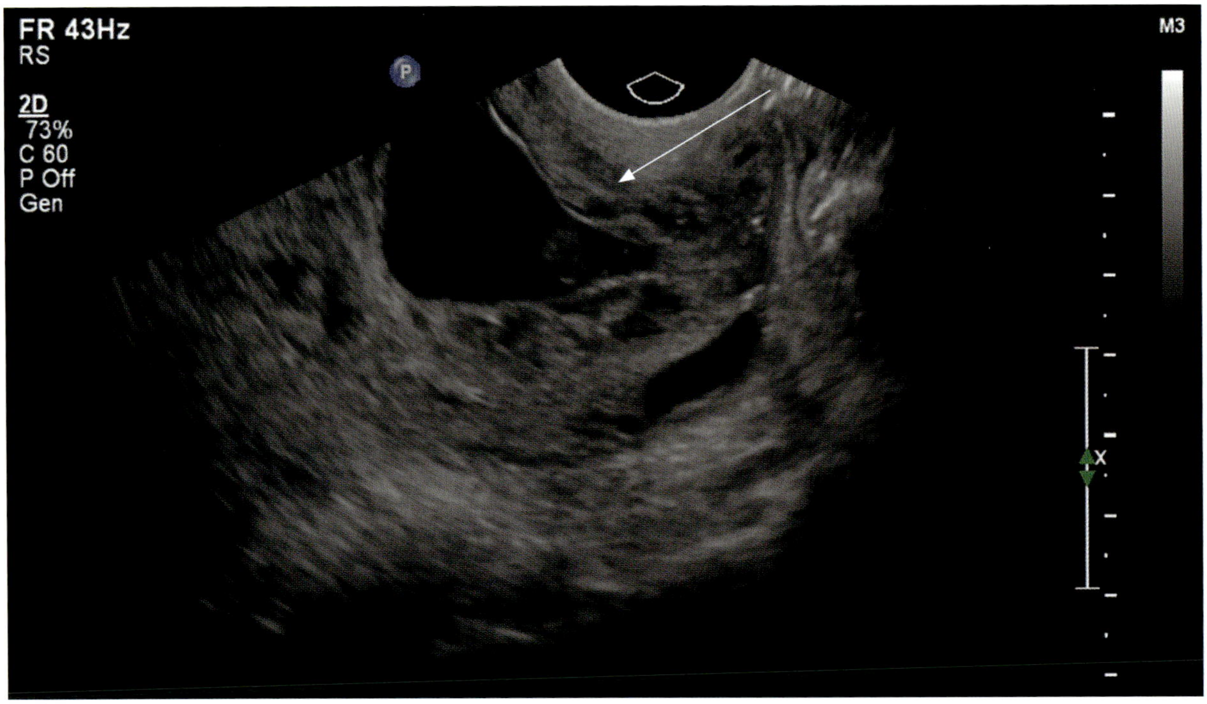

Figura 15.3 Embarazo ectópico cervical. En este corte sagital medio del cuello uterino la *flecha* señala un embarazo ectópico cervical de 7 semanas y 6 días.

restos pueden ocultar estas estructuras. Nyberg y cols. analizaron la aparición del saco gestacional en 168 pacientes y encontraron que una reacción decidual fina (≤ 2 mm), una reacción decidual ecogénica débil y un contorno irregular saco tenían un VPP para la pérdida del embarazo del 96%, 98% y 97%, respectivamente.[11] Por otra parte, los autores

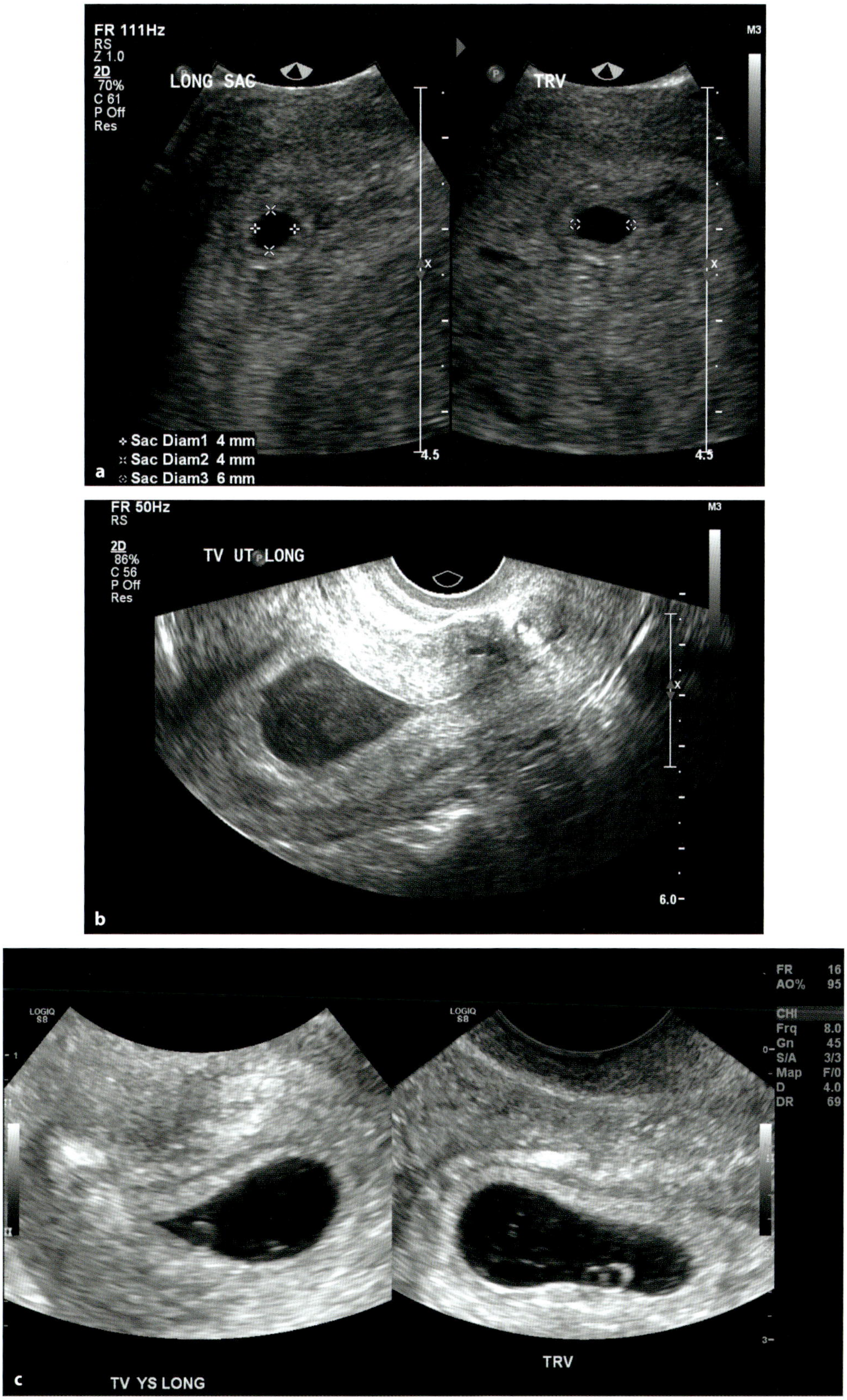

Figura 15.4 Sacos gestacionales tempranos. **a** Se visualiza un saco gestacional normal de 4 semanas y 1 día. Nótese la forma de anillo "rosquilla" alrededor del saco gestacional conocido como el "signo del doble saco decidual". **b** Imagen transvaginal corte medio sagital, muestra un seudosaco dentro de la cavidad uterina en un embarazo ectópico (el cual no se muestra) a las 5 semanas 2 días de gestación. **c** Imágenes longitudinales y transversales de un saco gestacional anormal en forma de "gota de lágrima" con un saco vitelino de apariencia anormal a las 5 semanas 5 días de gestación.

reportaron que un saco gestacional situado en el segmento inferior del útero tiene un VPP del 94% para la pérdida del embarazo (Figura 15.5). El VPP más alto para la pérdida del embarazo (100%) fue para una forma distorsionada del saco gestacional. Aunque el VPP fue alto, la sensibilidad de estos hallazgos fue baja, y osciló entre el 10% para una forma distorsionada y el 53% para una reacción decidual ecogénica débil (Figura 15.6).

Varios investigadores han observado que al principio el saco gestacional se expande dentro de la cavidad uterina y

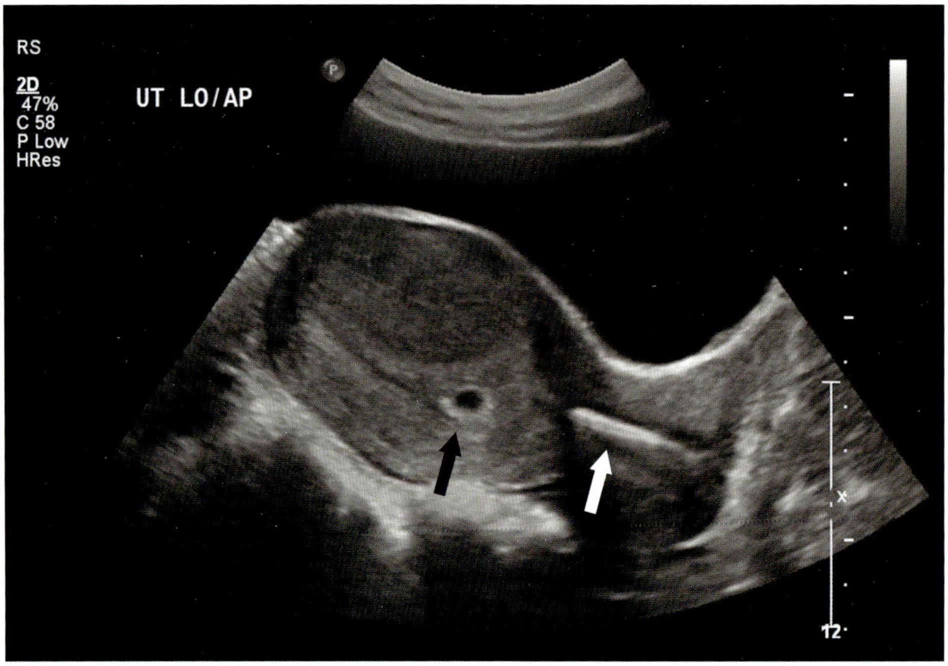

Figura 15.5 Saco gestacional de ubicación anormal. Ecografía transabdominal corte sagital medio, se visualiza un saco gestacional de 5 semanas y 0 días implantado en la porción inferior del segmento de la cavidad uterina (*flecha negra*) y un dispositivo anticonceptivo intrauterino en el canal endocervical (*flecha blanca*).

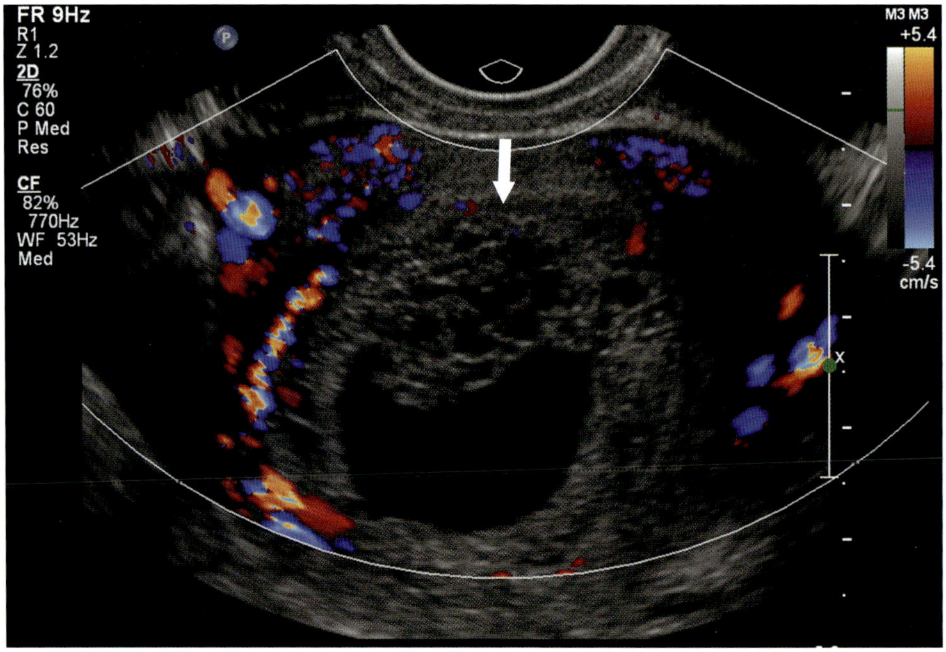

Figura 15.6 Saco gestacional irregular. Ecografía transvaginal corte axial, muestra un saco gestacional irregular de 7 semanas y 5 días en un embarazo, triploide por cariotipo, fallido. Obsérvese la placenta quística (hidrópica) (*flecha*) que a veces se ve en la triploidia.

forma una estructura quística ecogénica compleja delimitada por el tejido ecogénico decidual. Este aspecto sonográfico se ha referenciado como el "signo del doble saco decidual" (DSD), y varios estudios han vinculado la ausencia de este signo como predictor del fracaso del embarazo (*v.* Figura 15.4 a). Nyberg y cols. encontraron que la ausencia del DSD tiene un VPP de 94% para el fracaso del embarazo. Bradley y cols. informaron acerca de la utilidad del DSD para diferenciar un embarazo ectópico de un embarazo intrauterino precoz, pero encontraron que el DSD es un pobre predictor de fracaso del embarazo.[11, 12] Doubilet y Benson describen como pobre el acuerdo interobservador para la presencia de un DSD ($\kappa = 0{,}24$) y señalan que la evolución del primer trimestre no estaba relacionada con la presencia del DSD.[13] Yeh y cols. describieron otro signo ultrasonográfico temprano del embarazo. Acuñaron el nombre de signo intradecidual (SID) (Figura 15.7)[14] a la imagen ecográfica del saco gestacional temprano implantado en el espesor de la decidua en un lado de la cavidad uterina. El SID fue identificado en el 92% de los embarazos intrauterinos tan pronto como a los 25 días de gestación, con una sensibilidad el 92% y una especificidad del 100%. Laing y asociados encontraron que el SID tiene una sensibilidad y especificidad de 34%-66% y 55%-73%, respectivamente, sin lograr un consenso interobservador aceptable.[15] La precisión para predecir un embarazo intrauterino fue solo del 45%. Chaing y cols. revisaron la utilidad del SID para la determinación de un embarazo intrauterino y encontraron una sensibilidad, especificidad, exactitud y concordancia interobservador (estadística *kappa*) más favorable, del 70%, 100%, 75% y 0,79, respectivamente.[16] Doubilet y Benson también investigaron el SID como signo de un embarazo intrauterino viable y encontraron una mala concordancia interobservador con una estadística *kappa* de 0,23. No encontraron ninguna relación estadísticamente significativa entre la presencia del SID y la viabilidad al final del primer trimestre.[13]

Basándose en la bibliografía actual, el DSD y el SID a menudo no se visualizan o son difíciles de discernir, y el resultado final del embarazo parece no estar relacionado con la presencia de estos dos hallazgos. Dado el pobre acuerdo entre los investigadores, estos signos no parecen predecir el éxito o fracaso del embarazo.

Tamaño/crecimiento

El criterio más predictivo para la identificación de un embarazo no viable es la presencia de un saco gestacional más grande de lo que se espera para la edad gestacional sin

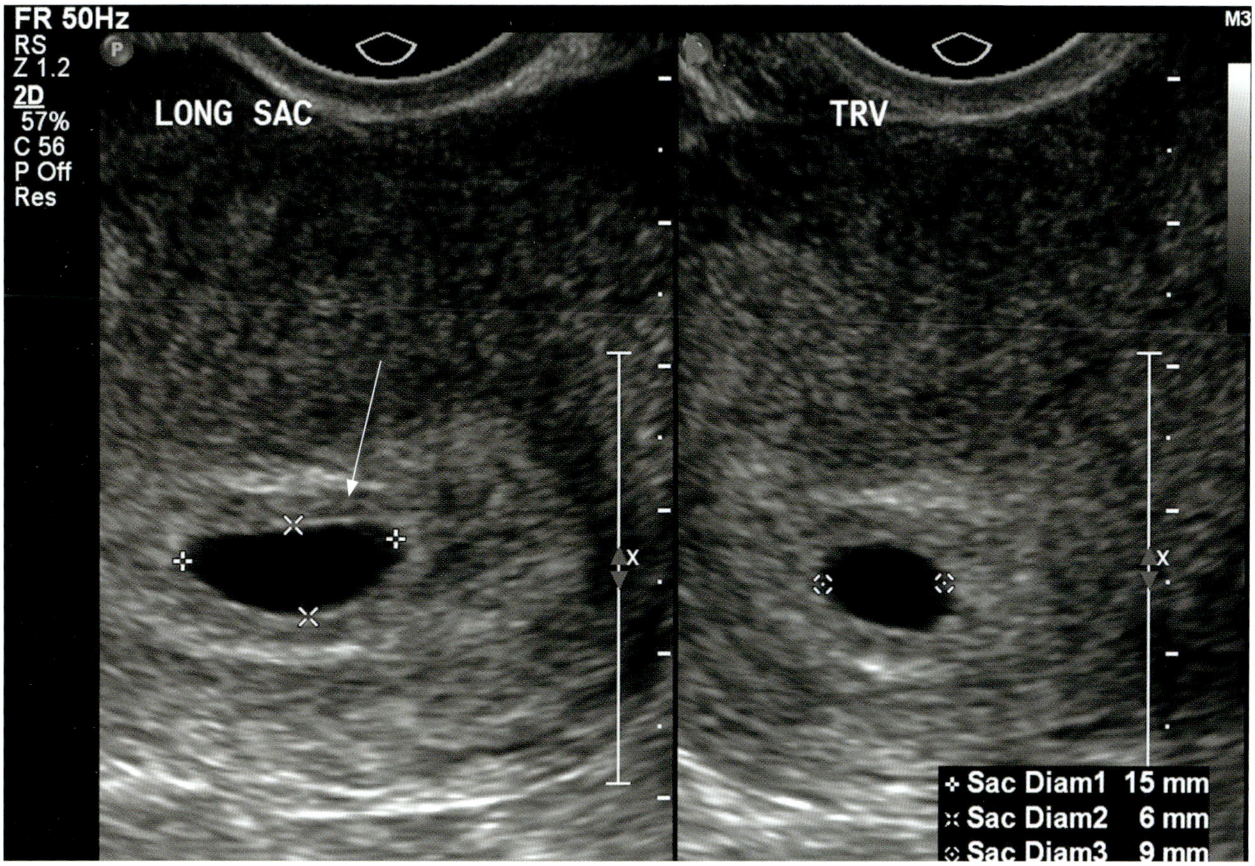

Figura 15.7 Signo intradecidual. Ecografía transvaginal corte axial, se muestra el signo intradecidual (*flecha*) de un saco gestacional de 5 semanas y 1 día.

un embrión en su interior. Varios estudios han investigado un valor crítico y mínimo para el diámetro sacular medio el cual, por encima de este un embrión normal debería ser identificado en forma fiable por vía transvaginal. Los primeros estudios sugieren como punto de corte 16 mm, pero se basan en números pequeños de población de estudio.[17] Otros estudios identificaron sacos gestacionales vacíos con un diámetro sacular medio entre 17 mm y 21 mm que posteriormente resultaron ser embarazos viables.[18, 19] Pexsters y asociados encontraron que el error interobservador en la medición del diámetro sacular medio era ± 19%.[20] Teniendo en cuenta los resultados de estos estudios, un diámetro sacular medio de 21 mm por un observador podría ser medido, por un segundo observador, tan grande como 25 mm. Por lo tanto, el mejor punto de corte para el diagnóstico de un embarazo no viable sería un diámetro sacular medio de 25 mm sin la presencia de un embrión en su interior (Figura 15.8). Durante el primer trimestre el saco gestacional normal crece aproximadamente 1 mm por día (Figura 15.9).[21] Sin embargo, la predicción de la inviabilidad del embarazo por el crecimiento anormal del saco gestacional no es confiable.[22] La historia natural de los acontecimientos en un embarazo temprano (± 0,5 semanas) incluyen: la visualización del saco gestacional a las 4,5 semanas, el saco vitelino a las 5,5 semanas y el embrión con actividad cardíaca positiva a las 6 semanas, pero también existen variaciones. Un solo examen a las 6 semanas en el que no se visualice un embrión con actividad cardíaca positiva, no es diagnóstico del fracaso del embarazo, sobre todo si el fechado del embarazo es por el ciclo menstrual, el cual con frecuencia es poco fiable. Se recomienda un segundo examen para confirmar del fracaso del embarazo. Una vez que se visualiza un saco gestacional dentro del útero, dentro de 14 días debe identificarse sonográficamente el embrión con actividad cardíaca. Si se visualizaron un saco gestacional y el saco vitelino, debería observarse el embrión con actividad cardíaca a los 11 días.[23, 24] El incumplimiento de estos hitos es sugestivo de un fracaso del embarazo.

Amnios

La cavidad amniótica es un espacio entre el citotrofoblasto y el disco embrionario, que se encuentra revestida por células amnióticas. El amnios generalmente se visualiza en el mismo período que el embrión (aproximadamente 6,5 semanas). Durante el primer trimestre temprano (6,5-10 semanas), el diámetro de la cavidad amniótica es aproximadamente igual a la longitud cráneo-caudal embrionaria (diámetro

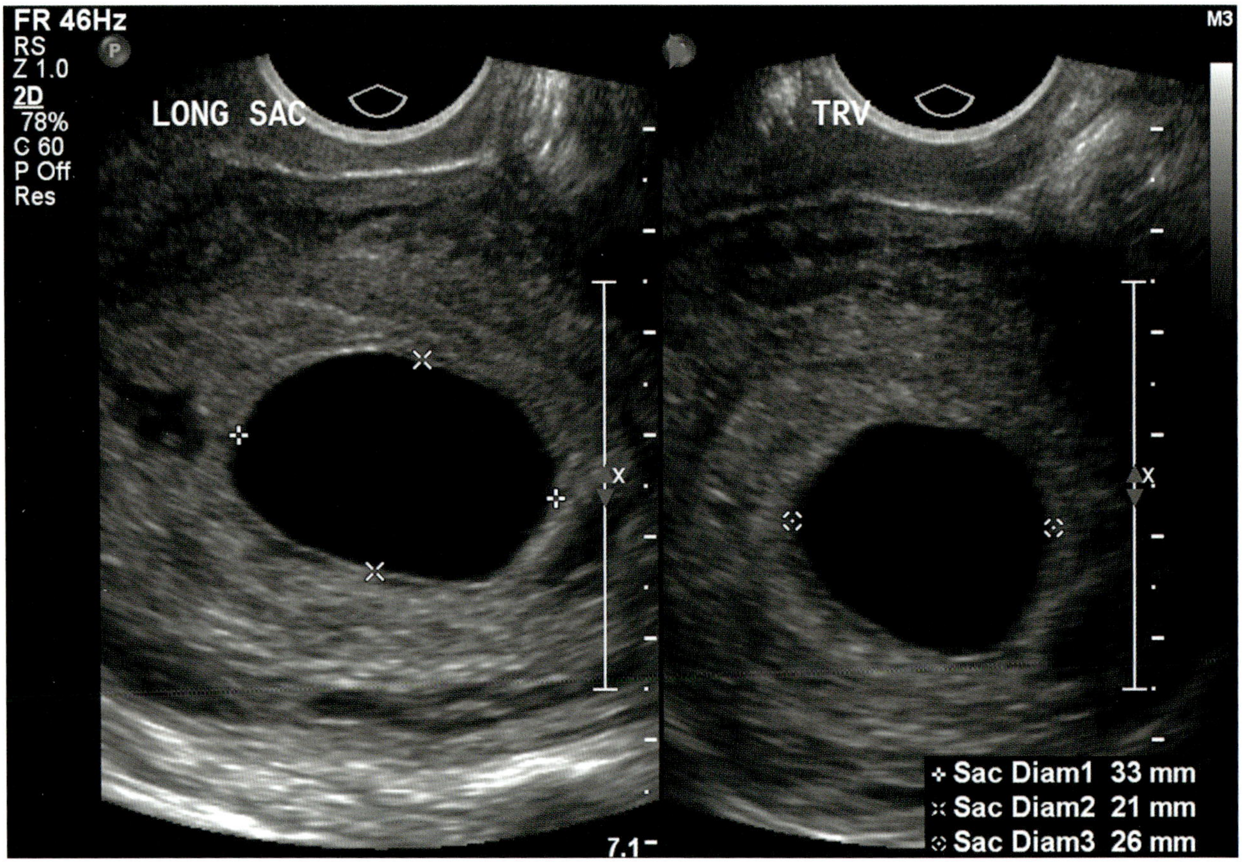

Figura 15.8 Gran saco gestacional vacío. Ecografía transvaginal corte axial, de un saco gestacional vacío de 7 semanas y 5 días con un diámetro sacular medio de 27 mm, que indica embarazo fallido.

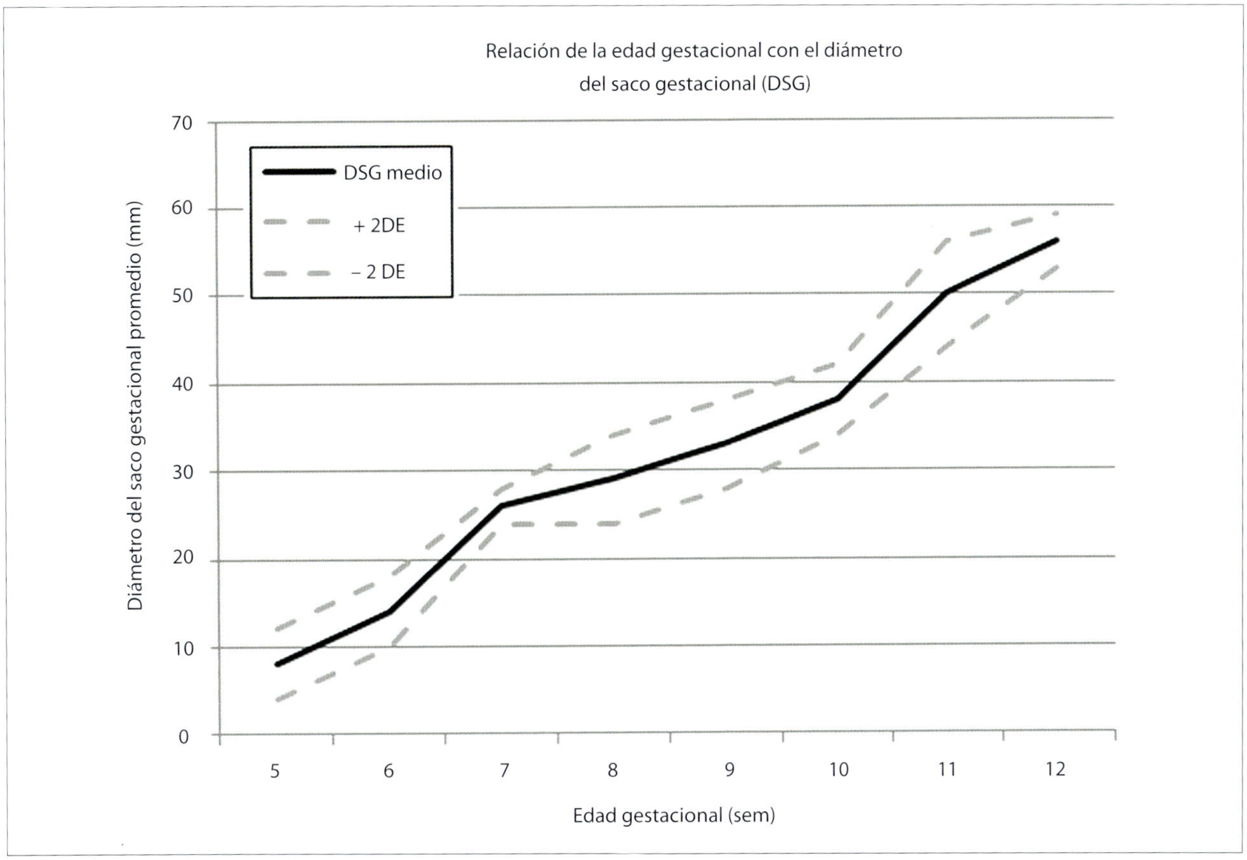

Figura 15.9 El gráfico representa el diámetro sacular medio en mm ± 2 desviaciones estándar en comparación con la edad gestacional en semanas, creado con datos de ref. 24.

amniótico = 1,1 × LEM – 0,07).[25] Un embrión pequeño o no visualizado en una cavidad amniótica bien formada es sugestivo de un embarazo detenido. Horrow encontró que una relación LEM / cavidad amniótica mayor de 0,48 cm (0,86 ± 0,38 cm) se asoció con el fracaso del embarazo. McKenna y cols. informaron que un "amnios vacío" (definido como un amnios visible sin embrión) siempre fue asociado con el fracaso de embarazo (Figura 15.10).[26] Yegul y cols. describieron que un amnios visible con un embrión identificable (menos de 5,4 mm) sin actividad cardíaca se asoció con el fracaso del embarazo. A este hallazgo, se lo conoce como el "signo de amnios expandido" y, en su análisis, este signo tuvo un VPP del 100%.[27] Otro estudio de este grupo encontró que la visualización de la cavidad amniótica sin evidencia de embrión (conocido como el "signo de amnios vacíos") y confirma el detenimiento del embarazo, independientemente del tamaño del saco gestacional, con un VPP del 100%.[28]

Placenta / corion frondoso

El corion está formado por mesodermo y trofoblasto y se convierte en la pared de la cavidad coriónica. La cavidad coriónica es la colección anecoica de líquido en la cual se suspenden y crecen el embrión, amnios y saco vitelino, y se mide como el "saco gestacional". La cavidad es finalmente obliterada por el amnios que se expande y da por resultado una única cavidad amniótica.

La mayor preocupación a nivel del corion es la formación de hematomas. Una de las complicaciones más frecuentes durante el primer trimestre del embarazo es la hemorragia, la cual se porduce en el 14% de todos los embarazos aproximadamente.[29] Esta hemorragia puede resultar en la formación de un hematoma subcorial. Múltiples estudios han relacionado los hematomas subcoriónicos (HSC) con resultados adversos tanto en embarazos precoces como tardíos. La definición de un hematoma no está siempre clara, pero la mayoría de los investigadores reconoce un hematoma como una colección líquida hipoecoica en forma de media luna detrás de las membranas fetales o la placenta. Los hematomas pueden ser subcoriónicos (entre el corion y el miometrio) o retroplacentario (detrás de la placenta) y con frecuencia, a medida que envejecen se llenan de ecos en su interior (Figura 15.11 a, b).[30, 31]

Sangrado vaginal

Falco y asociados siguieron a 270 mujeres embarazadas con sangrado vaginal entre 5 y 12 semanas de gestación y encontraron que el 17% desarrolló un HSC.

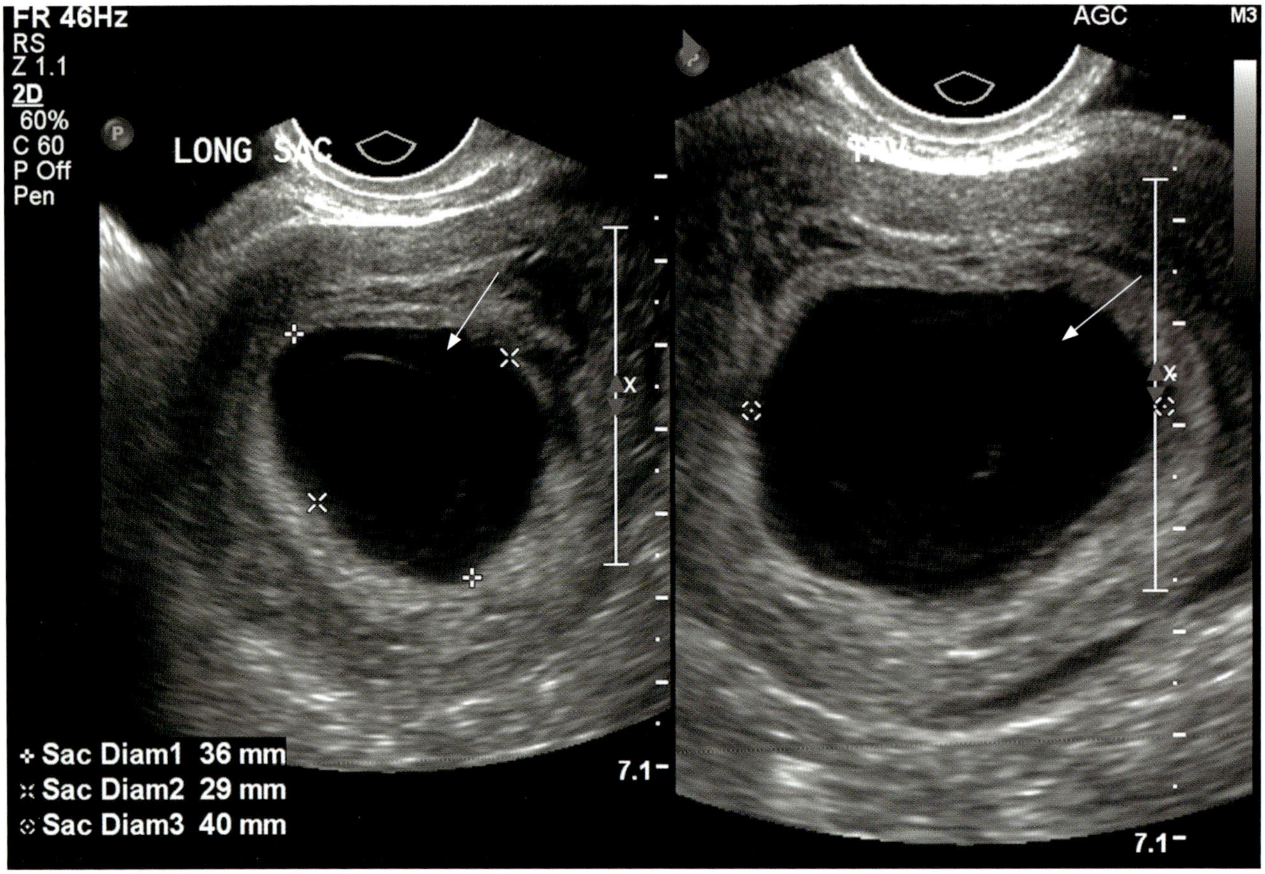

Figura 15.10 Amnios vacíos. Ecografía transvaginal corte axial del útero, se visualiza un amnios vacío a las 6 semanas 6 días de gestación (*flechas*).

El fracaso del embarazo osciló entre el 6% y el 84%, de acuerdo con la presencia de otros factores como la relación entre la LEM y el saco gestacional, la diferencia de edad gestacional por ultrasonido y fecha de última menstruación y la frecuencia cardíaca embrionaria.[2] Mediante un modelo de regresión lineal, encontraron que la frecuencia cardíaca fetal era el mejor predictor del resultado del embarazo; con una frecuencia cardíaca baja (menos de 1,2 DE que es 94 latidos por minuto (lpm) a las 6 semanas de gestación a 124 lpm a las 10 semanas de gestación) aumenta el riesgo de fracaso del embarazo. Borlum ycols. siguieron a 380 mujeres con sangrado vaginal y encontraron que la tasa de pérdida del embarazo aumentó el 11,3% en la presencia de un HSC.[32] Schauberger y sus colegas encontraron que el 14% de las mujeres con un embarazo viable confirmado por ultrasonido que presentaron un sangrado vaginal tuvieron una detención del embarazo a las 20 semanas de gestación.[33] Estudios adicionales realizados en mujeres con sangrado vaginal durante el primer trimestre han presentado resultados similares, tanto en la falla embrionaria precoz como en la pérdida del embarazo hasta las 20 semanas de gestación.[34]

Hematoma

Múltiples estudios han investigado el riesgo de pérdida del embarazo después de la identificación de un HSC y los resultados son variados. Además, hay un cruce entre las mujeres que durante el primer trimestre presentan sangrado vaginal y aquellas en las que la formación del hematoma es confirmada por ultrasonido. La comparación de estos estudios está limitada por las diversas metodologías y las limitaciones de los diseños de estudio (muestras de pequeño tamaño, ausencia de un grupo control, descripción y análisis limitado de las características de los pacientes y sesgos de publicación).[35, 36] En estos estudios la tasa de HSC osciló entre 0,5% a 20%, y mientras que los estudios de Pedersen y cols. y Stabile y cols. no encontraron asociación entre los HSC y el fracaso del embarazo, otros estudios de Borlum cols. y Maso y cols. encontraron un incremento del riesgo de al menos el doble.[32, 34, 37, 38] La mayoría de los estudios no encontraron ninguna relación estadísticamente significativa entre el volumen de hematoma y el resultado adverso; Sin embargo, Maso y cols. encontró que el riesgo general de aborto espontáneo fue 2,4 veces mayor cuando el hematoma fue identificado antes de las 9 semanas de gestación.[34] Uno de

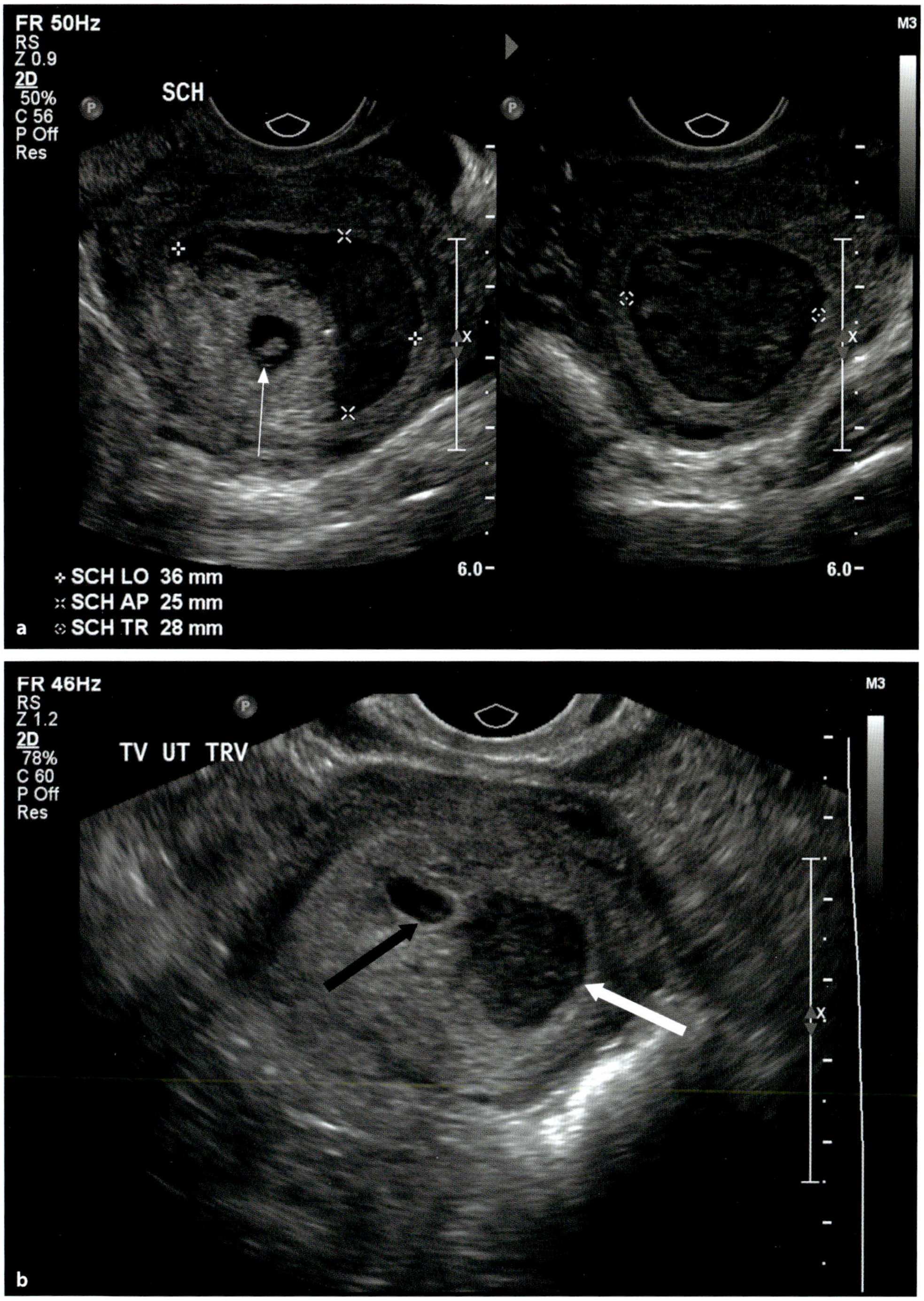

Figura 15.11 a Hematoma subcoriónico. Se observa un gran hematoma subcoriónico demarcado por los calibres en este corte axial por vía transvaginal en un embarazo de 5 semanas y 5 días de gestación donde se aprecia el polo embrionario temprano (*flecha*). **b** Hematoma subcoriónico. Este corte axial de una ecografía transvaginal muestra un hematoma subcoriónico (*flecha blanca gruesa*) con un SV de aspecto normal (*flecha negra delgada*) en una gestación de 5 semanas 0 días.

los estudios más grandes realizado por Ball y cols. evaluó 238 pacientes con un HSC y encontró un riesgo 2,8 mayor de aborto espontáneo (pérdida antes de 20 semanas de gestación).[31] En aquellas pacientes con un HSC, el sangrado vaginal aumentó el riesgo de aborto espontáneo en comparación con sujetos sin sangrado vaginal, pero los resultados no alcanzaron un valor estadísticamente significativo ($p = 0{,}057$).[31] Una revisión sistemática y metaanálisis de Tuuli y cols. calculó un riego de aborto espontáneo 2,2 veces mayor en presencia de un HSC.[35] Basándose en estos hallazgos, es razonable asumir que el HSC se asocia con el doble de riesgo de fracaso del embarazo.

Protrusión coriónica

Harris y cols. estudiaron la asociación entre una masa avascular redondeada que se extiende desde la superficie coriodecidual hacia el saco gestacional, que se describe como una protrusión coriónica, con el resultado del primer trimestre del embarazo (Figura 15.12 a, b).[39] Ellos plantearon la hipótesis de que las protrusiones coriónicas representan hemorragias coriodeciduales, y reportaron que las protrusiones

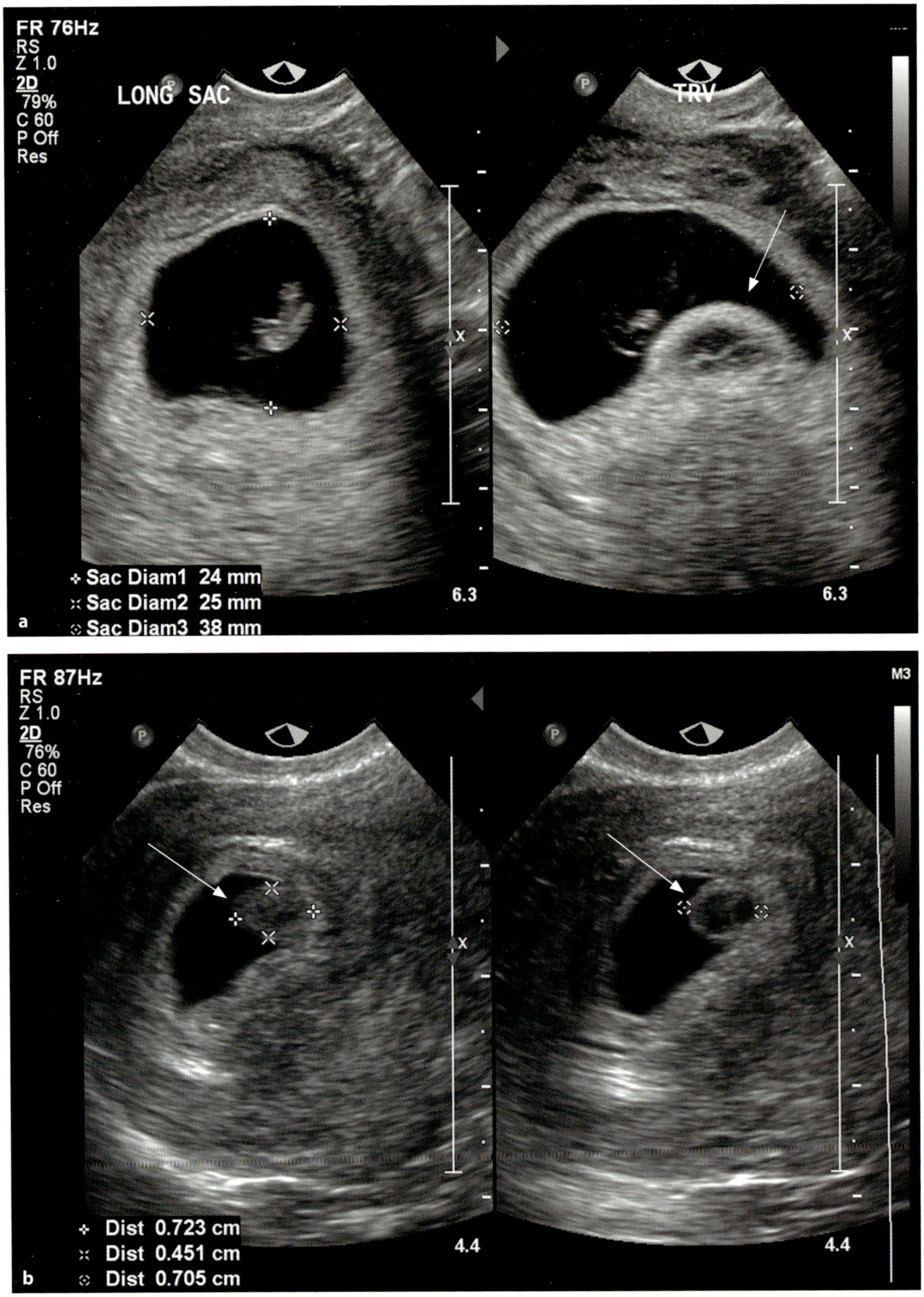

Figura 15.12 a Protuberancia coriónica. Se visualiza una protuberancia coriónica en un corte longitudinal de un saco gestacional con un polo embrionario de 8 semanas 0 días (*flecha*). **b** Protuberancia coriónica. Ecografía transvaginal, cortes axial y longitudinal de un saco gestacional de 5 semanas 0 días donde se mide la protuberancia coriónica (*flechas*).

coriónicas se asocian con un riesgo cuatro veces mayor de pérdida del embarazo, sobre todo en el primer trimestre. Sana y cols. realizó un ensayo retrospectivo de casos y controles y observó que la protrusión coriónica identificada en el primer trimestre tenía aproximadamente el doble de riesgo de pérdida del embarazo en comparación con los controles pareados. Ningún estudio encontró una relación estadísticamente significativa entre el tamaño o la ubicación de la protrusión coriónica y el riesgo de pérdida del embarazo.[40]

Patrón vascular

Una vez que se visualiza el saco gestacional, la circulación uteroplacentaria puede ser identificada en la mayoría de los embarazos viables (Figura 15.13). Se observan con mayor frecuencia los ecos en movimiento dentro de la placenta de 8 a 11 semanas, detectados por imágenes en escala de grises, en aquellos embarazos que se perderán en comparación con los embarazos viables (88%-100% frente a 36%-60%, p < 0,01-0,001).[41] En mujeres con pérdidas del embarazo, la placenta tiende a tener un aspecto moteado, debido a numerosos lagos venosos situados en el centro (Figura 15.14). Wherry y cols. encontraron que el flujo sanguíneo endometrial arterial de baja resistencia se asocia a tejido trofoblástico, pero no discrimina entre un embarazo viable del que no lo será.[42] Jaffe y cols. siguió de forma prospectiva con Doppler color el flujo de las arterias espiraladas deciduales y el espacio intervelloso en cien mujeres entre 7-12 semanas de gestación y registró los resultados del embarazo.[43] Trece mujeres perdieron el embarazo en el primer trimestre y seis tuvieron complicaciones médicas del segundo trimestre, entre las que se incluyen hipertensión, preeclampsia y diabetes. Se definió como Doppler color patológico al flujo sanguíneo activo en el espacio intervelloso y a un índice de resistencia de las arterias espiraladas mayores de 0,55. Un nuevo análisis de sus datos enfocado en la pérdida del embarazo durante el primer trimestre arrojó una sensibilidad del 92%, una especificidad del 82%, un VPP del 43% y un valor predictivo negativo del 99%. Estos hallazgos sugieren que el Doppler color puede ser útil predecir el fracaso del embarazo, pero no debe utilizarse solo como método diagnóstico.

Saco vitelino

El saco vitelino primario regresa hacia las 2 o 3 semanas de embarazo y ya no es más visible por ecografía. El saco vitelino secundario (SV) es el hito embrionario que se visualiza por ultrasonido en forma precoz; Generalmente se identifica alrededor de las 5,5 semanas cuando el saco gestacional es de aproximadamente 8-10 mm (Figura 15.15). Sin embargo, a veces, en embarazos normales, el SV puede no visualizarse hasta que el saco gestacional mide 20 mm.[19] El saco vitelino es una estructura circular con una pared

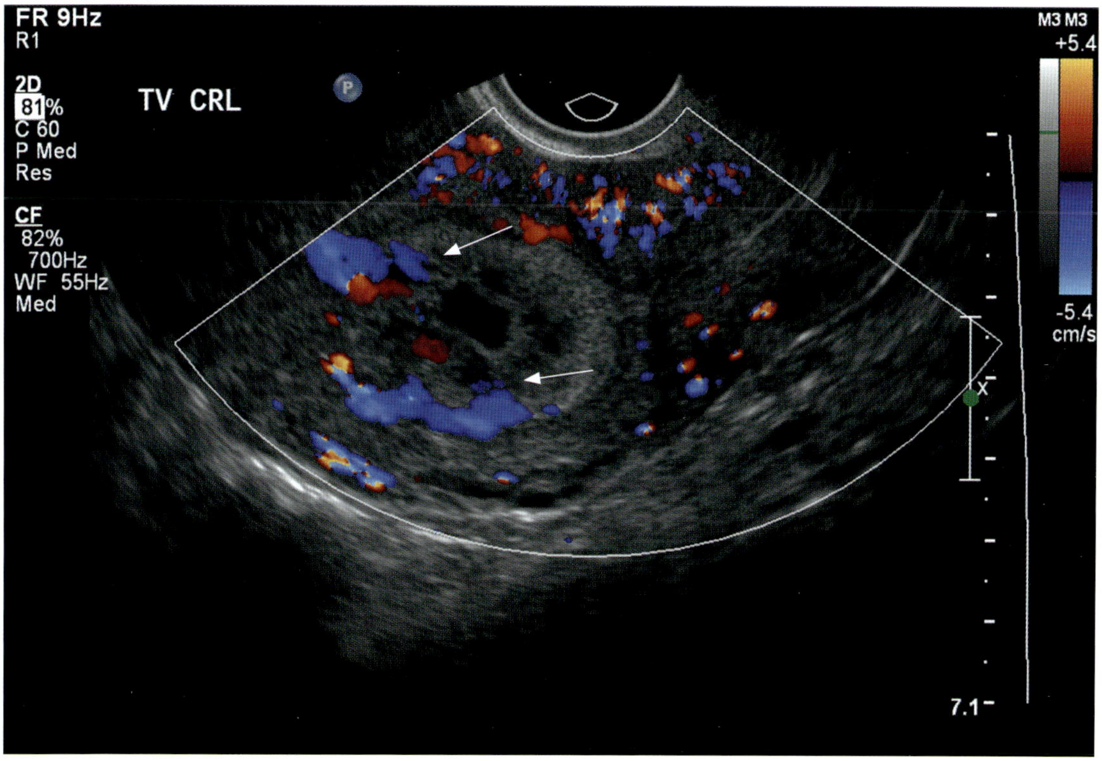

Figura 15.13 Flujo vascular intervelloso. El Doppler color destaca el flujo vascular intervelloso (*flecha*) en este embarazo fallido de 5 semanas y 6 días.

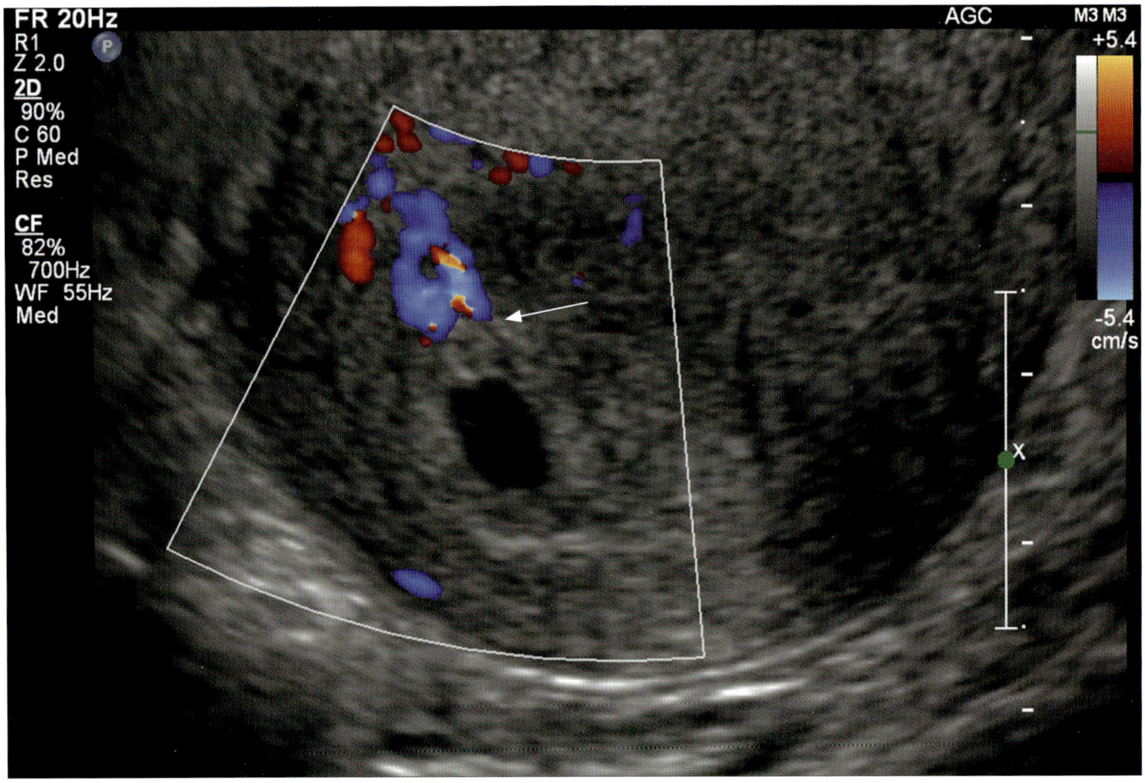

Figura 15.14 Flujo vascular peritrofoblástico. Esta imagen muestra el flujo peritrofoblástico normal (*flecha*) en un embarazo de 4 semanas y 6 días.

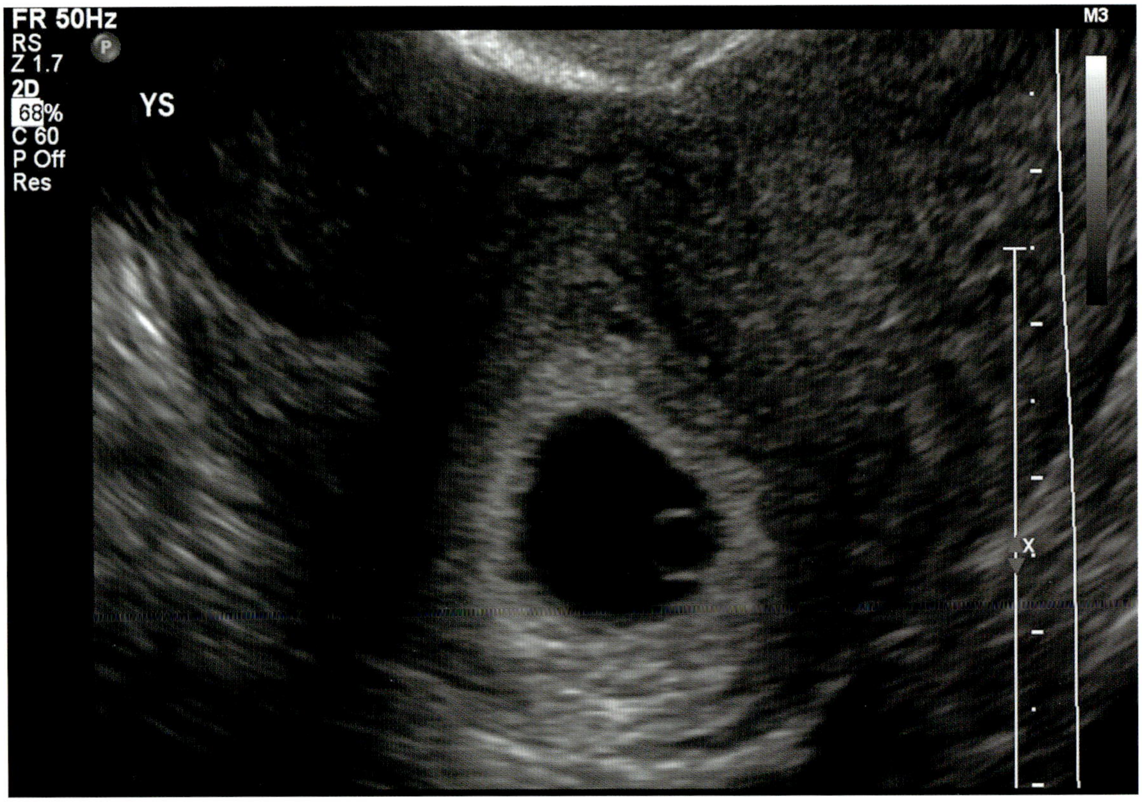

Figura 15.15 Saco gestacional y SV normales. Ecografía transvaginal corte parasagital, se visualiza un saco gestacional y un saco vitelino normales en un embarazo de 5 semanas 6 días.

hiperecogénica y mide aproximadamente 3-5 mm. Aumenta de tamaño progresivamente hasta las 8-11 semanas de gestación y a las 12 semanas desaparece (Figura 15.16). La identificación del SV confirma que una colección de líquido intrauterino es un saco gestacional incluso antes de la aparición del embrión. Dado que el SV es continuo con el embrión, amnios y conducto de conexión en el primer trimestre temprano, normalmente se encuentran cerca de la pared del saco gestacional.

Aspecto

La descripción de un SV anormal o deformado varía ligeramente según el estudio, pero la mayoría de los investigadores describen como SV anormal, a aquel que tiene cualquiera de las siguientes características: una forma irregular (no circular), márgenes arrugados, paredes dentadas, paredes colapsadas, paredes ecogénicas gruesas, plegado (aparición de 2 o más SV) o que contengan puntos o bandas ecogénicas (Figura 15.17 a, b y *v.* Figura 15.4 c). Un SV ecogénico, con una porción central ecogénica en lugar de anecoica no se ha considerado anormal. Solo un estudio describió resultados adversos en embarazos con un SV ecogénico, pero varios son los que informan este hallazgo en embarazos normales.[44] Los SV ecogénicos deben diferenciarse de un SV calcificado, en el que se demuestra un sombreado acústico. Los SV calcificados son generalmente indicativos de una pérdida de la actividad cardiaca fetal antes de las 12 semanas de gestación.[45]

Los estudios han sido contradictorios sobre el riesgo de pérdida del embarazo asociado a un SV de apariencia anormal. Lindsay y Cho y cols. encontraron un mayor riesgo de pérdida del embarazo con SV de apariencia anormal, pero ambos estudios siguieron solo un pequeño número de embarazos afectados (7 y 5, respectivamente).[46, 47] Kucuk y cols. siguió a 19 mujeres con un SV de apariencia anormal y encontró un aumento en la pérdida del embarazo con una sensibilidad del 29% y un VPP del 47%.[48] Más recientemente, Tan y cols. siguieron a 31 mujeres con SV de apariencia anormal y no encontraron ninguna asociación estadística con el fracaso del embarazo.[44] En muchos estudios que identificaron un SV de apariencia anormal, un embrión con actividad cardíaca positiva continuó normalmente a término. Esto plantea la dudas respecto a que un SV anormal esté consistentemente asociado con el fracaso del embarazo.[44, 46, 49] Por lo tanto, un SV anormal es, en el mejor de los casos, un predictor débil del fracaso del embarazo. Varios estudios han asociado la pérdida del embarazo en presencia de un embrión y ausencia del SV.[46, 47] También se ha observado un aumento del

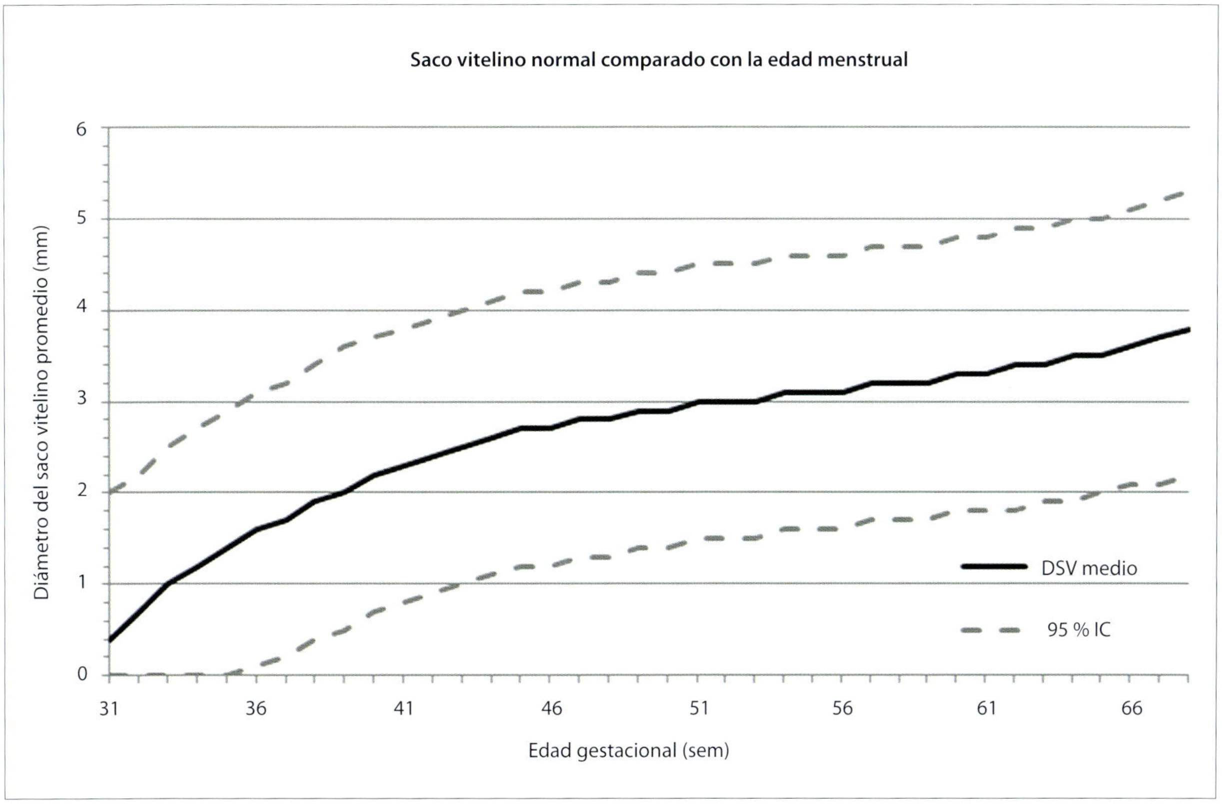

Figura 15.16 El gráfico compara el tamaño del saco vitelino normal en mm ± 2 desviaciones estándar con la longitud embrionaria máxima en mm usando datos de la referencia.[46] Reimpreso con permiso de Lindsay DJ, Lovett IS, Lyons EA, et al. El diámetro y forma del saco vitelino en US endovaginales: son predictores del resultado del embarazo en el primer trimestre. Radiology 1992; 183: 115-118.

riesgo de pérdida del embarazo en los embarazos con un SV agrandado, pero en muchos de estos estudios, a pesar de un aumento del SV los embarazos han evolucionado normalmente (*v.* Figura 15.17 a, b).

Berdahl y cols. siguieron a ochenta mujeres con un diámetro del SV mayor o igual a 5 mm y encontraron un riesgo triplicado de pérdida del embarazo en comparación con aquellas que tenían un saco vitelino de tamaño normal.[50] Lindsay y cols. encontraron que un SV agrandado (mayor de 2 DE según el tamaño del saco gestacional) tiene una sensibilidad y un VPP para la pérdida del embarazo del 15,6% y 60,0%, respectivamente.[46] Chama y cols.

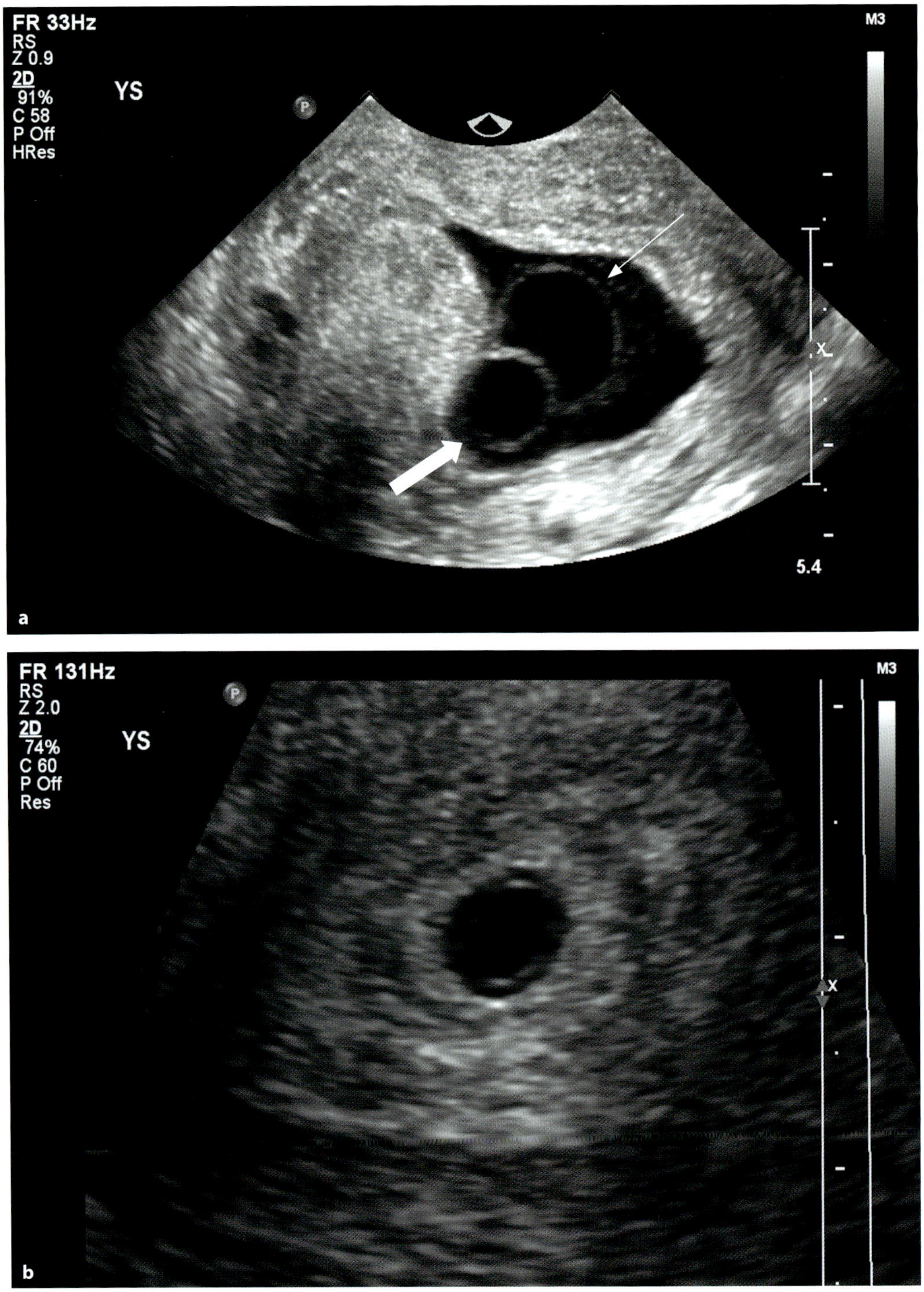

Figura 15.17 a SV grande. Se visualiza un gran saco vitelino (*flecha gruesa*) comprimiendo un amnios vacío (*flecha delgada*) a las 6 semanas 1 día de gestación en este corte sagital medio obtenido mediante ecografía transvaginal. **b** SV grande. Se visualiza un SV grande llenando la cavidad coriónica en una gestación de 4 semanas 1 día en este corte axial obtenido mediante ecografía transvaginal.

encontraron que un diámetro del SV mayor o menor de 2 desviaciones estándar de la media, predijo un fracaso del embarazo con una sensibilidad, especificidad y VPP de 91,4%, 66,0% y 88,8%, respectivamente.[51] Lindsay y cols. identificaron una asociación entre un SV pequeño (menos de 2 desviaciones estándar según el tamaño del saco gestacional) con la pérdida del embarazo, con una sensibilidad y VPP de 15,6% y 44,4%, respectivamente.[46] Sin embargo, un gran saco vitelino cuando es identificado con un embrión viable puede existir en un embarazo normal.[47] Basándose en estos estudios, un diámetro del SV superior a 2 desviaciones estándar de la media, en ausencia de un embrión, sugeriría el fracaso del embarazo. La presencia de un SV dentro de un saco gestacional es tranquilizadora; sin embargo, en ausencia de un embrión, la futura viabilidad es incierta. Abdallah y asociados siguieron 1060 embarazos prospectivamente para viabilidad. En el subgrupo de embarazos con un SV, pero sin embrión, la tasa de falsos positivos (TFP) para diagnosticar el fracaso del embarazo fue de 2,6% en un diámetro de saco gestacional de 16 mm y 0,4% en un corte de 20 mm, sin falsos positivos cuando el saco gestacional era mayor o igual a 21 mm. Dado el error interobservador, un punto de corte que se recomienda para diagnosticar el fracaso del embarazo cuando el SV es visible sin un embrión es mayor o igual a 25 mm.[18]

Embrión

La observación de la localización, la apariencia y la actividad del embrión puede proporcionar pistas sobre el fracaso inevitable del embarazo. Las anormalidades del tamaño y el crecimiento embrionario han estado estrechamente relacionadas con el fracaso del embarazo.

Movimiento embrionario

El movimiento embrionario se puede visualizar a principios de la gestación por vía TV y tiende a ser un movimiento brusco y espasmódico, debido a la inmadurez del sistema nervioso embrionario.[24] Goldstein y cols. reportó la identificación de los movimientos corporales embrionarios a partir de las 8 semanas de gestación, con una sensibilidad y VPP del 100 y el 94,3%.[24]

Ubicación

El embrión se identifica sonográficamente por primera vez como un engrosamiento a lo largo del SV. A medida que el embrión crece, asume una forma de C y comienza a distanciarse del saco vitelino, usualmente alrededor de los 55 días de gestación. El SV mantiene una conexión delgada con el embrión a través del conducto vitelino que, ocasionalmente, se puede visualizar vía TV. Al final de la sexta semana de gestación (LCC de 8 mm) el conducto vitelino se separa del bucle del intestino medio, lo que permite que el saco vitelino se separe del embrión. Esta separación continúa hasta aproximadamente la 10.ª-12.ª semana de gestación cuando el SV comienza a solidificarse y asume una posición entre el amnio y el corión.[52] Una pérdida de estas relaciones anatómicas despierta preocupación por el potencial fracaso del embarazo. Filly y asociados, en una revisión retrospectiva del conducto vitelino en embriones de 5 mm o menos sin actividad cardíaca, informaron que esa separación prematura del embrión del SV (evidencia de que el conducto vitelino había desarrollado el "signo del conducto vitelino") era sugestiva de una muerte embrionaria con un VPP del 100%.[53] Ellos teorizaron que la visualización del conducto vitelino no se espera hasta una LCC de 8 mm, momento en el cual se espera la actividad cardíaca. Por lo tanto, la ausencia de actividad cardíaca es una evidencia más de la muerte embrionaria.

Apariencia

El embrión tiene un aspecto clásico, crece desde un engrosamiento a lo largo del SV a un feto con la cabeza y miembros reconocibles. La visualización inicial del embrión vía TV se produce cuando alcanza los 2-3 mm de tamaño y tiene la apariencia de una ecogenicidad recta a lo largo de la pared del SV. Alrededor del día 21, a medida que el neuroporo caudal se elonga el embrión desarrolla una forma de "C". A los 24 días, se observa una protuberancia del corazón, y para el día 28, el embrión tiene 4 mm de longitud y aparecen los brotes de las extremidades. Los miembros pueden visualizarse aproximadamente a los 35 días, cuando el embrión mide 8 mm. No se identifica una longitud cráneo-caudal visible hasta aproximadamente los 49 días cuando el embrión mide 18 mm (Figura 15.18).[52] No hay ninguna investigación rigurosa que evalúe los resultados del embarazo en ausencia de los hitos anteriormente mencionados, pero pueden proporcionar una orientación clínica. Un embrión de 4 mm de apariencia recta debe despertar preocupación por un posible fracaso del embarazo, especialmente en ausencia de actividad cardíaca, lo que incita a realizar un examen de seguimiento. La vía TV tiene el potencial de mostrar la forma del embrión, y esta información puede ser utilizada con otros datos. Se están llevando a cabo más estudios, especialmente en el uso de la imagen tridimensional, para evaluar la apariencia embrionaria y evaluar el riesgo del fracaso del embarazo.

Tamaño/tasa de crecimiento

Múltiples investigadores han evaluado el tamaño del embrión en comparación con la edad menstrual en embarazos normales y, sobre esta base, han desarrollado

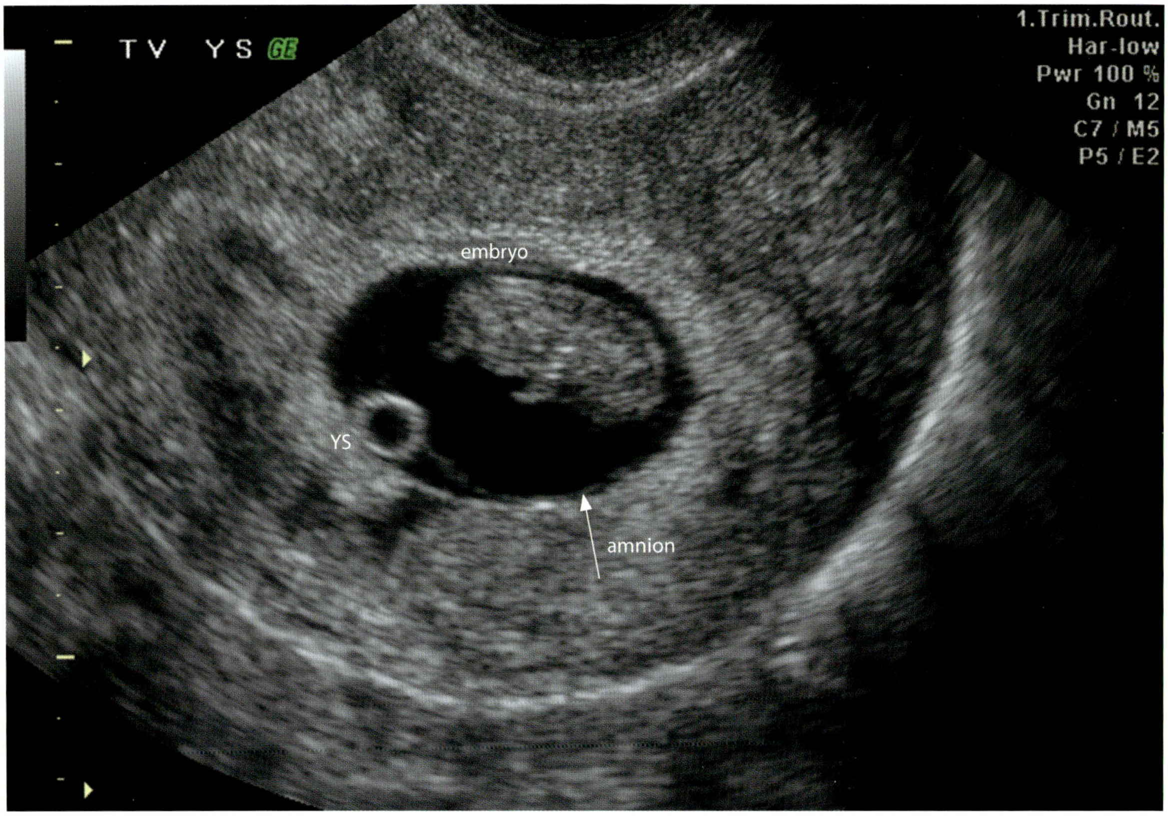

Figura 15.18 Orientación normal del SV, del embrión y del amnios. Ecografía transvaginal corte axial, se visualiza la orientación normal del SV, del polo embrionario (LCC) y del amnios.

nomogramas y fórmulas de regresión para el crecimiento embrionario. En promedio, estos estudios han sostenido una tasa de crecimiento normal del embrión de aproximadamente 1 mm/día (Figura 15.19).[54] Un estudio de Bottomly y cols. evaluó el crecimiento embrionario y concluyó que el desarrollo embrionario no es lineal, y su estudio cuestionó la fiabilidad de una tasa de crecimiento absoluta para determinar viabilidad fetal.[55] Reljic encontró que cuando la LEM era mayor que 2 desviaciones estándar por debajo de la media esperada para la edad gestacional, y menor o igual a 18 mm, hubo un riesgo 6,5 veces mayor de fracaso del embarazo en comparación con aquellos que estaban en la media o por encima de esta. El riesgo de fracaso del embarazo aumentó a medida que aumentó la discrepancia.[56] Reljic no encontró una asociación similar cuando la LEM era mayor de18 mm. Un estudio de Stern y cols. que evaluó el fracaso del embarazo después de documentar la frecuencia cardíaca embrionaria (FCE) encontró que la edad gestacional ecográfica por la LEM se retrasó más de 0,6 semanas con respecto a la fecha menstrual en el 86% de las mujeres estudiadas.[5] Mukri y cols. monitoreó prospectivamente el crecimiento embrionario/fetal en 292 mujeres embarazadas, y encontró que había una diferencia estadísticamente significativa entre la edad gestacional por LEM en comparación con la edad gestacional esperada por FUM en embarazos que se perdieron entre las 11-14 semanas.[57] El sesenta y uno por ciento de los embarazos que fracasaron tenían una LEM que estaba más de 2 desviaciones estándar por debajo de la media; Hubo una relación directa entre una creciente discrepancia y el riesgo de fracaso del embarazo. En un umbral de 2 desviaciones estándar por debajo de la media, la sensibilidad y el VPP para la pérdida del embarazo eran 61% y 31%. Numerosos investigadores han evaluado extensamente un punto de corte de la LEM para confirmar definitivamente una muerte embrionaria en ausencia de actividad cardíaca. Es críticamente importante aplicar un punto de corte que proporcione exactitud y confiabilidad a los pacientes, y que tenga en cuenta el error interobservador. Abdallah y cols. en un estudio prospectivo que evaluó medidas de la LEM en ausencia de actividad cardíaca, determinaron con una LEM de 4,0 o 5,0 mm una tasa de falsos positivos de 8,3% en el diagnóstico del fracaso del embarazo, y sin falsos positivos cuando se usó una LEMC mayor o igual a 5,3 mm.[22] Contabilizando la variación interobservador e intraobservador, se recomienda un punto de corte para diagnosticar el fracaso del embarazo con una LEM mayor o igual a 7 mm cuando no se visualiza actividad cardíaca.

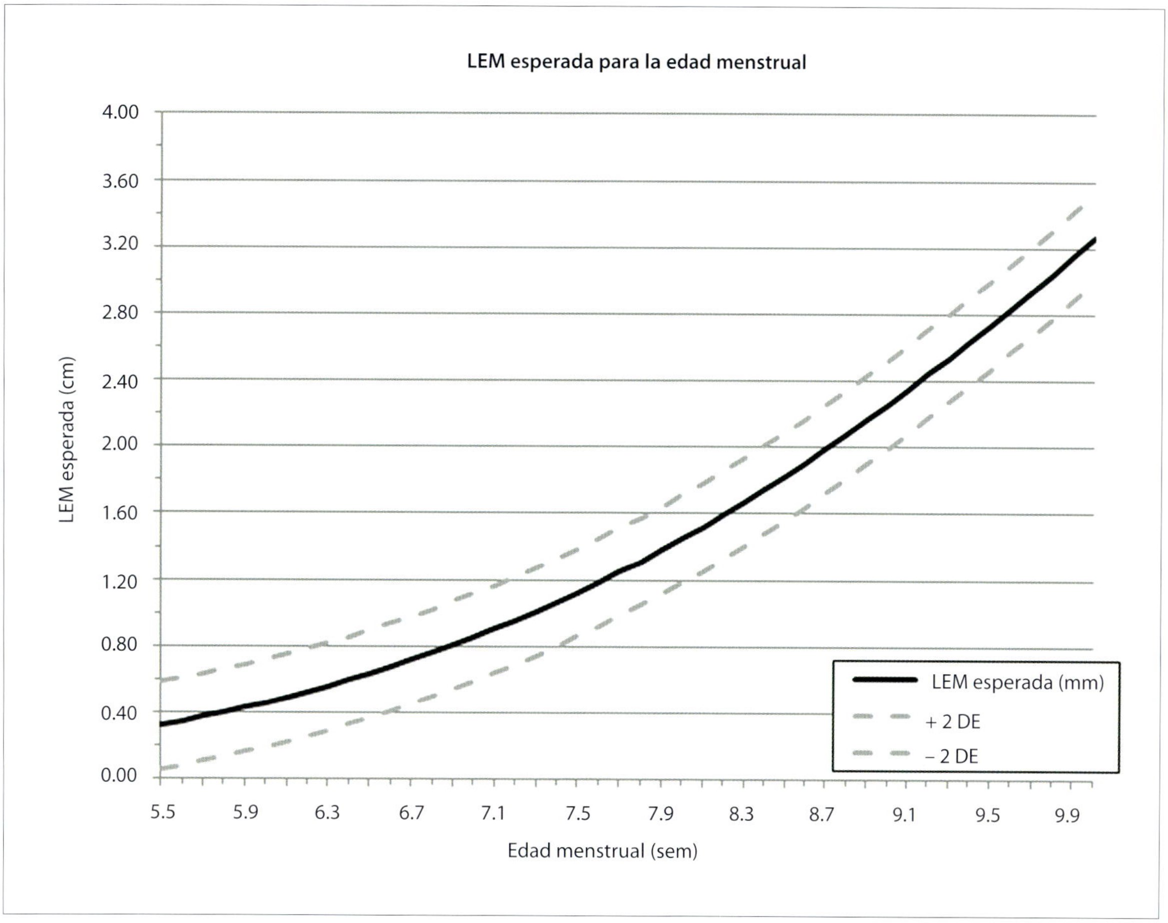

Figura 15.19 En este gráfico creado con datos de ref. 54 se compara la longitud embrionaria máxima (LEM) esperada en cm ± 2 desvíos estándares con la edad menstrual en semanas.

Anatomía

Actualmente, las anomalías anatómicas estructurales se detectan en el primer trimestre con mayor frecuencia (*v.* Capítulo 19). Una anomalía no predice necesariamente el fracaso del embarazo, pero ciertas anomalías anatómicas pueden estar asociados con aneuploidías, que aumentan el riesgo de fracaso del embarazo. El ecografista debe tener cuidado, ya que hay cambios en el desarrollo en los períodos embrionario y fetal temprano que pueden ser mal interpretados como anomalías (Figuras 15.20-15.22). La Tabla 15.2 muestra algunos de los errores comunes del ultrasonido durante el primer trimestre. Las anomalías visualizadas en el primer trimestre se enumeran en la Tabla 15.3 (Figuras 15.23-15.27).

Frecuencia cardíaca embrionaria

La FCE aumenta con la edad gestacional, va de 90 lpm a 113 lpm a las 6 semanas de gestación hasta una meseta de 140-170 lpm alrededor de las 9 semanas de gestación.[58] La Figura 15.28 muestra la FCE media con ± 2 desviaciones estándar en comparación con la longitud embrionaria máxima en embarazos normales.[59, 60] Múltiples estudios han determinado que una FCE baja, menor de 85-100 lpm antes de las 8 semanas de edad gestacional, se asocia con la pérdida del embarazo.[58, 61-63] El estudio prospectivo más grande realizado por Stefos y asociados evaluó a 2164 mujeres e identificó un punto de corte para la FCE de 85 lpm para la predicción de pérdida del embarazo en menores de 6 semanas y 3 días gestación. El punto de corte aumentó a 125 lpm entre 7 semanas y 4 días y 8 semanas 0 días.[61] Con el aumento de la edad gestacional, los estudios reportan un aumento en el punto de corte para la FCE. Es de destacar, el riesgo de pérdida del embarazo aumenta a medida que la FCE disminuye, especialmente entre 6 y 9 semanas de gestación.[61, 64, 65] Una FCE lenta (menor de 90 lpm) cuando se observa a las 6-7 semanas de gestación, en varios estudios conlleva un riesgo de aproximadamente el 25% de pérdida del embarazo en el primer trimestre, incluso en casos en los que la FCE está en el rango normal a las 8 semanas en los estudios posteriores.[64, 65] Una FCE mayor (más de 2 desviaciones estándar por encima de la media) no se ha asociado con la pérdida del embarazo.[64] Las aneuploidías se han relacionado

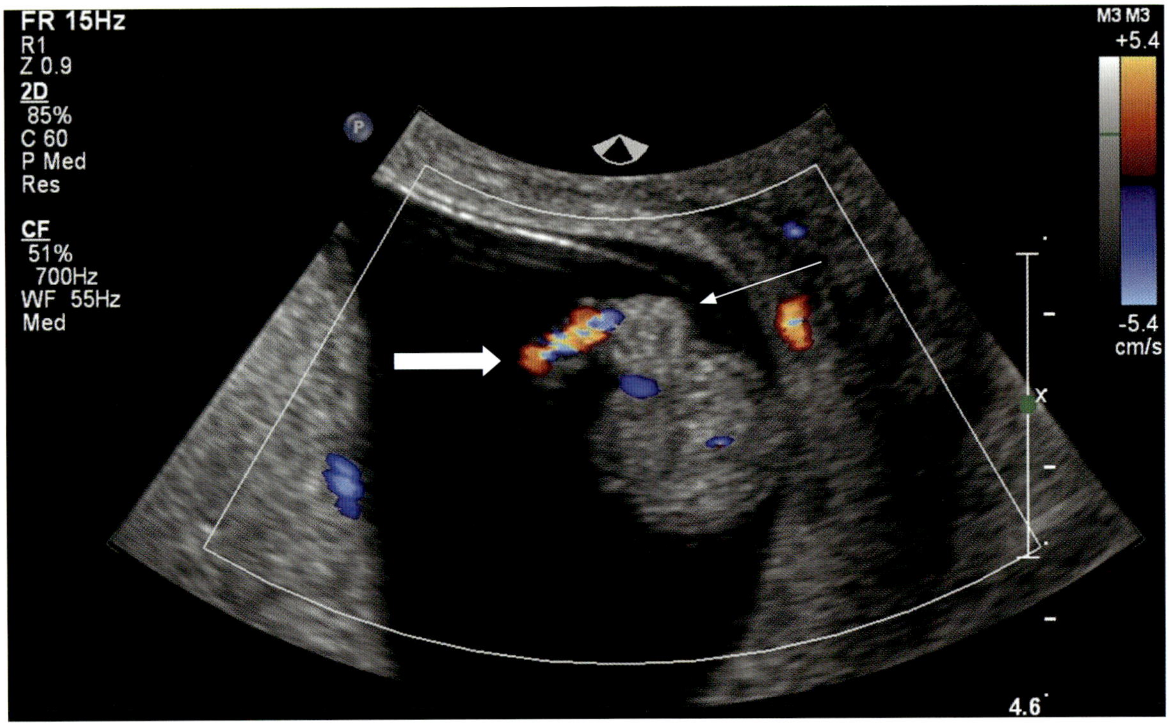

Figura 15.20 Hernia intestinal fisiológica. Se observa una herniación fisiológica del intestino fetal (*flecha delgada*) dentro del cordón umbilical (*flecha gruesa*) en este corte sagital medio de una ecografía transvaginal, en un feto de 10 semanas 0 días. Esta hernia no se observó en un examen de seguimiento a las 14 semanas.

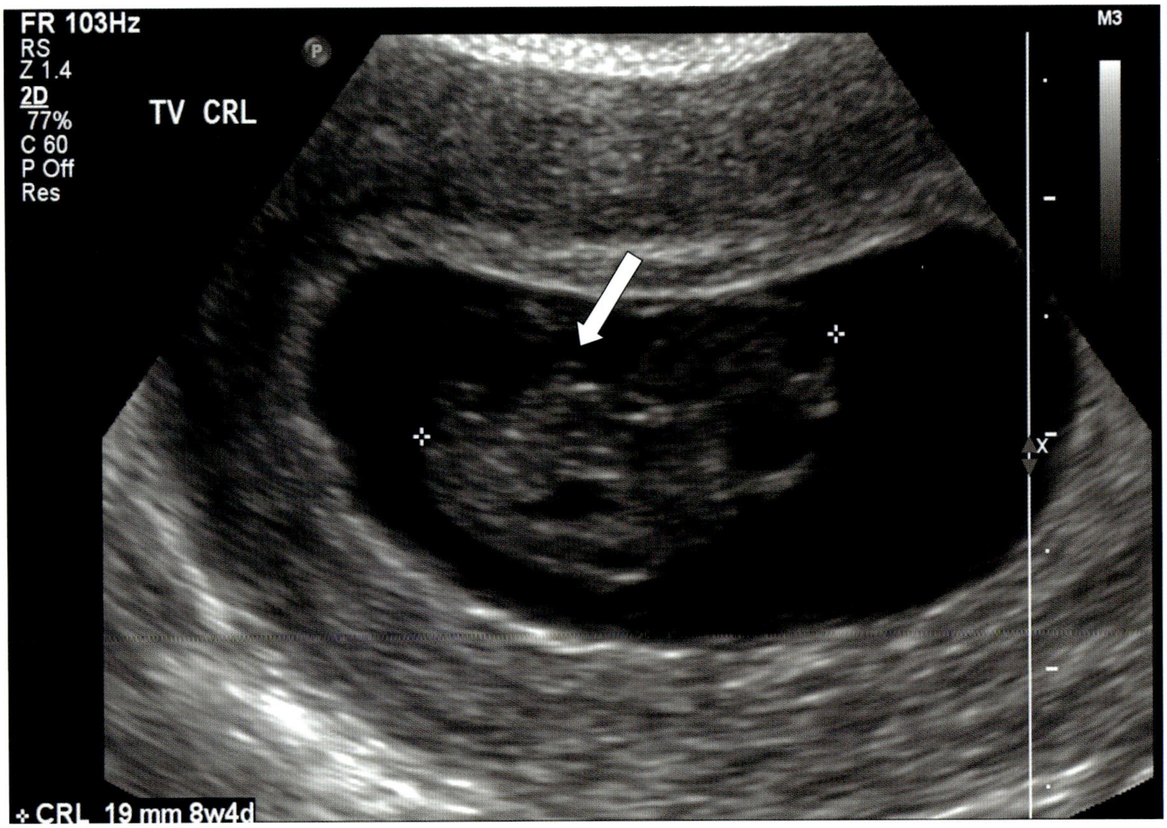

Figura 15.21 Protruberancia del corazón embrionario. Ecografía transvaginal corte axial, el corazón embrionario se observa como una "protuberancia" (*flecha*) en el torso medio de este embrión normal de 8 semanas 5 días.

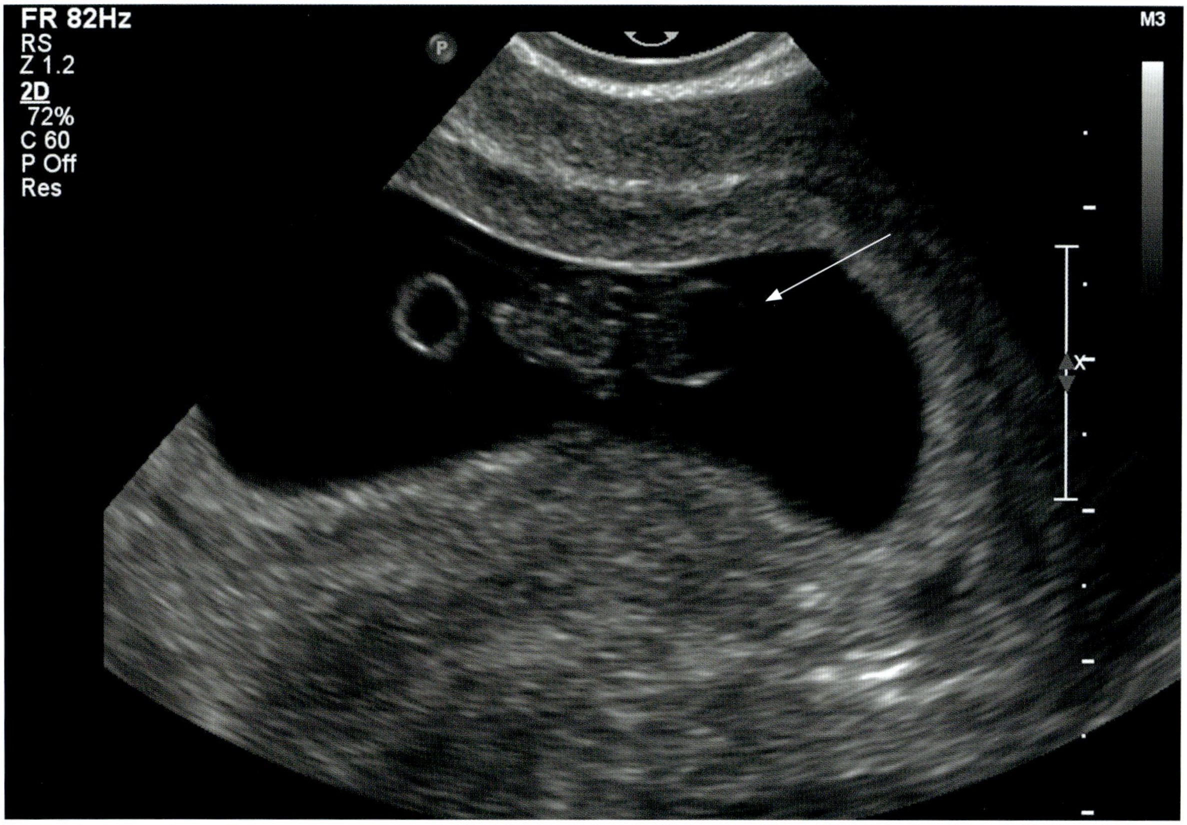

Figura 15.22 Rombencéfalo prominente. Ecografía transvaginal corte axial de un feto normal de 9 semanas 3 días de gestación donde se visualiza la vesícula correspondiente al rombencéfalo confundido con una posible hidrocefalia. Un estudio de la anatomía fetal a las 18 semanas reveló una anatomía intracraneal normal.

Tabla 15.2 Errores comunes del ultrasonido durante el primer trimestre

Hallazgos ultrasonográficos	Anomalía sospechada	Desarrollo embrionario normal
Imagen quística en la fosa posterior	Malformación de Dandy Walker, hidrocefalia	Rombencéfalo normal
Masa en la inserción fetal del cordón umbilical	Onfalocele	Hernia fisiológica del intestino fetal
Corazón embrionario visto como una masa en el tórax	*Ectopia cordis*	En el embrión temprano el corazón es normalmente un bulto anterior del pecho

Tabla 15.3 Anomalías identificadas mediante ultrasonido durante el primer trimestre

- Anencefalia
- Obstrucción uretral
- Gemelos fusionados
- Higroma quístico
- Encefalocele
- Holoprosencefalia
- Defecto de la pared corporal
- Onfalocele / defecto de la pared abdominal

con una frecuencia cardíaca fetal (FCF) anormal.[66-68] Liao y asociados evaluaron retrospectivamente 25 000 mujeres que se habían sometido al cribado de primer trimestre y encontraron que los fetos con una mayor probabilidad de trisomía 21, trisomía 13 y síndrome de Turner tenían una FCF superior a 2 desviaciones estándar por encima de la media (9,7% 67,4% y 52,2%, respectivamente), mientras que los fetos con una mayor probabilidad de trisomía 18 y triploidía tenían una FCF disminuida más de 2 desviaciones estándar por debajo de la media (18,7% y 30,0%, respectivamente).[68]

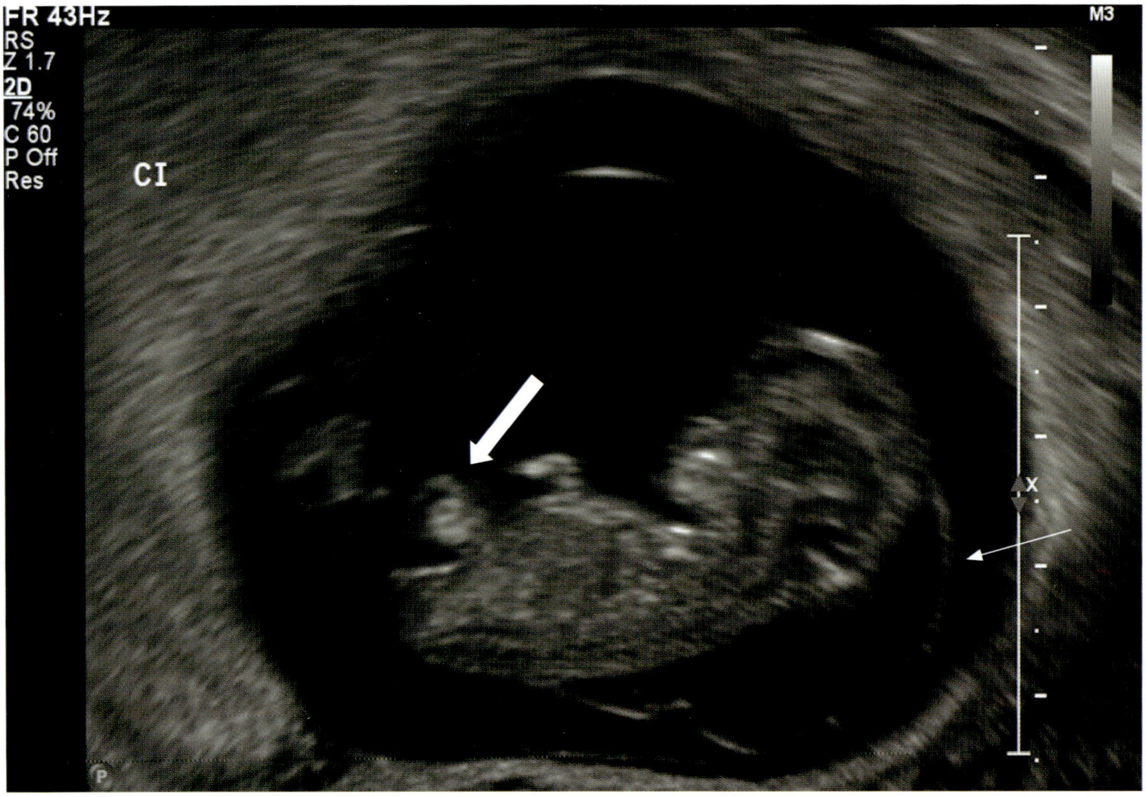

Figura 15.23 Onfalocele. Ecografía transvaginal corte axial de un feto de 11 semanas 4 días, donde se observa un onfalocele (*flecha gruesa*) con una TN engrosada (*flecha delgada*).

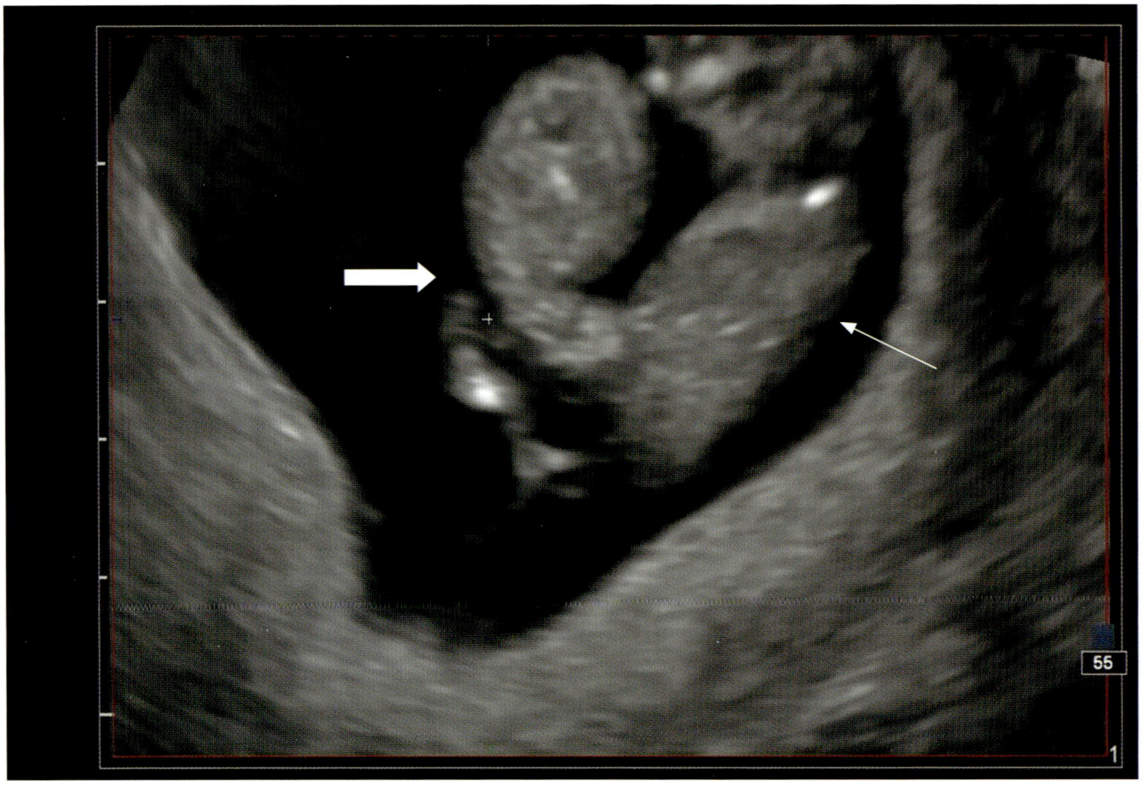

Figura 15.24 Gemelos fusionados. La *flecha delgada* señala el feto A y la *flecha gruesa* el feto B. en este corte sagital medio de una ecografía transvaginal de gemelos fusionados onfalópagos a las 11 semanas 0 días de gestación,

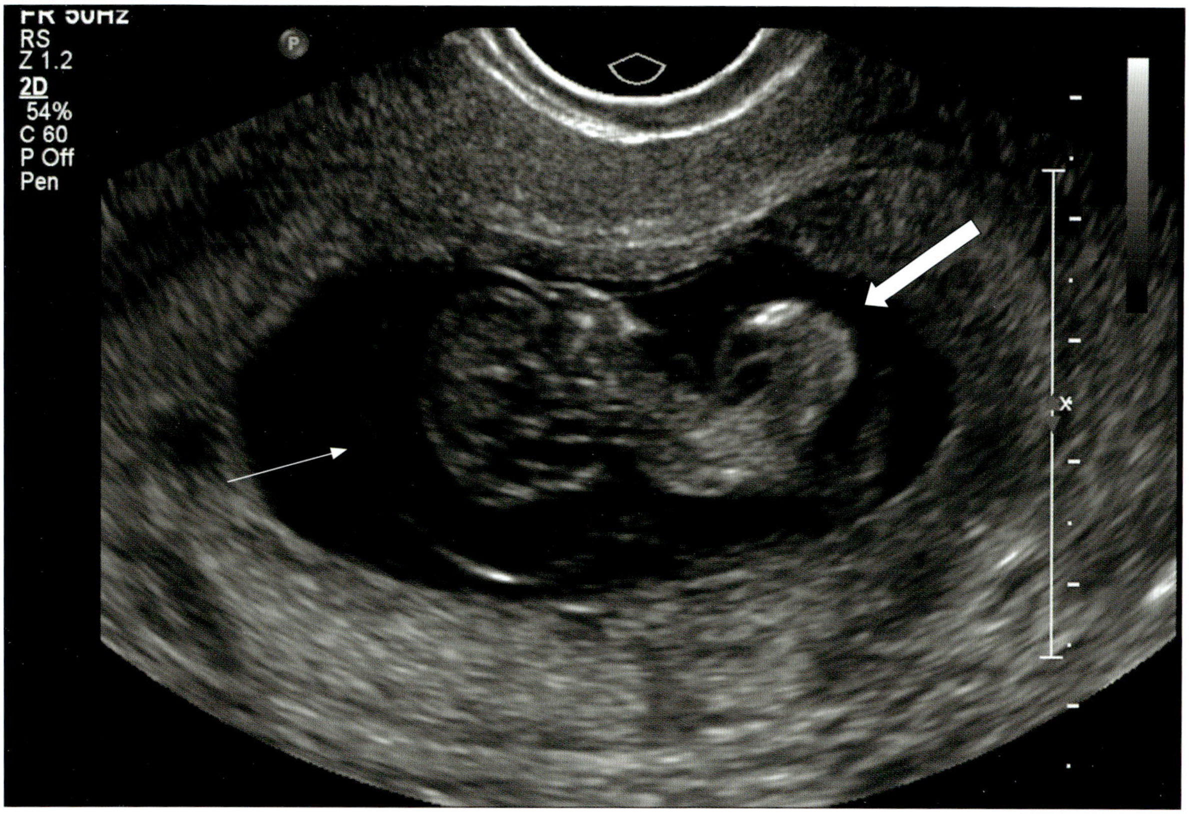

Figura 15.25 Defecto de la pared toracicoabdominal. Ecografía transvaginal corte axial de un feto de 11 semanas donde se visualiza un defecto en la pared toracicoabdominal (*flecha gruesa*) con el corazón y el contenido intestinal herniado desde el feto. También se observa una translucencia nucal engrosada (*flecha delgada*).

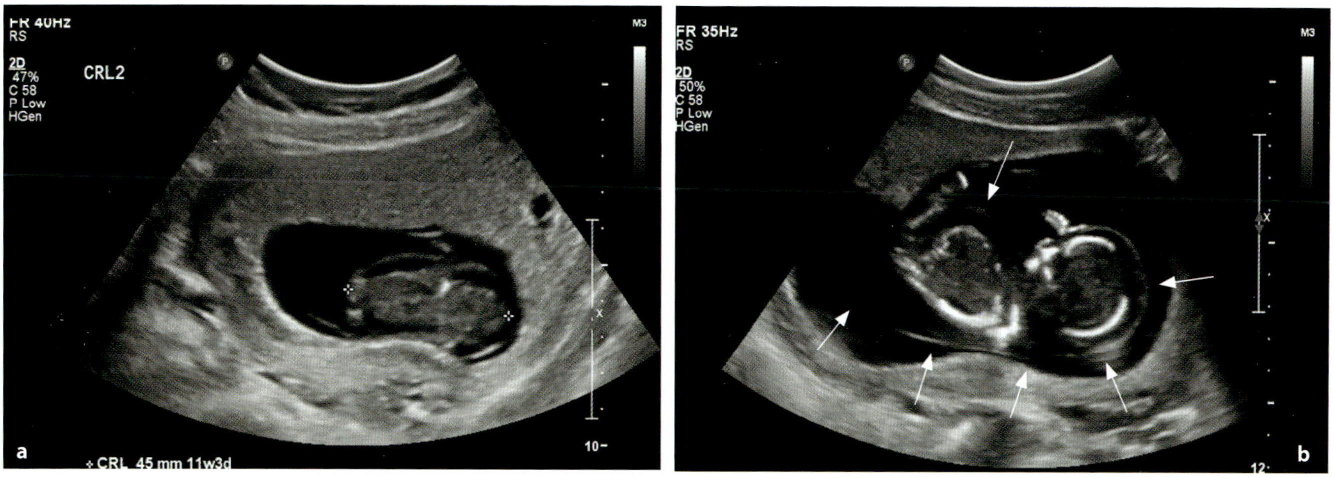

Figura 15.26 a Anasarca fetal. Ecografía transvaginal corte axial de un feto fallecido de 11 semanas 6 días (*cursores*) con anasarca, en el cual se detectó una triploidía por cariotipo. **b** Anasarca fetal. Ecografía transvaginal corte longitudinal de un feto fallecido de 13 semanas 6 días con anasarca (*flechas*) se observa también una translucencia nucal aumentada. Un cariotipo de los productos de la concepción reveló trisomía 13.

Productos retenidos de la concepción

Los productos retenidos de la concepción (PRC) son la persistencia de tejido placentario o fetal en el útero, después de un aborto espontáneo, interrupción del embarazo o parto. Complica el 1% de los embarazos y es más común después de la interrupción médica del embarazo y del aborto espontáneo en el segundo trimestre. Las afecciones más comunes del paciente asociadas con PRC son el sangrado vaginal, dolor pélvico o fiebre. Abbasi y cols. encontraron que el sangrado vaginal tuvo la sensibilidad

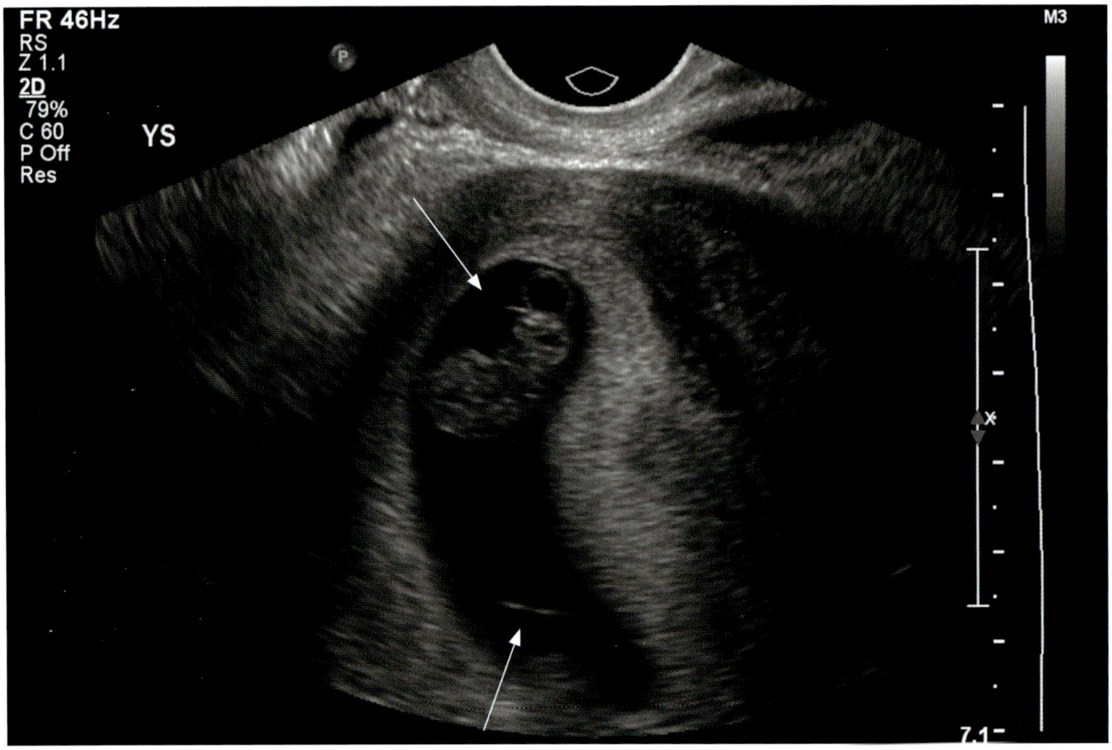

Figura 15.27 Amnios grandes con feto de apariencia anormal. Ecografía transvaginal corte axial de un amnios agrandado (*flechas*) con un feto de 9 semanas 4 días, de aspecto anormal. No se visualiza la actividad cardíaca, cuando esta se había demostrado previamente. El cariotipo fetal fue de 45X.

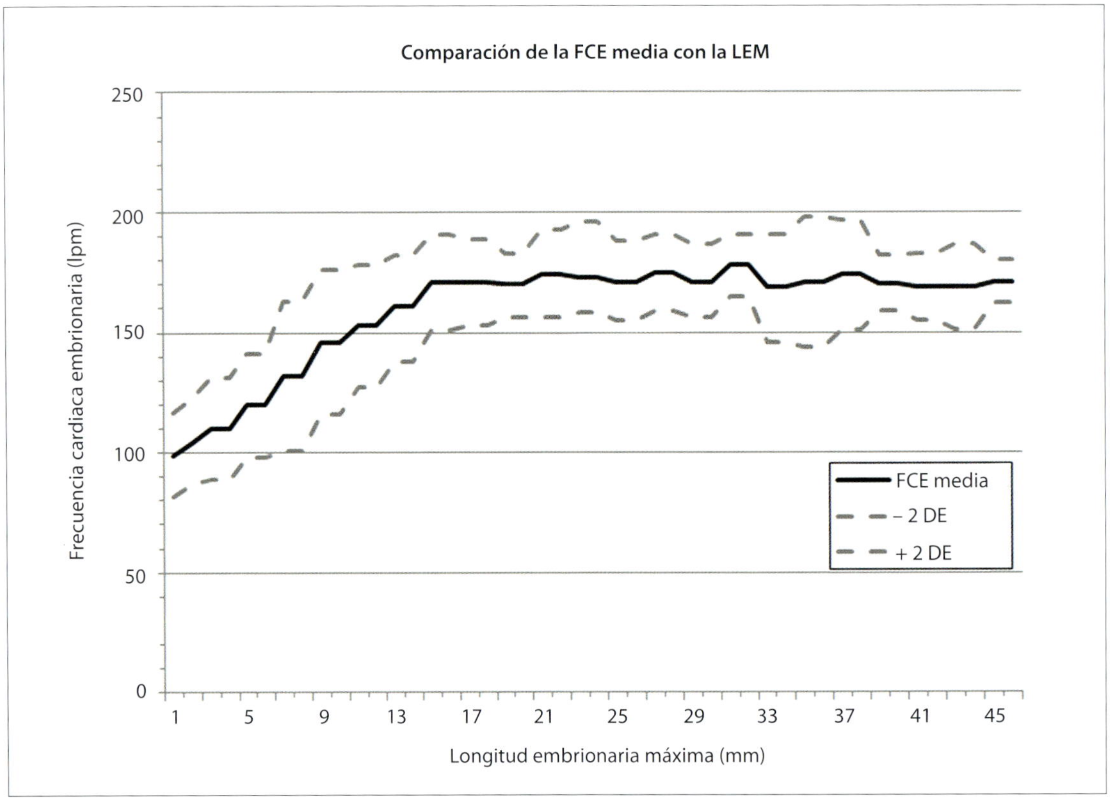

Figura 15.28 Gráfico creado con datos de refs. 59 y 60, que compara la frecuencia cardíaca embrionaria en lpm ± 2 desviaciones estándar con la longitud cráneo-caudal en mm.

y especificidad más alta para PRC de 93% y 50%, respectivamente.[69]

Evaluación del ultrasonido

La evaluación clínica para PRC es inexacta, por lo tanto, el US TV es elegido con frecuencia para la evaluación definitiva. Sadan y cols. informaron que la presencia de material hiperecoico o hipoecogénico dentro de la cavidad uterina o un revestimiento endometrial más grueso que 8 mm tenía un VPP de 71% para PRC confirmados por histología.[70] Durfee y asociados encontraron que una masa endometrial fue la característica ecográfica más sensible y específica del PRC (79% y 89%, respectivamente), con un VPP del 59% (Figura 15.29).[71] Un endometrio mayor de 10 mm, como hallazgo aislado, presentaba una sensibilidad y especificidad baja, y se detectó con mayor frecuencia en pacientes sin PRC. Durfee y cols. también encontró que el fluido complejo aislado, identificado dentro de la cavidad uterina, era un predictor pobre de PRC, y la ausencia de hallazgos ecográficos tenía un VPN para PRC del 100%.[71]

Imágenes Doppler color

Se recomienda el uso del Doppler Color para mapear la cavidad uterina para evaluar aún más la presencia de PRC dentro de la cavidad uterina (Figura 15.30). Durfee & Asociados encontraron que el flujo sanguíneo en el endometrio para la presencia de PRC tenía un VPP del 75%, pero un VPN del 46%. Concluyeron que el uso del Doppler color para la predicción del PRC no fue útil.[71] Kamaya y cols. clasificaron la vascularización endometrial con la imagen Doppler color, en mujeres referidas por sospecha de PRC. El endometrio se clasificó desde tipo 0, sin vascularización detectable, a tipo 3, con marcada vascularización.[72] Encontraron que la detección de cualquier tipo de vascularización (1-3) tenía una alta probabilidad de PRC, con un VPP del 96%. Se encontró que todas las mujeres con vascularización de los tipos 2 y 3 tenían PRC, mientras que la vascularización del tipo 0 no excluía la presencia de PRC. Estos resultados sugieren que el mapeo Doppler color de la cavidad uterina puede mejorar la sensibilidad y el VPP para la predicción de PCR.

Pérdida recurrente del embarazo

La pérdida recurrente del embarazo (PRE) se la define comúnmente como la pérdida de dos o más embarazos, que han sido documentados por ecografía o examen histopatológico.[73] Se produce en menos del 5% de las mujeres, con un 1% que tiene tres o más pérdidas del embarazo.

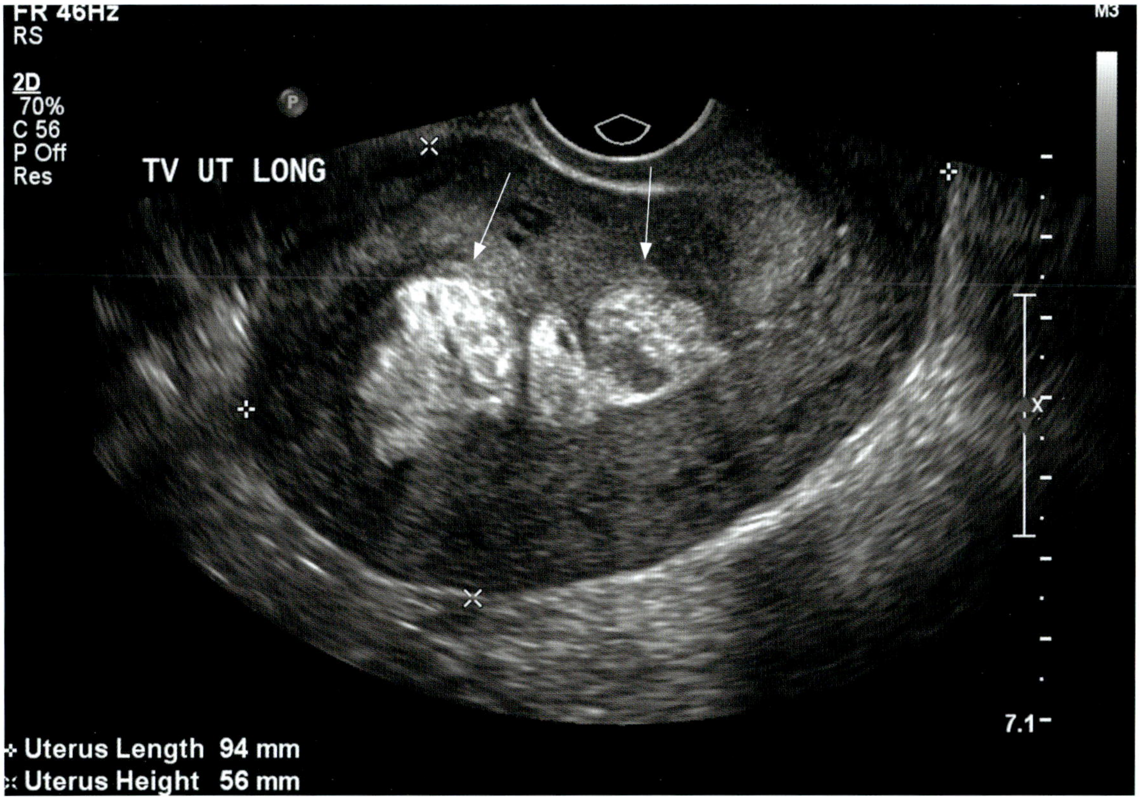

Figura 15.29 Este es un corte longitudinal de una ecografía de una mujer de 39 años que se presentó en la sala de emergencias y se quejó de sangrado vaginal y dolor pélvico a las 10 semanas 5 días de gestación. No se observa el saco gestacional ni el feto indentificados previamente. Las *flechas* señalan masas ecogénicas dentro de la cavidad uterina.

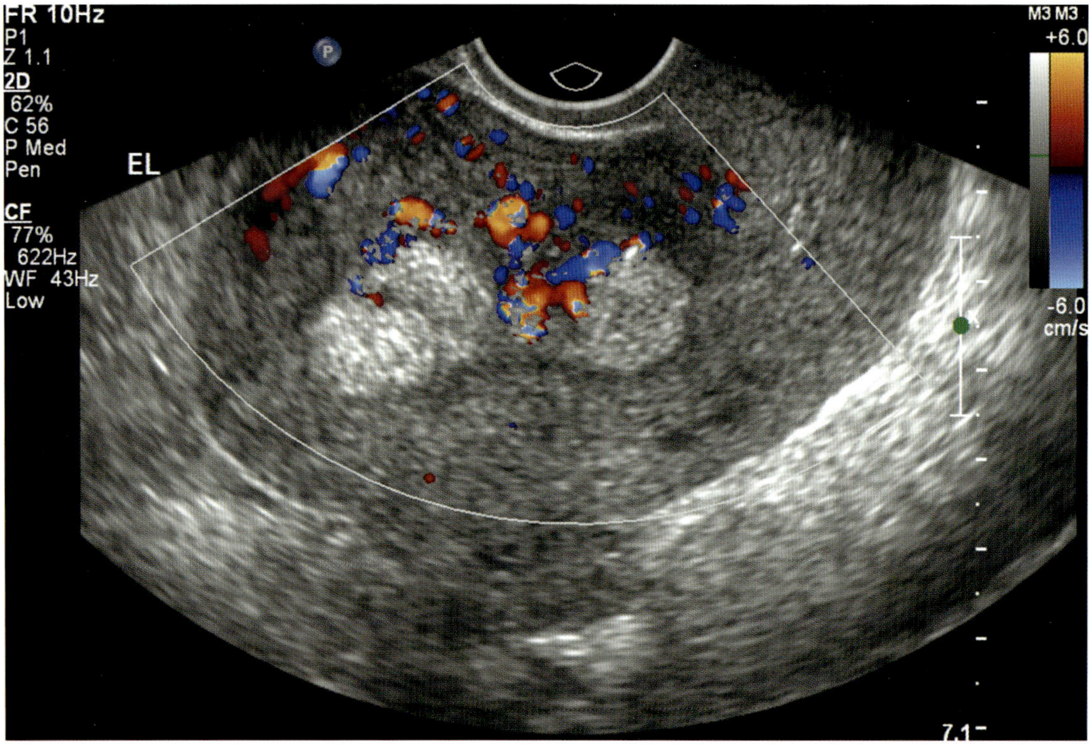

Figura 15.30 Ecografía transvaginal corte longitudinal con Doppler color de la misma paciente descrita en la Figura 15.29. Se muestra el flujo vascular dentro de las masas ecogénicas. La anatomía patológica del curetaje reveló productos retenidos de la concepción.

Existen múltiples etiologías sospechosas, las principales causas son la citogenética (2%-5%), el síndrome antifosfolípido (8%-42%) y las anomalías anatómicas (1,8-37,6%). Las anomalías uterinas congénitas están presentes en el 12,6% de las mujeres con PRE y pueden ser caracterizadas por la imagen del ultrasonido 3D. Las tasas más altas de PRE están presentes en las mujeres con anomalías uterinas congénitas: útero septado (44%), bicorne (36%) y arcuato (26%).[73] A pesar de estos resultados, solo en el 50% de las mujeres se determina un diagnóstico definitivo para la PRE. El mecanismo de la PRE no se comprende completamente aún y su investigación sigue en curso. En la ausencia de una etiología definitiva, el tratamiento es muy limitado. Sin embargo, Brigham y asociados informaron que a pesar de tres abortos consecutivos, 70% de las mujeres con PRE idiopática concibió y el 55% pasó a tener supervivencia fetal más allá de las 24 semanas de gestación.[74] No se encontró diferencia estadística en el resultado entre las mujeres con dos y con tres pérdidas anteriores. Además, el 78% de los abortos espontáneos en mujeres con pérdidas recurrentes se identificó entre las 6 y 8 semanas de gestación, y en el 89%, nunca se visualizó actividad cardíaca.[74] La actividad cardíaca a las 8 semanas se asoció con una probabilidad de embarazo exitoso en un 98%, que aumentó a 99,4% cuando la actividad cardíaca fue demostrada a las 10 semanas de gestación.

Resumen

Durante las últimas cuatro décadas la evaluación por ultrasonido del embarazo en el primer trimestre ha mejorado drásticamente las capacidades diagnósticas de los médicos. El primer trimestre del embarazo, que alguna vez fue algo oculto y misterioso, ahora está abierto a la investigación y examen. Visualizar las etapas del desarrollo embrionario y fetal proporciona al médico información valiosa que puede utilizarse para detectar aneuploidías, evaluar anomalías e identificar marcadores de viabilidad fetal. Los mejores predictores del fracaso del embarazo son la ausencia de un embrión una vez que el tamaño medio del saco gestacional alcanza los 25 mm y la ausencia de actividad cardiaca una vez que el embrión mide ≥ 7 mm. Estos puntos de corte son justificablemente conservadores, pero nos permiten asegurar a nuestros pacientes la pérdida del embarazo con la confianza del diagnóstico sonográfico.

Puntos de enseñanza

- El nivel discriminatorio de β-hCG para confirmar visiblemente un embarazo intrauterino mediante ecografía transvaginal es de 4000 mIU/mL.
- Se considera saco gestacional anembrionado cuando este tiene un diámetro sacular medio mayor o igual a 25 mm y se encuentra vacío.

- Se considera muerte embrionaria cuando un embrión con una longitud cráneo-caudal mayor o igual a 7mm no tiene actividad cardíaca.
- Una frecuencia cardíaca fetal menor de 90 lpm en gestaciones menores de 6 semanas se relaciona con un fracaso inminente del embarazo.
- Un saco gestacional o un embrión que no crece 1 mm/día durante 7-10 días se vincula al fracaso del embarazo.
- Se considera saco gestacional anembrionado a la ausencia de un embrión viable 2 semanas después o más desde la identificación de un saco gestacional sin SV.
- Se considera saco gestacional anembrionado a la ausencia de un embrión viable a los 11 días o más desde la identificación de un saco gestacional con un SV.
- El 60% de los abortos espontáneos en menos de 12 semanas de gestación se deben a anomalías cromosómicas.
- Se puede sospechar el diagnóstico de productos retenidos de la concepción cuando se visualiza material hiperecoico o hipoecoico dentro de la cavidad uterina o el endometrio es más grueso que 8-10 mm, aunque el valor predictivo positivo es subóptimo. El Doppler color puede ser útil en estas situaciones.
- Solo en el 50% de las mujeres se determina la etiología definitiva para la pérdida recurrente del embarazo y, a falta de un diagnóstico concluyente, el tratamiento es muy limitado

Bibliografía

1. Pridjian G, Moawad AH. Missed abortion: still appropriate terminology? Am J Obstet Gynecol 1989; 161 (2): 261-2.
2. Falco P, Zagonari S, Gabrielli S, Bevini M, Pilu G, Bovicelli L. Sonography of pregnancies with first- trimester bleeding and a small intrauterine gestational sac without a demonstrable embryo. Ultrasound Obstet Gynecol 2003; 21 (1): 62-5.
3. Elson J, Salim R, Tailor A, Banerjee S, Zosmer N, Jurkovic D. Prediction of early pregnancy viability in the absence of an ultrasonically detectable embryo. Ultrasound Obstet Gynecol 2003; 21 (1): 57-61.
4. Nyberg DA, Filly RA. Predicting pregnancy failure in 'empty' gestational sacs. Ultrasound Obstet Gynecol 2003; 21 (1): 9-12.
5. Stern JJ, Coulam CB. Mechanism of recurrent sponta-neous abortion. I. Ultrasonographic findings. Am J Obstet Gynecol 1992; 166 (6 Pt 1): 1844-50; discussion 50-2.
6. Kadar N, Caldwell BV, Romero R. A method of screening for ectopic pregnancy and its indications. Obstet Gynecol 1981; 58 (2): 162-6.
7. Barnhart KT, Sammel MD, Rinaudo PF, Zhou L, Hummel AC, Guo W. Symptomatic patients with an early viable intrauterine pregnancy: HCG curves redefined. Obstet Gynecol 2004; 104 (1): 50-5.
8. Nyberg DA, Filly RA, Filho DL, Laing FC, Mahony BS. Abnormal pregnancy: early diagnosis by US and serum chorionic gonadotropin levels. Radiology 1986; 158 (2): 393-6.
9. Hahlin M, Sjoblom P, Lindblom B. Combined use of progesterone and human chorionic gonadotropin determinations for differential diagnosis of very early pregnancy. Fertil Steril 1991; 55 (3): 492-6.
10. Doubilet PM, Benson CB. Further evidence against the reliability of the human chorionic gonadotropin discriminatory level. J Ultrasound Med 2011; 30 (12): 1637-42.
11. Nyberg DA, Laing FC, Filly RA. Threatened abor-tion: sonographic distinction of normal and abnor-mal gestation sacs. Radiology 1986; 158 (2): 397-400.
12. Bradley WG, Fiske CE, Filly RA. The double sac sign of early intrauterine pregnancy: use in exclusion of ectopic pregnancy. Radiology. 1982;143(1):223–6.
13. Doubilet PM, Benson CB. Double sac sign and intra-decidual sign in early pregnancy: interobserver reli-ability and frequency of occurrence. J Ultrasound Med 2013; 32 (7): 1207-14.
14. Yeh HC, Goodman JD, Carr L, Rabinowitz JG. Intradecidual sign: a US criterion of early intra-uterine pregnancy. Radiology 1986; 161 (2): 463-7.
15. Laing FC, Brown DL, Price JF, Teeger S, Wong ML. Intradecidual sign: is it effective in diagnosis of an early intrauterine pregnancy? Radiology 1997; 204 (3): 655-60.
16. Chiang G, Levine D, Swire M, McNamara A, Mehta T. The intradecidual sign: is it reliable for diagnosis of early intrauterine pregnancy? AJR Am J Roentgenol 2004; 183 (3): 725-31.
17. Doubilet PM, Benson CB, Bourne T, Blaivas M, Barnhart KT, Benacerraf BR, et al. Diagnostic criteria for nonviable pregnancy early in the first trimester. N Engl J Med 2013; 369 (15): 1443-51.
18. Abdallah Y, Daemen A, Kirk E, Pexsters A, Naji O, Stalder C, et al. Limitations of current definitions of miscarriage using mean gestational sac diameter and crown-rump length measurements: a multicenter observational study. Ultrasound Obstet Gynecol 2011; 38 (5): 497-502.
19. Rowling SE, Coleman BG, Langer JE, Arger PH, Nisenbaum HL, Horii SC. First-trimester US param-eters of failed pregnancy. Radiology 1997; 203 (1): 211-7.
20. Pexsters A, Luts J, Van Schoubroeck D, Bottomley C, Van Calster B, Van Huffel S, et al. Clinical impli-cations of intra- and interobserver reproducibility of transvaginal sonographic measurement of gesta-tional sac and crown-rump length at 6-9 weeks' ges-tation. Ultrasound Obstet Gynecol 2011; 38 (5): 510-5.
21. Nyberg DA, Filly RA, Mahony BS, Monroe S, Laing FC, Jeffrey Jr RB. Early gestation: correlation of HCG levels and sonographic identification. AJR Am J Roentgenol 1985; 144 (5): 951-4.
22. Abdallah Y, Daemen A, Guha S, Syed S, Naji O, Pexsters A, et al. Gestational sac and embryonic growth are not useful as criteria to define miscarriage: a multicenter observational study. Ultrasound Obstet Gynecol 2011; 38 (5): 503-9.
23. Bree RL, Edwards M, Bohm-Velez M, Beyler S, Roberts J, Mendelson EB. Transvaginal sonography in the evaluation of normal early pregnancy: correla-tion with HCG level. AJR Am J Roentgenol 1989; 153 (1): 75-9.
24. Goldstein I, Zimmer EA, Tamir A, Peretz BA, Paldi E. Evaluation of normal gestational sac growth: appearance of embryonic heartbeat and embryo body movements using the transvaginal technique. Obstet Gynecol 1991; 77 (6): 885-8.

25. Horrow MM. Enlarged amniotic cavity: a new sonographic sign of early embryonic death. AJR Am J Roentgenol 1992; 158 (2): 359-62.
26. McKenna KM, Feldstein V A, Goldstein RB, Filly RA. The empty amnion: a sign of early pregnancy failure. J Ultrasound Med 1995; 14 (2): 117-21.
27. Yegul NT, Filly RA. The expanded amnion sign: evidence of early embryonic death. J Ultrasound Med 2009; 28 (10): 1331-5.
28. Yegul NT, Filly RA. Further observations on the empty "amnion sign". J Clin Ultrasound 2010; 38 (3): 113-7.
29. Weiss JL, Malone FD, Vidaver J, Ball RH, Nyberg DA, Comstock CH, et al. Threatened abortion: a risk factor for poor pregnancy outcome, a population- based screening study. Am J Obstet Gynecol 2004; 190 (3): 745-50.
30. Nagy S, Bush M, Stone J, Lapinski RH, Gardo S. Clinical significance of subchorionic and retroplacental hematomas detected in the first trimester of pregnancy. Obstet Gynecol 2003; 102 (1): 94-100.
31. Ball RH, Ade CM, Schoenborn JA, Crane JP. The clinical significance of ultransonographically detected subchorionic hemorrhages. Am J Obstet Gynecol 1996; 174 (3): 996-1002.
32. Borlum KG, Thomsen A, Clausen I, Eriksen G. Long-term prognosis of pregnancies in women with intrauterine hematomas. Obstet Gynecol 1989; 74 (2): 231-3.
33. Schauberger CW, Mathiason MA, Rooney BL. Ultrasound assessment of first-trimester bleeding. Obstet Gynecol 2005; 105 (2): 333-8.
34. Maso G, D'Ottavio G, De Seta F, Sartore A, Piccoli M, Mandruzzato G. First-trimester intrauterine hematoma and outcome of pregnancy. Obstet Gynecol 2005; 105 (2): 339-44.
35. Tuuli MG, Norman SM, Odibo AO, Macones GA, Cahill AG. Perinatal outcomes in women with sub-chorionic hematoma: a systematic review and meta- analysis. Obstet Gynecol 2011; 117 (5): 1205-12.
36. Pearlstone M, Baxi L. Subchorionic hematoma: a review. Obstet Gynecol Surv 1993; 48 (2): 65-8.
37. Pedersen JF, Mantoni M. Prevalence and significance of subchorionic hemorrhage in threatened abortion: a sonographic study. AJR Am J Roentgenol 1990; 154 (3): 535-7.
38. Stabile I, Campbell S, Grudzinskas JG. Threatened miscarriage and intrauterine hematomas. Sonographic and biochemical studies. J Ultrasound Med 1989; 8 (6): 289-92.
39. Harris RD, Couto C, Karpovsky C, Porter MM, Ouhilal S. The chorionic bump: a first-trimester pregnancy sonographic finding associated with a guarded prognosis. J Ultrasound Med 2006; 25 (6): 757-63.
40. Sana Y, Appiah A, Davison A, Nicolaides KH, Johns J, Ross JA. Clinical significance of first-trimester chorionic bumps: a matched case-control study. Ultrasound Obstet Gynecol 2013; 42 (5): 585-9.
41. Jauniaux E, Greenwold N, Hempstock J, Burton GJ. Comparison of ultrasonographic and Doppler mapping of the intervillous circulation in normal and abnormal early pregnancies. Fertil Steril 2003; 79 (1): 100-6.
42. Wherry KL, Dubinsky TJ, Waitches GM, Richardson ML, Reed S. Low-resistance endometrial arterial flow in the exclusion of ectopic pregnancy revisited. J Ultrasound Med 2001; 20 (4): 335-42.
43. Jaffe R, Dorgan A, Abramowicz JS. Color Doppler imaging of the uteroplacental circulation in the first trimester: value in predicting pregnancy failure or complication. AJR Am J Roentgenol 1995; 164 (5): 1255-8.
44. Tan S, Ipek A, Pektas MK, Arifoglu M, Teber MA, Karaoglanoglu M. Irregular yolk sac shape: is it really associated with an increased risk of spontaneous abortion? J Ultrasound Med 2011; 30 (1): 31-6.
45. Harris RD, Vincent LM, Askin FB. Yolk sac calcifica-tion: a sonographic finding associated with intrauterine embryonic demise in the first trimester. Radiology 1988;166 (1 Pt 1): 109-10.
46. Lindsay DJ, Lovett IS, Lyons EA, Levi CS, Zheng XH, Holt SC, et al. Yolk sac diameter and shape at endovaginal US: predictors of pregnancy outcome in the first trimester. Radiology 1992; 183 (1): 115-8.
47. Cho FN, Chen SN, Tai MH, Yang TL. The quality and size of yolk sac in early pregnancy loss. Aust N Z J Obstet Gynaecol 2006; 46 (5): 413-8.
48. Kucuk T, Duru NK, Yenen MC, Dede M, Ergun A, Baser I. Yolk sac size and shape as predictors of poor pregnancy outcome. J Perinat Med 1999; 27 (4): 316-20.
49. Ferrazzi E, Brambati B, Lanzani A, Oldrini A, Stripparo L, Guerneri S, et al. The yolk sac in early pregnancy failure. Am J Obstet Gynecol 1988; 158 (1): 137-42.
50. Berdahl DM, Blaine J, Van Voorhis B, Dokras A. Detection of enlarged yolk sac on early ultrasound is associated with adverse pregnancy outcomes. Fertil Steril 2010; 94 (4): 1535-7.
51. Chama CM, Marupa JY, Obed JY. The value of the secondary yolk sac in predicting pregnancy outcome. J Obstet Gynaecol 2005; 25 (3): 245-7.
52. Moore KL, Persaud TVN. The developing human: clinically oriented embryology. 7ª ed. Philadelphia: Saunders, 2003.
53. Filly MR, Callen PW, Yegul NT, Filly RA. The yolk stalk sign: evidence of death in small embryos without heartbeats. J Ultrasound Med 2010; 29 (2): 237-41.
54. Hadlock FP, Shah YP, Kanon DJ, Lindsey JV. Fetal crown-rump length: reevaluation of relation to men-strual age (5-18 weeks) with high-resolution real-time US. Radiology 1992; 182 (2): 501-5.
55. Bottomley C, Daemen A, Mukri F, Papageorghiou AT, Kirk E, Pexsters A, et al. Functional linear discriminant analysis: a new longitudinal approach to the assessment of embryonic growth. Hum Reprod 2009; 24 (2): 278-83.
56. Reljic M. The significance of crown-rump length measurement for predicting adverse pregnancy outcome of threatened abortion. Ultrasound Obstet Gynecol 2001; 17 (6): 510-2.
57. Mukri F, Bourne T, Bottomley C, Schoeb C, Kirk E, Papageorghiou AT. Evidence of early first-trimester growth restriction in pregnancies that subsequently end in miscarriage. BJOG 2008; 115 (10): 1273-8.
58. Benson CB, Doubilet PM. Slow embryonic heart rate in early first trimester: indicator of poor pregnancy outcome. Radiology 1994; 192 (2): 343-4.
59. Achiron R, Tadmor O, Mashiach S. Heart rate as a predictor of first-trimester spontaneous abortion after ultrasound-proven viability. Obstet Gynecol 1991; 78 (3 Pt 1): 330-4.
60. Papaioannou GI, Syngelaki A, Poon LC, Ross JA, Nicolaides KH. Normal ranges of embryonic length, embryonic heart

rate, gestational sac diameter and yolk sac diameter at 6-10 weeks. Fetal Diagn Ther 2010; 28 (4): 207-19.

61. Stefos TI, Lolis DE, Sotiriadis AJ, Ziakas GV. Embryonic heart rate in early pregnancy. J Clin Ultrasound 1998; 26 (1): 33-6.
62. Rauch ER, Schattman GL, Christos PJ, Chicketano T, Rosenwaks Z. Embryonic heart rate as a predictor of first-trimester pregnancy loss in infertility patients after in vitro fertilization. Fertil Steril 2009; 91 (6): 2451-4.
63. Chittacharoen A, Herabutya Y. Slow fetal heart rate may predict pregnancy outcome in first-trimester threatened abortion. Fertil Steril 2004; 82 (1): 227-9.
64. Doubilet PM, Benson CB, Chow JS. Long-term prog-nosis of pregnancies complicated by slow embryonic heart rates in the early first trimester. J Ultrasound Med 1999; 18 (8): 537-41.
65. Doubilet PM, Benson CB. Outcome of first-trimester pregnancies with slow embryonic heart rate at 6-7 weeks gestation and normal heart rate by 8 weeks at US. Radiology 2005; 236 (2): 643-6.
66. Oztekin D, Oztekin O, Aydal FI, Tinar S, Adibelli ZH. Embryonic heart rate as a prognostic factor for chromosomal abnormalities. J Ultrasound Med 2009; 28 (5): 609-14.
67. Hyett JA, Noble PL, Snijders RJ, Montenegro N, Nicolaides KH. Fetal heart rate in trisomy 21 and other chromosomal abnormalities at 10-14 weeks of gestation. Ultrasound Obstet Gynecol 1996; 7 (4): 239-44.
68. Liao AW, Snijders R, Geerts L, Spencer K, Nicolaides KH. Fetal heart rate in chromosomally abnormal fetuses. Ultrasound Obstet Gynecol 2000; 16 (7): 610-3.
69. Abbasi S, Jamal A, Eslamian L, Marsousi V. Role of clinical and ultrasound findings in the diagnosis of retained products of conception. Ultrasound Obstet Gynecol 2008; 32 (5): 704-7.
70. Sadan O, Golan A, Girtler O, Lurie S, Debby A, Sagiv R, et al. Role of sonography in the diagnosis of retained products of conception. J Ultrasound Med 2004; 23 (3): 371.
71. Durfee SM, Frates MC, Luong A, Benson CB. The sonographic and color Doppler features of retained products of conception. J Ultrasound Med 2005; 24: 1181-6.
72. Kamaya A, Petrovitch I, Chen B, Frederick CE, Jeffrey RB. Retained products of conception: spec-trum of color Doppler findings. J Ultrasound Med 2009; 28 (8): 1031-41.
73. The Practice Committee of the American Society for Reproductive Medicine. Evaluation and treatment of recurrent pregnancy loss: a committee opinion. Fertil Steril 2012; 98 (5): 1103-11.
74. Brigham SA, Conlon C, Farquharson RG. A longitudinal study of pregnancy outcome following idio-pathic recurrent miscarriage. Hum Reprod 1999; 14 (11): 2868-71.

16

Embarazo ectópico: embarazo de localización desconocida

Linda Do • James M. Shwayder

Introducción

El embarazo ectópico (EE) representa el 1%-2% de los embarazos.

Poseen riesgo de rotura, hemorragia y daño de la trompa, que puede llevar a disminuir la fertilidad futura, o a la muerte. Los síntomas de presentación más comunes que sugieren un EE son, dolor abdominal o sangrado vaginal.

Los avances en la tecnología de ultrasonido permiten la detección de EE en su estadio inicial, lo que posibilita así alternativas de tratamiento, médico o quirúrgico, y reduce de este modo la morbimortalidad.

Sin embargo, el diagnóstico temprano no siempre se logra. Por lo tanto, es necesario un enfoque sistemático para pacientes con posible EE con los propósitos de evitar la interrupción de embarazos intrauterinos (EIU), facilitar el diagnóstico oportuno de un EE e implementar un manejo apropiado del embarazo fallido.

En este capítulo, se revisa este enfoque enfatizando el valor de varias pruebas diagnósticas.

Embarazo de localización desconocida

El embarazo de localización desconocida (ELD) describe la situación de pacientes con prueba de embarazo positiva y ecografía transvaginal (ETV) que no logra identificar la localización del embarazo, ya sea intrauterino o extrauterino. En pacientes con prueba de embarazo positiva en orina, la localización del embarazo se suele identificar en más de un 90% de los casos. El resto se clasifica como un ELD.[3] En el 2011, Barnhart y cols. revisaron la nomenclatura de consenso asociado con la evaluación temprana del embarazo y clasificaron dichos embarazos en las siguientes áreas descriptivas:[4]

- Embarazo ectópico definido (EED).
- Embarazo ectópico probable (EEP).
- Embarazo de localización desconocida.
- Embarazo intrauterino probable (EIP).
- Embarazo intrauterino definitivo (EID).

El signo más temprano del embarazo es el hallazgo de una estructura similar a un saco, independientemente de la ubicación. El hallazgo de tal estructura en el útero se considera un EIP. Este mismo hallazgo en el anexo es consistente con un EEP.

El hallazgo de un saco vitelino dentro de un saco gestacional diagnostica definitivamente un embarazo, independientemente de su ubicación. El hallazgo de un saco gestacional con un saco vitelino en el útero es consistente con un EID, mientras que este mismo hallazgo fuera del útero diagnostica un EED. Un ELD existe cuando no hay signos de un EIU o un EE, que representa aproximadamente un 10% de los casos.[5]

Un manejo expectante con ecografía transvaginal y GCh va a dirigir al diagnóstico de un EIU en un 34% de los casos o un EE en un 8,7%, con un resultado resuelto del embarazo de localización desconocida un 56,9% de los pacientes.[5] Por lo tanto, en pacientes clínicamente estables con un ELD se deberá tomar una conducta expectante.[3] Un pequeño número de pacientes continuará con un ELD, que puede ser tratado de manera médica o quirúrgica con indicación de dilatación y legrado, o con observación para la resolución espontánea.[4]

No existe consenso respecto a la vigilancia de seguimiento complementario de pacientes con un ELD. La vigilancia individualizada basada en los factores de riesgo puede llevar a un adecuado tratamiento y a reducir los costos. Barnhart y cols. evaluaron retrospectivamente factores clínicos específicos para determinar la frecuencia y la inmediatez del seguimiento de pacientes con un ELD.[6] Estos autores crearon un sistema de puntaje para clasificar a las mujeres en varios grupos de riesgo.

Las mujeres con edades extremas fueron asignadas con puntaje de riesgo cada vez mayor: edad menor de 18 recibieron +1 y edad mayor de 38 +3. El EE previo incrementa el riesgo del paciente, aquellas con un EE previo se les asigna +2, mientras que con dos o más EE previos, se les asigna +3. A las pacientes con hemorragia se les asigna +4. Aquellas con un aborto previo o con GCh mayor de 2000 mUI/mL se les asigna –1. El riesgo de un paciente con un embarazo no viable fue estratificado como un embarazo de bajo riesgo (–2 a –1), intermedio (0 a +4), alto riesgo (mayor o igual a 5) basado en la puntuación total. Sobre la base de su estratificación de riesgo, los pacientes recibieron la siguiente vigilancia:

- Vigilancia baja: "enviar a casa" con seguimiento en 4-7 días.
- Vigilancia estándar: monitoreo, se repite la CGh en 2 días.
- Vigilancia alta: "intervención" que incluye evacuación uterina, laparoscopia o vigilancia en 24 h, de acuerdo con el estado clínico del paciente.

En general, el sistema de puntaje propuesto tiene más de un 90% de especificidad. Por lo tanto, los signos y síntomas de una mujer con un ELD pueden ayudar a optimizar los esquemas de vigilancia.

Condous y cols. desarrollaron un modelo de regresión logística usando niveles seriados de GCh y progesterona, separados en 48 h, para predecir el resultado del ELD.

Un aumento de GCh más del 66% fue predictivo de un EIU con un valor predictivo positivo (VPP) de 96,5%. Una progesterona sérica menor de 20 mmol/L predice un ELD fallido con un VPP de mayor de 95%. En resumen, el cambio en la GCh superó al cambio en la progesterona sérica en la predicción de la localización y el resultado del ELD.

Se puede postular que combinando los resultados de estos dos estudios podría mejorar la vigilancia de las pacientes con ELD. Específicamente, la evaluación individualizada del riesgo, correlacionada con niveles de GCh seriados, complementados con ultrasonido y, en casos seleccionados, la progesterona sérica podría ayudar a determinar el resultado final del ELD.

Gonadotrofina coriónica humana (GCh)

La gonadotrofina coriónica humana (GCh) puede ser evaluada cualitativamente y da un resultado positivo o negativo. Sin embargo, medir el nivel cuantitativo de GCh en sangre es bastante útil si la evaluación inicial del embarazo no es concluyente. Se pueden seguir los niveles seriados de GCh usando la lógica de que niveles elevados que se ubican por debajo de la curva normal son consistentes con un EE o EIU fallido. Estudios previos determinaron que cada dos días el aumento de la GCh en un embarazo normal es, al menos, el 66%.[7] Un estudio más reciente determinó que el aumento de la GCh cada dos días (embarazo normal) osciló entre 1,53 y 3,28 veces, con una mediana de 2,24 veces.[8] La premisa es que en un EE habrá un incremento inadecuado en los niveles de GCh cada de dos días, ya que solo un 21% de los EE van a tener un incremento del 53% o más.[9] Un hallazgo del estudio anterior, frecuentemente pasado por alto, es que el 15% de los embarazos normales también tiene aumentos subnormales de la GCh.

Por lo tanto, un aumento anormal de GCh no es diagnóstico de EE, solo constituye un signo altamente sugestivo. Aumentos anormales en los valores de GCh deben elevar el índice de sospecha de un embarazo EE o un EIU anormal. Una ecografía transvaginal es valiosa, independientemente del aumento de la GCh, para determinar la ubicación y el estado del embarazo.

Niveles umbral y discriminatorio de GCh

Nivel umbral

El nivel umbral es el nivel más bajo de GCh en el que se puede detectar un EIU normal, visualizando típicamente un saco gestacional temprano. Estudios más antiguos propusieron un valor umbral de 1000 mUI/mL.[10] Sin embargo, los avances en la tecnología del ultrasonido han mejorado nuestras capacidades para detectar e interpretar imágenes. Por lo tanto, estudios más recientes indican que el nivel umbral puede ser tan bajo como 390 mUI/mL.[11]

Nivel discriminatorio

El nivel discriminatorio es el nivel de GCh por encima del cual deben observarse siempre todos los EIU normales, con feto único. Este nivel típicamente oscilaba entre 1000 y 1500 mUI/mL en la mayoría de los laboratorios. El nivel o valor discriminatorio, sin embargo, ha sido revisado, basado en dos estudios claves. Doubilet y Benson revisaron una década de experiencia en pacientes con ETV y GCh realizados el mismo día.[12] Identificaron a los pacientes cuyas ecografías iniciales no visualizaron una colección de líquido intrauterino, con actividad cardiaca embrionaria o fetal encontrada en estudios ulteriores de ultrasonografía. Demostraron que poco más del 10% de los pacientes con embarazo intrauterino diagnosticados en última instancia tenían una GCh inicial mayor de 1500 mUI/mL (5,9% con niveles de 1500-1999 mUI/mL; 4,5%, mayor de 2000 mUI/mL) (Tabla 16.1). Connolly y cols. realizaron un estudio similar, que incluyó pacientes que tuvieron una ETV y una GCh separadas por 6 h una de otra. Tabularon los niveles asociados con el 99% de los embarazos intrauterinos. En este estudio, el nivel discriminatorio fue 3510 mUI/mL (Tabla 16.2). La

Tabla 16.1 Evidencia en contra del nivel discriminatorio de GCh[12]

GCh (mUI/mL	# 202	%
Tercera – Cuarta referencia internacional		
< 1000	162	80,9
1000-1499	19	9,4
1500-1999	12	5,9
≥ 2000	9	4,5

Tabla 16.2 Reevaluación del umbral y nivel de discriminación[11]

GCh (mUI/mL)	Saco gestacional	Saco vitelino	Embrión
Umbral	390	1094	1394
Nivel discriminatorio	3510	17716	47685

recomendación actual con un ultrasonido no concluyente, suponiendo que el paciente está hemodinamicamente estable, es seguir al paciente hasta que el nivel de GCh sea por lo menos de 3000-3500 mUI/mL antes de declarar que el EIU no se visualiza. Esto detendría la intervención médica, como el metotrexato, hasta que se aclare el diagnóstico. Esta recomendación evitará en gran medida el tratamiento inadvertido de un EIU con metotrexato, causante de anomalías o pérdida fetal.[13] Estos niveles de GCh y las recomendaciones, corresponden solo a embarazos con feto único. Los embarazos gemelares suelen tener valores más altos de GCh antes de identificar las gestaciones intrauterinas. Por lo tanto, se recomienda precaución en los pacientes que han sido sometidos a reproducción asistida.

Hallazgos endometriales en el embarazo ectópico

Espesor endometrial

Cuando el saco gestacional o el saco vitelino no se visualizan, el espesor endometrial puede ser útil para evaluar la localización del embarazo. Spandorfer y Barnhart revisaron el espesor endometrial, medido por ultrasonido, en pacientes con una GCh por debajo del nivel discriminatorio. En general, un EIU tiene un espesor endometrial medio mayor que un EE o un aborto espontáneo (13,42 mm frente a 5,95 mm frente a 9,28 mm, respectivamente).[14] En su estudio, un espesor endometrial menor o igual a 8 mm se asoció con embarazo anormal en un 97% de los casos. Así, al evaluar el embarazo precoz, un endometrio más grueso puede ser comúnmente asociado a un embarazo intrauterino, mientras que un endometrio más delgado es más frecuente en un EE (Figuras 16.1 y 16.2).

Líquido intrauterino

Las características y la forma del líquido intrauterino en un embarazo temprano ayudan a determinar la localización del embarazo. Benson y cols. determinaron que no había líquido intrauterino presente en el 83,4% de los pacientes con embarazo ectópico (191 de 229).[15] Además, el 86,8% de los pacientes con EE y líquido intrauterino (33 de 38), también presentaron una formación anexial.

En la mayoría de estos pacientes (31 de 38, u 81,6%), el líquido que estaba presente tendía a seguir el contorno de la cavidad endometrial (Figura 16.3).

Un número más pequeño (7 de 38, o 18,4%) tenía una estructura parecida a un quiste de paredes lisas dentro del útero. Tal colección de líquido con aspecto quístico puede imitar un EIU. La diferencia es que el saco gestacional de un embarazo intrauterino se introduce en la decidua y se localiza ligeramente excéntrico (Figura 16.4). Uno de los hallazgos más importantes de este estudio fue que una estructura anecoica de aspecto quístico, con pared lisa y anómala, sin formación anexial identificada, se asoció con un EIU en el 99,8% de los pacientes (Figura 16.5).

Hallazgos anexiales en el embarazo ectópico

En 1994, Brown y Doubilet revisaron diez estudios con más de dos mil pacientes con sospecha de EE para determinar los hallazgos anexiales asociados con un EE.[16] Todos los EE fueron confirmados quirúrgicamente. Determinaron las siguientes cuatro categorías de hallazgos anexiales asociados con embarazos ectópicos:

- Un embrión en un anexo con latidos cardíacos presentes (Figura 16.6).
- Una formación anexial con un saco vitelino y sin actividad cardíaca embrionaria (Figura 16.7).

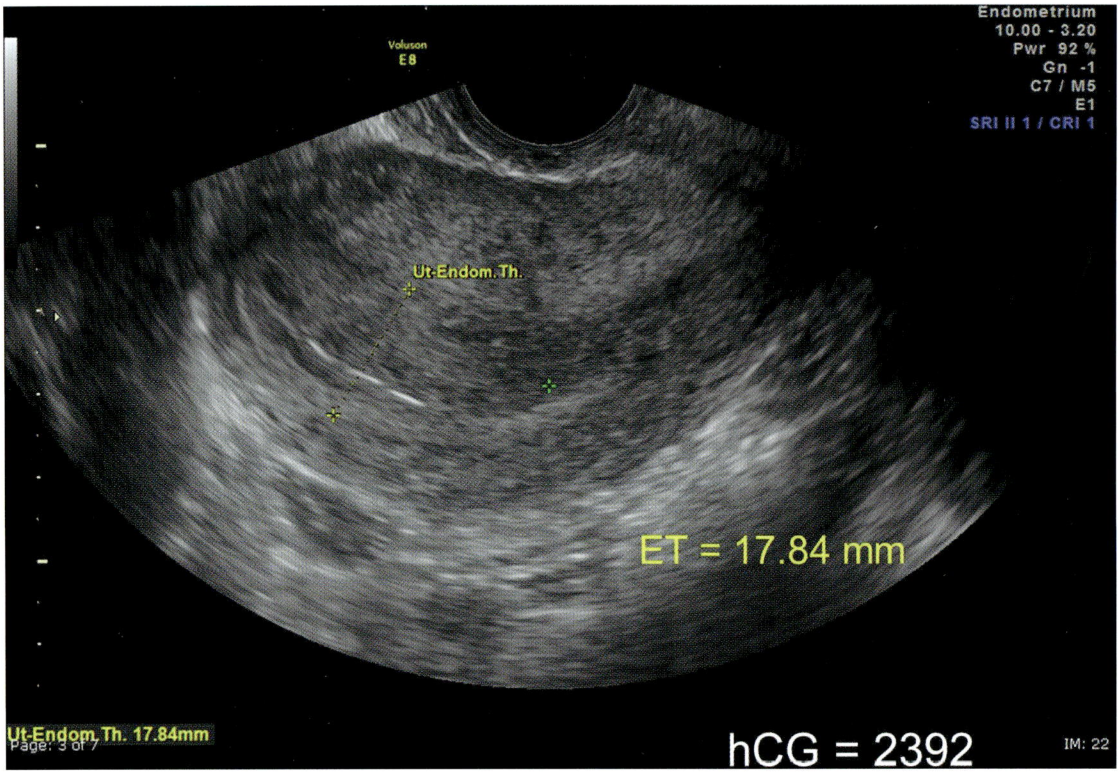

Figura 16.1 Endometrio grueso (17,84 mm) en un EIU temprano.

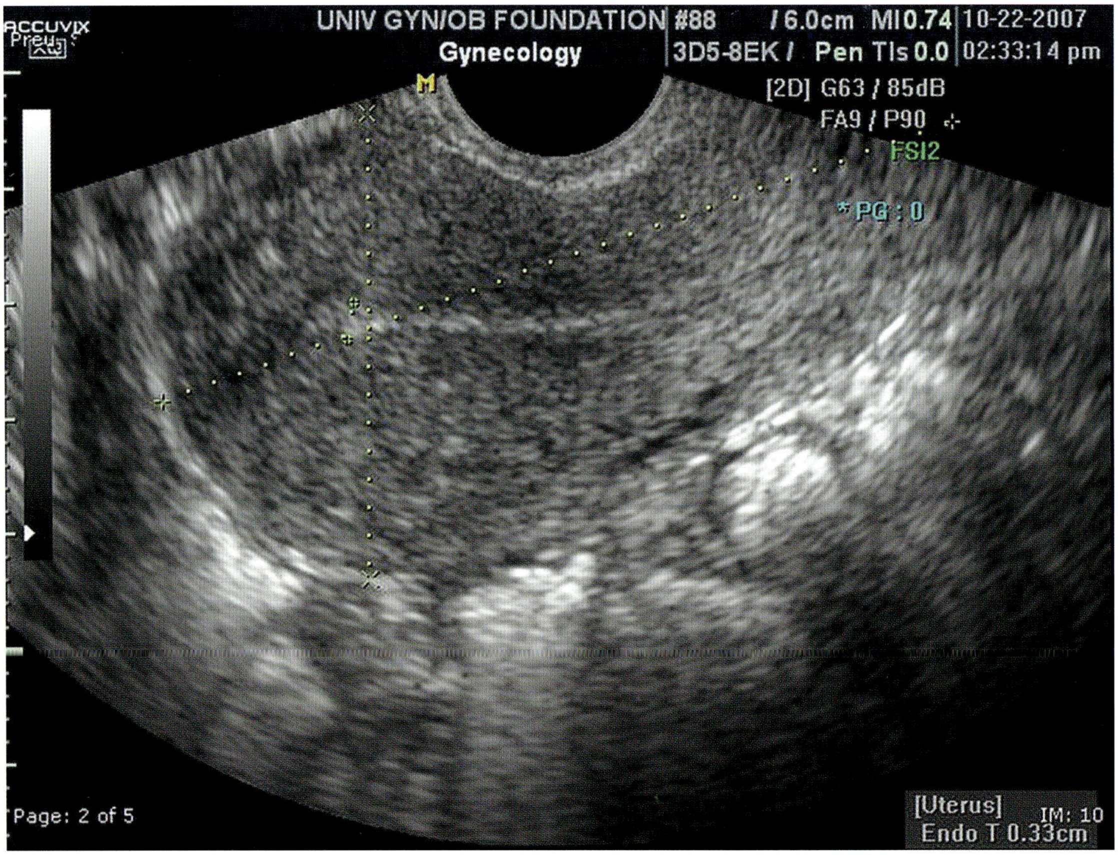

Figura 16.2 Endometrio delgado (3,3 mm) asociado con un EE.

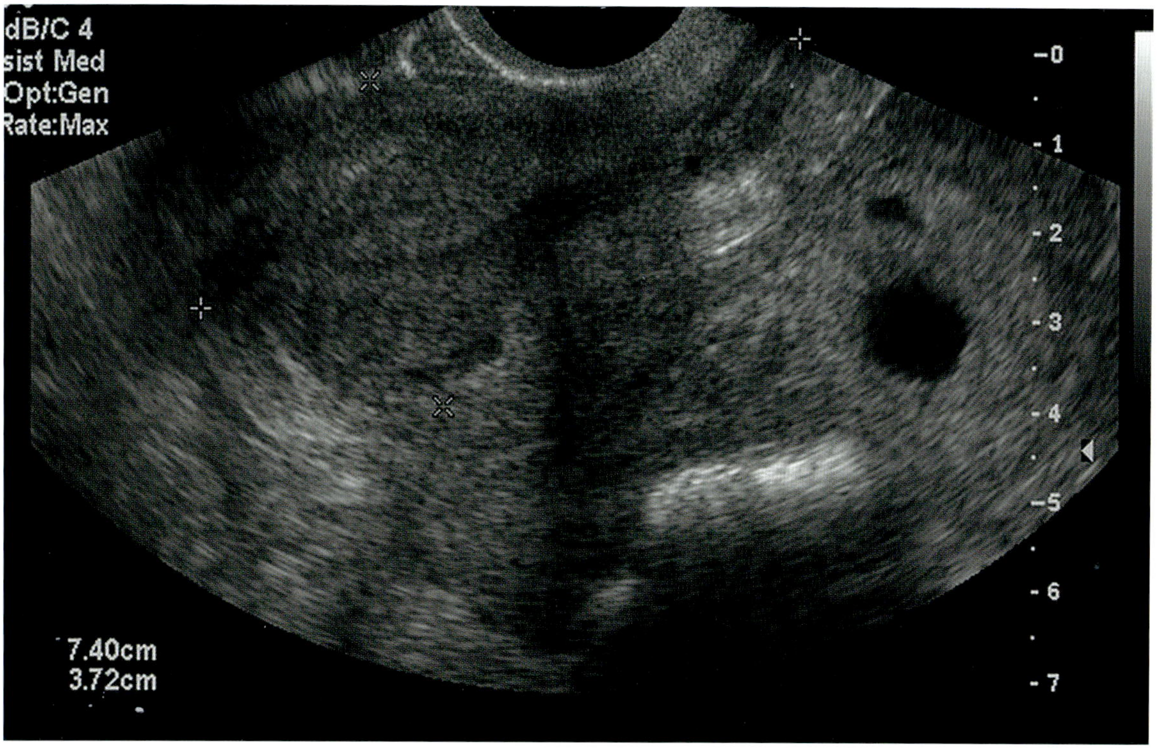

Figura 16.3 Fluido intrauterino con ecos de bajo nivel siguiendo el contorno endometrial en un paciente con un EE.

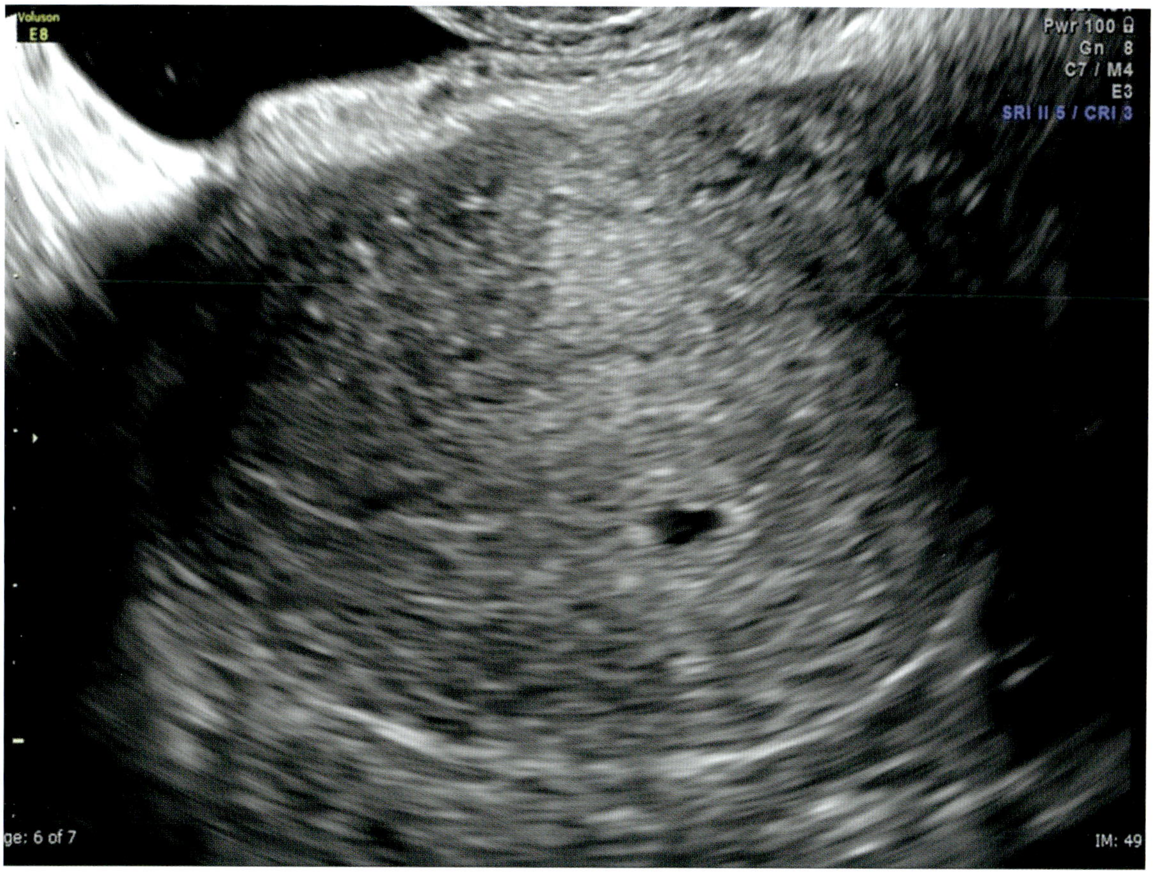

Figura 16.4 Saco gestacional localizado en el endometrio posterior en un EIU temprano.

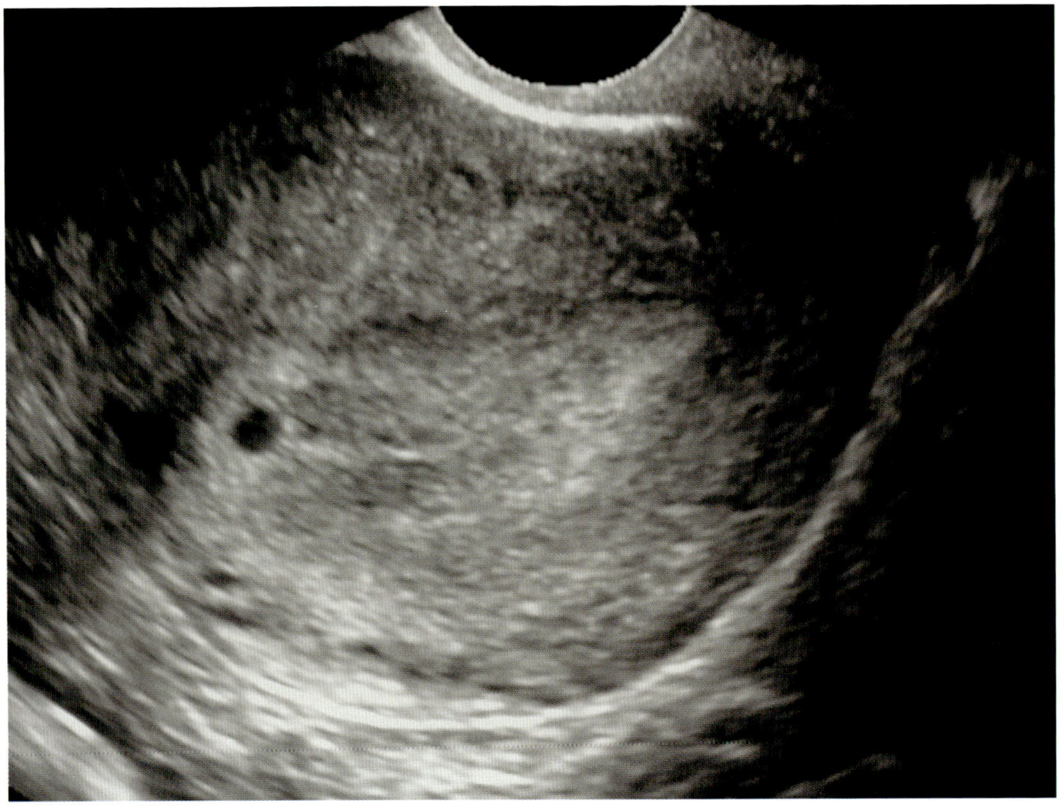

Figura 16.5 Saco anecoico de paredes lisas en un paciente con EIU temprano.

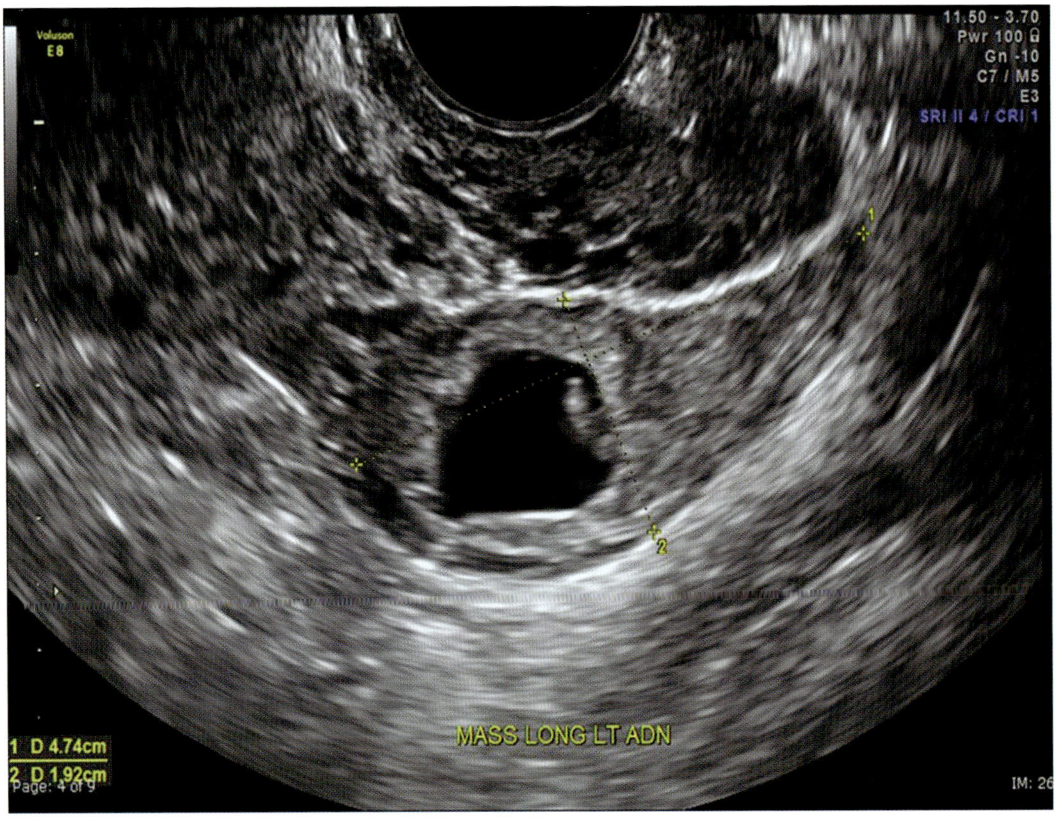

Figura 16.6 Embrión en un anexo con FCF = 172, que es signo diagnóstico de EE.

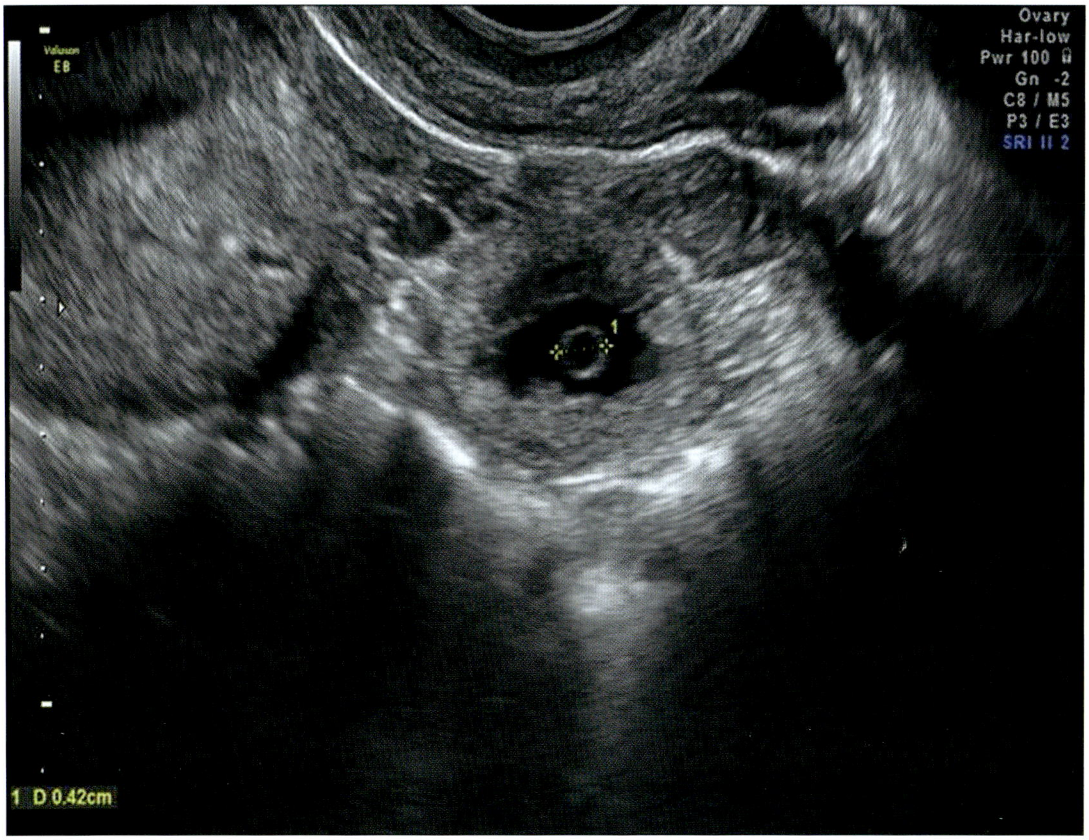

Figura 16.7 Formación anexial con un saco vitelino, es diagnóstico de EE.

- Una formación anexial con un área central anecoica con un anillo hiperecoico ("anillo tubario" o "signo del bagel") (Figura 16.8).
- Cualquier formación anexial, que no sea un quiste simple o una lesión intraovárica (Figura 16.9).

Los dos primeros hallazgos son diagnósticos de EE. El anillo tubario está asociado con un embarazo ectópico en un 95% de los casos. Cualquier formación anexial compleja o sólida que no es intraovárica está asociada con EE en un 92% de los casos (Tabla 16.3). Dichos hallazgos anexiales están presentes en casi un 95%, con cada hallazgo visualizado en el 7,4%, 8,3%, 24,7%, y 54,1%, respectivamente, de EE.[17]

Algoritmo para el embarazo ectópico

Este capítulo revisa los hallazgos de GCh y ultrasonido en el EE. García y Barnhart evaluaron, en un trabajo del 2001,[18] el orden en que se realizan varias pruebas, incluida la progesterona sérica, en pacientes con sospecha de EE, a saber:

- Ultrasonido seguido de GCh cuantitativa si los hallazgos de ultrasonido no fueron concluyentes.
- GCh cuantitativa seguida de ultrasonido, cuando la GCh fue mayor al valor umbral.
- Progesterona seguida de ultrasonido y, si no es concluyente, GCh cuantitativa.
- Progesterona seguida de GCh cuantitativa y, cuando es mayor al valor umbral, ultrasonido.
- Ultrasonido seguido de repetición de ultrasonido.
- Examen clínico únicamente.

Aplicaron estos algoritmos a un cohorte teórico de diez mil pacientes, y determinaron el número de ultrasonidos, extracciones de sangre, dilataciones y legrados, y laparoscopias realizadas. A continuación, se calcularon los costos de las diversas estrategias, y su eficacia en el diagnóstico de embarazo ectópico (Tabla 16.4). Por último, recomendaron cualquiera de las dos primeras estrategias, ya que los métodos de solo progesterona perdieron más EE, la estrategia de solo ultrasonido fue demasiado costosa, y el método de examen clínico solo fue ineficaz. A tener en cuenta, aunque la progesterona sérica puede ser útil para predecir la viabilidad de un embarazo,[19] el estudio de García confirmó los hallazgos sobre que la progesterona carece de sensibilidad para distinguir entre EE y EIU.[20-22]

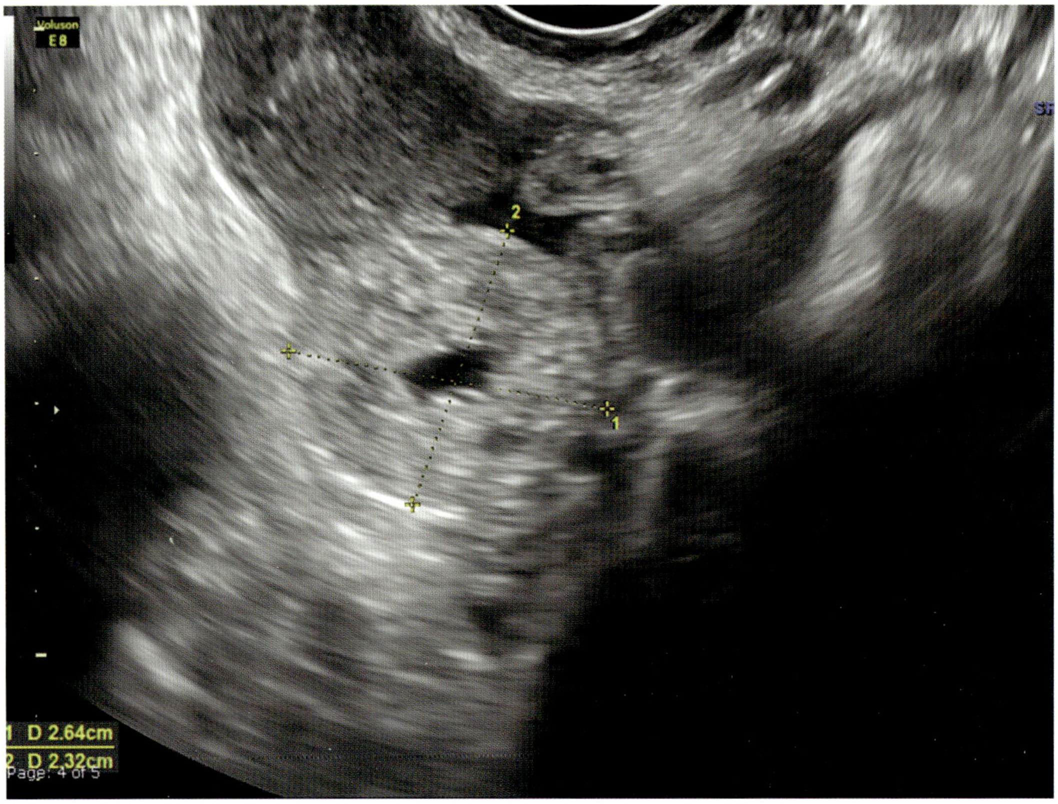

Figura 16.8 "Anillo tubario" o también llamado "signo del bagel" en un embarazo EE.

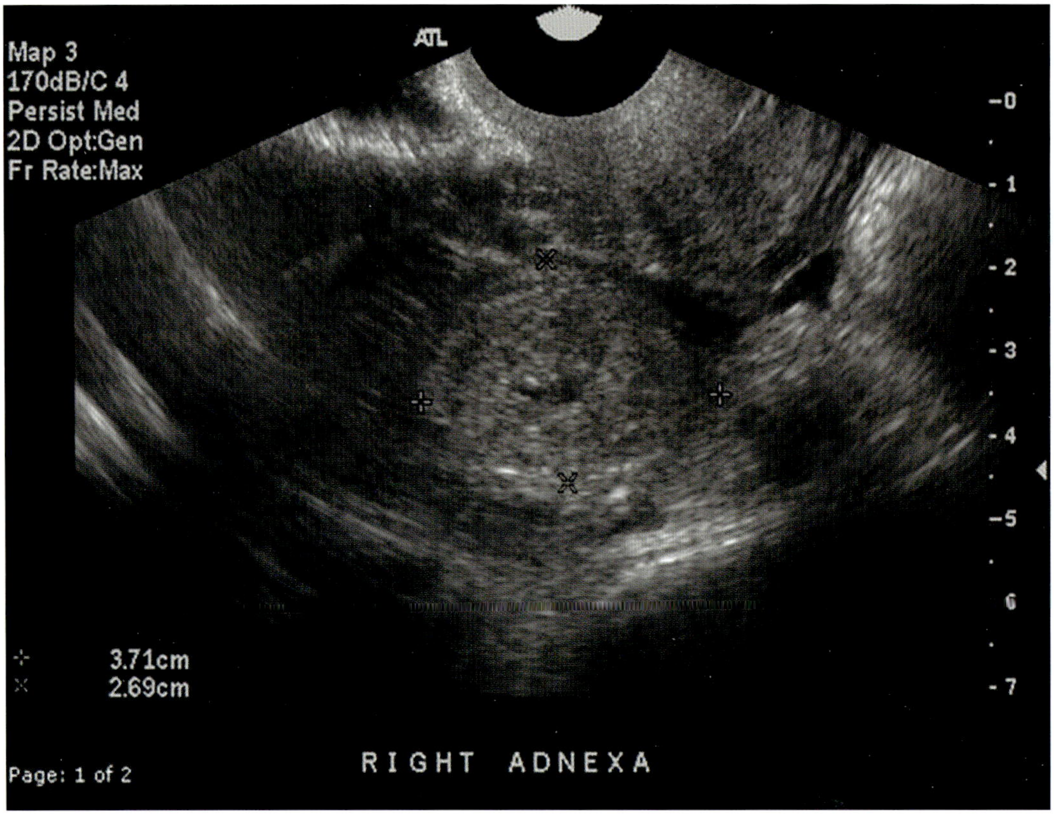

Figura 16.9 Formación anexial separada del ovario en un EE.

Tabla 16.3 Criterios ancxial para EE[16, 17]

Hallazgo anexial en ecografía transvaginal	Probabilidad de ectópico (%)[16]	Frecuencia de los hallazgos[17]
Embrión extrauterino con actividad cardíaca	100	7,4
Formación anexial con saco vitelino sin actividad cardiaca embrionaria	100	8,3
Formación anexial con área anecoica central y borde hiperecoico ("anillo tubario")	95	24,7
Cualquier formación anexial compleja o sólida que no sea un quiste simple o una lesión intraovárica.	92	54,1

Tabla 16.4 Seis estrategias para diagnosticar el EE[18]

Estrategia	Días hasta Dx	Drenaje de sangre / 10000	Carga total por paciente	EE perdido por 10000	Interrupción de EIU por 10000
Ultrasonido → GCh	1,46	5227	US$ 1958	0	70
GCh → Ultrasonido	1,66	14,375	US$ 1842	0	122
P → Ultrasonido → GCh	1,25	12,108	US$ 1692	24	25
P → GCh → Ultrasonido	1,26	15,003	US$ 1569	24	39
Ultrasonido → Ultrasonido	1,21	0	US$ 2486	0	121
Examen clínico solamente	1,0	0	US$ 0	940	0

Un argumento para realizar primero el ultrasonido: rotura de trompas por debajo del nivel umbral

El estudio de Connolly previamente discutido determinó que el nivel umbral de GCh debería reducirse a 390 mUI/mL.[11] Antes a este estudio, muchos médicos diferían el ultrasonido hasta que el nivel de GCh fue mayor o igual 1000 mUI/mL. Sin embargo, un estudio temprano de Saxon y cols. demostraron que el 50% de las roturas de un EE tenían una GCh menor o igual a 999 mUI/mL.[23] Este descubrimiento fue confirmado por el informe de 2014, de Frates y cols., quienes también demostraron que la mitad de las roturas de un EE tenían una GCh menor de 1000 mUI/mL. Por lo tanto, en los pacientes con sospecha de EE, con sangrado, dolor y una prueba de embarazo cualitativa positiva, la realización de una ecografía primero, tiene valor en la identificación de un EIU definitivo, EE, o un hemoperitoneo significativo (Figura 16.10). No visualizar un hemoperitoneo significativo permite una evaluación más conservadora de estos pacientes, al tiempo que proporciona margen de seguridad para la vida del paciente.

Resolución espontánea del embarazo

El uso de ultrasonido para la evaluación inicial del paciente puede resultar en la identificación de formaciones anexiales que son altamente sugestivas de un EE, en asociación con los niveles de GCh que están por debajo del umbral (Figura 16.11). Los médicos a menudo se sienten obligados a tratar a los pacientes por temor a la rotura de un EE. Frates y cols. determinaron que, independientemente de los cuatro hallazgos anexiales observados en la sección anterior, no hubo diferencias significativas en la tasa de rotura de las trompas, que osciló entre el 17,6% y el 28,4%.[17] Encontraron que el hallazgo por ultrasonido más sensible de la rotura era una cantidad moderada a grande de líquido libre. Por lo tanto, en un paciente hemodinamicamente estable, no hay necesidad de intervención urgente si no hay, al menos, una pequeña cantidad de líquido en el fondo de saco de Douglas o en el abdomen. Korhonen y cols. observaron pacientes con niveles de GCh decrecientes o estables, una formación anexial de menos de 4 cm de tamaño y ninguna actividad cardiaca embrionaria.[24] Encontraron que la tasa de resolución espontánea de un EE sospechoso o definido era de un 88% cuando la GCh inicial era menor de 200 mUI/mL, y de 25% cuando la GCh inicial era de más de 2000 mUI/mL. Debe enfatizarse que los niveles de GCh eran estables o decrecientes en estos pacientes. Sin embargo, este estudio demostró que la observación es una opción razonable en pacientes bien seleccionados, que cumplen los criterios para la resolución espontánea de su EE.

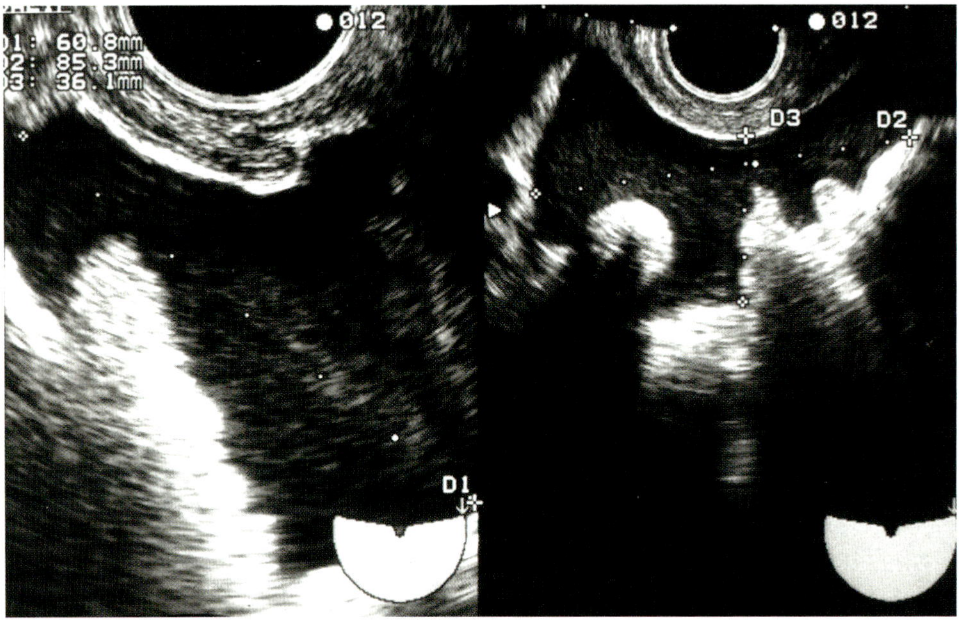

Figura 16.10 Hemoperitoneo significativo encontrado en un paciente con una GCh = 465 mUI/mL.

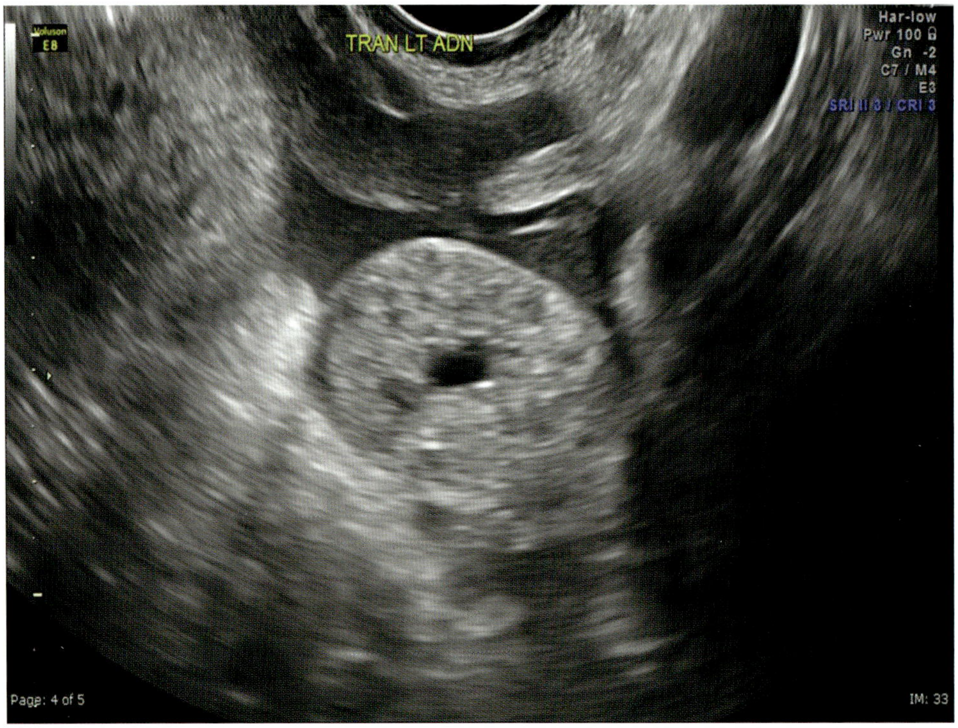

Figura 16.11 "Anillo tubario" consistente con EE en un paciente con GCh = 78 mUI/mL.

Embarazos ectópicos inusuales

Embarazo heterotópico

La presencia de un EE en combinación con un EIU es designado como un embarazo heterotópico (Figura 16.12). La tasa de estos embarazos con concepción espontánea es tan baja como 1 en 30 000. Sin embargo, el aumento del uso de la tecnología de reproducción asistida ha llevado a una mayor incidencia de embarazos heterotópicos, tal vez tan alto como 1 en 110.[25] Se debe establecer, como rutina, realizar una evaluación exhaustiva de las regiones anexiales en todos los pacientes, para evitar el no diagnóstico de un EE concomitante,

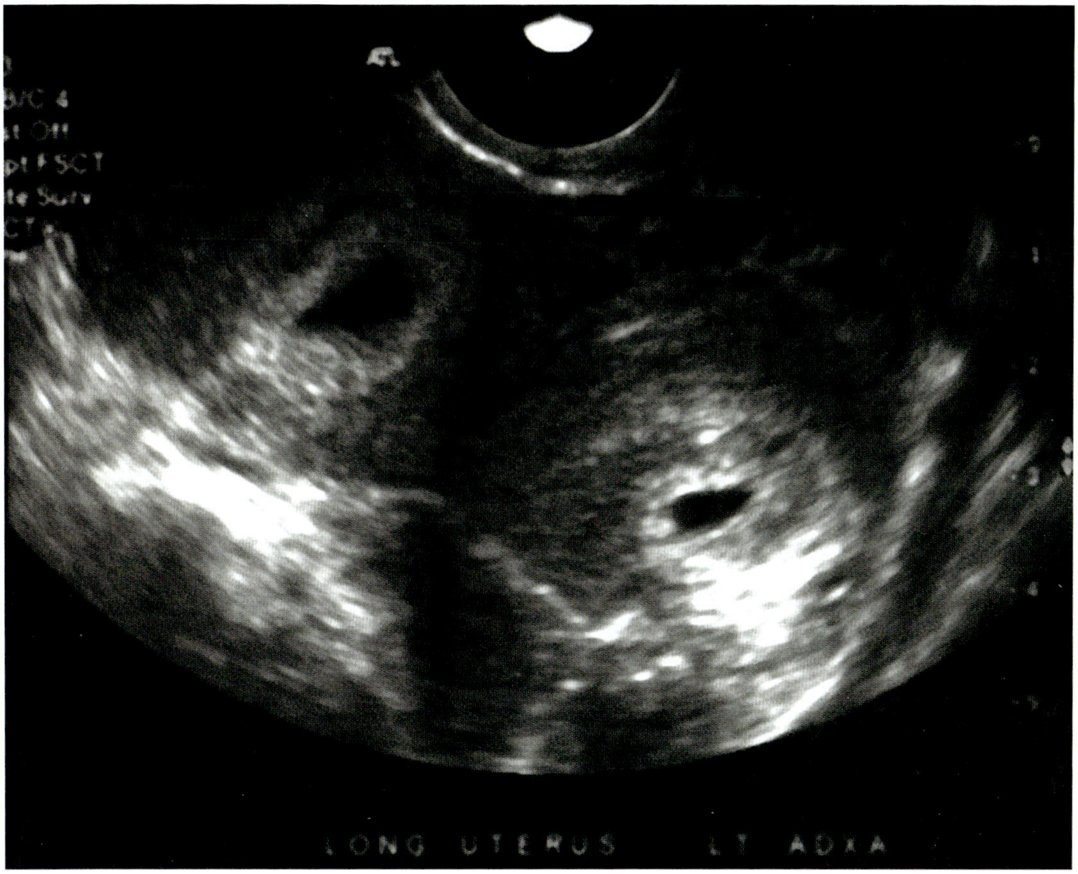

Figura 16.12 Embarazo heterotópico: EIU y embarazo tubario.

cuando se identifica un EIU definitivo. Dicho de otra forma, el diagnóstico de un EIU definitivo no exime al operador de la evaluación minuciosa y sistemática de las regiones anexiales, con el objeto de descartar un embarazo heterotópico.

Embarazo intersticial

Los embarazos intersticiales son aquellos embarazos localizados dentro de la porción intersticial de la trompa de Falopio y laterales a la cavidad endometrial (Figura 16.13). La reconstrucción multiplanar tridimensional (3D) es increíblemente valiosa para localizar tales embarazos en el plano coronal. Estos embarazos se definen por los hallazgos ecográficos de una cavidad uterina vacía, un saco coriónico mayor de 1 cm del borde lateral de la cavidad uterina (endometrio), con una delgada capa (menor de 5 mm) de miometrio que rodea el saco coriónico.[27]

Tales embarazos también se han denominado erróneamente embarazos cornuales. Técnicamente, un embarazo cornual se refiere a la implantación de un EIU en uno de los cuernos de un útero bicorne, septado o subseptado.[28]

Los embarazos angulares se refieren a la implantación excéntrica de un EIU en el área cornual de un útero de forma normal. Jansen y Elliott propusieron criterios específicos para diagnosticar un embarazo angular en 1981.[29] Estos incluyen los siguientes:

- Agrandamiento uterino asimétrico doloroso, seguido por aborto o parto vaginal.
- Distensión lateral del útero, con rotura o sin esta, acompañada de desplazamiento lateral del ligamento redondo.
- Retención de la placenta en el ángulo uterino.

Los embarazos angulares pueden llegar a término o, al menos, hasta la viabilidad del feto, con las opciones de manejo más conservadoras disponibles. En general, para todos estos embarazos de localización excéntrica, el ultrasonido transvaginal, particularmente 3D con sus vistas coronales, ha cambiado notablemente y ha aclarado su diagnóstico. La 3D ofrece la capacidad de detectar anomalías uterinas y definir el sitio de implantación específico de un embarazo. Por lo tanto, los criterios diagnósticos se basan ahora en la ecografía más que en la patología quirúrgica. La designación correcta es imperativa para la correcta comunicación de los hallazgos ecográficos.

Embarazo ovárico

Los embarazos ováricos son infrecuentes, solo un 0,15%-3% de los EE se producen en el ovario.[30, 31] El diagnóstico incluye una cavidad uterina vacía con un saco

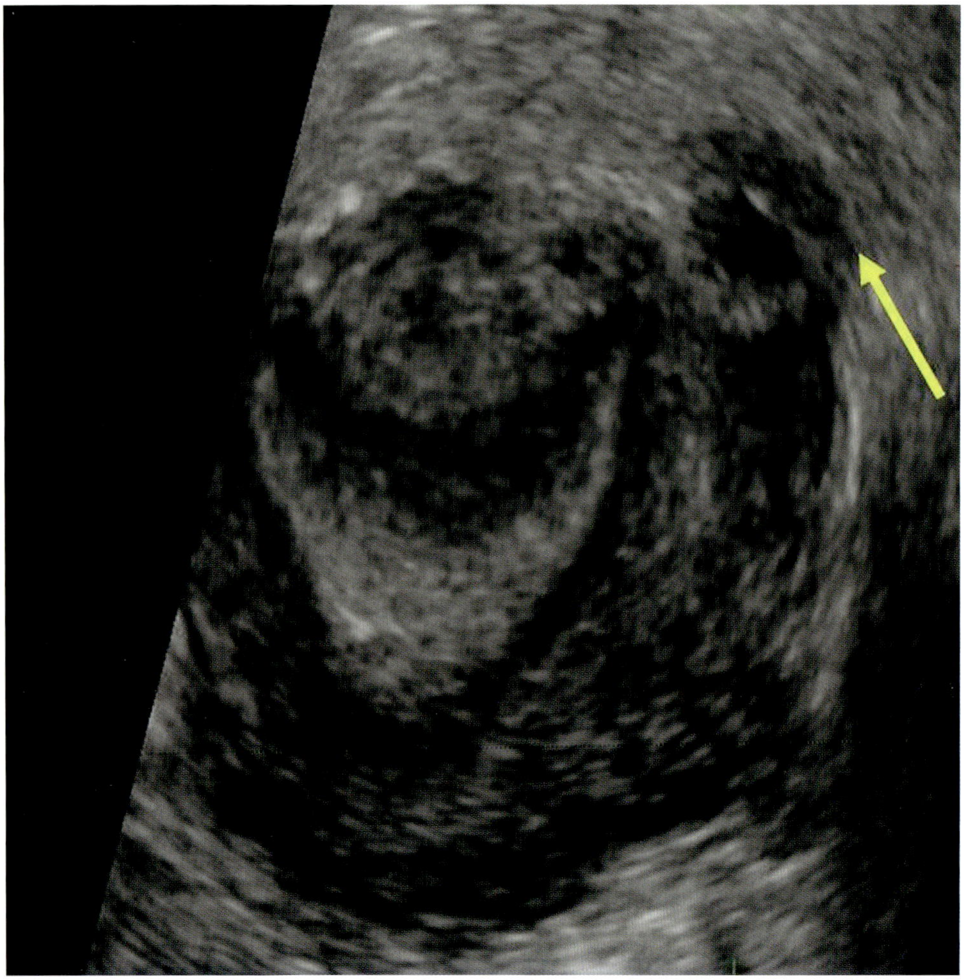

Figura 16.13 Embarazo intersticial identificado en un corte coronal 3D.

gestacional, saco vitelino, actividad cardiaca fetal o embrión visualizado en el ovario (Figura 16.14).[32] Los criterios ecográficos para el diagnóstico de un EE ovárico son un amplio anillo ecogénico con un área interna anecoica y un saco vitelino o actividad cardíaca embrionaria en el ovario.[32] El diagnóstico se confirma histológicamente por los siguientes criterios de Spiegelberg:[33]

- La gestación ocupa una posición normal en el ovario.
- El saco gestacional, por lo tanto también el ovario, debe estar unido al útero por el ligamento ovárico.
- El tejido ovárico está histológicamente objetivado en la pared del saco gestacional.
- La trompa de Falopio del lado afectado debe estar intacta.

Embarazo abdominal

Los embarazos abdominales son bastante infrecuentes. Sin embargo, existe una significativa mortalidad y morbilidad materna y perinatal encontradas con estos embarazos. Esto se debe a la implantación que se produce fuera del útero, en cualquier parte del abdomen. La mortalidad es notablemente mayor cuando la nidación se produce en el hígado o el bazo.[34] El diagnóstico a menudo se hace más tarde en el embarazo, ya que este tiene la capacidad de expandirse en el abdomen.

Los criterios de Studdiford para el diagnóstico apropiado incluyen los siguientes:[35]

- Las trompas de Falopio y los ovarios son normales.
- No existe una conexión anormal, por ejemplo, fístula, entre el útero y la cavidad abdominal.
- El embarazo se relaciona únicamente con la superficie peritoneal sin signos de ruptura anterior de las trompas

El diagnóstico requiere la demostración de un útero vacío, a menudo de aspecto normal, con el feto contenido dentro de un saco gestacional que está separado del útero y el cuello uterino (Figura 16.15).

Embarazo cervical

El embarazo cervical tiene una incidencia de 1:1000 a 1:16000.[37] El diagnóstico requiere la demostración de un

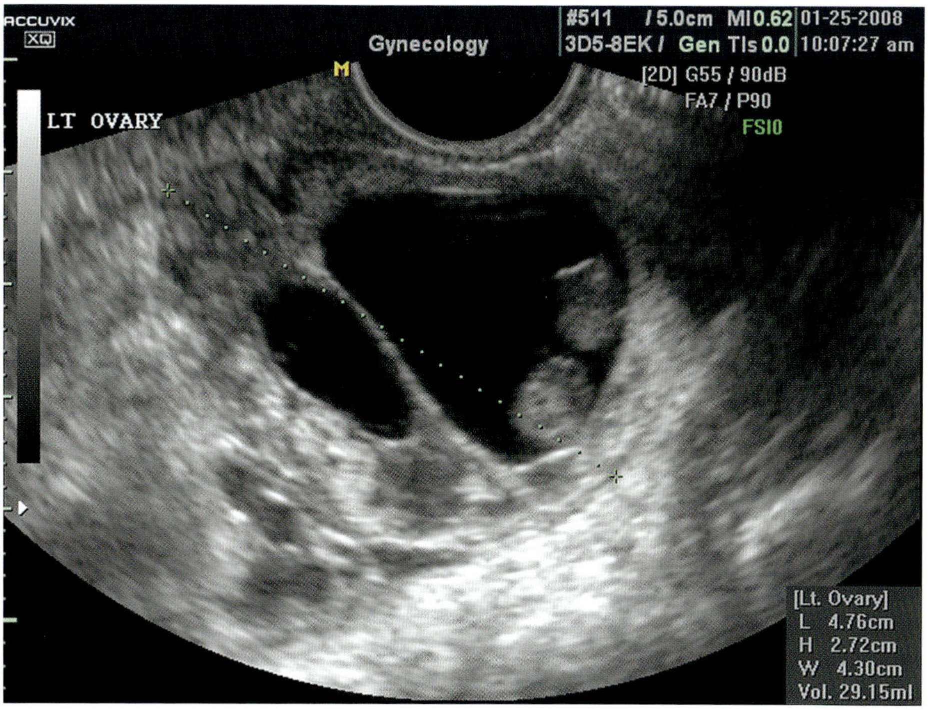

Figura 16.14 Embarazo ovárico con embrión no viable identificado en un saco gestacional en el ovario.

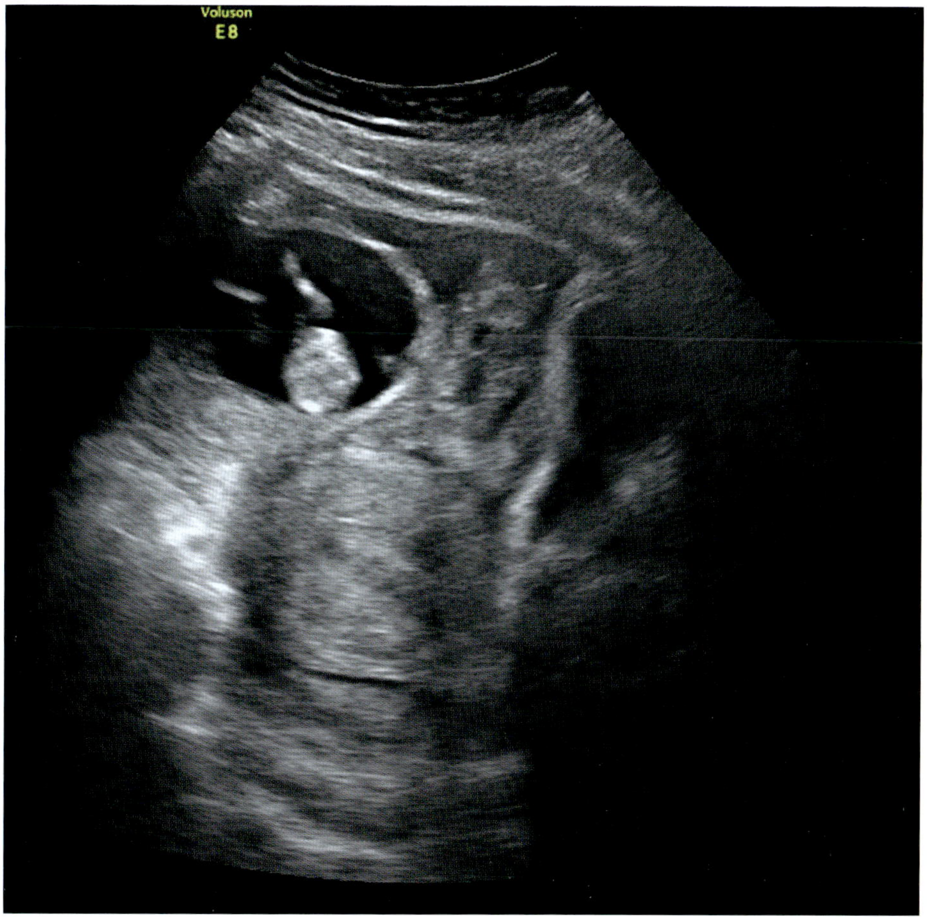

Figura 16.15 Embarazo abdominal en ecografía transabdominal. Obsérvese el útero vacío.

saco gestacional con un saco vitelino o embrión en el endocérvix, con una cavidad uterina vacía (Figura 16.16). Si el embarazo se implanta más alto, cerca de la cavidad uterina, se denomina embarazo ístmico cervical.[38] Antes, el diagnóstico de un embarazo cervical se confirmaba histológicamente con los criterios de Rubin aplicados a la muestra quirúrgica.

Estos criterios incluyen:[39]

- Las glándulas cervicales son opuestas al tejido trofoblástico.
- El anexo trofoblástico está por debajo de la entrada de los vasos uterinos al útero o la reflexión peritoneal anterior.
- Los elementos fetales están ausentes del cuerpo uterino.

El tratamiento actual es más conservador a menudo con inyección directa de metotrexato o cloruro de potasio, embolización de la arteria uterina o enfoques quirúrgicos conservadores.[37] Por lo tanto, los criterios de Rubin no pueden aplicarse a los embarazos tratados sin histerectomía.

Embarazo en cicatriz de cesárea

Estos embarazos están aumentando en frecuencia. Timor-Tritsch y Monteagudo publicaron una extensa revisión de la bibliografía en 2012 sobre este tema,[40] que será revisada en un capítulo posterior (*v.* Capítulo 17).

Resumen

El EE sigue siendo un diagnóstico difícil y crítico, por cuanto las opciones de tratamiento médico y quirúrgico conservador dependen del diagnóstico precoz. El ultrasonido sigue siendo el pilar del diagnóstico en coordinación con otras pruebas de laboratorio, particularmente la GCh cuantitativa y, en pacientes seleccionados, la progesterona sérica. Los algoritmos de atención clínica son apropiados cuando la ecografía no logra determinar el lugar del embarazo, el denominado ELD. En pacientes hemodinamicamente estables, tales algoritmos permiten un seguimiento adecuado hasta que se determine la ubicación del embarazo y su estado de viabilidad.

Un protocolo de examen establecido es crucial en la evaluación de pacientes con sospecha de EE, para asegurar un diagnóstico adecuado de los embarazos que se implantan en lugares inusuales. La estricta adhesión a dichos protocolos y algoritmos permite un diagnóstico oportuno y preciso, con opciones de tratamiento específicas y apropiadas para el paciente.

Puntos de enseñanza

- Los pacientes con ELD, pero hemodinámicamente estables pueden ser manejados de manera expectante, ya que la mayoría son diagnosticados como un EIU viable o fallido.
- Un endometrio delgado, menor o igual a 8 mm, se asocia con un embarazo anormal en el 97% de los pacientes cuya GCh está por debajo del nivel discriminatorio.
- En el embarazo precoz, una estructura de aspecto quístico dentro del endometrio, en ausencia de una formación anexial, se asocia con un EIU en más del 99% de los pacientes.
- Un saco vitelino o embrión, con actividad cardíaca o sin esta, en el anexo es diagnóstico de un EE.
- La ecografía puede justificarse antes de obtener una GCh cuantitativa, dado que el 50% de los EE complicados tienen niveles de GCh menor de 1000 mUI/mL.
- La conducta expectante es adecuada en pacientes hemodinámicamente estables, dado que la resolución

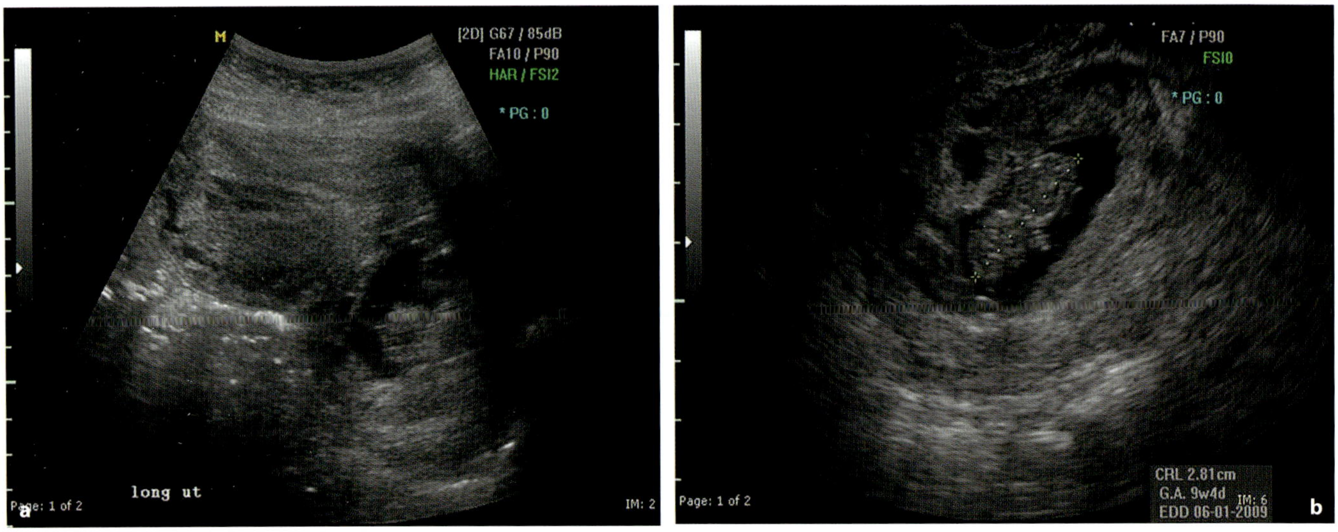

Figura 16.16 a, b Embarazo cervical con un embrión visualizado en el endocérvix.

espontánea del EE se manifiesta en el 25%-88% de los pacientes.

- Existen criterios específicos para el diagnóstico de EE en localizaciones inusuales.

Bibliografía

1. Barnhart KT. Clincal practice. Ectopic pregnancy. N Engl J Med 2009; 361: 379-87.
2. Kirk E, Papageorghiou A, Condous G, Tan L, Bora S, Bourne T. The diagnostic effectiveness of an initial transvaginal scan in detecting ectopic pregnancy. Hum Reprod 2007; 22: 2824-8.
3. Condous G, Timmerman D, Goldstein S, Valentin L, Jurkovic D, Bourne T. Pregnancies of unknown location: consensus statement. Ultrasound Obstet Gynecol 2006; 28: 121-2.
4. Barnhart K, van Mello NM, Bourne T, Kirk E, Van Calster B, Bottomley C, et al. Pregnancy of unknown location: a consensus statement of omenclature, definitions, and outcome. Fertil Steril 2011; 95 (3): 857-66.
5. Condous G, Kirk E, Lu C, Van Huffel S, Gevaert O, De Moor B, et al. Diagnostic accuracy of varying discriminatory zones for the prediction of ectopic pregnancy in women with a pregnancy of unknown location. Ultrasound Obstet Gynecol 2005; 26 (7): 770-5.
6. Barnhart KT, Sammel MD, Takacs P, Chung K, Morse CB, O'Flynn O'Brien K, et al. Validation of a clinical risk scoring system, based solely on clinical presentation, for the management of pregnancy of unknown location. Fertil Steril 2013; 99 (1): 193-8.
7. Kadar N, DeVore G, Romero R. Discriminatory hCG zone: its use in the sonographic evaluation for ectopic pregnancy. Obstet Gynecol 981; 58 (2): 156-61.
8. Barnhart K, Sammel MD, Rinaudo PF, Zhou L, Hummel A, Guo W. Symptomatic patients with an early viable intrauterine pregnancy: hCG curves redefined. Obstet Gynecol 2004; 104: 50-5.
9. Silva C, Sammel MD, Zhou L, Gracia C, Hummel AC, Barnhart K. Human chorionic gonadotropin profile for women with ectopic pregnancy. Obstet Gynecol 2006; 107 (3): 605-10.
10. Goldstein S, Snyder JR, Watson C, Danon M. Very early pregnancy detection with endovaginal ultrasound. Obstet Gynecol 1988; 72: 200-4.
11. Connolly A, Ryan DH, Stuebe AM, Wolfe HM. Reevaluation of discriminatory and threshold levels for serum ⊠-hCG in early pregnancy. Obstet Gynecol 2013; 121 (1): 65-70. doi:10.1097/AOG.0b013e318278f421.
12. Doubilet PM, Benson CB. Further evidence against the reliability of the human chorionic gonadotropin discriminatory level. J Ultrasound Med 2011; 30 (12): 1637-42.
13. Shwayder JM. Waiting for the tide to change: reducing risk in the turbulent sea of liability. Obstet Gynecol 2010; 116 (1): 8-15.
14. Spandorfer S, Barnhart K. Endometrial stripe thickness as a predictor of ectopic pregnancy. Fertil Steril 1996; 66 (3): 474-7.
15. Benson CB, Doubilet PM, Peters HE, Frates MC. Intrauterine fluid with ectopic pregnancy: a reappraisal. J Ultrasound Med 2013; 32: 389-93.
16. Brown DL, Doubilet PM. Transvaginal sonography for diagnosing ectopic pregnanacy: positivity criteria and performance characteristics. J Ultrasound Med 1994; 13 (4): 259-66.
17. Frates MC, Doubilet PM, Peters HE, Benson CB. Adnexal sonographic findings in ectopic pregnancy and their correlation with tubal rupture and human chorionic gonadotropin levels. J Ultrasound Med 2014; 33 (4): 697-703.
18. Garcia CR, Barnhart KT. Diagnosing ectopic pregnancy: decision analysis comparing six strategies. Obstet Gynecol 2001; 97 (3): 464-70.
19. El Bishry G, Ganta S. The role of single serum progesterone measurement in conjunction with βhCG in the management of suspected ectopic pregnancy. J Obstet Gynaecol 2008; 28 (4): 413-7.
20. Mol BWJ, van der Veen F, Bossuyt PMM. Implementation of probabilistic decision rules improves the predictive values of algorithms in the diagnostic management of ectopic pregnancy. Hum Reprod 1999; 14 (11): 2855-62.
21. Stovall TG, Ling FW. Single-dose methotrexate: an expanded clinical trial. Am J Obstet Gynecol 1993; 168: 1759-65.
22. Mol BW, Lijmer JG, Ankum WM, van der Veen F, Bossuyt PM. The accuracy of single serum progesterone measurement in the diagnosis of ectopic pregnancy: a meta-analysis. Hum Reprod 1998; 13 (11): 3220-7.
23. Saxon D, Falcone T, Mascha EJ, Marino T, Yao M, Tulandi T. A study of ruptured tubal ectopic pregnancy. Obstet Gynecol 1997; 90 (1): 46-9.
24. Korhonen J, Stenman UH, Ylöstalo P. Serum human chorionic gonadotropin dynamics during spontaneous resolution of ectopic pregnancy. Fertil Steril 1994; 61: 632-6.
25. Clayton HB, et al. Ectopic pregnancy risk with assisted reproductive technology procedures. Obstet Gynecol 2006; 107: 598-604.
26. Kirk E, Bottomley C, Bourne T. Diagnosing ectopic pregnancy and current concepts in the management of pregnancy of unknown location. Hum Reprod Update 2013; 20 (2): 250-61.
27. Timor-Tritsch IE, Monteagudo A, Matera C, Veit CR. Sonographic evolution of cornual pregnancies treated without surgery. Obstet Gynecol 1992; 79 (6): 1044-9.
28. Arleo EK, DeFilippis EM. Cornual, interstitial, and angular pregnancies: clarifying the terms and a review of the literature. Clin Imaging 2014; 38 (6): 763-70.
29. Jansen RPS, Elliott PM. Angular intrauterine pregnancy. Obstet Gynecol 1981; 58 (2): 167-75.
30. Nwanodi O, Khulpateea N. The preoperative diagnosis of primary ovarian pregnancy. J Natl Med Assoc 2006; 989 (5): 796-8.
31. Einenkel J, Baier D, Horn L, Alexander H. Laparoscopic therapy of an intact primary ovarian pregnancy with ovarian hyperstimulation syndrome. Hum Reprod 2000; 15: 2037-40.
32. Comstock C, Huston K, Lee W. The ultrasonographic appearance of ovarian ectopic pregnancies. Obstet Gynecol 2005; 105 (1): 42-5.
33. Plotti F, Di Giovanni A, Oliva C, Battaglia F, Plotti G. Bilateral ovarian pregnancy after intrauterine insemination and controlled ovarian stimulation. Fertil Steril 2008; 90 (5): 2015.e3-5.

34. Yagil Y, Beck-Razi N, Amit A, Kerner H, Gaitini D. Splenic pregnancy: the role of abdominal imaging. J Ultrasound Med. 2007;26(11):1629–32.
35. Studdiford W. Primary peritoneal pregnancy. Am J Obstet Gynecol 1942; 44: 487-91.
36. Roberts R, Dickinson J, Leung Y, Charles A. Advanced abdominal pregnancy: still an occurrence in modern medicine. Aust N Z J Obstet Gynaecol 2005; 45: 518-21.
37. Vela G, Tulandi T. Cervical pregnancy: the importance of early diagnosis and treatment. J Min Invas Gynecol 2007; 14 (4): 481-4.
38. Avery DM, Wells MA, Harper DM. Cervico-Isthmic corporeal pregnancy with delivery at term: a review of the literature with a case report. Obstet Gynecol Surv 2009; 64 (5): 335-44.
39. Dixit N, Venkatesan S. Cervical pregnancy: an uncommon ectopic pregnancy. Med J Armed Forces India 2008; 64 (2): 183-4.
40. Timor-Tritsch IE, Monteagudo A. Unforeseen consequences of the increasing rate of cesarean deliveries: early placenta accreta and cesarean scar pregnancy.A review. Am J Obstet Gynecol 2012; 207 (1): 14-29.

17

Embarazo de primer trimestre en cicatriz de cesárea: consecuencia del parto por cesárea

Ilan E. Timor-Tritsch • Ana Monteagudo • Terri-Ann Bennett

Introducción

Antes de discutir la epidemiología, los problemas diagnósticos y el manejo del embarazo en cicatriz de cesárea (ECC) son temas importantes para tocar. Hay varios términos y nombres utilizados para definir esta entidad y la forma especial de embarazo temprano referido a menudo como "embarazo ectópico por cesárea", "embarazo ectópico en cicatriz", o "embarazo en cicatriz por cesárea anterior". Otros términos pueden incluir la palabra "ectópico". Dado que la mayoría de los reportes usan lo que nosotros consideramos como el término más correcto y adecuado para la enfermedad, hemos usado el término "embarazo en cicatriz de cesárea" (ECC) en todas nuestras publicaciones, y somos también consistentes en este capítulo.

De hecho, hay tres razones principales para evitar el uso del término "ectópico". En primer lugar, el ECC se encuentra dentro de la cavidad uterina. La placenta, a veces (pero no siempre), se introduce dentro del nicho o la dehiscencia creada por la cesárea anterior en el segmento uterino inferior del útero o al nivel del orificio cervical interno. Si no se trata, el saco gestacional y el embrión/feto se desarrollarán dentro de la cavidad uterina. En segundo lugar, un ECC puede llevar a un recién nacido vivo en comparación con cualquier tipo de embarazo ectópico verdadero que, rara vez, si es que alguna vez ocurre, tiene como resultado un neonato viable. Por último, los tratamientos diseñados para verdaderos embarazos ectópicos pueden no funcionar para ECC o, incluso, causar complicaciones.

Nuestro análisis de 751 casos de ECC, revisados hasta el año 2012, encontró que casi un tercio (30%) fueron diagnosticados erróneamente, o diagnosticados a una edad gestacional tardía, lo que contribuye, así, de forma significativa a un gran número de complicaciones en el tratamiento que podrían haberse evitado mediante un diagnóstico precoz y correcto.

Si bien no se puede citar un número exacto, parece que, debido a una mayor conciencia de la enfermedad, entre 2012 y 2014 se encontraron alrededor de 1223 casos en la bibliografía publicada. El número de diagnósticos erróneos parece haber disminuido significativamente.

Historial

Debido a la estrecha relación causal entre una cesárea anterior y un embarazo en cicatriz, tenemos que discutir el gradual pero constante aumento de la tasa de nacimientos por cesárea en los Estados Unidos y el resto del mundo. En los Estados Unidos, la tasa de nacimientos por cesárea aumentó lentamente de un 5% en 1970 a un 32,9% en 2009.[1] El centro de control y prevención de enfermedades de Estados Unidos, reportó recientemente estadísticas nacionales que reportan una estabilización de la tasa de cesáreas que en 2012 alcanzó un 32,8%.[2] En otras partes del mundo se informan tasas de cesárea del 35% al 80%,[3] lo que nos lleva a creer que la incidencia de ECC es mayor en esos países que en los Estados Unidos.

Teniendo en cuenta la conexión causal entre la cesárea y sus reconocidas consecuencias, tales como la placenta previa y la placenta de adherencia mórbida (PAM, placenta acreta y percreta), en la última década, muchos ginecólogos/obstetras se vieron cada vez más expuestos a este cuadro clínico. En raras oportunidades se encontraron con una paciente cursando un embarazo del primer trimestre tardío o segundo trimestre en la cicatriz, si es que alguna vez tuvieron alguna. El proceso de aprendizaje fue traumático y tuvo como resultado pacientes con ECC diagnosticadas como "abortos en curso", "embarazos ectópicos" y "embarazos cervicales". Además, los obstetras se enfrentaron con dilemas tanto en el diagnóstico como en el manejo de estas pacientes. Cuando se emplearon tratamientos "tradicionales" como dilatación y legrado (DyL) y metotrexate sistémico (MTX), los profesionales experimentaron situaciones de sangrado vaginal severo casi inmanejable que, en algunos casos, condujeron a una histerectomía. Si los embarazos de "implantación baja" continuarán sin tratamiento, muchos resultarían en roturas uterinas en el segundo trimestre con sangrado vaginal profuso, que causan pérdida del embarazo y requieren histerectomía. Incluso al revisar la bibliografía, se podrían encontrar informes de casos aislados o esporádicos o series de una o dos docenas de casos que encajen en el cuadro clínico. Está claro que resultó imposible aprender de los numerosos tratamientos previos "probados" en pocos pacientes (a veces solo en uno). La revisión publicada, que recopila 751 pacientes con diagnóstico de ECC,[4] puede haber ayudado a arrojar luz sobre los diferentes tratamientos y sus complicaciones; Sin embargo, hasta la fecha, no existe un protocolo de tratamiento universalmente reconocido adoptado por las sociedades científicas. Nuestro capítulo discutirá la patogénesis, el diagnóstico, el asesoramiento y las opciones de manejo para tratar el ECC, basados en evidencia, en la bibliografía, así como en nuestra experiencia clínica.

¿Qué es un embarazo en cicatriz de cesárea?

El embarazo en cicatriz de cesárea se desarrolla si el blastocisto se implanta en la cicatriz uterina o en la dehiscencia (también conocida como "nicho") resultado de la reparación de la incisión uterina realizada en una cesárea previa. La implantación del ovocito fertilizado en la pared anterior uterina defectuosa dará lugar al ECC.

Antes de comenzar con el diagnóstico de ECC, se dedicará un párrafo para discutir las dos maneras en que la incisión hecha en el momento de la cesárea cicatriza y cómo se ve una vez reparada. Normalmente se espera que, al cicatrizar, los tejidos generen una cicatriz gruesa sin dejar un defecto. En algunos casos, puede verse una dehiscencia o como suele llamarse un nicho, con una cierta profundidad y ancho, que marca el área en donde se realizó la incisión previa con o sin infusión de solución salina (histerosonografía).[5] El nicho puede ser triangular o rectangular y puede llenarse con fluido (Figura 17.1 a). El tamaño del nicho, evaluado en un corte sagital del útero, puede ser engañoso; por lo tanto, el área debe evaluarse siempre en un plano transversal en donde puede apreciarse el tamaño real de la dehiscencia (*v.* Figura 17.1 b). Esto es lógico, ya que la mayoría de las incisiones en las primeras cesáreas se realizan de lado a lado, por ejemplo, en el plano transversal. Bij deVaate y cols.[6] publicó una extensiva revisión en la que analizó veintiún artículos que trataban de la prevalencia, los posibles factores de riesgo para el desarrollo y los síntomas relacionados con la presencia de nichos uterinos luego de una cesárea. Observaron que la prevalencia de un nicho luego de una cesárea varía entre 56% y 84%. Se detectaron varios factores de riesgo para el desarrollo de nichos: la técnica de reparación, la localización de la incisión, la cicatrización de la herida y, probablemente, el número de capas incluidas en el cierre, así como múltiples cesáreas y la retroflexión del útero. La dehiscencia como consecuencia de una cesárea previa puede ser extensa y alcanzar la pared uterina anterior o el área debajo de la vejiga como una conexión fistulosa entre la cavidad uterina y las áreas mencionadas anteriormente (*v.* Figura 17.1 c, d).

A veces el nicho es profundo y ancho (Figura 17.2 a), lo que explica la inserción profunda de la diminuta placenta con su rico suministro de sangre (*v.* Figura 17.2 b, c). Dado que la prevalencia de nichos es relativamente alta, la posibilidad de una implantación tan profunda es real; por lo tanto, debe realizarse un cuidadoso escrutinio de la pequeña placenta y sus vasos en todos los diagnósticos del primer trimestre del ECC.

Incidencia y factores de riesgo

La tasa de incidencia aproximada de ECC varía entre 1/1800 y 1/2500 de todas las cesáreas realizadas.[7-10] Seow y cols.[11] establecen que el ECC se vio en un 0,15% de todos los embarazos con antecedente de cesárea anterior. Los números anteriores resultan poco realistas; sin embargo, su verdadera incidencia es desconocida, debido a la falta de estadísticas basadas en la población (registros).

El único factor de riesgo para ECC es una cesárea anterior. Sin embargo, desde que hemos encontrado alrededor de ocho casos de ECC recurrente en la bibliografía, que incluyen nuestro propio caso con cuatro recurrencias,[12] hemos de considerar a un ECC anterior como un raro, pero posible, factor de riesgo para esta entidad.

Patogenia

Más adelante en este capítulo, vamos a aportar evidencia de que la histología de la diminuta inserción placentaria o invasión del miometrio de un ECC en el primer trimestre de gestación, es idéntica a los hallazgos histológicos de una adherencia placentaria anómala en el segundo y tercer trimestre del embarazo.

El único hecho científicamente comprobado es que, en ambas enfermedades (embarazo en cicatriz de cesárea y adherencia placentaria anómala), la capa fibrinoide entre el miometrio y el citotrofoblasto en la placenta está naturalmente presente entre el endometrio en placentas normalmente adheridas cuando esta se afina o está ausente. Esta capa de fibrina (material fibrinoide) es conocida con el nombre de "capa de Nitabuch". Las cirugías o intervenciones uterinas previas conducen al adelgazamiento o ausencia de la decidua basal en el área de la cicatriz, así como la capa protectora del segmento uterino inferior antes mencionada.

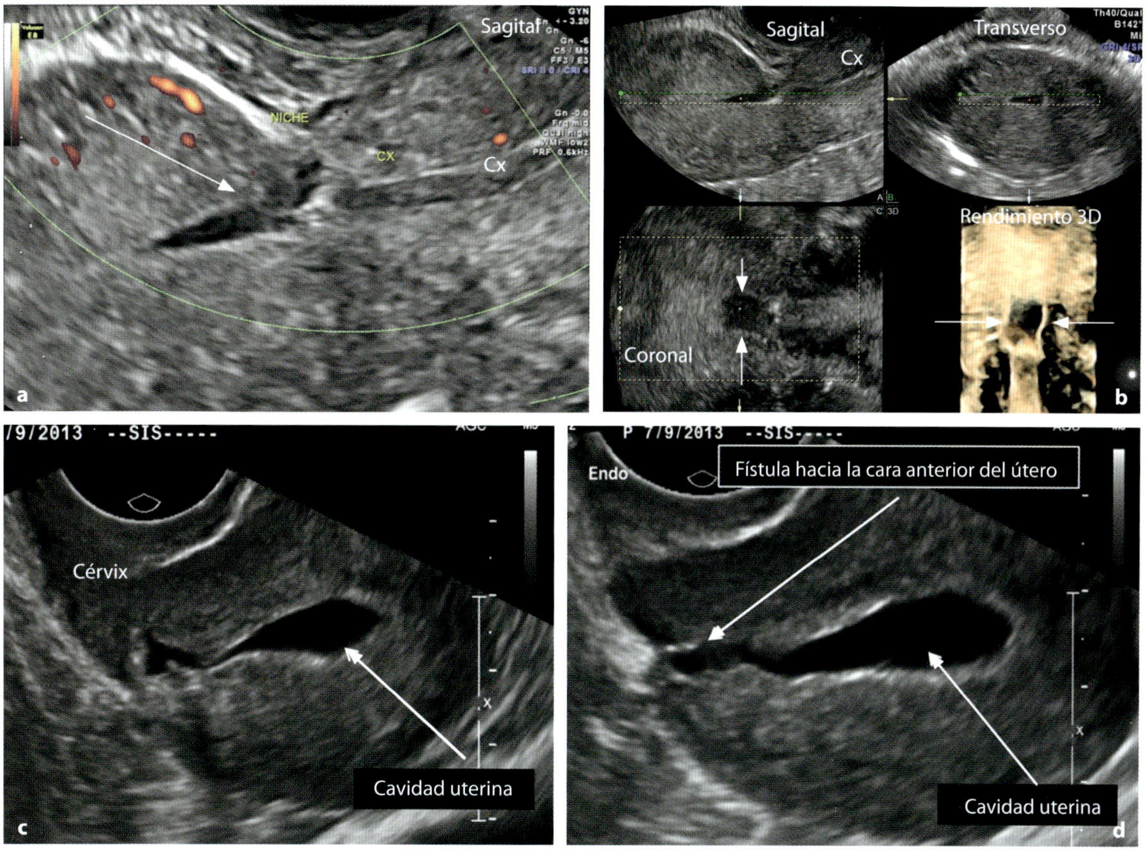

Figura 17.1 Nicho/defecto dejado por la cesárea previa. **a** Imagen sagital del nicho marcada con una *flecha* (Cx: cérvix). **b** Imágenes tridimensionales ortogonales del útero que muestran el nicho (*flechas*). El ancho de la dehiscencia debería verse siempre en una vista transversal o coronal, ya que es su tamaño real. Imágenes no mejoradas. **c**, **d** A veces, el nicho/dehiscencia se extiende desde la cavidad uterina hasta la superficie anterior del útero. Imágenes de la infusión de solución salina.

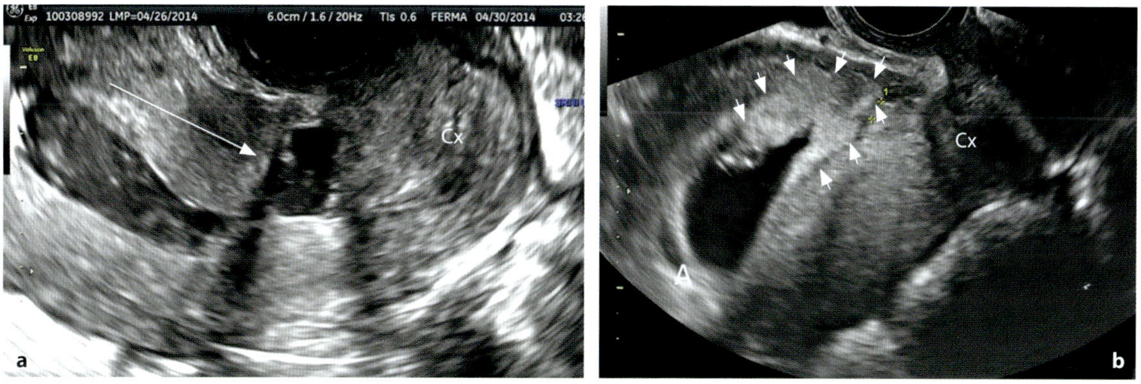

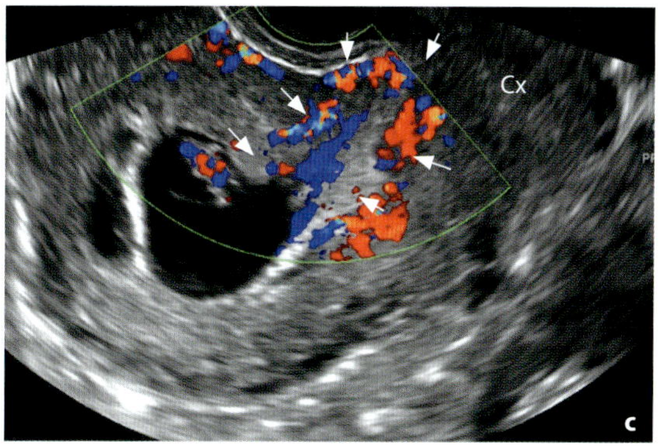

Figura 17.2 Implantación placentaria dentro del nicho de una cicatriz de cesárea anterior. Imágenes sagitales (Cx: cérvix). **a** Sonohisterografía con infusión de solución salina de un útero con un gran nicho. **b** Imágenes en escala de grises de un ECC. Obsérvese la implantación placentaria en el nicho delineado por pequeñas *flechas*. **c** Imágenes Doppler color del mismo ECC que demuestran la invasión placentaria (marcado por *flechas pequeñas*) con sus vasos sanguíneos dentro del miometrio.

En el ECC y en la adherencia placentaria anómala, esta membrana está ausente, y las vellosidades placentarias se unen y penetran entre las fibras del miometrio hasta la profundidad de la pared uterina.

Otras teorías, como el papel de una baja tensión de oxígeno en el área de la cicatriz, que proporciona un estímulo para ayudar a la invasión del citotrofoblasto,[13, 14] así como los estudios *in vitro* de Kilman y cols.[15] con trofoblasto y explantes de embriones de ratas, que muestran una fuerte propensión a adherirse a la matriz extracelular expuesta y, a continuación, a las células epiteliales endometriales, son las más citadas. Ambas teorías apoyan la observación de que, cuantas más cesáreas tiene una paciente, mayor riesgo de placenta previa y adherencia placentaria anómala.

Diagnóstico de ECC

Las dos modalidades diagnósticas utilizadas son la ecografía y la resonancia magnética (RM); sin embargo, el ultrasonido es la mejor modalidad. La ecografía transvaginal (TV) presenta una ventaja sobre la ecografía transabdominal (TA), ya que tiene una mayor resolución y se puede colocar en estrecha proximidad al saco gestacional anterior. La RM se ha utilizado para la obtención de imágenes y es costosa. Además, requiere del traslado del paciente a un sitio de radiología y no cuenta con Doppler color, que proporciona una imagen de alta resolución, lo cual es importante para establecer un diagnóstico correcto.

El diagnóstico de ECC requiere un alto índice de sospecha clínico. Reiteramos que todas las mujeres con antecedentes de una cesárea previa y una prueba de embarazo positivo, que se presentan en el primer trimestre del embarazo, deberían ser consideradas como probables ECC hasta que se demuestre lo contrario. Stirnemann y cols.[16, 17] publicaron estudios para establecer los fundamentos para este *screening* si se prueba que es relevante. Hasta ese momento, esto debe ser tomado en consideración, ya que no hay ninguna contraindicación para esa primera ecografía temprana. Godin y cols.,[18] Vial y cols.,[19] y Seow y cols.[20] publicaron criterios ecográficos similares que utilizaron para definir un ECC. Sin embargo, otros autores utilizaron características adicionales, basándose principalmente en casos aislados.

Nuestros criterios diagnósticos de ECC[4, 21] tomaron en consideración la historia previa de cesárea anterior, una prueba de embarazo positivo y los siguientes criterios ecográficos (Figura 17.3):

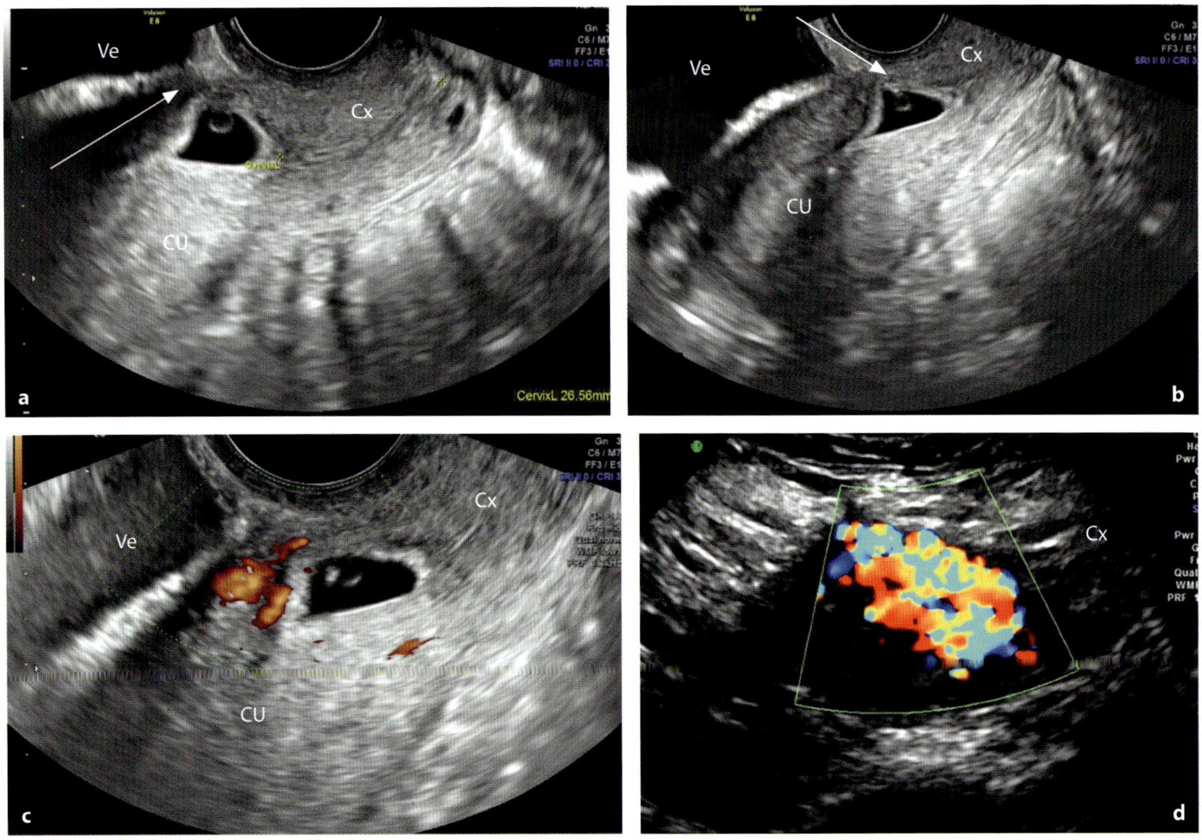

Figura 17.3 Marcadores ecográficos de ECC (Cx: cérvix; Ve: vejiga; CU: cavidad uterina). **a** Cavidad uterina vacía y canal cervical. Saco gestacional triangular con saco vitelino, anterior bajo, muy cerca de la vejiga (*flecha larga*). **b** Saco gestacional triangular muy cercano a la vejiga. **c** Vascularización en desarrollo entre el saco y la vejiga. **d** Malformación arteriovenosa en un ECC que requiere embolización de la arteria uterina.

- Ausencia de saco gestacional en canal endometrial y endocervical.
- Placenta o saco gestacional dentro de la cicatriz/nicho de la histerotomía.
- En gestaciones tempranas, un saco gestacional triangular que llena el nicho de la cicatriz (Figura 17.4).
- Capa de miometrio fina o ausente entre el saco gestacional y la vejiga.
- La presencia de un saco gestacional, con embrión/feto o saco vitelino o sin estos y con actividad cardíaca o sin esta.
- La presencia de un patrón vascular prominente y a veces rico en el área de la cicatriz de cesárea. Como regla general, la detección de flujo sanguíneo peritrofoblástico, detectado por Doppler con ajuste de la sensibilidad alrededor de una zona anterior y baja del saco gestacional, en una paciente con cesárea anterior, es un signo fiable de ECC.
- Es notable que, en las primeras etapas del embarazo (4-5 semanas), los vasos sanguíneos tienden a concentrarse en el lado anterior del saco coriónico (Figura 17.5) y así "marcan" el sitio de implantación placentaria.
- La utilidad de la ecografía 3D en el diagnóstico es debatido. Sin embargo, proporciona información con respecto a la localización exacta del saco, su vascularización y volumen, los dos últimos de forma cuantitativa (Figura 17.6). Utilizamos las mediciones anteriormente descritas para seguir el proceso de cicatrización de los casos tratados o para visualizar signos tempranos del desarrollo de una malformación arteriovenosa (MAV) en el sitio del tratamiento.

Si una MAV era sospechada (a veces esta puede presentarse como una imagen ecográfica), se evaluaba, mediante Doppler, la velocidad del flujo expresada por la velocidad sistólica máxima (VSM) en cm/s. Las velocidades superiores a 39 cm/s fueron consideradas para la embolización de la arteria uterina (EAU) por el radiólogo intervencionista. Esta evaluación se realiza mejor cuando la región de interés del Doppler está restringida al área en cuestión, utilizando la frecuencia de repetición de pulsos y los ajustes de filtro adecuados.

Estos son cortocircuitos patológicos, de alta velocidad y baja resistencia del torrente sanguíneo entre el suministro arterial y venoso de un órgano. La ecografía es una herramienta valiosa para el diagnóstico y para la guía del

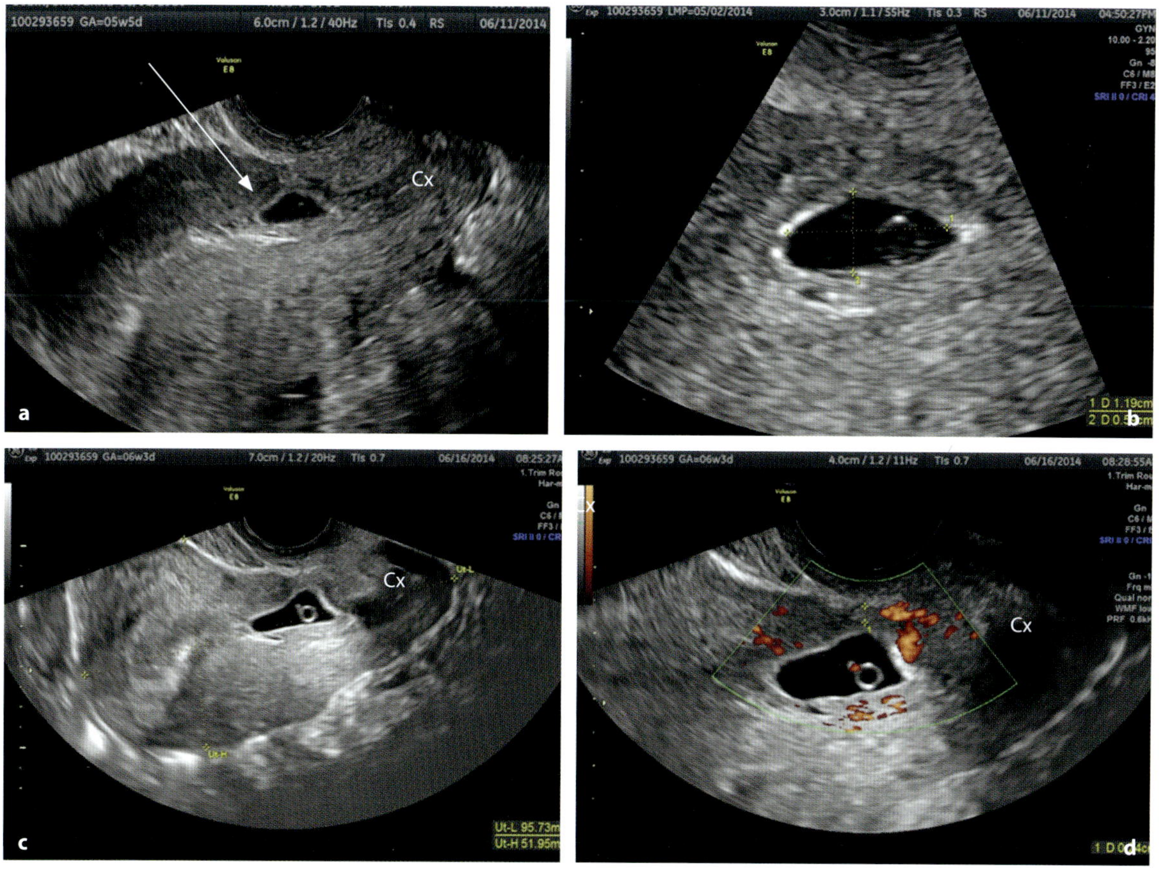

Figura 17.4 Imágenes adicionales de la forma del saco coriónico temprano, de 4-6 semanas, en un ECC (Cx: cérvix). **a** Saco plano. **b** Saco oval. **c** Saco triangular. **d** Saco cuadrado.

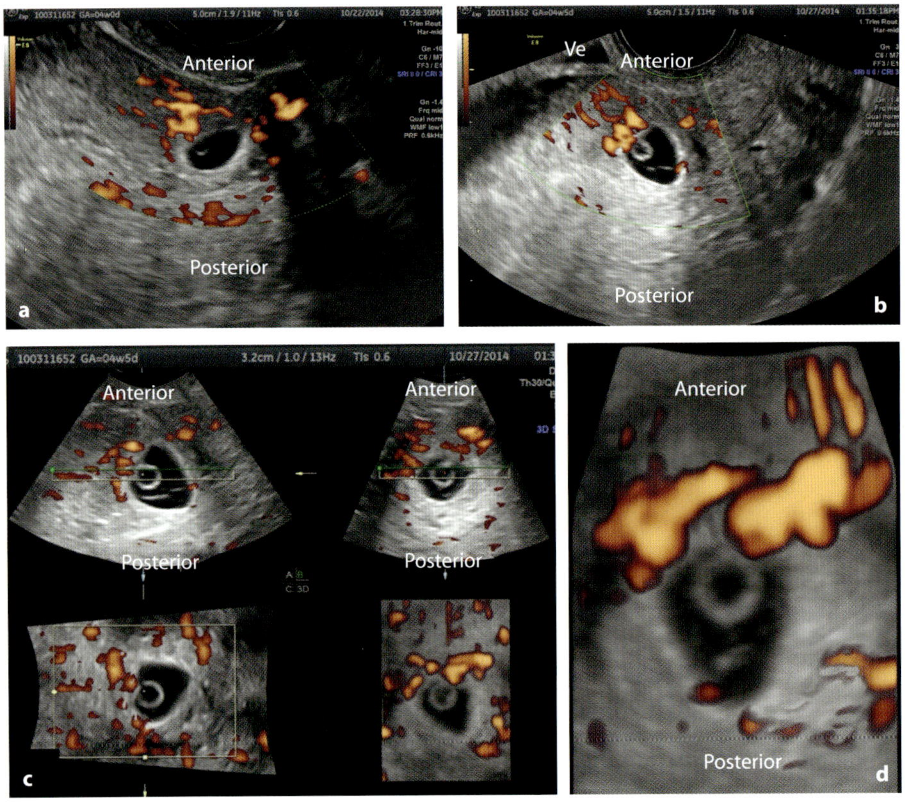

Figura 17.5 Desarrollo de la red vascular del ECC temprano. **a**, **b** Doppler color 2D de los vasos que rodean al saco coriónico. **c** Planos tridimensionales, ortogonales y representación 3D (*imagen inferior derecha*) de la vascularización que comienza a concentrarse en el lado anterior del saco, futuro sitio placentario. Sospechamos que la futura placenta invadirá el miometrio en la dirección anterior. **d** Representación tridimensional en 3D (rebanada gruesa) del saco con sus vasos claramente más prominentes anteriormente.

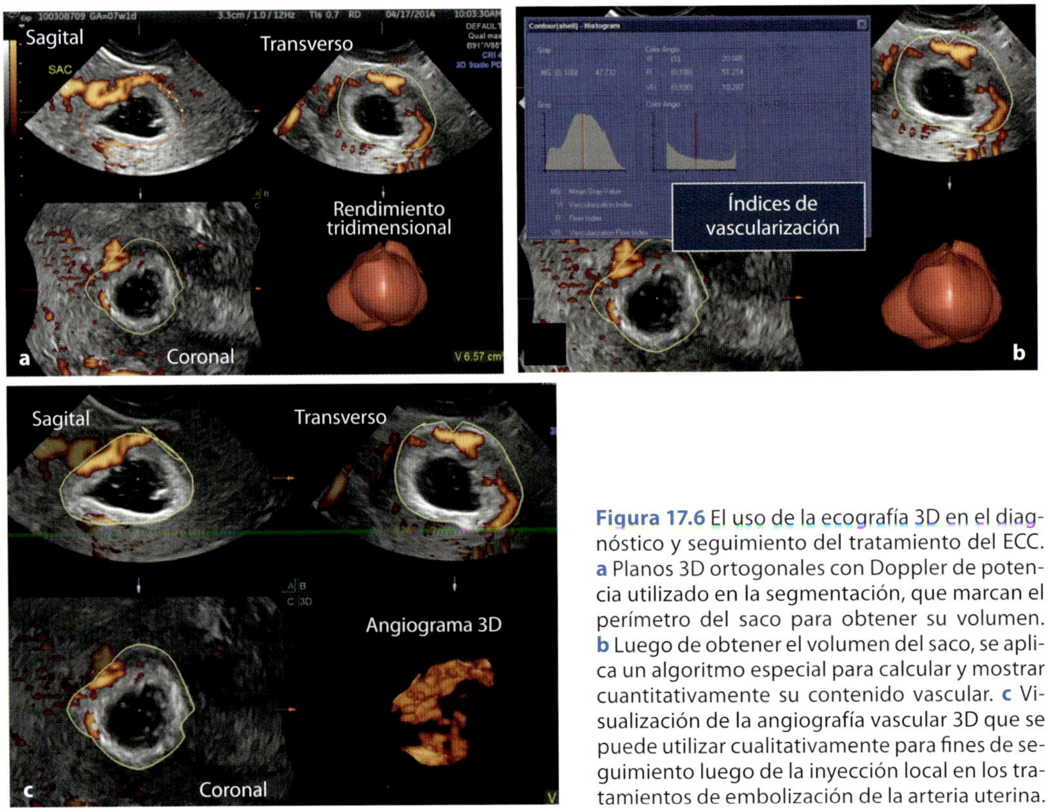

Figura 17.6 El uso de la ecografía 3D en el diagnóstico y seguimiento del tratamiento del ECC. **a** Planos 3D ortogonales con Doppler de potencia utilizado en la segmentación, que marcan el perímetro del saco para obtener su volumen. **b** Luego de obtener el volumen del saco, se aplica un algoritmo especial para calcular y mostrar cuantitativamente su contenido vascular. **c** Visualización de la angiografía vascular 3D que se puede utilizar cualitativamente para fines de seguimiento luego de la inyección local en los tratamientos de embolización de la arteria uterina.

tratamiento de las MAV.[22] Aunque sean poco comunes, pueden causar grandes hemorragias luego de abortos espontáneos o tras la instrumentación uterina, debido a la alteración de vasos sanguíneos.[23] La forma adquirida, vista en ECC, suele ser traumática, resultante de dilatación y legrado, aborto terapéutico, cirugía uterina o traumatismo uterino directo. Su incidencia es de alrededor del 1% de los ECC. En nuestra serie, de 60 ECC, cinco pacientes tuvieron una MAV.[24]

Diagnósticos diferenciales de ECC

Hay dos diagnósticos diferenciales principales que se deben considerar. En primer lugar, un embarazo cervical, el cual es raro y no tiene antecedente de cesáreas anteriores. En segundo lugar, un aborto en curso, que se puede ver en el canal cervical o cerca del orificio cervical interno y "en camino" con actividad cardíaca negativa. También, bajo presión en el cérvix con el transductor transvaginal, el saco se deslizará hacia atrás y hacia adelante, mientras que un ECC verdadero permanecerá fijo. Cabe señalar que el diagnóstico erróneo tiene, a veces, consecuencias graves. La prueba está en la bibliografía: 107 de 751 casos de ECC revisados (13,6%) fueron o mal o no diagnosticados, lo que condujo a complicaciones (por ejemplo, la histerectomía y la pérdida de la fertilidad).[4] En la Figura 17.7 se muestra un método simple para distinguir entre las dos entidades antes mencionadas como diagnóstico diferencial y un verdadero ECC.

Sin embargo, es extremadamente importante darse cuenta de que esta ayuda diagnóstica simplificada es válida y confiable solo cuando el saco gestacional es pequeño (por ejemplo, 5-6 mm de diámetro o 5-6 semanas posmenstruales) y sigue estando "localizado", cerca del nicho o encima de la cicatriz. En otras palabras, el saco no comenzó a elongarse y moverse/expandirse cranealmente para llenar la cavidad uterina. En este caso, el saco se encontrará cada vez más en la cavidad uterina y engañará al observador inexperto al pensar que es un saco intrauterino. En tales casos, se debe desviar la atención del saco y concentrarse en los vasos sanguíneos de la diminuta placenta, que permanecen en su sitio original de implantación, y mantener así la característica diagnóstica más importante del ECC: el verdadero sitio de implantación placentaria. Las Figuras 17.2, 17.3, 17.4 y 17.5 demuestran claramente el principal diagnóstico mencionado anteriormente.

Últimamente, clínicos e investigadores han comenzado a prestar atención a la ubicación exacta de la implantación placentaria en el área de la cicatriz/nicho dejado por la cesárea anterior. Vial y cols.[19] sugiere que hay dos tipos de ECC, basados en la profundidad de la implantación. La pregunta es si un saco coriónico profundamente implantado en un nicho o dehiscencia, cerca de la vejiga con un

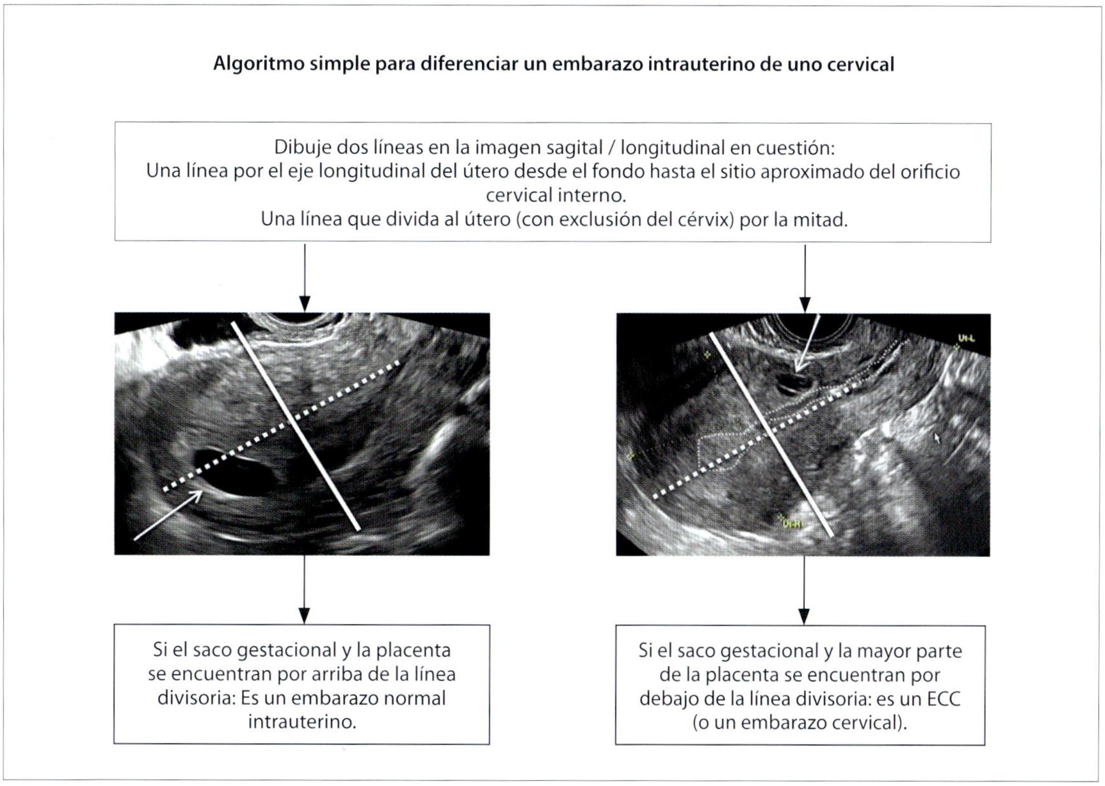

Figura 17.7 Algoritmo simple para diferenciar entre un embarazo intrauterino normal y un ECC (o embarazo cervical).

miometrio muy fino o no visible (Figura 17.8 a, b) resultará en un peor resultado que si se inserta encima de una cicatriz que tiene cierto grosor (*v.* Figura 17.8 c, d). Comstock y cols.,[25] en una comunicación personal con Gali G., se refieren a "implantaciones en la cicatriz" como "sacos bajos" y asumen que estos dos son los ECC que pueden proceder al tercer trimestre y dar lugar a placentas de adherencia mórbida. Profundamente implantado en el nicho, rodeado de miometrio rara vez llegan a término y es un "verdadero" embarazo cicatrizal. Nos diferenciamos levemente acerca de la última forma de ECC, ya que hemos sido testigos de la llegada a término de una descendencia viva.

Rac y cols.[26] estudiaron a 39 pacientes, de las cuales catorce tenían confirmación histológica de PAM. La menor medida de espesor miometral fue una de las variables asociadas con la invasión. Se necesita más investigación para que la distancia del saco gestacional a la vejiga (*v.* Figura 17.8) pueda ser útil en el asesoramiento de pacientes con ECC en el primer trimestre del embarazo.

La conexión entre ECC y PAM

La conexión o continuidad entre el ECC y PAM se ha hecho gradualmente evidente a través de la observación clínica.[27, 28] Estudiamos la implantación placentaria en la placenta acreta temprana (segundo trimestre) y en el ECC, para saber si representan diferentes estadios de una enfermedad que conducen a la placenta de implantación anómala en el tercer trimestre.[29] Dos patólogos, cegados al diagnóstico, evaluaron sus diapositivas histológicas sobre la base de estas diapositivas microscópicas. No pudieron distinguir entre las dos entidades clínicas y encontraron que tenían algo en común: ninguna de las dos tenía decidua intermedia entre las vellosidades y el miometrio, consistente con la definición clásica de PAM. Por lo tanto, nuestra conclusión es que el ECC y la placenta acreta del embarazo del segundo trimestre temprano son histopatológicamente idénticos y representan diferentes estadios en el continuo de una enfermedad que conduce a la adherencia placentaria anómala en el tercer trimestre.

La siguiente pregunta lógica es si, sin tratamiento, un ECC resultaría en un recién nacido vivo. Seguimos a diez pacientes diagnosticadas con ECC que optaron por continuar con el embarazo, habiendo declinado su terminación temprana.[30] El diagnóstico de ECC se realizó antes de las 10 semanas. Las diez pacientes tuvieron signos ecográficos de PAM en el segundo trimestre. Nueve de las diez pacientes tuvieron recién nacidos vivos entre las 32 y 37 semanas. Una paciente presentó sangrado vaginal progresivo

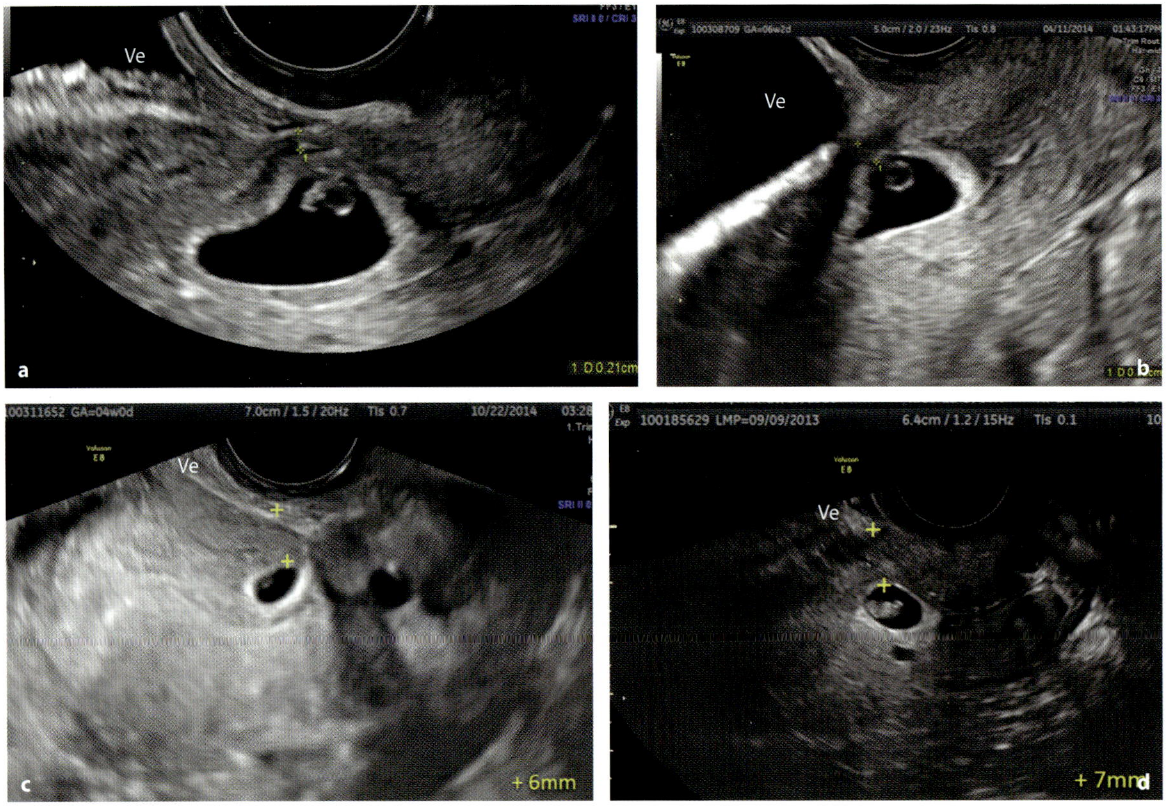

Figura 17.8 La cuestión de la distancia entre la superficie uterina anterior y el saco gestacional: "en el nicho/cicatriz"o "en la cicatriz" (Ve: vejiga). **a, b** Estos son dos ejemplos de una estrecha proximidad del saco a la vejiga (2,1 mm y 3,2 mm, respectivamente). **c, d** Representa dos ECC en los que el saco se encuentra a 6 y 7 mm alejado de la vejiga.

e intratable, que condujo a una histerectomía a las 20 semanas. Las otras nueve pacientes fueron sometidas a histerectomía en el momento de la cesárea. La pérdida de sangre varió entre 300 y 6000 mL. El diagnóstico histopatológico de todas las placentas fue placenta percreta.

En párrafos anteriores, hemos proporcionado datos fiables sobre dos cuestiones clínicas: el ECC es un precursor de la PAM, ambos comparten la misma histopatología, y los embarazos diagnosticados como ECC en el primer trimestre pueden finalizar en recién nacidos vivos, con riesgo de parto prematuro y pérdida del útero y la fertilidad. Estos datos pueden ser utilizados en el consejo de pacientes con ECC para hacer una elección informada y basada en la evidencia entre la terminación temprana del embarazo en el primer trimestre o su continuación, con el riesgo de tener un parto prematuro y perder el útero y la fertilidad.

PAM en el primer trimestre

La PAM puede existir en el primer trimestre de embarazo. Comstock y cols.[25] describieron siete pacientes después de un examen ecográfico a las 10 semanas o antes con placenta, acreta, increta, percreta, no solo por su evolución clínica, sino, más importante aún, por el examen patológico del útero. En seis, en el momento de la ecografía temprana, el saco coriónico estaba localizado en el segmento uterino inferior, en el área de la cicatriz de la cesárea anterior. Dos pacientes se sometieron a dilatación y legrado, momento en el que la hemorragia severa llevó a una histerectomía. Las cuatro restantes mostraron hallazgos ecográficos típicos de placenta acreta durante las exploraciones posteriores, pero tuvieron recién nacidos vivos a término. La conclusión del autor sugiere que, en una paciente con antecedente de cesárea previa, un saco coriónico detectado en una ecografía a las 10 semanas o menos de gestación, localizado en el segmento uterino inferior, sugiere la posibilidad de placenta acreta. Un artículo similar fue publicado por Ballas y cols.[27]

Utilizando nuestro material, la Figura 17.9 representa los primeros marcadores ecográficos de una PAM: placenta previa, pérdida focal del espacio libre y aumento focal de la vascularización. La paciente en este ejemplo dio a luz a las 34 semanas y tuvo placenta acreta. En diez pacientes, informamos[30] que los marcadores sonográficos tempranos de adherencia placentaria anómala pudieron ser detectados al final del primero y comienzo del segundo trimestre.

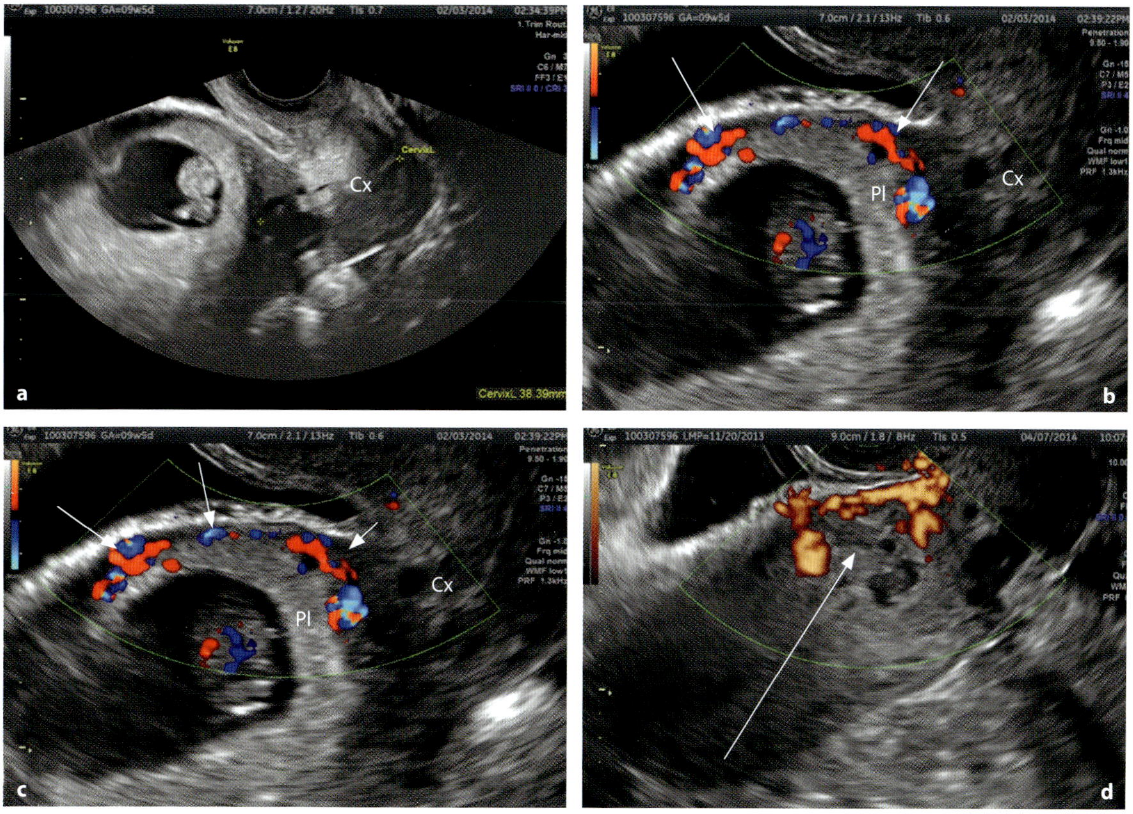

Figura 17.9 El ECC es un precursor de la PAM. Esta es una gestación de 9 semanas y 5 días (Cx: cérvix: Pl: placenta). **a** Corte sagital, imagen en escala de grises de un ECC con placenta previa anterior. **b** El Doppler de energía, revela dos áreas vasuclarizadas próximas a la vejiga con pérdida del miometrio (*flechas*). **c** Otro plano que muestra los mismos hallazgos que en (**b**). **d** Un corte más lateral que se concentra en un área con clara invasión vascular del miometrio (*flecha*).

Asesoramiento de pacientes con un ECC del primer trimestre

Antes del tratamiento y después de un diagnóstico confiable de ECC, uno tiene que determinar si se ven los latidos del corazón fetal. Si no se observa saco vitelino o no hay embrión o no hay latidos cardíacos, vuelva a realizar una ecografía cada 2-3 días. Si, luego de una semana, no se detecta actividad cardíaca, no hay saco vitelino o no hay embrión, se debe planificar un seguimiento basado en la ecografía y la bioquímica. Únicamente luego de este tiempo debe considerarse o una gestación viva o una gestación detenida, y se debe repetir la GCh sérica hasta que alcance niveles de no embarazo. Algunos protocolos de manejo llaman a la administración de MTX sistémico, incluso con ausencia de latidos cardíacos para el efecto temprano del fármaco. Si bien este enfoque no está contraindicado, el paciente y el proveedor deben estar seguros que, bajo ninguna circunstancia, se trate de un embarazo deseado.

En el caso de la actividad cardíaca positiva, el asesoramiento debe incluir las dos opciones principales de manejo clínico para llegar a una decisión tan pronto como sea posible. Las dos opciones antes de un mayor crecimiento del embarazo son la terminación o la continuación del embarazo. Nuestro asesoramiento de pacientes con un ECC diagnosticado en el primer trimestre del embarazo experimentó un cambio fundamental. Hace varios años hubiéramos aconsejado la terminación del embarazo sin demora. Estudios recientes sobre la historia natural del ECC, con la posibilidad de alcanzar un embarazo de término o cerca del término de un recién nacido vivo, ha cambiado nuestro asesoramiento. Proporcionamos al paciente la evidencia de que esto es posible y el paciente debe entender que una placenta acreta en el parto por cesárea puede necesitar histerectomía. El manejo en el caso anterior debe basarse en la edad de la paciente, el número de cesáreas anteriores, el número deseado de hijos y la experiencia de los médicos tratantes. Si la paciente decide continuar con el embarazo, se deben tomar las precauciones de una posible hemorragia. El manejo debe basarse en una serie de ecografías, hasta que se alcance una edad gestacional segura. Un equipo multidisciplinario debe estar involucrado en el parto y los productos sanguíneos estar disponibles, ya que la ecografía no puede predecir la pérdida de sangre en la cirugía. Nuestras guías generales en el asesoramiento y manejo de la paciente con ECC se muestran en la Figura 17.10.

Manejo del ECC

Los regímenes de tratamiento y sus combinaciones pueden ser clasificados como uno de los siguientes:

1. Cirugía mayor (estos requieren anestesia general).
   a. Laparotomía (histerectomía o escisión local).
   b. Escisión por laparoscopia, histeroscopia o por cirugía transvaginal.
   c. Dilatación cervical y legrado.
   d. Aspiración sin dilatación del cuello uterino.
   e. Escisión realizada por vía vaginal.

   Las dos últimas pueden ser guiadas en vivo por ecografía durante todo el procedimiento.
2. Cirugía mínimamente invasiva (no implica anestesia general).
   a. Inyección local de MTX o ClK.
   b. También se usó vasopresina local.
3. Medicación sistémica
   a. Dosis únicas o repetidas de MTX y etopósido (algunos artículos chinos defienden el uso del MTX endovenoso con un éxito razonable).
   b. Embolización de la arteria uterina (EAU).
4. Combinación de los tratamientos anteriores. Un gran número de artículos reportan la combinación de tratamientos de una manera planificada, simultánea o secuencial. Los tratamientos también se modifican, sobre todo después que la terapia de primera línea haya fallado. De hecho, es raro encontrar recientemente (2012-2014) casos o serie de casos publicados en los que las pacientes hayan sido manejadas solo por un tratamiento, agente o protocolo.
5. Medidas adyuvantes. Recientemente, la colocación e inflación de un balón Foley para prevenir o controlar la hemorragia, seguido de tratamientos locales como la aspiración, legrado e inyección local.

Es beneficioso para la paciente con ECC ser referida a un centro que proporcione cuidado basado en la evidencia, así como experiencia en manejo de casos, en respuesta a las situaciones que se conviertan en emergencia.

Dichos centros deben poder proporcionar quirófanos, procedimientos de intervencionismo radiológico y poder disponer de transfusiones de sangre/productos sanguíneos. Estos últimos debido a que las complicaciones hemorrágicas son típicas de esta peligrosa entidad clínica.

Opciones de tratamiento disponibles para ECC

Sobre la base de la bibliografía disponible, analizando los diferentes aspectos del ECC, en 2012 hubieron alrededor de 33 modalidades terapéuticas publicadas con sus resultados y complicaciones.[4] Aparentemente no hubo un tratamiento de preferencia, sin embargo, de 751 pacientes, los más usados fueron, dilatación y legrado (305), escisión quirúrgica (laparoscopia, histeroscopia y transvaginal) (261), embolización de la arteria uterina (142), MTX (92) e inyección local e intrasacular (86). Entre 2012 y 2014, en alrededor de 61 artículos revisados de a pares, se publicaron no menos de 1223 casos de ECC. No es sorprendente el hecho de que los autores chinos hayan contribuido con

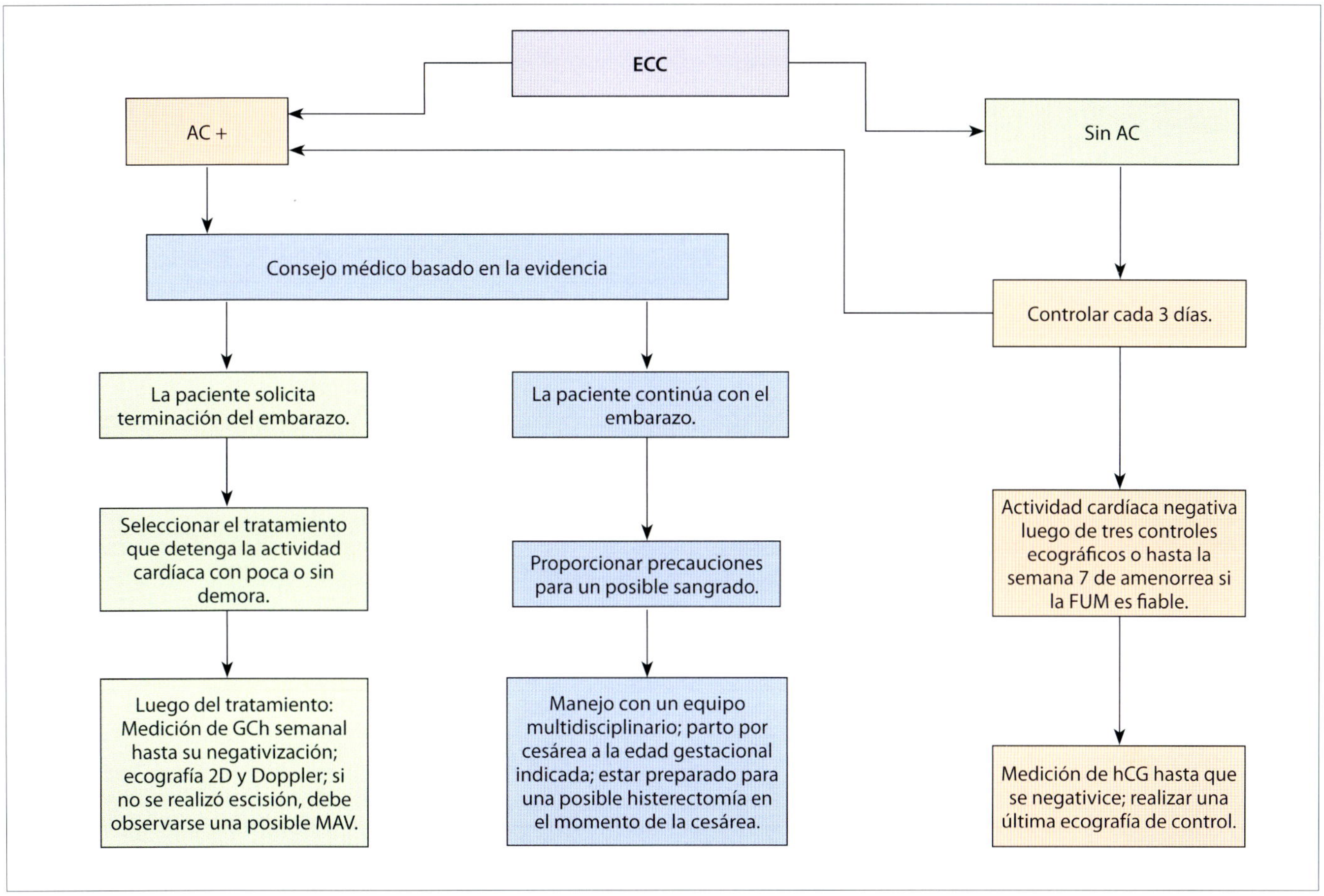

Figura 17.10 Algoritmo o secuencia y manejo de un ECC por la presencia o ausencia de actividad cardíaca.

el 91% de los casos, en los que describieron sus diversas y diferentes modalidades/combinaciones terapéuticas de manejo en 1115 pacientes aproximadamente. Esto se debe a su extensa población con una tasa de nacimientos por cesárea del 40%. Se encontraron al menos 36 tratamientos primarios o combinados; sin embargo, el número no es sustancialmente diferente de la lista de aproximaciones terapéuticas descritas en nuestra revisión de 751 casos. Es imposible arribar a una clara conclusión sobre cuál fue el tratamiento más eficaz, es decir, aquel en el que hubo un menor número de complicaciones. Este gran número subraya el hecho de que, en 2015, no se ha publicado un protocolo convenido de manejo nacional/internacional con un conjunto de directrices para manejar un ECC o una placenta acreta del primer trimestre temprano. Si bien la distribución de los diversos tratamientos y sus tasas de uso se encuentran en las tablas de nuestra revisión anterior,[4] la distribución algo diferente de las opciones de tratamiento se detallan en la Tabla 17.1.

A pesar de haber varios tratamientos para ECC solo nos limitaremos a discutir los más utilizados. Un análisis mucho más detallado se puede encontrar en nuestra revisión a fondo,[4] con su eficacia y tasas de complicaciones. A continuación, agregaremos los datos pertinentes resultantes de la revisión de los 1223 casos publicados después de 2012.

Succión aspiración o dilatación y legrado, solo o combinado

Sobre la base de nuestra primera revisión, en donde tratamos 305 casos con dilatación y legrado solo o en combinación con otros métodos como "primera línea" o como apoyo, el tratamiento tuvo una tasa media de complicaciones de alrededor del 62% (rango, 29%-85%).[4] La principal complicación fue la hemorragia inesperada, que forzó un tratamiento de emergencia de segunda o tercera línea que, casi siempre, fue quirúrgico. A veces, fue necesaria la histerectomía. Esta opción requiere anestesia general.

Hubo algunos cambios entre los resultados de las dos revisiones. Si se utilizaba dilatación y legrado como único tratamiento, en 69 casos, veinticuatro (34,7%) tuvieron como resultado en complicaciones en comparación con la primera o segunda línea de tratamiento combinados con otros tratamientos. Solo 52 de 413 (12,2%) casos tuvieron complicaciones. La combinación de la embolización

Tabla 17.1 Opciones de tratamiento para ECC

Tratamientos: Solos o en combinación	N.º de pacientes	Porcentaje de 1223 pacientes (%)
Dilatación y legrado	577	52,4
Embolización de la arteria uterina	309	28,0
Metotrexato	236	21,4
Succión aspiración	81	12,0
Escisión transvaginal	119	9,7
Escisión laparoscópica	94	7,7
Escisión o guía histeroscópica	63	5,2
Escisión laparotómica o directamente histerectomía transabdominal	15	1,2
Ultrasonido de alta frecuencia	20	1,6

de la arteria uterina con MTX sistémico causó un 35% de complicaciones, mientras que combinadas con otros métodos (por ejemplo, evacuación por succión o escisión histeroscópica entre otros), la tasa de complicaciones fue solo de 11,3%.

A diferencia de un parto o aborto espontáneo, donde la contracción del miometrio restringe el sangrado luego de la separación placentaria, en el ECC el legrado expone a los vasos del saco gestacional al filo de la cureta, lo que conduce a una severa y, a veces, imparable hemorragia, ya que casi no hay miometrio que contenga el sangrado. Un legrado cruento podría dañar el fino miometrio y causar hemorragia e, incluso, la perforación.

Si la dilatación y legrado o la aspiración continúan siendo el tratamiento preferido, tanto la sangre y sus derivados como un catéter balón de Foley deben estar fácilmente disponibles.[31] El catéter balón de Foley se utilizó con éxito para taponar y detener una posible hemorragia.[32, 33] Cali y cols.[34] utilizaron satisfactoriamente la siguiente secuencia diagnóstica en ocho de sus pacientes. Al ingreso en el hospital, el paciente se somete a una embolización de la arteria uterina y luego de cinco días, una delicada aspiración con succión bajo guía ecográfica continua e, inmediatamente, inserción e inflación de un catéter balón de Foley para prevención y control de la hemorragia.[31]

Varios artículos recientes defienden el uso seguro y sin complicaciones de la aspiración del saco gestacional; sin embargo, todos fueron seguidos o precedidos por otras medidas terapéuticas.[35] Curiosamente, no se observaron complicaciones en 81 succiones aspirativas en nuestra revisión de casos entre 2012 y 2014. Esto probablemente se atribuye al borde romo de la cureta en contraposición al filo agudo de la cureta utilizada en el legrado uterino evacuador, que es menos propenso a lacerar vasos sanguíneos.

Embolización de la arteria uterina (EAU), sola o combinada

Este tratamiento requiere anestesia general. Utilizado como tratamiento primario y único, la tasa de complicaciones entre los 64 casos descritos en la revisión de los 751 casos de EEC, fue del 47%. Es difícil evaluar las tasas de complicaciones reales, debido a los datos parciales o incompletos en los artículos publicados. En otros 78 casos, la embolización de la arteria uterina se utilizó en combinación con otros tratamientos. Pareciera que la EAU no es el mejor tratamiento de primera línea, si es realizada sola o como único agente terapéutico, ya que permite que el embarazo, con su vascularización, progrese y crezca. Por esta razón, Cali y cols.[34] retrasaron cinco días la realización de la aspiración en las pacientes con ECC en las que se había realizado una EAU. La embolización de la arteria uterina funciona mejor combinada con otros tratamientos no invasivos e invasivos (aspiración por succión).[36-38] En nuestros sesenta casos de ECC, la embolización de la arteria uterina fue utilizada como tratamiento secundario en cuatro pacientes con sangrado vaginal persistente o que desarrollaron una MAV. En una de las pacientes con MAV, la embolización no pudo detener la hemorragia, por lo tanto, se realizó una histerectomía.[24]

Si la EAU fracasa, lo cual puede ser el caso, el médico tratante debe lidiar con una gestación más grande y aplicar un tratamiento secundario. Sin embargo, es difícil evaluar la tasa actual de complicaciones, ya que algunos artículos contienen datos insuficientes para confiar. Como se indicó anteriormente, en nuestros sesenta casos de ECC, uno de las pacientes requirió (y, finalmente, aceptó) la embolización de la MAV para detener el sangrado vaginal (así como la VSM o velocidad sistólica máxima en el Doppler), 122 días luego de la inyección local de MTX (Figura 17.11).

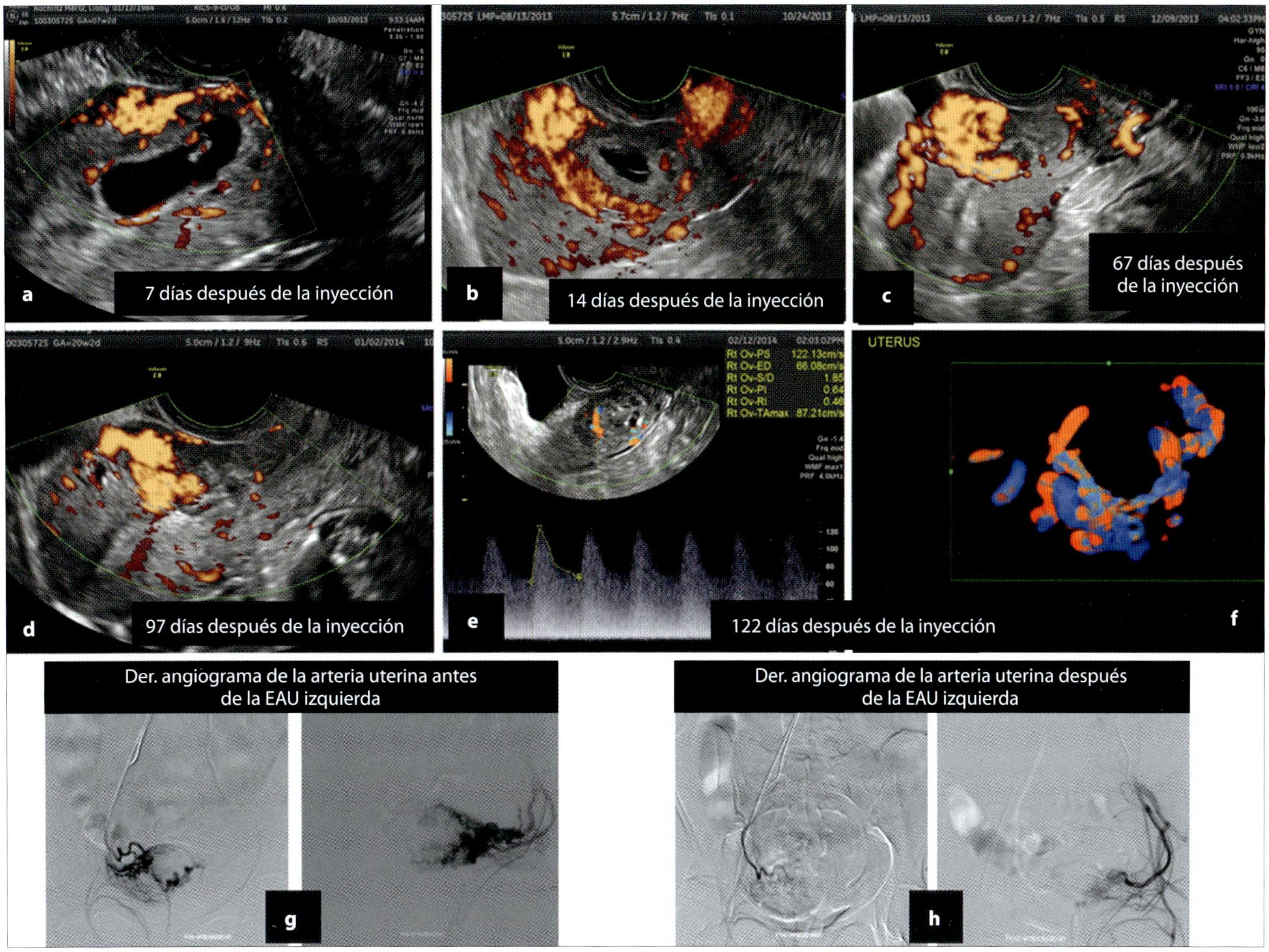

Figura 17.11 Desarrollo tardío de una MAV después de la inyección intragestacional de MTX con ecográfico de la vascularización en los días 7, 14, 67, 97 y 122 después del tratamiento (**a-f**). La paciente rechazó una EAU luego de 4 semanas. Sin embargo, continuó un sangrado leve que finalmente condujo a la embolización bilateral de las arterias uterinas, la cual fue exitosa (**g-h**).

Al actualizar este enfoque terapéutico con la revisión de 1223 pacientes publicadas luego del 2012, la EAU fue utilizada sola o en combinación en 309 casos con una tasa media de complicaciones del 28%, con la mayor tasa si se combina con inyección intrarterial de MTX en el momento del cateterismo: 18 de 52 (34,6%).

Escisión por histeroscopia o laparoscopia

Tanto la cirugía histeroscópica como la laparoscópica requieren anestesia general. La tasa global de complicaciones en 1108 casos tratados con histeroscopia fue del 13,8%.[4] Sin embargo, no se observaron complicaciones si la histeroscopia se realizaba bajo guía ecográfica (se publicaron nueve casos). La tasa de complicaciones aumentó al 17% si la histeroscopia se combinaba con mifepristona. En manos de un clínico experimentado, guiado por ecografía transabdominal, la histeroscopia puede ser una forma razonable de tratamiento para el ECC.[35, 39-45] El uso de un catéter balón inflable, después del tratamiento con escisión histeroscópica, puede prevenir (o tratar) posibles hemorragias del sitio operatorio.

La cirugía laparoscópica, sola o en combinación, fue utilizada para extirpar el sitio en donde se implantó el embarazo en la cicatriz y reparar la pared uterina anterior. Cincuenta y cuatro de estos casos fueron publicados en la bibliografía revisada hasta el 2012, con tasas de complicaciones entre el 20% y 30%.[4] Desde el 2012 hubieron varios otros casos reportados tratados laparoscópicamente.[38, 46-50]

La laparoscopia asistida robóticamente para remover el ECC también fue publicada.[51] Nosotros especulamos que el hecho de que sea una cirugía complicada, lenta y probablemente costosa, que involucra personal dedicado y está disponible en centros médicos seleccionados, hace que sea un enfoque terapéutico cuestionado para el ECC, ya que puede ser reemplazado con varios tratamientos más simples y menos invasivos.

Metotrexato

Uno de los tratamientos más utilizados para tratar el ECC es sin duda el metotrexato (MTX). Administrado en una, múltiples o dosis sucesivas, intramuscularmente, inyectado localmente dentro del saco gestacional, como goteo endovenoso lento y, finalmente, inyectado en la arteria umbilical en el momento de una embolización de la arteria uterina. Se ha reportado su administración como una medicación tanto de primera como de segunda línea o como una medicación de reserva, sola o combinada con cualquier otro tratamiento concebible como un complemento.

El MTX sistémico, como única dosis, de "primera línea", es administrado como una inyección intramuscular, única. Los protocolos habituales fueron 1 mg/kg de peso corporal o 50 mg/m^2 de superficie corporal. Su tasa de complicaciones es del 62,1%, debido al requerimiento de un tratamiento de segunda línea cuando el latido del corazón fetal no cesa luego de varios días del tratamiento.[4] Bodour y cols.[52] cuestionaron este resultado, lo que provocó una reevaluación del material revisado; sin embargo, tras un recuento de casos más riguroso, se encontró una tasa de complicaciones aún mayor (66,1%).[53]

Sospechamos que esto puede ser causado por su lento mecanismo de acción, y que los resultados pueden tomar varios días para ser vistos. También sospechamos, que puede no ser capaz de detener la actividad cardíaca y la invasión placentaria. Durante estos varios días (o una semana entera), el saco gestacional, el embrión o feto y su vascularización continúan creciendo, lo que fuerza a realizar un tratamiento secundario que debe ser capaz de manejar una gestación más grande con una vascularización más abundante. La acción lenta del tratamiento sistémico de MTX se hace eco, entre otras, en la serie de Yin y cols.[54] Es cierto que hay defensores del uso de MTX sistémico como agente único; sin embargo, es imposible atribuir el cese de la actividad cardíaca al efecto del MTX, ya que al menos el 10% de los embarazos intrauterinos del primer trimestre se detienen espontáneamente.

Sobre la base de nuestra reciente revisión de 1223 casos de EEC, hubo 236 casos en los que el MTX se administró como agente único o de manera combinada con otros tratamientos, con una media de 21,4% de complicaciones. El MTX utilizado solo (en dosis única o múltiples) condujo a un 38% de casos que necesitaron un tratamiento secundario.[35, 55] Combinado con dilatación y legrado (26 casos), otro tratamiento con una alta tasa de complicaciones, todos necesitaron un tratamiento secundario.

Uso sistémico, secuencial y multidosis de MTX. Las cantidades inyectadas de MTX son similares a la dosis para el régimen de dosis única. Sin embargo, se administran dos a tres inyecciones intramusculares (1 mg/kg de peso corporal o 50 mg/m^2 de superficie) a intervalos de dos a tres días a lo largo de una semana. En este caso, uno debe ser consciente de los efectos adversos acumulativos sobre el hígado y la médula ósea, ya que la cantidad total es mayor que en el régimen de dosis única. De hecho, incluso los tratamientos multidosis han fracasado.[56] Algunos lo combinan con diferentes dosis de leucovorina, que protege contra los efectos adversos sistémicos no deseados (denominado régimen de "rescate"). Varios artículos expresaron la confianza de sus autores en apoyo del tratamiento sistémico multidosis del MTX.[57]

Es difícil evaluar la tasa de complicaciones asociada al enfoque anterior, ya que a menudo se utiliza en conjunto con "el de primera línea" o luego de este, incluso después de tratamientos "secundarios".[54] Está claro que el MTX puede ser aplicado con éxito como un complemento y combinado con otros tratamientos, en su mayoría no quirúrgicos. El inconveniente de ambos tratamientos es el largo tiempo de espera para observar su efecto. Si no logran detener la actividad cardíaca y bajar rápidamente los niveles de hCG, un tratamiento secundario tiene que hacer frente a una gestación más grande con un mayor suministro vascular.

Tratamiento intrarterial o intravenoso de MTX. Adoptado y utilizado en China – un total de 193 pacientes fueron tratadas mediante la administración intravenosa o intrarterial de la solución de MTX. La vía intrarterial se usa en el momento de la embolización de la arteria uterina. La mayoría de los tratamientos intravasculares se combinaron con otros métodos como la aspiración laparoscópica, histeroscopia y dilatación y legrado. Li C y cols.[58] trataron a 33 pacientes con ECC, trece de ellas con MTX intravenoso. Tres de las trece requirieron histerectomía por un sangrado profuso. Zhang Y y cols.[59] tienen una serie de 96 pacientes de las cuales 33 tuvieron tratamiento intravenoso de MTX. Dado que la mayoría de las pacientes, sin embargo, fueron tratadas en combinación con otros métodos, su resultado no está claro en el resumen en inglés. Otro método consiste en infundir la solución de MTX en la arteria uterina en el momento de su embolización. An y cols.[60] trataron a veintidós pacientes con embolización de la arteria uterina e infusión intrarterial de MTX: seis pacientes tuvieron hemorragia severa, doce tuvieron dolor abdominal y fueron necesarias cuatro histerectomías. A diferencia de Lan y cols.[61] utilizaron con éxito 50 mg de MTX infundido en la arteria uterina en el momento de la embolización en 79 pacientes.

Escisión guiada por histeroscopia, sola o combinada

En nuestra primera revisión,[4] la escisión histeroscópica se utilizó sola o con otros tratamientos en 113 casos, con una tasa media de complicaciones del 18,4%, que es razonablemente baja en comparación con otros métodos terapéuticos. Para el procedimiento se requiere anestesia general. En la bibliografía publicada luego del año 2012, encontramos 63 casos manejados por este método, solos o combinados, por lo general, con la laparoscopia.[46, 59, 62-65]

Escisión guiada por laparoscopia

Utilizado mayormente como tratamiento único y autónomo, ya que proporciona una solución final porque quita el saco gestacional y la pequeña placenta. Se requiere anestesia general. Quince de los 49 casos (30,6%) descritos en la bibliografía publicada antes del año 2013 tuvieron complicaciones, frente a los 94 casos publicados en el año 2012 o después,[35, 38, 46, 47, 49, 50, 64, 65] de los cuales únicamente el 7,7% experimentó complicaciones cuando se combinaban la histeroscopia con la laparoscopia. Los bajos números pueden no permitir una evaluación significativa de los últimos dos enfoques.

Escisión por laparotomía

Solo un puñado de artículos fueron publicados sobre quince pacientes sometidas a escisión del saco gestacional que utilizaron este procedimiento quirúrgico relativamente complicado, que generalmente se realiza bajo anestesia general.[46, 65-67] A veces, la laparotomía electiva fue el tratamiento de elección para realizar una histerectomía o se utilizó para tratar las complicaciones hemorrágicas.[60, 68-71] La Figura 17.12 a representa la línea de sutura cerrada después de la escisión de un ECC mientras que la Figura 17.12 b muestra los resultados locales después de un año.

Escisión quirúrgica transvaginal

Requiere un cirujano especializado y se utilizó electivamente en 119 pacientes con una tasa de complicaciones relativamente baja (media 9,7%).[72-75] Li y cols.[35] describieron este abordaje quirúrgico, en el cual se eleva la vejiga, se extirpa el saco gestacional luego del legrado y, finalmente, se sutura el área. Ellos manejaron 49 casos, y reportaron que, a pesar del 18% de complicaciones menores, el procedimiento es fácil y seguro. Tres pacientes tuvieron embarazos intrauterinos a los 6 y 12 meses posoperatorios. Un paciente presentó un ECC recurrente y nuevamente se le realizó una escisión quirúrgica transvaginal. Otra paciente tuvo un embarazo intrauterino a los cinco meses del procedimiento, sin embargo, se realizó dilatación y legrado para evitar la rotura uterina.

Inyección intragestacional de MTX o cloruro de potasio, bajo guía ecográfica continua y en tiempo real

No se requiere anestesia. Este enfoque (Figura 17.13) tuvo la menor tasa y era el menos involucrado en complicaciones. En ciertos casos se completa la inyección local con la colocación inmediata de un catéter balón de Foley que, luego de su insuflación con varios mL de solución salina, se puede mantener en su lugar durante varios días para prevenir el sangrado vaginal (Figura 17.14 a-f). De los 83 casos, solo nueve (10,8%) tuvieron complicaciones. Los casos realizados bajo guía ecográfica transabdominal, tuvieron una tasa de complicaciones ligeramente superior (15%) que aquellos que utilizaron la vía transvaginal. Desde el año 2012 varios autores utilizaron este simple tratamiento en 53 pacientes.

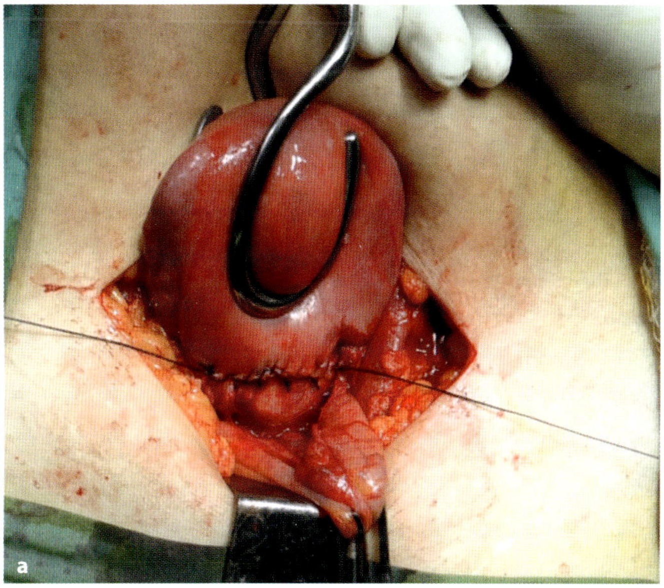

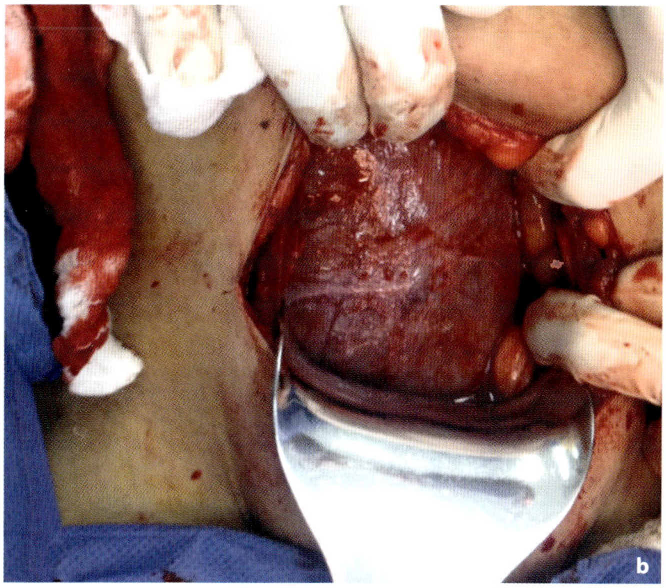

Figura 17.12 Escisión de un saco gestacional en la cicatriz de cesárea anterior y la reparación resultante (**a**), así como una imagen del seguimiento un año después de la escisión y reparación (**b**). Cortesía del Dr. José Palacios Jaraquemada, Argentina.

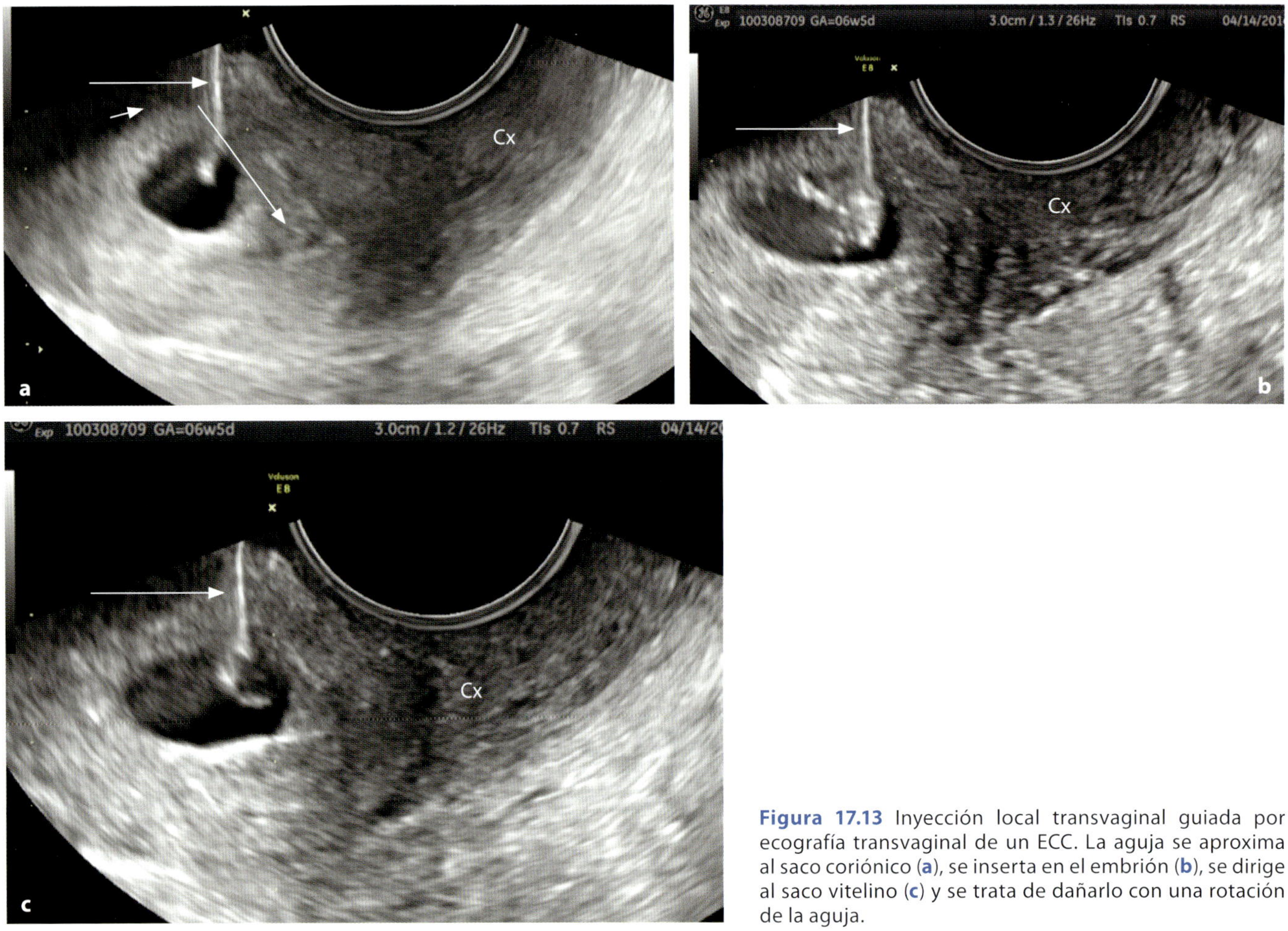

Figura 17.13 Inyección local transvaginal guiada por ecografía transvaginal de un ECC. La aguja se aproxima al saco coriónico (**a**), se inserta en el embrión (**b**), se dirige al saco vitelino (**c**) y se trata de dañarlo con una rotación de la aguja.

Desde la publicación de nuestra revisión, un puñado de artículos reportó el uso exitoso de la inyección local dentro del saco gestacional de etanol,[64] MTX[56, 76-79] y cloruro de potasio[55] en un total de 53 pacientes con una tasa de complicaciones del 5,8%. Yin y cols.[54] trataron 20 de las 34 pacientes con ECC mediante la inyección local bajo guía ecográfica transvaginal de MTX, sin complicaciones. Yamaguchi y cols.[79] trataron ocho casos de ECC, utilizando inyección intragestacional de MTX, guiado por ecografía TV. Dos de los pacientes necesitaron inyección local o sistémica adicional de MTX. El tiempo hasta la normalización de la GCh fue de una media de 78,5 días (rango, 42-166 días). Cuatro de los cinco pacientes continuaron y tuvieron embarazos después del tratamiento y un parto sin complicaciones, sin embargo, se diagnosticó otro ECC en una paciente. Pang y cols.[77] trataron con éxito tres pacientes con inyección local intragestacional de MTX. Algunos proveedores prefieren el uso de ClK para todas sus inyecciones locales en todos los tipos de embarazos ectópicos, incluido el ECC.[80] El ClK se utiliza exclusivamente para inyectar las gestaciones heterotópicas para permitir un desarrollo normal de la gestación intrauterina.

Las inyecciones intrasaculares logran la solución final, que es interrumpir la actividad cardíaca, y parece ser la intervención más eficaz y sencilla para el ECC del primer trimestre entre 6 y 8-9 semanas y puede realizarse mediante guía ecográfica tanto transabdominal como TV. Este tratamiento puede ser aún más relevante para las pacientes que desean una fertilidad futura.

Sutura de Shirodkar en el tratamiento del EEC

Utilizado por Jurkovic y cols.,[81] durante la evacuación de un embarazo en cicatriz de cesárea, constituye un método efectivo para asegurar la hemostasia. En su opinión, minimizó la necesidad de transfusión de sangre y aseguró la preservación de la fertilidad.

Catéter balón de Foley como un adyuvante a otros tratamientos para prevenir y controlar la hemorragia

Un enfoque creativo y relativamente nuevo en el tratamiento es la inserción de un catéter balón de Foley que se infla en el sitio del ECC, al igual que el balón de Bakri en casos de hemorragia obstétrica.[32, 82-84] Hemos utilizado este enfoque como un adyuvante a los tratamientos de ECC.[31] Aún así, esta

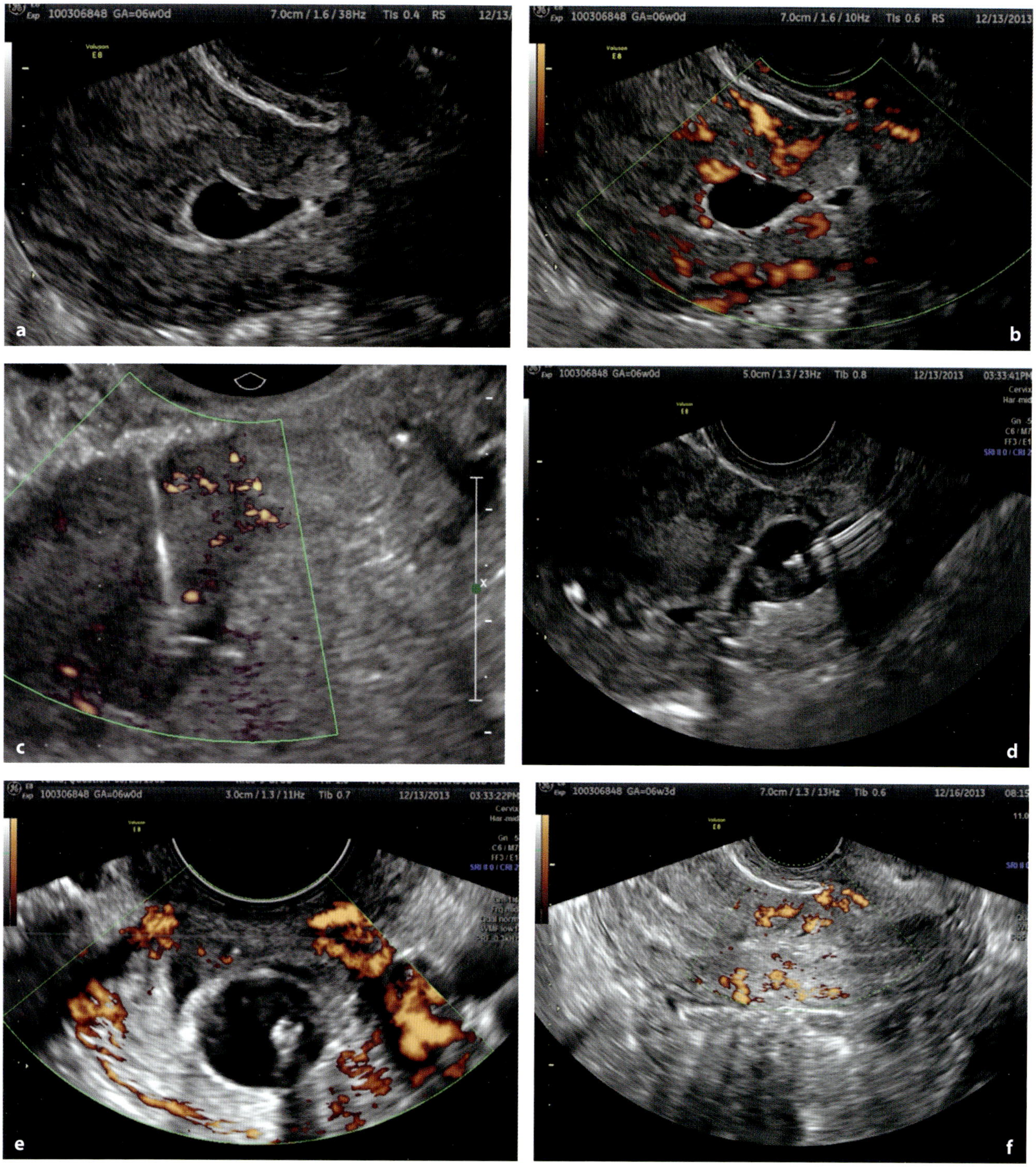

Figura 17.14 Imágenes secuenciales del tratamiento de un ECC vivo de 5-6 semanas usando inyección local seguida de la inserción de un balón de Foley. **a** Imagen sagital que muestra el saco gestacional en un útero en anteversoflexión. **b** La vascularización es evidente. **c** La aguja se insertó bajo guía ecográfica transvaginal y se inyectó MTX. **d** Imagen transversal del balón inflado *in situ*, que crea presión sobre los tejidos circundantes. **e** Imagen transversal del balón inflado con vasos sanguíneos apenas detectables. **f** El área tres días después de remover el balón. Se observó una vascularización mínima y el escaso sangrado vaginal se detuvo después de una semana.

alternativa se usa casi siempre de forma planificada, junto con otro tratamiento o como refuerzo, si se produce un sangrado (Figura 17.15 a-h). Los catéteres se pueden mantener tanto como tres a cuatro días en el lugar, según el caso individual, siempre que se prescriba la cobertura antibiótica. Como se indicó anteriormente, este enfoque se utiliza casi siempre en un caso preestablecido de una paciente que reinició el sangrado veintitrés días después de la inyección local de MTX, con una

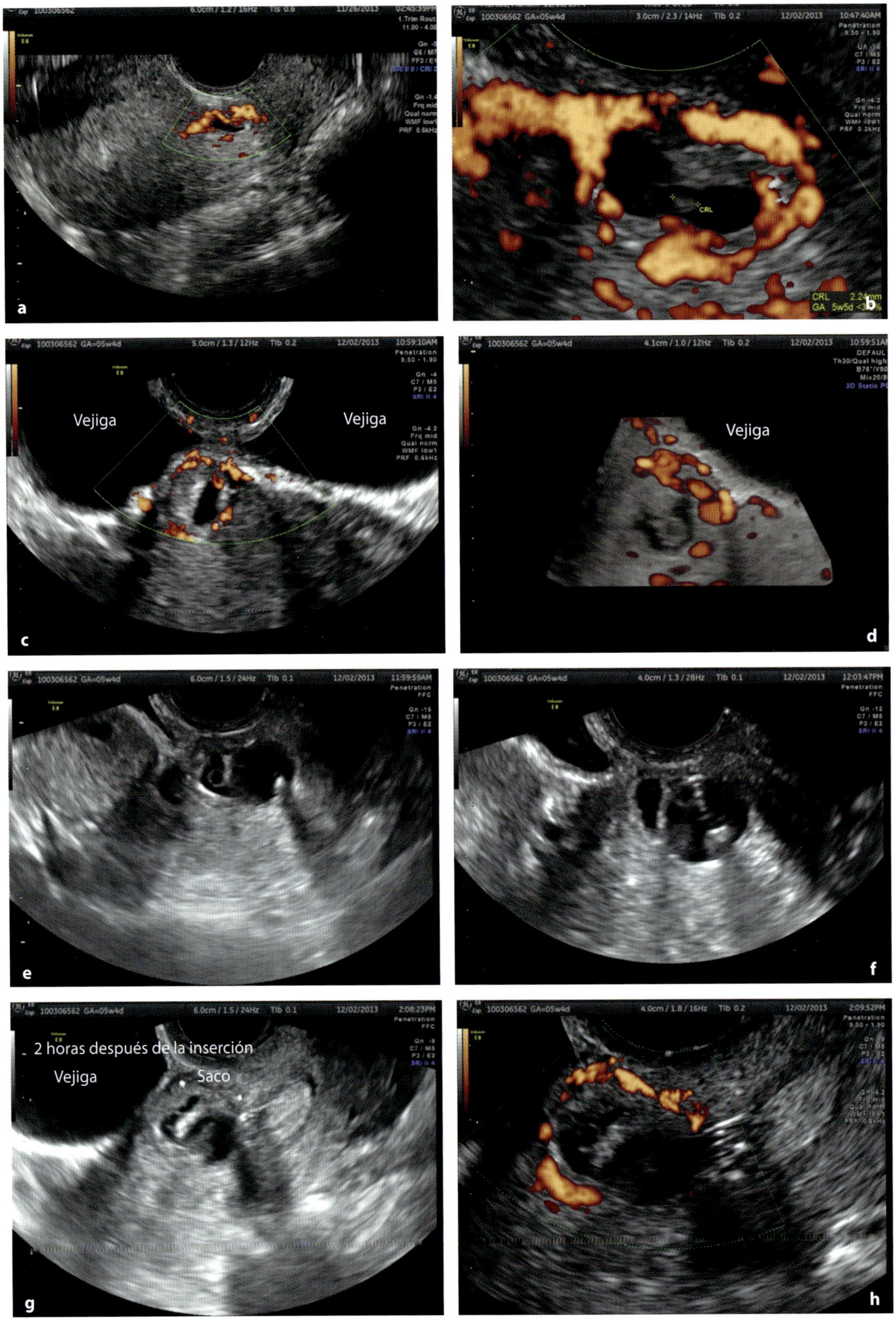

Figura 17.15 Demostración secuencial gráfica del tratamiento de un ECC de 4 semanas y cinco días y el uso de un catéter balón de Foley. **a** Imagen sagital con Doppler de energía a las 4 semanas y 5 días. La paciente decidió esperar si el MTX sistémico sería suficiente como tratamiento. **b** A las 5 semanas y 4 días se observaron latidos cardíacos embrionarios. **c** Una sección transversal muestra la placenta anterior con sus vasos entre el saco y la vejiga. **d** La angiografía Doppler 3D muestra claramente la rica red vascular debajo de la vejiga. **e, f** Después de la inyección local intragestacional de MTX se insertó un balón de Foley. Se ve el saco comprimido. **g, h** Dos horas luego de la inserción del balón se observó mediante Doppler la disminución del flujo sanguíneo alrededor del saco.

gestación relativamente grande de 9,3 semanas. Insuflar el balón con 20 mL controla el sangrado (Figura 17.16).

ECC recurrente

Las pacientes tratadas en el primer trimestre por un ECC, deben ser informadas que ese tipo de gestación no tendría que volver a suceder en un embarazo futuro, ya que el riesgo de recurrencia es del 1%. En la bibliografía revisada hasta el 2012, se describieron siete casos de ECC recurrente.[4] Grupta y cols.[12] proporcionaron un caso adicional, con una paciente que tuvo cuatro ECC consecutivos en dos años. Por favor nótese, esta paciente quedó embarazada del quinto ECC, decidió continuar con el embarazo y, en el momento de escribir este documento, se encuentra de 16 semanas de embarazo.

ECC múltiple

Raro pero posible, dos sacos gestacionales con dos embriones pueden estar presentes como un ECC gemelar (Figura 17.17). También se publicó un ECC triple. Su tratamiento, hasta ahora, fue finalizar los embarazos.

ECC heterotópico

Se reportaron varios embarazos heterotópicos. En estos casos, el embarazo intrauterino puede resultar en un recién nacido vivo (Figura 17.18). Varios artículos informaron un embarazo intrauterino heterotópico con un ECC. Sin embargo, la mejor revisión que contiene información detallada es por Ugurlucan y cols.[85] El ECC heterotópico después de una cesárea puede manifestarse especialmente cuando se da luego de un tratamiento de reproducción asistida. Estos embarazos suelen ser manejados con inyección selectiva del embarazo cicatrizal por inyección local de KCl y escisión laparoscópica.[86, 87] Afortunadamente, la mayoría de los embarazos intrauterinos pueden ser preservados después del tratamiento.

Resumen

El embarazo en cicatriz no es un embarazo ectópico por definición. Contrariamente a los embarazos ectópicos reales, el ECC está en la cavidad uterina y si no se finaliza (sobre la base de la bibliografía disponible recientemente)

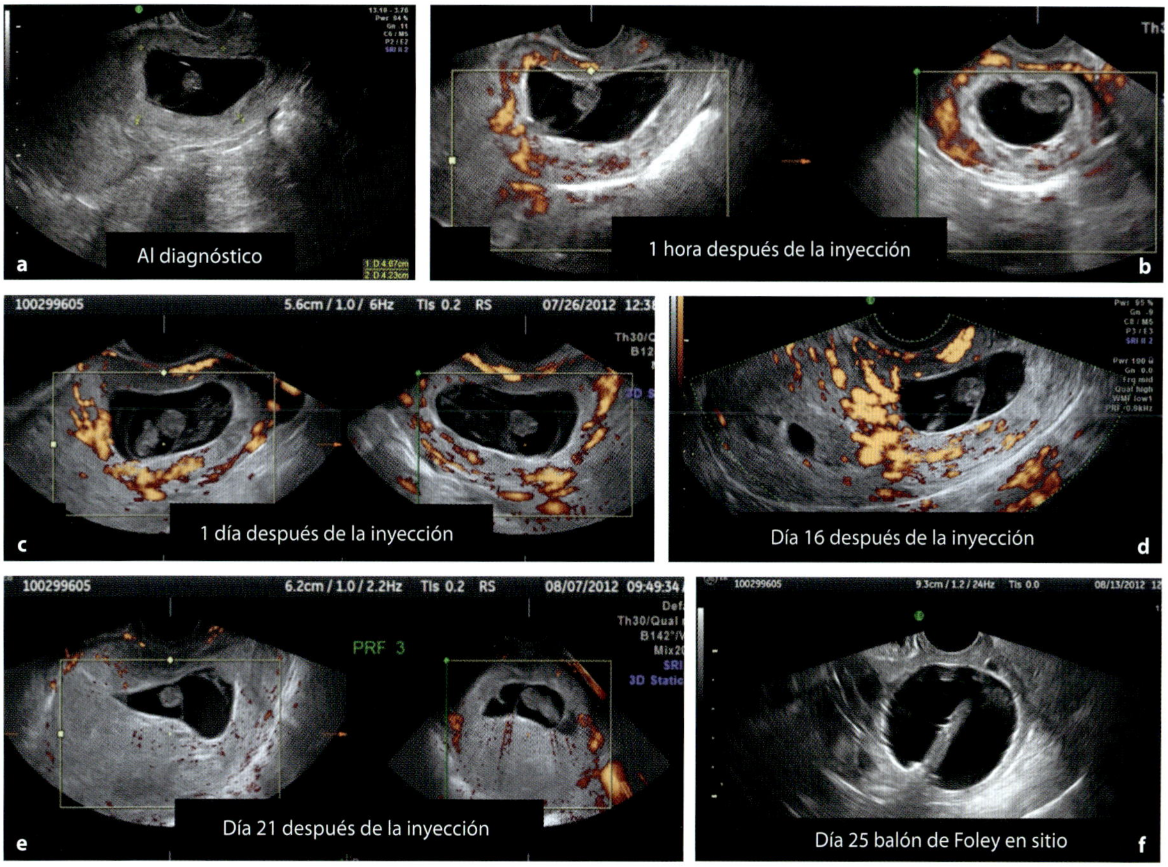

Figura 17.16 El uso del catéter balón de Foley en una paciente con un ECC relativamente avanzado de 9 semanas con un saco gestacional de 4,4 cm x 4,3 cm tratado con inyección local intragestacional de MTX y que comenzó a sangrar tarde, 25 días después del tratamiento. **a-e** Imágenes secuenciales con Doppler de energía desde el diagnóstico e inmediatamente después de la inyección local de MTX que interrumpe los latidos cardíacos y a lo largo de los días 1, 16 y 21 después del tratamiento. No se informó hemorragia vaginal, sin embargo, no hubo disminución real del tamaño del saco y el pequeño embrión todavía era visible en el saco. **f** El día 25 después del tratamiento inicial se produjo un sangrado vaginal que se trató con éxito mediante la inserción de un catéter balón de Foley que se infló desde 4 cm hasta aproximadamente 20 cm.

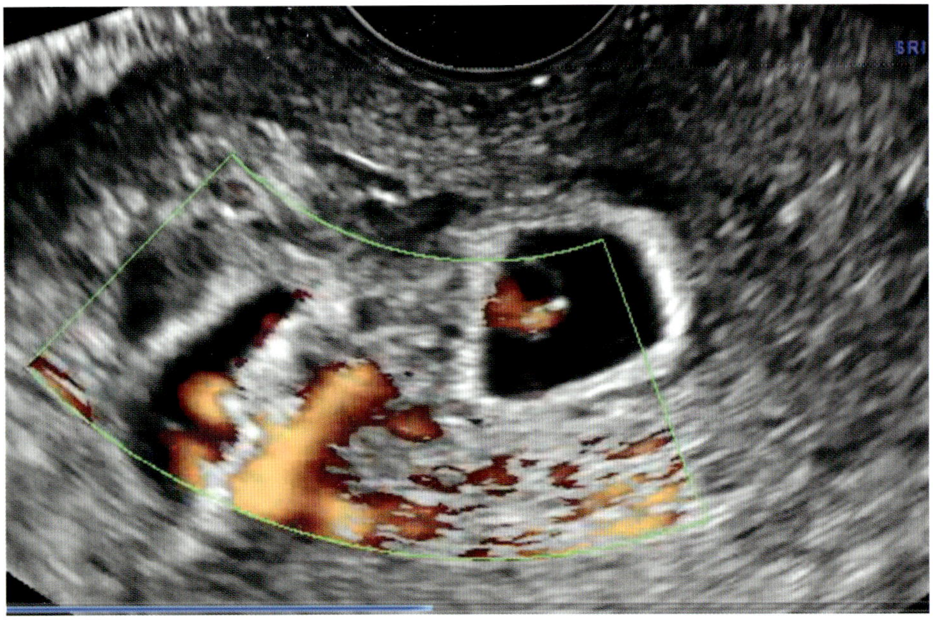

Figura 17.17 ECC doble en la cicatriz con actividad cardíaca positiva en este embarazo de 5 semanas y 5 días. El MTX intragestacional local se realizó usando una sola inserción de la aguja, ajustando ligeramente su dirección para alcanzar ambos sacos.

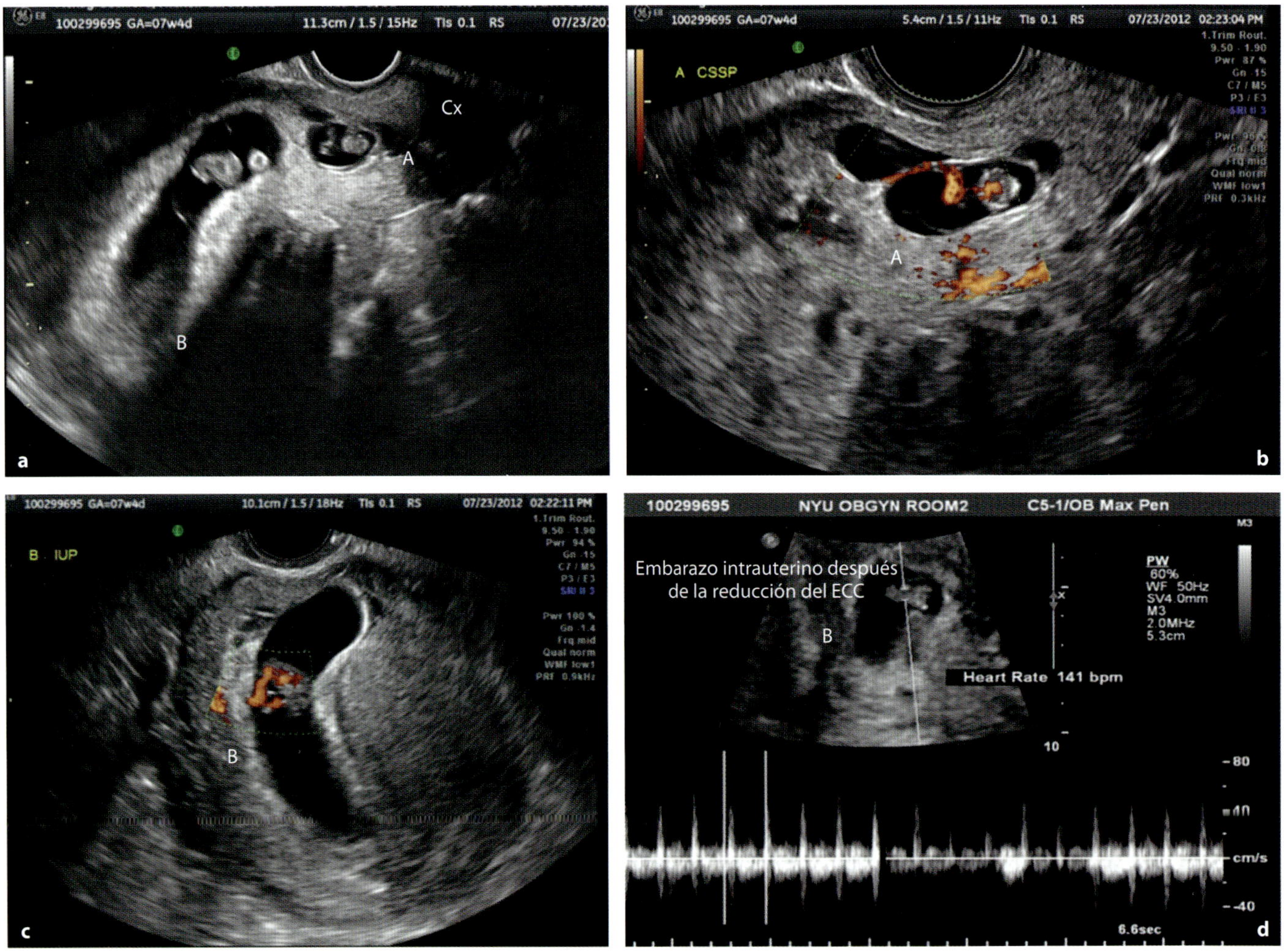

Figura 17.18 ECC y embarazo intrauterino heterotópicos a las 7 semanas y 4 días. **a** Vista panorámica sagital de los dos sacos. Ambos embriones estaban vivos. El saco intrauterino (B) se encuentra llenando el espacio libre disponible en la cavidad uterina (Cx cérvix). **b** Imagen del embrión (A) en la porción inferior del saco anterior. **c** Imagen del embrión intrauterino (B) en el saco superior. **d** Prueba de los latidos cardíacos del embrión intrauterino momentos después de la inyección del embarazo de la cicatriz. La paciente tuvo un neonato sano a término.

puede resultar en una descendencia viva. El ECC es una entidad clínica relativamente rara, pero peligrosa y complicada, estrechamente relacionada a una consecuencia de un parto por cesárea.

La mejor herramienta diagnóstica para su detección y, a veces, para su tratamiento, es la ecografía transvaginal. Además, la ecografía transabdominal y el Doppler color proporcionan información diagnóstica satisfactoria. Las principales entidades diagnósticas diferenciales de un ECC son el embarazo cervical y el aborto en curso. Las pacientes con ECC deben ser aconsejadas basándose en la nueva evidencia revisada publicada en la bibliografía más reciente. Además, las pacientes deben ser informadas de las posibles complicaciones del segundo y tercer trimestre.

Existe una creciente evidencia de que todas las pacientes con el antecedente de un parto por cesárea deben ser examinadas para ECC lo antes posible. También ha habido evidencia de PAM del primer trimestre. El ECC y la PAM comparten la misma imagen histológica, ya que el ECC es un precursor de una PAM. La mayoría de las pacientes con un ECC diagnosticado en el primer trimestre tendrá una MAP en el tercer trimestre. Y casi todas las cesáreas a repetición tendrán histerectomía.

No existe un tratamiento único que sea considerado el mejor para finalizar un ECC con actividad cardíaca positiva. Por lo tanto, el procedimiento con las menores complicaciones debe ser considerado y realizado sin demora. La inyección sistémica de dosis única de MTX es una terapia lenta y usualmente ineficaz, que retrasa el tratamiento definitivo. El MTX, sin embargo, tiene una eficacia comprobada como adyuvante para otros tratamientos. La inyección local intrasacular de MTX/ClK guiada por ecografía, es simple y tiene bajas tasas de complicaciones. El legrado del sitio del ECC puede causar una hemorragia severa. La embolización de la arteria uterina por sí sola es menos efectiva como tratamiento único de primera línea, pero ha demostrado ser útil como complemento de otros tratamientos y, en casos de emergencia, debido al sangrado vaginal sostenido. La inserción e inflado de un catéter balón de Foley es eficaz para prevenir o tratar el sangrado del sitio de un ECC después de la inyección local o del tratamiento endoscópico. Se debe prestar atención a la posibilidad de un ECC recurrente, múltiple y heterotópico.

Puntos de enseñanza

- Diagnosticar un ECC mediante los criterios diagnósticos y diferenciarlo del embarazo cervical o un aborto espontáneo.
- Darse cuenta de que existe una base histológica común de embarazo en cicatriz de cesárea y la placenta de adherencia mórbida (acreta, increta y percreta).
- Construir un plan de consejo y manejo para el ECC teniendo en cuenta las metas obstétricas de las pacientes y el manejo basado en la evidencia.

Bibliografía

1. Spong CY, Berghella V, Wenstrom KD, Mercer BM, Saade GR. Preventing the first cesarean delivery: summary of a joint Eunice Kennedy Shriver National Institute of Child Health and Human Development, Society for Maternal-Fetal Medicine, and American College of Obstetricians and Gynecologists Workshop. Obstet Gynecol 2012; 120 (5): 1181-93.
2. Hamilton BE, Hoyert DL, Martin JA, Strobino DM, Guyer B. Annual summary of vital statistics: 2010-2011. Pediatrics 2013; 131 (3): 548-58.
3. Arnold J. World Cesarean Rates: OECD Countries 2012. <http://www.cesareanrates.com/ blog/2012/12/8/world-cesarean-rates-oecd-countries.html>
4. Timor-Tritsch IE, Monteagudo A. Unforeseen consequences of the increasing rate of cesarean deliveries: early placenta accreta and cesarean scar pregnancy. A review. Am J Obstet Gynecol 2012; 207 (1): 14-29.
5. Monteagudo A, Carreno C, Timor-Tritsch IE. Saline infusion sonohysterography in nonpregnant women with previous cesarean delivery: the "niche" in the scar. J Ultrasound Med 2001; 20 (10): 1105-15.
6. Bij de Vaate AJ, van der Voet LF, Naji O, Witmer M, Veersema S, Brolmann HA, et al. Prevalence, potential risk factors for development and symptoms related to the presence of uterine niches following Cesarean section: systematic review. Ultrasound Obstet Gynecol 2014; 43 (4): 372-82.
7. Jauniaux E, Jurkovic D. Placenta accreta: pathogenesis of a 20th century iatrogenic uterine disease. Placenta 2012; 33 (4): 244-51.
8. Jurkovic D, Hillaby K, Woelfer B, Lawrence A, Salim R, Elson CJ. Cesarean scar pregnancy. Ultrasound Obstet Gynecol 2003; 21 (3): 310.
9. Jurkovic D, Hillaby K, Woelfer B, Lawrence A, Salim R, Elson CJ. First-trimester diagnosis and management of pregnancies implanted into the lower uterine segment Cesarean section scar. Ultrasound Obstet Gynecol 2003; 21 (3): 220-7.
10. Rotas MA, Haberman S, Levgur M. Cesarean scar ectopic pregnancies: etiology, diagnosis, and management. Obstet Gynecol 2006; 107 (6): 1373-81.
11. Seow KM, Hwang JL, Tsai YL, Huang LW, Lin YH, Hsieh BC. Subsequent pregnancy outcome after conservative treatment of a previous cesarean scar pregnancy. Acta Obstet Gynecol Scand 2004; 83 (12): 1167-72.
12. Gupta S, Pineda G, Rubin S, Timor-Tritsch IE. Four consecutive recurrent cesarean scar pregnancies in a single patient. J Ultrasound Med 2013; 32 (10): 1878-80.
13. Norwitz ER. Defective implantation and placentation: laying the blueprint for pregnancy complications. Reprod Biomed Online 2006; 13 (4): 591-9.
14. Rosen T. Placenta accreta and cesarean scar pregnancy: overlooked costs of the rising cesarean section rate. Clin Perinatol 2008; 35 (3): 519-29.

15. Kliman HJ, Feinberg RF, Haimowitz JE. Human trophoblast-endometrial interactions in an in vitro suspension culture system. Placenta 1990; 11 (4): 349-67.
16. Stirnemann JJ, Chalouhi GE, Forner S, Saidji Y, Salomon LJ, Bernard JP, et al. First-trimester uterine scar assessment by transvaginal ultrasound. Am J Obstet Gynecol 2011; 205 (6): 551.e1-6.
17. Stirnemann JJ, Mousty E, Chalouhi G, Salomon LJ, Bernard JP, Ville Y. Screening for placenta accreta at 11-14 weeks of gestation. Am J Obstet Gynecol 2011; 205 (6): 547.e1-6.
18. Godin PA, Bassil S, Donnez J. An ectopic pregnancy developing in a previous caesarian section scar. Fertil Steril 1997; 67 (2): 398-400.
19. Vial Y, Petignat P, Hohlfeld P. Pregnancy in a cesarean scar. Ultrasound Obstet Gynecol 2000; 16 (6): 592-3.
20. Seow KM, Hwang JL, Tsai YL. Ultrasound diagnosis of a pregnancy in a Cesarean section scar. Ultrasound Obstet Gynecol 2001; 18 (5): 547-9.
21. Timor-Tritsch IE, Monteagudo A, Santos R, Tsymbal T, Pineda G, Arslan AA. The diagnosis, treatment, and follow-up of cesarean scar pregnancy. Am J Obstet Gynecol 2012; 207 (1): 44.e1-e13.
22. Timmerman D, Wauters J, Van Calenbergh S, Van Schoubroeck D, Maleux G, Van Den Bosch T, et al. Color Doppler imaging is a valuable tool for the diagnosis and management of uterine vascular malformations. Ultrasound Obstet Gynecol 2003; 21 (6): 570-7.
23. Polat P, Suma S, Kantarcy M, Alper F, Levent A. Color Doppler US in the evaluation of uterine vascular abnormalities. Radiographics 2002; 22 (1): 47-53.
24. Timor-Tritsch IE, Khatib N, Monteagudo A, Ramos J, Berg R, Kovacs S. Cesarean scar pregnancy (csp): experience of sixty cases. J Ultrasound Med 2015; 34 (4): 601-10.
25. Comstock CH, Lee W, Vettraino IM, Bronsteen RA. The early sonographic appearance of placenta accreta. J Ultrasound Med 2003; 22 (1): 19-23; quiz 4-6.
26. Rac M, Moschos E, Wells E, McIntire DD, Dashe JS, Twickler DM. Ultrasound (US) findings of placenta accreta in the first trimester. Ultrasound Obstet Gynecol 2014; 44 Suppl 1: 62-180.
27. Ballas J, Pretorius D, Hull AD, Resnik R, Ramos GA. Identifying sonographic markers for placenta accreta in the first trimester. J Ultrasound Med 2012; 31 (11): 1835-41.
28. Sinha P, Mishra M. Caesarean scar pregnancy: a precursor of placenta percreta/accreta. J Obstet Gynaecol 2012; 32 (7): 621-3.
29. Timor-Tritsch IE, Monteagudo A, Cali G, Palacios-Jaraquemada JM, Maymon R, Arslan AA, et al. Cesarean scar pregnancy and early placenta accrete share common histology. Ultrasound Obstet Gynecol 2014; 43 (4): 383-95.
30. Timor-Tritsch IE, Monteagudo A, Cali G, Vintzileos A, Viscarello R, Al-Khan A, et al. Cesarean scar pregnancy is a precursor of morbidly adherent placenta. Ultrasound Obstet Gynecol 2014; 44 (3): 346-53.
31. Timor-Tritsch IE, Cali G, Monteagudo A, Khatib N, Berg R, Forlani F, et al. Foley balloon catheter to prevent or manage bleeding during treatment for cervical and cesarean scar pregnancy. Ultrasound in Obstet Gynecol 2015; 46 (1): 118-23.
32. Jiang T, Liu G, Huang L, Ma H, Zhang S. Methotrexate therapy followed by suction curettage followed by Foley tamponade for caesarean scar pregnancy. Eur J Obstet Gynecol Reprod Biol 2011; 156 (2): 209-11.
33. Yu XL, Zhang N, Zuo WL. Cesarean scar pregnancy: an analysis of 100 cases. Zhonghua Yi Xue Za Zhi 2011; 91 (45): 3186-9.
34. Cali G, Giambanco L, Puccio G, Forlani F. Morbidly adherent placenta: evaluation of ultrasound diagnostic criteria and differentiation of placenta accreta from percreta. Ultrasound Obstet Gynecol 2013; 41 (4): 406-12.
35. Li JB, Kong LZ, Fan L, Fu J, Chen SQ, Yao SZ. Transvaginal surgical management of cesarean scar pregnancy: analysis of 49 cases from one tertiary care center. Eur J Obstet Gynecol Reprod Biol 2014; 182C: 102-6.
36. Cao S, Zhu L, Jin L, Gao J, Chen C. Uterine artery embolization in cesarean scar pregnancy: safe and effective intervention. Chin Med J (Engl) 2014; 127 (12): 2322-6.
37. Gao L, Huang Z, Gao J, Mai H, Zhang Y, Wang X. Uterine artery embolization followed by dilation and curettage within 24 hours compared with systemic methotrexate for cesarean scar pregnancy. Int J Gynaecol Obstet 2014; 127 (2): 147-51.
38. Wu X, Xue X, Wu X, Lin R, Yuan Y, Wang Q, et al. Combined laparoscopy and hysteroscopy vs. uterine curettage in the uterine artery embolization-based management of cesarean scar pregnancy: a cohort study. Int J Clin Exp Med 2014; 7 (9): 2793-803.
39. Chang Y, Kay N, Chen YH, Chen HS, Tsai EM. Resectoscopic treatment of ectopic pregnancy in previous cesarean delivery scar defect with vasopressin injection. Fertil Steril 2011; 96 (2): e80-2.
40. Chao A, Wang TH, Wang CJ, Lee CL, Chao AS. Hysteroscopic management of cesarean scar pregnancy after unsuccessful methotrexate treatment. J Minim Invasive Gynecol 2005; 12 (4): 374-6.
41. Chen ZY, Zhang XM, Xu H, Zhang J, Huang XF. Management of cesarean scar pregnancy by hysteroscopy combined with uterine artery embolism. Zhonghua Fu Chan Ke Za Zhi 2011; 46 (8): 591-4.
42. Deans R, Abbott J. Hysteroscopic management of cesarean scar ectopic pregnancy. Fertil Steril 2010; 93 (6): 1735-40.
43. Gubbini G, Centini G, Nascetti D, Marra E, Moncini I, Bruni L, et al. Surgical hysteroscopic treatment of cesarean-induced isthmocele in restoring fertility: prospective study. J Minim Invasive Gynecol 2011; 18 (2): 234-7.
44. Ozkan S, Caliskan E, Ozeren S, Corakci A, Cakiroglu Y, Coskun E. Three-dimensional ultrasonographic diagnosis and hysteroscopic management of a viable cesarean scar ectopic pregnancy. J Obstet Gynaecol Res 2007; 33 (6): 873-7.
45. Robinson JK, Dayal MB, Gindoff P, Frankfurter D. A novel surgical treatment for cesarean scar pregnancy: laparoscopically assisted operative hysteroscopy. Fertil Steril 2009; 92 (4): 1497.e13-6.
46. Wang G, Liu X, Bi F, Yin L, Sa R, Wang D, et al. Evaluation of the efficacy of laparoscopic resection for the management of exogenous cesarean scar pregnancy. Fertil Steril 2014; 101 (5): 1501-7.
47. He Y, Wu X, Zhu Q, Wu X, Feng L, Wu X, et al. Combined laparoscopy and hysteroscopy vs. uterine curettage in the uterine artery embolization-based management of cesarean scar pregnancy: a retrospective cohort study. BMC Womens Health 2014; 14: 116.

48. Hudecek R, Ivanova Z, Smerdova M, Pankova S, Krajcovicova R. Effect of GnRH analogues pre-treatment on myomectomy outcomes in reproductive age women. Ceska Gynekol 2012; 77 (2): 109-17.
49. Jiang S, Zhao S. Laparoscopic surgery for ectopic pregnancy within a cesarean scar. Clin Exp Obstet Gynecol 2013; 40 (3): 440-4.
50. Wang YL, Weng SS, Huang WC, Su TH. Laparoscopic management of ectopic pregnancies in unusual locations. Taiwan J Obstet Gynecol 2014; 53 (4): 466-70.
51. Siedhoff MT, Schiff LD, Moulder JK, Toubia T, Ivester T. Robotic-assisted laparoscopic removal of cesarean scar ectopic and hysterotomy revision. Am J Obstet Gynecol 2015; 212: 681.e1.
52. Bodur S, Gun I, Guido R. What is the role of primary methotrexate treatment in scar ectopic pregnancy? Am J Obstet Gynecol 2014; 210 (4): 379-80.
53. Timor-Tritsch I, Monteagudo A. Correction: unforeseen consequences of the increasing rate of cesarean deliveries: early placenta accreta and cesarean scar pregnancy. A review. Am J Obstet Gynecol 2014; 210 (4): 371-4.
54. Yin XH, Yang SZ, Wang ZQ, Jia HY, Shi M. Injection of MTX for the treatment of cesarean scar pregnancy: comparison between different methods. Int J Clin Exp Med 2014; 7 (7): 1867-72.
55. Uysal F, Uysal A. Spontaneous heterotopic cesarean scar pregnancy: conservative management by transvaginal sonographic guidance and successful pregnancy outcome. J Ultrasound Med 2013; 32 (3): 547-8.
56. Berhie SH, Molina RL, Davis MR, Anchan RM, Wang KC. Beware the scar: laparoscopic hysterectomy for 7-week cesarean delivery scar implantation pregnancy. Am J Obstet Gynecol 2015; 212: 247.e1.
57. Kutuk MS, Uysal G, Dolanbay M, Ozgun MT. Successful medical treatment of cesarean scar ectopic pregnancies with systemic multidose methotrexate: single-center experience. J Obstet Gynaecol Res 2014; 40 (6): 1700-6.
58. Li C, Feng D, Jia C, Liu B, Zhan X. Transcatheter arterial chemoembolization versus systemic methotrexate for the management of cesarean scar pregnancy. Int J Gynaecol Obstet 2011; 113 (3): 178-82.
59. Zhang Y, Chen YS, Wang JJ, Lu ZY, Hua KQ. Analysis of 96 cases with cesarean scar pregnancy. Zhonghua Fu Chan Ke Za Zhi 2010; 45 (9): 664-8.
60. An X, Ming X, Li K, Wang J. The analysis of efficacy and failure factors of uterine artery methotrexate infusion and embolization in treatment of cesarean scar pregnancy. The Scientific World Journal 2013; 2013: 213603.
61. Lan W, Hu D, Li Z, Wang L, Yang W, Hu S. Bilateral uterine artery chemoembolization combined with dilation and curettage for treatment of cesarean scar pregnancy: a method for preserving the uterus. J Obstet Gynaecol Res 2013; 39 (6): 1153-8.
62. Fylstra DL. Cervical pregnancy: 13 cases treated with suction curettage and balloon tamponade. Am J Obstet Gynecol 2014; 210 (6): 581.e1-5.
63. Mollo A, Alviggi C, Conforti A, Insabato L, De Placido G. Intact removal of spontaneous twin ectopic Caesarean scar pregnancy by office hysteroscopy: case report and literature review. Reprod Biomed Online 2014; 29 (5): 530-3.
64. Shao MJ, Hu MX, Xu XJ, Zhang L, Hu M. Management of caesarean scar pregnancies using an intrauterine or abdominal approach based on the myometrial thickness between the gestational mass and the bladder wall. Gynecol Obstet Invest 2013; 76 (3): 151-7.
65. Li Y, Xiang Y, Wan X, Feng F, Ren T. Clinical study on 39 cases with caesarean scar pregnancy with sonographic mass. Zhonghua Fu Chan Ke Za Zhi 2014; 49 (1): 10-3.
66. Abdelkader MA, Fouad R, Gebril AH, El Far MA, Elyassergi DF. Caesarean scar pregnancy: hysterotomy is rapid and safe management option. Arch Gynecol Obstet 2014; 290 (2): 381-3.
67. Kai K, Shimamoto K, Matsumoto H, Narahara H. Conservative surgical treatment for caesarean scar pregnancy. J Obstet Gynaecol 2014; 34 (1): 91-2.
68. Nankali A, Ataee M, Shahlazadeh H, Daeichin S. Surgical management of the cesarean scar ectopic pregnancy: a case report. Case Rep Obstet Gynecol 2013; 2013: 525187.
69. Sorbi F, Sisti G, Pieralli A, Di Tommaso M, Livi L, Buccoliero AM, et al. Cervicoisthmic choriocarcinoma mimicking cesarean section scar ectopic pregnancy. J Res Med Sci 2013; 18 (10): 914-7.
70. Wozniak S, Pyra K, Kludka-Sternik M, Czuczwar P, Szkodziak P, Paszkowski T, et al. Uterine artery embolization using gelatin sponge particles performed due to massive vaginal bleeding caused by ectopic pregnancy within a cesarean scar: a case study. Ginekol Pol 2013; 84 (11): 966-9.
71. Zhang B, Jiang ZB, Huang MS, Guan SH, Zhu KS, Qian JS, et al. Uterine artery embolization combined with methotrexate in the treatment of cesarean scar pregnancy: results of a case series and review of the literature. J Vasc Interv Radiol 2012; 23 (12): 1582-8.
72. Shi J, Qin J, Wang W, Zhang H. Clinical study on 57 cases with caesarean scar pregnancy. Zhonghua Fu Chan Ke Za Zhi 2014; 49 (1): 18-21.
73. Wang DB, Chen YH, Zhang ZF, Chen P, Liu KR, Li Y, et al. Evaluation of the transvaginal resection of low-segment cesarean scar ectopic pregnancies. Fertil Steril 2014; 101 (2): 602-6.
74. Wang Z, Shan L, Xiong H. Transvaginal removal of ectopic pregnancy tissue and repair of uterine defect for cesarean scar pregnancy. Clin Exp Obstet Gynecol 2013; 40 (4): 546-7.
75. Le A, Shan L, Xiao T, Zhuo R, Xiong H, Wang Z. Transvaginal surgical treatment of cesarean scar ectopic pregnancy. Arch Gynecol Obstet 2013; 287 (4): 791-6.
76. Nguyen-Xuan HT, Lousquy R, Barranger E. Diagnosis, treatment, and follow-up of cesarean scar pregnancy. Gynecol Obstet Fertil 2014; 42 (7-8): 483-9.
77. Pang YP, Tan WC, Yong TT, Koh PK, Tan HK, Ho TH. Caesarean section scar pregnancy: a case series at a single tertiary centre. Singapore Med J 2012; 53 (10): 638-42.
78. Seow KM, Wang PH, Huang LW, Hwang JL. Transvaginal sono-guided aspiration of gestational sac concurrent with a local methotrexate injection for the treatment of unruptured cesarean scar pregnancy. Arch Gynecol Obstet 2013; 288 (2): 361-6.
79. Yamaguchi M, Honda R, Uchino K, Tashiro H, Ohba T, Katabuchi H. Transvaginal methotrexate injectionfor the treatment of cesarean scar pregnancy: efficacy and subsequent fecundity. J Minim Invasive Gynecol 2014; 21 (5): 877-83.
80. Doubilet PM, Benson CB, Frates MC, Ginsburg E. Sonographically guided minimally invasive treatment of

unusual ectopic pregnancies. J Ultrasound Med 2004; 23 (3): 359-70.
81. Jurkovic D, Ben- Nagi J, Ofilli-Yebovi D, Sawyer E, Helmy S, Yazbek J. Efficacy of Shirodkar cervical suture in securing hemostasis following surgical evacuation of Cesarean scar ectopic pregnancy. Ultrasound Obstet Gynecol 2007; 30 (1): 95-100.
82. Atilgan R, Celik A, Boztosun A, Ilter E, Yalta T, Ozercan R. Evaluation of cervical cytological abnormalities in Turkish population. Indian J Pathol Microbiol 2012; 55 (1): 52-5.
83. Tsui KH, Lin LT, Yu KJ, Chen SF, Chang WH, Yu S, et al. Double-balloon cervical ripening catheter works well as an intrauterine balloon tamponade in post-abortion massive hemorrhage. Taiwan J Obstet Gynecol 2012; 51 (3): 426-9.
84. Shao HJ, Ma JT, Yang XE, Xu LP, Yang CL. Diagnosis and treatment of cesarean scar pregnancy. Zhonghua Yi Xue Za Zhi 2010; 90 (37): 2616-9.
85. Ugurlucan FG, Bastu E, Dogan M, Kalelioglu I, Alanya S, Has R. Management of cesarean heterotopic pregnancy with transvaginal ultrasound-guided potassium chloride injection and gestational sac aspiration, and review of the literature. J Minim Invasive Gynecol 2012; 19 (5): 671-3.
86. Demirel LC, Bodur H, Selam B, Lembet A, Ergin T. Laparoscopic management of heterotopic cesarean scar pregnancy with preservation of intrauterine gestation and delivery at term: case report. Fertil Steril 2009; 91 (4): 1293.e5-7.
87. Wang CJ, Tsai F, Chen C, Chao A. Hysteroscopic management of heterotopic cesarean scar pregnancy. Fertil Steril 2010; 94 (4): 1529.e15-8.

18

Ecografía del primer trimestre en la enfermedad trofoblástica gestacional

Katharine M. Esselen • Donald P. Goldstein • Neil S. Horowitz • Ross S. Berkowitz

Introducción

La enfermedad trofoblástica gestacional (ETG) es un grupo de afecciones que surgen del epitelio trofoblástico de la placenta. Los subtipos histológicos específicos de la ETG son la mola hidatiforme (completa o parcial), mola invasiva, coriocarcinoma, tumor trofoblástico del sitio placentario (TTSP) y tumor trofoblástico epiteloide (TTE). Todos los tipos de ETG tienen en común un marcador tumoral, la gonadotropina coriónica humana (GCh). Aproximadamente el 90% de los casos de ETG son molas hidatiformes completas (MHC) o parciales (MHP), las cuales son tumores localizados no invasivos que surgen de un suceso de fertilización anormal.[1-4] Las MHC surgen de una fertilización de un huevo vacío, suelen ser diploides con un cariotipo de 46 XX y androgénicas, mientras que las MHP son el resultado de una fertilización de un óvulo normal con dos espermatozoides y, por consiguiente, tienen un cariotipo triploide.[5] El 10% restante de la ETG incluye pacientes que desarrollan malignidad luego de un embarazo tanto molar como no molar.[4]

La incidencia de MHC oscila en un rango de 23 a 1299 casos por 100 000 embarazos con grandes variaciones reportadas en diferentes regiones del mundo.[6] Los principales factores de riesgo son la edad materna mayor de 35 años y antecedentes de ETG. La ETG se presenta a menudo con un sangrado anormal y cantidades elevadas de GCh. Antes del amplio acceso del ultrasonido en los primeros meses de embarazo, los hallazgos típicos de MHC en la presentación incluyeron un útero agrandado (tamaño > amenorrea), ausencia de latidos cardíacos fetales, cantidades notablemente elevadas de GCh para la edad gestacional, presión o dolor en la región pélvica, quistes tecoluteínicos, sangrado vaginal seguido de anemia, hiperémesis gravídica, hipertiroidismo y preeclampsia antes de 20 semanas.[7] La MHP generalmente se presenta como un aborto retenido. El tratamiento para la MHC y MHP incluye la evacuación uterina y el monitoreo posevacuación de los niveles cuantitativos de GCh para detectar una neoplasia trofoblástica gestacional posmolar (NTG). El monitoreo de los niveles de GCh es crucial, ya que el riesgo de NTG es de aproximadamente 15%-20% luego del embarazo MHC y 1%-5% luego del embarazo MHP.[2] El tratamiento para la NTG incluye la quimioterapia y, ocasionalmente, intervenciones quirúrgicas.

La ecografía juega un papel importante en el tratamiento de pacientes con ETG, no solo por el diagnóstico inicial de embarazo molar y de NTG, sino también en la evaluación de aquellos pacientes que presentan enfermedades recurrentes y resistentes, así como para el seguimiento a largo plazo. Estudios recientes también demuestran que puede ser pronóstico para identificar pacientes con NTG con riesgo de quimiorresistencia.

Ultrasonido en el diagnóstico de embarazo molar

Hallazgos ultrasonográficos clásicos en el embarazo molar

Los hallazgos ultrasonográficos clásicos de una MHC incluyen un útero agrandado con material heterogéneo complejo en ausencia de gestación intrauterina de aspecto normal. Los hallazgos en la MHC incluyen una apariencia de “tormenta de nieve” o un “racimo de uvas”, lo que representa las amplias vellosidades hidrópicas (Figura 18.1).[8, 9] Por otro lado, un embarazo molar parcial puede mostrar una placenta de mayor tamaño con múltiples espacios anecoicos a lo largo, con partes fetales que representan un embrión no viable o

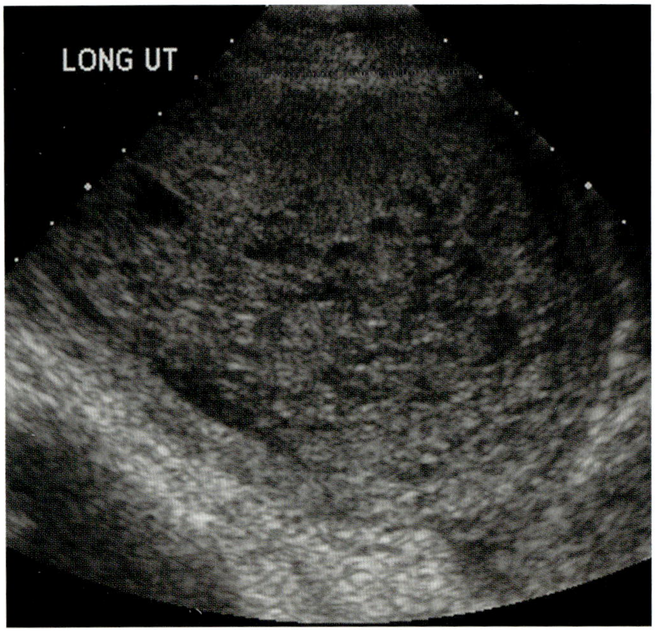

Figura 18.1 Mola hidatidiforme completa con clásicos cambios vesiculares difusos. Figura proporcionada por Dr. Carol B. Benson, Director de Ultrasonido, Departamento de Radiología, Brigham and Women's Hospital y Profesor de Radiología, Harvard Medical School, Boston, MA.

anomalías fetales y restricción del crecimiento como resultado de triploidía (Figura 18.2).[8, 10-12] Históricamente, solo a un 30%-47% de los pacientes se les ha diagnosticado un embarazo molar completo en el primer trimestre. Sin embargo, el incremento en el uso de ultrasonido en embarazos tempranos ha dado lugar a más del 84% de diagnósticos de MHC que se han realizado en el primer trimestre.[7]

Diagnóstico por ultrasonido en el embarazo molar temprano

La clásica apariencia ultrasonográfica de la MHC descrita arriba puede estar ausente en pacientes que presentan sangrado en el primer trimestre, lo que hace que el diagnóstico ultrasonográfico sea más difícil. Las vellosidades hidrópicas son más pequeñas en las edades gestacionales tempranas y el tejido molar puede aparecer como una masa intrauterina ecogénica compleja con varios espacios anecoicos o quísticos (Figura 18.3).[10, 13] En gestaciones tempranas también puede ser más difícil diferenciar la MHP de la MHC. Una de las características que puede ayudar a diferenciar los dos tipos de embarazos molares es la presencia de un saco gestacional en la MHP que está vacío o que contiene ecos fetales pequeños, rodeados por un gran borde de ecos placentarios con espacios quísticos.[14] Adicionalmente, cuánto más temprana es la presentación, más difícil es diferenciar el embarazo molar de un aborto no molar hidrópico. Las descripciones ultrasónicas de embarazos molares

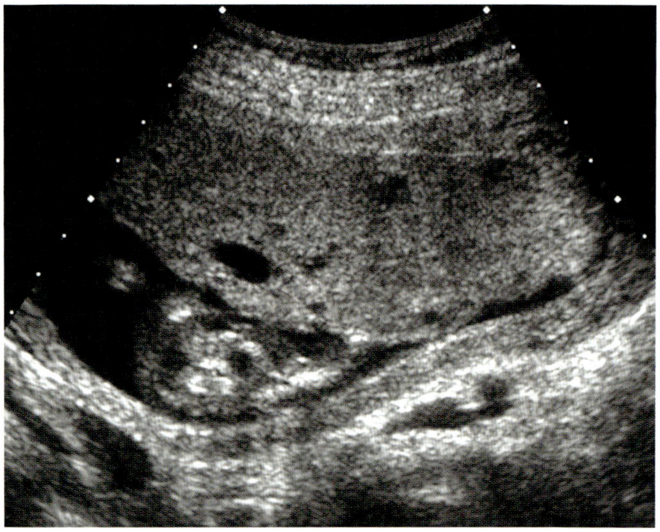

Figura 18.2 Mola hidatidiforme parcial con cambios vesiculares focales y feto inviable. Figura proporcionada por Dr. Carol B. Benson, Director de Ultrasonido, Departamento de Radiología, Brigham and Women's Hospital y Profesor de Radiología, Harvard Medical School, Boston, MA.

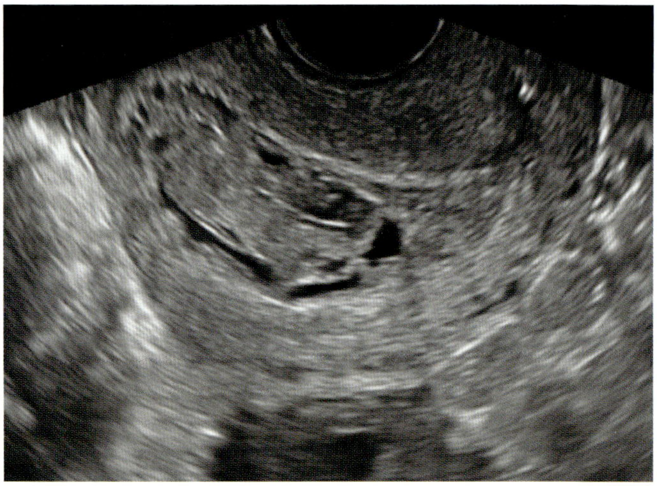

Figura 18.3 Mola hidatiforme completa en el primer trimestre con cambios vesiculares limitados que son menos prominentes y se visualizan mejor en la ecografía transvaginal. Figura proporcionada por Dr. Carol B. Benson, Director de Ultrasonido, Departamento de Radiología, Brigham and Women's Hospital y Profesor de Radiología, Harvard Medical School, Boston, MA.

tempranos histológicamente confirmados incluyen un saco gestacional vacío o una colección líquida anecoica intrauterina, colección líquida asociada a una formación ecogénica, endometrio engrosado y niveles ecogénicos de líquido dentro del endometrio.[15, 16]

El ultrasonido también puede ser utilizado para evaluar el volumen de tejido molar presente en el útero, lo que ha sido demostrado ser un factor de riesgo para la NTG.[17-20] Algunos expertos piensan que una evaluación de volumen tridimensional es superior a una medición única. Sin embargo, en un estudio, el tamaño de la lesión medido mediante ultrasonografía no demostró ser predictivo de la necesidad de quimioterapia.[18] Aunque mediante una ecografía se puede evaluar la invasión miometrial, por lo general, MRI es la mejor modalidad para demostrar la presencia de invasión de los tejidos molares en la pared uterina.[19, 20]

Sensibilidad del ultrasonido en la detección de embarazos molares

Varios investigadores han examinado la precisión del ultrasonido en el diagnóstico del embarazo molar. Fowler y cols.[21] publicaron el estudio más extenso evaluando la función del ultrasonido en la detección del embarazo molar. Los autores analizaron 1053 casos consecutivos de embarazo molar con una evaluación de ultrasonido temprana, y reportaron que la sensibilidad para detectar tanto la MHC como la MHP fue de 44%. La edad gestacional media al momento del diagnóstico fue de 10 semanas. Ellos encontraron que el ultrasonido era mejor en la detección de la MHC frente a la MHP (79% frente a 29%, $p < 0{,}0001$) y hubo un índice de falsos positivos de 10%, cuya patología final demostró degeneración hidrópica de embarazos no molares. Otras revisiones más pequeñas demostraron que la sensibilidad del ultrasonido en la detección del embarazo molar varía de un 34% a 57%.[15, 16, 21, 22] La correlación con GCh es crucial para el diagnóstico. Se ha demostrado que el diagnóstico ultrasonográfico de un embarazo molar completo se facilita por medio de factores clínicos como GCh.[23] Al analizar la sensibilidad de la ecografía por el tipo de embarazo molar, el ultrasonido es consistentemente más sensible al detectar la MHC (la sensibilidad varía entre un 58%-95%)[13, 16, 21-24] comparado con la MHP (la sensibilidad varía 17%-29%).[16, 21, 22] La sensibilidad del ultrasonido mejora con el aumento de la edad gestacional, debido a que las vellosidades hidrópicas crecen en tamaño, y son más fáciles de visualizar por ultrasonido.

Similitudes con el embarazo molar

Hay otras condiciones en el embarazo temprano que imitan la apariencia sonográfica de un embarazo molar como la degeneración hidrópica de la placenta, aborto retenido, huevo anembrionado y residuos retenidos de la concepción. Los índices falsos positivos de ultrasonido en el embarazo molar se han estimado entre un 4% a un 10%.[21, 25] Los cambios hidrópicos de la placenta en otras gestaciones pueden aparecer similares a las vellosidades hidrópicas de la enfermedad molar, pero tienden a estar distribuidos de forma menos homogénea.[21, 26] Aunque puede resultar difícil diferenciar un embarazo molar parcial temprano de otras anomalías del embarazo precoz, la presencia de un anillo ecogénico alrededor del saco puede ser más indicativo de un aborto retenido o un huevo anembrionado.[14]

La ecografía Doppler color en el diagnóstico del embarazo molar

El eco-Doppler color le permite al clínico evaluar la vascularización. En los tejidos trofoblásticos, una corriente de alta velocidad y baja resistencia es consecuente con una vascularización en aumento. Por lo tanto, la utilización del Doppler color puede servir de ayuda para diferenciar embarazos molares de situaciones similares como los abortos retenidos.[10, 27]

Medición Doppler de la arteria uterina en embarazo molar y desarrollo de la NTG

Varios estudios han demostrado que los índices de resistencia de la arteria uterina se correlacionan bien con los niveles de GCh y, por consiguiente, pueden ser útiles en el diagnóstico y seguimiento del tratamiento.[28-33] Yalcin y cols. siguieron a 21 pacientes con embarazo molar con Doppler de la arteria uterina y GCh y descubrieron una relación inversa entre los índices Doppler y GCh, por ejemplo, mientras los niveles de GCh disminuían demostrando la resolución de la enfermedad, los índices de resistencia aumentaron.[31] En este estudio, los pacientes que en última instancia desarrollaron la NTG posmolar tuvieron índices Doppler significativamente más bajos que aquellos cuya enfermedad disminuyó espontáneamente. Otros también han demostrado esta relación inversa de índices de resistencia más bajos al manifestar mayores riesgos de desarrollar NTG posmolar.[29, 30, 34-36] Finalmente, un estudio de 25 pacientes con embarazo molar que recibieron seguimiento con GCh y ultrasonido transvaginal con Doppler también señaló que la supervisión con Doppler predijo NTG de 1 a 3 semanas antes del monitoreo rutinario de GCh y que los hallazgos del ultrasonido tendían a resolverse alrededor de 8 semanas antes de la normalización de GCh.[32]

Ultrasonido en el diagnóstico y control de los quistes ováricos tecoluteínicos

Los quistes ováricos tecoluteínicos se desarrollan en 25% a 65% de los embarazos molares completos asociados con niveles de GCh marcadamente elevados > 100 000 mIU/mL. En un estudio de 386 pacientes con mola hidatiforme no tratada, 102 pacientes (26,4%) manifestaron quistes tecaluteínicos concurrentes.[37] Los quistes tecaluteínicos se muestran ecográficamente como quistes ováricos anecoicos multiloculados (Figura 18.4).[38] Los diámetros medios de los quistes son de alrededor de 7 cm, pero pueden variar de 3 cm a 7 cm.[26, 38] Típicamente, estos quistes se acompañarán con los hallazgos ecográficos uterinos previamente detallados. Cabe remarcar que es menos probable que se

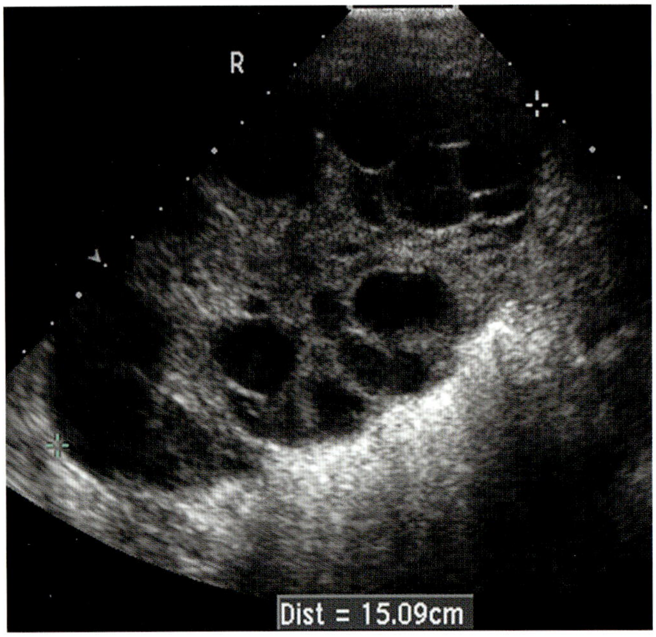

Figura 18.4 Quistes tecoluteínicos que recubren el ovario y se muestran como estructuras quísticas anecoicas multiloculadas. Figura proporcionada por Dr. Carol B. Benson, Director de Ultrasonido, Departamento de Radiología, Brigham and Women's Hospital y Profesor de Radiología, Harvard Medical School, Boston, MA.

vean los quistes tecaluteínicos en el primer trimestre de los embarazos molares completos o parciales, donde el nivel de GCh generalmente es menor de 100 000 mIU/mL.[15] No se ha demostrado que el tamaño de los quistes tecoluteínicos esté correlacionado con una enfermedad persistente, aunque la presencia de quistes bilaterales se asocia con un riesgo elevado de NTG.[37] La ecografía seriada es útil para observar la regresión de los quistes tecoluteínicos, que tienden a una regresión lenta durante dos a cuatro meses luego de la evacuación molar a medida que el nivel de GCh disminuye.[39] Aunque los quistes tecoluteínicos raramente se rompen espontáneamente o sufren torsión, la intervención laparoscópica inmediata puede ser utilizada de manera eficaz. El drenaje percutáneo mediante guía ultrasonográfica de los quistes tecoluteínicos de mayor tamaño puede también proporcionar un alivio considerable del dolor abdominal.

Ecografía en el diagnóstico de enfermedad molar en embarazo gemelar

Se estima que el embarazo gemelar concurrente con una mola hidatiforme y feto coexistente se manifiesta en 1 de cada 22 000-100 000 embarazos.[40] El diagnóstico de un embarazo molar con feto coexistente se realiza casi siempre sobre la base de hallazgos ecográficos y su diagnóstico tiende a ser a una edad gestacional más tardía que la de un feto único MHC.[41] Los hallazgos ecográficos demuestran un feto vivo con una sola placenta agrandada con los cambios quísticos típicos y un incremento de ecos o puede haber dos placentas, una normal y la otra molar (Figura 18.5).[42] La ecografía es también fundamental en el tratamiento continuo de estos embarazos para asegurar el bienestar del feto coexistente. De aquellos embarazos descritos en la bibliografía que se han continuado luego de ser diagnosticados con gestación molar gemelar, más de la mitad continuó más allá de la semana 28 de gestación con casi un 70% de probabilidades de supervivencia.[40] El índice de NTG no fue significativamente diferente entre el grupo que decidió continuar el embarazo y aquellas que lo interrumpieron al conocer el diagnóstico. Sin embargo, es mucho más probable que se desarrolle una NTG en los embarazos molares de gemelos que en los embarazos molares de feto único.[41]

Ecografía en la evacuación del embarazo molar

El primer paso en el tratamiento de un embarazo molar es la evacuación del útero, por lo general mediante legrado uterino y aspiración. La técnica para la evacuación del útero es similar a la que se utiliza para los abortos espontáneos o inducidos. Sin embargo, hay una gran preocupación por la pérdida de sangre, debido a una vascularización aumentada en las gestaciones molares. La ecografía intraoperatoria puede ser una herramienta muy útil durante el legrado uterino para el embarazo molar, en especial en los casos con un alto volumen de enfermedad intrauterina. Si se dispone

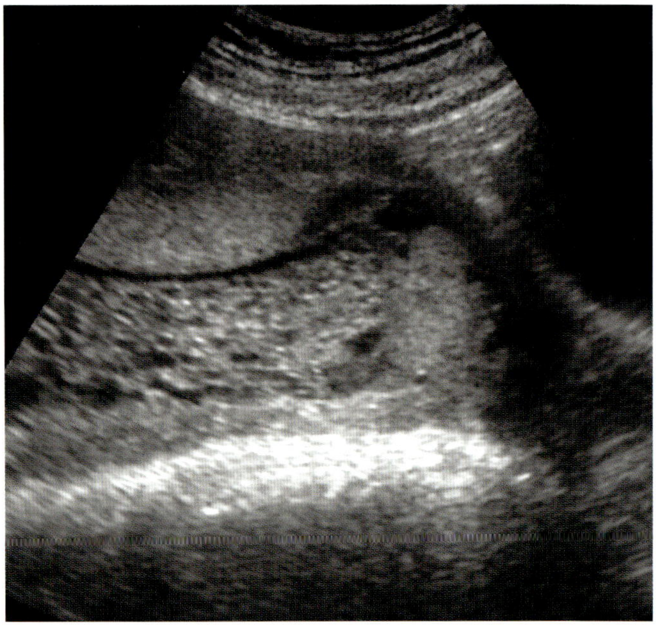

Figura 18.5 Gestación gemelar con una placenta normal en la parte anterior y un embarazo molar completo en la parte posterior, que demuestran los típicos cambios vesiculares difusos. Figura proporcionada por Dr. Carol B. Benson, Director de Ultrasonido, Departamento de Radiología, Brigham and Women's Hospital y Profesor de Radiología, Harvard Medical School, Boston, MA.

de ecografía, esta debe utilizarse al comienzo del procedimiento para examinar la enfermedad intrauterina y evaluar la extensión de la pelvis. Se puede utilizar la ecografía para ayudar a prevenir la perforación del útero durante la dilatación del cuello uterino y la colocación de la cureta para succión. Finalmente y como conclusión del procedimiento, la ecografía de ultrasonido le permite al clínico visualizar la cavidad uterina y confirmar una completa evacuación de los tejidos molares.[43]

Ecografía en el diagnóstico y tratamiento de NTG

La neoplasia trofoblástica gestacional (NTG) incluye mola invasiva, coriocarcinoma, TTSP y TTE. El coriocarcinoma surge tanto del citotrofoblasto como del sincitiotrofoblasto y produce altos niveles de GCh. El coriocarcinoma está asociado a la diseminación metastática temprana, pero generalmente es altamente sensible a la quimioterapia. A diferencia del coriocarcinoma, el TTSP y el TTE surgen de trofoblastos extravellosos intermedios y producen bajos niveles de GCh. Es de suma importancia saber que, lamentablemente, tanto el TTSP como el TTE son relativamente resistentes a la quimioterapia, a diferencia de los otros tipos de NTG. El ultrasonido es la modalidad de imagen de elección para las evaluaciones iniciales del útero cuando a un paciente se le diagnostica NTG. La ecografía no permite diferenciar los tipos de NTG. Por lo tanto, es de suma importancia mantener una correlación entre la historia clínica y GCh. Betel y cols. compararon mediante ultrasonografía diecisiete casos de ETG con catorce casos de productos retenidos de la concepción y descubrieron que los casos de ETG estaban más asociados a una gran formación (mayor de 3,45 cm) endometrio delgado (menor de 12 mm), formación miometrial y lagos venosos.[44] Las condiciones no gestacionales que imitan la ETG incluyen leiomiomas uterinos y pólipos adenomiomatosos.[26, 45] Además del aumento de la vascularización, el Doppler también puede detectar áreas focales de mayor flujo dentro del miometrio en casos de embarazo molar invasivo y coriocarcinoma.[46] En la NTG se ha estudiado la medición de los índices Doppler de la arteria uterina, que incluyen los índices de resistencia (IR) y pulsatilidad (IP). El IR y el IP tienden a ser muy bajos en la NTG y los cambios dentro de estos índices se correlacionan en respuesta al tratamiento y la resolución de la NTG durante la etapa de seguimiento con los índices en aumento mientras que los niveles de GCh disminuyen.[47, 48] Sin embargo, algunos hallazgos sonográficos pueden ser claves para el diagnóstico:

- El embarazo molar invasivo se puede presentar como una formación (o formaciones) intrauterina con áreas anecoicas, y también a menudo muestra áreas focales de mayor ecogenicidad dentro del miometrio, o puede aparecer como lesiones heterogéneas que contienen cavidades rellenas de líquido que representan invasión (Figura 18.6).
- El coriocarcinoma puede aparecer como un útero aumentado de tamaño que contiene una tumoración ecogénica semisólida y heterogénea con áreas de necrosis y hemorragia. Los nódulos del coriocarcinoma son hipervascularizados y demuestran una mayor vascularización en Doppler color. También se puede encontrar al coriocarcinoma invadiendo el miometrio o, incluso, afuera hacia el parametrio.
- El tumor trofoblástico del sitio placentario también puede aparecer como zonas ecogénicas y heterogéneas con quistes líquidos, pero generalmente contiene menos necrosis que el coriocarcinoma. El TTSP también puede aparecer como un tumor sólido sin espacios quísticos en el útero o invadiendo el miometrio. Estas formaciones pueden demostrar un amplio rango de vascularización, desde un tumor no vascularizado a un alto grado de vascularización.[48, 49]
- El tumor trofoblástico epiteloide aparece temprano en el curso de la enfermedad con lagunas ecolúcidas irregulares dentro del miometrio en la ecografía transvaginal, pero más tarde en la enfermedad con una lesión ecogénica solitaria bien delimitada en el fondo del útero sin flujo sanguíneo.[50]

Ecografía para evaluar la presencia y el volumen de la enfermedad intrauterina

La ecografía transvaginal es la técnica preferencial para detectar la presencia de la NTG invasiva.[29, 51, 52] En los hallazgos de la ecografía transvaginal, la NTG se describe

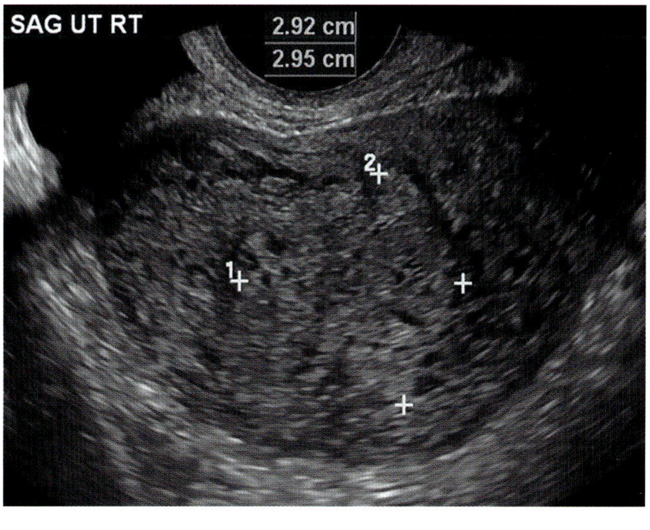

Figura 18.6 Embarazo molar completo invasivo con masa intrauterina que contiene cambios vesiculares difusos que invaden al miometrio. Figura proporcionada por Dr. Carol B. Benson, Director de Ultrasonido, Departamento de Radiología, Brigham and Women's Hospital y Profesor de Radiología, Harvard Medical School, Boston, MA.

como áreas hipoecoicas en el endometrio y nódulos intramiometriales,[53] agrupaciones de ecos de alta amplitud dentro del miometrio, los cuales representan un tumor invasivo con áreas libres de ecos que representan hemorragia,[54] y "canales anecoicos serpiginosos" múltiples en toda la parte central del útero.[51]

Evaluación ecográfica para la NTG posmolar

Después del diagnóstico y evacuación de una MHC o MHP, se utilizan los niveles seriados de GCh para determinar el desarrollo de la NTG posmolar. El diagnóstico de la NTG posmolar se realiza cuando los niveles de GCh se estabilizan por más de tres semanas consecutivas o aumentan por más de dos semanas consecutivas.[1] Una vez que se realiza el diagnóstico, la ecografía es una de las pruebas por imagen que se utilizan para identificar la ubicación y el alcance de la enfermedad. En un estudio de 33 pacientes con NTG, se examinaron los hallazgos ecográficos y en 17/33 (51,5%) pacientes la ecografía demostró enfermedad uterina que se correlacionó un 100% de las veces con patología de un legrado uterino o histerectomía. De los 16/33 pacientes que no demostraron evidencias de enfermedad intrauterina en la ecografía, los raspados fueron positivos para fragmentos de tumor trofoblástico en solo 6/16 (37,5%).[55]

Doppler color en el diagnóstico de NTG

La naturaleza vascular de la NTG hace que el uso de Doppler color en conjunto con la ecografía transvaginal sea adecuado para evaluar la presencia y el alcance de la enfermedad intramiometrial. El uso de Doppler puede ayudar a identificar la invasión miometrial de manera sonográfica, una característica de la NTG que antes solo se realizaba histológicamente después de una histerectomía. El mapeo de flujo color Doppler se visualiza como un flujo anormal a través del miometrio en casos de invasión miometrial.[20, 28, 51, 56] La ecografía transvaginal con Doppler puede identificar pequeños focos de enfermedad intrauterina resistente[29] y puede utilizarse para evaluar la profundidad de la invasión miometrial, que también puede ser un pronóstico para la enfermedad resistente.[34] El Doppler también puede utilizarse para monitorear y medir el flujo sanguíneo de la arteria uterina, calculando el IR y el IP. En el embarazo, la resistencia a la circulación sanguínea en el útero disminuye de forma drástica con el desarrollo de vasos sanguíneos uteroplacentarios, y con la hipervascularización de la ETG, la resistencia es aún menor. De hecho, los índices de resistencia disminuyen progresivamente a medida que uno va desde un útero no fecundado, a un embarazo normal, un embarazo molar invasivo y coriocarcinoma.[27, 57-59] Por lo tanto, en los casos en los que el diagnóstico no es claro, el uso del Doppler puede demostrar invasión en el miometrio, y la medición de pulsaciones bajas de la arteria uterina pueden ser sugestivo de un diagnóstico de NTG.

Ecografía en el seguimiento de embarazo molar y NTG

Su utilización para determinar la necesidad de intervención quirúrgica

Aunque la quimioterapia sea el pilar para el tratamiento de la NTG, en determinadas circunstancias se indica la intervención quirúrgica.[60] La ecografía ha demostrado ser útil a la hora de identificar pacientes que puedan beneficiarse de la cirugía. En primer lugar, los pacientes que presentan hemorragia por la enfermedad intrauterina persistente pueden beneficiarse de una repetición de dilatación y curetaje, resección local o histerectomía. En segundo lugar, los pacientes sometidos a quimioterapia cuyos niveles de GCh indican quimiorresistencia pueden beneficiarse de una resección local o histerectomía, particularmente en aquellas mujeres que no deseen fertilidad futura.[61, 62] La ecografía transvaginal con Doppler color debe ser la modalidad de imagen de primera línea para evaluar la enfermedad intrauterina cuando hay preocupación por sangrado vaginal intenso o tumor uterino resistente a fármacos.

Índice de pulsatilidad de la arteria uterina como predictor de la resistencia a la quimioterapia en NTG

La asociación de los bajos índices de pulsatilidad del Doppler de la arteria uterina y la necesidad de quimioterapia ha sido correctamente establecida como se describe más arriba. Por lo tanto, varios investigadores han cuestionado si el uso de estos índices de resistencia pueden servir de ayuda para identificar a los pacientes en riesgo de resistencia a la quimioterapia. Aproximadamente, el 30% de los pacientes que se considera que tienen una enfermedad de bajo riesgo (puntaje FIGO menor de 7) se volverá resistente a la quimioterapia de un solo agente de primera línea y requerirá quimioterapia alternativa subsiguiente.[63] Varios estudios han demostrado que los índices Doppler pueden predecir la resistencia a la quimioterapia en pacientes que requieren quimioterapia multiagente en lugar de quimioterapia con agente único si presenta índices menores de resistencia.[34, 64] Agarwal y cols. investigaron si el índice de pulsatilidad de la arteria uterina (IPAU) era predictor de la resistencia a la quimioterapia. Inicialmente, descubrieron en 164 pacientes que aquellos con una IPAU menor de 1 tenían 2,68 probabilidades mayores de desarrollar resistencia al metrotrexato en comparación con aquellos con IPAU mayor de 1 inicial.[65] Un estudio posterior realizado por los mismos investigadores demostró que un IPAU menor de 1 en comparación con uno mayor 1 fue predictivo de resistencia a la quimioterapia (64,6% frente a 35,4%) en análisis multivariados. Los pacientes con una puntuación FIGO de 6 y IPAU menor o igual a 1 tenían un índice de 100% de resistencia al metotrexato como agente único.[66] Por lo tanto, puede haber un rol para la medición del IPAU, además de calcular la puntuación de riesgo FIGO en pacientes que requieren quimioterapia para la NTG.

Malformaciones arteriovenosas relacionadas con la NTG

El desarrollo de malformaciones arteriovenosas uterinas (MAV) es una complicación bien conocida de la NTG. El aumento de la vascularización del tumor puede llevar a la creación de comunicaciones anormales entre las arterias uterinas y las venas del miometrio.[67] Las MAV pueden conducir a una hemorragia significativa con lesión mortal desde el útero, que hace que la ecografía sea críticamente importante para realizar el diagnóstico y el desarrollo subsiguiente. Aunque la dilatación y curetaje es el tratamiento de elección para muchas afecciones con hemorragia vaginal intensa, en el caso de las MAV esto podría exacerbar gravemente la hemorragia y, por lo tanto, se necesitan otros mecanismos para el control de la hemorragia como la histerectomía o embolización arterial. El Doppler es útil para hacer el diagnóstico de manera sonográfica. Las MAV demostrarán una vascularización pronunciada en la ecografía Doppler. El Doppler de onda pulsada demostrará velocidades elevadas del flujo sanguíneo tanto en la sístole como en la diástole, además del "aumento espectral que refleja la turbulencia", medidas de bajo índice de resistencia (entre 0,25 y 0,55) y mezcla de formas de onda arteriales y venosas.[68] Otros investigadores han descrito la hipervascularidad de la NTG asociada a las MVU como tonalidades pálidas durante la sístole y la diástole con un patrón de mosaico coloreado que representa el flujo turbulento.[69] Las MAV pueden persistir mucho tiempo después de que se complete el tratamiento para la NTG. El tratamiento de las MAV sintomáticas (por ejemplo, hemorragias) puede incluir embolización arterial uterina selectiva. La mayor serie de MAV asociadas a la NTG reportadas en la bibliografía describió diecinueve casos con embolización exitosa en dieciocho de aquellos pacientes, con 15/18 que lograron éxito después de una embolización con partículas de alcohol polivinílico. Los cuatro pacientes restantes necesitaron dos procedimientos de embolización.[70] En este y en otro informe, se ha observado de un embarazo a término exitoso después del tratamiento de embolización de una MVU asociada a TGN.[70, 71]

Ecografía para la evaluación de embarazos posteriores

Vargas y cols. revisaron 2432 embarazos subsiguientes después de embarazos molares completos y parciales y NTG.[72] Ellos demostraron que los pacientes con antecedentes de embarazo molar y NTG tienen resultados reproductivos similares a la población general en los embarazos posteriores, a excepción de la observación de un 1,7% de incidencia de repetición del embarazo molar. Los embarazos exitosos han sido descritos incluso después de casos avanzados de NTG con enfermedad intrauterina extensa, ya sea que causó perforación uterina o resección localizada requerida del útero.[73] Por lo tanto, los pacientes deben estar seguros de que después de la resolución del embarazo molar y NTG, la gran mayoría de los pacientes logran un embarazo normal. Sin embargo, debido al riesgo elevado de embarazo molar recurrente, todos los pacientes también deben someterse a una ecografía del primer trimestre para descartar el embarazo molar repetitivo en gestaciones posteriores.

Puntos de enseñanza

- Las vellosidades hidrópicas del embarazo molar completo tiene una apariencia típica de una "tormenta de nieve" o "racimo de uvas" en el ultrasonido.
- La sensibilidad de la ecografía en el diagnóstico del embarazo molar oscila entre 34% y 57%, la cual aumenta drásticamente cuando se correlaciona con el nivel de GCh.
- El ultrasonido es la modalidad de imagen de primera línea utilizada para la evaluación del útero y los anexos en el diagnóstico de la enfermedad trofoblástica gestacional.
- El uso de la ecografía transvaginal y el Doppler color permite una mayor detección de la invasión miometrial y la enfermedad uterina persistente.
- Los índices Doppler de la arteria uterina son significativamente más bajos en la NTG que en el embarazo normal.
- Los índices Doppler de la arteria uterina pueden ser predictivos de resistencia persistente a la enfermedad y a la quimioterapia.
- Los pacientes con antecedentes de ETG deben someterse a una evaluación de ultrasonido durante embarazos subsiguientes para descartar el embarazo molar recurrente.

Bibliografía

1. Berkowitz RS, Goldstein DP. Chorionic tumors. N Engl J Med 1996; 335: 1740-8.
2. Lurain JR. Gestational trophoblastic disease. I: Epidemiology, patology, clinical presentation and diagnosis of gestational trophoblastic disease, and management of hydatidiform mole. Am J Obstet Gynecol 2010; 203: 531-9.
3. Lurain JR. Gestational trophoblastic disease. II. Classification and management of gestational trophoblastic neoplasia. Am J Obstet Gynecol 2011; 204: 11-8.

4. Seckl M, Sebire N, Berkowitz RS. Gestational trophoblastic disease. Lancet 2010; 376: 717-29.
5. Szulman AE, Surti U. The syndromes of hydatidiform mole. I. Cytogenetic and morphologic correlations. Am J Obstet Gynecol 1978; 131: 665.
6. Berkowitz RS, Goldstein DP, Horowitz NS. Hydatidiform Mole: Epidemiology, clinical features, diagnosis. In: Goff B, editor. UpToDate. Waltham: UpToDate, 2014. <http://www.uptodate.com/contents/hydatidiform-mole-epidemiologyclinical-features-and-diagnosis?source=search_result&search=Hydatidiform+Mole%3A+ Epidemiology %2C+clinical+features%2C+diagnosis.&selectedTitle=1% 7E32> [Consulta: 2 de enero de 2015].
7. Soto-Wright V, Bernstein M, Goldstein DP, Berkowitz RS. The changing clinical presentation of complete molar pregnancy. Obstet Gynecol 1995; 86: 775.
8. Albayram F, Hamper UM. First-trimester obstetric emergencies: spectrum of sonographic findings. J Clin Ultrasound 2002; 30: 161-77.
9. Leopold GR. Diagnostic ultrasound in the detection of molar pregnancy. Radiology 1971; 98: 171-6.
10. Dogra V, Paspulati RM, Bhatt S. First trimester bleeding evaluation. Ultrasound Q 2005; 21: 69-85.
11. Naumoff P, Szulman AE, Weinstein B, Surti U. Ultrasonography of partial hydatidiform mole. Radiology 1981; 140: 467-70.
12. Fine C, Bundy AL, Berkowitz RS, Boswell SB, Berezin AF, Doubilet PM. Sonographic diagnosis of partial hydatidiform mole. Obstet Gynecol 1989; 73: 414-8.
13. Benson CB, Genest DR, Bernstein MR, Soto-Wright V, Berkowitz RS. Sonographic appearance of first trimester complete hydatidiform moles. Ultrasound Obstet Gynecol 2000; 16: 188-91.
14. Woo JS, Wong LC, Hsu C, Ma HK. Sonographic appearances of the partial hydatidiform mole. J Ultrasound Med 1983; 2: 261-4.
15. Lazarus E, Hulka CA, Siewert B, Levine D. Sonographic appearance of early complete molar pregnancies. J Ultrasound Med 1999; 18: 589-93.
16. Kirk E, Papageorgehiou AT, Condous G, Bottomley C, Bourne T. The accuracy of first trimester ultrasound in the diagnosis of hydatidiform mole. Ultrasound Obstet Gynecol 2007; 29: 70-5.
17. Allen SD, Lim AK, Seckl MJ, Blunt DM, Mitchell AW. Radiology of gestational trophoblastic neoplasia. Clin Radiol 2006; 61: 301-13.
18. Seckin KD, Baser E, Yeral I, Togrul C, Ozdal B, Gungor T. The impact of ultrasonographic lesion size and initial human chorionic gonadotropin values on treatment success in cases with complete hydatidiform mole. Eur Rev Med Pharmacol Sci 2013; 17: 3381-4.
19. Green CLO, Angtuaco TL, Shah HR, Parmley TH. Gestational trophoblastic disease: a spectrum of radiologic diagnosis. Radiographics 1996; 16: 1371-84.
20. Lim AKP, Patel D, Patel N, Hawtin K, Dayal L, Schmid P, et al. Pelvic imaging in gestational trophoblastic neoplasia. J Reprod Med 2008; 53: 575-8.
21. Fowler DJ, Lindsay I, Seckl MJ, Sebire NJ. Routine pre-evacuation ultrasound diagnosis of hydatidiform mole: experience of more than 1000 cases from a regional referral center. Ultrasound Obstet Gynecol 2006; 27: 56-60.
22. Sebire NJ. The diagnosis of gestational trophoblastic disease in early pregnancy: implications for screening, counseling and management. Ultrasound Obstet Gynecol 2005; 25: 421-4.
23. Romero R, Horgan JG, Kohorn EI, Kadar N, Taylor KJ, Hobbins JC. New criteria for the diagnosis of gestational trophoblastic disease. Obstet Gynecol 1985; 66 (4): 553-8.
24. Kobayashi M. Use of diagnostic ultrasound in trophoblastic neoplasm and ovarian tumors. Cancer 1976; 38: 441-52.
25. Santos-Ramos R, Forney JP, Schwartz B. Sonographic findings and clinical correlations in molar pregnancy. Obstet Gynecol 1980; 56: 86-92.
26. Reid MH, McGahan JP, Oi R. Sonographic evaluation of hydatidiform mole and its look-alikes. Am J Roentgenol 1983; 140: 307-11.
27. Zhou Q, Lei X-Y, Xie Q, Cardoza JD. Sonogaphic and Doppler imaging in the diagnosis and treatment of gestational trophoblastic disease. A 12-year experience. J Ultrasound Med 2005; 24: 15-24.
28. Chau MT, Ghan FY, Pun TC, Leong L. Perforation of the uterus by an invasive mole using color Doppler ultrasound: case report. Ultrasound Obstet Gynecol. 1993;3:51–3.
29. Carter J, Carlson J, Hartenbach E, Saltzman A, Fowler J, Carson L, et al. Persistent postmolar gestational trophoblastic disease: use of transvaginal sonography and colour flow Doppler. Aust N Z J Obstet Gyaecol 1993; 33: 417-9.
30. Schulman H, Fleischer A, Stern W, Farmakides G, Jagani N, Blattner P. Umbilical velocity wave ratios in human pregnancy. Am J Obstet Gynecol 1984; 148: 985-9.
31. Yalcin OT, Ozalp SS, Tanir HM. Assessment of gestational trophoblastic disease by Doppler ultrasonography. Eur J Obstet Gynecol Reprod Biol 2002; 103: 83-7.
32. Zanetta G, Lissoni A, Colombo M. Detection of abnormal intrauterine vascularization by color Doppler imaging: a possible additional aid for the follow up of patients with gestational trophoblastic tumors. Ultrasound Obstet Gynecol 1996; 7: 32-7.
33. Schneider DF, Bukovsky I, Weinraub Z, Golan A, Caspi E. Transvaginal ultrasound diagnosis and treatment follow-up of invasive gestational trophoblastic disease. J Clin Ultrasound 1990; 18: 110-3.
34. Oguz S, Sargin A, Aytan H, Kelekci S, Dumanli H. Doppler study of myometrium in invasive gestational trophoblastic disease. Int J Gynecol Cancer 2004; 14: 972-9.
35. Gungor T, Ekin M, Dumanli H, Gokmen O. Color Doppler ultrasonography in the earlier differentiation of benign mole hydatidiforms from malignant gestational trophoblastic disease. Acta Obstet Gynecol Scand 1998; 77: 860-2.
36. El Aal DEM, El Senosy ED, Kamel MA, Atwa M. Uterine artery Doppler blood flow in cases of hydatidiform mole and its correlation with B-hCG. Eur J Obstet Gynecol Reprod Biol 2003; 111: 123-34.
37. Montz FJ, Schlaerth JB, Morrow CP. The natural history of theca lutein cysts. Obstet Gynecol 1988; 72 (2): 247-51.
38. Chiang G, Levine D. Imaging of adnexal masses in pregnancy. J Ultrasound Med 2004; 23: 805-19.
39. Long MG, Boultree JE, Begent RJH, Bagshawe KD. Ultrasonic morphology of the uterus and ovaries after treatment of invasive mole and gestational choriocarcinoma. Br J Radiol 1990; 63: 942-5.

40. Vejerslev LO. Clinical management and diagnostic possibilities in hydatidiform mole with coexistent fetus. Obstet Gynecol Surv 1991; 46: 577-88.
41. Steller MA, Genest DR, Bernstein MR, Lage JM, Goldstein DP, Berkowitz RS. Clinical features of multiple conception with partial or complete molar pregnancy and co-existing fetuses. J Reprod Med 1994; 39: 147-54.
42. Bree RL, Silver TM, Wicks JD, Evans E. Trophoblastic disease with coexistent fetus: a sonographic and clinical spectrum. J Clin Ultrasound 1978; 6: 310-4.
43. Berkowitz RS, Goldstein DP, Horowitz NS. Hydatidiform mole: Management. En: Goff B (ed). Waltham: UpToDate, 2014. <http://www.uptodate.com/contents/hydatidiform-mole-management?source=search_result&search=Hydatidiform+mole%3A+ Management&selectedTitle=1%7E32> [Consulta: 2 de enero de 2015].
44. Betel C, Atri M, Arenson A-M, Khalifa M, Osborne R, Tomlinson G. Sonographic diagnosis of gestational trophoblastic disease and comparison with retained products of conception. J Ultrasound Med 2006; 25: 985-93.
45. Furuhashi M, Miyabe Y, Oda H. Adenomyomatous polyp mimicking hydatidiform mole on ultrasonography. Arch Gynecol Obstet 2000; 263: 198-200.
46. Shah C, Johnson P, Bhanushali A, Glanc P. Complete Molar Gestation: Role of Ultrasound. Sonoworld: Obstetrics 1st trimester. 1–3 pages. <http://sonoworld.com/ArticleDetails/Complete_Molar_Gestation__Role_of_Ultrasound.aspx?ArticleId=15> [Consulta: 3 de agosto de 2014].
47. Abd E, Aal DE, El Senosy ED, Kamel MA, Atwa M. Uterine artery Doppler blood flow in cases of hydatidiform mole and its correlation with beta-hCG. Eur J Obstet Gynecol Reprod Biol 2003; 111 (2): 129-34.
48. Zhou Y, Ly H, Tian AQ, Lu W. Sonographic characteristics of placental site trophoblastic tumor. Ultrasound Obstet Gynecol 2013; 41: 679-84
49. Bajka M, Kochli OR, Schmidt D, Robbiani M, Stallmach T, Haller U. Transvaginal ultrasound of "placental-site trophoblastic tumor". Gynakol Geburtshilfliche Rundsch 1995; 35: 38041.
50. Okumura M, Fushida K, Rezende WW, Schultz R, Zugaib M. Sonographic appearance of gestational trophoblastic disease evolving into epithelioid trophoblastic tumor. Ultrasound Obstet Gynecol 2010; 36: 249-51.
51. Desai RK, Disberg AL. Diagnosis of gestational trophoblastic disease: value of endovaginal color flow Doppler sonography. Am J Roentgenol 1991; 157: 787-8.
52. Jauniaux E. Ultrasound diagnosis and follow-up of gestational trophoblastic disease. Ultrasound Obstet Gynecol 1998; 11: 367-77.
53. Mangili G, Spagnolo D, Valsecchi I, Maggi R. Transvaginal ultrasound in persistent trophoblastic tumor. Am J Obstet Gynecol 1993; 169: 1218-23.
54. Fleischer AC, James AE, Krause DA, Millis JB. Sonographic patterns in trophoblastic disease. Radiology 1978; 126: 215-20.
55. Berkowitz RS, Birnholz J, Goldstein DP, Bernstein MR. Pelvic ultrasonography and the management of gestational trophoblastic disease. Gynecol Oncol 1983; 15: 403-12.
56. Aoki S, Hata T, Hata K, Senoh D, Miyako J, Takamiya O, et al. Doppler color flow mapping of an invasive mole. Gynecol Obstet Invest 1989; 27: 52-4.
57. Kurjak A, Shalan H, Kupesic S, Predanic M, Zalud I, Breyer B, et al. Transvaginal color Doppler sonography in the assessment of pelvic tumor vascularity. Ultrasound Obstet Gynecol 1993; 3: 137-54.
58. Long MG, Boultree JE, Begent RHJ, Hanson ME, Bagshawe KD. Preliminary Doppler studies on the uterine artery and myometrium in trophoblastic tumours requiring chemotherapy. Br J Obstet Gynaecol 1990; 97: 686-9.
59. Long MG, Boultree JE, Hanson ME, Begent RHJ. Doppler time velocity waveform studies of the uterine artery and uterus. Br J Obstet Gynaecol 1989; 96: 588-93.
60. Soper JT. Role of surgery and radiation therapy in the management of gestational trophoblastic disease. Best Pract Res Clin Obstet Gynaecol 2003; 17: 943.
61. Clark RM, Nevadunsky NS, Ghosh S, Goldstein DP, Berkowitz RS. The evolving role of hysterectomy in gestational trophoblastic neoplasia at the New England Trophoblastic Disease Center. J Reprod Med 2010; 55: 194-8.
62. Chapman-Davis E, Hoekstra AV, Rademaker AW, Schink JC, Lurain JR. Treatment of nonmetastatic and metastatic low-risk gestational trophoblastic neoplasia: factors associated with resistance to single-agent methotrexate chemotherapy. Gynecol Oncol 2012; 125: 572-5.
63. McNeish LA, Strickland S, Holden L, Rustin GJ, Foskett M, Seckl MJ, et al. Low-risk persistent gestational trophoblastic disease: outcome after initial treatment with low-dose methotrexate and folinic acid from 1992 to 2000. J Clin Oncol 2002; 20: 1838-44.
64. Hsieh F-J, Wu C-C, Lee C-H, Chen TM, Chen CA, Chen FC, et al. Vascular patterns of gestational trophoblastic tumors by color Doppler ultrasound. Cancer 1994; 74: 2361-5.
65. Agarwal R, Strickland S, McNeish IA, Patel DC, Foskett M, Boultbee JE, et al. Doppler ultrasonography of the uterine artery and the response to chemotherapy in patients with gestational trophoblastic tumors. Clin Cancer Res 2002; 8: 1142-7.
66. Agarwal R, Harding V, Short D, Fisher RA, Sebire NJ, Harvey R, et al. Uterine artery pulsatility index: a predictor of methotrexate resistance in gestational trophoblastic neoplasia. Br J Cancer 2012; 106: 1089-94.
67. Cura M, Martinez N, Cura A, Dalsaso TJ, Elmerhi F. Arteriovenous malformations of the uterus. Acta Radiol 2009; 50: 823-9.
68. Clarke MJ, Mitchell PJ. Uterine arteriovenous malformation: a rare cause of uterine bleeding. Diagnosis and treatment. Australas Radiol 2003; 47: 302-5.
69. Mungen E, Yergok YZ, Ertekin AA, Ergür AR, Uçmakli E, Aytaçlar S. Color Doppler sonographic features of uterine arteriovenous malformations: report of two Cases. Ultrasound Obstet Gynecol 1997; 10: 215-9.
70. McGrath S, Harding V, Lim AK, Burfitt N, Seckl MJ, Savage P. Embolization of uterine arteriovenous malformations in patients with gestational trophoblastic tumors. A review of Patients at Charing Cross Hospital, 2000–2009. J Reprod Med 2012; 57: 319-24.
71. Garner E, Meyerwitz M, Goldstein DP, Berkowitz RS. Successful term pregnancy after selective arterial embolization of symptomatic arteriovenous malformation in the setting

of gestational trophoblastic tumor. Gynecol Oncol 2003; 88: 69-72.
72. Vargas R, Barroilhet L, Esselen K, Diver E, Bernstein M, Goldstein DP, et al. Subsequent pregnancy outcomes in patients with molar pregnancy and persistent gestational trophoblastic neoplasia: updated results. J Reprod Med 2014; 59: 1880-94.
73. Behtash N, Ansari S, Sarvi F. Successful pregnancy after localized resection of perforated uterus in coriocarcinoma and a literature review. Int J Gynecol Cancer 2006; 16: 446-8.

19

Anomalías fetales

Ana Monteagudo • Margaret Dziadosz • Ilan E. Timor-Tritsch

Introducción

Busca y encontrarás.
Mateo 7:7-11

La detección de anomalías fetales mediante ecografía ha evolucionado tanto como los equipos y las sondas ecográficas han evolucionado. La evaluación de la anatomía fetal en las semanas 18 a 20 ha sido parte del protocolo de imágenes de rutina en la paciente embarazada por más de 25 años; estudio durante el cual la mayoría de las anomalías fetales son detectadas. Sin embargo, muchas de las anomalías fetales detectadas durante la ecografía de la semana 18 a 20 están presentes desde el primer trimestre o el segundo trimestre temprano y si son buscadas pueden ser detectadas. Bromley y cols.[1] reportaron una tasa de detección del 41,4% de malformaciones a las 11-13 6/7 semanas sin siquiera contar con un protocolo dedicado; más aún, han podido diagnosticar el 71% de las anomalías letales. Becker y Wegner[2] investigaron la eficacia de la evaluación de la anatomía fetal mediante ecografía en el primer trimestre a través de un estudio prospectivo observacional en el cual estudiaron consecutivamente 3094 fetos a las 11-13 6/7 semanas y obtuvieron una tasa de detección del 83,7% para las anomalías mayores.[2]

Las sondas transvaginales de alta frecuencia han sido el pilar de la exploración anatómica fetal temprana, debido a sus altas frecuencias y a la posibilidad de colocar la sonda cerca del feto en desarrollo. El hecho de que esta evaluación temprana ha sido tan dependiente de la ecografía transvaginal es, en nuestra opinión, la principal razón por la cual la evaluación ecográfica en el primer y segundo trimestre temprano no ha ganado popularidad. Otra importante razón, es la falta de conocimiento sobre el desarrollo de la anatomía fetal temprana y sobre la embriología de la mayoría de las malformaciones fetales. Por otro lado, recientes avances en la imagen transabdominal ha resultado en sondas de alta frecuencia que permiten obtener imágenes del primer y segundo trimestre temprano y que, por lo tanto, pueden ser utilizadas por operadores no dispuestos a realizar ecografías transvaginales.

La "ecografía nucal", o ecografía con medición de la translucencia nucal (TN), fue incorporada en la década de 1990 y actualmente el 22% de los pacientes con seguro privado y el 8% de los pacientes con seguro público en los Estado Unidos tienen acceso a esta.[3] El estudio de la TN se realiza entre las semanas 11-13 6/7 y se evalúan tres parámetros ecográficos: la longitud embrionaria máxima (LEM), la TN, y la presencia o ausencia del hueso nasal (HN). Por lo tanto, el momento de esta ecografía es ideal para la evaluación anatómica en el primer trimestre.

¿Qué estructuras fetales normales o anormales pueden ser fiablemente detectadas a esta edad gestacional?

En 1992, Timor-Tritsch y cols.[4] describieron 97 embarazos de bajo riesgo estudiados mediante ecografía transvaginal (TV) entre las 9 y las 14 semanas. El objetivo del estudio fue establecer a que edad gestacional estructuras fetales, tales como el contorno corporal fetal, huesos largos, dedos, cara, paladar, pies, dedos de los pies y cuatro cámaras cardíacas pueden ser visualizadas de manera invariable. El estudio reveló que hacia las 13-14 semanas todas las estructuras buscadas pudieron ser observadas (Tabla 19.1). Whitlow y cols.[5] en 1998 realizaron un estudio para determinar cuál es la edad gestacional óptima en la cual se puede medir la TN y al mismo tiempo evaluar la anatomía fetal temprana. Concluyeron que el mejor momento es en la semana 13. Es importante el hecho de que al aumentar la

Tabla 19.1 Lista de estructuras embrionarias/fetales y la edad gestacional a la cual son siempre visualizadas[a]

Semanas	N	Contorno anterior y posterior	Huesos largos	Dedos	Cara Paladar	Pie Dedos de los pies	Corte de cuatro cámaras
9	17	+	F&H +/– T&R –	+/–	–	–	–
10	16	+	F&H +/– T&R –	+/–	+/–	–	–
11	17	+	+	+/–	+/–	+/–	–
12	15	+	+	+	+	+/–	+/–
13	14	+	+	+	+	+	+/–
14	18	+	+	+	+	+	+

+/-: Nivel umbral (primero visto); +: Nivel discriminatorio (siempre visto)F: fémur; H: húmero; T: tibia; R: radio.
a Modificado de la ref. [4]

edad gestacional, el porcentaje de casos en los cuales la anatomía fetal puedo ser evaluada satisfactoriamente aumentó del 75% en la semana 11 al 98% en la semana 13; más aún notaron que al aumentar la edad gestacional la necesidad de realizar una evaluación TV disminuyó del 43% en la semana 11 al 15% en la semana 13.

En el año 2004, Souka y cols.[6] publicaron acerca de la factibilidad de la evaluación de la anatomía fetal tanto cardíaca como extracardíaca en 1144 embarazos de bajo riesgo entre las semanas 11 y 14. Realizaron tanto ecografía transabdominal (TA) como TV con el objetivo de visualizar las siguientes estructuras: cráneo, cerebro, cara, columna, corte cardíaco de cuatro cámaras y tres vasos, estómago, pared abdominal, riñones, vejiga y extremidades. Los resultados revelaron que la evaluación anatómica completa fue posible en el 48% de los casos. La evaluación anatómica extra cardíaca fue exitosamente visualizada en el 86% de los casos. El uso de la ecografía TV incrementó la evaluación satisfactoria de la anatomía fetal del 72% al 86%. La ecografía transvaginal fue particularmente útil en la evaluación de la cara, riñones y vejiga (Tabla 19.2). De forma similar a otros estudios encontraron que a mayor longitud cráneo-caudal mayor es la tasa de visualización de estructuras fetales.

En el año 2004, Timor-Tritsch y cols.[7] evaluaron la capacidad de un grupo de ecografistas norteamericanos para examinar satisfactoriamente la anatomía fetal en las semanas 11-14 de gestación. Los resultados revelaron que las tasas de detección son comparables a las reportadas por autores europeos. En su estudio transversal prospectivo de 223 mujeres entre las semanas 11 y 13 6/7, los ecografista debían visualizar distintas estructuras anatómicas fetales de la cabeza, cuello, columna, corazón, abdomen, tórax y extremidades con el objetivo de visualizar 37 estructuras fetales (Tabla 19.3). Los casos fueron divididos por edad gestacional en dos grupos: 11-12 y 13-14 semanas. De forma similar a estudios anteriores, con el aumento de la edad gestacional aumentó también la cantidad de estructuras fetales visualizadas. En este estudio, la evaluación del corazón fetal tuvo la tasa de valoración más baja lo cual no es sorprendente, ya que para la mayoría de los operadores el corazón fetal es la estructura fetal más difícil de evaluar.

Tabla 19.2 Porcentaje de estructuras cardíacas y extracardíacas visualizadas con el aumento de la LCC[a]

LEM (mm)	Extracardíacas (%)	Cardíacas	
		Corte 4 cámaras (%)	Corte 3 vasos (%)
45-54	65	67	25
55-64	84	86	46
65-74	93	93	58
> 74	96	97	67

LEM: Longitud embrionaria máxima.
[a] Sobre la base de los datos de la ref. 6

Tabla 19.3 Porcentaje de estructuras visualizadas a las 11-12 y a las 13-14 semanas por ecografistas dedicados[a]

Estructura	11-12 semanas n = 121 (%)	13-14 semanas n = 121 (%)	Valor P
Cabeza y cuello			
Cráneo	120 (99)	120 (99)	NS
Anatomía intracraneal	115 (95)	97 (95)	NS
Ventrículos laterales	109 (99)	94 (92)	NS
Plexos coroideos	118 (98)	97 (95)	NS
Cerebelo	63 (52)	70 (69)	0,01
Fosa posterior / cisterna magna	67 (55)	73 (72)	0,01
Anatomía nucal	115 (96)	95 (93)	NS
Cristalinos	106 (88)	91 (89)	NS
Perfil	110 (91)	91 (89)	NS
Nariz/labios	86 (71)	81 (79)	NS
Cara	89 (74)	85 (83)	0,08
Columna			
Cervical	97 (80))	91 (89	NS
Torácica	98 (81)	89 (87)	NS
Lumbar	87 (72)	79 (77)	NS
Sacra	42 (35)	49 (48)	NS
Corazón			
Eje cardíaco	86 (71)	75 (73)	NS
4 cámaras	33 (27)	42 (41)	0,03
Tracto de salida del VD	47 (39)	59 (58)	0,04
Tracto de salida del VI	45 (37)	62 (61)	0,0004
Arco aórtica	22 (18)	31 (30)	0,03
Arco ductal	18 (15)	24 (24)	NS
Abdomen y tórax			
Pulmones	77 (64)	79 (77)	0,02
Diafragma	65 (87)	94 (92)	NS
Pared abdominal (inserción del cordón)	117 (97)	98 (96)	NS
Estómago	118 (98)	100 (98)	NS
Riñones	97 (80)	93 (91)	0,02
Vejiga	113 (93)	92 (96)	NS
Dos vasos a los costados de la vejiga	102 (84)	92 (90)	NS
Intestino	93 (77)	90 (88)	0,02
Genitales	39 (32)	51 (50)	0,007
Extremidades			
Húmero	118 (98)	98 (96)	NS
Radio/cúbito	115 (95)	99 (97)	NS
Mano	118 (98)	100 (98)	NS
Dedos	104 (86)	92 (90)	NS
Fémur	119 (98)	98 (96)	NS
Tibia/peroné	111 (92)	96 (94)	NS
Pie	117 (97)	95 (93)	

[a] Reimpreso del American Journal of Obstetrics and Gynecology, 191(4), Timor-Tritsch IE, Bashiri A, Monteagudo A, Arslan AA, Qualified and trained sonographers in the US can perform early fetal anatomy scans between 11 and 14 weeks. 1247-52, Copyright 2004, con el permiso de Elsevier.

Los autores concluyeron que la evaluación de la anatomía fetal entre la semana 11 y 14 puede ser realizada por ecografistas, con lo que se logran buenas tasas de detección en la mayoría de los casos.

En una revisión sistemática reciente, Rossi y cols.[8] evaluaron la eficacia de la ecografía de la semana 11-14 en el diagnóstico de malformaciones estructurales fetales. Revisaron diecinueve publicaciones con 78 002 fetos. Hubo 996 fetos con malformaciones, con una prevalencia de doce malformaciones cada mil fetos. La tasa de detección global en esta revisión sistemática fue del 51%, con una tasa de detección de hasta el 62% cuando ambas vías TA y TV fueron realizadas. Más aún, la tasa de detección aumentó hasta el 65% entre los pacientes que presentaban alto riesgo de malformaciones fetales.

¿Qué estructuras anatómicas fetales deberían ser visualizadas en el estudio de la anatomía fetal temprana entre las 11 a 13 6/7 semanas de gestación?

Antes de continuar, es primordial realizar una evaluación clínica crítica importante que tener en cuenta al escanear al feto en estas edades gestacionales.

¡La edad gestacional importa! No todas las estructuras fetales visualizadas durante la ecografía del segundo trimestre (18 a 22 semanas) están completamente formadas a las 11 a 13 6/7 semanas y no todas las estructuras "maduran" al mismo tiempo o a la misma edad gestacional. Por ejemplo, el cerebro fetal se desarrolla y cambia continuamente durante la vida embrionaria/fetal. De acuerdo con la edad gestacional algunas estructuras pueden parecer normales o patológicas cuando en realidad no han completado su desarrollo. Por ejemplo, en el primer trimestre una diferencia de 5 a 7 días en la edad gestacional puede conducir a un diagnóstico erróneo de una estructura ventricular normal tal como el romboencéfalo con una ventriculomegalia o la no visualización de la hoz del cerebro con una holoprosencefalia. Por lo tanto, cuando se realiza una evaluación anatómica temprana, la lista de estructuras que el Instituto Estadounidense de Ecografía en Medicina (AIUM)[9] utiliza para la evaluación anatómica en las semanas18 a 20 no puede ser utilizada para el estudio del feto en el primer trimestre. En el año 2013 la Sociedad Internacional de Ecografía en Ginecología y Obstetricia (ISUOG) publicó guías[10] así como una lista de estructuras que deben incluirse en la evaluación anatómica del primer trimestre (Tabla 19.4).

En este capítulo, utilizamos el listado sugerido por la ISUOG de las estructuras fetales que deben ser visualizadas en la semana 11 a 13 6/7 (*v.* Tabla 19.4). Con esas guías presentamos las anomalías fetales que pueden ser detectadas a esas edades gestacionales tempranas.

Tabla 19.4 Evaluación anatómica sugerida en el momento de la ecografía de la semana 11 a 13 + 6[a]

Órgano/área anatómica	¿Presente o normal?
Cabeza	Presente
	Huesos del cráneo
	Línea media
	Ventrículos llenos de plexo coroideo
Cuello	Apariencia normal
	Espesor de translucencia nucal (si se acepta después del consentimiento informado y operador entrenado / certificado disponible)[b]
Cara	Ojos con cristalinos[b]
	Hueso nasal[b]
	Perfil normal/mandíbula[b]
	Labios intactos[b]
Columna	Vértebras (corte axial y longitudinal)[b]
	Piel intacta[b]
Tórax	Campos pulmonares simétricos
	Sin derrames ni masas
Corazón	Actividad cardíaca regular
	Cuatro cámaras simétricas
Abdomen	Estómago presente en el cuadrante superior izquierdo
	Vejiga[b]
	Riñones[b]
Pared abdominal	Inserción normal del cordón
	Ausencia de defectos umbilicales
Extremidades	Cuatro miembros cada uno con tres segmentos
	Manos y pies con orientación normal[b]
Placenta	Tamaño y eco estructura
Cordón	Tres vasos en el cordón umbilical[b]

[a] Reimpreso de Salomon LJ, Alfirevic Z, Bilardo CM, Chalouhi GE, Ghi T, Kagan KO, et al. Guías prácticas ISUOG: Rendimiento de la ecografía fetal en el primer trimestre. 2013; 41 (1): 102-13,
Con el permiso de John Wiley & Sons.
[b] Estructuras opcionales

Cabeza

Secuencia exencefalia-anencefalia, cefalocele

Las anomalías que resultan de la falla del cierre del neuroporo craneal anterior alrededor de los 26 a 32 días posconcepcionales producen defectos cerebrales, de la columna, una combinación de ambos o disrafismos; entre ellos la secuencia exencefalia-anencefalia, el cefalocele y la espina bífida son los defectos más comunes reportados, con una prevalencia de 1/1000 embarazos.[11]

La secuencia exencefalia-anencefalia es una malformación letal. En la exencefalia la característica ecográfica típica es la acrania en donde el cerebro relativamente bien formado se observa sin el cráneo cubriéndolo (Figura 19.1). Con el transcurso del embarazo el tejido cerebral comienza a desintegrarse y eventualmente resulta en la típica imagen de la anencefalia en donde el cráneo se encuentra ausente y las órbitas fetales son prominentes. Aumentando las ganancias del equipo, el líquido amniótico aparece particulado como resultado del desprendimiento del tejido cerebral expuesto (Figura 19.2).[12] La tasa de detección reportada a las 11-13 6/7 semanas fue del 100%.[8, 13]

El cefalocele es un defecto del cráneo que se produce sobre las estructuras óseas, a través del cual el cerebro o las meninges o una combinación de ambos se hernian. Se cree que este defecto se produce como resultado de un desarrollo defectuoso del mesodermo craneal. Teorías recientes sugieren que el cefalocele presenta un desarrollo y una genética diferente al de la secuencia exencefalia-anencefalia y no debería ser considerado un defecto del tubo neural.[11] Estudios sobre el cefalocele posterior en fetos con síndrome de Meckel, encontraron una relación entre este y los síndromes relacionados con ciliopatía.[11] La característica ecográfica es la de una imagen de tipo sacular en la parte posterior de la cabeza en los

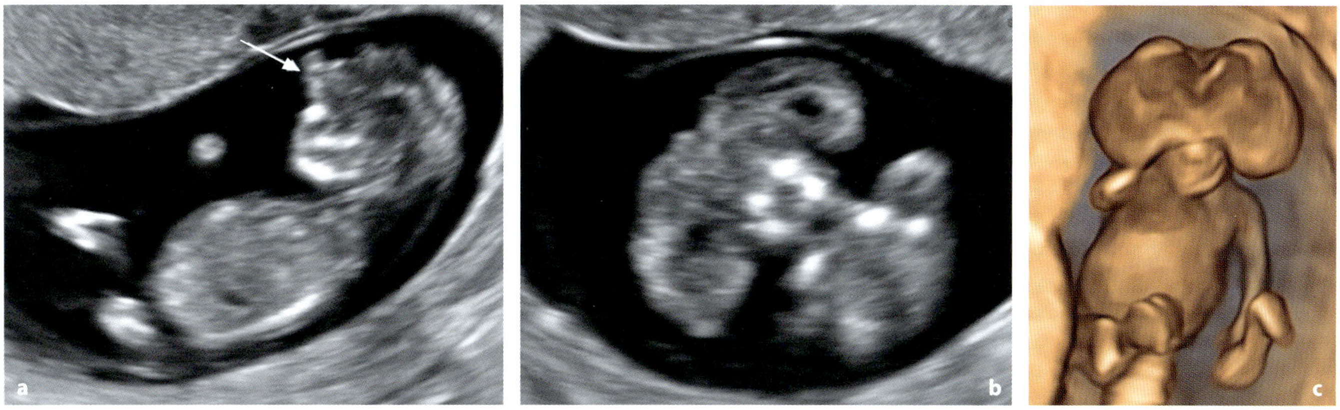

Figura 19.1 Feto de 10 3/7 semanas con la secuencia exencefalia-anencefalia. **a** Vista sagital: el cráneo fetal normal no se ve; en cambio la cabeza aparece "plana" e irregular. **b** Vista coronal de la cabeza fetal en donde se muestra significante cantidad de tejido cerebral que ha "caído" a los lados de la cabeza ya que no está contenido por el cráneo. **c** Reconstrucción 3D del feto que demuestra exencefalia. (*Flecha*: cabeza anormal con cráneo ausente).

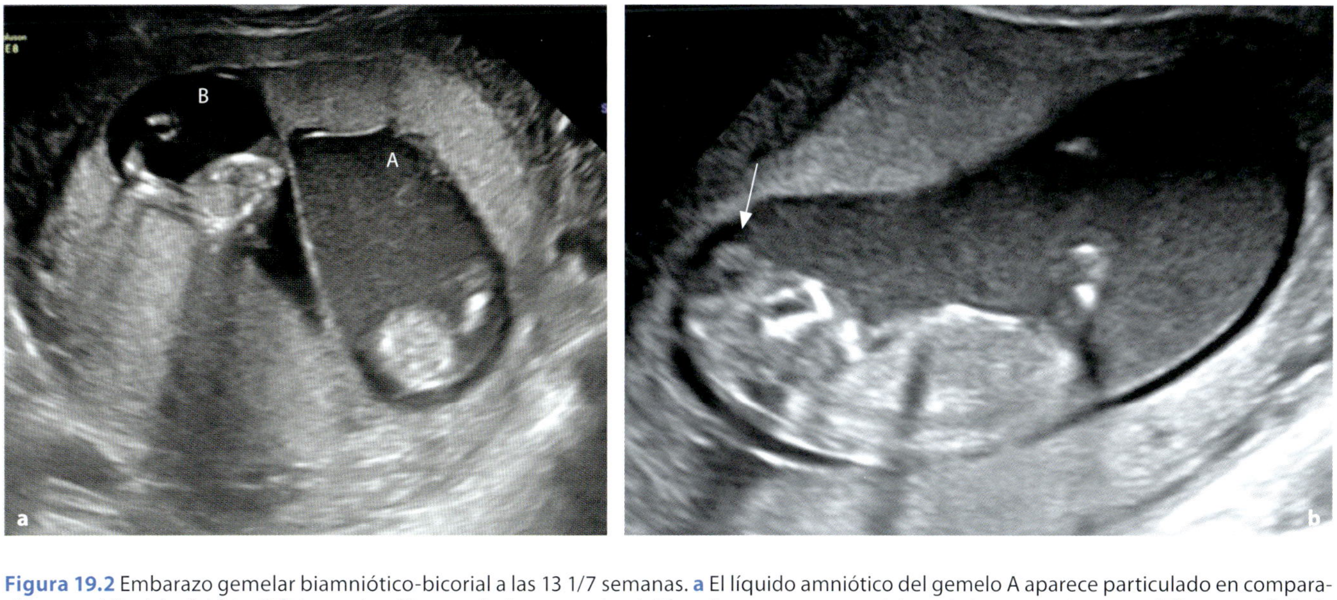

Figura 19.2 Embarazo gemelar biamniótico-bicorial a las 13 1/7 semanas. **a** El líquido amniótico del gemelo A aparece particulado en comparación con el líquido del feto B. **b** La evaluación anatómica posterior del feto A muestra rasgos típicos de la secuencia exencefalia-anencefalia; la cabeza aparece irregular y falta la típica imagen ecogénica regular y suave del cráneo (*flecha*).

casos de cefalocele posterior o anterior alrededor de la cara fetal en los casos de cefalocele anterior (Figura 19.3). El cefalocele puede ser pequeño o grande. Puede contener solo meninges (meningocele) o tejido cerebral (mielo-meningocele). Cuanto mayor sea el cefalocele y mayor contenido cerebral contenga, peor es el pronóstico para el feto. Puede presentar microcefalia en el 20%-25% de los casos. La tasa de detección reportada a las 11-13 6/7 semanas fue del 100%.[8]

Holoprosencefalia

Durante el desarrollo fetal normal, la hoz del cerebro, estructura de la línea media que separa la cavidad única del cerebro anterior en dos hemisferios, debería ser siempre visualizada a partir de las semanas 9 a 10 en todos los cerebros normales. La no visualización de la hoz del cerebro es consistente con holoprosencefalia (HPS) alobar (Figura 19.4). En la semana 11-13 6/7 los plexos coroideos deben ser visualizados a cada lado de la línea media; toman una forma que se asemeja a la de las alas abiertas de una mariposa (*v.* Figura 19.4 a).[14] Utilizando el "signo de las alas de mariposa" Sepulveda y cols.[15] evaluaron mediante ecografía 11 068 fetos vivos en un período de 9 años en búsqueda de HPE. En esta cohorte diagnosticaron once casos de HPS, en los cuales se demostró la falta de visualización del "signo de las alas de mariposa". La tasa de detección de HPS utilizando la falta de visualización del "signo de alas de mariposa" fue del 100%. Adicionalmente notaron que el 40% tenía un diámetro biparietal por debajo del percentilo 5 para la edad gestacional; lo cual, además, ayudó en el diagnóstico.

La holoprosencefalia es una malformación común que involucra al cerebro anterior. Esta malformación resulta de la falla en división completa o incompleta del cerebro anterior durante la segunda o tercera semana posconcepcional.[16-18] La prevalencia de holoprosencefalia reportada a las 11-13 6/7 semanas es de 1:1300 embarazos; aproximadamente el 66% presenta una anomalía cromosómica de las cuales el 86% tiene trisomía 13 y el 4% trisomía 18.[19] Esta anomalía tiene un espectro que va desde la forma más severa de HPE alobar, a la HPE semilobar y la HPE lobar hasta la forma menos severa de variante interhemisférica media (VIHM). Aproximadamente el 80% de los individuos afectados con HPE[9] presentan también una malformación craneofacial.[16] Las anomalías craneofaciales van desde ciclopía (un solo ojo en la línea media), sinoftalmia (fusión parcial de parte de los dos ojos en la línea media), hasta una probóscide (apéndice nasal con una sola fosa nasal situado sobre sobre los ojos).[17] En el primer trimestre, la mayoría de los casos de HPE diagnosticados corresponden a la forma alobar; sin embargo la forma semilobar puede ser diagnosticada, aunque a las semanas 11-13 6/7 es un desafío.

La reproducción tridimensional en modo de inversión puede ser utilizada para diferenciar entre un cerebro normal y una HPS; lo cual puede ser una herramienta adicional para el diagnóstico de la HPS en el primer trimestre (Figura 19.5).[20] La holoprosencefalia lobar, que es una malformación más sutil depende de la apariencia del cavum y es diagnosticada alrededor de la semana 18-20 en la evaluación fetal detallada del segundo trimestre. La mayoría de los fetos con holoprosencefalia no sobreviven. La tasa de detección reportada es del 50%-100%.[8, 13]

Cuello

Translucencia nucal aumentada e higroma quístico

El significado de una TN aumentada en el tamizaje de aneuploidías, defectos cardíacos congénitos y otras malformaciones está bien establecido. Se entiende por

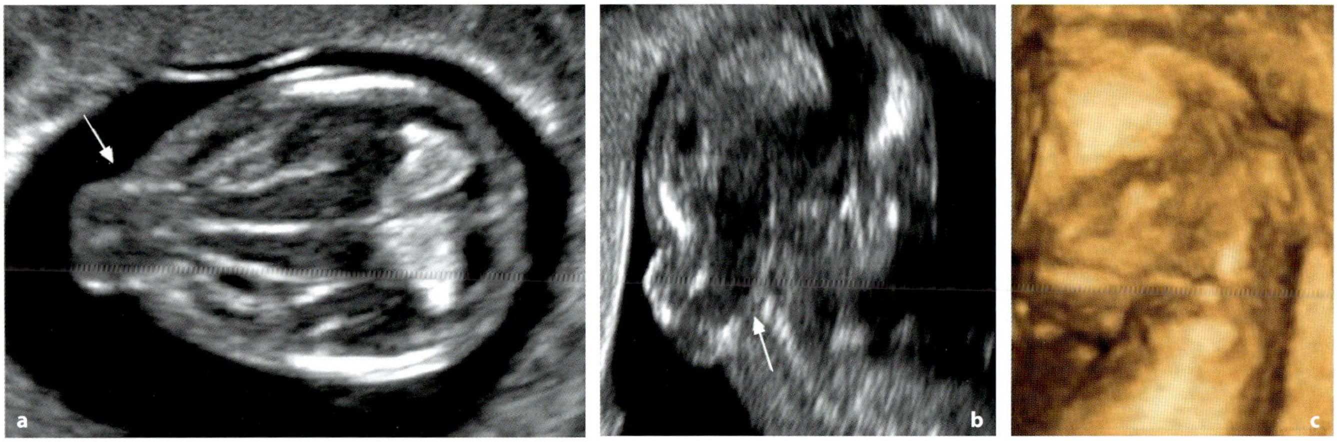

Figura 19.3 Cefalocele posterior a las 12 4/7 semanas. **a** Corte axial de la cabeza fetal que demuestra un defecto craneal posterior a través del cual el cerebro se hernia en el saco del cefalocele posterior (*flecha*). **b** Corte sagital de la cabeza fetal que demuestra un defecto craneal posterior, el saco del cefalocele con el cerebro y el cerebro medio herniándose en el saco. **c** Reconstrucción tridimensional del cefalocele.

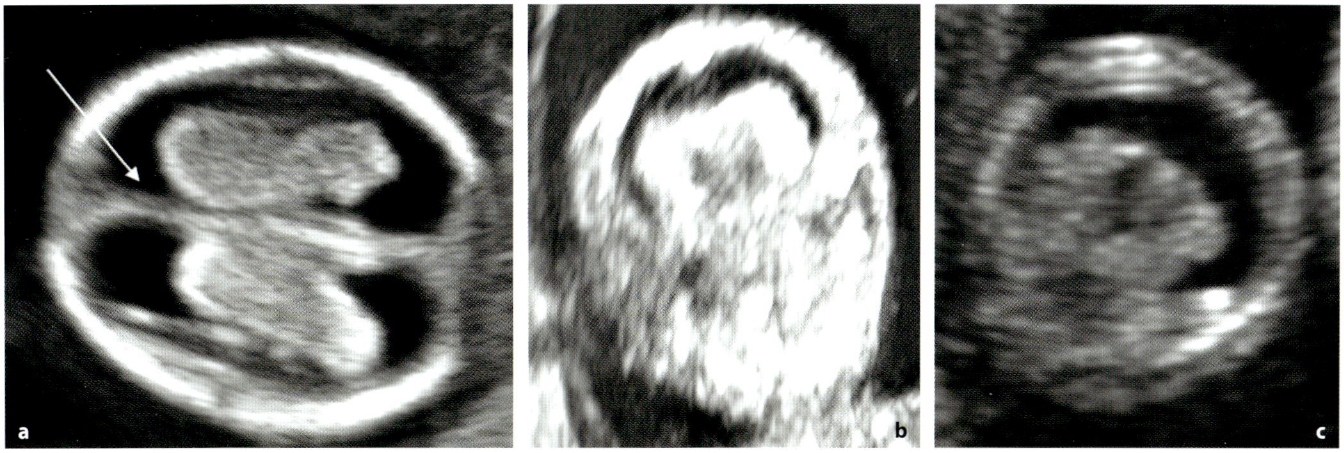

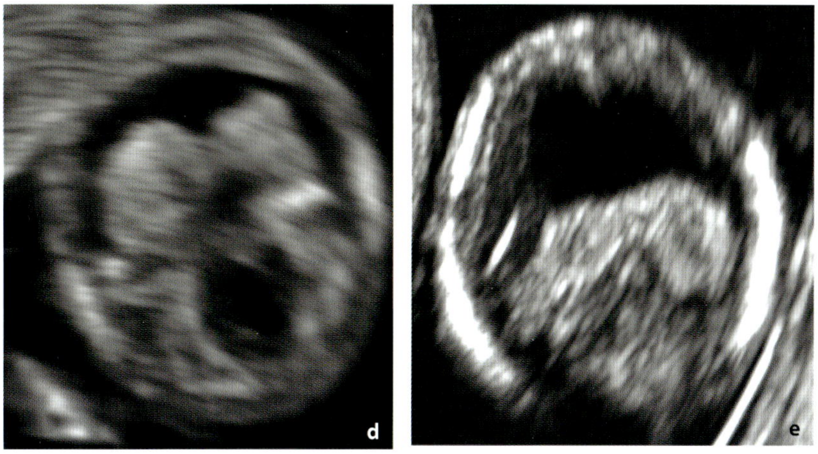

Figura 19.4 Imagen compuesta de un cerebro normal y cuatro casos de holoprosencefalia. **a** Corte axial de un feto normal a las 13 2/7 semanas por comparación, que muestra la hoz del cerebro que divide el cerebro en los hemisferios cerebrales derecho e izquierdo; los plexos coroideos ecogénicos son visualizados a ambos lados de la hoz (*flecha* = hoz del cerebro). Esta apariencia ha sido comparada con la de una mariposa con las alas abiertas. **b** Feto con holoprosencefalia a las 9 6/7 semanas. **c** Feto con holoprosencefalia a las 11 4/7 semanas. **d** Feto con holoprosencefalia a las 12 1/7 semanas. **e** Feto con holoprosencefalia a las 13 2/7 semanas. El hallazgo ecográfico común en todos los fetos con holoprosencefalia visualizados en un corte axial es la ausencia de la hoz cerebral; una cavidad ventricular única, plexos coroideos por encima de los tálamos fusionados; y ausencia de la imagen de aspecto de "mariposa" normal en un corte axial.

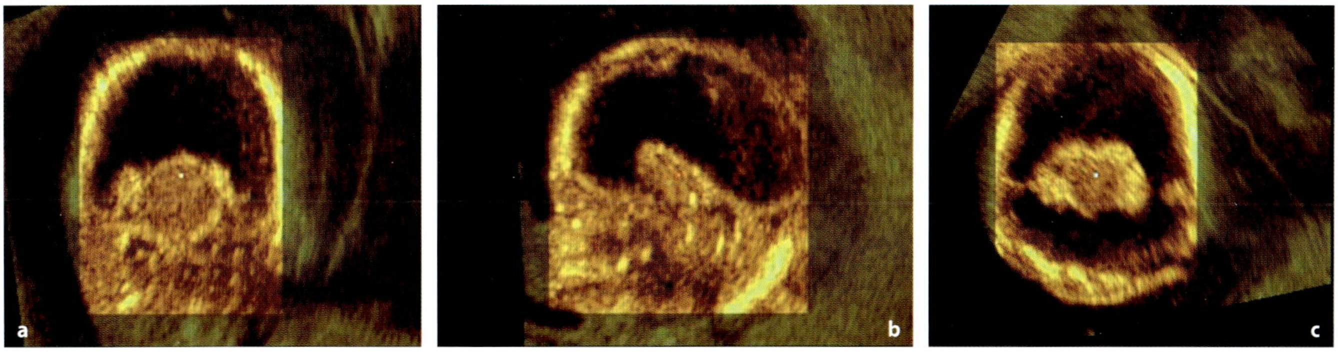

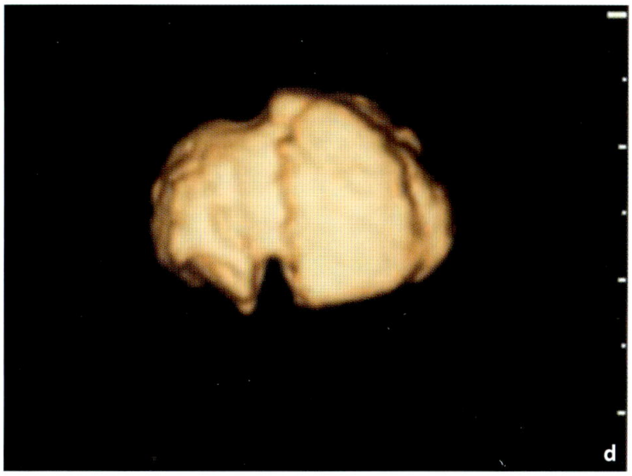

Figura 19.5 Visualización tridimensional de los tres planos de exploración ortogonales (axial, coronal y sagital), así como el modo de inversión; en la que el líquido anecoico espinal cerebral se "invierte" y se muestra como una estructura ecogénica en un feto con trisomía 13 a las 13 5/7 semanas con HPS alobar. **a** Sección coronal que muestra un ventrículo "único"; la ausencia de las estructuras de la línea media y los tálamos fusionados. **b** Vista sagital del feto; la cara está mirando al lado izquierdo de la imagen; la cabeza contiene líquido. **c** Corte axial que muestra características similares descritas en (**a**). **d** La caja 3D representa la imagen invertida del fluido contenido dentro del único ventrículo cerebral.

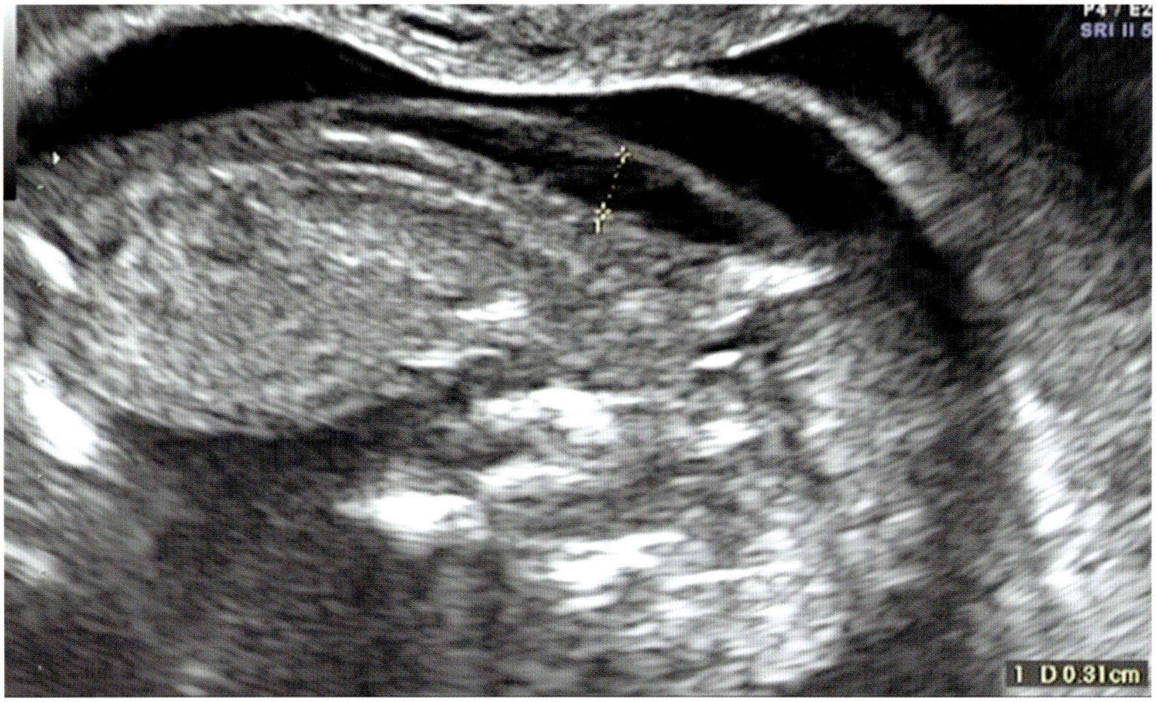

Figura 19.6 Feto a las 11 5/7 semanas que demuestra una TN de 3,1 mm; a esta edad gestacional esta medida cae por encima del percentilo 95.

translucencia nucal aumentada a aquella medida que se encuentra por encima del percentilo 95; que al mismo tiempo aumenta con la edad gestacional y es de aproximadamente 2,5 mm; en contraste, el percentilo 99 se encuentra fijo en 3,5 mm (Figura 19.6).[21, 22] Una TN aumentada, en sí misma, no es una anormalidad, ya que puede ser observada tanto en embarazos normales como en aquellos con patología. Kagan y cols.[23] estudiaron la relación entre una TN aumentada y los defectos cromosómicos. Con una TN aumentada por encima del percentilo 95 a 3,4 mm la incidencia de aneuploidías cromosómicas fue del 7%; con una TN de 3,5-4,4 mm la incidencia de aneuploidías cromosómicas fue del 20%; con una TN de 4,5-5,4 mm fue del 45%; con una TN de 5,5-6,4 mm, 50%; con una TN de 6,5-7,4 mm, 70%; y con una TN mayor o igual a 8,5 mm de 75%. Otro hallazgo interesante fue que aproximadamente la mitad de los fetos con trisomía 21 tuvieron una TN menor o igual a 4,5 mm; una TN mayor de 4,5 mm fue vista en el 60% de los casos de trisomía 13, el 75% de los casos de trisomía 18 y el 90% de los casos de síndrome de Turner. Más aún, los fetos con síndrome de Turner tendieron a tener la mayor TN mayor o igual a 8,5 mm.

En fetos euploides, es bien conocida la asociación entre TN aumentada y defectos cardíacos congénitos. En un metaanálisis del año 2003 por Makrydinas y cols.[24] una TN mayor que el percentilo 95 tuvo una sensibilidad del 37% y una especificidad del 96,6%; y para una TN mayor que el percentilo 99 del 31% y del 98,7%, respectivamente, con un valor predictivo positivo de 24 para el diagnóstico de cardiopatías congénitas mayores.[21, 24] En un metaanálisis posterior, en el año 2013 Sotiriadis y cols.[25] encontraron que aproximadamente el 45% de los fetos cromosómicamente normales con cardiopatías congénitas tenían una TN mayor al percentilo 95 y el 20% tenían una TN mayor al percentilo 99.

El higroma quístico se refiere a una colección de líquido bilateral y tabicado ubicado en la región cérvico-occipital.[26] Es el resultado de una obstrucción en los vasos linfáticos y venosos del cuello fetal, lo que resulta en la acumulación de linfa en los sacos yugulares linfáticos (Figura 19.7).

En fetos con higroma quístico entre la semana 11 a 13 6/7, aproximadamente el 51%[27] a 54,9%[28] tendrá una anomalía cromosómica; de las cuales la trisomía 21 es la más frecuente. En un estudio de cohorte retrospectivo que incluyó 944 fetos con higroma quístico en el primer trimestre; la prevalencia de trisomía 21 fue de 21,4%; seguido de la monosomía X (síndrome de Turner) de 12,1%, trisomía 18 de 11,4% y trisomía 13 de 3,6% y otras anomalías del cariotipo como otras trisomías, deleciones, duplicaciones, translocaciones no balanceadas, inversiones y anomalías de los cromosomas sexuales.[28] Entre los fetos con cariotipo normal el 28,8% tenía una malformación mayor. Las malformaciones del sistema urinario, del sistema nervioso central y cardíacas fueron las más comunes, ya que correspondieron al 15% de las anomalías.[28] En esa misma cohorte, seis fetos tuvieron síndromes genéticos; el síndrome de Angelman y el de Noonan fueron

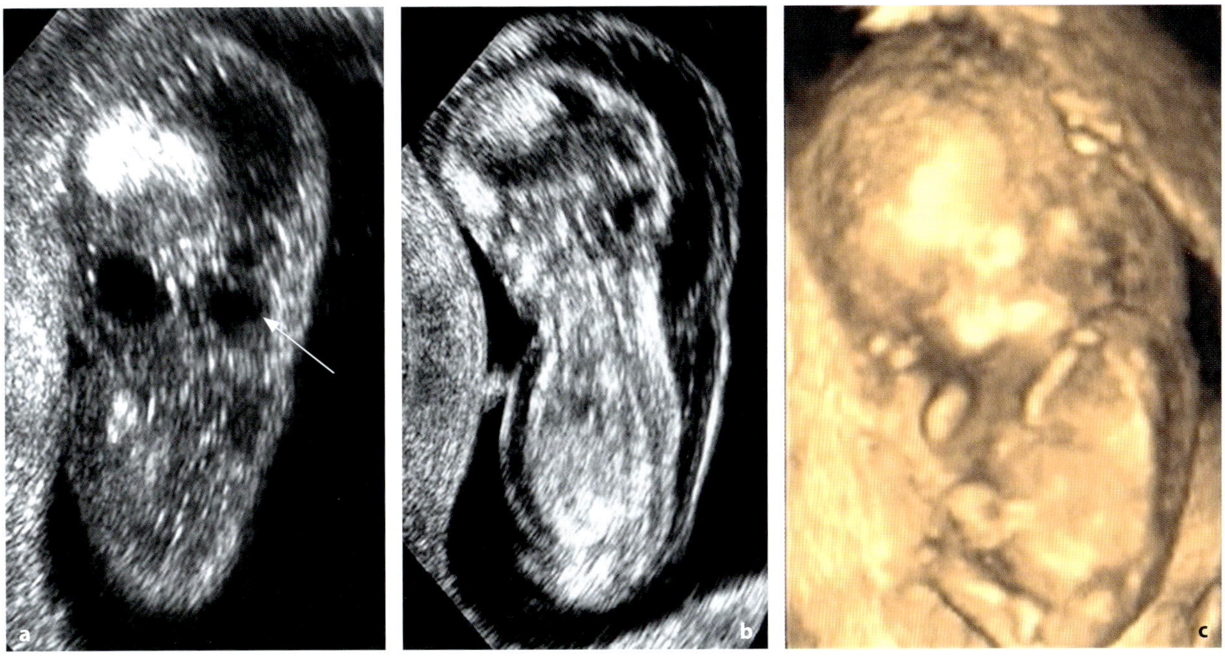

Figura 19.7 Feto a las 12 3/7 semanas con higroma quístico. **a** Sección coronal posterior que muestra la dilatación quística bilateral al nivel del área posterior del cuello (*flecha*). Esta patología es el resultado de la obstrucción entre los vasos linfáticos y venosos en el cuello, que da como resultado acumulación de linfa en los sacos linfáticos yugulares. **b** Vista sagital del feto que muestra un higroma posterior extenso y el edema corporal total. **c** Reconstrucción 3D del higroma quístico.

algunos de los síndromes genéticos encontrados. La pérdida perinatal se produjo en el 39% de los embarazos y un resultado en general desfavorable en el 86,6% de los fetos.[28]

Cara

Hueso nasal ausente, hendidura del labio ± del paladar, cataratas, micrognatia

Durante la exploración anatómica temprana, de manera similar a la exploración tradicional de la anatomía en el segundo trimestre, el perfil de la cara fetal debe ser obtenido. Esto puede poner de manifiesto un hueso nasal ausente, un labio leporino o paladar hendido, o una micrognatia.

El hueso nasal ausente no es una malformación fetal *per se*, sin embargo es un marcador de aneuploidías; particularmente de las trisomías más comunes (Figura 19.8).

Los huesos nasales son en realidad estructuras pareadas, hay un hueso nasal derecho e izquierdo y puede haber ausencia o hipoplasia tanto unilateral como bilateral. El hueso nasal ausente se observa en el 60% de los fetos con trisomía 21, en el 53% de los fetos con trisomía 18 y en el 45% de los fetos con trisomía 13. La ausencia del hueso nasal confiere una tasa predictiva de 27,8 para síndrome de Down; más aún, el hueso nasal ausente puede presentarse en el 2,5% de los fetos euploides.[29] Entre embarazos de fetos euploides, el hueso nasal ausente es más frecuente en mujeres de raza negra (5,8%) que en mujeres blancas (2,6%) o asiáticas (2,1%).[30] En una publicación reciente entre 57 fetos con hueso nasal ausente y cariotipo normal tres tuvieron un resultado adverso y, en todos, anomalías adicionales fueron detectadas por ecografía.[30]

El labio leporino o paladar hendido es una malformación facial común con una incidencia reportada de 1,7 cada 1000 nacidos vivos; sin embargo, existen variaciones étnicas y geográficas.[31] En hasta el 80% de los casos, el labio leporino es unilateral, afecta el lado izquierdo y la mayoría de los fetos que lo padecen son varones. Sin embargo, el paladar hendido aislado es más frecuente en fetos de sexo femenino con una incidencia reportada de 1 en 2500 nacidos vivos.[31] Durante el desarrollo, el labio superior completa su formación hacia la semana 8 cuando el proceso nasal medial y el maxilar se fusionan. El labio leporino de uno o ambos lados resulta de la falla en la fusión del proceso nasal medial con el proceso maxilar. El paladar está formado por el paladar primario y secundario. Este desarrollo comienza en la semana 7, pero no se completa hasta la semana 14. En la semana 11-13 6/7, cortes sagitales, axiales y coronales mediante ecografía 2D y 3D permiten detectar el labio leporino y el paladar hendido (Figura 19.9). En los casos de labio leporino bilateral, una protuberancia anterior a los labios es vista en el corte sagital; en el corte axial el labio leporino y el paladar hendido pueden ser vistos como una indentación profunda. La ecografía 3D, en particular el uso de la reconstrucción 3D de la cara usando el corte coronal, es útil

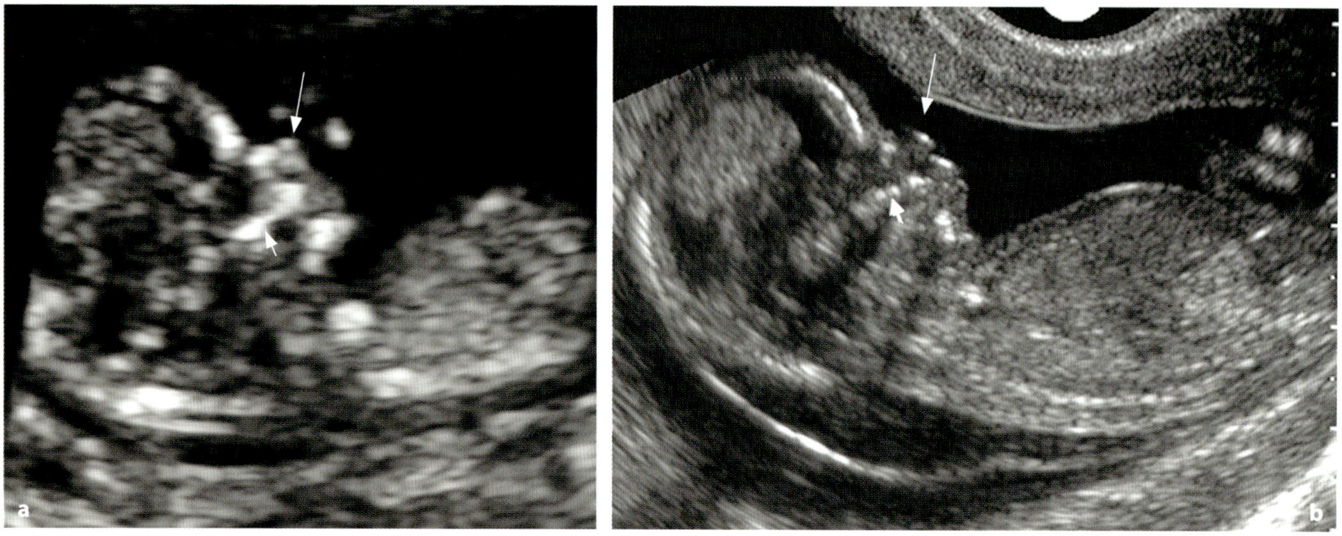

Figura 19.8 Se observan dos fetos, uno normal y otro con hueso nasal ausente y un higroma quístico. Para visualizar el hueso nasal o su ausencia es importante obtener el plano de exploración sagital de la cara correcto que muestre la punta de la nariz (*flecha larga*) y el paladar (*flecha corta*). **a** Feto a las 12 1/7 semanas con un hueso nasal de apariencia normal. **b** Feto con ausencia de hueso nasal a las 13 6/7 semanas.

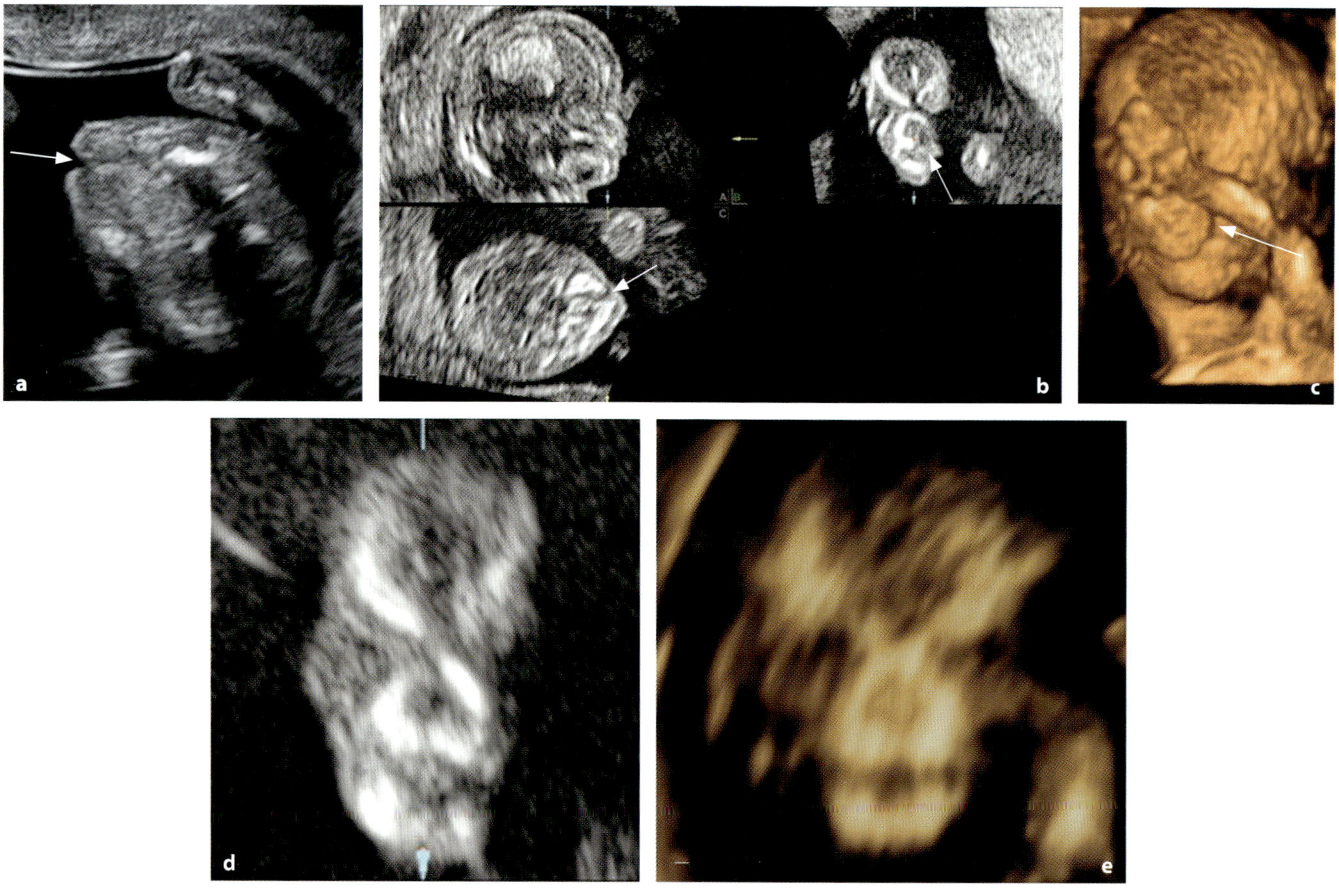

Figura 19.9 Feto con labio leporino y paladar hendido izquierdo unilateral a las 12 5/7 semanas. **a** Sección axial al nivel del labio superior de un feto con labio leporino y paladar hendido unilateral diagnosticado en el momento del examen de la translucencia nucal (*flecha*). **b** Planos ortogonales en 3D del mismo feto. *Recuadro A*: una vista sagital de la cara. *Recuadro superior izquierdo B*: una sección coronal que muestra el triángulo retronasal anormal con un hueco en el área del lado izquierdo del paladar (*flecha*). *Recuadro inferior izquierdo C*: sección axial; la *flecha* apunta al defecto. **c** Reconstrucción 3D del feto con labio leporino y paladar hendido unilateral (*flecha*). **d**, **e** Cortes gruesos en 2D y 3D de un triángulo retronasal normal.

para la evaluación de los defectos faciales (*v.* Figura 19.9 b). La tasa de detección del labio leporino y del paladar hendido en el primer trimestre es baja y varía del 5% al 50%.[8, 13] El triángulo retronasal (*v.* Figura 19.9 e) puede ser visualizado con ecografía 2D o 3D, mediante la obtención de un corte coronal anterior de la cara fetal. El ápex del triángulo está formado por los dos huesos nasales, los bordes laterales por los procesos frontales del maxilar y la base del triángulo por el paladar primario.[32] En los casos de paladar hendido, el defecto puede ser visualizado en la base del triángulo, en el sitio del paladar primario (*v.* Figura 19.9 b cuadrante C). La evaluación del triángulo retronasal puede probablemente mejorar la tasa de detección y el diagnóstico del labio leporino y del paladar hendido, sin embargo, no hay estudios prospectivos disponibles que analicen su eficacia hasta el momento. Además, este corte ha sido recientemente propuesto como una nueva forma de analizar la presencia o ausencia de los huesos nasales.[32-34]

La incidencia reportada de las <u>cataratas</u> es de 1-6/10 000 nacimientos.[35] El cristalino fetal se desarrolla del ectodermo superficial antes de la sexta semana de gestación.[35] La catarata congénita puede ser el resultado de una infección fetal intrauterina a una edad gestacional muy temprana, tal como rubeola, varicela, herpes y CMV; de la exposición a toxinas (drogas antipsicóticas tales como la carbamazepina); de causa idiopática o genética. Presentan una causa genética el 30% de los casos de afectación unilateral y el 50% de los casos de afectación bilateral;[35] son de origen genético síndromes como el Walker-Warburg y anomalías del cariotipo, tales como la trisomía 21, 18 y 13. La imagen ecográfica normal del cristalino fetal es la de un anillo con un centro anecoico y un borde externo ecogénico (Figura 19.10 a). A veces la arteria hialoidea puede ser visualizada como una estructura lineal entre la parte posterior del cristalino y el disco óptico; sin embargo, la arteria hialoidea generalmente regresa antes del nacimiento. En las cataratas fetales hay un opacamiento del centro anecóico del cristalino; a veces, en conjunto con las cataratas se produce una reducción en el tamaño del ojo fetal (*v.* Figura 19.10 b).[36]

La mandíbula, el labio inferior y el mentón se forman a partil del proceso mandibular inferior alrededor de la semana 8-12; con una fusión final de todas las partes para la formación completa de la mandíbula hacia la semana 13 de gestación. El desarrollo normal de la mandíbula puede ser interrumpido por la exposición a factores ambientales o por síndromes genéticos.[37] La *micrognatia* es un rasgo común en más de cien condiciones genéticas, tales como Treacher Collins, secuencia Pierre Robin, síndrome de aquinesia fetal y aneuploidías cromosómicas tales como trisomía 18 y 13 así como deleciones.[37, 38] Según lo indicó Paladini en al año 2010,[37] la micrognatia fetal es casi siempre un hallazgo ominoso; por lo tanto, siempre que se sospeche es fundamental realizar un estudio detallado. Utilizando la ecografía 2D y 3D, la mandíbula fetal puede ser visualizada en un corte sagital al obtener el perfil fetal y en un corte

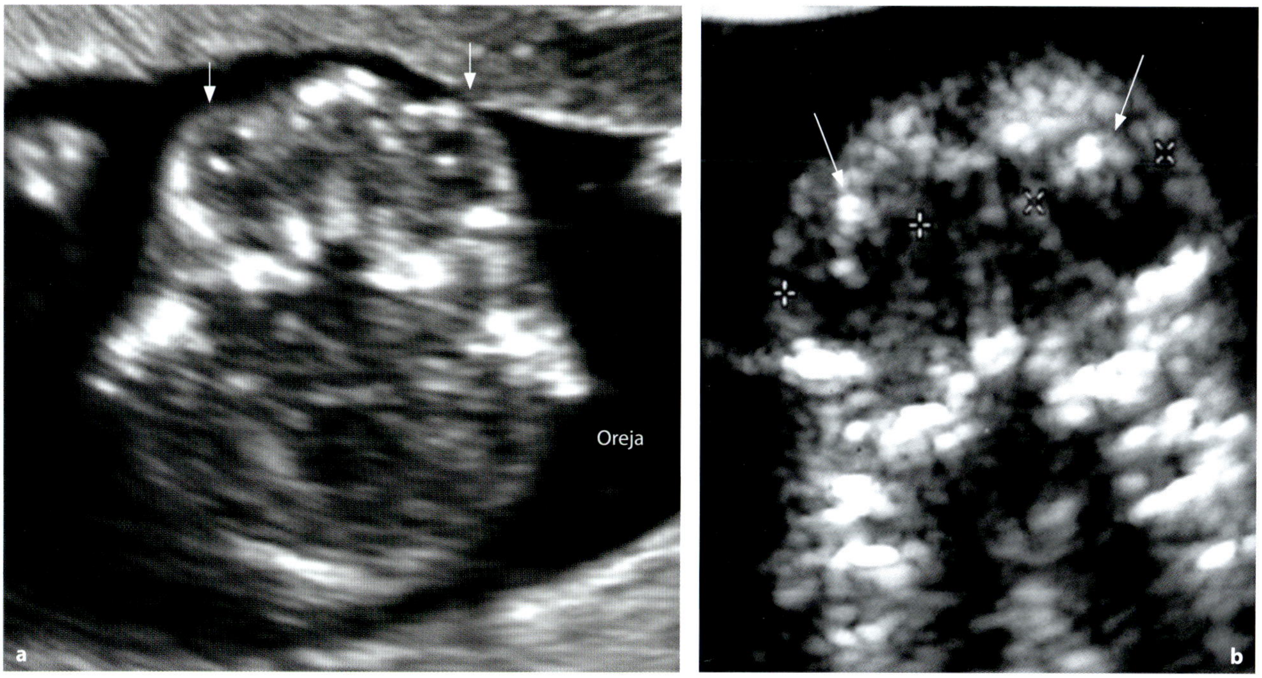

Figura 19.10 Sección axial de la cara fetal a nivel de las órbitas fetales. **a** Feto normal donde, dentro las órbitas normales, se visualizan los cristalinos. El aspecto ecográfico de un cristalino normal es el de un anillo ecogénico con una sonolucencia central (*flechas*). **b** Sección axial de un feto con cataratas congénitas autosómico dominante a las 12 5/7 semanas. Dentro de la órbita normal, se pierde la apariencia de anillo de la lente y se sustituye por un anillo lleno de un material ecogénico central que corresponde a la catarata. Las *flechas* señalan las cataratas.

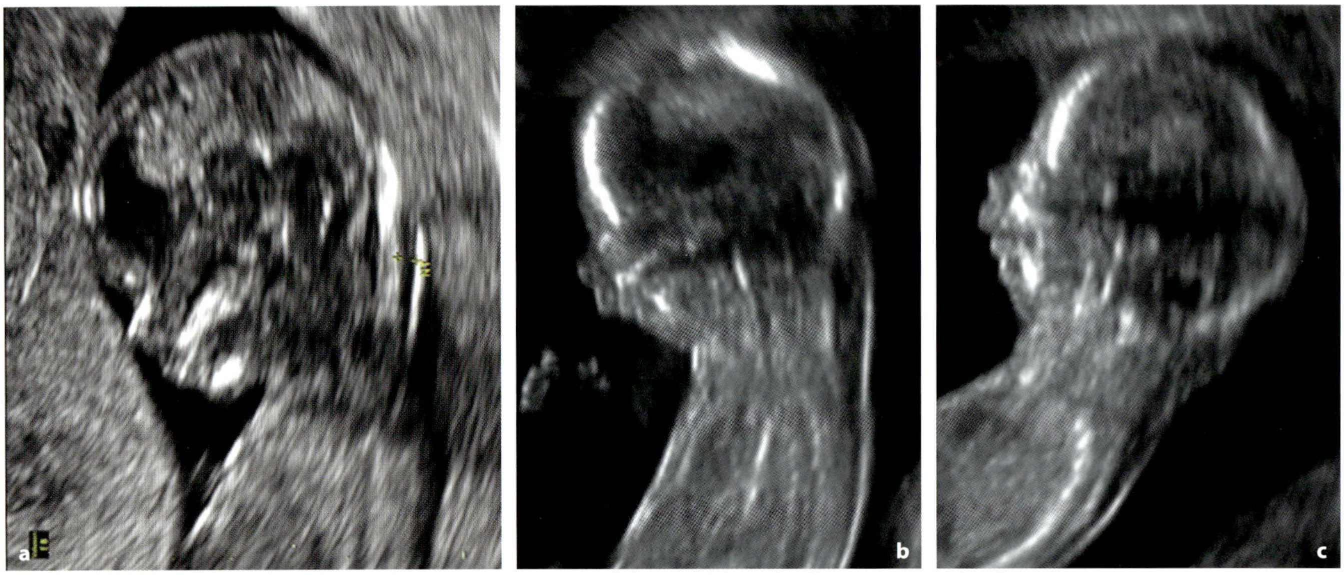

Figura 19.11 Vista sagital del perfil fetal. **a** Perfil fetal normal. **b, c** Visiones ligeramente diferentes del perfil de un feto de 13 6/7 semanas con micrognatia y una TN engrosada. El feto era portador de una deleción no balanceada.

axial de la mandíbula como parte de la imagen 3D de la cara (Figura 19.11 a). El diagnóstico de micrognatia puede basarse en la evaluación subjetiva o mediante la utilización de métodos objetivos, tales como el índice mandibular y el ángulo facial inferior. Al aplicar éstos métodos objetivos en la semana 11-13 6/7 es importante recordar que fueron desarrollados para fetos de 18-20 semanas y que su utilización no ha sido validada para edades gestacionales tempranas (*v.* Figura 19.11 b).[37, 38]

Columna

Espina bífida abierta

En la semana 11-13 6/7 la columna fetal puede ser evaluada mediante cortes sagitales, coronales y axiales similares a los que se realizan rutinariamente durante la evaluación anatómica del segundo trimestre. El diagnóstico de espina bífida en el segundo trimestre está basado en varios marcadores ecográficos: la presencia de una protuberancia o irregularidades en la columna vertebral; la identificación de dos definidos y sensibles marcadores craneales conocidos como el "signo del limón" y el "signo de la banana". La espina bífida abierta puede ser diagnosticada en la semana 11-13 6/7 o más tempranamente mediante la visualización, en el plano sagital de la columna, de un abultamiento o de una disrupción en la parte ósea de la columna y en la piel que la recubre.[39, 40] Se ha reportado la detección ecográfica de los "signos del limón y de la banana" en fetos luego de la semana 12 de gestación.[39, 41] En gestaciones menores de 12 semanas, el cerebelo puede aparecer ligeramente convexo; pero la apariencia típica del "signo de la banana" puede ser demostrada luego de la semana 12.[41] Investigaciones recientes en este tema resultaron en la aparición de varios marcadores craneales adicionales que han sido desarrollados para detectar la espina bífida abierta en fetos en la semana 11-13 6/7. Estos marcadores incluyen: la no visualización de la translucencia intracraneal (TI) (*v.* Figura 19.12 c, d),[42] el aumento del diámetro del tronco del encéfalo en relación con la distancia del tronco del encéfalo al hueso occipital (TE/TEHO)[43] y un espesor de la cisterna magna menor que el percentilo 5;[44] así como la medida del diámetro biparietal (DBP) en el corte axial menor que el percentilo 5[45, 46] y la relación del diámetro biparietal con el diámetro transverso abdominal menor o igual que 1 (DBP/DTA).[47] Los fetos con "tamizaje positivo" para estos nuevos marcadores craneales deberían ser referidos a centros que cuenten con expertos en la ecografía del primer trimestre temprano. La mayoría de estos nuevos signos craneales pueden ser identificados en el corte sagital medio, que es el mismo plano utilizado para medir la translucencia nucal. Por el momento, la evidencia relacionada con el rendimiento del uso de estos nuevos signos craneales para la detección de espina bífida abierta es limitada; sin embargo, Bernard y cols.[45] reportaron que la utilización del DBP menor que el percentilo 5 podría detectar el 50% de los casos de espina bífida al seleccionar un 5% de casos que requerirán una posterior evaluación por operadores expertos.

Corazón

El corazón anormal

La cardiopatía congénita (CC) es una anomalía común que presenta una incidencia reportada de 8-10/1000 nacidos vivos.[48] Actualmente la tasa de detección en el primer

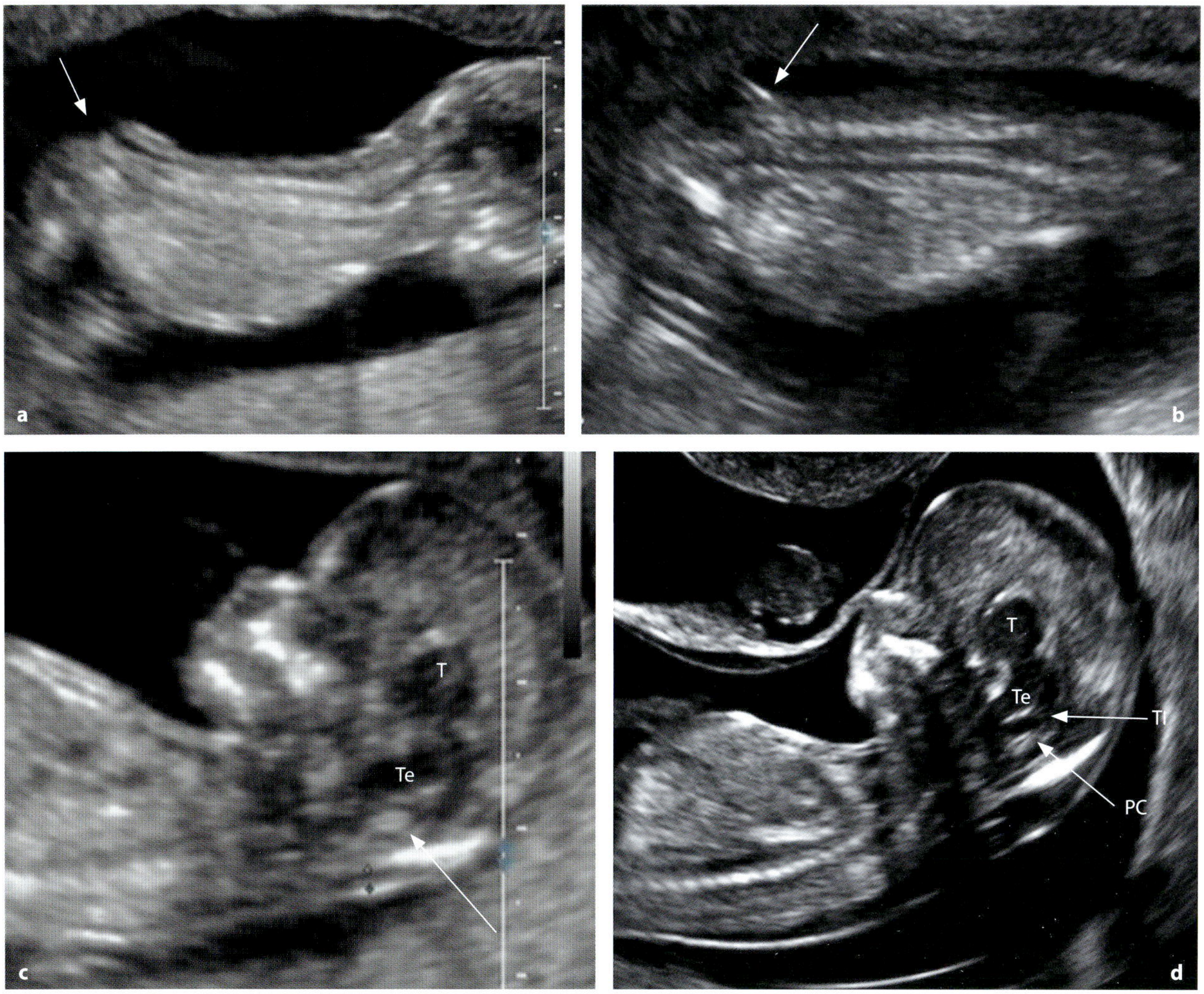

Figura 19.12 Imagen sagital de la columna vertebral fetal a las 12 3/7 semanas con una espina bífida lumbosacra abierta. Este hallazgo se confirmó tanto con estudios posteriores, así como con la evaluación postnatal. **a** El defecto espinal lumbosacro se observa señalado por la *flecha*. **b** Vista sagital, ligeramente fuera de la línea media, que demuestra el saco del mielomeningocele así como el defecto de los cuerpos vertebrales. **c** Vista sagital de la cabeza fetal que demuestra la falta de visualización de la translucencia intracraneal. **d** Vista sagital de un feto normal que muestra una translucencia intracraneal normal (TI). La TI se observa entre el tronco encefálico (Te) y el plexo coroideo (PC). T: tálamo.

trimestre se mantiene relativamente baja a excepción de los centros que cuentan con expertos en ecocardiografía fetal temprana. Hay varios factores que juegan un papel importante en la detección de las cardiopatías congénitas como la experiencia del operador en ecocardiografía fetal, el hábito corporal materno, la calidad del equipo y el uso de la ecografía transvaginal. La asociación entre la TN aumentada y las cardiopatías congénitas está bien documentada en la bibliografía y dicho tema ya fue tocado anteriormente.[21, 24] En un metaanálisis reciente[25] la sensibilidad, la especificidad, el valor predictivo positivo y el valor predictivo negativo para un TN mayor que el percentilo 95 fue de 44,4, 94,5, 7,49, y 0,63; y para una TN mayor que el percentilo 99 fue de 19,5, 99,1, 21 y 0,83, respectivamente. Últimamente, el flujo anormal en el *ductus* venoso y la regurgitación tricuspídea han surgido como importantes marcadores adicionales para el tamizaje de las cardiopatías congénitas en la semana 11-13 6/7. En un estudio prospectivo reciente, el flujo reverso en la onda a del *ductus* venosos fue observado en el 28,2 % de los fetos con cardiopatías en comparación con el 2,1% de los fetos sin defectos cardíacos. Cuando tanto la onda a reversa en el *ductus* venoso como una TN mayor que el percentilo 99 se encuentran presentes, la tasa de cardiopatía fue de 38,8% y para una TN mayor que el percentilo 95 de 47,1%.[49] En una publicación del 2011 la regurgitación tricuspídea fue observada en el 32,9% de los fetos con cardiopatías y en el 1,3% de los fetos sin defectos cardíacos; alguno de los tres marcadores (TN aumentada, onda a reversa, regurgitación tricuspídea) estuvo presente en el 57,6% de los fetos con cardiopatías congénitas y solo en el 8% de los fetos sin defectos cardíacos.[50] Entre

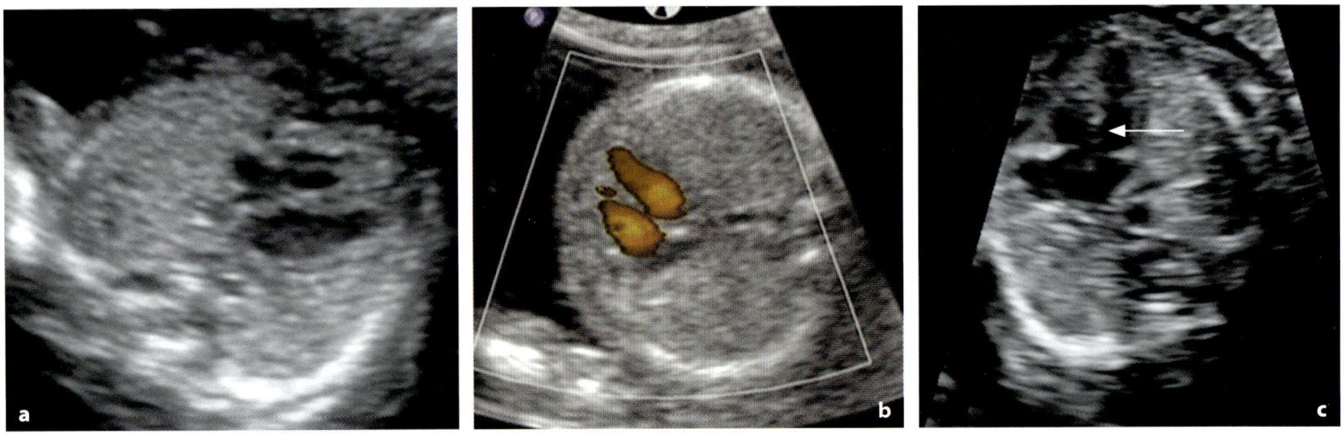

Figura 19.13 Corte de cuatro cámaras del corazón fetal. **a** Vista normal de cuatro cámaras de un feto a las 13 3/7 semanas. **b** Corte de cuatro cámaras con aplicación del Doppler de energía mostrando el flujo sanguíneo normal a través de ambas válvulas aurículo-ventriculares. **c** Feto de 13 semanas con sospecha diagnóstica de canal aurículo-ventricular o defecto del tabique aurículo-ventricular (*flecha*); La cruz del corazón parece anormal y las dos válvulas no pueden ser claramente identificadas.

las anomalías cardíacas que pudieron ser diagnosticadas luego de realizar un ecocardiograma fetal se encontraron el síndrome del ventrículo izquierdo hipoplásico, el doble tracto de salida del ventrículo derecho y la tetralogía de Fallot; con tasas de detección del 50% al 99% (Figura 19.13).[8]

Tórax

Hernia diafragmática congénita

Al momento de evaluar el tórax fetal en el primer trimestre, es clave valorar la simetría de los campos pulmonares y la ausencia de masas o colecciones líquidas. El corazón normal se encuentra ubicado entre los pulmones, con el ápex cardíaco hacia la izquierda y aproximadamente dos tercios del corazón ubicado en el lado izquierdo del tórax (*v.* Figura 19.13 a, b). Cuando la posición normal del corazón se encuentra interrumpida y el corazón está desplazado hacia la derecha o izquierda, se debe sospechar la presencia de una masa intratorácica. En la *hernia diafragmática congénita* el estómago o el intestino fetal pueden verse en el tórax en un corte transversal (Figura 19.14). El corazón y el mediastino pueden estar mínima o significativamente desplazados lateralmente hacia la derecha o hacia la izquierda según el lado del defecto en el diafragma. La prevalencia reportada de la hernia diafragmática congénita (HDC) es de 1 en 2500 a 1 en 3500 nacidos vivos; las hernias en el diafragma izquierdo son más comunes que las derechas, con una relación 6:1.[51] Han sido reportadas hernias diafragmáticas bilaterales, que siempre son letales.[51] El 90% de los defectos son posterolaterales (hernia de Bochdalek), el 9% anteromediales (hernia de Morgagni) y el porcentaje restante comprende a distintas formas inusuales de defectos diafragmáticos.[51] Cerca del 40% de los fetos con hernia diafragmática, presentan en la semana 11-13 6/7 una TN aumentada. La TN aumentada puede ser un signo ecográfico temprano de compresión torácica e hipoplasia pulmonar.[52] El diagnóstico HDC en la semana 11-13 6/7 es desafiante y aun cuando la TN está aumentada, la tasa de detección es de aproximadamente el 50%.[13] Actualmente, la mayoría de las hernias diafragmáticas son diagnosticadas tardíamente y los defectos pequeños son solo diagnosticados posnatalmente.

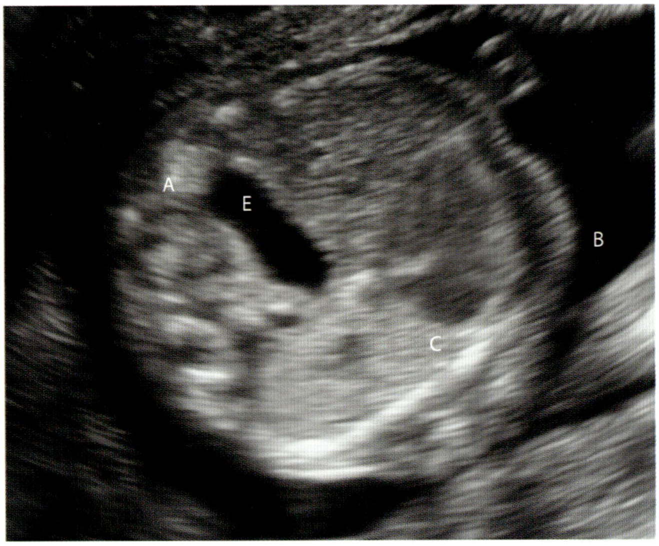

Figura 19.14 Vista del tórax fetal a nivel de las cuatro cámaras; el corazón se ve empujado hacia el lado derecho de la Imagen y en el lado izquierdo se ve el estómago fetal E. El estómago fetal nunca debe ser visto al mismo tiempo que las cuatro cámaras del corazón (C); cuando se observa este hallazgo, se puede hacer diagnóstico de hernia diafragmática congénita hasta que se demuestre lo contrario.

Abdomen

Riñones

Los riñones normales pueden ser visualizados en la semana 11-13 6/7. En el 2004, nuestro grupo reportó la tasa de detección de distintas estructuras fetales por ecografistas.[7] La tasa de visualización de los riñones y de la vejiga a las 11-12 semanas fue del 80% y del 93%, respectivamente; y a las 13-14 semanas fue del 91% y del 96%, respectivamente. Los riñones normales a esta edad gestacional aparecen relativamente hiperecogénicos en comparación con la apariencia ecográfica de los riñones a edades gestacionales más avanzadas. Mediante el uso del Doppler color/de energía para encontrar las arterias renales, se puede mejorar la visualización y detección de los riñones a esta edad gestacional. Las glándulas suprarrenales son relativamente grandes a esta edad gestacional en comparación con los riñones y son ecográficamente anecoicas tal como lo son a edades gestacionales más tardías. El diagnóstico de agenesia renal unilateral o bilateral es difícil, con una tasa de detección menor del 20% en el primer trimestre.[13]

Megavejiga

La megavejiga se define como un diámetro longitudinal de la vejiga fetal mayor o igual a 7 mm (Figura 19.15).[19] En el estudio de Kagan y cols.,[19] la prevalencia reportada a

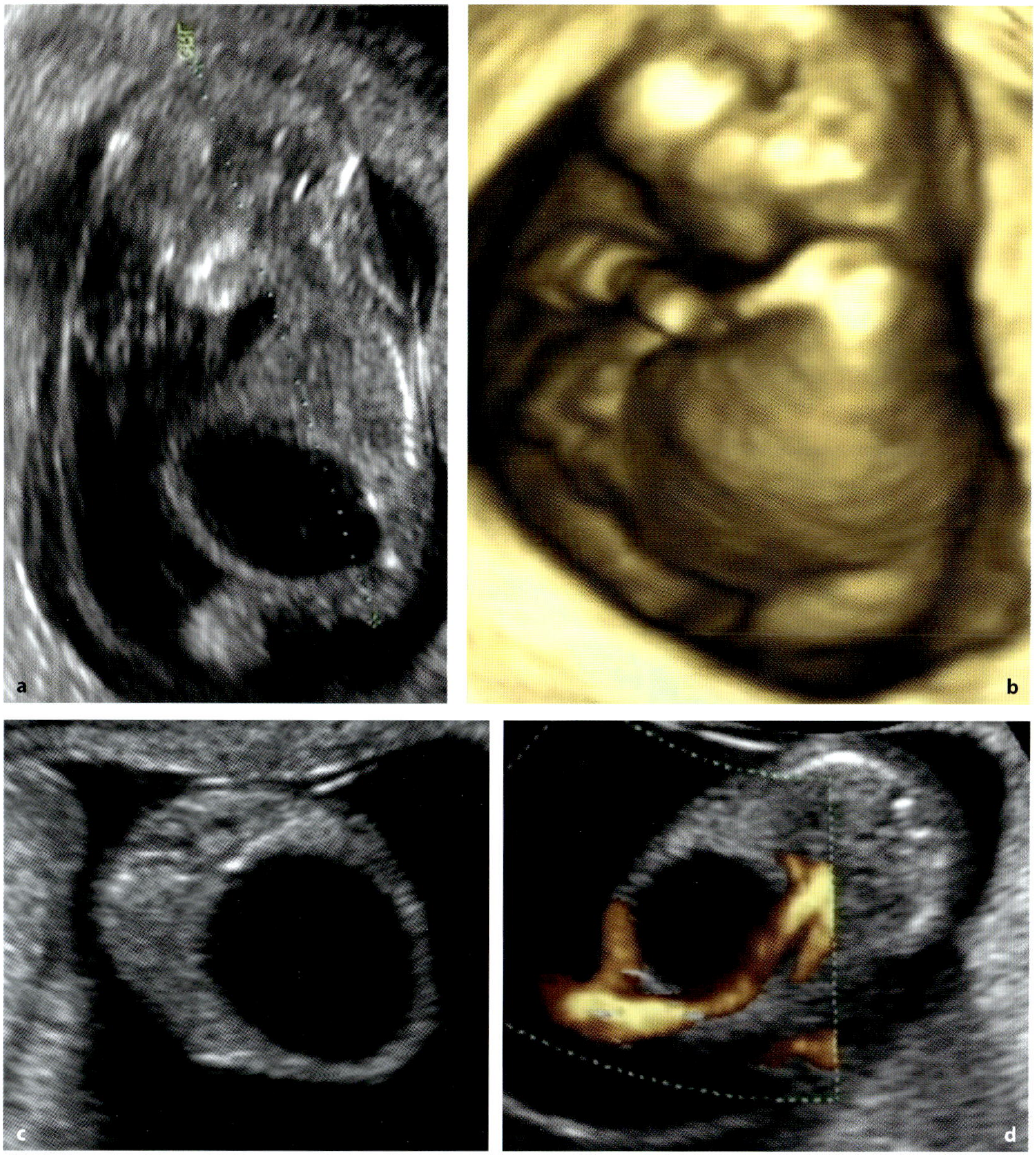

Figura 19.15 Feto con megavejiga a las 12 4/7 semanas. **a** En la vista sagital, se observa la megavejiga rellenando la pelvis fetal que se extiende hasta el abdomen. **b** Una reconstrucción 3D del feto con megavejiga. **c, d** Corte transversal al nivel de la vejiga aumentada de tamaño; utilizando el Doppler de energía, se demuestran las dos arterias umbilicales que flanquean la vejiga y confirman el diagnóstico.

las 11-13 6/7 semanas fue de 1:1632 embarazos, con una incidencia de aneuploidías del 31%. Ente las aneuploidías cromosómicas, las trisomías 13 y 18 fueron las más comúnmente observadas, ya que correspondieron al 54,5% y al 36,4%; la trisomía 21 estuvo presente en el 9,1 % de los casos.[19] Entre la mayoría (68,6%) de los fetos euploides con megavejiga, el diámetro longitudinal de la vejiga fue menor o igual a 15 mm y el 90% presentó una resolución espontánea hacia la semana 16, que tuvo como resultado recién nacidos sanos. En dos casos hubo progresión hacia una uropatía obstructiva. En cuatro de los casos de megavejiga con un diámetro longitudinal mayor o igual 15 mm los embarazos fueron terminados. La megavejiga es relativamente fácil de diagnosticar en el primer trimestre y la tasa de detección reportada fue del 100%.[13]

Pared abdominal

Gastrosquisis, onfalocele, complejo pared abdominal-extremidades, OEIS (onfalocele, extrofia, ano imperforado, defectos en la columna vertebral), pentalogía de Cantrell

La gastrosquisis es un defecto de la pared abdominal, típicamente del lado derecho del cordón umbilical, a través del cual se produce la herniación de los órganos intestinales (Figura 19.16). La gastrosquisis puede ser diagnosticada con certeza en la semana 11-13 6/7, con una tasa de detección reportada del 50%-100%.[8, 13] La presencia de una TN mayor que el percentilo 95 ha sido reportada en aproximadamente el 10% de los casos.[13] En un estudio internacional reciente,[53] aproximadamente el 85% de los casos de gastrosquisis fueron aislados; los síndromes cromosómicos fueron vistos en el 1,2%; las trisomías 18 y 13, las anomalías de los cromosomas sexuales y la trisomía 21 son los más comunes.

El onfalocele es un defecto medial de la pared abdominal al nivel de la inserción del cordón umbilical en el abdomen, a través del cual solo el intestino o el intestino junto con el hígado son herniados dentro del saco peritoneal (Figuras 19.17 y 19.18). El onfalocele que contiene intestino puede ser diagnosticado de forma confiable solo después de la semana 12 de embarazo. Esto se entiende por el hecho de que el onfalocele que contiene sólo intestino puede ser difícil de diferenciar de la hernia umbilical fisiológica que se produce entre las semana 8 y 11 de embarazo. Se considera patológica solo luego de la falla en el retorno de las asas intestinales a la cavidad abdominal. Es importante remarcar que hasta el 20% de los fetos no finalizan este proceso hasta las 12 semanas de gestación completas. Este retraso se ve más frecuentemente en gestaciones aneuploides.[54] En un estudio numeroso de tamizaje realizado en las semanas 11-13 6/7, la incidencia de onfalocele con contenido intestinal estuvo en relación con la LEM. La prevalencia fue de 1:98 para una LEM de 45-54,9 mm; 1:798 para una LEM de 55-64,9 y de 1:2073 para una LEM de 65-84 mm.[19] En nuestra opinión, la alta incidencia de onfalocele con contenido intestinal a una LEM pequeña es debido al hecho de que muchos casos de hernia fisiológica fueron informados como onfalocele. En contraste, la prevalencia de onfalocele con contenido hepático fue de 1:3360.[19] El 55% de los onfaloceles con contenido intestinal tuvieron una anomalía cromosómica, la trisomía 18 (56,8 %) es la más común, seguida de la trisomía 13 (25,7 %), la monosomía X (45 XO o síndrome de Turner) (8,1%), y la trisomía 21 (4,1%). De los onfaloceles con contenido hepático, el 52,9% tuvo una anomalía cromosómica de las cuales la trisomía 18 correspondió al 66,7% de los casos y la trisomía 13 al 33,3%. En estos casos, a pesar de que con una TN normal el riego de aneuploidías es del 28%, con el aumento de la medida de la TN hay una correlación directa con el aumento continuo de la probabilidad de aneuploidías.[19, 55, 56] El onfalocele se asocia también a otras malformaciones y síndromes, que incluyen el síndrome de Beckwith-Wiedemann, defectos del tubo neural y defectos

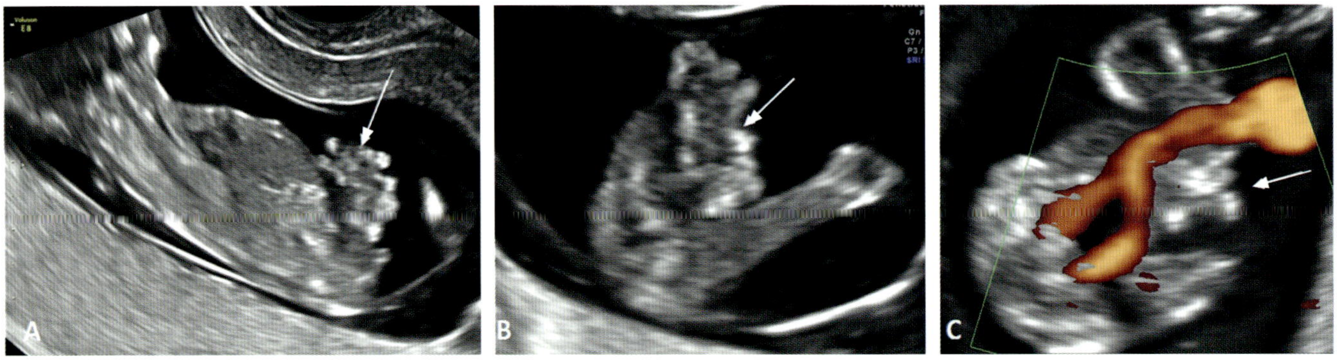

Figura 19.16 Feto a las 13 0/7 semanas con gastrosquisis. **a** Vista sagital que muestra el intestino libre flotando en el abdomen inferior (*flecha*). **b** Vista transversal al nivel del defecto de la pared abdominal que demuestra claramente las asas libres de intestino por delante del abdomen (*flecha*). **c** Usando el Doppler de energía, se ven los dos vasos umbilicales, a la derecha de la inserción del cordón umbilical se visualiza el intestino fuera de la cavidad abdominal (*flecha*).

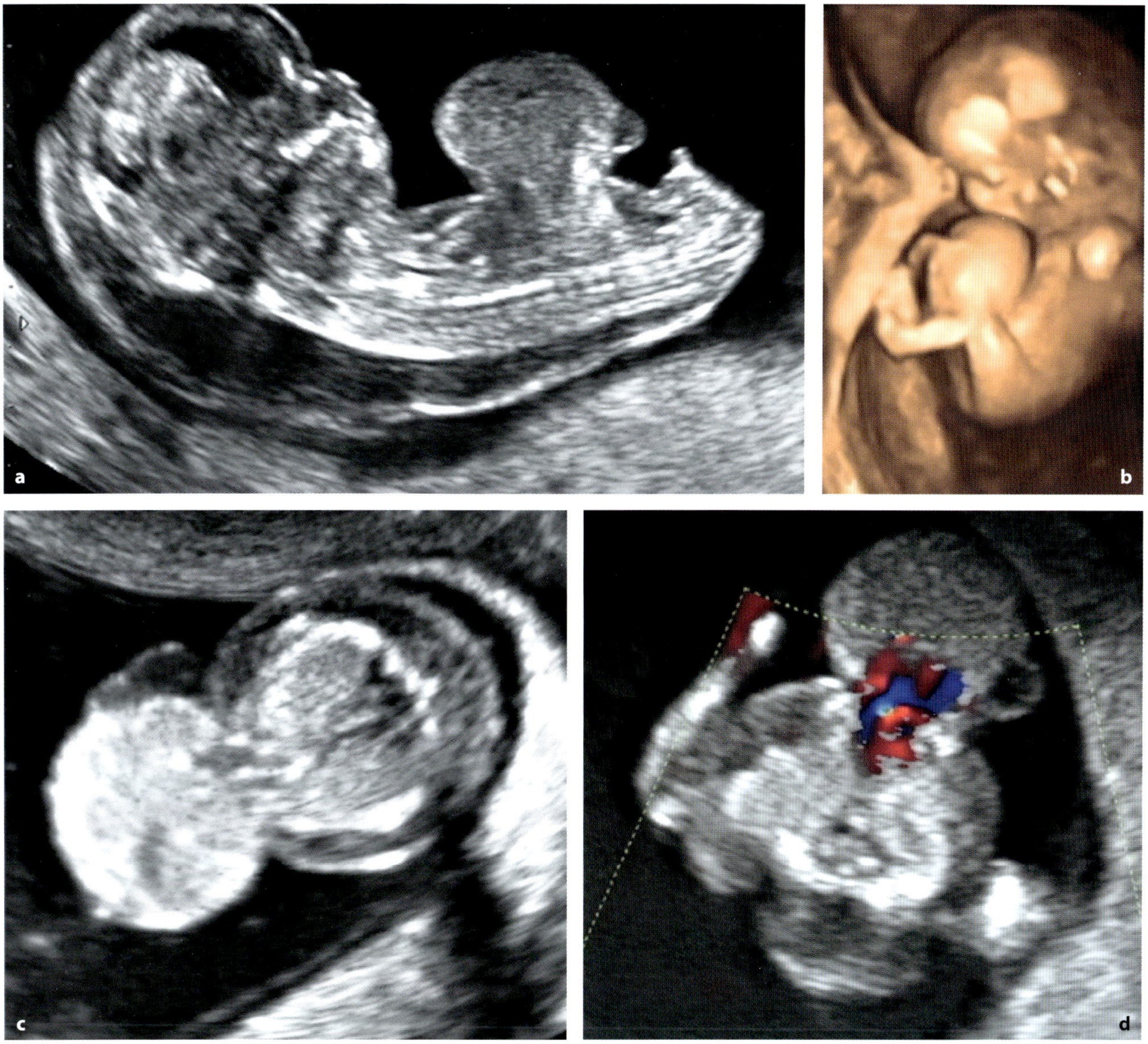

Figura 19.17 Feto a las 12 5/7 semanas con un onfalocele grande que contiene hígado y un higroma quístico. **a** Corte sagital del feto que muestra el gran onfalocele con contenido hepático. **b** Representación en 3D del onfalocele. **c** Corte transversal del abdomen al nivel del onfalocele. **d** Usando Doppler color, el corazón fetal se ve "tirado hacia abajo" casi a través del defecto abdominal en el saco del onfalocele.

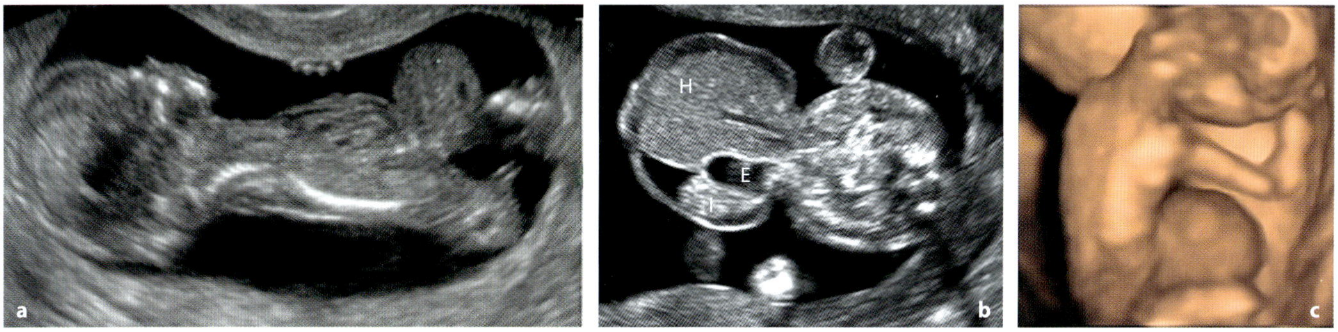

Figura 19.18 Feto con un onfalocele que contiene hígado a las 12 semanas. **a** Vista sagital del feto que muestra el onfalocele con contenido hepático. **b** Sección transversal transvaginal del saco del onfalocele que muestra el hígado (H), el intestino (I) y el estómago (E) dentro del saco. **c** Reconstrucción 3D del onfalocele que contiene el hígado. Obsérvese que, en comparación con la gastrosquisis, este defecto está envuelto en un saco peritoneal y la superficie externa es lisa.

diafragmáticos. Las complicaciones posnatales están no solo relacionadas al tipo de aneuploidía, sino también al tamaño del defecto y a la magnitud de hígado herniado.[57]

El complejo pared abdominal-extremidades, síndrome OEIS, y la pentalogía de Cantrell son defectos mayores de la pared abdominal poco frecuentes. El complejo pared abdominal-extremidades es un defecto poco común en el cual al menos tres de los siguientes defectos están presentes: exencefalia/encefalocele con hendiduras faciales; tórácico-abdominosquisis/defecto ventral de la pared abdominal y defectos en los miembros.[58] Russo y cols.[59] propuso dos fenotipos claramente distinguibles: "placento-craneal" y "placento-abdominal". Los "defectos placento-craneales" son caracterizados por presentar exencefalia siempre asociada con hendiduras faciales y una banda amniótica entre el defecto craneal y la placenta. El segundo fenotipo, los "defectos placento-abdominales" presentan anomalías urogenitales, atresia anal, meningocele lumbosacro y anomalías placentarias como la presencia de un cordón corto, persistencia del celoma extraembrionario y amnios intacto (Figura 19.19).

El síndrome OEIS es una condición rara con una prevalencia de 1 : 200 000-1 : 400 000 embarazos. La fisiopatología sigue siendo ampliamente desconocida.[60] Los hallazgos típicos son el onfalocele, la extrofia de la cloaca, el ano imperforado y el defecto en la columna; otras malformaciones como defectos renales, arteria umbilical única y defectos en los miembros también son comúnmente vistos.[61]

La extrofia vesical puede ser identificada como una gran masa quística en la región baja de la pared abdominal, la

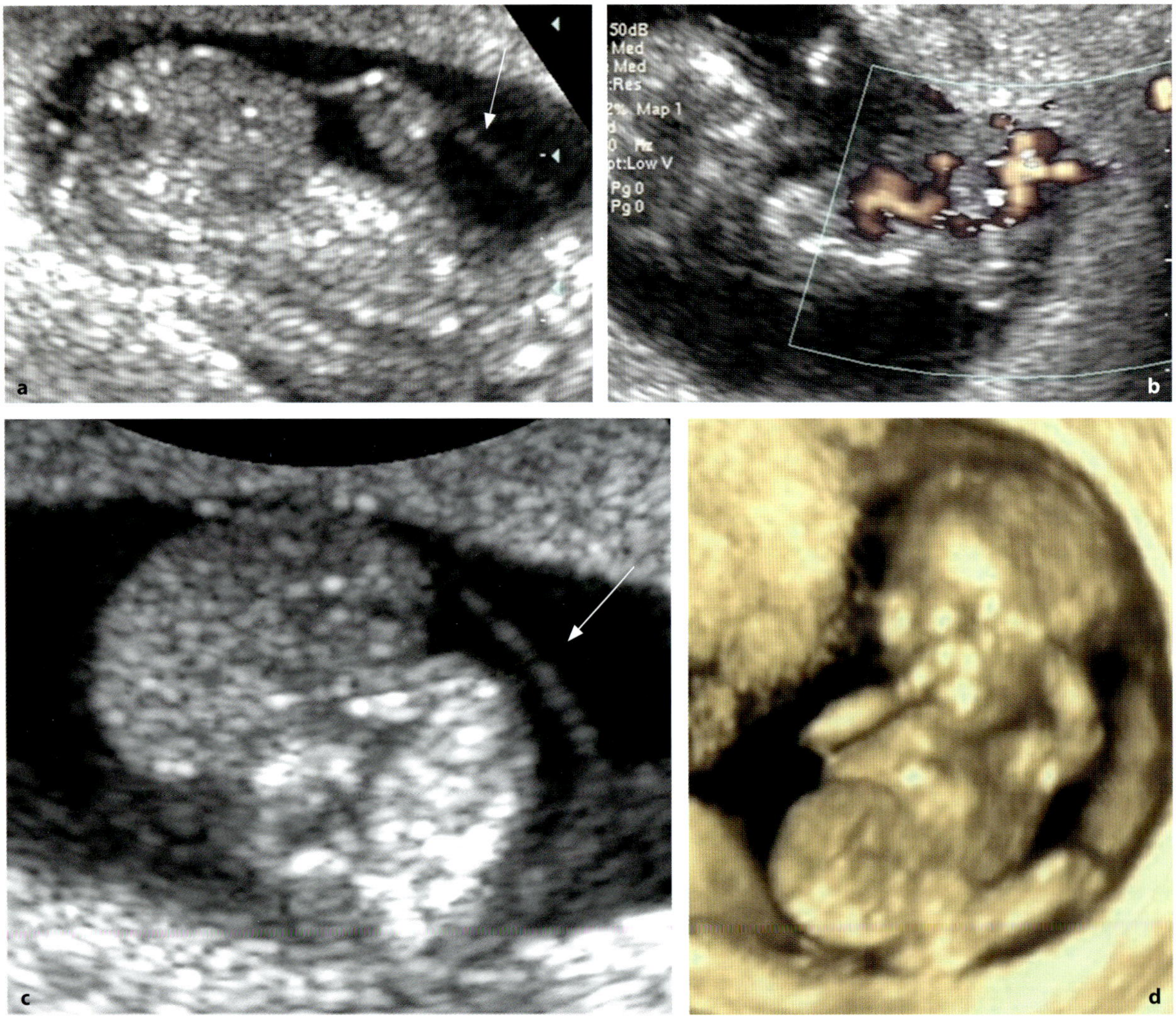

Figura 19.19 Feto a las 11 1/7 semanas con complejo pared abdominal-extremidades; ecográficamente más consistente con el tipo placenta-abdominal. **a** El amnios (*flecha*) se ve estrechamente rodeando al feto consistente con el oligohidramnios; el hígado (L) se ve extracorpóreamente sin la cobertura de una membrana distintiva. **b** El feto está esencialmente unido a la placenta (P) por un cordón umbilical muy corto. El Doppler de energía demuestra el cordón corto. **c** La sección transversal al nivel del defecto de la pared abdominal revela el hígado extracorpóreo (L) y el amnios, que se coloca estrechamente sobre cuerpo fetal (*flecha*). **d** Reconstrucción 3D que representa el defecto de la pared abdominal y la deformidad de la extremidad inferior.

falta de la visualización de la vejiga intrabdominal, la inserción baja del cordón umbilical, así como la presencia de quistes en el cordón umbilical (Figura 19.20).[62] Luego en el segundo trimestre la gran masa abdominal quística baja desaparece, así como la vejiga extrofiada se rompe y da como resultado una protuberancia hiperecogénica en la parte baja del abdomen, con pérdida de la visualización de la vejiga intra-abdominal. Con el avance de la gestación los quistes en el cordón umbilical pueden o no ser vistos. Características adicionales incluyen un falo anormalmente pequeño con un escroto desplazado anteriormente.[63] La extrofia vesical es más común en varones que en mujeres y, adicionalmente al defecto vesical, hay también un defecto en la pared abdominal, en el piso pelviano y en el hueso pélvico. Sin hallazgos adicionales y con la potencial mimetización de la vejiga por la presencia de un quiste en el uraco, la sensibilidad en la detección temprana es baja.[54, 64, 65] Puede estar asociada al anteriormente mencionado complejo OEIS o a la malformación cloacal. Entre las varias anomalías asociadas se incluyen defectos renales, defectos el tubo neural, onfalocele, hidrocolpos, quistes del cordón umbilical y la diastasis de los huesos del pubis.[64, 66]

La pentalogía de Cantrell es otra rara condición con una prevalencia que va de 1:65000 a 200000 con cinco anomalías que abarcan esta malformación: un defecto medial supraumbilical de la pared abdominal anterior; un defecto en la parte baja del esternón; una deficiencia del diafragma anterior; un defecto del pericardio diafragmático; y defectos cardíacos.[67] Esta secuencia puede dar como resultado una *ectopia cordis*, así como un onfalocele, pero otras

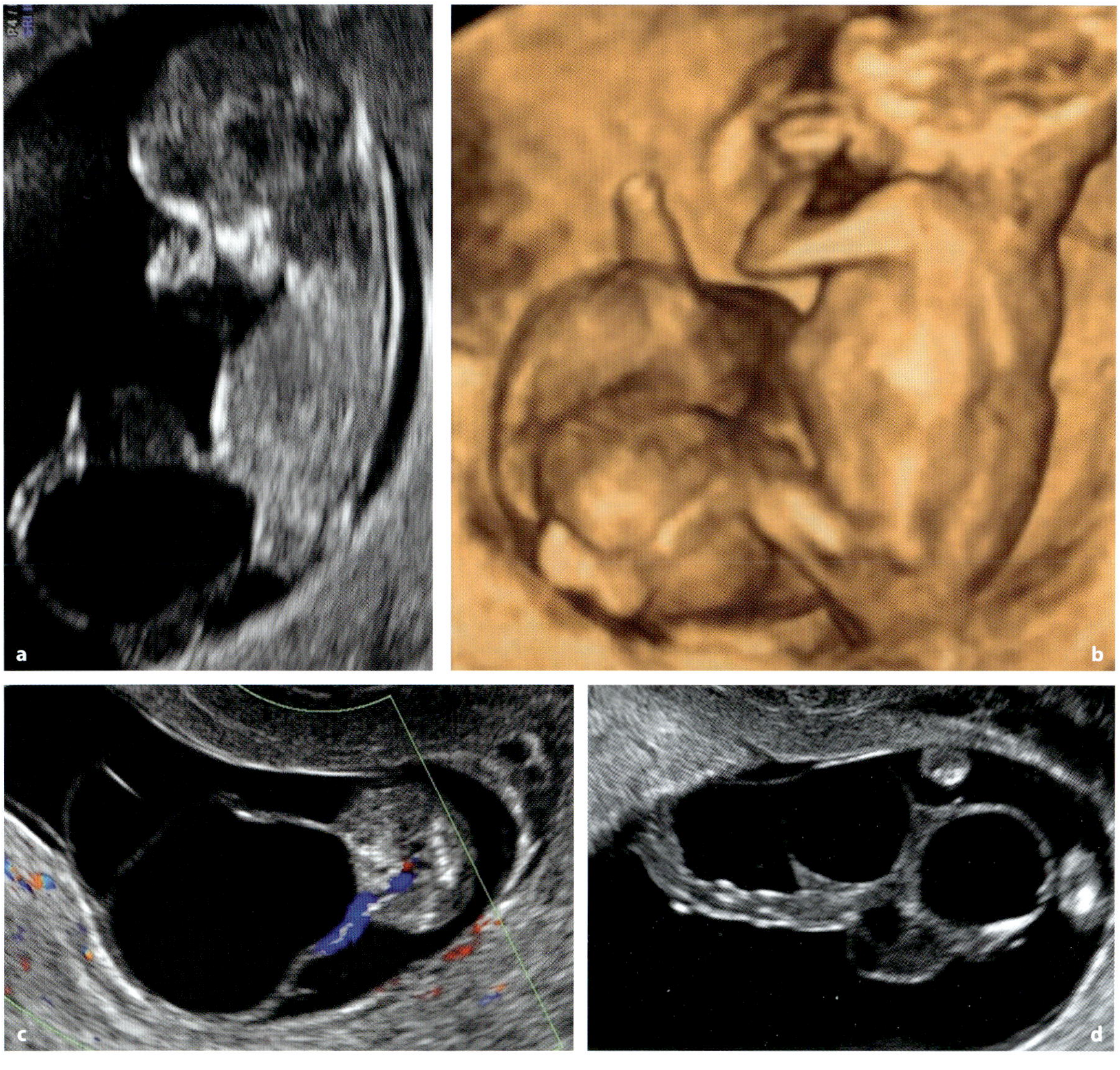

Figura 19.20 Feto a las 115/7 semanas con extrofia de vejiga y quistes del cordón umbilical. **a** Una vista sagital del feto muestra una gran masa quística en la pared abdominal inferior, con la vejiga fetal al mismo tiempo; en donde no se identificó vejiga fetal dentro de la pelvis. **b** Reconstrucción 3D de la extrofia de la vejiga. **c** Se ve la sección transversal al nivel de la vejiga extrofiada y dilatada; con Doppler color se observa un solo cordón umbilical. **d** El cordón umbilical revela dos quistes de cordón; los quistes de cordón se asocian a menudo con la extrofia de vejiga.

estructuras intrabdominales pueden ser vistas como extracorporales (Figura 19.21). Esta condición ha sido asociada a las trisomías comunes (21, 18 y 13).

Extremidades

Malformaciones de la mano, polidactilia, sirenomelia

En el primer trimestre es posible identificar y medir de forma precisa los tres componentes de las extremidades. En los miembros superiores estos son: los brazos (húmero), los antebrazos (cúbito y radio) y las manos. En los miembros inferiores estos son: los muslos (fémur), las piernas (tibia y peroné) y los pies. Su tasa de detección es mayor del 95% de los casos.[68, 69] Nuestro grupo reportó una tasa de detección mayor del 97% para los miembros superiores y más del 95% para los miembros inferiores (Figura 19.22).[7] La tasa de detección de las anomalías de los miembros puede ser baja cuando estos son hallazgos aislados. Gray y cols.[70] incluyeron cien pacientes con reducción o duplicación anómala congénita de las extremidades superiores y revisaron sus registros prenatales. El diagnóstico prenatal fue realizado en el 31% de los casos. En un estudio reciente, Bromley y cols.[1] reportaron una tasa de detección del 38,8% para las anomalías que involucran las extremidades antes de las 14 semanas, aunque no tenían un protocolo de imágenes definido.

Las anomalías de los miembros tienen una prevalencia de aproximadamente 6/10 000 nacidos vivos, con una mayor ocurrencia en las anomalías de los miembros superiores. Las anomalías unilaterales de las extremidades son más comunes que las bilaterales y el lado derecho tiene mayor probabilidad de ser afectado que el izquierdo.[71] En un estudio que analizó las anomalías del antebrazo, 9 de las 66 fueron diagnosticadas entre la semana 11 y 13 6/7; el 29,7% tuvo

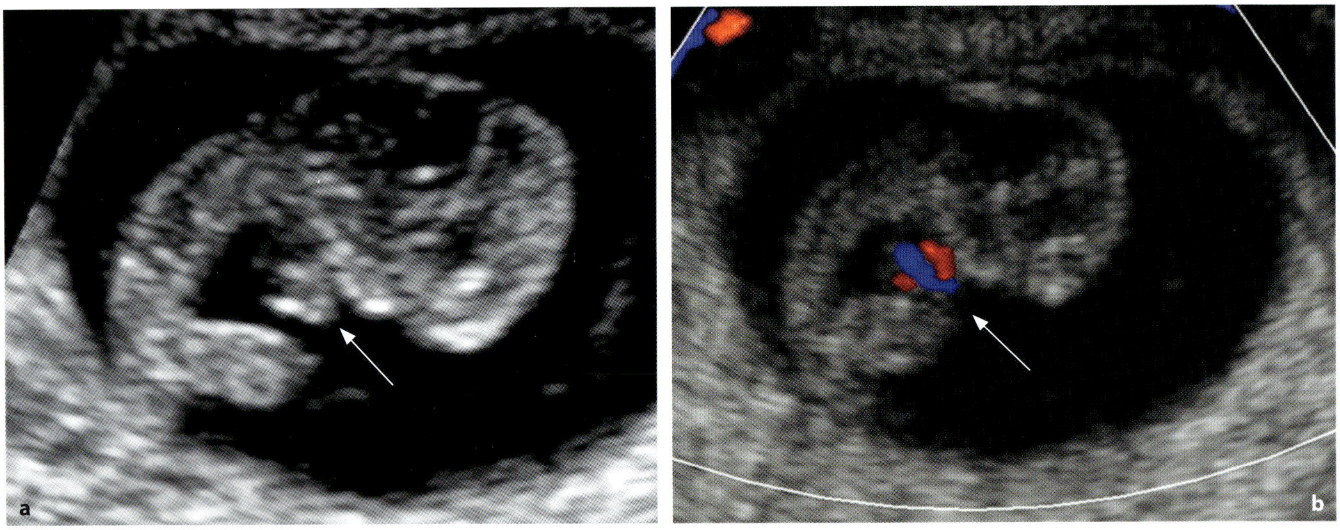

Figura 19.21 Feto a las 9 1/7 semanas con *ectopia cordis* y onfalocele. **a** Vista sagital del feto que muestra el corazón pulsando fuera del tórax fetal, así como un onfalocele que contiene hígado. **b** Usando Doppler color, el corazón fetal se observa protruyendo a través del tórax. Dadas las otras anomalías este feto probablemente tenía pentalogía de Cantrell. El cariotipo fetal reveló una trisomía 16. Cortesía de Patricia Mayberry, RDMS.

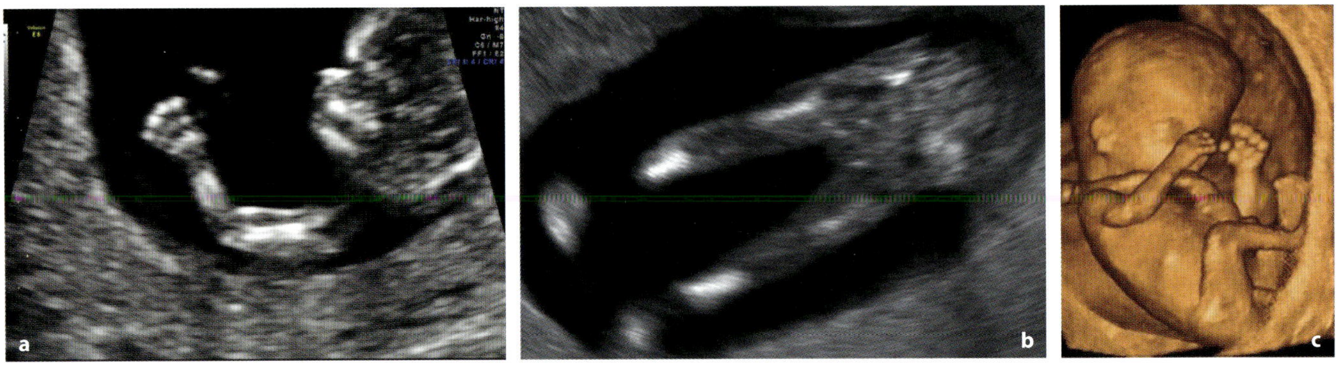

Figura 19.22 Feto a las 12 5/7 semanas. **a** Se ve la extremidad superior normal que demuestra los tres componentes de la extremidad: el húmero, el radio/cúbito y la mano. **b** Se ven las dos extremidades inferiores. **c** Reconstrucción 3D del feto que muestra las extremidades superiores e inferiores normales.

una aneuploidía cromosómica entre las cuales la trisomía 18 fue la más común; el 29,7% tuvo un síndrome genético, tal como los síndromes de Cornelia de Lange y VATER; las anomalías fueron aisladas en el 23% (Figura 19.23).[72]

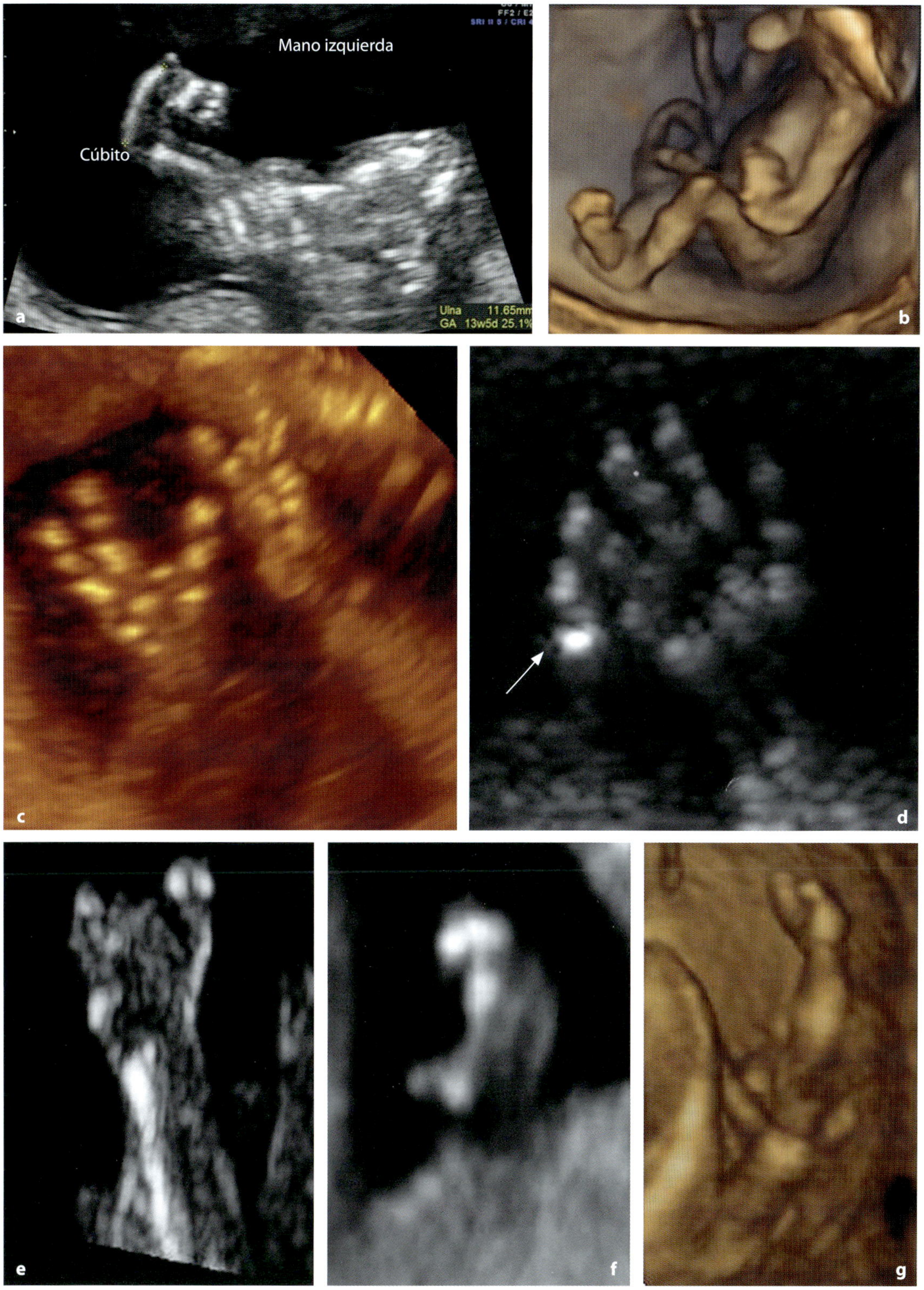

Figura 19.23 Conjunto de imágenes compuesta de varios fetos con diferentes anomalías en las extremidades superiores. **a** Feto a las 13 5/7 semanas que demuestra una posición anormal bilateral de las manos, el cariotipo fetal fue compatible con la trisomía 18. **b** Reconstrucción 3D de las manos del feto con la trisomía 18. **c** Feto a las 14 semanas con ectrodactilia (mano partida). **d** Feto a las 14 semanas con polidactilia posaxial. **e-g** Múltiples cortes de un feto a las 11 semanas con ectrodactilia.

La sirenomelia (síndrome de la sirena) es una condición rara y letal de etiología desconocida. Esta condición se caracteriza por la fusión de las extremidades inferiores, que da como resultado una extremidad única. Otras anomalías vistas son urogenitales, gastrointestinales y arteria umbilical única (Figura 19.24).[73]

La placenta

Hematoma subcoriónico, trastornos de la implantación placentaria

En el primer trimestre, los hematomas subcoriónicos pueden ser vistos como regiones anecoicas o hipoecoicas en forma de media luna en la interfase placento-decidual. Esta disrupción puede manifestarse debido a una disfunción placentaria intrínseca con un probable, si bien controversial, aumento del riesgo de desprendimiento placentario y rotura prematura de membranas. Los hematomas subcoriónicos son hallazgos relativamente frecuentes con una incidencia reportada en el primer trimestre de 0,5%-22%.[74]

Cuando el tamaño del hematoma es mayor del 25% del saco gestacional, hubo un doble aumento de riesgo de pérdida de embarazo.[74] Además, los hematomas retroplacentarios conllevan un mayor riesgo para el resultado del embarazo que un sangrado marginal (Figura 19.25).[75]

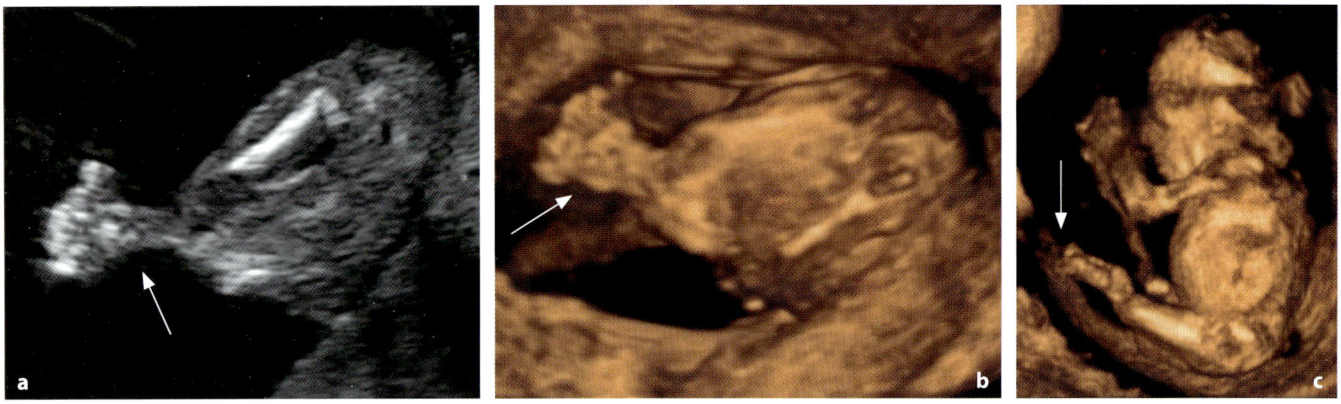

Figura 19.24 Feto a las 12 semanas con sirenomelia. **a, b** son vistas dirigidas de las extremidades inferiores fusionadas únicas. **c** Reconstrucción 3D de la sirenomelia.

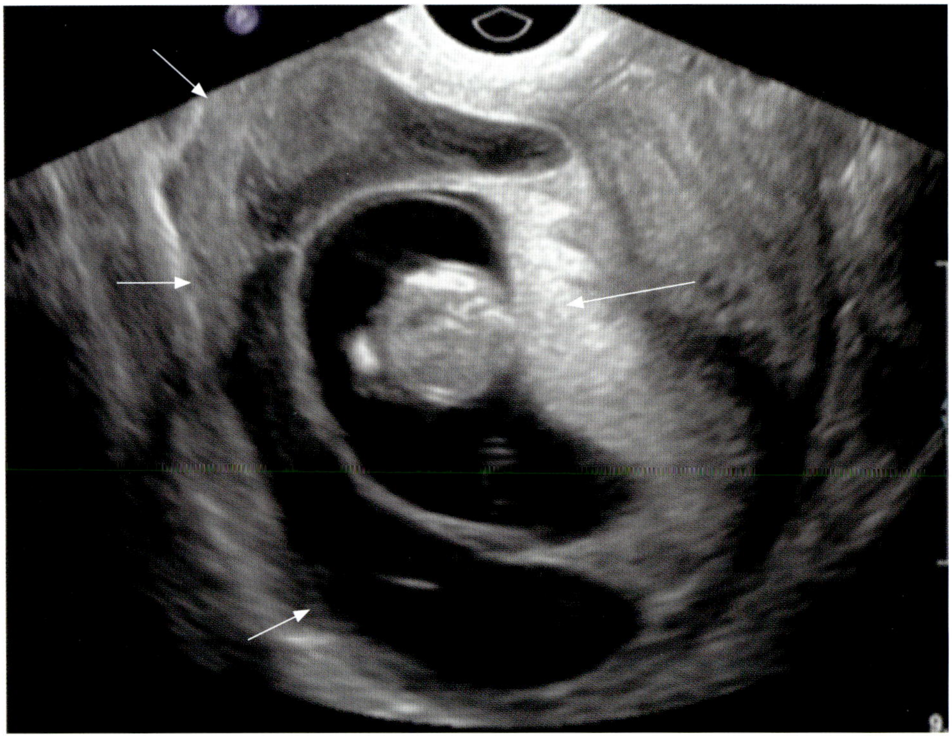

Figura 19.25 Hematoma subcoriónico en un feto de 13 semanas; la *flecha corta* apunta al hematoma que es grande, pero que no incluye a la placenta (*flecha larga*).

Es fundamental evaluar el sitio de implantación con la finalidad de identificar placentas mórbidamente adherentes o embarazos en cicatriz de cesárea. Por favor referirse al Capítulo 17 para mayor discusión.

Cordón umbilical

Dos vasos en el cordón

El cordón umbilical normal contiene una vena y dos arterias y puede ser identificado en el primer trimestre. Las dos arterias pueden ser identificadas por Doppler color o de energía mediante inferencia indirecta, al visualizar los vasos bilateralmente bordeando la pared vesical en un corte axial de la pelvis fetal. Debido a la facilidad y rapidez en la obtención de esta imagen, el principio ALARA no se encuentra comprometido. Un cordón umbilical con dos vasos implica la presencia de una arteria umbilical única (AUU). Esta anomalía es uno de los hallazgos ecográficos más comunes en el embarazo; es visto en el 0,5% a más del 6% de las gestaciones únicas con una sensibilidad citada de entre 57,1 y 84,2 y una especificidad de 98,9-99,8 en el primer trimestre.[76-78] La incidencia aumenta de tres a cuatro veces en gestaciones gemelares.[78, 79] La AUU está asociada con malformaciones congénitas y aneuploidías cromosómicas en un 10% de los casos,[80] pero también con parto prematuro, restricción de crecimiento intrauterino y resultados fetales adversos.[78] Las malformaciones congénitas son identificadas durante la ecografía del primer trimestre en el 17% de los casos, con un 7% adicional encontrado durante el segundo trimestre.[77] La mayoría de las malformaciones asociadas con la AUU son de naturaleza genitourinaria o cardíaca, pero puede también incluir hernias diafragmáticas congénitas, anomalías músculo-esqueléticas, secuencia de extrofia cloacal, sirenomelia o síndrome VATER (Figura 19.26).[81-83]

Resumen

En 2014, se publicó una declaración consensuada sobre la imagen fetal.[84] Esta declaración estableció que "el Colegio Estadounidense de Obstetras y Ginecólogos" recomienda ofrecer el tamizaje de aneuploidías en la semanas 11 a 13 6/7 de gestación. Si se realiza una ecografía en el primer trimestre tardío para fechar el embarazo o para valorar la TN, es razonable intentar la detección temprana de anomalías fetales, como la anencefalia y el complejo pared abdominal-extremidades. En algunos centros experimentados, la detección de otras malformaciones fetales mayores en el primer trimestre es posible.[84] Esta declaración trajo a un primer lugar el hecho de que las anomalías fetales pueden ser detectadas en el primer trimestre. El objetivo de este capítulo fue aumentar la conciencia y promover el hecho de que la anatomía fetal del primer trimestre y la detección de anomalías fetales en el momento de la "ecografía de la TN" es posible y debe ser fuertemente considerada incluso en la era del uso creciente del diagnóstico prenatal no invasivo. Es importante reconocer que un número significativo de anomalías fetales pueden ser diagnosticadas de forma confiable. La información más importante es que el diagnóstico de las malformaciones letales y de las malformaciones mayores tiene una tasa detección muy alta y, en algunos estudios, el número es tan alto como el 100% para anomalías, tales como la secuencia exencefalia-anencefalia, cefalocele, holoprosencefalia y megavejiga. En la "ecografía de la TN" es importante no solo medir correctamente la

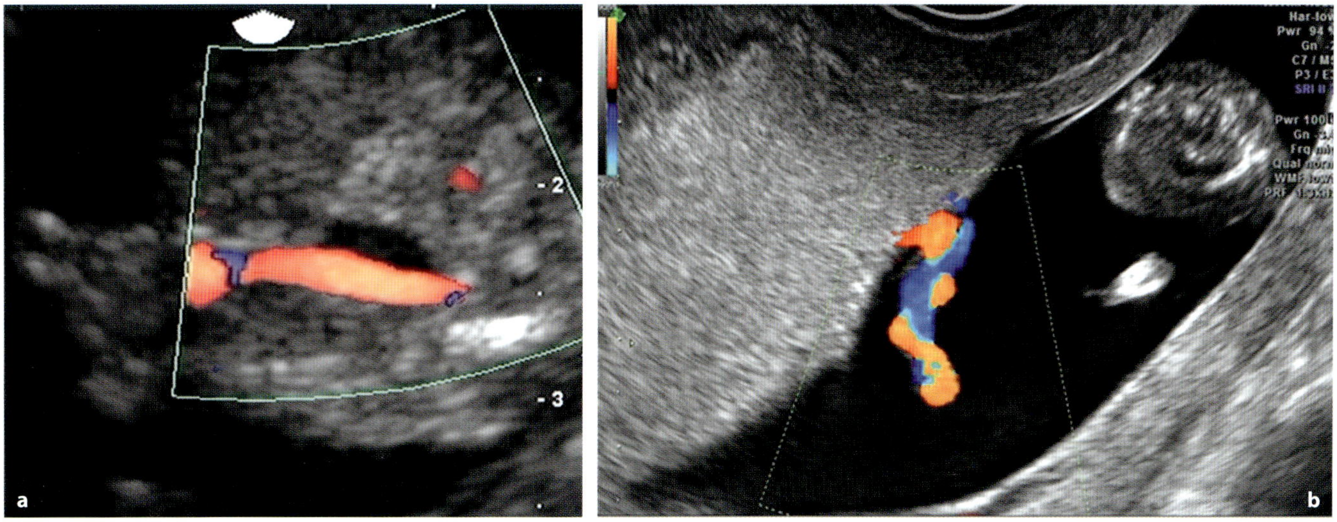

Figura 19.26 Arteria umbilical única en el primer trimestre. **a** Usando Doppler color se observa una sola arteria flanqueando la vejiga fetal en un feto de 116/7 semanas. **b** Gestación de 11 5/7 semanas con la arteria umbilical única en donde se observa la inserción del cordón umbilical en la placenta.

TN y valorar el hueso nasal, sino también mirar al resto de feto. "Busca las anomalías fetales y las encontrarás".

Puntos de enseñanza

- La detección de las anomalías fetales en el primer trimestre es posible.
- Cuando las anomalías son buscadas de forma sistemática, las tasas de detección son tan altas como del 80%.
- El uso combinado de la ecografía transabdominal y transvaginal aumenta la tasa de detección de anomalías fetales en el primer trimestre.
- La secuencia exencefalia-anencefalia, el onfalocele, la gastrosquisis y la holoprosencefalia son anomalías con una tasa de detección reportada en el primer trimestre del 100%.

Bibliografía

1. Bromley B, Shipp TD, Lyons J, Navathe RS, Groszmann Y, Benacerraf BR. Detection of fetal structural anomalies in a basic first-trimester screening program for aneuploidy. J Ultrasound Med 2014; 33 (10): 1737-45.
2. Becker R, Wegner RD. Detailed screening for fetal anomalies and cardiac defects at the 11-13-week scan. Ultrasound Obstet Gynecol 2006; 27 (6): 613-8.
3. O'Keeffe DF, Abuhamad A. Obstetric ultrasound utilization in the United States: data from various health plans. Semin Perinatol 2013; 37 (5): 292-4.
4. Timor-Tritsch IE, Monteagudo A, Peisner DB. High-frequency transvaginal sonographic examination for the potential malformation assessment of the 9-week to 14-week fetus. J Clin Ultrasound 1992; 20 (4): 231-8.
5. Whitlow BJ, Economides DL. The optimal gestational age to examine fetal anatomy and measure nuchal translucency in the first trimester. Ultrasound Obstet Gynecol 1998; 11 (4): 258-61.
6. Souka AP, Pilalis A, Kavalakis Y, Kosmas Y, Antsaklis P, Antsaklis A. Assessment of fetal anatomy at the 11-14-week ultrasound examination. Ultrasound Obstet Gynecol 2004; 24 (7): 730-4.
7. Timor-Tritsch IE, Bashiri A, Monteagudo A, Arslan AA. Qualified and trained sonographers in the US can perform early fetal anatomy scans between 11 and 14 weeks. Am J Obstet Gynecol 2004; 191 (4): 1247-52.
8. Rossi AC, Prefumo F. Accuracy of ultrasonography at 11-14 weeks of gestation for detection of fetal structural anomalies: a systematic review. Obstet Gynecol 2013; 122 (6): 1160-7.
9. American Institute of Ultrasound in M. AIUM practice guideline for the performance of obstetric ultrasound examinations. J Ultrasound Med 2013; 32 (6): 1083-101.
10. Salomon LJ, Alfirevic Z, Bilardo CM, Chalouhi GE, Ghi T, Kagan KO, et al. ISUOG practice guidelines: performance of first-trimester fetal ultrasound scan. Ultrasound Obstet Gynecol 2013; 41 (1): 102-13.
11. Copp AJ, Greene ND. Neural tube defects–Disorders of neurulation and related embryonic processes. Wiley Interdiscip Rev Dev Biol 2013; 2 (2): 213-27.
12. Timor-Tritsch IE, Greenebaum E, Monteagudo A, Baxi L. Exencephaly-anencephaly sequence: proof by ultrasound imaging and amniotic fluid cytology. J Matern Fetal Med 1996; 5 (4): 182-5.
13. Syngelaki A, Chelemen T, Dagklis T, Allan L, Nicolaides KH. Challenges in the diagnosis of fetal non-chromosomal abnormalities at 11-13 weeks. Prenat Diagn 2011; 31 (1): 90-102.
14. Sepulveda W, Dezerega V, Be C. First-trimester sonographic diagnosis of holoprosencephaly: value of the "butterfly" sign. J Ultrasound Med 2004; 23 (6): 761-5; quiz 6-7.
15. Sepulveda W, Wong AE. First trimester screening for holoprosencephaly with choroid plexus morphology ('butterfly' sign) and biparietal diameter. Prenat Diagn 2013; 33 (13): 1233-7.
16. Solomon BD, Gropman A, Muenke M. Holoprosencephaly overview. In: Pagon RA, Adam MP, Ardinger HH, Bird TD, Dolan CR, Fong CT, et al. (eds). GeneReviews (R). Seattle: University of Washington, 1993.
17. Raam MS, Solomon BD, Muenke M. Holoprosencephaly: a guide to diagnosis and clinical management. Indian Pediatr 2011; 48 (6): 457-66.
18. Timor-Tritsch IE, Monteagudo A. Scanning techniques in obstetrics and gynecology. Clin Obstet Gynecol 1996; 39 (1): 167-74.
19. Kagan KO, Staboulidou I, Syngelaki A, Cruz J, Nicolaides KH. The 11-13-week scan: diagnosis and outcome of holoprosencephaly, exomphalos and megacystis. Ultrasound Obstet Gynecol 2010; 36 (1): 10-4.
20. Timor-Tritsch IE, Monteagudo A, Santos R. Three-dimensional inversion rendering in the first- and early second-trimester fetal brain: its use in holoprosencephaly. Ultrasound Obstet Gynecol 2008; 32 (6): 744-50.
21. Clur SA, Ottenkamp J, Bilardo CM. The nuchal translucency and the fetal heart: a literature review. Prenat Diagn 2009; 29 (8): 739-48.
22. Nafziger E, Vilensky JA. The anatomy of nuchal translucency at 10-14 weeks gestation in fetuses with trisomy 21: an incredible medical mystery. Clin Anat 2014; 27 (3): 353-9.
23. Kagan KO, Avgidou K, Molina FS, Gajewska K, Nicolaides KH. Relation between increased fetal nuchal translucency thickness and chromosomal defects. Obstet Gynecol 2006; 107 (1): 6-10.
24. Makrydimas G, Sotiriadis A, Ioannidis JP. Screening performance of first-trimester nuchal translucency for major cardiac defects: a meta-analysis. Am J Obstet Gynecol 2003; 189 (5): 1330-5.
25. Sotiriadis A, Papatheodorou S, Eleftheriades M, Makrydimas G. Nuchal translucency and major congenital heart defects in fetuses with normal karyotype: a meta-analysis. Ultrasound Obstet Gynecol 2013; 42 (4): 383-9.
26. Molina FS, Avgidou K, Kagan KO, Poggi S, Nicolaides KH. Cystic hygromas, nuchal edema, and nuchal translucency at 11-14 weeks of gestation. Obstet Gynecol 2006; 107 (3): 678-83.
27. Malone FD, Ball RH, Nyberg DA, Comstock CH, Saade GR, Berkowitz RL, et al. First-trimester septated cystic hygroma: prevalence, natural history, and pediatric outcome. Obstet Gynecol 2005; 106 (2): 288-94.
28. Scholl J, Durfee SM, Russell MA, Heard AJ, Iyer C, Alammari R, et al. First-trimester cystic hygroma:

relationship of nuchal translucency thickness and outcomes. Obstet Gynecol 2012; 120 (3): 551-9.
29. Nicolaides KH. Screening for fetal aneuploidies at 11 to 13 weeks. Prenat Diagn 2011; 31 (1): 7-15.
30. Dukhovny S, Wilkins-Haug L, Shipp TD, Benson CB, Kaimal AJ, Reiss R. Absent fetal nasal bone: what does it mean for the euploid fetus? J Ultrasound Med 2013; 32 (12): 2131-4.
31. Mossey PA, Little J, Munger RG, Dixon MJ, Shaw WC. Cleft lip and palate. Lancet 2009; 374 (9703): 1773-85.
32. Martinez-Ten P, Adiego B, Perez-Pedregosa J, Illescas T, Wong AE, Sepulveda W. First-trimester assessment of the nasal bones using the retronasal triangle view: a 3-dimensional sonographic study. J Ultrasound Med 2010; 29 (11): 1555-61.
33. Sepulveda W, Wong AE, Martinez-Ten P, Perez-Pedregosa J. Retronasal triangle: a sonographic landmark for the screening of cleft palate in the first trimester. Ultrasound Obstet Gynecol 2010; 35 (1): 7-13.
34. Adiego B, Martinez-Ten P, Illescas T, Bermejo C, Sepulveda W. First-trimester assessment of nasal bone using retronasal triangle view: a prospective study. Ultrasound Obstet Gynecol 2014; 43 (3): 272-6.
35. Leonard A, Bernard P, Hiel AL, Hubinont C. Prenatal diagnosis of fetal cataract: case report and review of the literature. Fetal Diagn Ther 2009; 26 (2): 61-7.
36. Monteagudo A, Timor-Tritsch IE, Friedman AH, Santos R. Autosomal dominant cataracts of the fetus: early detection by transvaginal ultrasound. Ultrasound Obstet Gynecol 1996; 8 (2): 104-8.
37. Paladini D. Fetal micrognathia: almost always an ominous finding. Ultrasound Obstet Gynecol 2010; 35 (4): 377-84.
38. Rotten D, Levaillant JM, Martinez H, Ducou le Pointe H, Vicaut E. The fetal mandible: a 2D and 3D sonographic approach to the diagnosis of retrognathia and micrognathia. Ultrasound Obstet Gynecol 2002; 19 (2): 122-30.
39. Bernard JP, Suarez B, Rambaud C, Muller F, Ville Y. Prenatal diagnosis of neural tube defect before 12 weeks' gestation: direct and indirect ultrasonographic semeiology. Ultrasound Obstet Gynecol 1997; 10 (6): 406-9.
40. Baxi L, Warren W, Collins MH, Timor-Tritsch IE. Early detection of caudal regression syndrome with transvaginal scanning. Obstet Gynecol 1990; 75 (3 Pt 2): 486-9.
41. Blumenfeld Z, Siegler E, Bronshtein M. The early diagnosis of neural tube defects. Prenat Diagn 1993; 13 (9): 863-71.
42. Chaoui R, Benoit B, Mitkowska-Wozniak H, Heling KS, Nicolaides KH. Assessment of intracranial translucency (IT) in the detection of spina bifida at the 11-13-week scan. Ultrasound Obstet Gynecol 2009; 34 (3): 249-52.
43. Lachmann R, Chaoui R, Moratalla J, Picciarelli G, Nicolaides KH. Posterior brain in fetuses with open spina bifida at 11 to 13 weeks. Prenat Diagn 2011; 31 (1): 103-6.
44. Garcia-Posada R, Eixarch E, Sanz M, Puerto B, Figueras F, Borrell A. Cisterna magna width at 11-13 weeks in the detection of posterior fossa anomalies. Ultrasound Obstet Gynecol 2013; 41 (5): 515-20.
45. Bernard JP, Cuckle HS, Stirnemann JJ, Salomon LJ, Ville Y. Screening for fetal spina bifida by ultrasound examination in the first trimester of pregnancy using fetal biparietal diameter. Am J Obstet Gynecol 2012; 207 (4): 306.e1-5.
46. Khalil A, Coates A, Papageorghiou A, Bhide A, Thilaganathan B. Biparietal diameter at 11-13 weeks' gestation in fetuses with open spina bifida. Ultrasound Obstet Gynecol 2013; 42 (4): 409-15.
47. Simon EG, Arthuis CJ, Haddad G, Bertrand P, Perrotin F. A biparietal/transverse abdominal diameter (BPD/TAD) ratio ≤1: a potential hint for open spina bifida at 11-13 weeks scan. Ultrasound Obstet Gynecol 2015; 45: 267.
48. Clur SA, Bilardo CM. Early detection of fetal cardiac abnormalities: how effective is it and how should we manage these patients? Prenat Diagn 2014; 34 (13): 1235-45.
49. Chelemen T, Syngelaki A, Maiz N, Allan L, Nicolaides KH. Contribution of ductus venosus Doppler in firsttrimester screening for major cardiac defects. Fetal Diagn Ther 2011; 29 (2): 127-34.
50. Pereira S, Ganapathy R, Syngelaki A, Maiz N, Nicolaides KH. Contribution of fetal tricuspid regurgitation in first-trimester screening for major cardiac defects. Obstet Gynecol 2011; 117 (6): 1384-91.
51. McHoney M. Congenital diaphragmatic hernia. Early Hum Dev 2014; 90 (12): 941-6.
52. Sebire NJ, Snijders RJ, Davenport M, Greenough A, Nicolaides KH. Fetal nuchal translucency thickness at 10-14 weeks' gestation and congenital diaphragmatic hernia. Obstet Gynecol 1997; 90 (6): 943-6.
53. Mastroiacovo P, Lisi A, Castilla EE, Martinez-Frias ML, Bermejo E, Marengo L, et al. Gastroschisis and associated defects: an international study. Am J Med Genet Part A 2007; 143 A (7): 660-71.
54. Prefumo F, Izzi C. Fetal abdominal wall defects. Best Pract Res Clin Obstet Gynaecol 2014; 28 (3): 391-402.
55. Iacovella C, Contro E, Ghi T, Pilu G, Papageorghiou A, Thilaganathan B, et al. The effect of the contents of exomphalos and nuchal translucency at 11-14 weeks on the likelihood of associated chromosomal abnormality. Prenat Diagn 2012; 32 (11): 1066-70.
56. Khalil A, Arnaoutoglou C, Pacilli M, Szabo A, David AL, Pandya P. Outcome of fetal exomphalos diagnosed at 11-14 weeks of gestation. Ultrasound Obstet Gynecol 2012; 39 (4): 401-6.
57. Lakasing L, Cicero S, Davenport M, Patel S, Nicolaides KH. Current outcome of antenatally diagnosed exomphalos: an 11 year review. J Pediatr Surg 2006; 41 (8): 1403-6.
58. Mandrekar SR, Amoncar S, Banaulikar S, Sawant V, Pinto RG. Omphalocele, exstrophy of cloaca, imperforate anus and spinal defect (OEIS Complex) with overlapping features of body stalk anomaly (limb body Wall complex). Ind J Hum Genet 2014; 20 (2): 195-8.
59. Russo R, D'Armiento M, Angrisani P, Vecchione R. Limb body wall complex: a critical review and a nosological proposal. Am J Med Genet 1993; 47 (6): 893-900.
60. Smith NM, Chambers HM, Furness ME, Haan EA. The OEIS complex (omphalocele-exstrophy-imperforate anus-spinal defects): recurrence in sibs. J Med Genet 1992; 29 (10): 730-2.
61. Feldkamp ML, Botto LD, Amar E, Bakker MK, Bermejo-Sanchez E, Bianca S, et al. Cloacal exstrophy: an epidemiologic study from the International Clearinghouse for Birth Defects Surveillance and Research. Am J Med Genet C Semin Med Genet 2011; 157 C (4): 333-43.

62. Timor-Tritsch IE, Monteagudo A, Horan C, Stangel JJ. Dichorionic triplet pregnancy with the monoamniotic twin pair concordant for omphalocele and bladder exstrophy. Ultrasound Obstet Gynecol 2000; 16 (7): 669-71.
63. Tong SY, Lee JE, Kim SR, Lee SK. Umbilical cord cyst: a prenatal clue to bladder exstrophy. Prenat Diagn 2007; 27 (12): 1177-9.
64. Goyal A, Fishwick J, Hurrell R, Cervellione RM, Dickson AP. Antenatal diagnosis of bladder/cloacal exstrophy: challenges and possible solutions. J Pediatr Urol 2012; 8 (2): 140-4.
65. Gearhart JP, Ben-Chaim J, Jeffs RD, Sanders RC. Criteria for the prenatal diagnosis of classic bladder exstrophy. Obstet Gynecol 1995; 85 (6): 961-4.
66. Bischoff A, Calvo-Garcia MA, Baregamian N, Levitt MA, Lim FY, Hall J, et al. Prenatal counseling for cloaca and cloacal exstrophy-challenges faced by pediatric surgeons. Pediatr Surg Int 2012; 28 (8): 781-8.
67. Peixoto-Filho FM, do Cima LC, Nakamura-Pereira M. Prenatal diagnosis of Pentalogy of Cantrell in the first trimester: is 3-dimensional sonography needed? J Clin Ultrasound 2009; 37 (2): 112-4.
68. Platt LD. Should the first trimester ultrasound include anatomy survey? Semin Perinatol 2013; 37 (5): 310-22.
69. De Biasio P, Prefumo F, Lantieri PB, Venturini PL. Reference values for fetal limb biometry at 10-14 weeks of gestation. Ultrasound Obstet Gynecol 2002; 19 (6): 588-91.
70. Gray BL, Calfee RP, Dicke JM, Steffen J, Goldfarb CA. The utility of prenatal ultrasound as a screening tool for upper extremity congenital anomalies. J Hand Surg 2013; 38 (11): 2106-11.
71. Ermito S, Dinatale A, Carrara S, Cavaliere A, Imbruglia L, Recupero S. Prenatal diagnosis of limb abnormalities: role of fetal ultrasonography. J Prenat Med 2009; 3 (2): 18-22.
72. Pajkrt E, Cicero S, Griffin DR, van Maarle MC, Chitty LS. Fetal forearm anomalies: prenatal diagnosis, associations and management strategy. Prenat Diagn 2012; 32 (11): 1084-93.
73. Kshirsagar VY, Ahmed M, Colaco SM. Sirenomelia apus: a rare deformity. J Clin Neonatol 2012; 1 (3): 146-8.
74. Tuuli MG, Norman SM, Odibo AO, Macones GA, Cahill AG. Perinatal outcomes in women with subchorionic hematoma: a systematic review and meta-analysis. Obstet Gynecol 2011; 117 (5): 1205-12.
75. Bennett GL, Bromley B, Lieberman E, Benacerraf BR. Subchorionic hemorrhage in first-trimester pregnancies: prediction of pregnancy outcome with sonography. Radiology 1996; 200 (3): 803-6.
76. Lamberty CO, de Carvalho MH, Miguelez J, Liao AW, Zugaib M. Ultrasound detection rate of single umbilical artery in the first trimester of pregnancy. Prenat Diagn 2011; 31 (9): 865-8.
77. Martinez-Payo C, Cabezas E. Detection of single umbilical artery in the first trimester ultrasound: its value as a marker of fetal malformation. Biomed Res Int 2014; 2014: 548729.
78. Murphy-Kaulbeck L, Dodds L, Joseph KS, Van den Hof M. Single umbilical artery risk factors and pregnancy outcomes. Obstet Gynecol 2010; 116 (4): 843-50.
79. Martinez-Payo C, Gaitero A, Tamarit I, Garcia-Espantaleon M, Iglesias GE. Perinatal results following the prenatal ultrasound diagnosis of single umbilical artery. Acta Obstet Gynecol Scand 2005; 84 (11): 1068-74.
80. Budorick NE, Kelly TF, Dunn JA, Scioscia AL. The single umbilical artery in a high-risk patient population: what should be offered? J Ultrasound Med 2001; 20 (6): 619-27; quiz 28.
81. Prefumo F, Guven MA, Carvalho JS. Single umbilical artery and congenital heart disease in selected and unselected populations. Ultrasound Obstet Gynecol 2010; 35 (5): 552-5.
82. Gornall AS, Kurinczuk JJ, Konje JC. Antenatal detection of a single umbilical artery: does it matter? Prenat Diagn 2003; 23 (2): 117-23.
83. Hua M, Odibo AO, Macones GA, Roehl KA, Crane JP, Cahill AG. Single umbilical artery and its associated findings. Obstet Gynecol 2010; 115 (5): 930-4.
84. Reddy UM, Abuhamad AZ, Levine D, Saade GR. Fetal Imaging Workshop Invited P. Fetal imaging: executive summary of a Joint Eunice Kennedy Shriver National Institute of Child Health and Human Development, Society for Maternal-Fetal Medicine, American Institute of Ultrasound in Medicine, American College of Obstetricians and Gynecologists, American College of Radiology, Society for Pediatric Radiology, and Society of Radiologists in Ultrasound Fetal Imaging Workshop. Am J Obstet Gynecol 2014; 210 (5): 387-97.

20

Procedimientos invasivos en el primer trimestre

Mark I. Evans • Jenifer Curtis • Stephanie Andriole • Shara M. Evans

Introducción

Hace casi 20 años publicamos un artículo titulado: "La integración de la genética y la ecografía en el diagnóstico prenatal: solo mirar no es suficiente".[1] Nuestra tesis fue, y sigue siendo tan cierta hoy en día, que la visualización por ecografía es una parte importante del diagnóstico prenatal, pero básicamente solo representa la mitad de la historia. En este estudio de 1996 encontramos que el 42% de las anomalías genéticas y congénitas fetales no eran detectables por ecografía. Por lo tanto, en este volumen muy amplio de ecografía en el primer trimestre, este capítulo es el que trata sobre el tema: "Oh, por cierto, el ultrasonido no puede hacerlo todo". De manera similar, algunas sociedades como la Sociedad Internacional de Ultrasonido en Obstetricia y Ginecología (ISUOG) de forma no llamativa, se centran en la ecografía y, en ocasiones, puede perder la perspectiva de que, de hecho, es solo una parte de la evaluación. Lo contrario es cierto para el Colegio Estadounidense de Genética Médica y para la Sociedad Internacional para el Diagnóstico Prenatal, en la que el papel de la ecografía en el diagnóstico prenatal es, a veces, minimizado.

La realidad es que la competencia en ambas áreas es esencial para una óptima evaluación fetal. El diagnóstico prenatal y la elección reproductiva son cuestiones que van mucho más allá de la medicina *per se*. Dado que las luchas políticas por los derechos reproductivos de las mujeres se desarrollarán probablemente aún más en los próximos años, con las posibles restricciones adicionales sobre hasta qué punto avanzada la gestación puede una mujer terminar el embarazo, un diagnóstico preciso en el primer trimestre será aún más necesario.

Como se ha detallado extensamente en los capítulos anteriores en este volumen, el uso de la ecografía se ha convertido en una parte esencial en manejo moderno de cada embarazo. De manera concomitante con el desarrollo del ultrasonido para el diagnóstico prenatal a principios de los años setenta, también comenzaron a desarrollarse a fines de los años sesenta y setenta los métodos para la obtención directa de tejido fetal (células del líquido amniótico). Cuando no se disponía de guía ecográfica, la mayoría de las amniocentesis fueron realizadas a partir de la semana 17 para minimizar la posibilidad de que la aguja insertada ciegamente punzara algo importante, sin embargo, ocasionalmente y de manera accidental se produjeron daños.[2]

Las mejoras en el ultrasonido condujeron a una mejor visualización que, de hecho, crearon el concepto de vínculo parental al visualizar la forma fetal por ecografía.[3] También hay una transición psicológica del estado de "estoy embarazada" al de "voy a tener un bebé". Estos son estados emocionales muy diferentes y ayudaron a impulsar el deseo de mover el diagnóstico prenatal y el cribado del segundo trimestre al primero. El tamizaje de aneuploidías está cubierto en el Capítulo 8, por lo que nos centraremos aquí en las intervenciones diagnósticas y terapéuticas.

A finales de la década de 1980, predijimos que la mayoría de los procedimientos diagnósticos se trasladarían al primer trimestre en la década de 1990.[4] Estos se estaban llevando a cabo en los centros más sofisticados, hasta que el miedo por el defecto por reducción de extremidades fue utilizado para alejar a los pacientes de la biopsia de vellosidades coriales (BVC) y promover así la amniocentesis, que podía ser realizada por un número mucho mayor de médicos que, por lo tanto, no necesitaban remitir a los pacientes a los centros especializados en BVC. Ahora que el tamizaje del primer trimestre se está convirtiendo en la norma, esperamos que la mayoría de los procedimientos diagnósticos finalmente se realicen en el primer trimestre.

Biopsia de vellosidades coriales

Más de tres décadas de experiencia han demostrado que la BVC en manos expertas es, a la vez, seguro y eficaz,[5, 6] a pesar de las alegaciones realizadas a principios de 1990 de aumentar el riesgo de defectos al nacimiento.[7, 8] Estas han sido claramente refutadas por datos objetivos (aunque todavía sea discutido por algunos). La BVC ganó rápida aceptación, que luego declinó, y que ahora gana reaceptación para el diagnóstico prenatal, al ser realizada en manos de operadores experimentados.

En los años ochenta, varios centros estadounidenses y europeos comenzaron a realizar la BVC con la finalidad de un diagnóstico prenatal en un contexto clínico. Múltiples instituciones individuales y documentos colaborativos establecieron su precisión y seguridad.[9, 10] Después de la aprobación de la FDA del catéter Trophocan© (Concord/Portex, Keene, NH) en 1990 para su uso en la BVC transcervical (TC), un número creciente de médicos estadounidenses comenzó a ofrecer este procedimiento. Después de que el defecto por reducción extremidades (DRE) causara temor a principios de 1990, Portex retiró su catéter.[7, 8] Hoy en día, la gran mayoría de los procedimientos TC se realizan utilizando el catéter "Cook".

En algunos estados, hubo requisitos de realizar numerosos procedimientos sobre embarazos no viables y, así, obtener experiencia previa a la implementación. Otros no tenían guías ni regulaciones. Esto dio lugar a una introducción amplia y azarosa y fue el fundamento para que la Fundación de Medicina Fetal introduzca el cribado con la translucencia nucal para mejorar el control de calidad.[11]

Indicaciones

Las indicaciones más comunes para la BVC son la edad maternal avanzada, un resultado alterado en el cribado de aneuploidías o un defecto genético diagnosticable por técnicas moleculares. Los avances recientes en el cariotipaje molecular de mayor definición utilizando arreglos de hibridizacion genética comparativa (aHGC), también conocido como microarreglos (MCA), ha demostrado que en los pacientes con una anomalía detectada por ultrasonido, la detección de variaciones en el número de copias (VNC) patológicas con duplicaciones o deleciones más pequeñas que las visibles por las técnicas citogenéticas tradicionales, es de aproximadamente 6%-8%.[12, 13] En Pediatría, por ejemplo, los desarrollos de aGCh han adquirido en la última década una rápida aceptación y participación de mercado. La evaluación citogenética de niños dismórficos se realiza actualmente y de manera rutinaria con aGCh en lugar de cariotipo, porque el rendimiento es cerca de dos veces más alto.[13]

En los pacientes sin anomalías prenatales, tanto por historia clínica, por ecografía como por cariotipo, el rendimiento mínimo de la VNC claramente patológicas es de al menos 1/200 para todos los embarazos.[12, 13] Contando aquellas VNC que se piensa que son patológicas, aunque la base de datos todavía no está lo suficientemente completa para estar seguro, el número probablemente supere el 1% y posiblemente el 1,7%. Como tal, todas las mujeres tienen un riesgo mayor del 0,5% dado a los 35 años, que ha sido el estándar para ofrecer procedimientos diagnósticos en las últimas cuatro décadas.

Con la excepción, ocasional, de aquellos pacientes cuyo riesgo primario es el defecto del tubo neural, todo paciente considerado candidato para una amniocentesis se le podría ofrecer una BVC, si son identificados en el primer trimestre. La BVC tiene la ventaja de ofrecer un diagnóstico precoz, que permite, así, una intervención temprana cuando es elegida por el paciente y, por lo general, garantiza privacidad en las opciones reproductivas.

Gestaciones múltiples

Rutinariamente realizamos BVC en embarazos múltiples.[14, 15] Es considerablemente más difícil de realizar que en los embarazos únicos, ya que se requiere una visualización precisa de la aguja o del catéter por que el camino de la aspiración debe evitar las otras placentas. En manos muy experimentadas es extremadamente precisa, sin embargo, hay siempre un pequeño porcentaje de riesgo por contaminación cruzada con placentas adyacentes.[14, 15] En nuestra experiencia, esta contaminación cruzada no ha sido un problema clínico. Siendo actualmente el 3% de todas las gestaciones en los Estados Unidos múltiples y dado que la edad de la población infértil es en general mayor que la promedio, es probable que un número desproporcionado de pacientes con embarazos múltiples desee un procedimiento diagnóstico.[15] Rutinariamente realizamos la BVC, luego la ejecución del análisis FISH para los cromosomas 13, 18, 21, X e Y durante esa noche, y al día siguiente la realización de las reducciones fetales (RF).[14] Hemos encontrado que este enfoque es muy preciso, y que le permite a la pareja combinar la BVC y la RF en una misma visita, en vez de tener que regresar dos semanas más tarde.[15, 16] Nuestro enfoque habitual cuando hay múltiples RF consideradas es estudiar a un feto más del que los padres tienen intención de mantener. Esto virtualmente asegura que habrá, por lo menos, el número deseado que es normal, y puede entonces darles la opción de preferencia de género en situaciones seleccionadas (descritas en detalle más adelante en este capítulo).[17] En el marco de un "gemelo desvanecido", que puede presentarse hasta en el 3% de los embarazos,[18] varios estudios sugieren un mayor riesgo de aneuploidía en del tejido placentario correspondiente al "gemelo desvanecido".[19] Por lo tanto, se debe tener cuidado durante la toma de la biopsia en evaluar solo al gemelo restante.

Procedimiento

Creemos que el asesoramiento genético es muy importante, en particular desde que en los últimos años ha habido una considerable complejidad añadida en la toma de decisiones por los pacientes con las nuevas tecnologías ahora disponibles, tales como el tamizaje por ADN fetal libre, las técnicas moleculares mejoradas y los estudios diagnósticos.

También aconsejamos a nuestros pacientes que, para la mayoría de ellos (sin antecedentes significativos o anomalía ecográfica) en la mitad del 99%, no importa si van a realizar o no algún procedimiento. La cuestión realmente es que "si van a estar equivocados, ¿De qué manera estarían equivocados?" ¿Preferirían tomar un pequeño riesgo y tener un bebé con un problema significativo o, en el otro extremo, tomar un pequeño riesgo y tener una complicación porque ellos quisieron saber? Los pacientes también tienen que considerar las implicancias de cualquiera de los dos extremos y decidir "qué es lo que más temen", y de esa manera minimizar uno a expensas del otro.

El siguiente paso es la evaluación ecográfica. En primer lugar, se confirma la viabilidad fetal. Aproximadamente el 2% de los pacientes tendrán un saco anembrionado o una muerte embrionaria/fetal. Este porcentaje fue mucho mayor 20 años atrás cuando la ecografía en el primer trimestre era menos común.[20] Las discrepancias en el tamaño fetal también deben ser observadas. Un feto de menor tamaño que el esperado, incluso en el primer trimestre, tiene un mayor riesgo de aneuploidías.[21, 22] Estos casos merecen una BVC para un diagnóstico temprano.

La evaluación placentaria es de suma importancia en la evaluación adecuada de los pacientes para una BVC, ya que determina si la aproximación será TC o transabdominal (TA). Si la placenta es baja y posterior, el enfoque TC es apropiado. Estos casos pueden ser intentados por principiantes bajo supervisión. Si la placenta es anterior y fúndica, generalmente se prefiere un abordaje transabdominal. La placenta puede ser maniobrada a menudo hacia una configuración vertical u horizontal por una manipulación juiciosa del volumen de la vejiga para facilitar la aproximación deseada (Figura 20.1).

En nuestra propia experiencia, utilizamos la vía TC en aproximadamente el 70% de los embarazos únicos. Los operadores menos experimentados tienen una proporción más alta de casos por vía TA, ya que el abordaje TA es, en general, más fácil para el médico inexperto, ya que es muy comparable a la realización de una amniocentesis. El abordaje TC es más difícil y requiere de mayor experiencia para poder ser competente y seguro. Ambos enfoques requieren una apreciación tridimensional (3D) de la anatomía que se interpreta a partir de una ecografía 2D. Hemos encontrado que hay una división que no puede ser superada por la experiencia entre aquellos médicos y ecografistas que son capaces de pensar y actuar en 3D y los que no.

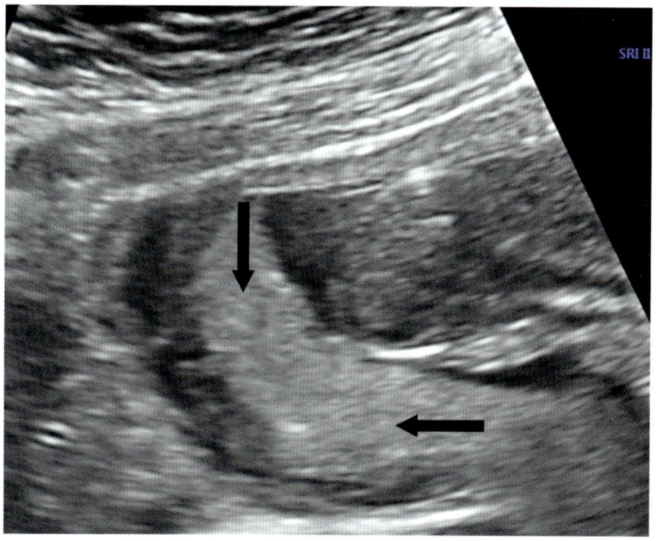

Figura 20.1 Alternativas de la BVC: transcervical (*flecha horizontal*) y transabdominal (*flecha vertical*).

También hemos visto que los operadores que no realizan procedimientos por vía TC realizan maniobras para levantar el útero vaginalmente y hacerlo accesible a la vía abdominal. Creemos que esto es inadecuado y aumenta el riesgo propio del procedimiento cuando se realizan por el abordaje equivocado para la ubicación dada.

Creemos que el operador de BVC debe ser competente en ambos enfoques.

Otros factores deben ser considerados antes de intentar una BVC. En ocasiones, el paciente tiene una historia de infección por herpes virus simple genital o por un estreptococo del grupo B (EGB) reciente. Estos casos deben ser individualizados, y el riesgo pequeño o teórico de introducir una infección en los tejidos feto-placentarios debe ser discutido con el paciente. La BVC-TA o la amniocentesis se ofrecen en general cuando existe un riesgo significativo de EGB activo, ya que los datos están a favor de que la infección uterina, ocurriría casi en la totalidad de los casos luego de una aspiración TC.[21] La elección de realizar una BVC-TA o una BVC-TC debe realizarse de acuerdo con el criterio del operador experimentado, basándose en las condiciones previamente descritas y de acuerdo con el estado de portador cervical bacteriano / fúngico del paciente cuando se conociera.[14]

Seguridad

En las últimas tres décadas, múltiples informes de centros individuales han demostrado la seguridad y las bajas tasas de pérdida de embarazo después de una BVC.[22, 23] Hay una gran cantidad de bibliografía, que no será ampliamente revisada aquí, a partir de los años 1980 y 1990, que han detallado el desarrollo de la BVC como procedimiento clínico y llevó a la Administración de Alimentos y Medicamentos de los Estados Unidos a la eliminación de las restricciones en el uso del catéter para las BVC en 1989. La gran mayoría de estos estudios no encontró mayor riesgo en la BVC sobre la amniocentesis, pero las tasas de pérdida global de ambos procedimientos fueron considerablemente más altas de lo que proclamaban muchos de los operadores de ambos procedimientos.[22, 23]

Tres estudios de esta última década han sido muy importantes para nuestra comprensión actual. El primero fue un metaanálisis publicado en 2007 por Mujezinovic y Alfirevic.[5] Debido al mayor riesgo de base de pérdida en el primer trimestre, se espera que la BVC tenga una tasa de pérdida global más alta. Sin embargo, es imposible determinar con precisión qué pérdidas fueron relacionadas con el procedimiento y cuales al riesgo de base. Lo que informaron es que, en centros experimentados, las tasas de pérdida dentro de las dos semanas del procedimiento, hasta las 24 semanas y al término fueron esencialmente idénticas (Tabla 20.1).

El segundo estudio es la reciente experiencia aún en curso del programa danés de tamizaje en el primer trimestre, que en los últimos años mantuvo una tasa de detección muy alta para el síndrome de Down (mayor del 90%), con una reducción de los falsos positivos a la mitad. Como consecuencia del cribado del primer trimestre, la utilización de la BVC en Dinamarca ha sido tres veces superior a la de la amniocentesis. Sus datos muestran que el riesgo por BVC es tan bajo (y posiblemente inferior) que el por amniocentesis.[24] Además, la incidencia de complicaciones tardías, como la muerte tardía, fue significativamente menor en pacientes con BVC que en pacientes con amniocentesis.

Recientemente Akolekar publicó un metaanálisis que demostró que la pérdida general tanto por BVC como por amniocentesis es muy inferior a la reportada anteriormente, y que no difieren entre sí, ya que son, aproximadamente, de 1/500.[6] La confusión principal es la diferencia de pérdidas de embarazo por el riesgo de basal, la cual en realidad explica la gran mayoría de las diferencias entre los dos procedimientos.

En general, asesoramos a nuestros pacientes en cuanto a un riesgo de 1/400 por BVC o por amniocentesis en manos muy experimentadas. Estos riesgos pueden, de hecho, errar por el hecho de estar demasiado en nuestras manos, pero no queremos que los pacientes tomen estas decisiones frívolamente y sin considerar la posibilidad de pérdida. Es importante destacar que ambos procedimientos tienen mayor riesgo en médicos inexpertos o en aquellos que no pueden visualizar la anatomía de una forma tridimensional como ya fue descrito anteriormente. Como tal creemos que tanto la BVC como la amniocentesis deben ser realizados preferentemente en "centros de excelencia" por médicos, con ecografistas experimentados, que realizan el procedimiento con regularidad y no de manera ocasional.

Tabla 20.1 Tasa de pérdidas por amniocentesis y BVC[a]

Pérdida antes	Amniocentesis %	BVC %
14 días	0,6	0,7
24 semanas de gestación	0,9	1,0
total	1,9	2,0

[a] Realizado con la información de Mujezinovic F y cols.[5]

Complicaciones de la biopsia de vellosidades coriales

Sangrado

El sangrado vaginal se observa en un 7%-10% de los pacientes biopsiados por vía TC, pero es menos frecuente tras una BVC-TA. El sangrado mínimo es más común y puede manifestarse en casi un tercio de las mujeres biopsiadas por vía TC.[9, 25] En la mayoría de los casos, el sangrado es autolimitado y el resultado del embarazo excelente.

Infección

Desde el desarrollo inicial de la BVC-TC, ha sido preocupante que esta introdujera la flora vaginal en el útero. Esta posibilidad fue confirmada por cultivos en los que se aislaron bacterias en hasta un 30% de los catéteres utilizados para las BVCs.[26, 27] En la práctica clínica, sin embargo, la incidencia de corioamnionitis pos-BVC es baja.[9, 10] La infección asociada a la BVC-TA también puede producirse y ha sido demostrada, al menos en algunos casos, secundaria a la introducción de flora intestinal por punción accidental por la aguja de biopsia.

Rotura de membranas

La rotura grosera de membranas días a semanas después del procedimiento es reconocida como una posible complicación pos-BVC. La rotura puede ser el resultado de una lesión mecánica o química del corion, lo que permite la exposición del amnios a un subsecuente daño o infección. Un grupo informó una incidencia del 0,3% de rotura retardada de membranas luego de la BVC,[28] porcentaje confirmado por Brambati y cols.[29] De forma inexplicada, el oligohidramnios en el segundo trimestre también se ha sugerido como una rara complicación por BVC-TC.

Riesgo de anomalías fetales tras una biopsia de vellosidades coriales

A comienzos de los años noventa, se sugirió que la BVC se asociada con malformaciones fetales específicas, particularmente con defectos por reducción de miembros (DRM). Hoy, en base a los datos publicados, se puede decir con seguridad que no hay un mayor riesgo de DRM, o de cualquier otro defecto del nacimiento, cuando la BVC es realizada luego de los 70 días de gestación.[30-33]

La primera insinuación de un mayor riesgo de anomalías fetales por BVC fue reportada por Firth y cols.[7] En una serie de 539 gestaciones expuestas a BVC, con una cohorte de 289 embarazos biopsiados por vía TA a los 55-66 días de gestación, hubo cinco lactantes con anomalías en las extremidades.

Cuatro de estos niños tuvieron el raro síndrome de hipogenesia oromandibular-extremidades (HOE), y el quinto tuvo un DRM terminal transversal. El síndrome de HOE se produce en 1 por cada 175000 nacimientos vivos,[34] y el DRM normalmente en 1 por 1690 nacimientos.[35] Así, la aparición de estas anomalías en más del 1% de las muestras por BCV despertó un alto nivel de sospecha.

Posteriormente, otros grupos informaron la ocurrencia del síndrome de DRM y del síndrome de HOE posterior a las BVC "tempranas".[36-41] En 1992, un estudio de casos y controles que utilizó el Registro Italiano Multicéntrico de Defectos Congénitos, informó una tasa de detección de 11,3 (95% IC 5,6-21,3) para las anomalías transversales de los miembros después de las BVC en el primer trimestre.[36] Sin embargo, cuando esto es estratificado por edad gestacional al momento de la biopsia, los embarazos biopsiados antes de los 70 días tenía un 19,7% mayor riesgo de defectos por reducción de extremidad trasversales, mientras que los embarazos biopsiados posteriormente no mostraron ningún aumento del riesgo. Otros estudios de casos y controles, sin embargo, no han observado ninguna asociación entre la BVC y el DRM.[31, 32]

El riesgo de malformaciones fetales es real cuando la BVC se realiza a una edad gestacional muy temprana, es decir, durante el período de génesis de las extremidades a las 6-7 semanas.[7, 8, 38] Brambati y cols., quienes ejercen en Milán, tienen una gran población en riesgo de talasemia β. La población es también predominantemente católica, por la cual el aborto se encuentra religiosamente proscripto a cualquier edad gestacional. Sin embargo, para poder calmar su culpa de querer conocer el diagnóstico, querían que el procedimiento se hiciera tan pronto como fuera técnicamente posible. Informaron una incidencia del 1,6% de DRM grave en un grupo de pacientes biopsiados a las 6 y 7 semanas de gestación.[38] Esta tasa disminuyó al 0,1% a las 8-9 semanas. Estos datos apoyan la hipótesis de que la biopsia a edades gestacionales tempranas y el trauma excesivo de la placenta pueden ser la etiología en los grupos reportados de DRM pos-BVC.

En los Estados Unidos, la población más interesada en la BVC temprana ha sido la comunidad judía ortodoxa, de alto riesgo para la enfermedad de Tay Sachs y para otras enfermedades ashkenazis. En la comunidad judía observante, el aborto está permitido, por la religión, hasta los 40 días después de la concepción (7 semanas 5 días desde la FUM). Wapner y Evans han demostrado que, en centros muy experimentados, la BVC puede ser realizada de manera confiable y segura, incluso a edades gestacionales muy tempranas.[30] Realizaron un estudio en el cual realizaron BVC antes de las 8 semanas de gestación en una población de judíos ortodoxos. De los 82 casos de BVC tempranas, solo hubo un caso de DRM severa, tasa de 1,6%. Aunque este riesgo es mayor que cuando se hace en el momento habitual, creemos que en comparación con un riesgo del 25% de trastorno letal y con un adecuado asesoramiento genético, podría ser una decisión razonable para ser tomada por la pareja. Sin embargo, en ese caso, a pesar de haber tenido tres BVC tempranas anteriores, la pareja decidió demandar al médico y declararon que "no sabían". Como resultado de la exposición legal, prácticamente todos los centros que estaban dispuestos a realizar el procedimiento dejaron de hacerlo.

La pregunta es si la BVC realizada luego de la semana 10 tiene el potencial de causar defectos más sutiles, como el acortamiento de la falange distal o la hipoplasia de uñas. Fue una preocupación importante, debatida a fondo en la bibliografía.[40, 42] Se estima que la incidencia global del DRM posterior a una BVC es de 1 en 1881 (de 5,2 a 5,7 por 10 000), en comparación con 1 en 1642 (rango de 4,8 a 5,97 por 10 000) en la población general;[33, 42] Por lo tanto, no hay información que respalde esta preocupación.

Como se observó, la mayoría de los centros experimentados que realizan BVC luego de la semana10 no tuvieron aumento en los defectos de extremidades de ningún tipo.[31, 33, 41, 42]

Complicaciones perinatales

No hubo aumento en el número de partos prematuros, de rotura prematura de membranas, de neonatos pequeños para la edad gestacional, de morbilidad materna ni de otras de complicaciones en ninguno de los pacientes biopsiados.[43] Aunque el Estudio Colaborativo Canadiense mostró un aumento de la mortalidad prenatal en los pacientes biopsiados por BVC, con un mayor desequilibrio luego de las 28 semanas, ningún evento recurrente obvio pudo ser identificado.[10] Hasta la fecha, no se considera que la BVC conlleve complicaciones prenatales adicionales, siempre y cuando el procedimiento sea realizado por un operador experimentado y luego de las 10 semanas de gestación.

Desarrollo infantil a largo plazo

El seguimiento infantil a largo plazo ha sido llevado a cabo por investigadores chinos que evaluaron a 53 niños desde la primera experiencia en BVC en los años setenta. Todos fueron reportados en buena salud, con un desarrollo y rendimiento escolar normal.[44] Schaap y cols.[45] obtuvieron información del seguimiento a largo plazo tras BVC y amniocentesis y no encontraron diferencias significativas en la morbilidad neonatal ni pediátrica. Basándose en sus datos, los autores concluyeron que la BVC-TC realizada alrededor de la semana 10 de gestación no está asociada con un aumento en la frecuencia de malformaciones congénitas, en comparación con la amniocentesis del segundo trimestre.

Exactitud de los resultados citogenéticos de la BVC

Una preocupación importante con todos los procedimientos de diagnóstico prenatal es la posible discordancia entre el diagnóstico citogenético prenatal y el cariotipo fetal real. Con la BVC, esta discrepancia puede producirse por la contaminación con tejido materno o por verdaderas diferencias biológicas entre el tejido extraembrionario (es decir, la placenta) y el feto. Afortunadamente, la evaluación genética de las vellosidades coriónicas proporciona un alto grado de éxito y precisión, particularmente en lo que respecta al diagnóstico de las trisomías comunes.[46] A finales de la década de 1980, el Estudio Colaborativo de los Estados Unidos reveló una tasa de éxito del 99,7% en el diagnóstico citogenético, con una necesidad de realizar una segunda prueba diagnóstica para mayor interpretación de los resultados, como una amniocentesis o un análisis de sangre fetal en un 1,1% de los pacientes.[46] Según nuestra propia experiencia, una amniocentesis de seguimiento es necesaria en alrededor del 0,5% de los casos.

Los errores clínicos o la mala interpretación son poco frecuentes, y la necesidad de repetir las pruebas continúa disminuyendo, a medida que se obtiene más conocimiento sobre las características de las vellosidades coriónicas. De hecho, hay estudios[23, 47] que han demostrado que la BVC se asocia con una baja tasa de contaminación por células o por anomalías cromosómicas confinadas a la placenta, como se describirá a continuación. Por ejemplo, una tetraploidia en BVC FISH y cultivo puede observarse en aproximadamente el 0,5% de los casos y se sabe que casi siempre se asocia a un feto diploide normal.

Contaminación con células maternas (CCM)

La contaminación de la muestra con una cantidad significativa de tejido decidual materno puede conducir a errores en el diagnóstico, lo que subraya la importancia de prevenir que esto se produzca.[27, 47] En general, la contaminación decidual en la BVC se debe casi siempre a un pequeño tamaño de muestra, que hace difícil la selección apropiada del tejido real. En centros experimentados, en los que se dispone de cantidades adecuadas de tejido, este problema es poco frecuente, y la CCM clínicamente significativa se presenta en menos del 0,5% de los procedimientos. Es estándar separar el tejido materno de la muestra. Las "vellosidades" coriónicas se distinguen de la decidua materna bajo el microscopio, lo que hace posible la eliminación de la decidua mediante una disección lo más cuidadosa posible. En los últimos años, se ha avanzado mucho en las técnicas moleculares adecuadas para la detección CCM, lo que permite obtener resultados más precisos en casos de diagnósticos moleculares, donde la CCM puede poner en peligro la validez de la prueba.

Mosaicismo confinado a la placenta

Pueden producirse verdaderas discrepancias entre el cariotipo de la vellosidad y el cariotipo fetal real, lo que conduce a resultados falsos positivos o falsos negativos. Aunque inicialmente existía la preocupación de que esto pudiera invalidar la BVC como una herramienta de diagnóstico prenatal, investigaciones posteriores se han dirigido no solo a una más clara comprensión de la interpretación clínica de los resultados a partir del tejido de las vellosidades, sino que también reveló nueva información sobre la etiología de las pérdidas de los embarazos, las posibles causas de restricción del crecimiento intrauterino (RCIU) y mecanismos biológicos de la disomía uniparental y síndromes clínicos asociados.

Una aberración cromosómica que no involucre la estirpe fetal producirá un mosaicismo confinado a la placenta (MCP), en el cual el trofoblasto y, tal vez, el mesodermo extraembrionario puede presentar células aneuploides, pero el feto es euploide. Pueden aplicarse varios mecanismos en los embarazos en los que hay mosaicismo placentarios o donde discrepancias feto-placentarias no mosaicas son detectadas.

El mosaicismo se produce en alrededor del 0,5% de todas las BVC,[48, 49] pero se confirma en el feto en solo 10%-40% de estos casos. Por el contrario, el mosaicismo de la amniocentesis se observa en solo el 0,3% de los cultivos, pero, cuando se encuentra, se confirma en el feto en aproximadamente un 70% de los casos.[50, 51] Se sabe que estas discrepancias feto-placentarias se producen porque las vellosidades coriónicas consisten en una combinación de tejido extra embrionario de diferentes fuentes que se separan y se diferencian de las del embrión en etapas tempranas de desarrollo. Específicamente, en el blastocisto de 32-64 células, solo 3-4 blastómeros se diferencian en el macizo celular interno (MCI), que forma al embrión, al núcleo mesenquimatoso de las vellosidades coriónicas, al amnios, al saco vitelino y al corion, mientras que el resto de las células se convierten en los precursores de los tejidos extraembrionarios.[52]

La probabilidad de mosaicismo o trisomía no-mosaico en el propio feto depende de la estirpe placentaria en la que se encontró la línea celular trisómica. La BVC representa el núcleo mesenquimal velloso y, por lo tanto, refleja la constitución cromosómica del feto propiamente dicho en mayor medida que la preparación directa, que representa el ectodermo coriónico, más alejado del feto. Por lo tanto, si se detecta una aberración cromosómica en mosaico tanto en la preparación directa como en el cultivo, es más probable que represente un verdadero mosaicismo del feto.[49] Sin embargo, en las gestaciones con mosaicismos trisómicos (con evidencia o no de trisomía en el examen directo de citotrofoblastos), es nuestra política habitual examinar más a fondo el cariotipo fetal por amniocentesis y realizar una ecografía fetal completa para descartar malformaciones fetales.

La disomía uniparental (DUP) es otro resultado adverso que puede estar asociado con el MCP. En la DUP, ambos cromosomas de un par dado se heredan de un solo padre, en lugar de uno de cada uno. La DUP es el resultado cuando un embrión trisómico original es "rescatado" por la pérdida de uno de los cromosomas extra. Como en los embriones trisómicos dos de los cromosomas vienen de uno de los padres y uno del otro padre, hay en teoría una en tres chances de que los dos cromosomas restantes se originen del mismo padre, lo que da lugar a una DUP. Esto puede tener consecuencias clínicas si el cromosoma involucra puertos con genes impresos cuya expresión varía según el padre de origen o si los dos cromosomas restantes llevan un gen mutante recesivo, que crea un estado homocigótico. En general, la DUP se ha informado de casi todos los pares cromosómicos, aunque las consecuencias clínicas se han observado principalmente en los casos que implican ciertos cromosomas específicos (por ejemplo, los cromosomas 2, 6, 7, 10, 11, 14, 15, 16, 20) y dependen del padre de origen.[53] Por ejemplo, a pesar de una relativa alta frecuencia de MCP para trisomía 2 y trisomía 7, la DUP materna (2) y la DUP materna (7) han sido raramente reportadas.[54, 55]

Un MCP significativo implica el cromosoma 15 y se encuentra en 27/100 000 muestras.[56] Esto está asociado con el riesgo de DUP (15), que puede conducir a síndromes clínicos bien reconocidos. Se sabe que el cromosoma 15 lleva genes que están sujetos a impresión tanto paterna como materna. La DUP materna (15), resultante más frecuentemente de una trisomía 15 derivada de la madre, causa el síndrome de Prader-Willi. En contraste, la DUP paterna (15), resultante por el menos frecuente rescate de la trisomía paterna 15, causa el síndrome de Angelman que es menos frecuente.

En casos excepcionales, el MCP para la trisomía 15 ofrece la importante pista de que la DUP puede estar presente en un feto "cromosómicamente normal", que puede estar en riesgo de tener un síndrome de Prader-Willi/Angelman.[57, 58] Por esta razón, los casos en los que la BVC revela una trisomía 15 (ya sea completa o en mosaico) deben ser estudiados para una DUP si el líquido amniótico demuestra un feto aparentemente euploide.[56]

Amniocentesis temprana

La amniocentesis temprana (AT) es un procedimiento que ha ido y venido. Es un procedimiento del primer trimestre, es decir, realizado antes de las 14 semanas de gestación (generalmente de 11 + 0 a 13 + 6).[59, 60] Algunas series han incluido procedimientos tan pronto como 9 + 0 semanas. Tradicionalmente la amniocentesis se realiza generalmente después de la semana 15 + 0 de gestación; los procedimientos invasivos entre las 14 + 0 y las 14 + 6 se consideran generalmente tempranos y se han incluido en algunos estudios, pero no en otros.[61] Desde 1987, varios estudios observacionales grandes sobre AT informaron tasas de pérdidas fetales relacionadas con el procedimiento de 1,4% a 8,1% (*v.* Tabla 20.1). Algunas primeras series concluyeron que la AT es una técnica apropiada para el diagnóstico precoz, pero está asociada a un aumento en la tasa de pérdida fetal.[62, 63] Assel y cols.[64] compararon la AT con la amniocentesis del segundo trimestre y encontraron un aumento significativo en la tasa de pérdida fetal después del procedimiento (1,8% frente a 0,4%).[65]

Un estudio prospectivo parcialmente aleatorio realizado por Nicolaides y cols.[66, 67] mostró una mayor tasa de pérdida fetal después de la AT en comparación con la BVC (4,9% frente a 2,1%), lo cual fue significativo para embarazos de 10-11 semanas, pero no significativo para el período de 12-13 semanas de gestación. El estudio CEMAT comparó la AT entre las 11 + 0 y 12 + 6 semanas con la amniocentesis estándar (15 + 0 – 16 + 6). En este ensayo multicéntrico aleatorizado realizado en 1916 procedimientos se demostró un aumento de la pérdida total de embarazos (pérdidas preprocedimiento y posprocedimiento que incluyen las muertes intrauterinas y neonatales) con la AT (7,6% frente a 5,9%; P = 0,012).[68]

Fuga de líquido amniótico posprocedimiento

Además de la pérdida fetal, se han reportado complicaciones adicionales como las directamente relacionadas a la AT. La fuga de líquido amniótico después de una AT es preocupante debido al riesgo de infección, aborto espontáneo, trabajo de parto / parto, complicaciones neonatales y fetales. La incidencia reportada varía del 0% al 4,6%. Por ejemplo, el estudio CEMAT informó un aumento en la tasa de fuga de líquido que fue estadísticamente significativa antes de las 22 semanas de gestación, cuando la AT se comparó con la amniocentesis estándar (3,5% frente a 1,7%).[68] Muchos informes, sin embargo, han declarado una relación entre la AT y las anomalías congénitas. Las extremidades de los miembros inferiores tienen una mayor susceptibilidad con alteraciones temporales por una disminución del volumen del líquido amniótico.[69] Los procedimientos del segundo trimestre no tuvieron tal asociación.[70] Sin embargo, el ensayo CEMAT[68] y varios otros mostraron un aumento significativo en las anomalías del pie (1,3% frente a 0,1%, P = 001) para la AT en la semana 11 + 0 a 12 + 0. Tharmaratnam y cols.[71] informaron una tasa de deformaciones en flexión fija del 1,6%. Ellos mostraron una asociación positiva con la cantidad de líquido amniótico extraído y el porcentaje de malformaciones musculoesqueléticas.[71]

Se realizó un ensayo internacional aleatorizado de diagnóstico prenatal invasivo en el primer trimestre para evaluar la seguridad y exactitud de la amniocentesis y la BVC-TA realizada a las 11-14 semanas.[47] En los casos en los que la técnica utilizada fue la amniocentesis temprana se observó que aumentó cuatro veces la tasa de talipes equinovaros. Los autores concluyeron que la amniocentesis realizada a las 13 o más semanas conlleva un mayor riesgo para este defecto específico de la extremidad y un aumento adicional en la pérdida temprana no intencional de la gestación. En otro estudio, Alfirevic y cols.[72] han analizado catorce estudios aleatorizados de la Cochrane Pregnancy and Childbirth Group Trials Registry y de la Cochrane Central Registry and Control Trials con el fin de evaluar la seguridad y la exactitud de los diversos procedimientos invasivos empleados en el diagnóstico prenatal. Sobre la base de los resultados, concluyeron que la amniocentesis temprana no es una alternativa a la amniocentesis del segundo trimestre, ya que conlleva un aumento en la pérdida del embarazo (riesgo relativo 1,29), y mayores tasas de talipes equinovaros (riesgo relativo 6,43). La amniocentesis temprana ha sido, esencialmente, abandonada por completo, ya que la BVC es un procedimiento claramente más seguro en el primer trimestre y, posiblemente, también a las 14 semanas.

En conclusión, para el diagnóstico en el primer trimestre, la BVC-TA o la BVC-TC son los métodos clínicamente apropiados. Creemos que la utilización de ambas formas de BVC es necesaria para lograr un enfoque más completo, práctico y seguro para el diagnóstico en el primer trimestre. La AT tiene un riesgo significativo de pérdidas y de malformaciones fetales. No hemos encontrado ninguna situación en 20 años en la que la AT fuera un método apropiado.

Reducción fetal

La reducción fetal (RF) ha cambiado considerablemente en los últimos 25 años desde la primera vez que publicamos al respecto.[15, 73] Estos cambios han tenido lugar en los resultados de la tecnología médica, en las opciones de los pacientes y en los grandes cambios demográficos y culturales que están impulsando el ritmo y la dirección del cambio.

En su fundamento, la RF comenzó como una forma de controlar los embarazos en los cuales los riesgos para la madre y los fetos por ser eran extremos. La terminación selectiva (como se llamaba entonces) de algunos de los embriones para aumentar la viabilidad de los restantes y reducir el riesgo de morbilidad y mortalidad de la madre era una alternativa desesperada para salvar esa situación. Como con muchos otros cambios tecnológicos, lo que comenzó como una preocupación dominante por asuntos de vida y muerte, fue finalmente aceptada. Entonces las indicaciones se transforman de la crisis de "vida y muerte" a cuestiones de calidad de vida.[74, 75]

La RF se desarrolló como un procedimiento clínico en la década de los ochenta, cuando un pequeño número de médicos tanto en Estados Unidos como en Europa trataron de reducir el alto riesgo de los efectos desfavorables de las gestaciones multifetales, mediante una terminación selectiva o una reducción del número de fetos a un número más manejable. Los primeros informes europeos de Dumez y Oury[20] y el primer informe americano de Evans y cols.,[73] seguido de un nuevo informe de Berkowitz y cols.,[76] y más tarde Wapner cols.[77] describieron un abordaje quirúrgico para mejorar el resultado en esos casos.

Múltiples publicaciones en la década de 1990 demostraron que la reducción de los embarazos trigemelares o mayores a gemelar conduce a un mejor resultado. Numerosos artículos discutieron si los embarazos trigemelares tenían mejores resultados cuando eran "reducidos" o no. Yaron y cols.[78] compararon información de embarazos trigemelares reducidos a gemelos con embarazos trigemelares no reducidos contra dos grandes cohortes de embarazos gemelares. Los resultados mostraron una mejora sustancial en los gemelos reducidos en comparación con los trigemelares no reducidos. Los datos de las series colaborativas 2001 y de otros estudios sugirieron que los resultados para embarazos que comenzaron como trigemelares o como cuatrigemelares y fueron reducidos a gemelos a las 12 semanas son comparables con los que comenzaron como gemelares.

En general, las estadísticas sobre las reducciones han mejorado notablemente en los últimos 25 años.[14, 79, 80] A principios de los años noventa, cuando la mitad de los casos eran cuatrigemelares o más, las tasas de pérdida (hasta la semana 24) era del 13%. Los partos prematuros tempranos eran un 10% adicional. Ahora, en general, con la disminución del número de transferencia inicial, una mejor ecografía, una mejor comprensión de la cigosidad, y un número limitado de practicantes con amplia experiencia en reducciones, las pérdidas han en general bajado y son de aproximadamente el 4%. El asesoramiento debe adaptarse a los números de inicio y de finalización específicos y a la experiencia del operador.

Con la rápida expansión en la disponibilidad de huevos de donantes, el número de "mujeres mayores" en busca de RF ha aumentado dramáticamente. En nuestra experiencia, más del 10%-15% de todos los pacientes que consultan por RF tienen más de 40 años de edad, y casi la mitad está utilizando óvulos de donante.[14] Parecería que con los avances en la atención para el logro de los embarazos y para moderar el riesgo en las mujeres mayores que desean tener hijos, un número mayor de estas está eligiendo embarazarse.

Como consecuencia de este cambio hacia pacientes mayores, muchas de las cuales ya tenían parejas anteriores y niños, hay un creciente deseo en estos pacientes en tener un solo hijo más. El número de centros experimentados dispuestos a hacer reducciones de 2-1 sigue siendo muy limitado, pero creemos que, basándose en la mejora de los resultados, puede justificarse en la mayoría de las circunstancias. Los gemelos constituyen actualmente alrededor del 25% de los pacientes que vemos.[14, 15]

Para las pacientes "mayores", particularmente aquellas que usan sus propios óvulos, el tema del diagnóstico genético se ha hecho progresivamente más importante. En el 2009, alrededor del 60% de los pacientes en los Estados Unidos con ciclos bajo técnicas de reproducción asistida eran mayores de 35 años. Usando los criterios de riesgo comparables a los de una paciente de 35 años, en realidad alrededor del 90% de los pacientes con FIV presentan un riesgo aumentado (Tabla 20.2).[14, 15]

Durante las últimas décadas y, en la actualidad, la mayoría de los médicos que realizan las RF toman las decisiones en cuanto a qué fetos mantener o reducir mediante una evaluación por ultrasonido solamente. En la década de 1980, se realizaba la mayoría de los procedimientos entre las 9 y las 10 semanas con decisiones basadas principalmente en el ultrasonido básico y en la posición fetal.[73] En aquellos pacientes, para los cuales una evaluación genética fuera adecuada, se les recomendaba una amniocentesis varias semanas más tarde en su centro de origen.[81] Eventualmente, hemos cambiado la realización de una BVC una semana después de la reducción por la realización de una BVC el día anterior con análisis FISH durante la noche. A mediados de la década de 1990, empezamos a tener un pequeño porcentaje, pero en aumento, de pacientes que solicitan la reducción a un embarazo único; por lo tanto, parecía prudente saber lo que estábamos dejando antes de comprometernos. Sin embargo, la espera de un cariotipo completo fue y es problemático tanto por el intervalo de tiempo como por la obtención de resultados, la inconveniencia de tener fuera de la ciudad a los pacientes (la mitad de nuestro programa) quienes tendrían que hacer dos viajes, y el hecho de que se ha informado una tasa de error del 1% en cuanto a cuál era cuál en estas circunstancias.[82, 83] En la medida que la tecnología FISH empezó a ser fiable, comenzamos rutinariamente a realizar los procedimientos en dos días consecutivos.[14-16] En los últimos 20 años, la proporción de nuestros pacientes que realizan una BVC antes de la RF ha aumentado de manera constante, de un 20% en el 2000 hasta alrededor de un 90% en la actualidad.[14]

Se han publicado muchos artículos con estadísticas muy divergentes sobre los verdaderos riesgos del diagnóstico prenatal.[84] Creemos que, en gestaciones múltiples, el efecto neto en las manos más experimentadas es de cero. Cualesquiera que sean los riesgos por el procedimiento diagnóstico se contrabalancean con la reducción del riesgo de pérdida por no continuar con un embarazo con un feto problemas grave que es más probable evolucione a una pérdida espontánea que un feto sano.[14, 15]

Un escenario cada vez más común es la situación de gemelos monocigóticos junto con uno simple.[85, 86] Los cambios en las técnicas de cultivo de la FIV, incluido el aumento en la transferencia de blastocitos, han aumentado significativamente la incidencia de embarazos monocigóticos. Embarazos gemelares triples bicoriales triamnióticos (BCTA), por ejemplo, tienen tasas mucho más altas de pérdida de embarazo, de STFF y de complicaciones por prematuridad.[86] El riesgo de STFF es mayor del 50%, y el riesgo de RCIU selectivo es de alrededor del 20%. Como tal, nuestro enfoque es que si el embarazo simple es saludable (por ecografía y por BVC), lo más seguro es reducir el par gemelar manteniendo al simple. Si el simple no es saludable, entonces mantener a los gemelos es aceptable. Lo único que no podemos hacer es reducir a uno de los dos gemelos, ya que el riesgo de muerte o daño neurológico es tan alto como del 12%.[87]

Tabla 20.2 Riesgos genéticos de aneuploidía para pacientes con FIV[a]

Factor de riesgo	Riesgo	% casos de FIV
Edad materna avanzada	> 0,5%	60
Gemelar o más	Edad de 30 × 2 = edad de 35 años	34
ICSI	1%	66
Desorden genético preimplantatorio	Tasa de error del 1%	4

[a] Porcentajes de los Centros para el Control de Enfermedades de los Estados Unidos.

En la gran mayoría de los casos, el principal factor para determinar qué feto mantener o qué feto reducir es el riesgo cromosómico. Sin embargo, los mismos principios pueden aplicarse a los riesgos mendelianos. Por ejemplo, se evaluó a una pareja portadora de fibrosis quística con trigemelares. Usando sondas apropiadas, pudimos determinar que dos de los fetos eran portadores y uno estaba afectado, el cual fue, posteriormente, reducido.

Como parte de los resultados analizados por FISH, también obtenemos información sobre el género. Históricamente, hemos percibido una tendencia significativa por los pacientes interesados, quienes en su mayoría expresaban una preferencia por el sexo masculino.[87, 88] Estas solicitudes venían desproporcionadamente de pacientes de culturas en las que se valora más al hombre que a la mujer. Debido a este sesgo, nos negamos a que el género sea un factor por considerar en la toma de decisiones, salvo las raras enfermedades genéticas con discordancia de género.

Irónicamente, en los trastornos cromosómicos ligados al cromosoma X, el riesgo lo presenta el varón, lo que convierte a las mujeres en la opción más segura.

Sin embargo, en los últimos 15 años, hemos percibido un cambio en las solicitudes procedentes de todos los grupos étnicos y una notable equiparación de las preferencias de género.

A principios de los años 2000, nuestro consultor de ética, John Fletcher, nos empujó a realizar una reevaluación y comenzamos a estar dispuestos a considerarlas bajo el siguiente enfoque.[16]

Priorizamos las decisiones de RF por lo siguiente:

- Hay un "problema".
- Hay una "sospecha" por ciertas cuestiones como un aumento en la translucencia nucal (> 2 mm), un tamaño fetal más pequeño (de más de media semana, menor tamaño del saco gestacional o problema placentario).
- Si ninguno de los anteriores se aplica, entonces y solo entonces, consideraremos la preferencia de género.

A los pacientes se les informa que tendremos una discusión que no será de género y "a cara de jugador de póker" cuando obtengamos los resultados. A continuación, elegirán cuál de las cuatro categorías en relación con el género prefieren.

Los grupos son los siguientes:

- Aquellos pacientes que quieran saber "todo".
- Los que no quieren saber "nada".
- Los que no tienen preferencia, pero quieren saber lo que han mantenido (pero no lo que se redujo).
- Aquellos que sí tienen una preferencia (pero no quieren conocer el género del o de los fetos reducidos).[17]

Recientemente, hemos publicado datos que muestran que, ahora, tales peticiones vienen de pacientes de todos los orígenes y culturas étnicas.[17] Cuando los pacientes tienen una preferencia de género, existe una igualdad de preferencia tanto para mujeres como para varones. Para los pacientes que reducen hacia gemelos, la preferencia es abrumadora hacia una las opciones; para aquellos que reducen hacia un embarazo simple, es básicamente un 50/50.[89]

Recientemente, también hemos podido utilizar nuestra tecnología para extender los servicios a un grupo de pacientes que antes no estaban bien atendidos. En los últimos años, hemos visto varias parejas homosexuales masculinas utilizando portadoras subrogadas con óvulos de donante con ambos compañeros que fertilizan los óvulos. Las parejas solicitaban la RF por las razones clínicas habituales, pero en lo posible solicitaban quedarse con gemelos —uno engendrado por cada uno de ellos—. Optamos por considerar esta solicitud en la misma línea que la preferencia de género, es decir, solo si no hay prioridades clínicas más altas. En varios casos, hemos sido capaces de evaluar los embarazos con BVC y ultrasonido, de documentar resultados genéticos normales, de realizar pruebas de paternidad y descubrir que un hombre engendró dos y el otro uno. En tales casos, reducimos a uno de los gemelos engendrados por el mismo hombre.[90]

En los últimos 25 años, los datos de todo el mundo han demostrado que los resultados de los embarazos han mejorado enormemente al reducir el número de fetos en los embarazos múltiples. Todos, excepto los más conservadores de los comentaristas, han aceptado desde hace mucho tiempo la eficacia de la RF para trigemelares o más. La información médica ahora también muestra cómo la reducción de un gemelar a uno único claramente mejora los resultados. Por lo tanto, aunque esperamos que la gran mayoría de los pacientes con embarazos gemelares los mantengan, creemos que todos los pacientes con gemelos deben ser conscientes de la posibilidad de la RF. La cuestión pasa entonces a ser una cuestión ética que nunca será universalmente aceptada, pero que argumentamos desde una perspectiva de autonomía y de salud pública. La RF debe ser vista como un procedimiento necesario, pero con la esperanza de que que cada vez sea menos frecuente.

Resumen

Mientras que la ecografía es una importante parte en diagnóstico y en cribado prenatal, la evaluación directa del tejido fetal es aún necesaria para determinar casi la mitad de las anomalías genéticas. Al mismo tiempo, debido a los deseos de privacidad por parte de los pacientes y la creciente posibilidad de restricciones significativas sobre hasta qué punto en el embarazo, una mujer puede tener opciones reproductivas, hay y debe haber un cambio acelerado hacia un diagnóstico definitivo en el primer trimestre. La BVC, en manos experimentadas, es tan segura o, incluso, más segura que la amniocentesis y necesita convertirse en el pilar de los procedimientos diagnósticos.

Puntos de enseñanza

- El ultrasonido no puede hacer todo. La combinación de ultrasonido de alta calidad con procedimientos diagnósticos realizados por operadores experimentados es necesaria para un óptimo diagnóstico y tamizaje genético.
- La biopsia de vellosidades coriales en manos experimentadas es tan segura como la amniocentesis.
- Las muestras de BVC proporcionan mucho más material que la amniocentesis, permitiendo intervenciones más tempranas y un giro más rápido para el momento del diagnóstico.
- La amniocentesis temprana (< 15 semanas) casi nunca debe realizarse. Es considerablemente más riesgosa que una BVC o una amniocentesis tradicional.
- El diagnóstico preimplantatorio es útil para parejas con alto riesgo de trastornos mendelianos. En cuanto a los trastornos cromosómicos, no muestra beneficio en la mayoría de las parejas.
- La confirmación por BVC o por amniocentesis sigue siendo necesaria en los casos de enfermedades genéticas preimplantatorias.
- La BVC y la reducción fetal en conjunto han mejorado drásticamente el resultado de bebés sanos en embarazos múltiples que incluyen gemelos.
- El diagnóstico genético antes de la RF puede proporcionar opciones secundarias para los pacientes, tales como la preferencia de género.

Bibliografía

1. Evans MI, Hume RF, Johnson MP, Treadwell MC, Krivchenia E, Zador IE, Sokol RJ. Integration of genetics and ultrasound in prenatal diagnosis: just looking is not enough. Am J Obstet Gynecol 1996; 174 (6): 1926-30.
2. Evans MI, Johnson MP. Chorionic villous sampling. En: Evans MI, editor. Reproductive risks and prenatal diagnosis. Norwalk: Appleton & Lange, 1992; p. 175-84.
3. Fletcher JC, Evans MI. Maternal bonding in early fetal ultrasound examinations. N Engl J Med 1983; 308: 392-3.
4. Evans MI, Drugan A, Koppitch FC, Zador IE, Sacks AJ, Sokol RJ. Genetic diagnosis in the first trimester: the norm for the 90s. Am J Obstet Gynecol 1989; 160: 1332-9.
5. Mujezinovic F, Alfirevic Z. Procedure related complications of amniocentesis and chorionic villus sampling. Obstet Gynecol 2007; 110: 687-94.
6. Akolekar R, Beta J, Picciarelli G, Ogilvie C, D'Antonia F. Procedure related risk of miscarriage following amniocentesis and chorionic villus sampling: a systematic review and meta-analysis. Ultrasound Obstet Gynecol 2015; 45: 16-26.
7. Firth HV, Boyd P, Chamberlain P, MacKenzie IZ, Lindenbaum RH, Huson SM. Severe limb abnormalities after chorion villus sampling at 56-66 days' gestation. Lancet 1991; 337: 726.
8. Firth HV, Boyd PA, Chamberlain PF, MacKenzie IZ, Morriss-Kay GM, Huson SM. Analysis of limb reduction defects in babies exposed to chorionic villus sampling. Lancet 1994; 343 (8905): 1069-71.
9. Rhoads GG, Jackson LG, Schlesselman SE, de la Cruz FF, Desnick RJ, Golbus MS, et al. The safety and efficacy of chorionic villus sampling for early prenatal diagnosis of cytogenetic abnormalities. N Engl J Med 1989; 320: 609.
10. MRC Working Party on the Evaluation of Chorionic Villus Sampling: Medical Research Council European Trial of Chorionic Villus Sampling. Lancet 1991; 337: 1491
11. Snijders RJM, Noble P, Sebire N, Souka A, Nicolaides KH. UK multicentre project on assessment of risk of trisomy 21 by maternal age and fetal nuchal-translucency thickness at 10-14 weeks of gestation. Lancet 1998; 352: 343-6.
12. Wapner RJ, Martin CL, Levy B, Ballif BC, Eng CM, Zachary JM, et al. Chromosomal microarray versus karyotyping for prenatal diagnosis. N Engl J Med 2012; 367: 2175-84.
13. Shaffer LG, Dabell PM, Fisher AJ, Coppinger J, Bancholz AM, Elison JW, et al. Experience with microarray based comparative genomic hybridization for prenatal diagnosis in over 5000 pregnancies. Prenat Diagn 2012; 32: 976-85.
14. Rosner M, Pergament E, Andriole S, Gebb J, Dar P, Evans MI. Detection of genetic abnormalities using CVS and FISH prior to fetal reduction in sonographically normal appearing fetuses. Prenat Diagn 2013; 33: 940-4.
15. Evans MI, Andriole SA, Britt DW. Fetal reduction - 25 years' experience. Fetal Diagn Ther 2014; 35: 69-82.
16. Evans MI, Kaufman M, Urban AJ, Britt DW, Fletcher JC. Fetal reduction from twins to a singleton: a reasonable consideration. Obstet Gynecol 2004; 104: 102-9.
17. Evans MI, Rosner M, Andriole S, Alkalay A, Gebb J, Britt DW. Evolution of gender preferences in multiple pregnancies. Prenat Diagn 2013; 33: 935-9.
18. Landy HL, Weiner S, Carson SL. The "vanishing twin": ultrasonographic assessment of fetal disappearance in the first trimester. Am J Obstet Gynecol 1986; 155: 14.
19. Rudnicki M, Vejerslev LO, Junge J. The vanishing twin: morphologic and cytogenetic evaluation of an ultrasonographic phenomenon. Gynecol Obstet Invest 1991; 31: 141-5.
20. Johnson MP, Drugan A, Koppitch FC, Uhlmann WR, Evans MI. Postmortem CVS is a better method for cytogenetic evaluation of early fetal loss than culture of abortus material. Am J Obstet Gynecol 1990; 163: 1505-10.
21. Drugan A, Johnson MP, Isada NB, Holzgreve W, Zador IE, Dombrowski MP, et al. The smaller than expected first trimester fetus is at increased risk for chromosome anomalies. Am J Obstet Gynecol 1992; 167: 1525-8.
22. Sorokin Y, Johnson MP, Uhlmann WR, Zador IE, Drugan A, Koppitch III FC, Moody J, Evans MI. Postmortem chorionic villus sampling: correlation of cytogenetic and ultrasound findings. Am J Med Genet 1991; 39: 314-6.
23. Brun JL, Mangione R, Gangbo F, Guyon F, Taine L, Roux D, et al. Feasibility, accuracy and safety of chorionic villus sampling: a report of 10741 cases. Prenat Diagn 2003; 23 (4): 295-301.
24. Wulff RD, Tabor A. Risks of CVS and amniocentesis. Fetal Medicine Foundation Meeting 2013.
25. Jackson LG, Zachary JM, Fowler SE, Desnick RJ, Golbus MS, Ledbetter DH, et al. Randomized comparison of transcervical and transabdominal chorionic villus sampling. N Engl J Med 1992; 327: 594-8.

26. Brambati B, Varotti F. Infection and chorionic villus sampling. Lancet 1985; 2: 609.
27. Scialli AR, Neugebauer DL, Fabro SE. Microbiology of the endocervix in patients undergoing chorionic villus sampling. En: Fracearo M, Simoni G, Brambati B, editors. First-trimester fetal diagnosis. New York: Springer, 1985; p. 69-73.
28. Hogge WA, Schonberg SA, Golbus MS. Chorionic villus sampling: experience of the first 1000 cases. Am J Obstet Gynecol 1986; 154: 1249.
29. Brambati B, Tului L, Cislaghi C, Alberti E. First 10,000 chorionic villus samplings performed on singleton pregnancies by a single operator. Prenat Diagn 1998; 18 (3): 255-66.
30. Wapner RJ, Evans MI, Davis DO, Weinblatt V, Moyer S, Krivchenia EL, et al. Procedural risks versus theology: chorionic villus sampling for orthodox Jews at less than 8 weeks' gestation. Am J Obstet Gynecol 2002; 186: 1133-6.
31. Wapner R, Jackson L, Evans MI, Johnson MP. Limb reduction defects are not increased following first-trimester chorionic villus sampling. Proceedings of the 16ª annual meeting of the society of perinatal obstetricians. Febrero de 1996, Kona, Hawaii.
32. Froster UG, Jackson L. Limb defects and chorionic villus sampling: results from an international registry, 1992-94. Lancet 1996; 347 (9000): 489-94.
33. Kuliev A, Jackson L, Froster U, Brambati B, Simpson JL, Verlinsky Y, et al. Chorionic villus sampling safety. Report of World Health Organization/EURO meeting in association with the Seventh International Conference on Early Prenatal Diagnosis of Genetic Diseases, Tel-Aviv, Israel, 1994. Am J Obstet Gynecol 1996; 174 (3): 807-11.
34. Hoyme F, Jones KL, Van Allen MI, Saunders BS, Benirschke K. Vascular pathogenesis of transverse limb reduction defects. J Pediatr 1982; 101: 839.
35. Foster-Iskenius U, Baird P. Limb reduction defects in over 1,000,000 consecutive live births. Teratology 1989; 39: 127.
36. Mastroiacovo P, Botto LD, Cavalcanti DP. Limb anomalies following chorionic villus sampling: a registry based case control study. Am J Med Genet 1992; 44 (6): 856-63.
37. Dolk H, Bertrend F, Lechat MF. Chorionic villus sampling and limb abnormalities. The EUROCAT Working Group. Lancet 1992; 339: 876.
38. Brambati B, Simoni G, Traui M. Genetic diagnosis by chorionic villus sampling before 8 gestational weeks: efficiency, reliability, and risks on 317 completed pregnancies. Prenat Diagn 1992; 12: 784-9.
39. Hsieh FJ, Shvu MK, Sheu BC, Lin SP, Chen CP, Huang FY. Limb defects after chorionic villus sampling. Obstet Gynecol 1995; 85 (1): 84.
40. Burton BK, Schultz CJ, Burd LI. Spectrum of limb disruption defects associated with chorionic villus sampling. Pediatrics 1993; 91 (5): 989-93.
41. Brent RL. Relationship between uterine vascular clamping, vascular disruption syndrome and cocaine teratology. Teratology 1990; 41: 757.
42. WHO/PAHO consultation on CVS. Evaluation of chorionic villus sampling safety. Prenat Diagn 1999; 19 (2): 97-9.
43. Williams J, Medearis AL, Bear MD, Kaback MM. Chorionic villus sampling is associated with normal fetal growth. Am J Obstet Gynecol 1987; 157: 708.
44. Angue H, Bingru Z, Hong W. Long-term follow-up results after aspiration of chorionic villi during early pregnancy. En: Fraccaro M, Simoni G, Brambati B, editors. First-trimester fetal diagnosis, vol. 1. New York: Springer, 1985.
45. Schaap AH, van der Pol HG, Boer K, Leschot NJ, Wolf H. Long-term follow-up of infants after transcervical chorionic villus sampling and after amniocentesis to compare congenital abnormalities and health status. Prenat Diagn 2002; 22 (7): 598-604.
46. Ledbetter DH, Martin AO, Verlinsky Y, Pergament E, Jackson L, Yang-Feng T, et al. cytogenetic results of chorionic villus sampling: high success rate and diagnostic accuracy in the United States collaborative study. Am J Obstet Gynecol 1990; 162: 495.
47. Philip J, Silver RK, Wilson RD, Thom EA, Zachary JM, Mohide P, et al. NICHD EATA Trial Group. Late first-trimester invasive prenatal diagnosis: results of an international randomized trial. Obstet Gynecol 2004; 103 (6): 1164-73.
48. Ledbetter DH, Zachary JL, Simpson MS, Golbus MS, Pergament E, Jackson L, et al. Cytogenetic results from the US collaborative study on CVS. Prenat Diagn 1992; 12 (5): 317.
49. Hahnemann JM, Vejerslev LO. European collaborative research on mosaicism in CVS (EUCROMIC)-fetal and extrafetal cell lineages in 192 gestations with CVS mosaicism involving single autosomal trisomy. Am J Hum Genet 1997; 60 (4): 917-27.
50. Bui T, Iselius L, Linsten J. European collaborative study on prenatal diagnosis: mosaicism, pseudomosaicism and single abnormal cells in amniotic fluid cell cultures. Prenat Diagn 1984; 4: 145.
51. Hsu LYF, Perlis TE. United States survey on chromosome mosaicism and pseudomosaicism in prenatal diagnosis. Prenat Diagn 1984; 4: 97.
52. Markert C, Petters R. Manufactured hexaparenteral mice show that adults are derived from three embryonic cells. Science 1978; 202: 56.
53. Kotzot D. Abnormal phenotypes in uniparental disomy (UPD): fundamental aspects and a critical review with bibliography of UPD other than 15. Am J Med Genet 1999; 82: 265-74.
54. Webb AL, Sturgiss S, Warwicker P, Robson SC, Goodship JA, Wolstenholme J. Maternal uniparental disomy for chromosome 2 in association with confined placental mosaicism for trisomy 2 and severe intrauterine growth retardation. Prenat Diagn 1996; 16: 958-62.
55. Langolis S, Yong SL, Wilson RD, Kalousek DK. Prenatal and postnatal growth failure associated with maternal heterodisomy for chromosome 7. J Med Genet. 1995;32:871–5.
56. European Collaborative Research on Mosaicism in CVS (EUCROMIC). Trisomy 15 CPM: probable origins, pregnancy outcome and risk of fetal UPD. Prenat Diagn 1998; 18 (1): 35-44.
57. Cassidy SB, Lai LW, Erickson RP, Magnuson L, Thomas E, Gendron R, et al. Trisomy 15 with loss of the paternal 15 as a cause of Prader-Willi syndrome due to maternal disomy. Am J Hum Genet 1992; 51: 701.
58. Purvis-Smith SG, Saville T, Manass S, Yip MY, Lam-Po-Tang PR, Duffy B, et al. Uniparental disomy 15 resulting from "correction" of an initial trisomy 15. Am J Hum Genet 1992; 50: 1348.

59. Wilson RD. Early amniocentesis: a clinical review. Prenat Diagn 1995; 15: 1259-73.
60. Penso CA, Frigoletto FD. Early amniocentesis. Sem Perinatol 1990; 14: 465-70.
61. Wilson RD. Early amniocentesis: risk assessment. En: Evans MI, Johnson MP, Yaron YY, Drugan AD (eds). Prenatal diagnosis. New York: McGraw Hill, 2006; p. 423-32.
62. Penso CA, Sanstrom MM, Garber MF, Ladoulis M, Stryker JM, Benacerraf BB. Early amniocentesis: report of 407 cases with neonatal follow-up. Obstet Gynecol 1990; 76: 1032-6.
63. Hanson FW, Tennant F, Hune S, Brookhyser K. Early amniocentesis: outcome, risks, and technical problems at < 12.8 weeks. Am J Obstet Gynecol 1992; 166: 1707-11.
64. Assel BG, Lewis SM, Dickerman LH, Park VM, Jassani MN. Single operator comparison of early and mid- second-trimester amniocentesis. Obstet Gynecol 1992; 79: 940-4.
65. Shulman LP, Elias S, Phillips OP, Grevengood C, Dungan JS, Simpson JL. Amniocentesis performed at 14 weeks' gestation or earlier: comparison with first-trimester transabdominal chorionic villus sampling. Obstet Gynecol 1994; 83: 543-8.
66. Nicolaides K, de Lourdes BM, Patel F, Snjders R. Comparison of chorion villus sampling and early amniocentesis for karyotyping in 1,492 singleton pregnancies. Fetal Diagn Ther 1996; 11: 9-15.
67. Nicolaides KH, Brizot ML, Patel F, Snijders R. Comparison of chorionic villus sampling and amniocentesis for fetal karyotyping at 10-13 weeks' gestation. Lancet 1994; 344 (8920): 435-9.
68. The Canadian early and Mid-trimester Amniocentesis Trial (CEMAT) Group: randomized trial to assess safety and fetal outcome of early and mid-trimester amniocentesis. Lancet 1998; 351: 242-7
69. Eiben B, Hammons W, Nanson S, Trawicki W, Osthelder B, Stelzer A, et al. On the complication risk of early amniocentesis versus standard amniocentesis. Fetal Diagn Ther 1997; 12: 140-4.
70. Tbor A, Philip J, Madsen M, Bang J, Obel EB, N.rgaard-Pedersen B. Randomized controlled trial of genetic amniocentesis in 4,606 low risk women. Lancet 1986; 1: 1287-93.
71. Tharmaratnam S, Sadex S, Steele EK, Harper MA, Stewart FJ, Nevin J, et al. Early amniocentesis: effect of removing a reduced volume of amniotic fluid on pregnancy outcome. Prenat Diagn 1998; 18: 773-8.
72. Alfirevic Z, Sundberg K, Brigham S. Amniocentesis and chorionic villus sampling for prenatal diagnosis. Cochrane Database Syst Rev 2003; (3): CD003252.
73. Evans MI, Fletcher JC, Zador IE, Newton BW, Struyk CK, Quigg MH. Selective first trimester termination in octuplet and quadruplet pregnancies: clinical and ethical issues. Obstet Gynecol 1988; 71: 289-96.
74. Cohen AB, Hanft RS. Technology in American Health Care: policy direction for effective evaluation and management. Ann Arbor: University of Michigan Press, 2004.
75. Evans MI, Hanft RS. The introduction of new technologies. ACOG Clin Semin 1997; 2 (5): 1-3.
76. Berkowitz RL, Lynch L, Chitkara U, Wilkins IA, Mehalek KE, Alvarez E. Selective reduction of multiple pregnancies in the first trimester. N Engl J Med 1988; 318: 1043.
77. Wapner RJ, Davis GH, Johnson A. Selective reduction of multifetal pregnancies. Lancet 1990; 335: 90-3.
78. Yaron Y, Bryant-Greenwood PK, Dave N, Moldenhauer JS, Kramer RL, Johnson MP, et al. Multifetal pregnancy reduction (MFPR) of triplets to twins: comparison with non-reduced triplets and twins. Am J Obstet Gynecol 1999; 180: 1268-71.
79. Balasch J, Gratac.s E. Delayed childbearing: effects on fertility and the outcome of pregnancy. Curr Opin Obstet Gynecol 2012; 24 (3): 187-93.
80. Balasch J, Gratac.s E. Delayed childbearing: effects on fertility and the outcome of pregnancy. Fetal Diagn Ther 2011; 29: 263-73. doi:10.1159/000323142.
81. McLean LK, Evans MI, Carpenter RJ, Johnson MP, Goldberg JD. Genetic amniocentesis (AMN) following multifetal pregnancy reduction (MFPR) does not increase the risk of pregnancy loss. Prenat Diagn 1998; 18 (2): 186-8.
82. Wapner RJ, Johnson A, Davis G, Urban A, Morgan P, Jackson L. Prenatal diagnosis in twin gestations: a comparison between second-trimester amniocentesis and first-trimester chorionic villus sampling. Obstet Gynecol 1993; 82: 49-56.
83. Brambati B, Tului L, Baldi M, Guercilena S. Genetic analysis prior to selective fetal reduction in multiple pregnancy: technical aspects and clinical outcome. Hum Reprod 1995; 10: 818-25.
84. Tabor A, Alfirevic Z. Update on procedure-related risks for prenatal diagnosis techniques. Fetal Diagn Ther 2010; 27: 1-7.
85. Pantos K, Kokkali G, Petroutsou K, Lekka K, Malligiannis P, Koratzis A. Monochorionic triplet and monoamniotic twins gestation after intracytoplasmic sperm injection and laser-assisted hatching. Fetal Diagn Ther 2009; 25: 144-7.
86. Peeters SH, Evans MI, Slaghekke F, Klumper FJ, Middeldorp JM, Lopriore E, et al. Pregnancy complications for di-chorionic, tri-amniotic triplets: markedly increased over trichorionic and reduced cases. Am J Obstet Gynecol 2014; 210: S288.
87. Gebb J, Dar P, Rosner M, Evans MI. Long term neurologic outcomes after common fetal interventions. Am J Obstet Gynecol 2015; 212: 527.
88. Kalra SK, Milad MP, Klock SC, Grobman WA. Infertility patients and their partners: differences in the desire for twin gestations. Obstet Gynecol 2003; 102: 152-5.
89. Evans MI, Britt DW. Selective reduction in multifetal pregnancies. En: Paul M, Grimes D, Stubblefield P, Borgatta L, Lichfield S, Creinin M, editors. Management of unintended and abnormal pregnancy. London: Blackwell-Wiley, 2009; p. 312-8.
90. Evans MI, Andriole S, Pergament E, Curtis J, Britt DW. Paternity balancing. Fetal Diagn Ther 2013; 34: 135-9.

21

Evaluación ultrasonográfica de los tumores pelvianos asociados al embarazo precoz

Chelsea R. Samson • Rochelle F. Andreotti • Rifat A. Wahab • Glynis Sacks • Arthur C. Fleischer

Implicaciones clínicas

La ecografía del primer trimestre permite la visualización de la anatomía pelviana antes de que el útero en expansión se desplace y oculte las estructuras vecinas.

Para muchas embarazadas jóvenes este puede ser su primer estudio. Algunas lesiones previamente asintomáticas o pequeñas que no son palpables pueden hacerse evidentes en el examen ultrasonográfico y determinar decisiones clínicas posteriores.

Los hallazgos ultrasonográficos colaboran en el planteo de diagnósticos diferenciales y son altamente específicos en el diagnóstico de malignidad.

Los tumores incidentales pueden requerir un tratamiento rápido, modificar el plan de parto o requerir estudios de imágenes adicionales.

Las guías más recientes de ecografía obstétrica publicadas por el Colegio Estadounidense de Radiología reflejan la necesidad de incluir en la ecografía del primer trimestre el estudio del útero, cérvix, anexos y fondo de saco de Douglas junto con los contenidos gestacionales.[1] Esto asegura que cualquier síntoma mal localizado no se confunda con el malestar normal presente durante el embarazo.

Las anomalías no obstétricas no detectadas pueden causar complicaciones significativas a pesar de su citología frecuentemente benigna. Los efectos hormonales del embarazo y el aumento del tamaño uterino pueden hacer que los leiomiomas se agranden, los quistes se rompan, los tumores anexiales se sometan a torsión y los cánceres crezcan. La identificación temprana de estas anomalías en el primer trimestre facilitará el tratamiento quirúrgico, de ser necesario, durante el segundo trimestre. En este momento, los riesgos de aborto espontáneo y parto prematuro son más bajos y la exposición quirúrgica sigue siendo adecuada.

Aunque los tumores incidentales pequeños con características ultrasonográficas de benignidad son susceptibles a observación,[2] la intervención invasiva está indicada para aquellas que presentan un tamaño grande (generalmente más de 7 cm de diámetro), que pueden sufrir torsión o que son sospechosas de malignidad. La ecografía se puede utilizar para diferenciar con precisión entre la ecoestructura de los tumores benignos y malignos y para determinar cuál presenta un mayor riesgo de torsión ovárica.[3-6]

Técnica

La identificación de hallazgos incidentales en la ecografía obstétrica transabdominal, la incapacidad de visualizar los anexos o el cuello uterino, o el examen de una paciente obesa pueden obligar a un estudio adicional a través del abordaje transvaginal.[1, 3] Esta técnica es generalmente bastante tolerable para la paciente, evita la radiación fetal y la atenuación de la señal generada por los tejidos subcutáneos. Además, proporciona imágenes de mayor resolución de la patología pélvica, debido a que utiliza transductores de alta frecuencia que contienen la anatomía de interés dentro de una longitud focal más superficial en comparación a las sondas transabdominales comúnmente utilizadas.

La ecografía tridimensional ha demostrado ser particularmente beneficiosa en las imágenes del útero y de los anexos. Las sondas transvaginales se han adaptado para obtener muchas imágenes bidimensionales consecutivas de la región de interés mientras la sonda se mantiene quieta. Esto crea un volumen independiente del operador, que puede manipularse para reconstruir el plano coronal. Generalmente este plano no puede obtenerse mediante ecografía transvaginal bidimensional, pero puede agregar información adicional que es esencial al evaluar las anomalías uterinas.

Tanto la ecografía bidimensional como la tridimensional pueden incluir el Doppler color. La evaluación de los hallazgos incidentales debe considerar la vascularización local, aunque los cambios fisiológicos hemodinámicos del embarazo pueden complicar el análisis. En general, la vasculatura desorganizada con baja resistencia y alto flujo es característica de diagnósticos malignos.[3] En el primer trimestre temprano, los embriones son más susceptibles a los teratógenos externos, que teóricamente incluyen la energía térmica y mecánica generada en particular por el Doppler espectral pulsado.[7] Por tal motivo el Instituto Estadounidense de Ultrasonido en Medicina recomienda la utilización del Doppler que incluyan al embrión o al feto solo cuando exista un claro beneficio diagnóstico con la mínima exposición tanto en tiempo como en intensidad.[8]

Tumores uterinos

Miomas

Los leiomiomas, tumores benignos del músculo liso conocidos comúnmente como "fibromas", constituyen la afección ginecológica de mayor prevalencia entre las mujeres grávidas y no grávidas. Por lo general, su hallazgo es incidental durante la ecografía del primer trimestre.[4, 5] Estas tumoraciones persistentes, redondeadas y bien definidas son isoecogénicas o ligeramente hipoecogénicas en comparación con el miometrio circundante y demuestran una vascularización periférica mediante ecografía Doppler color. Pueden contener calcificaciones con sombra acústica y áreas quísticas cuando sufren degeneración (Figura 21.1).

Los fibromas son muy sensibles a los estrógenos, los cuales pueden promover su crecimiento y maduración durante el primer trimestre. En ocasiones, el aumento del volumen puede ser tan grande como para comprometer su suministro de sangre, lo que resulta en cambios degenerativos dolorosos que incluyen variación en la ecogenicidad y pérdida de la vascularización circunferencial clara.

La pérdida del suministro de sangre puede provocar varios tipos de degeneración: degeneración hialina o mixoide, calcificación, degeneración quística o degeneración roja (hemorrágica). La degeneración roja o carnosa es un infarto hemorrágico secundario a la trombosis venosa dentro de la periferia del tumor o a la rotura de las arterias intratumorales.

Es de suma importancia utilizar la ecografía temprana en el embarazo para identificar los fibromas que serán clínicamente significativos, debido a su tamaño y ubicación. Los fibromas submucosos pueden aumentar el riesgo de pérdida temprana del embarazo. Si se evita el aborto espontáneo en el primer trimestre, estas formaciones benignas pueden desarrollar importantes ramificaciones perjudiciales que no se verán hasta los últimos trimestres.

El efecto de masa y la interrupción de la implantación placentaria causada por los fibromas grandes puede

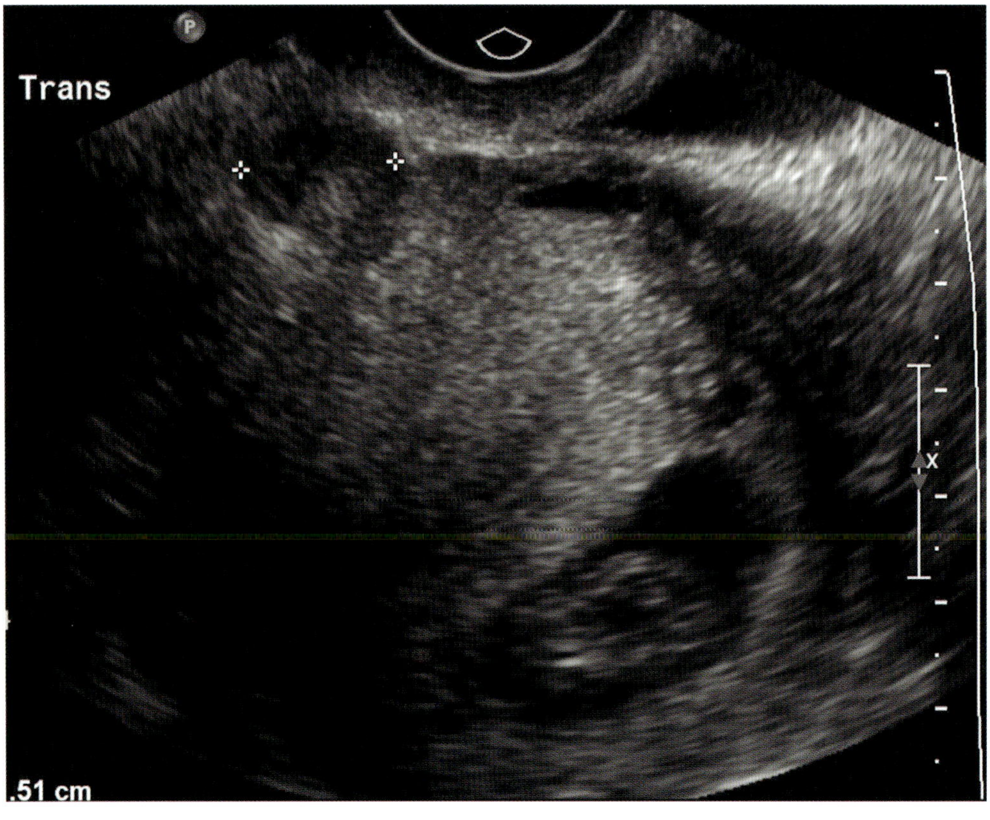

Figura 21.1 Mioma subseroso. Imagen transvaginal en escala de grises . Corte transversal del útero que demuestra una masa redonda heterogénea, de 0,51 cm de ancho (+), que se proyecta más allá del contorno uterino. Se observa el saco gestacional con embrión.

competir con el crecimiento fetal y, además, obstruir el canal de parto si se localizan dentro del segmento uterino inferior.[5, 9]

El aumento de la presión sobre un fibroma de localización baja durante el trabajo de parto aumenta el riesgo de rotura uterina y mortalidad fetal. A pesar de estas complicaciones, la intervención por lo general no es necesaria o suele ser diferida al periodo del posparto.

El fibroma penetrante puede presentar desafíos inesperados para el especialista en imágenes médicas. Los fibromas de tipo subseroso empujados por el útero grávido cerca de un ovario pueden ser difíciles de diferenciar de un tumor ovárico sólido. Los cambios degenerativos en dicho fibroma pueden complicar aún más el diagnóstico. Obtener imágenes de un ovario separado, a menudo mejor diferenciado en la ecografía tridimensional, excluirá un tumor ovárico. El Doppler color también puede ser útil para delinear el flujo sanguíneo que conecta el útero y el fibroma. Si la ecografía no es concluyente, se pueden requerir imágenes adicionales con RM.

Tumores anexiales

Tradicionalmente el manejo de los tumores anexiales durante el embarazo ha sido quirúrgico, pero con las cirugías surgen riesgos fetales y maternos. El objetivo de la evaluación con ultrasonido es determinar cuándo es apropiado el manejo conservador con observación. Es poco probable que los quistes simples de cualquier tamaño y los quistes hemorrágicos de aspecto clásico sean lesiones malignas en las mujeres que menstrúan.

Se recomienda un seguimiento o una evaluación posterior solo cuando el tamaño sea superior a 5 cm. Los reportes han demostrado una alta precisión del ultrasonido para la determinación de la potencial malignidad. Schmeler y cols. y Kumari y cols. reportaron el diagnóstico correcto de malignidad en todas las pacientes embarazadas estudiadas que presentaron tumores anexiales incidentales.[6, 10]

Cuerpo lúteo

En una revisión retrospectiva realizada en más de 18000 pacientes embarazadas la ecografía identificó una prevalencia de 2,3% de tumores anexiales; la mayoría eran quistes simples pequeños (< 5 cm) que no presentaban complicaciones durante los embarazos.[11] La mayoría de estos quistes probablemente comiencen como cuerpo lúteo: la formación anexial quística más frecuente hallada durante el embarazo.[4] Los cuerpos lúteos se forman después de la fertilización de un óvulo expulsado de un folículo ovárico. Estos producen progesterona para mantener el embarazo temprano. Poseen contenido líquido con paredes lisas y gruesas y crecen alcanzando su diámetro máximo al final del primer trimestre.

La funcionalidad decreciente del cuerpo lúteo cuando la placenta asume la función endocrinológica, se refleja ecográficamente con una disminución de su tamaño en el segundo trimestre.

La vida del cuerpo lúteo en una mujer embarazada es mucho más larga que durante un ciclo menstrual normal y tiene más oportunidad de crecer; por lo tanto, las complicaciones tales como la rotura, torsión y hemorragia pueden presentarse más comúnmente durante la gestación (Figura 21.2 a, b). Sin embargo, la intervención y la obtención de imágenes adicionales son innecesarias para este hallazgo fisiológico incidental y no deben buscarse durante el primer trimestre cuando la producción de progesterona es esencial.

Quiste del cuerpo lúteo

Un cuerpo lúteo persistente puede sellarse dentro del ovario y continuar acumulando líquido en su interior, que forma un quiste del cuerpo lúteo unilocular.

Si bien el quiste contiene líquido y es anecoico, lo que genera refuerzo acústico posterior, puede presentar septos ecogénicos delgados si persiste en el segundo trimestre y se llena de sangre.[5] El tamaño del quiste es un fuerte predictor de su capacidad para la regresión espontánea, ya que casi todos los quistes de menos de 5 cm de diámetro resuelven completamente sin intervención.[12] Las guías más recientes (2010) para mujeres no grávidas de la Sociedad de Radiólogos en Ultrasonido no recomiendan una ecografía de seguimiento para quistes simples menores de 5 cm, mientras que se debe considerar la ecografía anual para quistes más grandes a pesar del bajo potencial maligno.[13] La programación de ecografías obstétricas de rutina ofrece la oportunidad de rastrear el crecimiento de los quistes del cuerpo lúteo durante todo el embarazo.

Tanto el cuerpo lúteo como el cuerpo lúteo quístico presentan la vascularización del "anillo de fuego" periférico en las imágenes con Doppler color (Figura 21.3 a-c). Estos vasos muestran baja resistencia y alto flujo diastólico en el Doppler espectral. Normalmente hay pocos o ningún componente sólido interno. Los embarazos ectópicos o heterotópicos en los anexos imitan a los quistes del cuerpo lúteo porque también son alimentados por un anillo periférico de vasos y se pueden ver directamente adyacentes a un quiste (Figura 21.4 a, b). La distinción crítica se hace al determinar si el tumor anexial es paraovárico o intraovárico. Los embarazos ectópicos deben moverse independientemente del ovario con la presión aplicada por el examinador. Este "signo deslizante" no se visualiza durante el examen de los quistes del cuerpo lúteo, ya que estos se encuentran dentro del ovario, y se movilizan conjuntamente él.

En un estudio retrospectivo de 78 ecografías pelvianas realizadas en mujeres con síntomas compatibles con

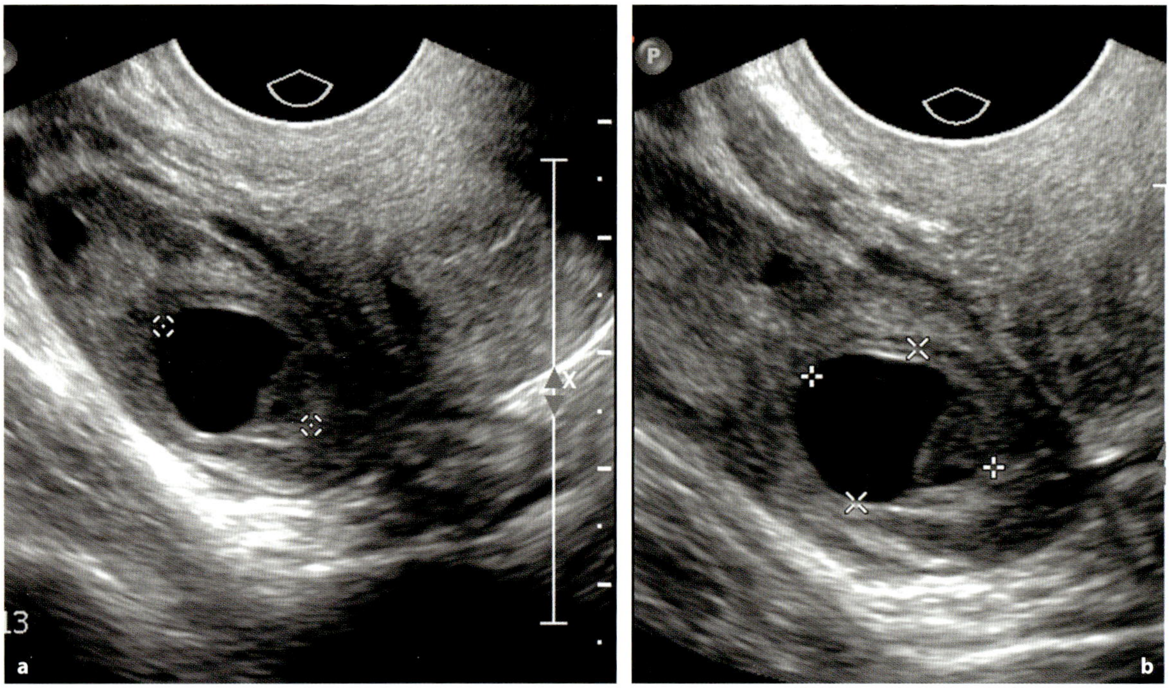

Figura 21.2 Cuerpo lúteo. Imágenes transvaginales en escala de grises (a) transversal y (b) sagital del ovario demuestran un quiste predominantemente anecoico que contiene sectores hipoecogénicos que representan el contenido hemático antiguo.

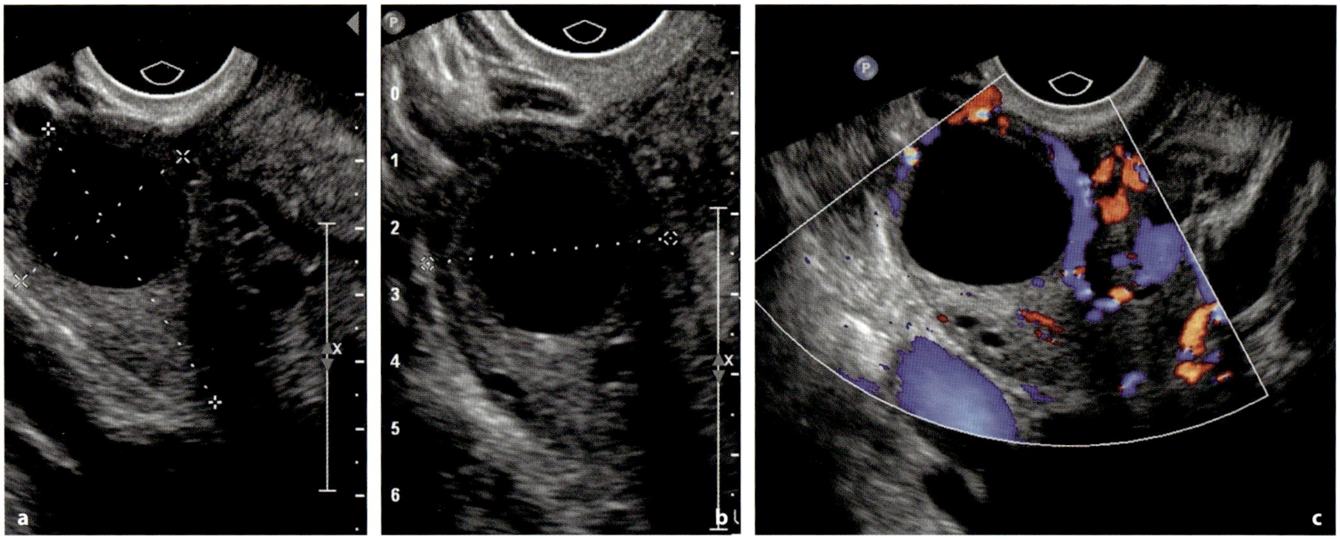

Figura 21.3 Quiste del cuerpo lúteo y embarazo. Imágenes transvaginales en escala de grises (a) sagital y (b) transversal del ovario que demuestran una estructura redondeada anecoica de paredes finas. c Imagen sagital con Doppler color que ilustra la vascularización periférica y representa el "anillo de fuego".

embarazo ectópico durante el primer trimestre, los radiólogos pudieron identificar correctamente los signos de embarazo ectópico en veintitrés de las veintisiete pacientes que presentaban el "signo del órgano deslizante". Aunque no es un fuerte diferenciador, los embarazos ectópicos también tienden a ser más complejos y ecogénicos que los quistes del cuerpo lúteo en comparación con el parénquima ovárico.[14]

Los quistes del cuerpo lúteo generalmente son asintomáticos, en especial cuando son de tamaño pequeño, a diferencia de los embarazos ectópicos que invariablemente se vuelven sintomáticos. Sin embargo, los quistes grandes pueden romperse, experimentar torsión o sangrado.[12] La intervención es imprescindible para los embarazos ectópicos y se sugiere para quistes y tumores benignos de más de 7 cm, pero no se recomienda para los quistes lúteos pequeños.[13]

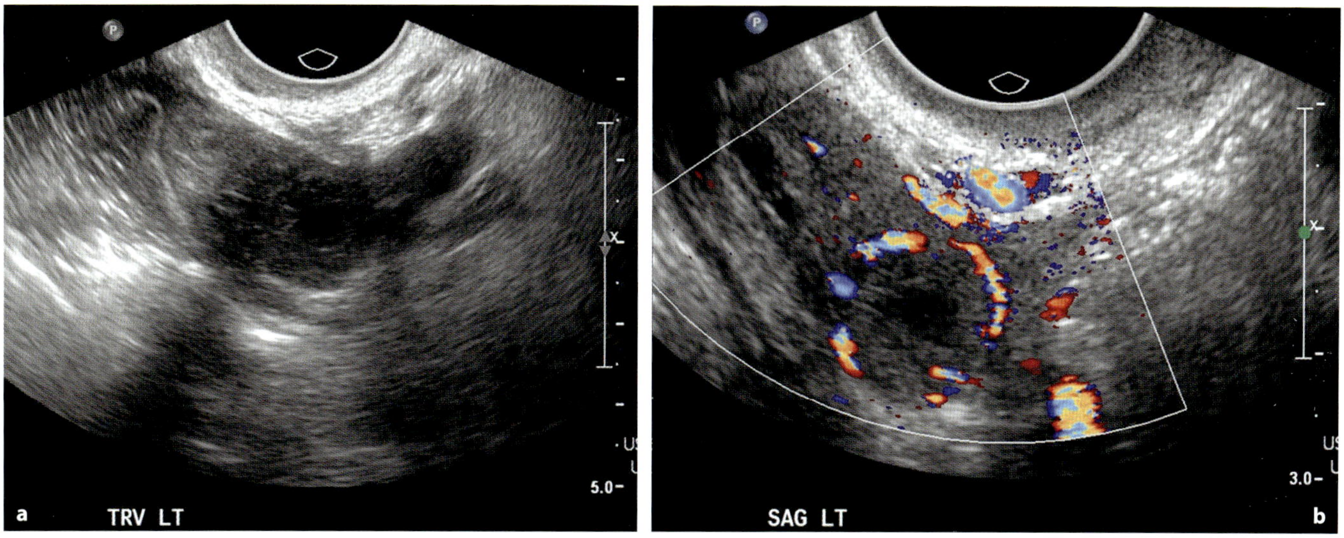

Figura 21.4 Embarazo ectópico. Vista (**a**) transversal del anexo izquierdo que representa un anillo grueso y ecogénico (**b**) sagital que muestra la vascularización periférica con Doppler color.

Quiste hemorrágico del cuerpo lúteo

La presentación clínica de un quiste hemorrágico del cuerpo lúteo se caracteriza por un dolor unilateral mayor que sus predecesores. La resolución del dolor no se correlaciona con la resolución del quiste hemorrágico, que puede evolucionar en los meses subsiguientes.[15] Ecográficamente, en la fase aguda de la hemorragia se aprecian ecos internos muy hiperecoicos (Figura 21.5 a, b). A medida que la sangre se asienta, el quiste aparece más heterogéneo con tabiques finos y fibrinosos sin señal mediante Doppler color. El coágulo se retrae hacia las paredes del quiste y aparece como una estructura hiperecoica sólida o reticular.

Durante este proceso, el quiste siempre permanece bien definido con refuerzo acústico posterior, debido a la presencia predominante de líquido quístico no sanguinolento. Si el quiste no está intacto y la paciente se encuentra sintomática, la presencia de líquido pélvico libre respalda el diagnóstico de rotura.

Debido a la falta de especificidad observada en algunos quistes hemorrágicos del cuerpo lúteo, el seguimiento ecográfico puede ser apropiado. El crecimiento requiere una vigilancia continua. La presencia de tabiques gruesos y paredes nodulares, especialmente cuando existe una vascularización asociada, es sospechosa de neoplasia y se debe considerar la intervención quirúrgica.

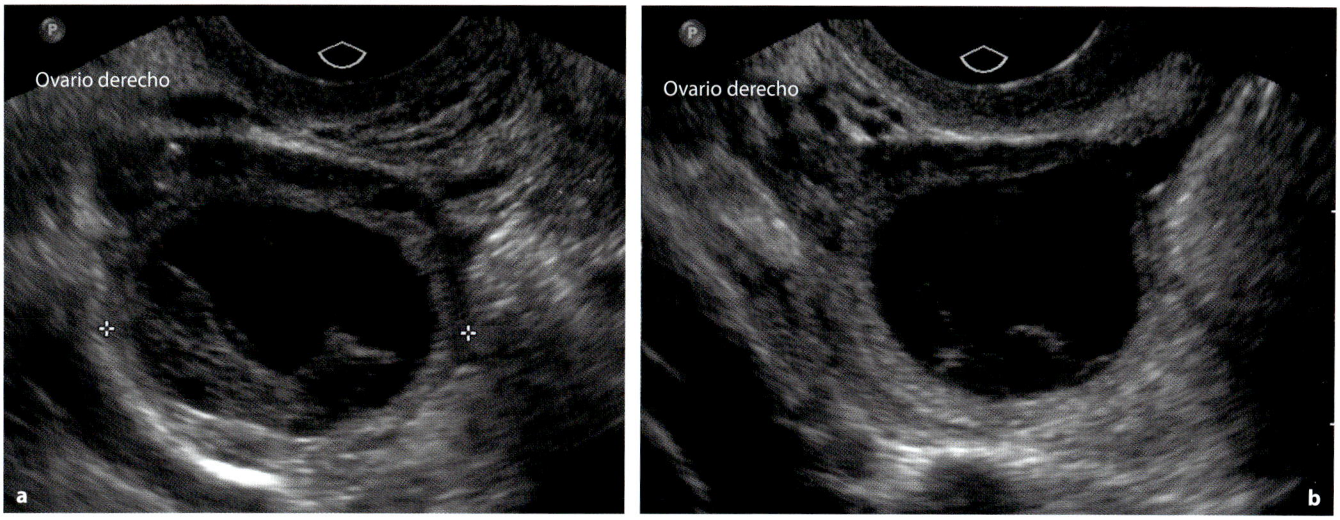

Figura 21.5 Quiste hemorrágico del cuerpo lúteo y embarazo. Imágenes transvaginales en escala de grises (**a**) transversal y (**b**) sagital del ovario que demuestran material ecogénico y heterogéneo dentro de un quiste anecoico que representa los productos hemáticos dentro del cuerpo lúteo.

Alternativamente, las imágenes de resonancia magnética pueden ser útiles para una caracterización adicional (Figura 21.6 a-c). Cuando se realiza el escaneo morfológico del segundo trimestre, los quistes hemorrágicos funcionales deberían haber involucionado.

Endometriomas decidualizados

La ecografía tiene una alta sensibilidad y especificidad diagnóstica para los endometriomas, más comúnmente implantados dentro de los ovarios. Estas formaciones quísticas redondas e hipoecogénicas tienen una apariencia ultrasonográfica característica con paredes gruesas regulares y posiblemente con pequeños focos ecogénicos a lo largo del borde interno. Dentro del endometrioma, los ecos homogéneos de bajo nivel pueden parecerse a un quiste hemorrágico del cuerpo lúteo; sin embargo, este último involucionará en el segundo trimestre y el primero no (Figura 21.7). Así como el endometrio del útero se decidualiza por la influencia de la progesterona durante el embarazo, aproximadamente el 12% de los endometriomas ováricos también se someten a decidualización.[16] Su apariencia benigna se transforma y son capaces de imitar a los tumores *borderline* del ovario (Figura 21.8 a, b). Estos pueden desarrollar rápidamente excrecencias papilares intraquísticas sólidas y paredes irregulares. Las proyecciones pueden ser bastante vasculares y presentar flujo de baja resistencia. Debido a que los endometriomas ováricos son más propensos a sufrir una transformación maligna en comparación

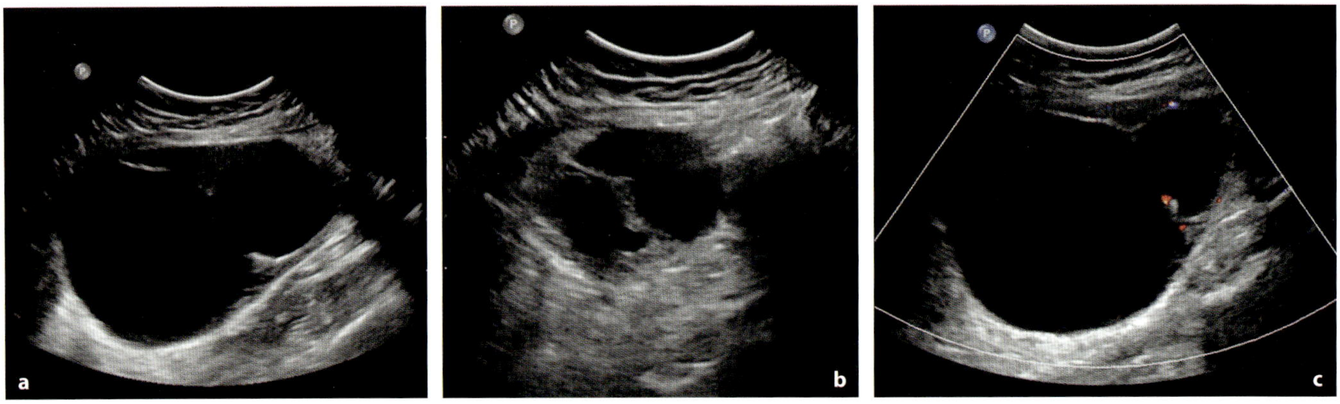

Figura 21.6 Tumor mucinoso *borderline* del ovario. Imágenes transabdominales en escala de grises (**a**) sagital y (**b**) transversal del ovario que demuestra una masa de aspecto quístico con tabiques gruesos. **c** La imagen Doppler color muestra flujo sanguíneo en los tabiques.

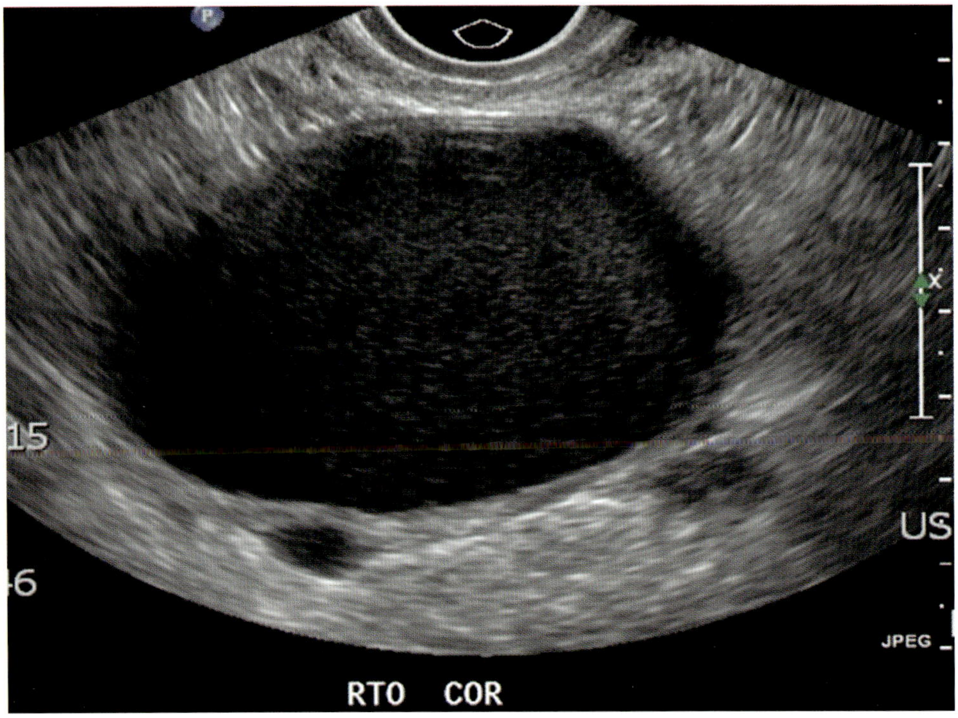

Figura 21.7 Endometrioma. Imagen transvaginal coronal del anexo derecho que demuestra una formación grande de paredes gruesas, hipoecoica con ecos internos homogéneos.

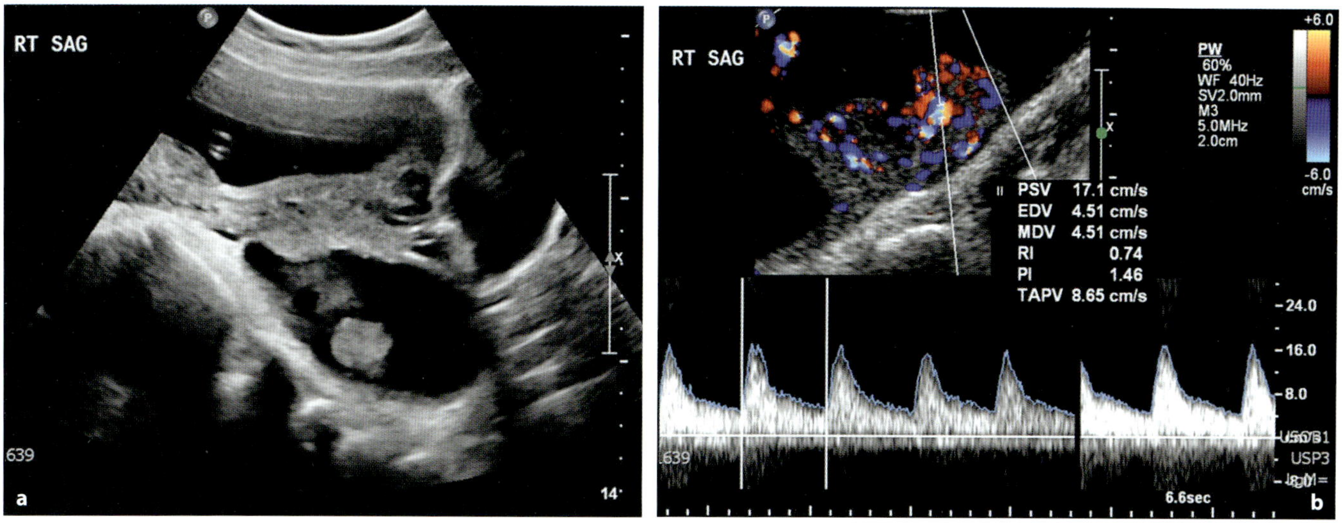

Figura 21.8 Endometrioma decidualizado que simula un tumor *borderline* del ovario. **a** Imagen sagital del anexo derecho que demuestra una masa quística con proyecciones sólidas e irregulares en su interior. EIU de 17 semanas. **b** La imagen Doppler color ilustra una vascularización de baja resistencia dentro de las excrecencias.

con las variantes extragonadales, aunque es poco frecuente en las mujeres en edad reproductiva con endometriomas pequeños, el diagnóstico correcto es crucial y particularmente complicado durante el embarazo.

Aunque los hallazgos de los endometriomas decidualizados tienden a revertir después del parto, la mayoría de las mujeres optan por la extirpación quirúrgica durante el embarazo,[16] y asumen así los riesgos que acompañan a dicha intervención. La ecografía sigue siendo la mejor modalidad para caracterizar las tumoraciones ováricas con la esperanza de distinguir los endometriomas ováricos decidualizados de los tumores malignos, aunque la tarea sigue siendo difícil. En general, los endometriomas tienden a ser ligeramente más pequeños o se mantienen estables en tamaño durante el embarazo, mientras que los tumores cancerígenos se agrandan. La apariencia ecográfica de la pared de un endometrioma debe ser similar a la del endometrio uterino. La RM no agrega beneficios diagnósticos importantes y está limitada en la utilización del contraste, pero puede ayudar a comparar los tejidos endometriales o diferenciar un quiste hemorrágico del cuerpo lúteo. El análisis de la vascularización no ha revelado diferencias cronológicas, morfológicas o de flujo consistentes.[17] Si se difiere la intervención quirúrgica, se recomienda el seguimiento ecográfico mensual.[17]

Quiste dermoide

Aunque el término más comúnmente utilizado es "quiste dermoide", la nomenclatura médica correcta para estos tumores es "teratoma maduro". La ecografía es una modalidad valiosa para el diagnóstico de los quistes dermoides ováricos benignos. En un estudio prospectivo de 1066 ecografías de tumoraciones anexiales, los radiólogos identificaron correctamente los quistes dermoides en el 86% de los casos y nunca los diagnosticaron erróneamente como malignos.[18]

Un estudio previo que incluyó ecografías del segundo y tercer trimestre visualizó 131 lesiones anexiales de más de 4 cm de diámetro e identificó correctamente el 95% de los dermoides.[2] Los avances en la tecnología de ultrasonido transvaginal y los cambios en el examen prenatal desde la publicación de este último estudio han llevado a una mejora en la detección temprana de los dermoides más pequeños. Esto es importante, dado que son la tumoración pelviana compleja más frecuente identificada durante el embarazo y, de lo contrario, no sería diagnosticada hasta mucho más tarde en el 10% de las mujeres con dermoides.[4, 5]

La precisión en su diagnóstico por parte de los expertos en diagnóstico por imágenes es excelente si se tiene en cuenta la gran variabilidad de aspectos que exhiben los quistes dermoides (Figuras 21.9-21.11).

Casi siempre, los dermoides son formaciones heterogéneas complejas bien circunscriptas que surgen del ovario. Consisten en tejidos bien diferenciados de múltiples linajes de células germinales (por ejemplo, grasa, calcificaciones, cabello y sebo), que crean marcas lineales hiperecogénicas distintivas (líneas y puntos) dentro de las áreas dermoides altamente ecogénicas que generan gran sombra acústica ("signo de la punta de iceberg"). Esta apariencia puede confundirse con el intestino cercano que contiene gas, ya que solo permite la visualización de la superficie más cercana al transductor. Aunque menos frecuente, los niveles de grasa y bolas de sebo son casi patognomónicos de los quistes dermoides.

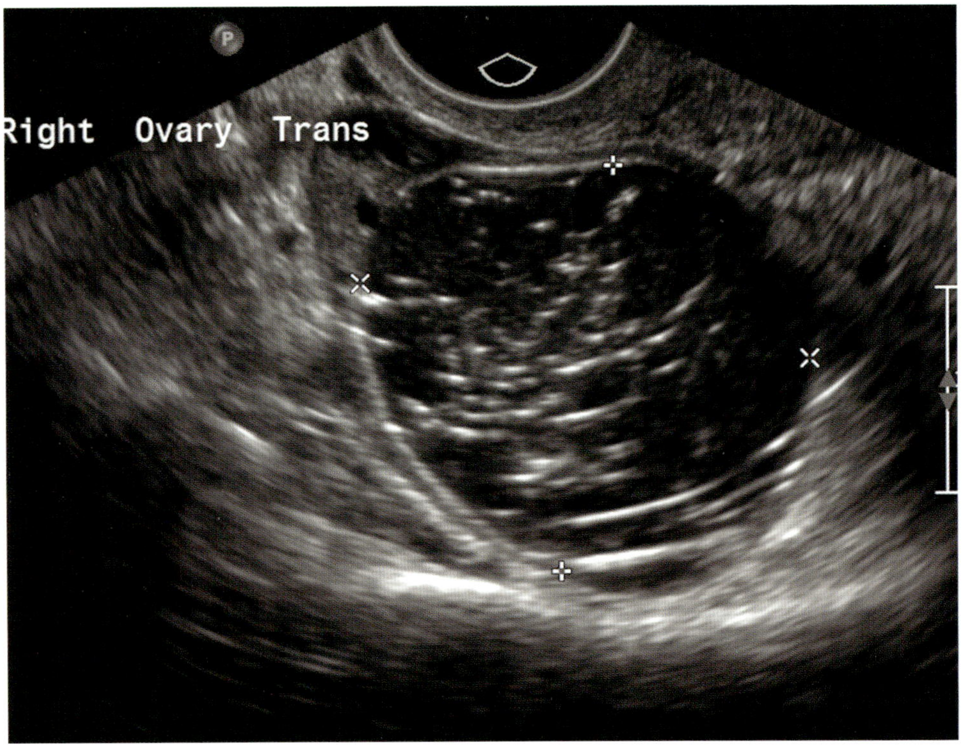

Figura 21.9 Quiste dermoide. Imagen transvaginal en escala de grises. Corte transversal del ovario que demuestra una masa redonda heterogénea con focos ecogénicos punteados y lineales que representan hebras de cabello.

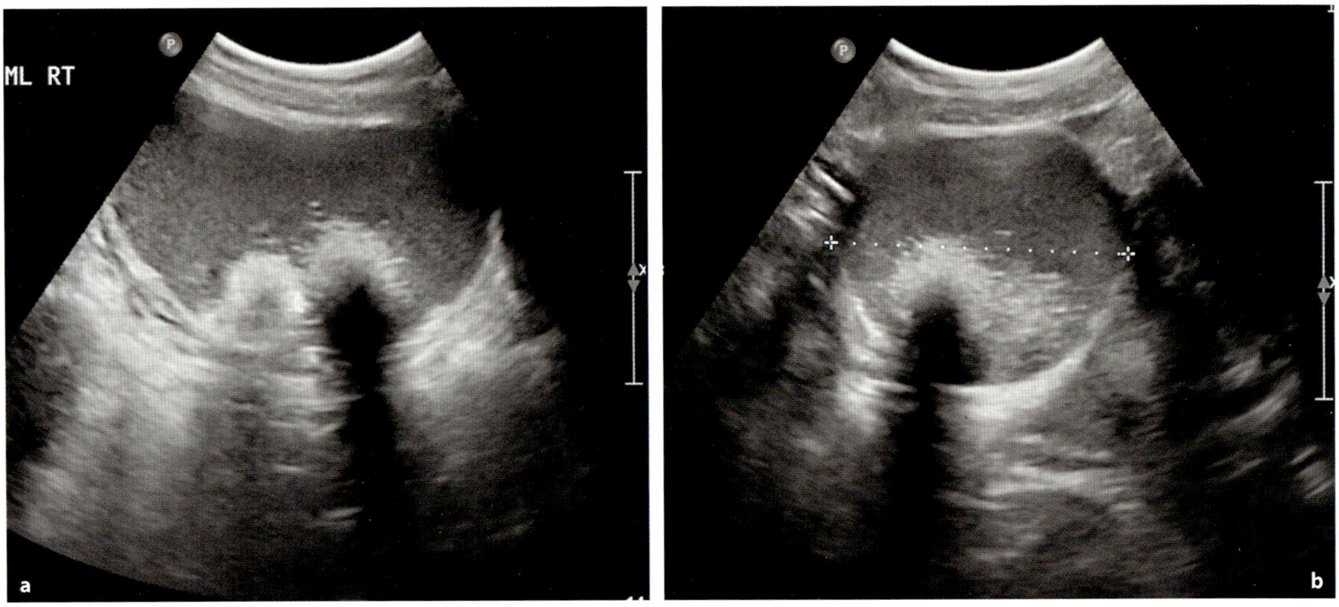

Figura 21.10. Quiste dermoide. Imágenes sagital (**a**) y transversal (**b**) del ovario en escala de grises que demuestran una masa predominantemente homogénea con áreas ecogénicas y sombra acústica posterior por las calcificaciones.

Los teratomas quísticos benignos no cambiarán de tamaño por la influencia del embarazo, pero son frecuentes causantes de torsión ovárica en las mujeres embarazadas.[5] El ovario exhibirá flujo venoso limitado mediante Doppler color y líquido libre en la pelvis por edema y congestión vascular. Los vasos ováricos principales pueden aparecer retorcidos y puede haber algo de flujo hacia el ovario, debido a las colaterales uterinas. La paciente puede experimentar episodios repetidos de mejoría clínica seguidos de dolor a medida que la torsión se resuelve y se reanuda respectivamente; por lo tanto, la torsión no puede capturarse en un único estudio ultrasonográfico. Los quistes dermoides pediculados son particularmente propensos a la torsión y posterior rotura, y pueden presentarse con un abdomen

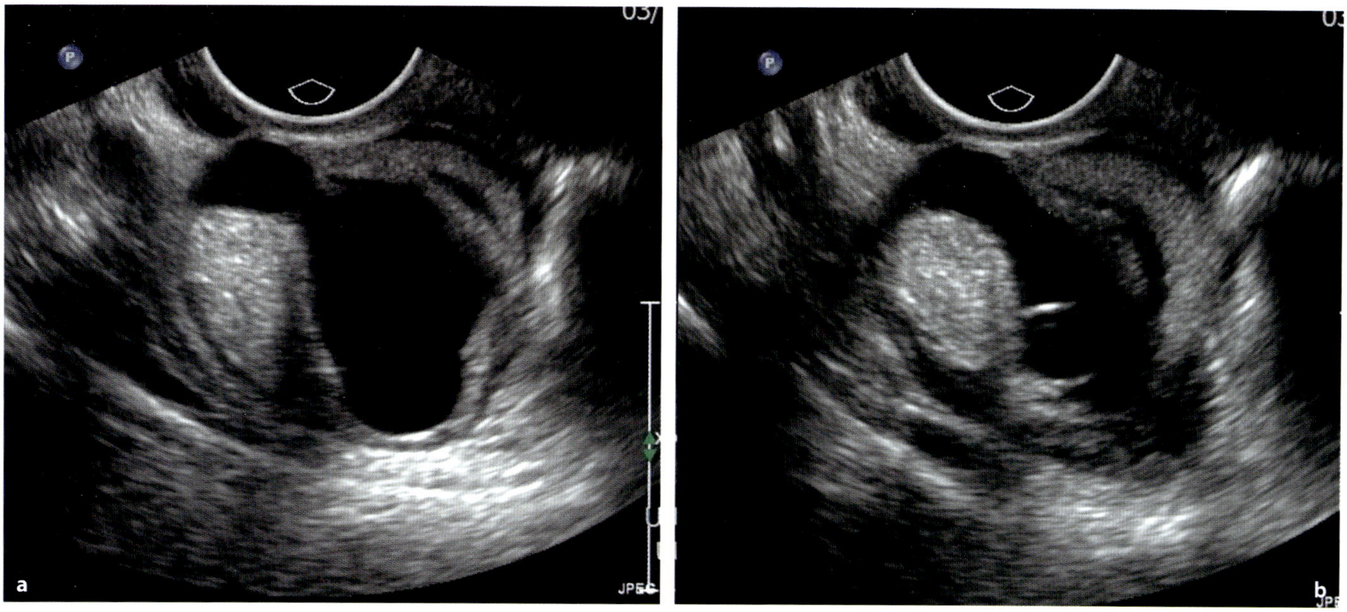

Figura 21.11 Teratoma quístico maduro y tumor de Brenner. Imágenes transvaginales en escala de grises (**a**) sagital y (**b**) transversal del ovario que demuestran una masa heterogénea y mixta con componente quístico anecoico y sólido ecogénico.

agudo.[12] En estos casos, debe llevarse a cabo la cirugía, ya que pueden desarrollar necrosis y peritonitis. De lo contrario, la observación conservadora para los dermoides pequeños es apropiada.

Cáncer de ovario

Se estima que el 3,6%-6,8% de todas los tumores anexiales persistentes identificados en la ecografía prenatal son malignos.[3] Es tranquilizador que la prevalencia general de los tumores anexiales en el embarazo sea baja, pero los pocos cánceres que existen son definitivamente diagnósticos que "no se deben perder". La ecografía del primer trimestre presenta una oportunidad para la detección temprana de un cáncer que, de otra manera, es asintomático y, por lo tanto, se diagnosticará en etapas avanzadas. Como se comentó en secciones anteriores, la ecografía ha demostrado una alta precisión en la determinación del potencial maligno, aunque un tumor benigno puede ocasionalmente imitar a uno canceroso. Si los hallazgos ecográficos son indeterminados, la RM puede agregar especificidad, pero también puede estar limitada por el uso restringido del contraste de gadolinio en la paciente embarazada.

Los marcadores tumorales asociados con cánceres ginecológicos se encuentran fisiológicamente elevados durante el embarazo. El CA-125 sigue siendo la mejor prueba de laboratorio para el cáncer de ovario en mujeres no grávidas a pesar de las elevaciones variables en solo la mitad de las mujeres con enfermedad en estadio I.[3] Sin embargo, las mujeres embarazadas sanas tienen niveles elevados de CA-125 que alcanzan un pico a un promedio de 55 U/mL (límite superior de 35 U/mL normal) durante el primer trimestre.[19] Los niveles de ACE, AFP y beta-GCh también aumentan. Por lo tanto, las imágenes siguen siendo la mejor herramienta de diagnóstico para el cáncer de ovario en el embarazo.

El Departamento de Salud y Servicios Humanos de Estados Unidos publicó una revisión sistemática de catorce años de bibliografía que compara la capacidad de las múltiples modalidades de imágenes para diferenciar los tumores anexiales benignos de los malignos. El informe concluyó que "no hay evidencia para respaldar la superioridad de una sola modalidad" y afirmó que el ultrasonido, la RM y la TC son casi equivalentes mientras que la tomografía con emisión de positrones con fluorodesoxiglucosa (FDG-PET) es de menor valor.[20] Sin embargo, la interpretación de la ecografía por parte de especialistas en imágenes con experiencia utilizando los criterios propuestos por el estudio "Análisis Internacional de Tumores de Ovario" sigue siendo superior a los marcadores tumorales y modelos predictivos matemáticos.[21] En la paciente embarazada, esta modalidad segura y mínimamente invasiva constituye el primer paso lógico.

El médico ultrasonografista debe confirmar primero que la tumoración sospechosa sea intraovárica al realizar una prueba con el transductor transvaginal y observar la ausencia de "deslizamiento". Las tumoraciones grandes y complejas deben ser vigiladas posteriormente.[11] Existen varios sistemas de puntuación simplificados para cuantificar la probabilidad de malignidad sobre la base de una evaluación holística de la morfología de los tumores.[3] Las tabiques irregulares y gruesos dentro del tumor y los nódulos murales o las excrecencias papilares son muy preocupantes. El cistoadenocarcinoma seroso presenta más áreas anecoicas que el tipo mucinoso, pero nunca existe como un quiste unilocular.[5, 12] Sin embargo, la evaluación cuidadosa de toda la pared del quiste es muy importante porque el cistoadenocarcinoma seroso o mucinoso *borderline* puede ser casi completamente unilocular, con la excepción de uno o más nódulos murales que generalmente muestran vascularización con Doppler color (Figura 21.12 a-d).

Los tumores sólidos pueden corresponder a metástasis, comúnmente del tracto gastrointestinal (tumor de Krukenberg), o tumores sólidos primarios del ovario. Estos tienen una amplia gama de aspectos ecográficos, aunque los tumores sólidos con poco componente quístico suelen representar los de peor pronóstico. Los tumores sólidos se dividen en epiteliales, de células germinales y de cordón/estroma sexual con epidemiología diferente que colabora con el diagnóstico. Los tumores ováricos epiteliales, incluidos los cistoadenocarcinomas, son los cánceres de ovario más comunes y afectan en gran medida a las mujeres posmenopáusicas. En el extremo opuesto del espectro están los tumores de células germinales, incluidos los teratomas, que tienden a afectar a las mujeres más jóvenes. Los tumores de cordón/estroma sexual (es decir, fibromas, tecomas, tumores de células de la granulosa) a veces se asocian con síndromes familiares y aparecen en la madurez.

Generalmente, cuando se aplica Doppler color a los componentes sólidos de las neoplasias malignas, se identifica un aumento y desorganización de la vascularización. El Doppler espectral puede mostrar índices de baja resistencia y pulsatilidad, que revelan un alto flujo sanguíneo al tumor. El líquido libre en el abdomen puede ser indicativo de ascitis materna a partir de la diseminación tumoral. Se

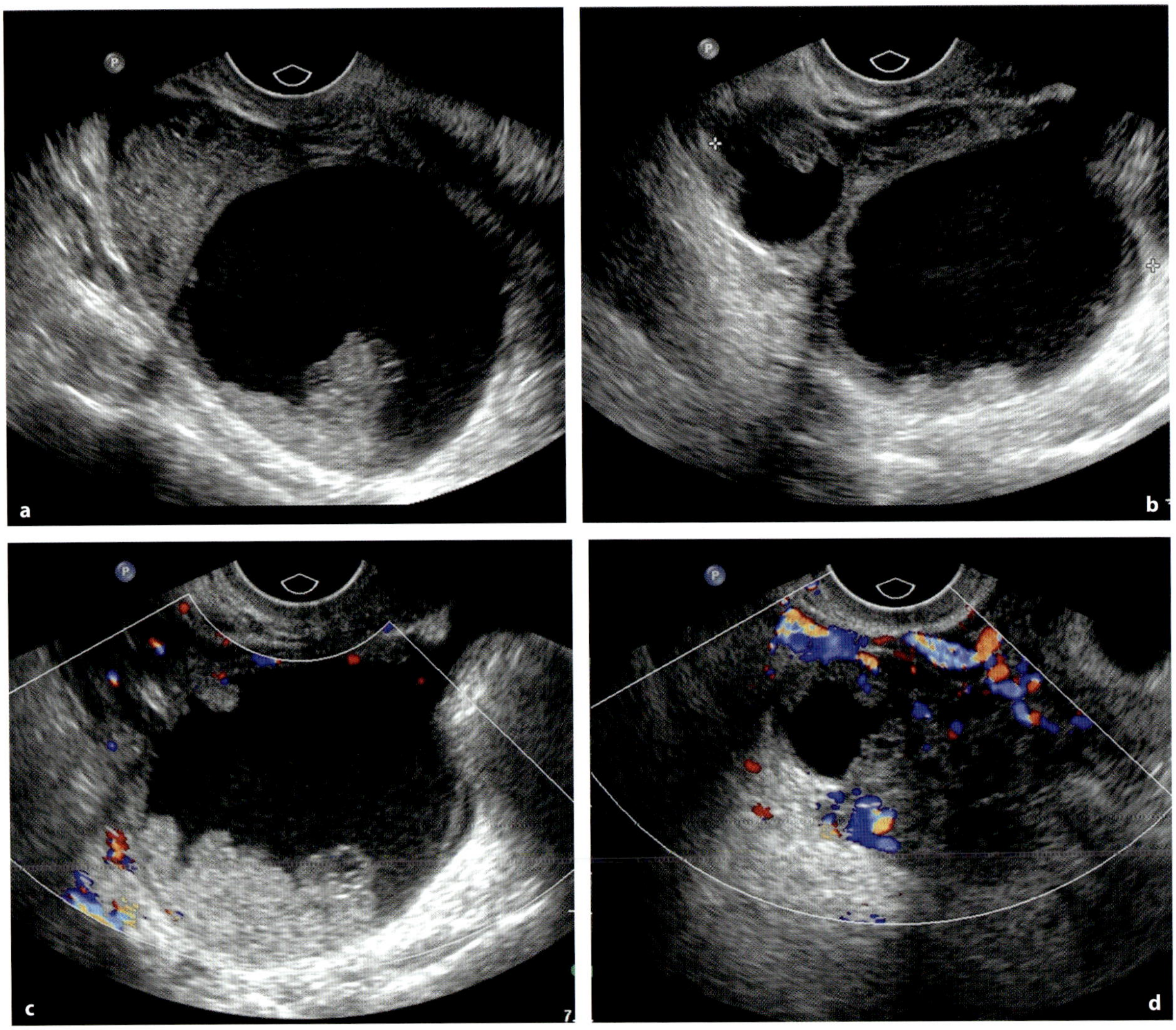

Figura 21.12 Tumor seroso *borderline*. Imágenes transvaginales en escala de grises (**a**) sagital y (**b**) transversal del ovario demuestran una gran masa quística hipoecoica con proyecciones papilares hiperecogénicas. Imágenes Doppler color (**c, d**) que muestran una leve vascularización dentro de las proyecciones papilares, así como una segunda lesión con moderada vascularización.

recomienda la extirpación quirúrgica de los tumores sospechosos para proteger a la paciente y al feto. Cuando se realiza en el segundo o tercer trimestre, las tasas de complicaciones son bajas y la mayoría de los fetos llegarán a término.

Simuladores abdominales

La apendicitis puede presentarse de manera similar a los tumores anexiales complicados del lado derecho, debido a su ubicación cercana al ovario derecho. Clásicamente, el dolor epigástrico agudo se desplaza al cuadrante inferior derecho y se asocia con náuseas, vómitos y anorexia. Durante el embarazo, el agrandamiento del útero desplaza al apéndice ligeramente más arriba del punto de McBurney (normalmente ubicado a un tercio de la distancia en una línea imaginaria desde la espina ilíaca anterosuperior derecha hasta el ombligo), sin embargo este cambio no es significativo durante el primer trimestre. Las mujeres embarazadas también son más propensas a presentar molestias digestivas o urinarias en comparación con las mujeres no embarazadas, por lo que los síntomas pueden confundirse.

La TC se utiliza a menudo para el diagnóstico de apendicitis aguda en mujeres no embarazadas. Sin embargo, en aquellas que sí lo están y que presentan dolor en el lado derecho, la ecografía es una excelente alternativa para evitar la radiación. La RM también puede utilizarse como una herramienta diagnóstica cuando el ultrasonido es indeterminado. El apéndice inflamado aparece como una gran estructura fusiforme (mayor de 6 mm) con terminación ciega y paredes gruesas e hiperémicas. El apéndice no será comprimible y en casos de rotura, estará rodeado por una pequeña cantidad de líquido. A veces, se descubre un fecalito hiperecoico que ocluye la luz apendicular.

Si el apéndice se perfora, la pared no estará intacta, lo que permite que el líquido (por ejemplo, heces, pus) se acumule en la abertura. Si no permanece localizado, el líquido nocivo puede irritar el útero, lo que resulta en tasas más altas de trabajo de parto prematuro y pérdida fetal. Esto se ve agravado por el retraso en la intervención quirúrgica en mujeres embarazadas. El estudio ecográfico ante la sospecha de apendicitis debe excluir el diagnóstico de embarazo ectópico/heterotópico y la torsión ovárica si la paciente se presenta en el primer trimestre y con desprendimiento placentario si se presenta en el tercer trimestre. La pielonefritis y el dolor del ligamento redondo siguen siendo diagnósticos clínicos.

El embarazo induce cambios en el sistema urinario, incluida la dilatación de los uréteres y del sistema colector. Las pielocaliectasias y ureteroectasias derechas son más prominentes, debido a la dextrorrotación del útero en crecimiento, aunque las influencias hormonales en el músculo liso del uréter pueden causar dilatación bilateral. Los riñones ectópicos que se encuentran bajos en la pelvis y que previamente eran asintomáticos pueden causar dolor en el "flanco" por el reflujo vesicoureteral y el ascenso de las infecciones del tracto urinario. El dolor puede simular un origen anexial. La ecografía probablemente mostrará hidronefrosis en un riñón pélvico ubicado cerca de un ovario, y la infección será confirmada por el análisis de orina.

Resumen

Un examen ecográfico completo de la pelvis en el primer trimestre puede revelar un espectro de hallazgos incidentales que comparten su espacio con un útero en crecimiento. Aunque la mayor parte de la patología discutida en este capítulo también se encuentra en mujeres no grávidas, el ambiente hormonal único del embarazo puede provocar complicaciones o causar que los tumores de apariencia benigna parezcan sospechosas.

La ecografía sigue siendo la modalidad superlativa para el examen de los anexos y para distinguir los tumores malignos de los benignos, lo que permite así la intervención temprana o para evaluar la presencia de complicaciones, tales como la torsión.

Su función durante el embarazo supera a los marcadores tumorales y puede ayudar a aclarar el examen físico, que se ve afectado por una anatomía cambiante. La ecografía también es superior para determinar los peligros de los fibromas uterinos, un obstáculo potencialmente serio para la implantación, el crecimiento fetal y el posterior parto. El papel vital de la ecografía durante el embarazo temprano continuará creciendo con una mayor utilización de imágenes tridimensionales.

Puntos de enseñanza

- La ecografía del primer trimestre permite la detección precoz de pequeños tumores que, de lo contrario, pasarían sin ser diagnosticados hasta la etapa sintomática o avanzada. El examen temprano debería abarcar una inspección completa de la pelvis.
- La ecografía obstétrica programada regularmente ofrece la oportunidad de seguir y rastrear los hallazgos incidentales del primer trimestre en busca de crecimiento o complicaciones.
- Aunque la mayoría de los tumores pelvianos identificados en el primer trimestre son benignos, ocasionalmente se observa malignidad. La ecografía junto con el Doppler color pueden colaborar a hacer esta distinción.
- Los fibromas son los tumores ginecológicos más frecuentes en mujeres grávidas y no grávidas, por igual. La ecografía bidimensional y tridimensional puede ser útil para localizarlos, medirlos y determinar si representarán un problema durante el embarazo y el trabajo de parto.

- La ecografía posee una alta precisión en la caracterización de los tumores anexiales y en la determinación de su potencial para sufrir torsión. Esto puede ser muy útil durante el embarazo, momento en que es más probable que los quistes se rompan o sangren y las formaciones quísticas o sólidas produzcan la torsión ovárica.
- La ecografía sigue siendo superior a los marcadores tumorales en la detección del cáncer de ovario durante el embarazo.

Bibliografía

1. American College of Radiology, American Congress of Obstetricians and Gynecologists, American Institute of Ultrasound in Medicine, Society of Radiologists in Ultrasound. Practice guideline for the performance of obstetrical ultrasound. J Ultrasound Med 2013; 32: 1083-101.
2. Bromley B, Benacerraf B. Adnexal masses during pregnancy: accuracy of sonographic diagnosis and outcome. J Ultrasound Med 1997; 16 (7): 447-52.
3. American Congress of Obstetricians and Gynecologists. Practice bulletin No. 83: Management of adnexal masses. Obstet Gynecol 2007; 110 (1): 201-14.
4. Elhalwagy H. Management of ovarian masses in pregnancy. Trends Urol Gynecol Sex Health 2009; 14 (1): 14-8.
5. Fleischer A, Manning F, Jeanty P, Romero R. Sonography in obstetrics and gynecology: principles and practice. 6ª ed. New York: McGraw-Hill Professional, 2001.
6. Schmeler K, Mayo-Smith W, Peipert J, Weitzen S, Manuel M, Gordinier M. Adnexal masses in pregnancy: surgery compared with observation. Obstet Gynecol 2005; 105 (5, Part 1): 1098-103.
7. Abramowicz J. Fetal Doppler: how to keep it safe? Clin Obstet Gynecol 2010; 53 (4): 842-50.
8. American Institute of Ultrasound in Medicine. Statement on the safe use of Doppler ultrasound during 11-14 week scans (or earlier in pregnancy). 2011. <http://www.aium.org/officialStatements/42>
9. Lee H, Norwitz E, Shaw J. Contemporary management of fibroids in pregnancy. Rev Obstet Gynecol 2010; 3 (1): 20-7.
10. Kumari I, Kaur S, Mohan H, Huria A. Adnexal masses in pregnancy: a 5-year review. Aust N Z J Obstet Gynaecol 2006; 46 (1): 52-4.
11. Bernhard L, Klebba P, Gray D, Mutch D. Predictors of persistence of adnexal masses in pregnancy. Obstet Gynecol 1999; 93 (4): 585-9.
12. Chiang G, Levine D. Imaging of adnexal masses in pregnancy. J Ultrasound Med 2004; 23 (6): 805-19.
13. Levine D, Brown D, Andreotti R, Benacerraf B, Benson C, Brewster W, et al. Management of asymptomatic ovarian and other adnexal cysts imaged at US: society of radiologists in ultrasound consensus conference statement. Radiology 2010; 256 (3): 943-54.
14. Blaivas M, Lyon M. Reliability of adnexal mass mobility in distinguishing possible ectopic pregnancy from corpus luteum cysts. J Ultrasound Med 2005; 24 (5): 599-603.
15. Benacerraf B, Goldstein S, Groszmann Y. Corpus luteum and hemorrhagic cyst. In: Benacerraf B, Goldstein S, Groszmann Y, editors. Gynecologic ultrasound: a problem-based approach. 1ª ed. Philadelphia: Saunders, 2014; p. 43.
16. Pateman K, Moro F, Mavrelos D, Foo X, Hoo W, Jurkovic D. Natural history of ovarian endometrioma in pregnancy. BMC Womens Health 2014; 14: 128.
17. Groszmann Y, Howitt B, Bromley B, Feltmate C, Benacerraf B. Decidualized endometrioma masquerading as ovarian cancer in pregnancy. J Ultrasound Med 2014; 33 (11): 1909-15.
18. Sokalska A, Timmerman D, Testa A, Van Holsbeke C, Lissoni A, Leone F, Jurkovic D, Valentin L. Diagnostic accuracy of transvaginal ultrasound examination for assigning a specific diagnosis to adnexal masses. Ultrasound Obstet Gynecol 2009; 34 (4): 462-70.
19. Spitzer M, Kaushal N, Benjamin F. Maternal CA-125 Levels in pregnancy and the puerperium. J Reprod Med 1998; 43 (4): 387-92.
20. Myers E, Bastian L, Havrilesky L, Kulasingam S, Terplan M, Cline K, et al. Evidence Report No. 130: Management of Adnexal Mass. 2006. <http://archive.ahrq.gov/downloads/pub/evidence/pdf/adnexal/adnexal.pdf>
21. Timmerman D, Ameye L, Fischerova D, Epstein E, Melis G, Guerriero S, et al. Simple ultrasound rules to distinguish between benign and malignant adnexal masses before surgery: prospective validation by IOTA Group. Br Med J 2010; 341: c6839.

Índice de términos

F

P

Q

R

S

T

U

V